Atlas of Gynecologic Surgical Pathology

妇科病理学图谱

·原书第 4 版·

原著　[加] Philip B. Clement

　　　[美] Jennifer N. Stall

　　　[美] Robert H. Young

主审　周先荣　刘爱军

主译　江庆萍　王　昀　胡　丹

中国科学技术出版社

·北京·

图书在版编目（CIP）数据

妇科病理学图谱：原书第 4 版 /（加）菲利普·B. 克莱门特 (Philip B. Clement)，（美）詹妮弗·N. 斯塔尔 (Jennifer N. Stall)，（美）罗伯特·H. 杨 (Robert H. Young) 原著；江庆萍，王昀，胡丹主译 . — 北京：中国科学技术出版社，2022.1（2022.9 重印）

书名原文：Atlas of Gynecologic Surgical Pathology, 4E

ISBN 978-7-5046-9221-4

Ⅰ.①妇… Ⅱ.①菲… ②詹… ③罗… ④江… ⑤王… ⑥胡… Ⅲ.①妇科病—病理学—图谱 Ⅳ.① R711.02-64

中国版本图书馆 CIP 数据核字 (2021) 第 203948 号

著作权合同登记号：01-2021-5108

策划编辑	丁亚红　焦健姿
责任编辑	丁亚红
文字编辑	常　昆　张　龙
装帧设计	佳木水轩
责任印制	徐　飞

出　　版	中国科学技术出版社
发　　行	中国科学技术出版社有限公司发行部
地　　址	北京市海淀区中关村南大街 16 号
邮　　编	100081
发行电话	010-62173865
传　　真	010-62179148
网　　址	http://www.cspbooks.com.cn

开　　本	889mm×1194mm　1/16
字　　数	1213 千字
印　　张	43
版　　次	2022 年 1 月第 1 版
印　　次	2022 年 9 月第 2 次印刷
印　　刷	运河（唐山）印务有限公司
书　　号	ISBN 978-7-5046-9221-4/R·2794
定　　价	458.00 元

Elsevier (Singapore) Pte Ltd.

3 Killiney Road, #08–01 Winsland House I, Singapore 239519

Tel: (65) 6349–0200; Fax: (65) 6733–1817

This Translation of *Atlas of Gynecologic Surgical Pathology, 4E* by Philip B. Clement, Jennifer N. Stall, Robert H. Young was undertaken by China Science and Technology Press and is published by arrangement with Elsevier (Singapore) Pte Ltd.

Atlas of Gynecologic Surgical Pathology, 4E by Philip B. Clement, Jennifer N. Stall, Robert H. Young 由中国科学技术出版社进行翻译，并根据中国科学技术出版社与爱思唯尔（新加坡）私人有限公司的协议约定出版。

妇科病理学图谱（原书第 4 版）（江庆萍，王昀，胡丹，译）

ISBN: 978–7–5046–9221–4

Copyright © 2022 by Elsevier (Singapore) Pte Ltd. and China Science and Technology Press

译校者名单

主　审　周先荣　刘爱军

主　译　江庆萍　王　昀　胡　丹

副主译　王　强　左　敏　王　娜

译校者（以姓氏笔画为序）

王　昀　中国人民解放军总医院第一医学中心	张敏芬　长沙市第一医院
王　娜　广州医科大学附属第三医院	陈　辉　广州医科大学附属第三医院
王　强　武汉市黄陂区中医医院	陈锐超　广州医科大学附属第三医院
王　瑜　南方医科大学珠江医院	欧阳小明　广州医科大学附属第二医院
左　敏　深圳市人民医院	罗容珍　中山大学肿瘤防治中心
平　静　佛山市妇幼保健院	周先荣　复旦大学附属妇产科医院
付鑑江　广州医科大学附属第三医院	赵　丽　广州医科大学附属第三医院
刘爱军　中国人民解放军总医院第七医学中心	胡　丹　福建医科大学附属肿瘤医院
江庆萍　广州医科大学附属第三医院	翁子晋　中山大学附属第三医院
李雨濛　广州市花都区人民医院	唐录英　中山大学附属第三医院
杨　丽　中国人民解放军总医院第一医学中心	彭　娟　广州医科大学附属第三医院
杨安强　上海市长宁区妇幼保健院	熊中堂　广州医科大学附属第三医院
张　韦　广州医科大学附属第三医院	熊汉真　广州医科大学附属第三医院

内容提要

　　本书引进自世界知名的 Elsevier 出版集团，是一部新颖、实用、全面的妇科病理诊断"教科书"，由加拿大不列颠哥伦比亚大学 Philip B. Clement 教授、美国医院病理学协会 Jennifer N. Stall 博士和美国哈佛医学院 Robert H. Young 博士联合众多病理学专家共同打造。本书为全新第 4 版，对女性生殖系统肿瘤和非肿瘤性病变采用简洁明了的分段式描述，包括每种疾病的临床和大体表现、显微镜下特征、鉴别诊断及预后，便于读者快速检索阅读。全书包含大量精美高清图片，图文并茂地展示了妇科病变大体到镜下病理学特征等细节。本书既可作为妇科病理诊断的实用工具书，亦可供病理科相关技术人员和妇科临床医师阅读参考。

补充说明：书中参考文献条目众多，为方便读者查阅，已将本书参考文献更新至网络，读者可扫描右侧二维码，关注出版社"焦点医学"官方微信，后台回复"妇科病理学图谱"，即可获取。

主审简介

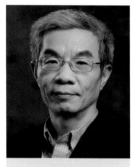

周先荣

- 医学博士，主任医师，复旦大学附属妇产科医院病理科主任。

- 《中国实用妇科与产科杂志》编委，全国妇产科病理学术组组长。

- 长期以来致力于各种妇科疾病的病理诊断和围产儿尸检诊断研究，重点研究妇科肿瘤病理学、内分泌病理学和胎儿及新生儿先天性畸形的解剖病理诊断，在妇产科病理诊断领域积累了丰富的经验。近10年来，发表文章20余篇，参编学科专业著作3部。

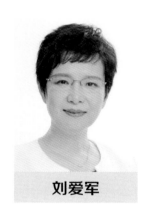

刘爱军

- 医学博士，主任医师，教授。解放军总医院第七医学中心病理科主任，兼解放军医学院病理学教研室主任。

- 中华医学会病理学分会女性生殖疾病学组组长，中华医学会妇产科分会病理学组副组长，中国研究型医院学会分子诊断医学专委会常委兼青年委员会主委，中国研究型医院学会超微与分子病理专委会常委，中国医师协会妇产科医师分会 CCNC 副主委，全军病理学专委会青年委员会副主委，全军妇产科专委会阴道镜与宫颈病理学组 PLASCCP 副组长，国际妇科病理学会（International Society of Gynecological Pathologist，ISGyP）委员。

- 《WHO classification of tumors of the female reproductive organs》（第4版和第5版）编委、《国际妇科病理学杂志》（IJGP 中文版）主编、《Journal of Cancer》和《中华病理学杂志》编委、《诊断病理学杂志》常务副主编。

主译简介

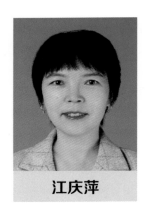

江庆萍

- 医学博士，主任医师，教授，广州医科大学附属第三医院病理科主任，广州市高层次卫生重点人才。

- 国际妇科病理学会委员，中华医学会病理学分会女性生殖学组委员，中国优生科学协会阴道镜和宫颈病理学分会委员，广东省医师协会病理医师分会妇科组组长，广东省医学会病理学分会副主委，广东省医师协会病理医师分会副主委，广东省基层医药学会细胞病理与分子诊断专委会副主委，广东省临床医学会病理学分会副主委，广州市医学会病理学分会主委。

- 多年从事临床病理及科研工作，专注于妇产科病理学。先后于上海复旦大学妇产科医院和美国得克萨斯大学西南医疗中心进修妇科病理。获国家自然基金及省、市级基金数项，并为广东省自然、广东省科技厅、广州市科创委及江苏省、江西省课题评审专家。发表 SCI 收录论文 20 余篇。任 *Diagnostic Pathology*、*Frontiers in Cellular and Infection Microbiology*、*Cancer Biology & Medicine*、*Translational Genetics and Genomics* 等期刊编委或审稿人。

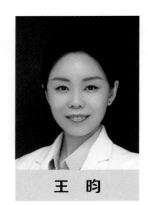

王 昀

- 医学硕士，中国人民解放军总医院第一医学中心，副主任医师。

- 中华医学会病理学分会女性生殖学组秘书，中国妇幼保健协会病理专业委员会委员，北京健康促进会宫颈病变与宫颈癌防治专家委员会委员，中国人民解放军宫颈及阴道镜委员会（PLA-SCCP）病理学组秘书，北京医学会病理学分会妇儿学组委员，国际妇科病理学会（International Society of Gynecological Pathologist，ISGyP）委员。

- 主要专业方向为女性生殖系统疾病病理诊断。参加国家及军队重点课题多项，参编参译专著 7 部。

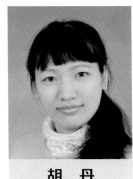

胡 丹

- 副教授，硕士研究生导师，福建医科大学附属肿瘤医院病理科副主任医师。

- 国际妇科病理学会（International Society of Gynecological Pathologist，ISGyP）委员，中华医学会病理学分会女性生殖学组委员，福建省抗癌协会肿瘤病理专业委员会常务委员。

- 第四届中国杰出青年病理医师，吴秉铨病理专项奖学金获得者。主持省级课题 4 项，参与多项国家级及省级课题。获福建省自然科学论文二等奖，以主要完成人获福建医学科技一等奖，福建医学科技进步三等奖，福建省抗癌协会科技进步奖三等奖。以第一作者 / 共一作者发表 SCI 16 篇，IF 总 60 分，系列研究入选 2016 CSCO 年度进展。

中文版序

女性生殖系统病理是外科病理学中非常重要的亚专业学科之一，具有病例量大、种类繁多、病理改变复杂等特点，因此一直以来都是各级临床病理医生关注的重点领域。*Atlas of Gynecologic Surgical Pathology* 是深受读者喜爱的妇科病理专著之一，早在 10 年前，其第 2 版由回允中教授等翻译成中文版引进国内，成为很多妇科病理从业人员必备的案头书。近年来随着分子病理技术的不断进步，我们对妇科病理的认识也更加深入，从镜下诊断规范化到临床治疗精细化，这对病理医生提出了更高要求，督促我们不断学习、更新知识。幸运的是，10 年之后，这部非常值得推荐的妇科病理学专业书籍，经江庆萍教授及各位译者的精心翻译，再次与大家见面。

Atlas of Gynecologic Surgical Pathology，4E 的引进和翻译出版，正是为了满足不同层次病理医生对妇科病理的学习需求。本书内容全面且紧跟学科前沿，涵盖了女性生殖系统不同解剖部位的非肿瘤性病变及各类良恶性肿瘤，文字部分以条目形式呈现，逻辑清晰，对实际诊断操作有很强的指导性，同时辅以大量高清图片帮助读者理解和掌握，可读性非常高，确实是一部难得的优质参考书。

感谢参与此书翻译的各位同仁，为我们呈现了这部高质量的著作；更要感谢喜爱本书的读者，因为有你们，我国的妇科病理会更精彩！

解放军总医院第七医学中心病理科

译者前言

Atlas of Gynecologic Surgical Pathology, 4E 由加拿大不列颠哥伦比亚大学 Philip B. Clement 教授、美国医院病理学协会 Jennifer N. Stall 博士和美国哈佛医学院 Robert H. Young 博士共同编写。此前，*Atlas of Gynecologic Surgical Pathology, 2E* 曾由回允中教授主译，受到广大病理工作者的喜爱。全新第 4 版沿用了前几版的编排风格，对每个部位器官的肿瘤和非肿瘤性病变进行了简明的分段式描述，包括每种疾病的临床和大体表现、显微镜下特征、鉴别诊断及预后，便于读者快速检索阅读。书中展示的千余张精美高清图片大部分为世界知名妇科病理学专家 Scully 教授的毕生收集。此外，本版修订更新了最前沿的妇科病理学研究进展，包括免疫组化、分子病理和新报道的疾病等，并新增了 1000 多篇参考文献。本书既可作为妇科病理诊断的实用工具书，亦可作为妇科临床医生及科学研究者的参考书。

本书是所有译者的集体智慧结晶，感谢每位译者在繁忙的临床工作之余废寝忘食地翻译，并为达到精准翻译效果，翻阅了大量参考文献，经斟酌讨论、反复审校，历时一年多最终定稿至出版；特别感谢两位主审周先荣教授和刘爱军教授在翻译过程中给予的大力指导和帮助；感谢中国科学技术出版社的高效工作，以及在全书翻译过程中的密切合作。

囿于该书涉及内容丰富，加之各位译者翻译风格有所差异，中文翻译版中可能存在一些疏漏或欠妥之处，还望广大病理同仁在翻阅过程中予以指正，不吝赐教。

广州医科大学附属第三医院病理科

中国人民解放军总医院病理科

福建医科大学附属肿瘤医院病理科

原书第4版前言

Atlas of Gynecologic Surgical Pathology 于 2000 年首次出版，而第 4 版的编写目的与前 3 版相同，旨在成为一部简单、实用的诊断女性生殖系统和腹膜病变的指南性参考书。其编排方式将有助于读者了解关于众多病变的讨论内容，以及吸收插图的基本信息。本版内容经过彻底修订和更新，增加了 1000 余篇新的参考文献。为保持格式紧凑和阅读方便，本书将占上一版本约 1/6 的参考文献转至网络提供。这一编排决定并不是草率做出的，它为新的文本、许多拓展资料、最近的引文和较旧的经典参考文献提供了更多空间，其中一些文献仍然是对某一特定病变的最佳研究资料。在线访问还可链接 PubMed 的相关文献摘要。

本书的重点是肿瘤性和非肿瘤性病变的诊断。虽然主要着眼点是常见病变，但也涉及不常见甚至罕见病变。在大多数情况下，病变的诊断可以通过仔细评估常规染色切片来完成，因此，绝大多数的插图也都是这些常规染色切片。大体检查在评估某些女性生殖道标本中起着重要作用，我们也囊括了一些这样的插图，尽管空间限制使我们无法对每一幅图片进行详细说明。临床背景对评估妇科肿瘤也很重要，诸如患者的年龄和临床病史等基本特征可能是制订鉴别诊断标准的关键，特别是在卵巢肿瘤的诊断中更是如此，因此在书中也相应地有所强调，且在关于卵巢肿瘤的章节中纳入了一些表格以突出这方面的重要意义。详细了解女性生殖系统的正常组织学作为评估这一领域病理的背景知识非常重要。本书会简要地讨论其中的一些方面，但不会进行详细讨论，因为已经有这方面的标准参考书 [1]。

本书每一章都以一个标题提纲开始，以便读者直观了解其内容。全书 20 章的内容按解剖学部位编写，文字简明扼要，主要突出临床、大体及显微镜下特征和鉴别诊断。免疫组化特征也包括在内，并特别强调那些最有诊断价值的指标。类似的描述也适用于分子研究。肿瘤的组织学分类是依据世界卫生组织（WHO）对女性生殖道肿瘤的分类，偶尔略有修改。我们的方法本质上源自 Scully 教授，这是我们多年来与他一起研究其编写的书籍 [2] 和许多原始手稿时学习到的，或以其卓越的、充满洞察力的补充意见形式流传下来的，使我们收益颇丰。我们希望无论是在学术实践还是在社区实践中，病理学家们都会发现这项工作有助于评估众多且往往具有挑战性的标本和复杂的显微镜下模式 [3]。此外，对这一领域特别感兴趣的临床医生也会发现这项工作是一个有用信息和参考材料的来源。

从一开始就参与其中的两位作者热烈欢迎我们的新合著者——Jennifer N. Stall 博士。她最近两年在马萨诸塞州总医院（MGH）工作，第一年作为 Robert E. Scully 妇科病理研究员；第二年，也是特别的一年，她成为 Robert E. Scully 病例收集小组的外科病理研究员。在这两年中，她与我们的成员之一——Robert H. Young 密切合作，并为他提供了许多有挑战性的转诊病例的意见和建议，给予我们很大的帮助。她延续了由 Scully 教授打造的传统，促使一个横跨整个妇科病理领域的庞大病例集完成收集工作。尽管我们的职业生涯已经接近尾声，但 Jennifer N. Stall 博士正处于起步阶段，鉴于她作为一名内科医生和病理学家的非凡才华，我们确信她将会拥有一个伟大的职业生涯。我们无法想象还有什么比这更好的"新生血液"来继续我们的事业，可以自豪地说，这是一次成功的努力。我们感谢她为第

4 版所做的贡献，其中包括许多提高工作整体质量的建议。下面以 Stall 博士自己的话作为结束。

"我要感谢 Clement 教授和 Young 教授邀请我成为本书第 4 版的合著者。尽管我未能有幸与这本书的奉献者 Scully 教授一起工作，但在我接受培训的早期就已经意识到他对妇科病理学领域的卓越贡献。由于我与 Young 教授及其同事在 MGH 工作，这使我认识到了 Scully 教授的影响领域和令人钦佩的个人素质。此外，在 MGH 的第二次实习中，我拥有了一次难得的机会，那就是回顾了 Scully 教授收集的数千个病例，这对我来说是一种享受。我很荣幸，不仅能看到这些病例，还能读到他的意见信。而读这些信本身就是一种学习机会。本书的大部分材料都来自 Scully 教授的收藏。我和我的合著者们都认为，如果这本书被用于教育目的，以促进妇科病理学的发展，从而进一步改善全球的患者管理，Scully 教授一定会感到异常欣慰。"

Philip B. Clement, MD
Jennifer N. Stall, MD
Robert H. Young, MD, FRCPath

参考文献

[1] Mills SE, ed. Histology for pathologists. 4th ed. New York: Lippincott Williams & Wilkins; 2012.

[2] Scully RE, Young RH, Clement PB. Tumors of the ovary, maldeveloped gonads, fallopian tube, and broad ligament. Armed Forces Institute of Pathology, Third Series; 1998.

[3] Young RH, Scully RE. Differential diagnosis of ovarian tumors based primarily on their patterns and cell types. Semin Diagn Pathol 2001;18:161–235.

献 词

缅怀 Robert E. Scully，MD

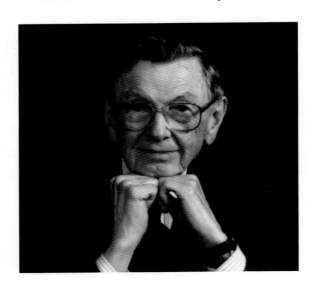

本书第 3 版出版前不久，我们失去了一位病理学巨人，Robert E.Scully 教授，在此谨向他致以崇高的敬意。在这篇献词中，我们将简要地向那些未能认识他的人重点论述他的事业和个人魅力。其他各种细节在参考文献中有进一步的阐述[1-3]。

Dr. Scully 在他 91 岁生日后的 2 个月去世。我们（Philip B. Clement 和 Robert H. Young）有幸与他分别保持过 40 余年和 30 余年的密切联系。这段经历在我们的职业生涯中起到决定性的作用，我们将永远珍惜。他不仅是一个在最高水平上实践病理学的独特典范，而且温柔、善良和谦逊的个人品质也是所有有幸认识他的人学习的榜样。正如前言所述，得益于他，Jennifer N. Stall 才有机会学习他的材料（由 Scully 教授遗赠资助的一年）。除了他亲自或以遗产形式赠予我们的，Scully 教授在他的有生之年允许我们自由查阅他收集的超过 27 000 个会诊病例，幸运的是，这些病例仍然还在我们其中一位（Robert H. Young）的办公室里。

Scully 教授一直从事普通外科病理学，直到他职业生涯的最后 20 年，尽管仍然承担各种病例的会诊工作，但他更专注于妇科和睾丸病理学。他的诊断实力是一代又一代体验过他敏捷而全面透彻眼力的受训者和教职员工中的传奇故事。他擅长所有领域，包括诊断、教学和研究，后者主要强调临床病理相关性和识别许多新实体的独特形态特征。让我们汗颜的是，他的最后一次论文发表是在 2006 年，距他的第一篇论文已有 58 年了。他的简历中有 503 篇论文，其中 320 篇是原创同行评议论文。

Scully 教授描述了许多现在众所周知的肿瘤，其中包括性腺母细胞瘤（双性的性腺瘤）和卵巢肿瘤，如幼年颗粒细胞瘤、高钙型小细胞癌、网状支持 - 间质细胞瘤和硬化性间质瘤。其中一些属于性索 - 间质肿瘤家族，这表明他毕生都对这个领域很感兴趣。该领域的研究始于 20 世纪 50 年代中期，当时他与人合著了 Endocrine Pathology of the Ovary，并于 1958 年出版。这本书很快奠定了他作为卵巢肿瘤专家的声誉。此后，他的会诊病例急剧增加，在他职业生涯的数十年巅峰时期，平均每天 10 例左右。这些病例包括妇科病理的整个谱系及许多睾丸病变，甚至是普通外科病理中性质各异的病例。这些病例的收集是他大量原创文章及评论的来源，其中最值得注意的是关于卵巢性索间质肿瘤和卵巢转移性肿瘤的论述。在子宫病理领域，他撰写了关于 Müllerian 腺肉瘤、类似于卵巢性索肿瘤的子宫肿瘤、黏液样平滑肌肉瘤、子宫内膜癌 (子宫内膜样微乳头状癌和子宫内膜样癌肌层浸润的 MELF 模式) 的主要研究，同时也包括一些宫颈病变，如腺样基底细胞癌、中肾残余增生 (及其衍生的癌) 和其他类似肿瘤的良性病变。尽管他认为通过临床、大体表现和显微镜特征通常就可以得出正确诊断，但他总是充满好奇心，并写了第一篇关于卵巢肿瘤免疫组化的评论文章。

Scully 教授在己烯雌酚(DES)的故事中扮演了重要角色。在 20 世纪 60 年代中期至后期，他注意到马萨诸塞州总医院（MGH）年轻女性的阴道和宫颈透明细胞腺癌病例异常激增。这促使他的临床同事们对可能的解释保持警惕，最终这点得到了证实。

本书的第 1 版于 2000 年出版后的几年里，Scully 教授从马萨诸塞州总医院高级病理学家和病理学教授的职位上退休。他在哈佛医学院度过了 55 年非凡的职业生涯。他的职业生涯基于以惊人的努力去工作（他通常一周 7 天都在办公室）、对患者护理的优先意识、平衡的方法 (适当注意临床和大体特征) 及出色的观察，这是我们所有人都可以努力效仿的。但我们永远相信，没有人会比 Scully 教授更仔细研究妇科标本，对人类发展也更有益。

Philip B. Clement, MD
Jennifer N. Stall, MD
Robert H. Young, MD

参考文献

[1] Clement PB, Young RH. An appreciation of Robert E. Scully, MD, and an introduction to a symposium in his honor on recent advances in gynecologic pathology. Hum Pathol 1991; 22: 737–746.

[2] Young RH, Clement, PB. History of gynecological pathology. XXX: Robert E. Scully, MD. Int J Gynecol Pathol 2016;36:2–23.

[3] Rosai J. A tribute to Robert E. Scully on his 80th birthday. Semin Diagn Pathol 2001;18:151–154.

目　录

一、病毒感染

（一）人乳头瘤病毒（HPV）（包括尖锐湿疣）

临床和大体特征（图 1-1）

- 性传播性 HPV（通常为低危型，特别是 HPV6 和 HPV11）是尖锐湿疣的致病因子（性病疣，venereal wart）。在美国，湿疣的发病率于 1966 年到 1981 年间增加了 4～5 倍。

- 湿疣被认为是 LSIL/VIN1，最常累及前庭和大阴唇内侧。临床表现各异，从仅在阴道镜下可见的

小赘生物，到大的无蒂或有蒂、白色到红色菜花样肿块，可呈多发性或融合性改变。

- 可表现为局部同时性或异时性的湿疣、癌前病变或浸润性鳞状细胞癌（invasive squamous cell carcinoma，ISqCC），包括会阴和肛周皮肤以及肛门、尿道、阴道和宫颈黏膜。

- 除非病灶被烧灼或切除，否则临床病程通常较长。在妊娠期间病变可能增大、数目增多，但产后可消退。

- Srodon 等发现 67% 湿疣病例中携带低危型 HPV，而 42% 含有高危型 HPV，这可能是其进展为高

级别 VIN 或 ISqcc 的原因。

组织学特征 （图 1-2 至图 1-5）

- 发育充分的湿疣以简单或复杂的分支状乳头为特征，乳头由棘层肥厚的鳞状上皮和纤维血管轴心构成。外阴也可出现扁平湿疣，但不如宫颈常见（见第 5 章）。
- 具有病理学诊断意义的特征是在浅表层出现挖空细胞（HPV 感染的角化细胞）。挖空细胞通常突出，但是可能仅为局灶性甚或缺乏。具有湿疣其他特征而缺乏挖空细胞形成的病变可以称为"缺乏细胞病变的湿疣"（condyloma without

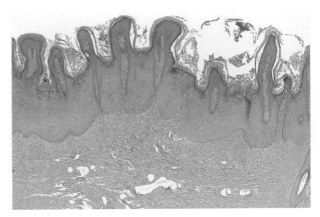

▲ 图 1-3 尖锐湿疣

多发性乳头状突起伴角化过度，形态从球状到塔尖形

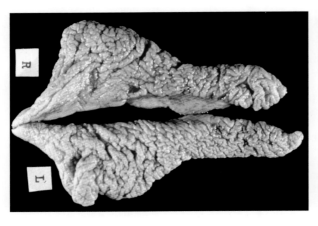

▲ 图 1-1 尖锐湿疣

融合性湿疣的外阴切除标本

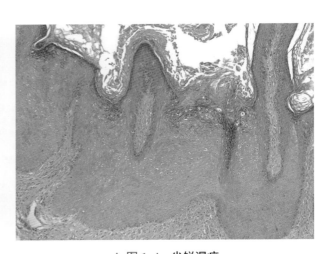

▲ 图 1-4 尖锐湿疣

上皮增生伴局部挖空细胞形成、颗粒细胞层增厚及表面乳头状突起

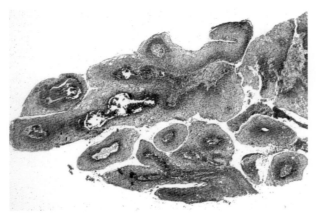

▲ 图 1-2 尖锐湿疣

低倍显微镜下显示典型的乳头状结构

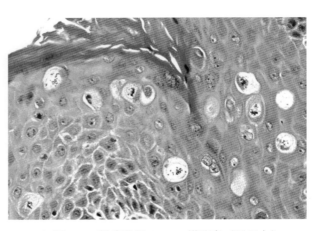

▲ 图 1-5 湿疣的假 Bowen 样改变（见正文）

cytopathic effect）。而"鳞状上皮乳头状瘤，不除外湿疣可能"可能是更适合提示湿疣病变的诊断。

- 挖空细胞大小不等，核周有胞质透明带（晕），透明带周围一般绕以浓缩的嗜碱性胞质。挖空细胞核深染，颗粒状或模糊，核增大而皱缩，外形不规则（挖空细胞非典型性，koilocytotic atypia）；双核或多核细胞常见。偶见核分裂象，但通常局限于上皮层的下 1/3。
- Ki–67 表达出现在上皮层的上 2/3，与存在 HPV 感染相关。
- p16 免疫反应通常呈局灶性胞质染色，而且局限于上皮层的上半部分（与低级别鳞状上皮内病变表达一致）。虽然极少数湿疣存在灶性高级别鳞状上皮内病变（见前述），p16 表现为典型的弥漫阳性染色（Sulaiman 等），但仍需要彻底取材。大多数研究者将 p16 弥漫阳性免疫反应等同于高级别鳞状上皮内病变，但 Lewis 等发现 4% 外阴低级别鳞状上皮内病变存在局灶性 p16 弥漫阳性染色。
- 非特异性特征包括角化不全 / 正角化，颗粒层增厚，副基底层增生以及上皮下浅层慢性炎。
- 不同的湿疣表型。
  - 脂溢性角化病样（SK）湿疣：某些作者将 HPV 阳性脂溢性角化病样病变称为"伴有脂溢性角化病特征的湿疣"（见脂溢性角化病）。
  - 伴有假 Bowen 样改变的湿疣（condyloma with pseudobowenoid change）：包括浅表角化细胞的凋亡，染色质弥散或块状，以及胞质凝聚和收缩形成的致密玻璃样小球（残留死亡细胞），这些特征提示 VIN，上皮下层缺乏核非典型性和核分裂活性。
  - 疣状表皮发育不良样湿疣（epidermodysplasia verruciformis-like condylomas）：Pohthipornthawat 等将这种免疫抑制女性的变异性扁平湿疣（与 β–HPV 的 5 个类型相关）描述为棘层肥厚，程度不一的角化过度，增大的细胞伴蓝灰色胞质，偶见核周空晕。非典型核仅见于表皮的表层或散在分布全层。
- 应用鬼臼树脂（Podophyllin）治疗湿疣，导致表皮下层核分裂停滞，核碎裂以及细胞肿胀，但与 VIN 不同，核的非典型性轻微，而且局限于上层。近期应用鬼臼树脂治疗的病史有助于对这种病例的诊断。

鉴别诊断　（图 1-6 至图 1-7）

- 寻常疣（HPV 2 型）感染。
  - Aguilera–Barrantes 等发现，5 岁以下女孩的外阴疣 41% 与 HPV2 有关（可能不是性传播疾病），其余的与 HPV6/11 有关（相反，成人则为 HPV2 占 3%、HPV6/11 占 94%）。
  - HPV2 相关性外阴病变，类似于伴有明显角化过度的典型寻常疣。
  - HPV 检测对于诊断儿童外阴疣有帮助。
- 鳞状上皮乳头状瘤（与缺乏挖空细胞的湿疣相鉴别）：Ki–67 表达出现在上皮表层提示为湿疣。
- 前庭乳头状瘤病（见书中相关介绍）：这种病变的鳞状上皮乳头状瘤一般局限于前庭区，通常比湿疣小，通常缺乏挖空细胞形成和角化过度。
- 梅毒湿疣（见本章"梅毒"）。
- 表皮松解性角化过度症：这种病变的特征是高度角化过度，棘层肥厚，乳头瘤样增生，以及基底层上棘细胞松解，导致核周出现透明带，可能类似于 HPV 感染；细胞内嗜酸性小体由透明角质颗粒和异常聚集的角蛋白丝构成，有助于与湿疣区分。
- 湿疣性 VIN 和湿疣性浸润性鳞状细胞癌（ISqCC）：与典型的湿疣不同，这些病变（见第 2 章）上皮全层有明显的核非典型性和核分裂象，p16 染色一般呈弥漫强阳性，并且部分病例可见浸润。

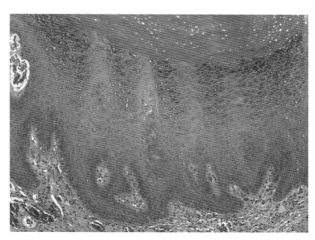

▲ 图 1-6　寻常疣

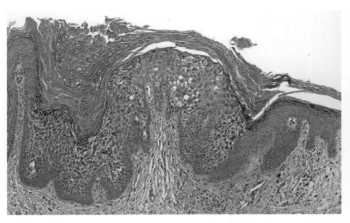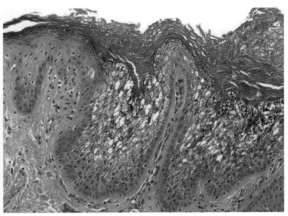

▲ 图 1-7　表皮松解性角化过度症

上皮呈乳头状增生及透明的胞质可能会考虑湿疣，但缺乏病毒感染的细胞学改变；显著的网状变性、颗粒层增厚和伴角化过度的明显棘层松解是表皮松解性角化过度症的特征

- 疣状癌（见第 2 章）：这种肿瘤通常发生于老年妇女，为大的孤立性高分化鳞状细胞癌，HPV 常常阴性；这类肿瘤缺乏细分支状乳头和湿疣的挖空细胞，深部边缘是界限清楚的宽大的球状钉突。

- 乳头状鳞状细胞癌，非特指（papillary SqCC，NOS）：这些病变在外阴罕见，与湿疣不同，乳头状鳞状细胞癌由明显恶性的细胞组成，缺乏挖空细胞。

（二）疱疹病毒感染（图 1-8）

- 多数疱疹病毒性外阴炎是由于 2 型单纯性疱疹病毒（herpes simplex，HSV）通过性传播引起的；少数病例为 1 型 HSV 感染。

- 典型临床表现为外阴疼痛，腹股沟淋巴结肿大，不适和发热。随后出现水疱，脓疱和疼痛性溃疡。会阴、肛周皮肤、宫颈、阴道和泌尿道常同时受累。

- 病变持续 2～6 周后愈合，不留瘢痕。罕见情况下，慢性肥厚性疱疹性外阴炎临床上类似于肿瘤，或伴有癌变。

- 证实 HSV 感染的最敏感方法是检测 2 型 HSV 特异性抗体。许多缺乏感染病史的女性也存在这些抗体，提示亚临床感染。

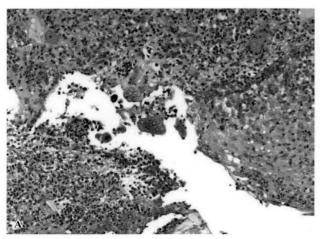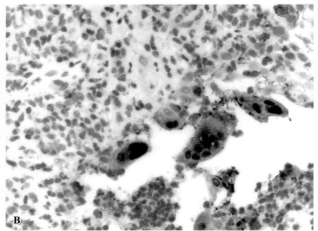

▲ 图 1-8　疱疹病毒感染

溃疡明显，可见炎性渗出物，图片中央见 2 个多核巨细胞，具有典型的毛玻璃状细胞核（A）；多核巨细胞的 HSV 免疫染色阳性（B）

- 对新形成的病变进行细胞学涂片或活检，可见特征性的毛玻璃状细胞核或嗜酸性核内包涵体。1型 HSV 或带状疱疹感染细胞具有类似表现。
- 反复发作很常见，但病变更轻微，常常难以察觉，且发生频率降低。
- 继发于带状疱疹（水痘）感染的外阴炎罕见，通常发生于绝经后女性，表现外阴疼痛，随后出现单侧的水疱和溃疡。类似的反复发作常见。

（三）其他病毒感染（图 1-9 和图 1-10）

- 巨细胞病毒（CMV）引起溃疡性外阴阴道炎，类似疱疹性感染，HIV 阳性的女性似乎最易感染。

通过常规检查和免疫组化染色证实上皮和内皮细胞内存在特征性的 CMV 包涵体明确诊断，也可通过培养或 PCR 确认病毒。

- 传染性软疣可以通过性传播，导致外阴和会阴部病变。这种病变常常因为无症状而被患者和医生忽略。组织学特征类似于发生在其他部位的病变。
- 从人类免疫缺陷病毒（HIV）感染患者的生殖器溃疡偶尔可以培养出 HIV，可能导致或加剧该类人群的生殖器溃疡。
- EB 病毒是女性疼痛性生殖器溃疡的一个罕见原因，并且可能与单核细胞增多症有关。

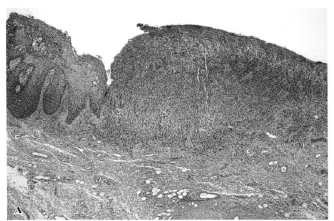
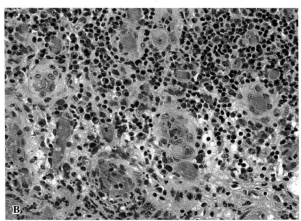

▲ 图 1-9　巨细胞病毒感染

原位癌切除标本（A，左侧）显示明显的炎症和溃疡（A，右侧），高倍镜下可见内皮细胞核内病毒包涵体，其巨细胞病毒免疫染色阳性（B）（图片由 Judith A，Ferry，MD 提供）

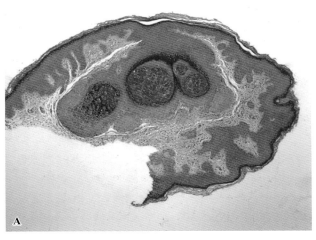
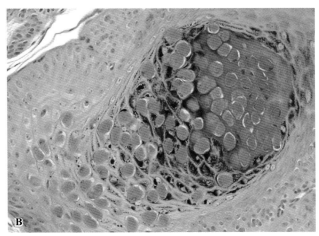

▲ 图 1-10　传染性软疣

低倍镜示境界清楚的典型的多个嗜酸性物质聚集（A），高倍镜下可见特征性的胞质内病毒包涵体代替细胞核（B）

二、非病毒感染

（一）梅毒

- 外阴梅毒罕见。一期病变或下疳在最初接触后几天或几周内形成，6 个月时二期病变症状明显，表现为黏膜皮肤皮疹和丘疹（梅毒湿疣），三期梅毒树胶肿很少累及外阴。
- 下疳（Chancres）表现为浅表溃疡，而梅毒湿疣为非溃疡性病变，伴有明显的棘层增厚和乳头瘤病，常常伴有表皮内中性粒细胞浸润。这两种病变的血管周围均有浆细胞浸润，并伴有内皮细胞增生，提示梅毒的诊断。
- 梅毒螺旋体可通过 Warthin-Starry 染色确认。通过对病变部位渗液进行暗视野显微镜检查或免疫荧光染色，以及血清学检查明确诊断。

（二）腹股沟肉芽肿

- 腹股沟肉芽肿（granuloma inguinale）由革兰阴性的肉芽肿荚膜杆菌引起。原发病变（外阴、阴道或宫颈）为无痛性丘疹或溃疡，出现在接触（性接触或粪便污染）后 1 个月之内。
- 溃疡可持续几年，可能类似于包括 ISqCC（鳞状细胞癌）在内的肿瘤。淋巴管播散可导致外阴硬化性水肿，或累及宫旁或腹膜后。
- 与性病淋巴肉芽肿不同，腹股沟淋巴结肿大不常见，但可能形成类似于淋巴结肿大的腹股沟皮下脓肿，且常伴发溃疡。
- 肉芽组织内中性粒细胞，浆细胞和含有球菌或杆菌（Donovan 小体）的空泡状组织细胞浸润。组织切片经过 Giemsa 或 Warthin-Starry 染色可以发现空泡内细菌，印片或培养也能发现细菌。

（三）性病淋巴肉芽肿

- 性病淋巴肉芽肿（lymphogranuloma venereum）这种性传播性疾病由沙眼衣原体（*Chlamydia trachomatis*）引起。开始为溃疡，随后表现为疼痛性腹股沟淋巴结炎（buboes），淋巴结可能破溃，并通过皮肤而引流。疾病后期，慢性淋巴管阻塞可能导致阴道和直肠纤维化（有时伴有狭窄）和非凹陷性外阴水肿。

- 由于炎症浸润为非特异性（淋巴细胞、浆细胞、包括巨细胞的组织细胞）。诊断依据特征性的临床表现、培养、免疫组化染色和补体结合试验。

（四）软下疳

- 软下疳（chancroid）这种性传播疾病是由革兰染色阴性的杜克雷嗜血杆菌（*Haemophilus ducreyi*）引起，表现为疼痛性，常是化脓性的外阴溃疡，而且腹股沟淋巴结肿大且触痛。
- 溃疡由浅表区、具有特征性血管改变的中间区以及淋巴浆细胞浸润的深部区组成。
- 组织切片或涂片上的革兰染色可以显示浅表区内的微生物，但明确诊断需要培养鉴定微生物。

（五）结核和非结核分枝杆菌感染

- 外阴结核罕见，通常是从女性生殖道其他部位的结核直接或经淋巴管道播散而来，而这些部位的结核通常是肺结核血行播散的结果。
- 病变开始表现为结节，随后出现溃疡，可以通过多发性窦道引流干酪样物质和脓液。在少数病例，表皮增生形成大的疣状肿块（肥大性结核），可能类似于肿瘤。
- 典型的伴有干酪样坏死的肉芽肿性炎症的特征，类似于其他部位的结核表现。诊断需要抗酸染色和（或）培养和（或）分子检测来鉴定微生物（结核分枝杆菌，或偶尔为非典型性分枝杆菌）。
- Ukita 报道了 1 例具有正常免疫功能的女性，宫颈感染非结核分枝杆菌，临床表现类似侵袭性癌。
- 鉴别诊断包括非感染性肉芽肿性外阴炎和异物性肉芽肿性反应（见书中相关介绍）。

（六）坏死性筋膜炎与进行性细菌协同性坏疽

- 这些疾病是混合性协同性细菌感染，偶尔累及外阴，常常与糖尿病和（或）动脉粥样硬化有关。
- 坏死性筋膜炎的最初表现为外阴红斑，水肿和疼痛，随后迅速进展为黑色，大疱以及皮肤、皮下组织和筋膜坏死；少数外阴病例伴有中毒性休克综合征。不及时切除受累组织并行抗生素治疗，可能致死。
- 进行性细菌协同性坏疽不同于坏死性筋膜炎，它是一个缓慢进展的疾病，可以延伸到筋膜，全身表现不严重。多半发生于手术后的女性，而坏死性筋膜炎多发生在轻微损伤部位。

（七）其他细菌感染

- 前庭大腺感染（前庭大腺炎）通常由性传播微生物淋病双球菌（neisseria gonorrhoeae）或沙眼衣原体（chlamydia trachomatis）引起；少数病例发生在外阴阴道手术后。前庭大腺脓肿是一种常见的并发症（常常与继发性厌氧菌感染有关），少数病例还可合并中毒性休克综合征。
- 化脓性汗腺炎（hidradenitis suppurativa）是包括外阴和腹股沟在内的顶泌汗腺的一种慢性化脓性炎症性疾病，常常导致瘢痕和引流性窦道形成。显微镜下检查表现为急、慢性炎症，顶泌汗腺扩张，伴有角化性物质。慢性病例可能伴发鳞状细胞癌（SqCC）。
- 外阴杆菌性血管瘤病（bacillary angiomatosis）罕见，可形成肿块。显微镜下见小叶状上皮样血管增生和细菌，后者应用 Warthin-Starry 方法染色可发现（Bartonella henselae 或 Bartonella quintana）。
- 红藓（erythrasma）是一种由微小棒状杆菌（corynebacterium minutissimum）引起的外阴和肛周皮肤慢性感染，一般通过 Wood 灯检查明确诊断。
- 少数外阴软斑病（malakoplakia）被报道与放线菌（actinomyces israelii）或葡萄球菌（botryomycosis）感染有关。

（八）真菌感染和寄生虫感染（图 1-11）

- 外阴和肛周皮肤的慢性真菌感染通常由白色念珠菌和皮肤真菌引起。外阴、阴道念珠菌病可形成瘙痒性、湿润的红色病变，表现为皮肤棘层海绵水肿、上皮内和真皮内的嗜中性粒细胞浸润。PAS 或 GMS 染色和培养可明确诊断，但是由于微生物少，可能会出现假阴性的结果。
- 在发达国家，外阴寄生虫感染包括蛲虫病、血吸虫病和蝇蛆病罕见，后者是由于薜型蝇和麻蝇幼虫感染引起的。晚期外阴皮肤血吸虫病可伴有显著的假上皮瘤样增生，表皮内可见血吸虫虫卵。如果不了解这些微生物病变，可能被误诊为鳞状细胞癌（SqCC）；但这些感染在世界的某些地区很常见。

三、非肿瘤性上皮病变

分类

1. 硬化性苔藓。
2. 鳞状细胞增生。
3. 其他皮肤病。

（一）硬化性苔藓

临床和大体特征 （图 1-12）

- 硬化性苔藓（lichen sclerosus，LS）占外阴非肿

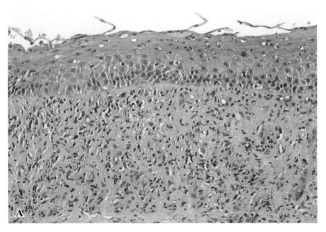
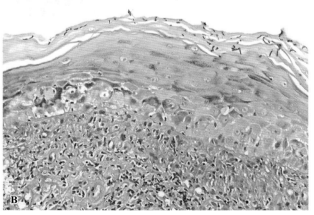

▲图 1-11　真菌性（念珠菌病）外阴炎，HE（A）和 PAS 染色（B）

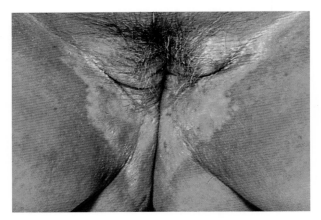

▲图 1-12　硬化性苔藓

瘤性上皮性病变的 30%～40%。可以发生于任何年龄，包括儿童，但最常见于绝经后女性。

- 病因尚不清楚，新近有证据指出 LS 是一种慢性 T 淋巴细胞介导的皮肤病。
  - LS 与自身抗体有关，在某些情况下还与系统性自身免疫性疾病有关，比如自身免疫性胃炎、桥本甲状腺炎和生殖器外银屑病。
  - 多达 50% 的病例有 T 细胞受体 γ 链基因单克隆性重排，这些 T 细胞具有抗原介导性免疫反应的免疫谱。
  - 某些病例为家族性发病，并有 HLA Ⅱ 类 DQ 抗原限制性，提示存在遗传性因素。
  - 激素因素可能与此病相关。部分患者血清二氢睾酮、自由睾酮和雄烯二酮水平较低，而且外用睾酮常常有效。Lagerstedt 等发现约 80% 儿童和 50% 成人的硬化性苔藓中 ERα 免疫染色减弱。
- 本病可能没有症状，但常常引起瘙痒、灼烧和性交困难。病变可累及外阴的任何部位，表现为不规则形、界限不清的白色斑块。毛细血管扩张和色素失禁可能分别导致局灶变红和出现棕色区域。在某些病例可同时伴发外阴扁平苔藓（见鉴别诊断）。
- Hart 等的研究发现，68% 的病例小阴唇受累、60% 大阴唇受累、51% 阴蒂受累、41% 会阴受累、36% 累及阴唇系带后方。几乎 90% 的病变为多发性，双侧发生性的病例常常具有对称性。
- 少数病例可能累及阴道。患有外阴硬化性苔藓的儿童 2/3 伴发生殖器外病变，但在成人仅约 10%。

- 成年人 LS 长期存在可导致皮肤有光泽而又起皱、阴唇萎缩，而且阴道口变窄。阴蒂包皮和系带愈合和结疤时阴蒂可能变得不甚明显。并发症包括肛裂以及肛周和生殖器溃疡，儿童更常见。

镜下特征 （图 1-13 至图 1-15）

- 典型的病变表现为上皮下出现均匀一致的、从水肿变性到玻璃样变不一的区域为特征，伴有弹性纤维丢失。这个区域的下方通常有带状淋巴细胞。
- 其他所见包括棘细胞层水肿、基底层细胞空泡变性和鳞状细胞化生，上皮内淋巴细胞浸润，基底

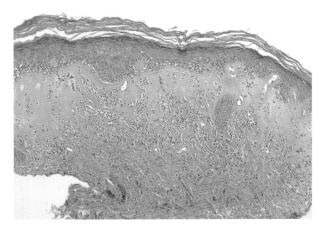

▲图 1-13　硬化性苔藓

典型病变为上皮下均匀一致玻璃样变性的胶原纤维，在其下方通常有带状慢性淋巴细胞浸润

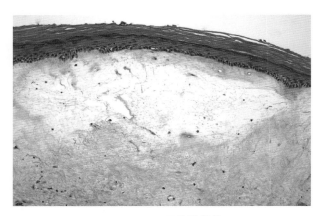

▲图 1-14　硬化性苔藓

与图 1-13 相比，本例显示真皮玻璃样变胶原间质中出现显著水肿变性

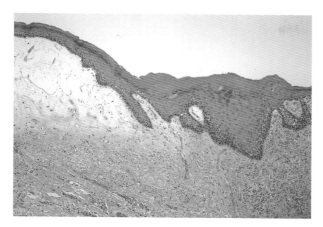

▲图 1-15　硬化性苔藓与邻近分化型外阴上皮内瘤变

硬化性苔藓（左）和分化型外阴上皮内瘤变（右），后者基底细胞具有非典型性，胞质呈"玻璃样"

膜显著增厚以及真皮血管硬化和（或）扩张。

- Regauer 等发现，在外阴 LS 病例中 2/3 存在血管周围淋巴细胞浸润，1/2 有淋巴细胞性血管炎。这些改变呈局灶性而且轻微（Regauer 等，2004 年）。

- Weyers 遇到的病例中约 20% 硬化性苔藓可表现为以增生为主的"肥厚性"硬化性苔藓，多为老年女性，以明显的角化不全和角化过度为特征。与分化型 VIN（dVIN）不同，肥厚性硬化性苔藓缺乏显著的细胞非典型性、核拥挤、核分裂活跃或随后进展的鳞状细胞癌。

- 与其他部位 LS 不同，外阴 LS 常常伴发慢性单纯性苔藓和（或）鳞状细胞增生，表现为真皮内游离的鳞状细胞巢，提示可能为早期浸润性鳞状细胞癌，但与后者不同的是这种鳞状细胞巢缺乏非典型性，局限于异常的胶原中，而且不伴有分化型 VIN（见第 2 章）。

- 早期 LS 表现轻微，可能被漏诊，通常累及皮肤附属器，表现为棘层增厚，腔面角化过度和颗粒层增厚。可见基底膜增厚，特别是应用 PAS 染色更明显。

- 角化不良、角化不全、增生和（或）基底细胞异型性（但低于 dVIN，见第 2 章）的存在值得注意，一项研究发现与 ISqCC 相关的 LS，50% 病例存在基底细胞异型性。

- 基底细胞 p53 染色一般阳性，通常呈现间断的阳性（不同于 dVIN）。在肥厚性 LS，基底细胞上方 p53 染色也可呈阳性。Sadalla 等发现，p53 在 LS 中的表达不能预测其是否存在进展为 SqCC 的可能。

鉴别诊断

- 扁平苔藓（lichen planus，LP）（也可见于其他皮肤病）。
  - 累及生殖器的 LP 有时难以与早期 LS 鉴别，两种病变可以同时存在。Day 等建议，当考虑两个病变同时存在时，应从大体检查的不同形态区域分别进行活检。
  - LP 有胶样小体（cytoid bodies）、颗粒层楔形增厚、基底细胞鳞化及尖形钉突，但是这些特征比非外阴部位的 LP 罕见。
- 分化型 VIN（与基底细胞非典型性 LS 相鉴别）（见第 2 章）。
- 放射后纤维化：具有放射史显然有助于诊断。间质弥漫性纤维化（与带状样比较）、非典型成纤维细胞和内皮细胞以及厚壁血管的存在也支持此诊断。

生物学行为

- 在青春期或产后 LS 可能自行消退。某些病例局部应用睾酮或皮质类固醇治疗有效。
- 越来越多的证据支持 LS 是癌前病变。Davick 等发现，外阴浸润性鳞状细胞癌的女性曾被诊断为 LS 的比例为 36%。纵向研究表明，多达 5% 的 LS 病例进展为外阴浸润性鳞状细胞癌。
  - Carli 等（1995 年）发现与正常人群相比，LS 患者发生外阴鳞状细胞癌的终生累积风险为 15%，而一般人群中女性的累积风险仅为 0.06%。
  - 多达 65% 分化型 VIN 和浸润性鳞状细胞癌病例同时伴有 LS。
  - 某些 LS 病例为单克隆性，LS 等位基因失衡的频率增加。
  - Regauer 等（2002 年）发现，LS 相关的浸润性鳞状细胞癌存在单克隆性 γ-T 细胞受体重排，但非 LS 相关的病例中则不存在，提示 LS 的局部免疫调节障碍可能促进浸润性鳞状细胞癌发生。

- 浸润性鳞状细胞癌相关的 LS 病例中 p53 突变和非整倍体的频率比非鳞癌相关的 LS 高。
- LS 病例特别是伴有棘层增厚或非典型性的 LS，应予以监测，有可能进展为浸润性鳞状细胞癌。

（二）鳞状细胞增生，非特指（图 1-16）

- "鳞状细胞增生（SCH），非特指"这一术语取代了"增生性营养不良"（hyperplastic dystrophy），特指那些不能归因于特异性的皮肤病，并且缺乏发育不良的表皮增生。
- 已经发现大约 40% 的鳞状细胞癌、20%～50% 临床诊断为外阴营养不良的病例及 1/3 的硬化性苔藓患者中伴有 SCH。
- 受累皮肤呈白斑样增厚。增厚的表皮表现为角化过度或角化不全。从基底层到表层存在成熟分化。通常缺乏非典型性，若出现非典型性应该提示分化型 VIN（见第 2 章）。可出现局限于基底和副基底层的核分裂象。
- 有证据提示，SCH 即使不是癌前病变，也可能是外阴癌变的早期阶段。
  - 这种病变可毗邻分化型 VIN 和（或）鳞状细胞癌，或与之并存。
  - 已经发现某些病变具有单克隆性，而且存在 p53 突变和等位基因失衡，特别是伴同时性鳞状细胞癌的病例。少数病变伴 HPV 感染，然而 Santos 等研究的所有 SCH 病例 p16 均阴性。

- 如同硬化性苔藓一样，SCH 患者需要随访，注意可能发生分化型 VIN 或浸润性鳞状细胞癌。

（三）其他皮肤病（图 1-17）

- 几乎任何皮肤病均可累及外阴（参见 Greene 和 Dulaney 的综述以及 Lewin 等对外阴苔藓样皮炎的综述），最常见的外阴皮肤病包括慢性单纯性苔藓、棘细胞层海绵水肿性皮炎、银屑病和扁平苔藓。
- 慢性单纯性苔藓（Lichen simplex chronicus）是一种常见的外阴皮肤病，它可以由各种刺激和感染性因素引起，或与之共存。
  - 临床表现包括瘙痒和灼烧，皮肤呈皮革样，伴带有鳞屑的斑块，和明显的皮肤斑纹。
  - 显微镜下检查表现为银屑病样增生（伴有钉突增厚，钉突长度差异较银屑病明显），颗粒层增厚，角化过度，偶尔出现局灶角化不全；真皮乳头增厚；胶原纤维束垂直排列，与钉突平行。真皮层见散在炎细胞浸润。
- 外阴（或外阴阴道）糜烂性扁平苔藓可以导致瘢痕形成和狭窄。其伴发的假上皮瘤样增生很少进展为鳞状细胞癌。扁平苔藓和硬化性苔藓的鉴别诊断将在下面讨论。糜烂性扁平苔藓和分化型 VIN 的鉴别见后述（见第 2 章）。
- "外阴棘层增厚伴有分化改变"（vulvar acanthosis with altered differentiation）是一种与外阴疣状癌有关的病变，在第 2 章讨论。

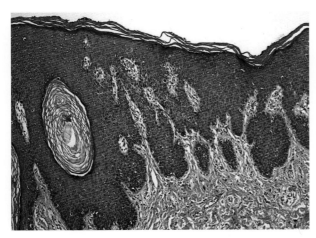

▲图 1-16　鳞状细胞增生，非特指，增生的鳞状上皮缺乏特异性的形态学改变

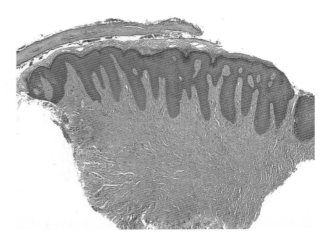

▲图 1-17　慢性单纯性苔藓

四、鳞状上皮乳头状瘤病

- 鳞状上皮乳头状瘤病（图 1-18）（鳞状上皮微乳头状瘤病、前庭乳头状瘤病）是指多发的，常常是无数的鳞状上皮乳头状瘤，一般累及小阴唇内侧、外阴前庭、处女膜、阴道入口和尿道。

- 鳞状上皮乳头状瘤病通常发生于生育年龄的女性，虽然少数患者有瘙痒，灼烧或性交困难，但多数没有症状。病变不经治疗通常可以自行消退。

- 病因尚不清楚。多数研究显示与 HPV 无关。一项研究报告鳞状上皮乳头状瘤病常见 HPV，包括挖空细胞性病变，但其他作者认为这种病变应该考虑诊断为湿疣。

- 每个乳头的直径约 1mm，长度 1~8mm，由良性非角化性、富含糖原的鳞状上皮和纤维血管轴心组成。缺乏挖空细胞（大多数研究明确的形态）和 Ki-67 指数低（局限于基底层）可与尖锐湿疣鉴别。

五、色素沉着性病变

- 约 10% 的女性外阴会发生良性色素沉着性病变，这些病变的临床和（或）组织学特征常常不典型，可能被临床提示为恶性黑色素瘤。

（一）单纯性雀斑痣和黑色素沉着（图 1-19）

- 单纯性雀斑痣（雀斑样痣，lentigo simplex）是一

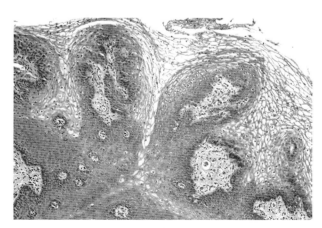

▲图 1-18 鳞状上皮乳头瘤病

鳞状细胞胞质由于存在糖原而呈透明状，但不是挖空细胞

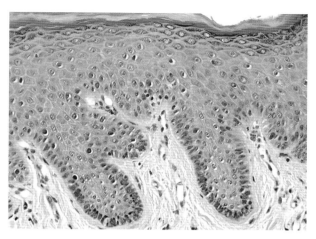

▲图 1-19 外阴单纯性雀斑痣

种由良性表皮增生、色素过度沉着和良性黑色素细胞增生组成的病变。"黑色素沉着"（melanosis）这一术语最常用于类似的色素过度沉着性病变，伴有或不伴黑色素细胞增生，但缺乏表皮增生。

- 这种病变一般发生于生育年龄的白种人，某些病例病变持续数年。典型的表现是阴唇、阴道入口区或会阴的黑色素沉着性斑点。单纯性雀斑痣通常＜ 5mm，而黑色素沉着的区域可达 2cm。

- 某些病变具有提示或者不能与恶性雀斑样痣（lentigo maligna）或恶性黑素瘤鉴别的特征，包括多灶性、边缘不规则和斑驳的色素沉着。

- 显微镜下检查一般表现为基底层色素沉着过度和少数基底黑色素细胞增生，缺乏巢状结构或非典型性。正如上文所提到的称为"黑色素沉着"的病变缺乏黑色素细胞增生。单纯性雀斑痣可能出现棘层增厚伴有钉突延长；真皮层可出现噬黑色素细胞。

- 应与原位恶性黑色素瘤鉴别。这种病变与单纯性雀斑痣或黑色素沉着不同，其特征包括非典型性黑色素细胞，通常成巢排列，累及表皮全层，可见核分裂象。

（二）普通黑色素细胞痣

- 外阴痣的发病率仅为前一节讨论病变的 1/3，一项研究显示，外阴痣仅见于 2%~3% 的女性。多数外阴痣类似于其他部位的相应病变。

- 某些外阴黑色素细胞痣位于硬化性苔藓的上方或

者陷入其硬化性间质中，可能类似于持续性黑色素细胞痣。

- Michalova 等描述了分化型 VIN 样改变（非典型基底角质细胞）的肛门生殖器黑细胞痣。这些病灶表现为正常的 p53 免疫染色，而在分化型 VIN 中，p53 为弥漫性染色或完全阴性（"全或无"）。

（三）非典型性生殖器痣

- 少数外阴痣出现独特的非典型性特征，它不同于普通的异型增生性痣，被命名为"生殖器型非典型性黑色素细胞痣"或"非典型性生殖器痣"（atypical genital nevi，AGN）。AGN 可能具有显著的结构和细胞的异型性，但临床表现为良性经过。
- Gleason 等发现患者的中位年龄为 26 岁（范围为 6—54 岁），无部位偏好。

镜下特征

- 交界部位的黑色素细胞巢在大小、形状和位置存在变异，在某些病例，细胞巢呈融合性的带样排列。
  - 细胞巢除了通常位于钉突尖端以外，还可以见于钉突的侧面，以及钉突与附属器之间，通常伴有细胞巢周围收缩裂隙和（或）巢内细胞失黏附。
  - 与黑色素瘤不同，其表皮上部的 Paget 样受累缺乏细胞学非典型性，不向侧方延伸，通常是局灶性或多灶性，而非广泛性或弥漫性。然而，Gleason 发现 80% 的病例中，与正常组织交界处的痣细胞具有非典型性，且为中至重度非典型。
- 病变下方常常是大的真皮痣，其上覆盖有独特的弥漫性或局灶性交界性成分。
  - 真皮层痣细胞可以表现出非典型性，但较交界处痣细胞少见，缺乏交界处痣细胞的重度非典型性；核分裂象罕见，成熟现象明显。
  - 在 40% 的病例真皮浅层存在广泛或片块状致密纤维化区域，但在发育不良痣中通常缺乏。
- AGN 需与外阴发育不良痣和浅表播散型黑色素瘤鉴别（见 Clark 等和 Gleason 等的综合性讨论）。

六、纤维上皮性息肉

- 这些病变最常见于阴道，将在第 3 章讨论。

七、囊肿

（一）前庭大腺导管囊肿（图 1–20 和图 1–21）

- 前庭大腺导管的前庭开口梗阻导致腺体的分泌物积聚，伴囊性扩张。临床通常表现为外侧阴道口肿块，可无症状或伴有性交困难。
- 囊肿内衬鳞状上皮、移行上皮、黏液上皮、纤毛上皮或非特异性扁平上皮。囊肿壁急性和慢性炎症均可见。Nigam 等报道 1 例囊肿壁内衬黑色素细胞。
- 部位符合前庭大腺来源（阴道入口后外侧）和（或）囊肿附近出现正常前庭大腺腺泡，有助于与来自前庭小腺的囊肿鉴别（见后述）。

（二）黏液性和纤毛前庭囊肿（图 1–22）

- 一般表现为小阴唇内侧的孤立性（或偶为多发）囊肿，或伴疼痛的皮下肿块，发生于生育年龄的女性。
- 囊肿通常 < 3cm，内衬单层柱状黏液上皮、非黏液性纤毛上皮、鳞状上皮或 3 种上皮混合存在。内衬上皮可以 ER 阳性、PR 阳性。
- 传统上认为此类囊肿来自前庭小腺，后者位于前庭腺的前部和后部。考虑到囊肿的典型发生部位，Scurry 等认为前庭小腺也可能出现在外阴黏

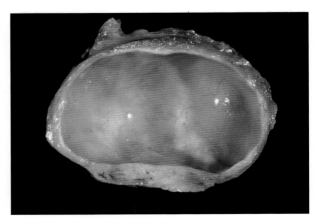

▲图 1-20　前庭大腺导管囊肿

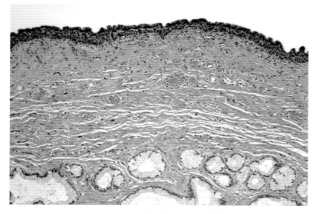

▲图 1-21　前庭大腺导管囊肿

注意囊肿内衬的鳞状上皮（上）和正常的前庭大腺组织（下）

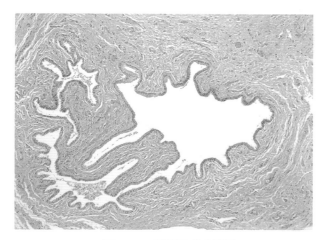

▲图 1-22　黏液性前庭囊肿

膜皮肤交界处（Hart 线）。

（三）其他囊肿

- 表皮包涵囊肿（vulvar epidermal inclusion cysts）常见于外阴，通常在大阴唇。囊肿内衬复层鳞状上皮，其内充满角质碎屑。
- 在女性生殖器切除术后，可形成外阴表皮包涵囊肿。有报道囊肿形成可能是一种迟发的并发症，可表现为大囊肿，这些囊肿临床上可类似于阴蒂肿大或肿瘤。
- 间皮囊肿（mesothelial cysts）罕见，由 Nuck 管衍生而来（腹膜鞘突不完全退化），通常见于大阴唇的上方或腹股沟管。可能伴有腹股沟疝，并应与之鉴别。
- 中肾囊肿（mesonephric cysts）罕见，发生在外阴

的外侧，其显微镜下所见类似于阴道的中肾囊肿（见第 3 章）。

- 少数外阴囊肿可能来源于这个部位的乳腺样腺体（见其他非肿瘤性病变）。

八、非感染性炎症性病变

（一）外阴前庭炎

临床特征

- 外阴前庭炎（又称"诱发性局部外阴痛"，PLV），在普通妇科临床实践中，患者多达 15%，通常发生于生育年龄的女性。
- 具有诊断性临床特征包括在缺乏其他明确原因的情况下，出现位于外阴前庭的触痛点；性交困难也是典型表现之一。外阴红斑可见于某些病例，但诊断价值有限；Munday 等认为外阴前庭炎的临床特征缺乏特异性，而且部分临床特征也可见于普通人群。
- 其病因尚不清楚，可能是多种因素造成的。多数研究未发现 HPV 感染，或其感染率与对照患者相似。
- 可能的致病因素包括外阴神经纤维数目增多、对精液过敏、干扰素 α 缺乏、雌激素表达不足以及前庭纤维母细胞产生的促炎细胞因子合成增强。

病理学特征　（图 1-23）

- 显微镜下所见可以支持诊断，但组织学特征为非特异性，确诊需依靠典型的临床表现。
- 黏膜固有层见轻至重度的慢性炎症浸润（T 淋巴细胞、浆细胞、偶见 B 淋巴细胞、肥大细胞和单核细胞），包括淋巴滤泡、前庭腺和导管周围。
- Leclair 等发现原发性 PLV 标本比继发性 PLV 和未受影响对照组标本有更多的 CD4 阳性 T 细胞聚集，提示感染性、应激性或自身免疫力可触发 CD4 阳性 T 细胞募集。
- Bornstein 等发现，与无症状的女性相比，外阴前庭炎患者真皮层内肥大细胞、肝素酶和周围神经纤维增多。

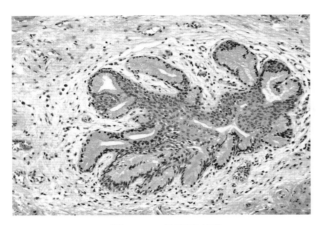

▲图 1-23　外阴前庭炎

显示前庭小腺鳞状上皮化生，周围间质慢性炎症细胞浸润

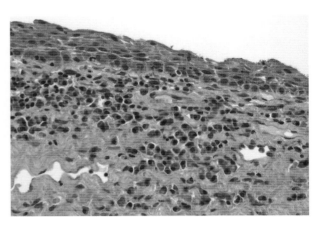

▲图 1-24　浆细胞性外阴炎

- 前庭导管和腺体的鳞状上皮化生为偶然发现，但可能并非固有的病变特征。一项研究认为前庭腺体和导管完全被鳞状上皮取代而产生内折或裂隙具有诊断价值，然而另外两项研究发现裂隙并不常见，而且难以与表面上皮内折区分。

（二）浆细胞性外阴炎（Zoon 外阴炎）（图 1-24）

- 这种特发性病变典型的临床表现为瘙痒、灼烧、呈红色，有时为多发性斑点。
- 组织学特征包括浆细胞为主的苔藓样浸润、表皮变薄、网嵴扁平、缺乏颗粒层 / 角质层、棘细胞层水肿、副基底角化细胞核呈梭形、杂乱排列（"菱形角化细胞"）、显著的真皮血管出血和含铁血黄素沉着。
- 鉴别诊断包括梅毒、扁平苔藓和其他慢性皮肤病。

（三）肉芽肿性外阴炎和克罗恩病累及外阴（图 1-25）

- 孤立性肉芽肿性外阴炎为特发性炎症，可能是肉芽肿性唇炎的外阴对应病变；少数患者患有两种病变。
- 本病的发病年龄分布广泛，通常表现为阴唇肿块或阴唇肥大。组织学上显示水肿、纤维化、淋巴管扩张、单核细胞浸润和伴巨细胞的非坏死性肉芽肿。
- 克罗恩病累及外阴比孤立性外阴肉芽肿性炎常见，两者组织学表现相同。

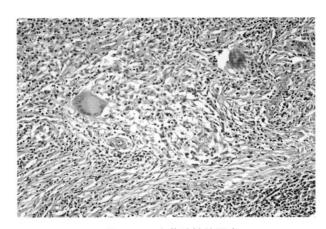

▲图 1-25　肉芽肿性外阴炎

- 这些病例通常有肠克罗恩病史，或伴同时性肠道克罗恩病；少数病例外阴受累发生于肠受累之前。
- 因此，表现为肉芽肿性外阴炎的患者需要评估有无克罗恩病的可能。

（四）Behcet 病

- Behcet 病是一种系统性血管病，最常见于日本和东地中海国家。发作时平均年龄为 20—30 岁；男性发病略多。
- Behcet 病诊断包括出现口腔溃疡和下述任何两项表现，包括生殖器溃疡、皮肤病变（脓疱或红斑、结节样病变）和眼的病变（葡萄膜炎或视网膜血管炎）。少数患者发生滑膜炎和脑膜脑炎。
- 外阴（和口腔）溃疡是轻型或重型口疮型或疱疹样型。重型口疮型溃疡可能会导致坏疽，通过形成瘢痕得以愈合。愈合后常常形成新的溃疡。

- 显微镜下检查显示坏死性血管炎，可能累及真皮和皮下所有口径和类型的血管，血管炎可以是淋巴细胞性或中性粒细胞性，伴有血管壁纤维素沉积，血管壁坏死和血栓形成。

（五）反应性淋巴瘤样增生（淋巴瘤样病变）（图 1–26）

- 外阴淋巴瘤样病变非常罕见；其临床和病理学特征类似于发生于子宫颈的淋巴瘤样病变（见第 4 章）。1 例外阴伴有传染性单核细胞增多症，表现为小阴唇 1cm 的结痂性病变。

（六）移植物抗宿主病

- 女性生殖道发生移植物抗宿主病（GVHD，同种异体骨髓移植的严重并发症）最常见的部位为外阴阴道区。
- 本病常见的症状包括外阴阴道干燥、分泌物稀少、不适、溃疡、瘢痕、闭塞的阴道口和（或）阴道狭窄，以及性交困难，通常出现在移植后，平均间隔时间为 10 个月。
- 外阴活检镜下所见与皮肤 GVHD 相似，包括溃疡、表皮基底层凋亡小体形成和慢性炎症。阴道活检镜下显示炎症、黏膜基底层凋亡小体和间质不同程度纤维化。宫颈黏膜和子宫内膜腺体也可见凋亡小体。

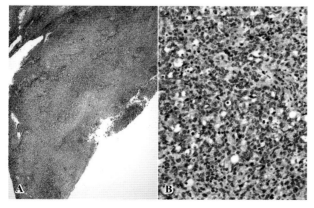

▲图 1–26　外阴反应性淋巴瘤样增生
患者外阴活检显示溃疡和明显的炎性反应（A）；高倍镜下可见大的淋巴样细胞，散在的免疫母细胞，其核仁突出，伴细胞凋亡（B）；该患者随后被证实患有传染性单核细胞增多症（图片由 Judith A. Ferry，MD 提供）

- 这些患者罹患尖锐湿疣和 HPV 相关肿瘤的风险也较高。

（七）舍格伦和非舍格伦干燥综合征

- 大多数患有舍格伦和非舍格伦干燥综合征（sjögren and non-sjögren sicca syndromes）的女性伴有外阴受累，包括外阴阴道干燥、性交困难和瘙痒。
- Bongi 等发现，外阴活检镜下显示黏膜固有层浅表层以轻 – 中度淋巴细胞浸润为主的炎性细胞聚集，有时呈带状炎性细胞浸润（主要是 T 淋巴细胞）。鳞状上皮除了有时伴有棘层增厚，一般无明显改变。
- 外阴病变和唾液腺并无相关性。

（八）木样外阴炎

- 见第 4 章。

九、反应性病变

（一）反应性非典型性和多核角化细胞（图 1–27 和图 1–28）

- 外阴表皮非特异性反应性改变可表现为 VIN 的某些特点（见第 2 章），包括上皮成熟缺失和核非典型性。明显的炎症、棘细胞层水肿、缺乏核分裂活性、Ki–67 染色局限于上皮的下 1/3，以及 HPV 和 p16 染色阴性，支持反应性病变。
- 出现在外阴和外阴周围皮肤的多核角化细胞可能反映了在持续受刺激的皮肤处，细胞核的分裂存在缺陷。

（二）结节性筋膜炎（图 1–29 和图 1–30）

- 外阴结节性筋膜炎发病年龄广泛（7—51 岁），多数患者为生育年龄的女性，典型临床表现为无痛性的阴唇皮下肿块，其大小通常＜ 4cm。病灶切除可以治愈，虽然少数病例会局部复发。组织学特征与其他部位结节性筋膜炎类似。
- 初诊时误诊很常见，可能导致不恰当治疗。鉴别诊断包括其他反应性病变，如手术后梭形细胞结节（见第 3 章）和软组织肿瘤，包括肉瘤（见第 2 章）。

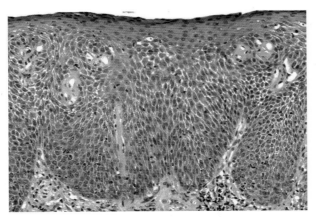

▲ 图 1-27　外阴表皮反应性非典型性

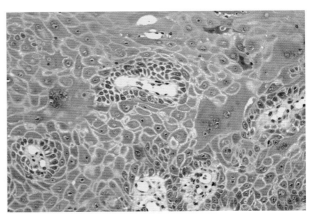

▲ 图 1-28　外阴多核角化细胞（见正文）

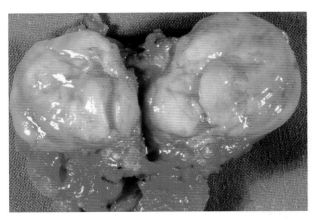

▲ 图 1-29　外阴结节性筋膜炎的切面

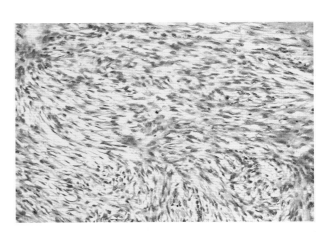

▲ 图 1-30　结节性筋膜炎

（三）术后梭形细胞结节

- 罕见的外阴术后梭形细胞结节病例已有报道（见第 3 章）。

（四）与淋巴水肿、回流受阻及反复性刺激相关的病变（图 1-31 至图 1-34）

- 外阴淋巴水肿，通常由于肥胖和（或）淋巴回流受阻，导致外阴肿大，有时甚至是巨大的。其他情况下，会也存在孤立的小阴唇肥大情况。
  - 可能存在巨细胞、真皮纤维化、血管增生、淋巴管扩张、血管周围淋巴细胞和浆细胞围绕以及表皮反应性改变。Lawrance 等报道了 1 例合并外阴淋巴管瘤的病例。
  - 外阴淋巴水肿与侵袭性血管黏液瘤的共同特征包括肥胖或淋巴回流受阻、双侧对称性及位置

表浅、表皮反应性改变、血管周围炎症，但前者缺乏以下特点，包括大小不一的分支状薄壁和厚壁血管、血管周围常见平滑肌束、疏松的黏液性间质和 ER 阳性。

- 1 例截瘫患者的外阴病变，显微镜下检查显示溃疡形成，纤维素性坏死，以及小血管和非典型性纤维母细胞增生。这种病变被诊断为缺血性筋膜炎（非典型褥疮性纤维组织增生，atypical decubital fibrodysplasia）。
- 竞技自行车选手（"自行车手结节"）或马术选手的大阴唇可出现单侧孤立结节，大小可达 6cm，病变可复发。
  - 镜下主要表现为由温和的梭形纤维母细胞、血管（包括扩张的淋巴管）、神经、脂肪和瘢痕样纤维间质的杂乱混合构成。其他表现包括上皮样或浆细胞样的肌纤维母细胞、淋巴细胞、

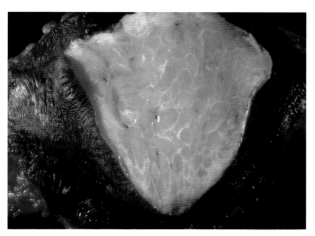

▲图 1-31　巨大局限性淋巴水肿
切面大体观淡黄色结节，可见纤维间隔

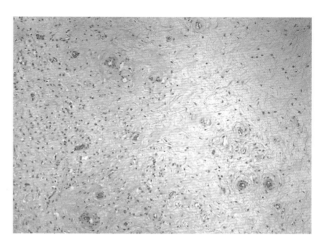

▲图 1-32　巨大局限性淋巴水肿
由温和的梭形细胞稀疏分布在水肿变性的纤维间质中

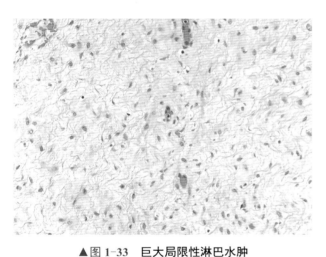

▲图 1-33　巨大局限性淋巴水肿
高倍镜下水肿性纤维间质背景中可见缺乏非典型性的小星芒状细胞

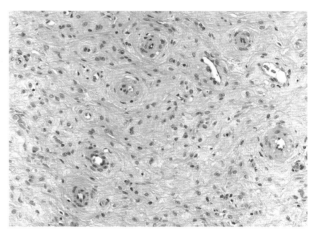

▲图 1-34　巨大局限性淋巴水肿
明显的小血管，其中一些血管周围见平滑肌束

脂肪坏死和弹力纤维。
- ER 免疫染色阳性，上皮样纤维母细胞 SMA 免疫染色阳性。

十、其他非肿瘤性病变

（一）子宫内膜异位症

- 子宫内膜异位症将在第 19 章详细讨论，但外阴子宫内膜异位症在这里讨论。
- 外阴子宫内膜异位症通常发生在外阴手术部位（会阴切开术、Bartholin 腺体切除术），由经期或术中子宫内膜组织种植引起。
- 临床表现通常为外阴结节，或偶尔呈较大肿块，有时伴经期症状，性交困难罕见。偶尔发生在青春期。大体和镜下表现与子宫的内膜异位症相似。
- 极少数情况下，子宫内膜异位症相关性肿瘤（透明细胞癌、子宫内膜间质肉瘤）会发生在外阴。

（二）多核间质巨细胞（图 1-35）

- 多核间质巨细胞（MSGC）与纤维上皮性息肉（见第 3 章）中的多核间质巨细胞一样，通常在显微镜下偶尔发现，位于女性下生殖道疏松的上皮下

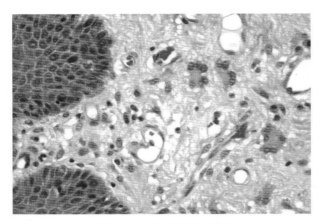

▲图 1-35　多核间质巨细胞

注意多核间质巨细胞细胞核的花环状排列

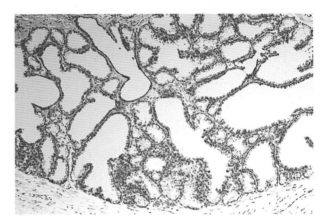

▲图 1-36　外阴异位乳腺组织

妊娠女性，伴有泌乳改变

间质内（尤其是外阴）。MSGC 最常见于外阴，一项研究发现约 75% 的外阴标本可见 MSGC。

- MSGCs 胞质嗜酸性，可见锥形胞质突起和多个细胞核（常呈现花环状排列）；核分裂象少。通常 vimentin 阳性，cytokeratin 和 desmin 阴性。

（三）腺病

- 罕见的输卵管内膜型阴道口腺病发生于 Steven-Johnson 综合征或 CO_2 激光治疗之后，与子宫内接触己烯雌酚无关。
- 1 例 60 岁妇女的外阴腺病（"黏液性化生"）表现为直径 1cm 凹陷性红色区域。显微镜检查发现鳞状细胞被柱状黏液细胞替代。

（四）异位乳腺组织和罕见异位（图 1-36）

- 传统上认为外阴乳腺组织和乳腺型病变起源于胚胎乳线；如今，更多人认为这些病变起源于肛门生殖部的乳腺样腺体。
  - 异位乳腺组织的多数病例发生在大阴唇，形成单侧或双侧、实性到囊性的皮下肿块；少数病例伴有异位乳头。这种病变出现在青春期或妊娠期，有时产后可以消退。
  - 镜下表现包括妊娠相关的泌乳性改变、纤维囊性改变、硬化性腺病、脂肪瘤性改变、假血管瘤样间质增生，以及良性或恶性肿瘤（见第 2 章）。
- 罕见外阴异位病例中可见异位前列腺型组织，包括大体为直径 4.5cm 肿块，可能来自 Skene 腺体。

- 1 个 6cm 的外阴瘤样肿块（迷芽瘤）由异位涎腺组织和少量软骨及呼吸道上皮构成。
- 已有多例肠黏膜异位病例报道，表皮被结肠黏膜取代，其中 1 例 CDX2 免疫染色阳性。在另 1 病例中，外阴病变类似于幼年性结肠息肉。

（五）前庭大腺结节性增生（图 1-37）

- 该病变发生于育龄期和绝经后的女性，表现为实性或囊实性的无包膜肿块，最大径一般 < 5cm。可能与导管梗阻有关。即使在不完整切除后，病变无复发。
- 结节性增生呈不规则的分叶状结构，由良性的黏液性腺泡组成，保持正常导管 - 腺泡的相互关系，与腺瘤不同（见"良性上皮性肿瘤"）。导管常常伴发炎症、囊肿和鳞状化生。

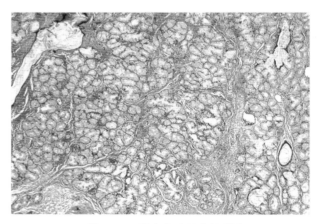

▲图 1-37　前庭大腺结节性增生

（六）静脉曲张

- 外阴静脉曲张可能单独发生，或伴有下肢静脉曲张、静脉畸形（Klippel–Trenaunay–Weber 综合征和 Parkes–Weber 综合征）或作为"盆腔充血综合征相关"（pelvic congestion syndrome）的一个组成部分。
- 这种病变可表现为小的突起，主要位于大阴唇，或表现为大的外阴或外阴周围肿块。临床上可能将其误诊为前庭大腺囊肿。

（七）淀粉样变性

- 外阴淀粉样变性为系统性淀粉样变的罕见临床表现，临床上可类似于癌。
- Quddus 等研究了 26 例外阴局限性淀粉样变，并与累及外阴的系统性淀粉样变进行了比较。
  - 在局限性淀粉样变的病例中，淀粉样蛋白呈刚果红染色阳性、CK5 和 CK14 免疫染色阳性。由于系统性淀粉样变性外阴受累时细胞角蛋白缺失，故推测淀粉样沉积物来源于表皮。
  - 85% 的外阴局限性淀粉样变与浸润性鳞状细胞癌或高级别鳞状上皮内病变（HSIL）相关；其余病例可能与低级别鳞状上皮内病变（LSIL）、脂溢性角化病或鳞状上皮增生有关。

（八）其他病变

- 包括皮脂腺增生、类风湿结节、钙质沉着、淋巴组织错构瘤、硬化性脂肪肉芽肿和动静脉畸形等。
- Roma 等报道了一系列外阴皮脂腺增生病例；均无 Muir–Torre 综合征或 MMR 蛋白丢失的证据。

十一、良性上皮性肿瘤

（一）乳头状汗腺腺瘤和其他顶泌汗腺肿瘤（图 1-38 和图 1-39）

- 乳头状汗腺腺瘤是来源于顶泌汗腺的良性肿瘤。在外阴，某些乳头状汗腺腺瘤可能来源于这个部位的乳腺样腺体。
  - 这些肿瘤通常表现为无痛性外阴结节，发生于

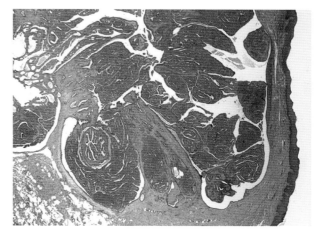

▲图 1-38　乳头状汗腺腺瘤
上皮下间质内见乳头状结构及周围裂隙

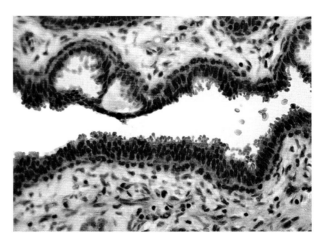

▲图 1-39　乳头状汗腺腺瘤
腺体和乳头内衬柱状细胞，外层为肌上皮细胞

生育年龄或绝经后女性，通常位于大阴唇或小阴唇，较少见于阴唇系带或阴蒂。
- 几乎所有的肿瘤均＜ 2cm；多发性病例罕见。一项研究显示，55% 为囊性，17% 溃疡形成。
- 显微镜下检查显示病变界限清楚，或略呈浸润性，上皮细胞和肌上皮细胞呈乳头、腺管状增生，伴囊腔形成，可见实性区域。
- 具有顶浆分泌或非顶浆分泌的上皮细胞偶尔出现轻度非典型性、复层结构和散在的核分裂象。肌上皮细胞通常在上皮细胞下方，呈扁平状，可不明显；但有时呈上皮样多角形，胞浆透亮。
- 少见的特征包括皮脂腺分化或鳞状分化；局灶

表现为类似乳腺硬化性腺病、导管腺瘤或导管内硬化性乳头状瘤的形态改变；伴多量核分裂象、炎症和钙化。

- Goto 等发现，29% 的乳头状汗腺腺瘤存在 *PIK3CA* 突变，14% 的乳头状汗腺腺瘤有 *AKT1* 突变，进一步支持起源于乳腺样腺体的观点。

- 罕见有发生恶性变的报道。包括乳头状汗腺原位腺癌、导管内顶泌汗腺癌和迅速致死性腺鳞癌。

- 需与发生于异位乳腺组织的导管内乳头状瘤相鉴别（见后述）。然而，Konstantinova 等认为乳头状汗腺腺瘤是乳腺导管内乳头状瘤的皮肤对应病变。

• 外阴其他良性顶泌汗腺肿瘤包括顶泌汗腺囊腺瘤、乳头状顶泌汗腺纤维腺瘤、顶泌汗腺管状腺瘤、色素沉着性顶泌汗腺错构瘤、汗孔瘤和螺旋腺瘤。

（二）皮肤附属器来源的其他良性肿瘤（图 1-40 和图 1-41）

• 汗腺来源的肿瘤包括汗腺腺瘤（罕见向真皮深部延伸），包括外分泌腺型混合瘤、透明细胞汗腺瘤、汗孔汗腺瘤、良性混合瘤（多形性腺瘤）。混合瘤也可能来自前庭大腺、异位乳腺组织或乳腺样腺体的肌上皮细胞。

• 毛囊来源的肿瘤（生发性肿瘤）包括毛发肿瘤（增生性外毛根鞘瘤、外毛根鞘瘤）、毛发上皮瘤、毛母细胞性纤维瘤、毛囊瘤、角化棘皮瘤、内翻性毛囊角化症、钙化上皮瘤、皮脂腺瘤。

- Regauer 和 Nogales 对比研究了外阴生发性肿瘤（平均年龄 65 岁）和外阴基底细胞癌（BBC）（平均年龄 78 岁）。前者表现为外阴斑块或结节，与基底细胞癌不同，生发性肿瘤为非溃疡性，而且在上皮 - 间质界面缺乏裂隙。基底细胞癌缺乏毛发分化，表现为黏液性或肉芽组织样间质，不同于生发性肿瘤机化的间叶性成分。

- 如同非外阴其他部位，外阴角化棘皮瘤和内翻性毛囊角化症偶尔与鳞状细胞癌（SqCC）混淆。

- 3 例外阴毛囊瘤（trichofolliculoma）同时伴有

高级别外阴上皮内瘤变。其中 2 例最初被误诊为浸润癌。

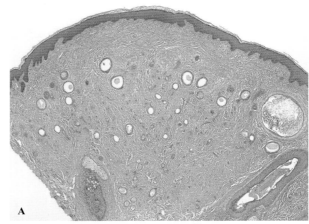

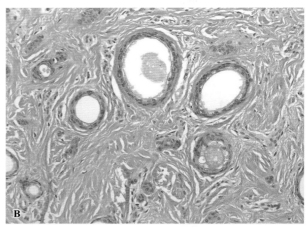

▲图 1-40　汗腺腺瘤

相对均匀的小管分散在真皮各处，周围的基质没有改变（A）；小管缺乏细胞异型性（B）

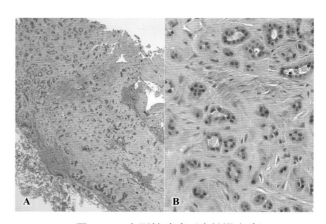

▲图 1-41　多形性腺瘤（良性混合瘤）

肿瘤呈分叶状结构（A），由小管组成，位于明显的黏液样基质内；注意小管的衬覆细胞形态温和（B）

（三）脂溢性角化病（图 1–42）

- Bai 等发现 72% 的外阴脂溢性角化病（SK）病例中存在 HPV（通常为 HPV 6），将其命名为"伴有脂溢性角化病特征的湿疣"（condyloma with features of SK）。MIB–1 染色有助于辨认这些病变，这类病变多伴有 HPV 感染。相反，Reutter 等发现只有 14% 的外阴 SK 存在 HPV；HPV 组和非 HPV 组之间不存在组织学差异。

（四）良性乳腺型肿瘤（图 1–43）

- 外阴良性乳腺型肿瘤起源于或推测起源于外阴异位乳腺组织或乳腺样腺体。这类肿瘤包括错构瘤、纤维腺瘤、叶状肿瘤和导管内乳头状瘤。
- Rajguru 等报道了 1 例边界清楚的外阴肿瘤，显微镜下检查类似于乳腺微腺体腺病，但有明显的黏液软骨样基质。

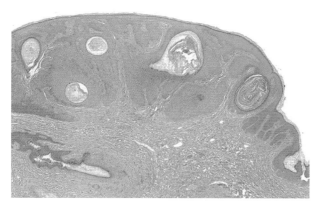

▲图 1-42　脂溢性角化病

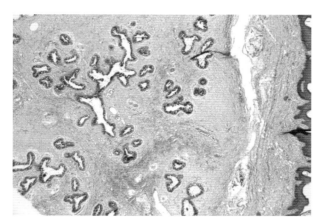

▲图 1-43　乳腺型纤维腺瘤

（五）前庭大腺和前庭小腺良性肿瘤

- 与结节状增生（见书中相关介绍）相比，前庭大腺腺瘤和腺肌瘤少见。这些肿瘤增生的腺泡和腺管杂乱排列，缺乏正常的导管 – 腺泡关系。少数腺样囊性癌发生于前庭大腺腺瘤；1 例与上皮 – 肌上皮癌混合存在。
- 2 例外阴良性混合瘤被认为可能是来源于前庭大腺。另有一例报道了发生于前庭大腺囊肿内的乳头状瘤。
- 少数的前庭小腺腺瘤（或结节性增生）已有报告，通常是前庭炎切除组织中的偶然发现。显微镜下检查发现内衬黏液柱状上皮细胞的增生小腺体。

（六）肌上皮瘤样肿瘤

- Yoshida 等描述了 9 例外阴肌上皮瘤样肿瘤，患者年龄 24—65 岁，发生部位多见于外阴皮下或邻近部位。肿瘤大小直径 2～7.7cm，边界清楚，分叶状，局部有纤维包裹。3 例肿瘤局部复发；无恶性病例。
- 显微镜检查肿瘤细胞呈上皮样到梭形，胞质细腻，嗜双色，细胞核大小一致，染色质空泡状，核仁明显。肿瘤间质血管相对丰富，由黏液样和非黏液样成分混合组成。黏液样区域肿瘤细胞呈单行或低黏附性排列。在非黏液性区域，肿瘤细胞排列成弥漫片状或席纹状。
- 典型的免疫表型为 vimentin 阳性 /EMA 阳性 /ER 阳性 /actin 阳性 /CK 阴性 /SMARCB1 缺失。均无 *EWSR1*、*FUS* 和 *NR4A3* 重排。

（七）管状绒毛状腺瘤

- 外阴肠型管状绒毛状腺瘤曾有 1 例报道。患者 66 岁，女性，在 6 个月前曾经切除类似的直肠肿瘤。

十二、下生殖道良性、局部侵袭性间叶性肿瘤

- 由形态学上良性的纤维母细胞和肌纤维母细胞组成的各种间叶性肿瘤发生于女性下生殖道的软组织内。这些肿瘤的诊断可能出现困难，因为其组

织学和免疫组织化学特征会有重叠。

- 某些肿瘤可能是来源于下生殖道浅表间质细胞中对激素有反应的纤维母细胞或肌纤维母细胞，这些细胞对 vimentin、平滑肌标记物、CD34、ER 和 PR 具有不同程度的反应。

- 纤维上皮性息肉在组织学上可能与这里提到的肿瘤有关，因它们在阴道内最常见，故在第 3 章中讨论。

（一）侵袭性血管黏液瘤

临床特征

- 这类肿瘤（AA、深部血管黏液瘤）90% 以上发生于生育年龄的女性，表现为外阴、尿道下方、会阴、阴道、腹股沟、臀部、坐骨直肠窝、腹膜后或上述几个部位同时发生的肿块。最初的临床印象常为前庭大腺囊肿或疝。

- 肿瘤实际大小通常比盆腔检查时评估的要大，而且浸润深。影像学可能有助于描绘肿块大小。大的肿瘤充满盆腔，倾向于推挤而非浸润盆腔脏器。

病理学特征 （图 1-44 至图 1-47）

- 肿瘤一般巨大，橡皮硬度，实性，呈分叶状到界限不清。切面有光泽，呈胶样，均匀一致，偶有小囊肿和灶性出血。

- 肿瘤细胞稀少，为小卵圆形、梭形和星状细胞，散在分布于疏松的黏液性间质中。

- 间质内含有纤细的胶原纤维和许多杂乱分布的，大小不一的薄壁或厚壁血管；厚壁血管可能有玻

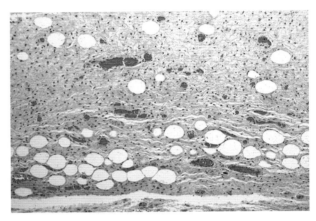

▲图 1-45　侵袭性血管黏液瘤
肿瘤浸润脂肪组织

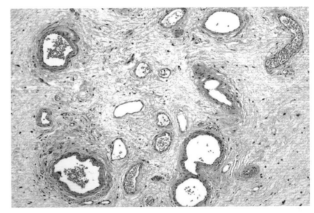

▲图 1-46　侵袭性血管黏液瘤
注意不同管径的薄壁和厚壁血管混合存在

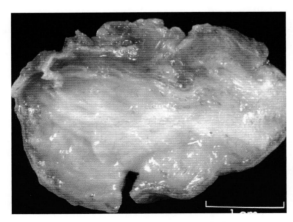

▲图 1-44　侵袭性血管黏液瘤
肿瘤界限不清，有光泽

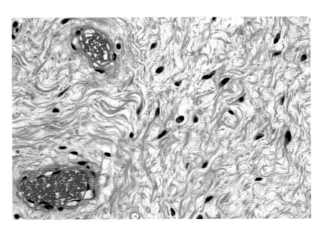

▲图 1-47　侵袭性血管黏液瘤
肿瘤细胞稀少，形态温和，散在分布于疏松间质中

璃样变性或肌性管壁。血管周围常见胶原套和平滑肌束；后者的出现也可能与血管无关。

- 肿瘤细胞有少量淡染的嗜酸性胞质，小而均一的细胞核以及小而不明显的核仁；可以出现少数多核巨细胞。核分裂象罕见或缺失。
- 细胞间成分 Alcian 蓝和胶样铁染色呈弱阳性。常见外渗的红细胞和少数散在分布的肥大细胞。
- 肿瘤缺乏包膜，浸润周围软组织，常常可见陷入的脂肪、骨骼肌和神经。
- 不常见特征包括出现类似于血管肌纤维母细胞瘤（见后述）的病灶，局部细胞丰富，纤维化区（尤其是复发性肿瘤）和混合的子宫内膜异位症。
- 肿瘤 vimentin 阳性，平滑肌标记物（desmin、SMA、MSA）、CD34 和 CD44 不同程度阳性。ER 和 PR 核染色阳性。与大多数其他外阴阴道间叶性肿瘤不同，50% 的病例发现 HMGA2 免疫染色核阳性。
- 在 1/3 的病例发现 12 号染色体 HMGA2 位点重排；其中某些病例存在染色体易位。
- McCluggage 等通过免疫组织化学方法发现，在 12 例 AA 中，10 例 HMGA2 呈弥漫强阳性表达。由于其敏感性，而且大多数类似 AA 的病变 HMGA2 表达阴性，可能具有初步诊断价值，但缺乏特异性，其他间叶性肿瘤 HMGA2 染色也呈阳性，如平滑肌瘤。

生物学行为

- 这种肿瘤一般并不活跃，多因为切除不完全而有明显的局部复发的倾向。早期研究发现其复发率可达 40%，近期的研究发现其复发率为 10%。
- 复发可以出现在术后多年，多次复发常见。复发性肿瘤纤维组织可能很难与正常或瘢痕形成的结缔组织进行鉴别。
- 在文献中报道的大约 150 例病例中，仅有 1 例有血行播散（Blandamura 等），这个病例术后 9 年多次在局部复发后出现致死的肺转移。
- 几个病例应用促性腺激素释放激素促效药（GnRH-agonists）或芳香化酶抑制剂（aromatase inhibitors）成功治疗了不能切除的原发性或继发性肿瘤。

鉴别诊断

- 血管肌纤维母细胞瘤（见后述）。
- 浅表性血管黏液瘤（皮肤黏液瘤）（见书中相关介绍）。这些肿瘤位置浅表，体积小，边界清，缺乏厚壁肌性血管，存在嗜中性粒细胞，而且 desmin、ER 和 PR 染色阴性。
- 黏液瘤、梭形细胞脂肪瘤、黏液性神经纤维瘤、纤维上皮性息肉、纤维瘤病、黏液性脂肪肉瘤、黏液性平滑肌肿瘤、胚胎性横纹肌肉瘤（葡萄状肉瘤）和黏液性恶性纤维组织细胞瘤。
  - 除了黏液性间质以外，这些肿瘤通常有不同的大体特征，均缺乏侵袭性血管黏液瘤（AA）特征性的组织学表现，包括独特的血管成分。
  - 此外，黏液样肉瘤通常包含非黏液样区域，与侵袭性血管黏液瘤相比，肿瘤细胞具有明显的核的多形性和核分裂活性。

（二）血管肌纤维母细胞瘤（图 1-48 至图 1-52）

- 发生在生育年龄和绝经后女性。表现为无痛性的外阴肿块，少数发生在阴道；通常 < 5cm。临床常诊断为前庭大腺囊肿。
- 大体和显微镜下检查肿瘤界限清楚，由交替出现的富细胞区域和细胞稀疏的水肿纤维性区域组成，其中不规则分布小到中等大小的薄壁分支状血管（主要是毛细血管）。血管周围常见纤维化。
- 伴有嗜酸性胞质的肿瘤细胞呈梭形、卵圆形、浆细胞样（细胞核偏位）或上皮样（胞质嗜酸性），被波纹状条带或粗大的胶原束分隔。肿瘤细胞聚集在血管周围，可形成细胞巢或条索状，或散在分布于细胞稀疏区域。常见散在的淋巴细胞和肥大细胞。
- 可见脂肪组织，个别情况下可能非常明显（脂肪瘤样亚型），脂肪组织可占肿瘤 90% 以上成分。
- 肿瘤细胞核通常形态温和，但在 40% 的病例，少数细胞核增大和深染。偶尔出现多核细胞。核分裂象缺如或罕见。
- 典型的肿瘤细胞 vimentin 和 desmin 染色阳性，ER 和 PR 染色常常阳性，actin 和 CD34 偶尔阳性。是否存在 HMGA2 的免疫表达尚未被证实。与富于细胞性血管纤维瘤和浅表性肌纤维母细胞瘤不

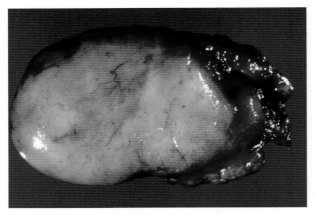

▲图 1-48　血管肌纤维母细胞瘤，大体显示边界清楚的肿块

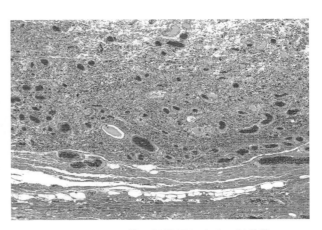

▲图 1-49　血管肌纤维母细胞瘤，低倍镜
注意边缘界限清楚

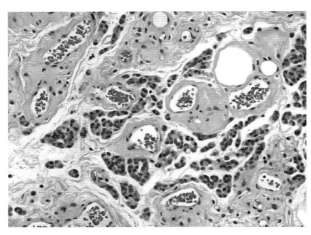

▲图 1-50　血管肌纤维母细胞瘤
注意上皮样细胞，多数围绕血管分布

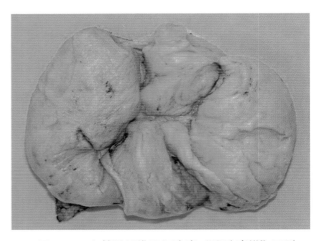

▲图 1-51　血管肌纤维母细胞瘤，"脂肪瘤样"亚型
大体观，注意那些散在分布的黄色区域为脂肪组织

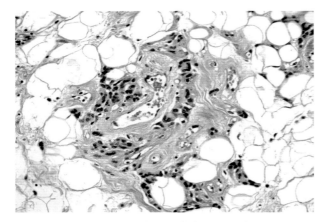

▲图 1-52　血管肌纤维母细胞瘤，"脂肪瘤样"亚型
脂肪组织内的上皮样肿瘤细胞位于血管周围，肿瘤中富含脂肪组织

同（见书中相关介绍），Magro 等在血管肌纤维母细胞瘤中没有发现 FOXO1（13q14）的表达缺失。

- 肿瘤呈良性经过，偶见局部切除之后复发。一例含有高级别肉瘤成分（血管肌纤维肉瘤）的典型血管肌纤维母细胞瘤在切除 2 年后复发，复发肿瘤为纯粹的肉瘤（Nielsen 等，1997 年）。

鉴别诊断

- 侵袭性血管黏液瘤：血管肌纤维母细胞瘤界限清楚，局部细胞丰富，有较多血管（通常缺乏厚壁血管），可见肥胖的上皮样细胞，常集中在血管周围；然而，少数肿瘤具有侵袭性血管黏液瘤和血管肌纤维母细胞瘤两者的特征。

- 富于细胞性血管纤维瘤（cellular angiofibroma）：支持这个诊断的特征包括多量管壁伴有玻璃样变性的血管及血管周围缺乏上皮样细胞。

- 血管肌纤维母细胞瘤样间质反应：一种类似于血管肌纤维母细胞瘤的反应性病变，在输卵管脱垂已有描述（见第 11 章）。

- 脂肪瘤：在考虑外阴脂肪瘤之前，应该通过充分的大体取材排除血管肌纤维母细胞瘤的脂肪瘤样亚型；肿瘤细胞 ER 阳性支持血管肌纤维母细胞瘤。

（三）浅表性血管黏液瘤(皮肤黏液瘤)(图 1–53 至图 1–55)

- 这类肿瘤较常见于生殖器以外部位，也可发生在外阴。患者多为生育年龄的女性（平均 21 岁），表现为缓慢增长的无痛性肿块。多发性肿瘤可能是 Carney 综合征的一种表现，虽然这种关系在外阴尚未发现。

- 肿瘤直径通常＜ 5cm，为界限清楚的结节或多结节状，或息肉样肿块，累及皮肤或皮下，肿瘤切面呈胶样外观。

- 显微镜下检查显示由梭形至星形细胞组成的结节，细胞稀少，纤细的毛细血管样血管和 Alcian 蓝染色阳性的黏液样基质。肿瘤细胞具有良性到轻度多形性的细胞核，偶尔出现多核细胞；核分裂象罕见或缺乏。

- 其他所见包括炎症细胞，特别是中性粒细胞；在

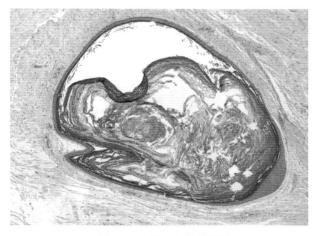

▲图 1-54　浅表血管黏液瘤
常见内陷的上皮包涵囊肿

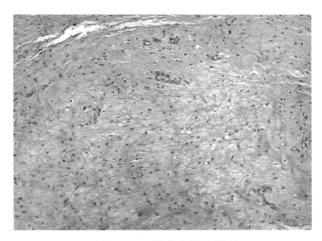

▲图 1-55　浅表血管黏液瘤
黏液样基质中稀疏的梭形到星形细胞，可见少量纤细的毛细血管

某些肿瘤可见内陷的上皮包涵囊肿，可能来源于附属器。

- 肿瘤细胞 vimentin、CD34 免疫染色通常阳性，少数病例 actin、S100 蛋白和 XIIIa 因子染色阳性。

- 肿瘤为良性，但是 30%～40% 的病例因切除不完全而复发，可发生于多年以后。

- 鉴别诊断：侵袭性血管黏液瘤（见前述）。浅表性血管黏液瘤的黏液基质比侵袭性血管黏液瘤的黏液更丰富。

（四）富于细胞性血管纤维瘤（图 1–56 和图 1–57 ）

- 患者为生育年龄或绝经后女性，表现为浅表性肿

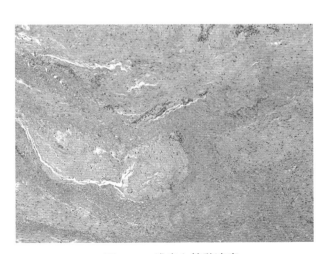

▲图 1-53　浅表血管黏液瘤
显著的不规则舌形黏液样基质

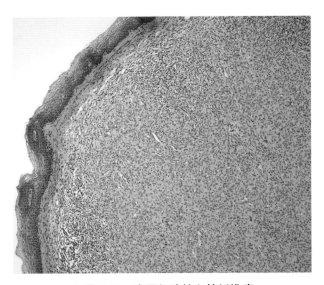

▲图 1-56　富于细胞性血管纤维瘤

真皮浅层见界限清楚的梭形细胞增生，散在分布的小至中等大的厚壁血管

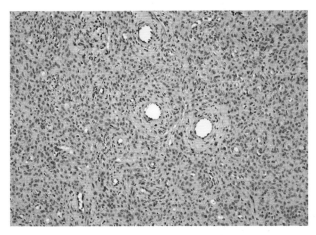

▲图 1-57　富于细胞性血管纤维瘤，高倍镜

形态温和的卵圆形、梭形细胞增生，其内含有多量小到中等大小的血管，部分为厚壁血管

块，最常发生于外阴；少数肿瘤发生在阴道、阴道旁区域、会阴、腹股沟或尿道。局部切除可治愈；1 例局部复发。

• 肿瘤 ≤ 12cm（有研究报道平均 2.8cm），界清，切面实性、白色、褐色或灰色。

• 富于细胞性血管纤维瘤的显微镜下特征。

– 梭形细胞增生，排列成短而交错的细胞束；许多小到中等大小的，伴玻璃样变厚壁血管；并有短而纤细的胶原束。梭形细胞有少量嗜酸性胞质和良性的细胞核。核分裂象少见。

– 约 25% 的病例出现脂肪，但通常不足肿瘤的 5%。可见水肿、黏液样或玻璃样变的细胞稀疏区。

– 不常见的表现包括浸润性边缘、缺乏厚壁血管、扩张的血管外皮细胞瘤样血管、模糊的核栅栏状排列、细胞学轻度非典型性、多核（合体的）细胞、核分裂象（核分裂象多达 11 个 /10HPF），以及间质淋巴细胞集聚。

– 梭形细胞 vimentin、CD34、SMA 和 desmin 的免疫反应阳性率分别约为 100%、50%、20% 和 10%，提示肿瘤细胞的纤维母细胞表型而非肌纤维母细胞。在 50% 的肿瘤中存在 ER 和（或）PR 的免疫染色核阳性。

– 富于细胞性血管纤维瘤和浅表性肌纤维母细胞瘤均含有 FOXO1（13q14）缺失，提示可能与梭形细胞脂肪瘤和乳腺外肌纤维母细胞瘤是同一家族。

• Chen、Fletcher 发现约 8% 的外阴富于细胞性血管纤维瘤局灶含有重度非典型性和肉瘤转化。

– 在具有重度非典型性的病例中，非典型细胞通常分布于整个肿瘤；但在一个肿瘤内，非典型细胞位于游离的结节内。

– 肉瘤转化可表现为非典型脂肪瘤性肿瘤、多形性脂肪肉瘤或多形性肉瘤。

– 重度非典型性的肿瘤细胞和肉瘤细胞 p16 免疫染色呈多灶性或弥漫阳性，而在该肿瘤典型区域 p16 免疫染色阴性。

– 有限的临床随访数据未出现复发或转移。

鉴别诊断

• 侵袭性血管黏液瘤（AA）与富于细胞性血管纤维瘤相比，侵袭性血管黏液瘤通常较大，位置较深，而且具有浸润性的边缘，弥漫性的细胞稀疏区域，血管壁玻璃样变性不明显，细胞间黏液样成分较明显，纤维化不显著。desmin 阳性和 CD34 染色阴性支持侵袭性血管黏液瘤。

• 血管肌纤维母细胞瘤（AMF）与富于细胞性血管纤维瘤不同，这类肿瘤细胞更具多形性，血管周围见上皮样或浆细胞样细胞，显著的薄壁血管。desmin 阳性和 CD34 染色阴性支持血管肌纤维母细胞瘤。

- 梭形细胞脂肪瘤。此类肿瘤在外阴罕见，含有 CD34 阳性的梭形细胞，类似于富于细胞性血管纤维瘤。然而，与多数富于细胞性血管纤维瘤不同的是，它们通常含有明显的脂肪细胞成分，而且薄壁血管不明显。
- 孤立性纤维性肿瘤（SFT）（见后述）。SFT 是罕见的女性下生殖道肿瘤。其特征与富于细胞性血管纤维瘤有些重叠，包括存在脂肪和 CD34、STAT6 免疫染色阳性。然而，孤立性纤维性肿瘤的特征是细胞多样性，致密的透明胶原束，玻璃样变性区域，以及血管外皮细胞瘤样血管。

（五）浅表性肌纤维母细胞瘤

- 患者年龄从 23—80 岁（平均 54 岁），一般表现为浅表性息肉样或结节状肿块，通常发生在阴道，宫颈或外阴的病例少见。偶有患者曾经服用他莫昔芬（Tamoxifen）或其他激素制剂。1 例肿瘤在不完全切除后 9 年局部复发。
- 肿瘤最大径可达 6.5cm（平均 2.3cm）；1 例患者有两个阴道同步病变。肿瘤界限清楚，无包膜，披覆正常或增生的鳞状上皮，上皮下通常见狭窄的未受累的间质带（Grenz zone）将上皮与肿瘤分隔。
- 显微镜下检查显示良性的卵圆形、梭形或星形细胞中度增生，核分裂不活跃，细胞核常呈波浪状，纤细的胶原性间质分隔肿瘤组织。
- 虽然通常以梭形细胞的无序排列为主，但也可见局灶带状、束状和席纹状结构，以及黏液样、水肿样或玻璃样变，伴粗大致密的胶原束。较大肿瘤的深部常含有富细胞区域，甚至被认为小蓝圆形细胞肿瘤。
- 肿瘤含有薄壁血管，偶见血管壁的剥离样变，多集中在肿瘤的中心。较大的肿瘤，偶尔可以出现厚壁血管。
- 虽然并不特异，但是免疫组化染色符合肌纤维母细胞表型，vimentin、desmin、ER 和 PR 通常阳性；某些病例 CD34、CD99、CD10、SMA、bcl-2 和 calponin 阳性。
- Magro 等利用 FISH 检测技术发现，5 例阴道浅表性肌纤维母细胞瘤中有 3 例存在 FOXO1（13q14）

等位基因缺失。

鉴别诊断

- 纤维上皮性息肉（见第 3 章）：与肌纤维母细胞瘤不同，这种病变缺乏膨胀性结节性和清楚的边缘，纤维上皮性息肉细胞通常稀少，常含有多核间质巨细胞，而且缺乏 Grenz 带和多种形态结构；但与细胞性纤维上皮性息肉的鉴别比较困难，被认为两种病变可能是同一谱系的不同形态。
- 血管肌纤维母细胞瘤：这类肿瘤通常含有聚集在血管周围的上皮样或浆细胞样细胞，缺乏肌纤维母细胞瘤的多种形态结构；两种肿瘤的免疫组化染色类似。
- 侵袭性血管黏液瘤：这类肿瘤与浅表性肌纤维母细胞瘤相比，位置通常较深，具有浸润性边缘，呈黏液样表现，细胞稀少，管径大小不同的血管明显。
- 富于细胞性血管纤维瘤：这类肿瘤比浅表性肌纤维母细胞瘤细胞丰富弥漫，较多厚壁血管，可见脂肪，病变细胞 desmin 染色一般阴性。
- 孤立性纤维性肿瘤：这类肿瘤具有 STAT6 阳性 / CD34 阳性 /desmin 阴性免疫表型。

（六）青春期前外阴纤维瘤（图 1-58 和图 1-59）

- 青春期前外阴纤维瘤（又名"儿童不对称大阴唇肥大症"），这类独特的肿瘤表现为青春期前女孩外阴单侧性、无痛性皮下肿块（通常在大阴唇）。

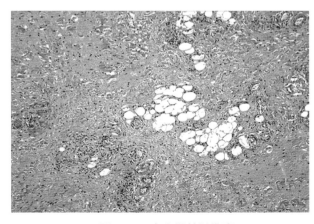

▲图 1-58 青春期前纤维瘤

肿瘤由玻璃样变性的纤维组织、脂肪组织和血管组成（图片由 Christopher Fletcher，MD 提供）

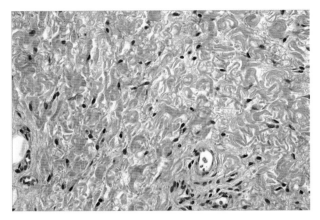

▲图 1-59　青春期前纤维瘤

玻璃样变性的纤维组织（图片由 Christopher Fletcher，MD 提供）

患者为年龄 3—13 岁女孩，已报道 1 例绝经后病例。

- 青春期前外阴纤维瘤（prepubertal vulvar fibroma，PVF）最大直径 2～8cm。显微镜下检查显示肿瘤界限不清，细胞稀少，由核分裂不活跃的良性梭形细胞组成，并被不等量的胶原性（短而粗大的波纹状胶原束）、水肿性或黏液样基质分隔。
- 病变细胞可以向上延伸到上皮 – 间质交界处，并且浸润和包裹周围正常的血管、脂肪和神经。
- 梭形细胞 CD34 免疫染色阳性，SMA、desmin 和 S100 蛋白阴性，提示为一种纯粹的纤维母细胞病变。
- 约 30% 的肿瘤局部切除不完全而复发。
- 该肿瘤被认为是一种激素诱导的正常组织反应性增生或错构瘤。

鉴别诊断

- 侵袭性血管黏液瘤：这类肿瘤不同于外阴纤维瘤，发生于青春期后，通常位置较深，具有弥漫性黏液样基质和血管周围平滑肌，desmin 染色阳性。
- 血管肌纤维母细胞瘤：边界清楚，并含有血管周围 desmin 阳性的上皮样细胞。
- 富于细胞性血管纤维瘤：此类肿瘤不同于外阴纤维瘤，界限清楚，富于细胞，并且含有许多伴有玻璃样变管壁的血管。
- 神经纤维瘤：肿瘤细胞有波纹状细胞核，S-100

阳性，并含有多量神经纤维。

- 纤维上皮性息肉：常呈息肉样，但不累及周围组织，具有多样性的形态学改变，包括在某些病例存在富细胞区域，多核细胞和核分裂象。

（七）脂肪母细胞瘤样肿瘤

- 这类罕见的肿瘤多以界限清楚的外阴肿块为主，发生在年轻女性（13—46 岁），肿瘤平均直径约 5.6cm，切面呈黏液样、分叶状、边界清楚。
- 不同比例的成熟脂肪细胞，形态温和的单泡 / 多泡的脂肪母细胞和梭形细胞位于黏液样基质中，伴有明显的分支血管。核异型性极小，核分裂罕见，无坏死。
- 典型的 PLAG1 和 HMGA2 基因缺失可区别于真性脂肪母细胞瘤，Rb 核表达缺失提示 13q 染色体改变，可能与梭形细胞脂肪瘤有关。
- 少数肿瘤局部复发，但无转移。

（八）平滑肌瘤和横纹肌瘤

- 平滑肌瘤在第 2 章讨论，横纹肌瘤在第 3 章讨论。

（九）纤维性、脂肪细胞性、血管性和神经性肿瘤（图 1-60）

- 纤维性肿瘤包括罕见的纤维错构瘤、韧带样瘤、软组织类型纤维瘤病和孤立性纤维性肿瘤（SFT）。将单独讨论孤立性纤维性肿瘤，因为 Yang 等的系列研究表明，相对于女性生殖道的其他部位，孤立性纤维性肿瘤似乎更常见于外阴。

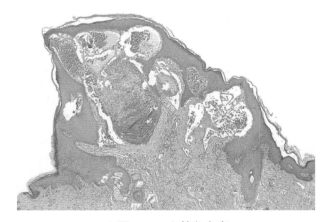

▲图 1-60　血管角皮瘤

真皮浅层可见典型的扩张血管，有时伴有血栓

- 脂肪细胞性肿瘤包括脂肪瘤及其各种亚型，即梭形细胞脂肪瘤、多形性脂肪瘤、腺脂肪瘤和脂肪母细胞瘤样肿瘤（见书中相关介绍）。
- 外阴血管性肿瘤包括血管球瘤、毛细血管瘤和海绵状血管瘤、血管内皮瘤、血管角皮瘤、淋巴管瘤（包括局限性淋巴管瘤）。
  - 在某些病例，外阴血管瘤为蓝色硬血管痣综合征（blue rubber bleb nevus syndrome）或先天性发育不良血管病（Klippel-Trenaunay-Weber 综合征）的一部分。
  - 外阴局限性淋巴管瘤（获得性淋巴管扩张）通常与既往的外阴手术史、淋巴结清扫术和（或）局部放疗史有关；较少见的关联性疾病包括克罗恩病、外阴蜂窝织炎和下肢淋巴水肿。显微镜检查示显著的真皮淋巴管扩张及表皮肥厚。
  - 在 1 例患有 Maffucci 综合征的女性发现外阴梭形细胞血管瘤病。
- 外阴孤立（有时是巨大的）神经纤维瘤、神经纤维瘤病、神经鞘瘤和副神经节瘤均有报告。外阴受累是神经纤维瘤病的罕见表现。

（十）孤立性纤维性肿瘤

- 有关孤立性纤维性肿瘤最大的系列研究发现 25 例女性生殖道病例中有 14 例发生在外阴。所有患者均为成年人，其中 8 例为生育年龄女性。
- 上述研究中肿瘤直径 1～13.5cm，大部分直径＜5cm。大体观为灰黄褐色界限清楚的肿块。
- 镜下特征与非外阴软组织部位的孤立性纤维性肿瘤相似，表现为温和的梭形细胞，无特殊的排列方式，伴有显著扩张的分支血管和玻璃样变的间质。
- 部分病例偶尔表现为细胞丰富，不常见的特征包括脂肪组织，黏液样基质，多核巨细胞和细胞异型性。
- 最大的相关文献报道中，一半病例的核分裂象≤1 个 /10HPF，另一些病例的核分裂象活跃（高达15 个 /10HPF）。
- 肿瘤细胞 STAT6 和 CD34 免疫染色阳性。
- 14 例肿瘤中的 6 例组织学形态被认为是恶性的，但均未发现转移。总体上随访信息仍是有限的。

- 鉴别诊断包括侵袭性血管黏液瘤（其具有典型的黏液样基质，缺乏孤立性纤维瘤的鹿角样大血管）、血管肌纤维母细胞瘤（相比于孤立性纤维性肿瘤，上皮样肿瘤细胞往往呈束状围绕血管排列）；在与其他罕见肿瘤的鉴别诊断中，STAT6 免疫染色可以是一个重要的辅助手段。

（十一）颗粒细胞瘤（图 1-61 至图 1-64）

- 5%～15% 的颗粒细胞瘤发生在外阴。特别是多灶性时，可能与非外阴部位的类似肿瘤有关。
- 患者通常为生育年龄或绝经后女性，表现为孤立性或偶尔为多发性皮下结节，位于大阴唇，少数发生在阴蒂或会阴。多数肿瘤最大径＜ 4cm。
- 胞质嗜酸性的颗粒细胞呈不规则巢片状排列，细

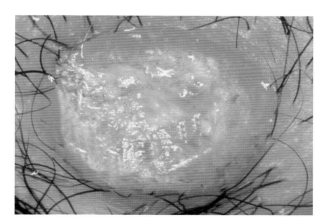

▲ 图 1-61　颗粒细胞瘤

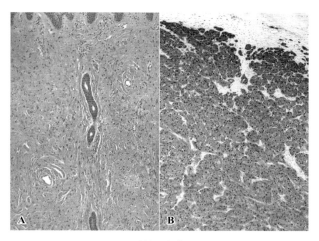

▲ 图 1-62　颗粒细胞瘤，HE 和 S100

典型的颗粒细胞和萎缩挤压的皮肤附属器（A），S100 免疫染色强阳性（B）

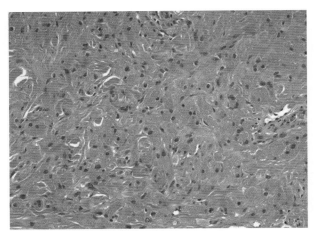

▲图 1-63　颗粒细胞瘤
高倍镜下显示细胞质呈颗粒状

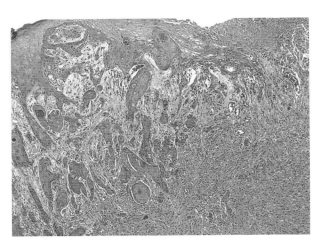

▲图 1-64　颗粒细胞瘤伴假上皮瘤样增生
颗粒细胞瘤（右下）引起显著的假上皮瘤样增生，可能被误诊为癌（图片由 Julie Irving，MD 提供）

胞核良性，核分裂象通常＜ 2 个 /10HPF，与胶原纤维带交织分布，偶有慢性炎症细胞浸润。肿瘤边界呈推挤性或浸润性。肿瘤细胞 PAS 染色和 S100、α-inhibin、calretinin 免疫染色阳性。
- 肿瘤组织被覆的表皮或鳞状上皮常表现出显著的假上皮瘤样增生，尤其是在活检标本，颗粒细胞稀少或缺乏时，易误诊为鳞状细胞癌（SqCC）。

- 此类肿瘤在临床上几乎总是良性的，虽然某些肿瘤局部复发。一项研究显示，复发仅与肿瘤浸润性边缘有关。
- 有 6 例恶性外阴颗粒细胞肿瘤的报道，患者年龄为 17—56 岁；其中 4 例有淋巴结转移和（或）血行性播散形成。没有可靠的与肿瘤恶性行为相关的显微镜下特征。

缩略语

AA	aggressive angiomyxoma	侵袭性血管黏液瘤
AGN	atypical genital nevus	非典型生殖器痣
aka	also known as	又称为
AMF	angiomyofibroblastoma	血管肌纤维母细胞瘤
BCC	basal cell carcinoma	基底细胞癌
CMV	cytomegalovirus	巨细胞病毒
dVIN	differentiated vuvlar intraepithelial neoplasia	分化型外阴上皮内瘤变
ER	estrogen receptor	雌激素受体
FGT	female genital tract	女性生殖道
GVHD	graft-versus-host disease	移植物抗宿主病
HIV	human immunodeficiency virus	人类免疫缺陷病毒

HPV	human papilloma virus	人乳头瘤病毒
HSV	herpes simplex virus	疱疹病毒
ISqCC	invasive squamous cell carcinoma	侵袭性鳞状细胞癌
LP	lichen planus	扁平苔藓
LS	lichen sclerosus	硬化性苔藓
LSIL	low-grade intraepithelial lesion	低级别鳞状上皮内病变
MSGC	multinucleated stromal giant cell	多核间质巨细胞
NOS	not otherwise specified	非特异性
PCR	polymerase chain reaction	聚合酶链反应
PLV	provoked localozed vulvodynia	引起局部外阴疼痛
PR	progesterone receptor	孕激素受体
PVF	prepubertal vulvar fibroma	青春期前外阴纤维瘤
SFT	solitary fibrous tumor	孤立性纤维性肿瘤
SK	seborrheic keratosis	脂溢性角化病
SqCC	squamous cell carcinoma	鳞状细胞癌
SCH	squamous cell hyperplasia	鳞状上皮细胞增生
SMA	smooth muscle actin	平滑肌肌动蛋白
VIN	vular intraepithelial neoplasia	外阴上皮内瘤变
vs.	versus	相比

（张敏芬 熊汉真 **译** 王 娜 **校**）

第 2 章

外阴恶性肿瘤
Malignant Tumors of the Vulva

一、鳞状细胞癌及其前驱病变

（一）外阴上皮内瘤变

诊断术语

- 外阴上皮内瘤变（vulvar intraepithelial neoplasia，VIN）主要有两种类型，即普通型 VIN（usual VIN，uVIN）和分化型 VIN（differentiated VIN，dVIN），每种都有其独特的临床和病理特征。这一术语已被纳入下生殖道 HPV 相关的鳞状上皮病变的命名标准化计划（LAST 计划）中（见第 5 章）。
- 虽然传统上将 VIN 分为 Ⅰ 级、Ⅱ 级、Ⅲ 级，但 VIN Ⅰ 级未被证实为癌前病变，通常相当于大多数尖锐湿疣的局灶非典型增生。现在，VIN 这一术语适用于分化型 VIN 和高级别普通型 VIN（以前称为普通型 VIN Ⅱ 级或 VIN Ⅲ 级）。

1. 普通型 VIN（uVIN）

临床特征

- 这种类型 VIN 的发病率在过去几十年里几乎成倍

增长，在年轻女性中增加更为明显。现今多数受累女性年龄小于 40 岁。

- 危险因素包括 HPV（如尖锐湿疣）和疱疹病毒感染、HIV 阳性、吸烟以及与宫颈癌相同的因素（见第 5 章）。有些病例与硬化性苔藓有关，尽管硬化性苔藓与 dVIN 关系更密切。
- 典型临床表现为瘙痒、灼烧或无症状的白色、粉色、红色或色素沉着性病变，可能呈斑块样、丘疹或疣状。在临床上有时将 VIN 误诊为非肿瘤性上皮病变（见第 1 章）。
- 受累部位从高到低依次为小阴唇、阴唇系带后、大阴唇、肛周皮肤以及阴蒂周围皮肤。病变常为多灶性。
- 多达半数的女性病例在其他部位（如宫颈、阴道、尿道、会阴、肛门）同时或异时发生与 HPV 相关的鳞状上皮内病变（SIL）或浸润性鳞状细胞癌（ISqCC）。某些多灶性病变为克隆性。

病理学特征 （图 2-1 至图 2-12）

- 表皮正常成熟性丧失，而被以下情况取代：出现

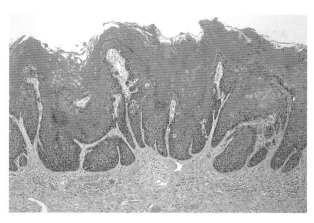

▲ 图 2-1 高级别鳞状上皮内病变（VIN Ⅱ～Ⅲ），湿疣样（warty）亚型

鳞状上皮呈乳头状增生，表面角化过度和灶性挖空细胞

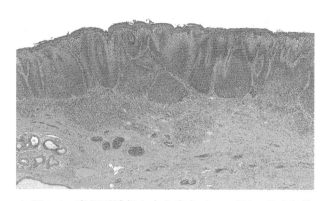

▲ 图 2-2 高级别鳞状上皮内病变（VIN Ⅲ），基底细胞样（basaloid）亚型

表面扁平，伴角化，细胞胞质少，呈基底细胞样改变

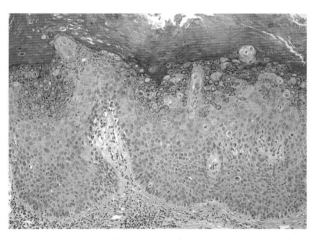

▲ 图 2-3 高级别鳞状上皮内病变（VIN Ⅱ），湿疣样（warty）亚型

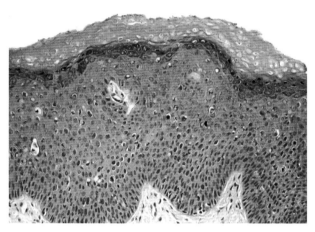

▲ 图 2-4 高级别鳞状上皮内病变（VIN Ⅱ），普通型

细胞非典型性主要局限于上皮的下 2/3

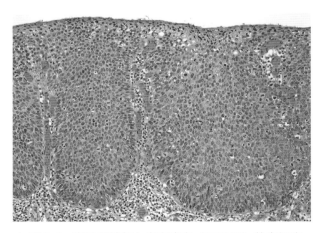

▲ 图 2-5 高级别鳞状上皮内病变（VIN Ⅲ）基底细胞样亚型

可见上皮全层细胞的非典型性和活跃的核分裂象

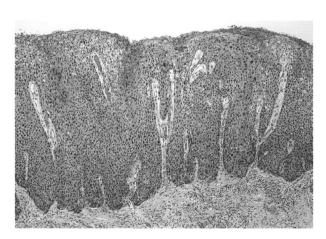

▲ 图 2-6 高级别鳞状上皮内病变（VIN Ⅲ）

本例比图 2-5 显示更明显的细胞多形性

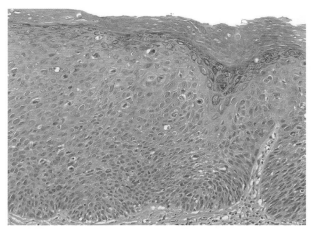

▲ 图 2-7　高级别鳞状上皮内病变（VIN Ⅲ）

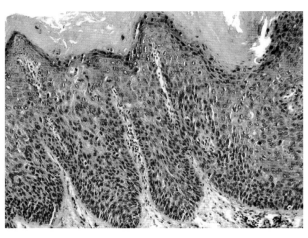

▲ 图 2-8　高级别鳞状上皮内病变（VIN Ⅲ）
上皮全层非典型性明显，考虑原位癌

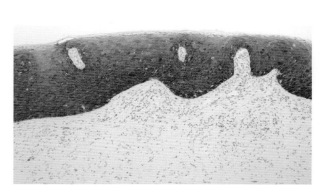

▲ 图 2-9　高级别鳞状上皮内病变（VIN Ⅲ）
p16 免疫染色弥漫阳性

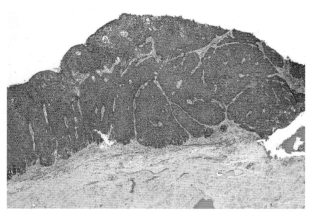

▲ 图 2-10　高级别鳞状上皮内病变（VIN Ⅲ）
钉突向下延伸和平切时（如图所示），有时会被误诊为浸润

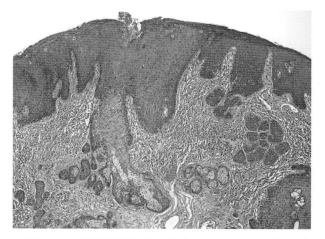

▲ 图 2-11　高级别鳞状上皮内病变（VIN Ⅲ），伴有皮肤附属器累及
非典型增生的上皮累及附属器可能会被误诊为浸润

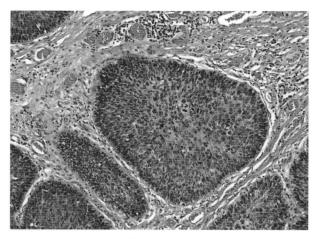

▲ 图 2-12　高级别鳞状上皮内病变（VIN Ⅲ），伴有皮肤附属器累及
非典型增生的上皮累及附属器非常显著，周围边缘界限清楚有助于诊断

核质比增加和不同程度核多形性的角化细胞，核深染，染色质凝集，多核细胞和核分裂象，包括异常核分裂象。肿瘤细胞通常为非整倍体。

- 可以见到角化不良细胞、圆形小体（凋亡小体）和形成不良的角化珠。受累的上皮可以出现棘层增厚、角化不全、角化过度或上述所有表现。上皮常常呈球根状向下方间质延伸，形成球形突起，这一表现可能被误认为浸润。
- 伴皮肤附属器受累，最常见于毛囊皮脂腺单位，受累附属器的切面可能被误认为浸润（见后述）。
- 普通型 VIN 可以毗邻或合并湿疣。典型的湿疣或扁平湿疣，其基底层和副基底层出现异型增生性细胞，诊断为发生在湿疣内的 VIN 更合适。

- 免疫组化及分子特征如下。
- 检测 HPV 为阳性（通常为 HPV16，较少数为 HPV18、HPV31、HPV33 和其他罕见类型，如 Halec 等），p16 中等到强阳性的弥漫染色，以及 Ki-67 和 ProEx C 全层染色。
- 与分化型 VIN 不同，p53 免疫染色通常为野生型。然而，Jeffreys 等发现，在普通型 VIN 病例中（p16 免疫染色弥漫阳性）有约 50% 出现"增强的"野生型 p53 免疫染色，即 p53 染色强度和范围增加（占上皮全层细胞的 5%～50%，不包括基底层）。他们建议在 VIN 病例中联合采用 p53/p16 染色，p16 弥漫阳性支持普通型 VIN 诊断，其进展为癌的风险明显低于分化型 VIN。
- Nooij 等报道，在所有普通型 VIN、10% 分化型 VIN、0% 硬化性苔藓和正常外阴样本中，Stathmin 的免疫组化染色超过了上皮的 1/3。
- Mills 等发现，涵盖 18 个高危亚型 HPV 的 HPV E6/E7mRNA 原位杂交技术（"HR-RISH"）对于 PCR 和 p16 均阳性的肛门生殖器 HSIL 和 ISqCC 的敏感性为 97%。

- 普通型 VIN 可以分为基底细胞样和湿疣样两种亚型，两者常常合并存在，均含有高危 HPV 感染，而且形态表现可能有重叠，缺乏显著的临床差异，区分两者无临床意义。
- 基底细胞样（basaloid）亚型表面扁平，可伴角化，由小而均匀一致的基底细胞样细胞组成，胞质稀疏，胞膜欠清，细胞核大而深染，染色质凝集，核仁不明显，有许多核分裂象。
- 湿疣样（warty/condylomatous）亚型表现为棘层增厚，表面突起或似湿疣，细胞大，胞质丰富嗜酸性，核具有显著多形性，并可见多核细胞。常见圆形小体、角化不良细胞和挖空细胞，伴表面成熟，角化不全或角化过度。

- "Bowen 样丘疹病"（bowenoid papulosis），这一术语曾特指多发的、红色到褐色的丘疹，一般发生于年轻女性，且常常是妊娠女性。
- 显微镜下表现类似于典型的普通型 VIN，或表现为发育不良角化细胞散在分布于正常形态的细胞背景中。
- 这种病变可以自行消退，但报道有 20% 的复发率。在少数情况下，本病同时伴有或进展为浸润性鳞状细胞癌。
- 因为 Bowen 样丘疹病既不能预示生物学行为，也缺乏独特的显微镜下表现，所以这一术语现在很少使用。但是当临床情况不支持癌前病变（如儿童病例）时，应用这一术语可能是合适的，尽管在这种情况下仍然建议随访观察（Smith 等，Weitzner 等）。

- Paget 样 VIN 较罕见。
- 单个或小巢状伴有中等量淡染胞质的肿瘤性角化细胞，分布于非肿瘤性角化细胞的背景中。肿瘤细胞可能累及表皮全层以及皮肤附属器。
- 肿瘤细胞通常 CK7 或 CK19 阳性，与其他类型的 VIN 不同，类似于 Paget 病的细胞。与 Paget 病不同的是，这种细胞缺乏细胞内黏液，通常 p16 阳性、CEA 阴性、CAM5.2 阴性、GCDFP-15 阴性（罕见病例为 CAM5.2 阳性）。这些特征可能有助于区分 Paget 样 VIN 与同时存在的普通型 VIN 和 Paget 病。
- 鉴别诊断包括典型 VIN 伴有黏液分化的罕见病例，其形态特点为胞质富含黏液，核偏位，小而规则（McCluggage 等，2009）。

- Chafe 等发现，约 20% 普通型 VIN 病例中存在明确的浸润性病灶，浸润深度大部分 < 1mm。有明确浸润性病灶的患者平均年龄大于缺乏浸润性病灶的患者（平均年龄分别为 58 岁、39 岁）。

- 普通型 VIN 累及皮肤附属器在斜切片常见，不应与浸润混淆。有残留附属器的证据，边缘界限清楚，以及缺乏纤维组织增生性间质，均不支持浸润。
- Spiegel 发现，在 VIN 活检标本的间质和（或）上皮内出现嗜酸性粒细胞时，需要更多的切面以排除浸润可能。

生物学行为

- 经过局部治疗后，多达半数的普通型 VIN 病例在 5 年内病变持续存在或复发。某些研究显示，复发与吸烟、多灶性病变、切缘阳性、激光治疗（而非手术治疗）有关。
- 普通型 VIN 进展为浸润性鳞状细胞癌者较分化型 VIN 少见，约发生于 5% 接受治疗的女性和 10%～15% 未经治疗的患者。与分化型 VIN 相比，普通型 VIN 进展为浸润性鳞状细胞癌的时间更长；某些研究发现，绝经后和免疫抑制人群进展为浸润癌者比较常见。
- 如上所述，普通型 VIN 可以自发性消退，特别是在妊娠或产后，尤其是临床上伴有 Bowen 样丘疹病表现的患者。

2. 分化型 VIN

临床特征

- 分化型 VIN 通常发生在绝经后女性。可无症状，或表现为瘙痒和（或）肉眼可见的病灶。这些病变通常没有普通型 VIN 明显，为单个或多发性灰白色区域，表面粗糙或有界限不清的白色斑块或结节。
- 与 uVIN 不同，约 80% 的 dVIN 病例先前和（或）同时伴有硬化性苔藓、鳞状上皮增生、慢性单纯性苔藓或上述所有改变。这些病变可能具有非典型性，推测是 dVIN 的前体。
- dVIN 常同时或异时性伴有角化型或基底样浸润性鳞状细胞癌，后者通常位于 dVIN 附近。相比之下，孤立的 dVIN 在显微镜下常常被低诊断。一项研究发现，在最初诊断为硬化性苔藓的浸润性鳞状细胞病例中，有近 40% 的为 dVIN。
- dVIN 现在被认为是大多数 HPV 阴性浸润性鳞状细胞癌的前驱病变，发生浸润的风险比 uVIN 大。

镜下特征 （图 2-13 至图 2-16）

- 显微镜下检查，表皮通常增厚，角化不全，钉突延长并且分枝。基底层上方由增大的非典型鳞状细胞组成，伴有丰富的嗜酸性（有时是毛玻璃样的）细胞质、细胞间桥明显，以及具有巨大核仁的空泡状细胞核。表皮深部及钉突可出现角化不良细胞、旋涡或角化珠。
- 大的非典型角化细胞与较小的基底细胞形成对比，基底细胞具有不规则的深染细胞核，伴有轻至重度的非典型性表现。核分裂象最常见于基底细胞，也可出现在上皮较表浅部位。

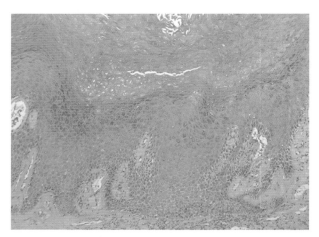

▲ 图 2-13　分化型 VIN
钉突延长，局部融合

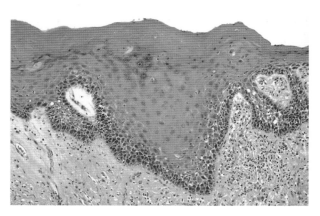

▲ 图 2-14　分化型 VIN
嗜酸性胞质丰富，除基底层细胞外，细胞形态相对温和，钉突融合（右）

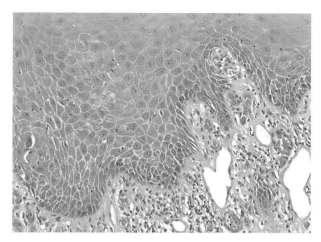

▲ 图 2-15 分化型 VIN

基底细胞具有非典型性，基底层上方的角化细胞有丰富的嗜酸性胞质、空泡状细胞核和大核仁

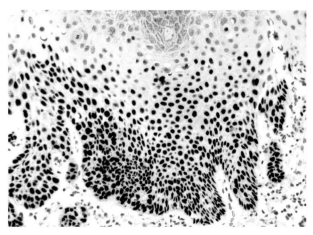

▲ 图 2-16 分化型 VIN，p53 染色

在表皮的下半部分大多数细胞显示强的细胞核染色

- Bigby 等（2016 年）发现少数 dVIN 非典型基底样细胞占据表皮全层（基底细胞样 dVIN），可能类似基底细胞样 uVIN。Ordi 等在对 HPV 阴性的角化型和基底细胞样浸润性鳞状细胞癌的研究中发现，约 8% 的相关 VIN 为基底细胞样 dVIN，表皮被一致的非典型基底细胞样角化细胞取代，并具有典型的 dVIN 免疫表型。
- van de Nieuwenhof 等（2010 年）发现 dVIN 上皮内常伴有肥大细胞，鉴于肥大细胞在良性皮肤病变（如硬化性苔藓）中缺失，这一特点可能有助于诊断。
- dVIN 常常邻近硬化性苔藓和（或）鳞状上皮增生。

硬化性苔藓可能具有非典型性，特别是在表皮下部，伴有核增大、核仁明显，偶尔可见正常或异常核分裂象。非典型性细胞的细胞质淡染、呈空泡状，酷似 Paget 病。

- 其他所见包括显著的棘细胞层水肿，毛囊皮脂腺单位受累，慢性炎症细胞浸润以及真皮纤维化。
- 可能存在不易被发现的微小浸润灶，这可能是之前漏诊 dVIN 的线索。浸润灶由来自表皮基底层或钉突的大角化细胞组成，形成小的、不规则的、成角的细胞巢，有时伴有炎症或纤维组织增生性反应。
- 免疫组化和分子特征。
  - p53 免疫染色一般至少出现在受累表皮的下 1/3。与 uVIN 不同的是，Ki-67 染色局限于基底层和副基底层。肿瘤细胞 HPV 和 p16 通常阴性。
  - dVIN 通常与 *TP53* 基因突变有关，在某些病例中，浸润性鳞状细胞癌的邻近区域存在相同的突变，支持病变之间存在遗传学联系。
  - Singh 等报道，25%～30% 的 dVIN 中 p53 染色缺失（p53-null），可有助于诊断那些不易被发现的 dVIN 及其切除边缘有无累及。这些病灶中可见突然出现的成熟现象（角化细胞伴有丰富的嗜酸性细胞质，角化过度 / 角化不全，颗粒层消失），但基底细胞非典型性轻微。
  - Podoll 等发现 CK17 在基底层上方或全层弥漫染色强烈支持 dVIN 的诊断，而慢性单纯性苔藓表现为局灶性或浅表 CK17 染色。然而，这一发现并不能确诊 dVIN，因为一部分硬化型苔藓也表现为 CK17 全层阳性染色。

生物学行为

- van de Nieuwenhof 等发现，dVIN 进展为浸润性鳞状细胞癌的风险大于 uVIN，1/3 的 dVINs 比 uVIN 进展更快（平均 28 个月）。Bigby 等发现活检标本诊断 dVIN 至进展为浸润性鳞状细胞癌的平均间隔时间为 43.5 个月（8～102 个月）。
- McAlpine 与 Kim 等发现 92% 的 dVINs 或 dVIN/SqCC 进展为浸润性鳞状细胞癌或复发的中位时间约 1.1 年，88% 的患者死于该疾病，总体中位生存期为 3.4 年。

鉴别诊断

- 湿疣伴有假 Bowen 样丘疹病改变和湿疣伴有鬼臼树脂（podophyllin）治疗反应（见第 1 章）。
- 炎症性和反应性非典型性以及多核角化细胞（见第 1 章）。
- 硬化性苔藓或鳞状细胞增生伴有非典型性（与 dVIN 相比）。
  - 支持或提示 dVIN 的特征包括显著的角化不全，表皮增厚伴有钉突延长和分支，异常角化细胞伴有大的空泡状细胞核，巨大核仁，丰富的嗜酸性细胞质，鳞状旋涡和角化珠。
  - 基底细胞 p53 染色连续强阳性，有时染色延伸到基底层上方（图 2-16），或 p53 完全缺失模式也支持 dVIN 的诊断。
- 糜烂性扁平苔藓（LP）（与 dVIN 相比）。Day 等描述了某些糜烂性扁平苔藓病例，伴有成熟现象消失和细胞核改变（某些病例同时有硬化性苔藓）时可能类似于 dVIN。具有 LP 的典型临床表现，p53 呈野生型染色，以及拷贝数变异分析显示与相邻真皮相似的模式则支持该诊断。
- 分化型外生性外阴上皮内病变（见后述）。
- Paget 病和恶性黑色素瘤的放射状生长。
  - 在这两种疾病中，恶性细胞通常单个散在分布并被良性角化细胞包绕。腺体和（或）印戒样细胞存在提示为 Paget 病。罕见情况下，VIN 可伴有黏液分化，与 Paget 病不同之处在于它含有异型增生的角化细胞（McCluggage 等，2009）。
  - 特殊染色显示 Paget 细胞黏液染色，CEA 和 CK7 阳性，黑素瘤细胞 S100 和 HMB45 阳性。如上所述，Paget 样 VIN 也可以呈 CK7 阳性，但是其他免疫标记物（见前述）可将其与 Paget 病区分开来。

3. 分化型外生性外阴上皮内病变

- Watkins 等在非典型疣状外阴上皮内病变中应用了此诊断术语，其中 73% 和 55% 的病例分别包含了 *PIK3CA* 和 *ARID2* 基因突变，但均未检测到 *TP53* 突变。对照组中的角化型鳞状细胞癌则包含 *TP53* 和 *CDKN2A* 基因突变。

- 其中 1 例病例报道，最初为非典型疣状外阴上皮内病变伴有 *PIK3CA* 基因突变，随后进展为角化型鳞状细胞癌同时伴有 *PIK3CA* 和 *TP53* 基因突变。
- 研究者推测，尽管在外阴鳞状细胞癌中发现 *PIK3CA* 突变小于 10%，但这种突变可能是与非典型疣状外阴上皮内病变相关的特殊通路，非典型疣状外阴上皮内病变可能是外阴鳞状细胞癌的前驱病变或危险因素。

（二）普通型浸润性鳞状细胞癌

临床和病理学特征

- 这类肿瘤占外阴癌的 90% 和妇科恶性肿瘤的 5%。
- ISqCC 存在两种发病途径。
  - 约 50% 的浸润性鳞状细胞癌与 HPV 相关，常发生于绝经前女性，表现为湿疣样和基底细胞样 ISqCC。它常常与一种或数种 HPV 感染（包括生殖器疣的病史）、uVIN、吸烟、宫颈癌危险因素、免疫抑制以及子宫颈或阴道鳞状上皮肿瘤有关。
  - 约 40% 的病例与 p53 相关，常发生于 70—80 岁老年女性，表现为角化型 ISqCC。通常与 HPV 无关，但可能与 dVIN、硬化性苔藓、鳞状细胞增生和 p53 突变有关。
  - 两种途径可能同时起作用，一项研究发现，近 40% 的硬化性苔藓相关性 ISqCC 病例中 HPV 阳性。另一项研究发现，有 1/3 角化型 ISqCC 伴有 uVIN。某些肿瘤 HPV 和 p53 均为阴性，提示可能有其他因素起作用，如 ISqCC 合并慢性化脓性汗腺炎。
  - Cheng 等发现，在 83% 的外阴浸润性鳞状细胞癌病例中，形态学评估和 p16 染色在 HPV 相关型和非 HPV 相关型病例中一致；而大部分不一致的肿瘤为 p16 阳性的高分化角化型鳞状细胞癌，其中 94% 的病例经 PCR 检测呈 HPV 阳性。
  - Mills 等发现，涵盖 18 个高危亚型 HPV 的 HPV E6/ E7mRNA 原位杂交技术（"HR-RISH"）对于 PCR 和 p16 均阳性的肛门生殖器 HSIL 和 ISqCC 的敏感性为 97%。
  - 外阴 ISqCC 中较为少见的分子改变包括

HER2 过表达和扩增（可能允许应用靶向治疗）（Choschzick 等），HPV 阴性患者中存在 *CDKN2a*（*p16*）、*HRAS* 和 *PIK3CA* 基因突变（Trietsch 等）。

- 临床表现为外阴肿块，可伴有瘙痒、疼痛或出血；少数表现为腹股沟肿块。绝经后的患者，持续性溃疡可能是唯一的临床表现。1/3 的患者就诊时已是 Ⅲ 期或 Ⅳ 期。

病理学特征 （图 2-17 至图 2-23）

- 临床和大体检查可见隆起的白色肿块，湿疣性或溃疡性，发生部位从高到低依次为大阴唇、小阴唇、会阴体、阴唇系带后和阴蒂。约 10% 为多灶

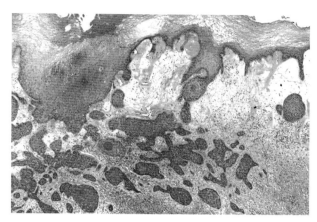

▲ 图 2-19　浸润性角化型鳞状细胞癌伴有硬化性苔藓（右上）

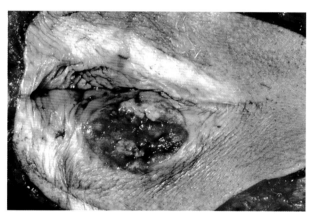

▲ 图 2-17　浸润性鳞状细胞癌形成外生性肿块（下方），伴有硬化性苔藓（白色区域，左侧和上方）

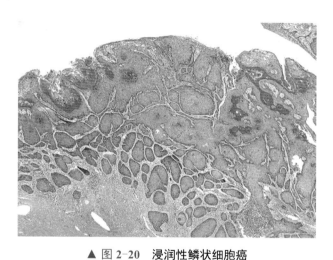

▲ 图 2-20　浸润性鳞状细胞癌

虽然局灶可能为附属器受累或切面的结果，但整体的复杂性结构提示为浸润性癌

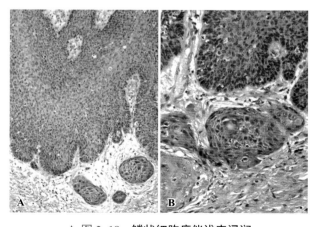

▲ 图 2-18　鳞状细胞癌伴浅表浸润

A. 小巢状浸润性肿瘤位于疏松的反应性间质中；B. 视野下方的浸润性细胞巢比其上方的 VIN 成熟

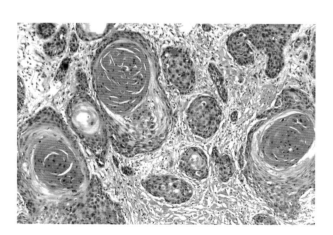

▲ 图 2-21　浸润性角化型鳞状细胞癌

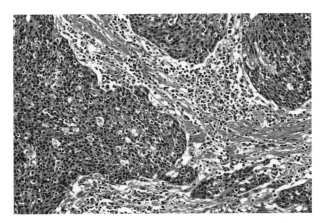

▲ 图 2-22　浸润性鳞状细胞癌，基底细胞样型

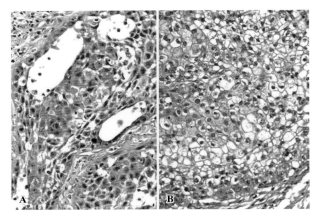

▲ 图 2-23　外阴鳞状细胞癌两种少见的表现：棘层松解所致的腺样腔隙（A）和胞质透明（富含糖原）的肿瘤细胞（B）

性。罕见的肿瘤表现为内生性肿块伴轻微表皮异常（Scurry 等，2013）。

- 如上所述，ISqCC 的主要组织学亚型为角化型、基底细胞样和湿疣样，偶尔共同存在。部分肿瘤组织学形态重叠。角化型 ISqCC 占外阴 ISqCC 的 65%～80%，其余的 20%～35% 为基底细胞样 ISqCC 和湿疣样 ISqCC。
- 角化型 ISqCC 类似于其他部位典型的 ISqCC。肿瘤由明显增厚的肿瘤性上皮组成，呈乳头状或息肉样，通常为高分化或中分化，伴有不同程度的鳞状成熟和角化珠，缺乏挖空细胞形成。
  - 常见的邻近病变包括典型或非典型硬化性苔藓、鳞状上皮增生和分化型 VIN（少数病例为普通型 VIN）。

- 多数肿瘤 p53 免疫反应阳性伴 *TP53* 基因突变，也可出现在并发的分化型 VIN 病灶中，p16 染色通常阴性或仅为局灶弱阳性。PCR 检测通常显示缺乏 HPV 感染，尽管一些研究显示少数肿瘤存在 HPV 感染。
  - Cocks 等发现分别在 43% 和 86% 的外阴 SqCC（非特指）肿瘤细胞和肿瘤微环境免疫细胞中存在 PD-L1 免疫染色阳性表达。他们认为，在外阴 SqCC 中，这些发现可能为针对 PD-1/PD-L1 通路的免疫疗法的研究提供依据。
  - Dong 等发现少数外阴 ISqCC 存在 *EGFR* 基因扩增。
- 基底细胞样和湿疣样 ISqCC。
  - 基底细胞样 ISqCC 由细胞质稀少的基底样肿瘤细胞组成，呈带状、片状或巢状生长，伴促结缔组织增生性反应。可见局灶性胞质成熟和角化，通常在角化和基底细胞样细胞之间出现突然的转化。
  - 除了浸润以外，湿疣样 ISqCC 类似于湿疣样 VIN，浸润表现为球状细胞巢，不规则的锯齿状细胞巢，常伴有明显角化。挖空细胞具有多形性，并可见奇异性细胞核，常为多核，轮廓不规则，核染色质从深染、皱缩到染色质凝聚或模糊。
  - 在这两种类型中，80% 的病例周围可见 uVIN。
  - 肿瘤细胞 p16 免疫染色一般呈弥漫强阳性（由 HRHPV 病毒整合所致），但通常 p53 染色模式正常。Gut 等发现在很少一部分 HPV 阳性的高级别外阴基底细胞样鳞状细胞癌中，*SOX2* 基因拷贝数增加。
- 外阴 ISqCC 尚无被广泛接受的分级方法。
  - Kurman 等将角化型 ISqCC 分为高分化（散在肿瘤细胞巢伴有角化，细胞具有低级别核特征）、低分化（弥漫性间质浸润，表现为小巢和条索，几乎没有角化，细胞具有高级别核特征）和中分化。
  - 妇科肿瘤组（Gynecology Oncology Group，GOG）根据"未分化"（undifferentiated Carcinoma，UC）肿瘤（含有少量胞质的小细胞，呈小巢状或条索状浸润）所占的比例对角化型 ISqCC 进行分级：1 级，没有"未分化"肿瘤；2 级，"未分化"肿瘤占 1%～30%；3 级，"未分化"肿瘤占 31%～50%；4 级，"未分化"肿瘤占 50%以上。

- 其他发现如下。
  - 一些肿瘤表现出纤维黏液样间质反应，这一发现有预后意义（见后述）。
  - Rush 等发现，细胞角蛋白 CK 和Ⅳ型胶原双重染色有助于诊断非常浅表的浸润。与 VIN 不同，早期浸润细胞巢周围缺乏基底膜或基底膜不连续。
  - Liang 等发现，83% 的非 HPV 相关性外阴鳞状细胞癌（与 15% 的 HPV 相关性鳞状细胞肿瘤相比）中表皮生长因子免疫染色表达阳性，其中 2/3 原位杂交（ISH）检测结果阳性。

鉴别诊断

- 无黑色素的恶性黑色素瘤：存在交界性成分，缺乏角化，并且 S100 阳性 /HMB-45 阳性支持黑色素瘤的诊断。
- 上皮样肉瘤（见书中相关介绍）：位置深在，地图样坏死，在某些病例出现横纹肌样细胞以及间叶性抗原免疫反应阳性，同时缺乏 VIN 及角化支持上皮样肉瘤的诊断。
- 基底细胞癌（BCC）与基底细胞样 ISqCC：支持基底细胞癌的特征包括界限清楚的小叶状轮廓、低级别非典型性及周围呈栅栏状排列；缺乏 VIN；BerEP4（除外显著鳞化的基底细胞癌）、CK14 和 CK17 弥漫性染色；缺乏 p16 弥漫性染色；原位杂交（ISH）检测 HPV 阴性。
- 转移性小细胞癌和 Merkel 细胞癌（与基底细胞样 ISqCC 相比）：这些肿瘤倾向于存在高度浸润的结构（常常表现为单个细胞浸润），细胞小，胞质稀少，有神经内分泌分化的免疫组化证据。
- 疣状癌（与湿疣样 SqCC 和乳头状角化型 SqCC 相比）：提示疣状癌的鉴别特征包括几乎不存在细胞学非典型性，通常缺乏挖空细胞形成，以及深部边缘为界限清楚的圆形肿块。

生物学行为和预后因素

- 临床因素如下。
  - 分期：Ⅰ～Ⅳ期的 5 年生存率分别为 85%～

98%、60%～85%、40%～74% 和 10%～30%，具体见表 2-1。
  - 其他不良预后因素：包括年龄较大、吸烟以及腹股沟淋巴结固定或溃疡。
- 原发性肿瘤特征如下。
  - 肿瘤浸润深度：肿瘤浸润≤1mm（肿瘤浸润最深处到其附近最浅表的真皮乳头的距离）是 FIGO ⅠA 期，其淋巴结转移的危险性＜1%；相反，浸润深度 1.1～3mm 和 3.1～5mm（Yoder 等）者其淋巴结转移危险性分别为 6% 和 20%。在诊断浅表浸润和（或）测量浅表浸润深度时，特别是对ⅠA 期肿瘤，可能存在困难（Abdel-Mesih 等）。Van den Einden 等发现，若测量从最近的非典型增生的钉突到肿瘤浸润最深处的距离，19% 的 FIGO ⅠB 肿瘤分期可降为ⅠA 期。与仍为ⅠB 期的患者相比，被降低分期者的肿瘤复发率较低，存活率较高。
  - 肿瘤分期：Pinto 等（2009 年）发现，存活率随着肿瘤分期的增加而降低。
  - 淋巴血管浸润（LVI）：Braun 等发现 LVI 是腹股沟淋巴结扩散的有效预测因子。在 40% 的 ISqCC 中发现有 LVI，当使用内皮标记物 D2-40 免疫染色辅助诊断时，LVI 发生率增加到 65%。
  - 神经周围浸润：Holthoff 等（2015 年）发现，神经周围浸润是复发的预测因子，与浸润深

表 2-1　外阴癌 FIGO 分期

Ⅰ期	肿瘤局限于外阴和（或）会阴，最大径≤2cm
ⅠA	浸润深度 [a] 不超过 1mm
ⅠB	浸润深度＞1mm
Ⅱ期	肿瘤局限于外阴和（或）会阴，最大径＞2cm
Ⅲ期	肿瘤侵犯下列任何部位：下尿道、阴道、肛门和（或）单侧区域淋巴结转移（N₁）
ⅣA 期	肿瘤侵犯下列任何部位：上尿道、膀胱黏膜、直肠黏膜和（或）固定于骨、双侧区域淋巴结转移
ⅣB 期	任何远处转移，包括盆腔淋巴结

a. 浸润深度是指从相邻最浅表真皮乳头的上皮间质交界处到浸润最深处的距离

度、淋巴结累及、LVI 和肿瘤分期无关。

- 纤维黏液样间质反应：这一特征与浸润性肿瘤形态、浸润深度、神经周围浸润、淋巴结扩散和淋巴结转移及结外累及有关（Ambros 等，Holthoff 等，2016，Jeffus 等）。

- HPV 相关和非 HPV 相关肿瘤：p16 阳性（提示 HR-HPV）同时伴野生型 p53 的肿瘤比 p16 阴性 / 突变型 p53 的肿瘤预后更好（Karnezis 等，Dong 等，Hay 等）。同样，Lee 等发现 HPV 阳性和（或）p16 阳性肿瘤经放疗后生存率更高，且局部复发率更低；Hay 等发现，p53 阳性者的肿瘤复发率增加了 3 倍，死亡率增加了 7 倍。最让人震惊的是，McAlpine 等研究发现与分化型 VIN 相关（HPV 阴性）的 18 例 ISqCC 患者均死于该疾病（McAlpine 和 Kim 等，McAlpine 和 Leung 等）。值得注意的是，美国癌症分期联合委员会（AJCC）第 8 版分期系统增加了根据 p16 免疫染色结果的分类（但不是必需的）。

- 整体切除与局部切除：在另一项研究中，McAlpine 等发现，非 HPV 相关性的 ISqCC，如果采用外阴肿块局部切除和淋巴结清扫的局部根治术，其预后（PFS、DSS、OS）比完全根治性切除更差。

- 其他不利因素：这些因素包括基底细胞样亚型，多灶性，伴有 uVIN，呈浸润性（而非推挤性）模式的侵袭方式，少量的单核炎性细胞浸润，p53 过表达，MIB1 弥漫性染色和 EGFR 基因拷贝数增加。Trietsch 等发现，伴体细胞突变的 ISqCC，特别是伴有 HRAS 突变的 ISqCC，其预后明显差于缺乏这些突变的患者。

- 淋巴结受累。

- 30%～40% 的病例腹股沟淋巴结受累，其中约 1/3 的病例两侧受累。de Hullu 等发现阴性腹股沟前哨淋巴结的预测价值为 100%。在所有病例中，5% 盆腔淋巴结受累，25% 腹股沟淋巴结受累，少数情况下腹股沟淋巴结阴性。

- 伴有腹股沟淋巴结受累的患者 50% 复发，5 年生存率为 40%；而腹股沟淋巴结阴性的患者 5 年生存率为 85%。

- 其余的预后不良因素是 3 个或 3 个以上腹股沟淋巴结、两侧淋巴结、淋巴结外组织或盆腔淋巴结受累。

- Polterauer 等发现，外阴 ISqCC 总生存期（OS）与淋巴结受累比率（LNR）（阳性淋巴结数量与淋巴结总数的比值）相关，而与阳性淋巴结数无关。LNR 比率为 0%、1%～20%、> 20% 者的 5 年生存率分别为 90.9%、70.7% 和 61.8%。

- 两项研究显示，使用 Cytokeratin 染色发现 23% 和 42% 的患者存在腹股沟淋巴结微转移。其中一项研究发现，伴有淋巴结受累患者的复发危险性比淋巴结阴性的患者几乎增加 20 倍。

- Regauer 等发现，应用 Cytokeratin 染色有助于检测前哨淋巴结的微转移，包括单个肿瘤细胞和角化无核肿瘤细胞。伴有 LS 的 ISqCC 中，单个肿瘤细胞淋巴结受累尤为常见。

- 复发。

- Piura 等发现，非外阴部位病变的复发比外阴复发的生存率低（分别为 12% 和 62%）。Prieske 等发现，复发患者中远处转移（肺、肝、骨、淋巴结）占 5%，随后 2 年生存率仅为 11.3%。

- Spiryda 等发现，侵袭性局部复发性肿瘤常常与持续性高级别 VIN 和硬化性苔藓有关。Regauer 等发现，近 50% 硬化性苔藓相关的 ISqCC 复发是基于肛周生殖器附件残留的硬化性苔藓基础上的。同样地，Yap 等也发现，硬化性苔藓相关的 ISqCC 患者在治疗后局部复发或第二次原发性 ISqCC 的风险增加。

（三）疣状癌（图 2-24 和图 2-25）

- 疣状癌（verrucous carcinomas，VC）是罕见的高分化鳞状细胞癌。VC 与 HPV 及 p53 突变的相互关系尚未完全明确。某些 VC 与下列一项或几项因素有关，如硬化性苔藓、慢性单纯性苔藓及下述独特类型的棘层增厚。在最大的研究系列中，2/3 的疣状癌处于 Ⅱ 期或更高分期。如果患者最初的活检标本误诊为鳞状上皮乳头状瘤或湿疣，可能造成延误诊断。

- VC 常发生于生育年龄晚期和绝经后的女性，表现为大阴唇灰白色蕈样大肿块，伴有疼痛和瘙痒。当出现上述表现时，局部结构可能被侵犯。

- 肿瘤具有乳头状结构，伴有明显的棘层增厚，角化过度和由宽大球状钉突组成的深部推挤性浸润

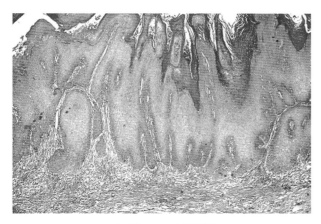

▲ 图 2-24 疣状癌
注意深部边界清楚

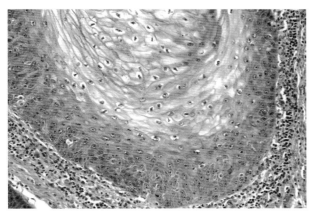

▲ 图 2-25 疣状癌
注意温和的细胞核形态

性边缘，缺乏挖空细胞。

- 肿瘤性鳞状细胞具有丰富的嗜酸性细胞质，核的非典型性缺乏到轻微。若存在核分裂象，多局限于基底层，如同大多数 Ki-67 阳性细胞一样。

- Nascimento 等将他们研究中的一种独特的非浸润性鳞状上皮增生称为"外阴棘层增厚伴有分化改变"（vulvar acanthosis with altered differentiation），这种病变多数邻近 VC，可能是 VC 的危险因素。外阴棘层增厚，伴有不同程度的疣状结构，颗粒层丧失，浅表上皮细胞淡染，以及多层角化不全。这种病变可能是 VC 的前驱病变或危险因素。

- VC 应与湿疣（见第 1 章）、湿疣样癌（见书中相关介绍）及普通的乳头状鳞状细胞癌加以鉴别。后者可以通过出现核非典型性和浸润性边缘而与 VC 相鉴别。

- Liu 等发现 VC 复发率为 17.5%。肿瘤转移罕见。发生转移时应对原发病灶及时充分取材，以除外普通浸润性鳞状细胞癌成分，在少数情况下，ISqCC 可发生于典型的 VC。

（四）肉瘤样鳞状细胞癌（图 2-26）

- 外阴肉瘤样（或梭形细胞）浸润性鳞状细胞癌主要发生于绝经后女性；初诊时至少有一半病例处于 Ⅱ 期或更高分期。罕见病例发生于普通型鳞状细胞癌放疗后。有些肿瘤伴有硬化性苔藓和（或）dVIN。

- 显微镜下肿瘤通常由高级别的梭形细胞与灶状典型的 ISqCC 混合构成。少数肿瘤伴有恶性异源性成分。Bigby 等发现，cytokeratins、vimentin、p63 和 p53 呈弥漫性免疫染色阳性，所有病例 HPV 阴性。然而，类似于其他部位的肉瘤样鳞状细胞癌，cytokeratins 染色可以是局灶弱阳性。

- 鉴别诊断包括肉瘤或梭形细胞黑色素瘤。梭形细胞与典型的 ISqCC 混合，局灶角化和 cytokeratin 免疫染色阳性为肉瘤样鳞状细胞癌的诊断特征。

- 肿瘤具有高度侵袭性，随访发现大多数患者死于该疾病或在最后的随访中带瘤生存。

（五）鳞状细胞癌其他罕见的亚型

- 棘层松解性 ISqCC 具有酷似腺体（"腺样"或"假腺样"鳞状细胞癌）或血管（"假血管肉瘤性"鳞状细胞癌）的显著间隙。这些肿瘤可能比经典

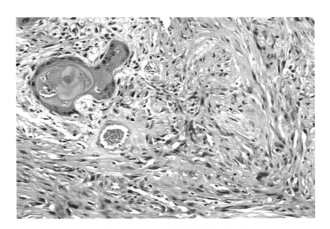

▲ 图 2-26 肉瘤样鳞状细胞癌
多数肿瘤细胞为梭形细胞，位于纤维性间质内，可见典型鳞状细胞癌巢（左上）

型 ISqCC 更具侵袭性。

- 少数 ISqCC 具有瘤巨细胞，类似于其他部位的巨细胞癌。

- 已有 2 例外阴癌肉瘤的报道，其中癌的成分是鳞状细胞癌，而肉瘤成分 1 例是骨肉瘤、1 例为平滑肌肉瘤。

- 已经报道 3 例外阴淋巴上皮样癌，所有病例 EB 病毒阴性。1 例肿瘤局部切除后 4 个月局部和腹股沟淋巴结复发。

- 1 例报告为外阴"浆细胞样"鳞状细胞癌，如同其他部位的报道，我们将其解释为伴有浆细胞样特征的未分化癌。

二、Paget 病

（图 2-27）

- Paget 病（PD）约占外阴恶性肿瘤的 1%，发生在生育年龄晚期和绝经后的女性，多数系列报道中的平均年龄和中位年龄为 70 岁。某些病例在进行诊断性活检之前，肿瘤已存在多年。

- 常见表现为瘙痒和灼烧，可见湿疹样、红斑性、渗出性斑块，散在有白色（角化过度）或溃疡性区域。早期病变局限于阴唇，但是病程较长的病例可以累及阴阜、阴蒂、尿道、肛周部位和股内侧。少数病

例累及阴道、宫颈阴道部，甚至宫颈黏膜。

- 约 30% 的患者伴同时性或异时性癌，最常见乳腺癌或泌尿生殖系统（子宫颈、膀胱）肿瘤。除了少数病例外（见后述），这些肿瘤与外阴疾病无关。

- 大多数病例开始表现为皮肤原位癌，可能来源于附属器内多潜能干细胞或汗腺导管开口部位的细胞或肛门 – 生殖器乳腺样腺体（见第 1 章），其中包括 Toker 透明细胞（见后述）。伴随皮肤附属器受累反映了肿瘤细胞的 Paget 样扩散或为多灶性疾病，而不是汗腺癌。

- 少数病例是局部癌引起的继发性外阴受累，最常见的是发生于肛门直肠部位或泌尿道的癌。伴有外阴和肛周受累的病例，应该排除原发性直肠腺癌。

（图 2-28 至图 2-34）

- 单个、成簇以及偶尔排列成腺体的大的恶性上皮细胞散在分布于表皮内，主要集中在基底层，但多数病例表皮全层均可受累，毛囊皮脂腺单位、汗腺导管开口和真皮部分也可受累。

- 典型的 Paget 细胞具有空泡状细胞核、核仁明显和丰富而苍白的嗜双色性胞质，黏液染色证实通常含有黏液成分，但在小的活检标本中黏液可能稀少并难以发现。还可以出现伴有丰富胞质黏液的印戒细胞。

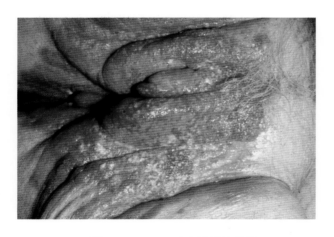

▲ 图 2-27 **Paget 病广泛累及外阴**

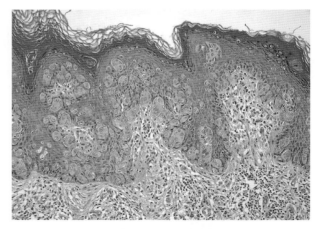

▲ 图 2-28 **Paget 病**

具有丰富的嗜双色性胞质的细胞巢和单个细胞，主要分布在基底层

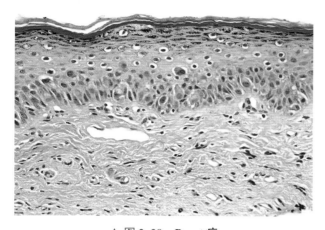

▲ 图 2-29　**Paget** 病

在某些情况下，Paget 病非典型细胞散在分布表皮层，可能被漏诊。

- 本病镜下检查一般比临床或大体检查范围更加广泛，并呈多灶性。皮肤切缘常常受累。
- CK7 免疫染色显示 Paget 细胞呈弥漫性强阳性表达，它是原位和浸润性 Paget 病良好的标记物，有助于 Paget 细胞与增生性和恶性鳞状细胞的鉴别，鳞状细胞 CK7 阴性。
  - Paget 细胞 GATA3、CEA、CAM 5.2、GCDFP、MUC1 以及 AR 免疫染色阳性，CK20、p63、PAX8、SOX10、ER 和 PR 则呈阴性反应（Baine 等）。
  - 在 40%～60% 的病例中发现 Her-2/neu 阳性。p53 免疫反应阳性可能与真皮浸润相关。
  - Asmahani 等发现侵袭性 Paget 病的雄激素受体

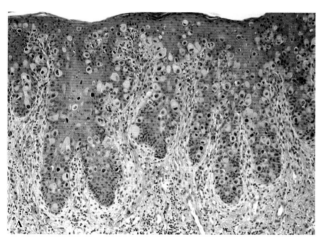

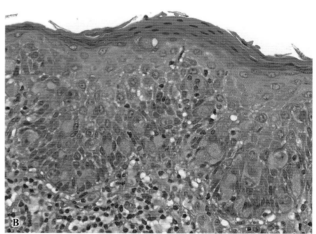

▲ 图 2-30　**Paget** 病

非典型肿瘤细胞可延伸至表皮全层（A），散在的细胞中含有胞质空泡（A），其外观上更嗜碱性（B），这些细胞可用黏液染色证实

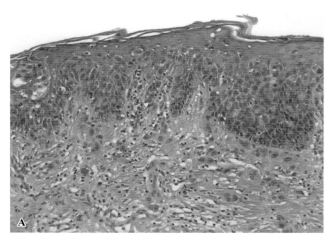

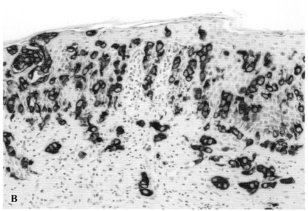

▲ 图 2-31　**Paget** 病浅表浸润

HE 和 CK7 免疫染色，肿瘤细胞位于表皮和真皮浅层（A）；CK7 显著地突出了肿瘤细胞，表皮正常角质细胞 CK7 阴性（B）

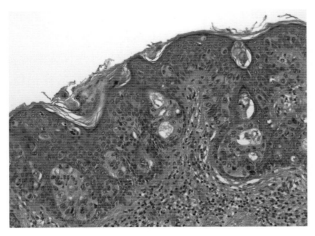

▲ 图 2-32　Paget 病

偶尔呈腺体排列的肿瘤细胞

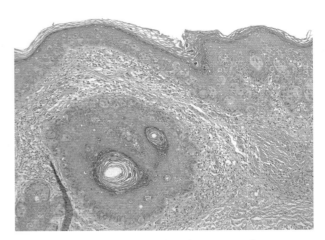

▲ 图 2-33　Paget 病，皮肤附属器受累

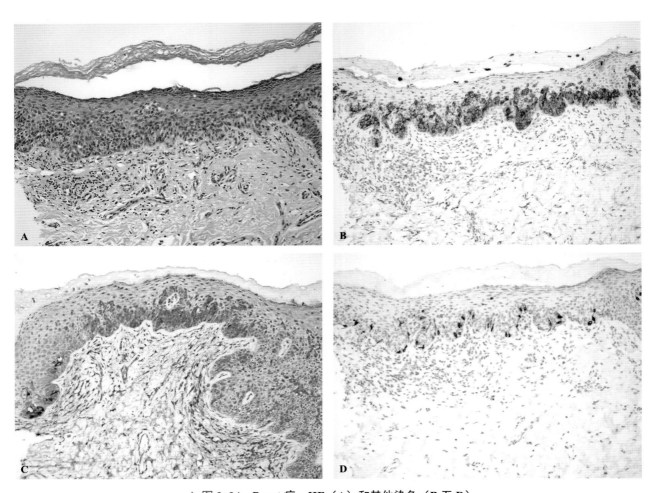

▲ 图 2-34　Paget 病，HE（A）和其他染色（B 至 D）

Paget 病中的非典型细胞 CK7（图 2-31），EMA（B）和 GCDFP-15（C）呈阳性；肿瘤细胞 Melan-A（D）阴性，但表皮基底层正常黑色素细胞阳性

和雄激素生成酶的平均指数显著高于非侵袭性 Paget 病。

- Sah 等报道了 2 例特殊 PD，其 p16 免疫染色强阳性的 Paget 细胞代替了角化细胞，类似普通型 VIN；另外 5 例中有 4 例 p16 染色不一。

- 在多达 1/3 的病例中，显微镜检查可见浸润（临床上常常没有怀疑浸润）。

  - CK7 染色有助于在浅表真皮内发现少数的浸润细胞。

  - 在病理报告中应该注明浸润深度（从基底膜测量，以毫米计）和是否有淋巴管浸润。

  - 少数侵袭性 PD，肿瘤细胞以明显的黏液上皮（Asaka 等）或印戒细胞分化(Jeong 和 Kim) 为主。

- Brainard 和 Hart 发现，1/3 外阴 PD 病例伴有增生性鳞状上皮病变，以发生频率为序分别被归类为乳头状鳞状细胞增生（SCH）、非特异性鳞状细胞增生（SCH，NOS）和纤维上皮性息肉样鳞状细胞增生。

  - 如果 Paget 细胞少，这些改变可能导致误诊为良性鳞状上皮病变；而如果有许多 Paget 细胞而且弥漫分布，则可能被误诊为恶性鳞状上皮病变。

  - 某些病例真皮出现小的鳞状细胞巢，酷似微小浸润性鳞状细胞癌。

- Konstantinova 等（2016 年）报道了 11 例乳腺外 PD，显微镜检查类似乳头状汗管囊腺癌改变，伴有棘层肥厚、多发的乳头状结构、具有分泌的腺管样结构，但 Paget 肿瘤细胞取代棘层角质形成细胞，其表皮基底层细胞完整，真皮乳头层出现明显浆细胞浸润。

- 少数外阴 PD 病例与其他外阴病变相关，如同时发生的 VIN、浸润性鳞状细胞癌或恶性黑色素瘤。

鉴别诊断

- Toker 透明细胞。

  - 正常表皮内细胞，细胞质透明到苍白，可能与乳腺样腺体导管相关（Scurry 等，2016 年；Willman 等）。他们被认为是显微镜下一个偶然发现，虽然有人提出这可能是外阴 PD 的前驱病变。

  - Paget 样分布、PASD 和 CK7 阳性可能提示 PD；意识到 Toker 透明细胞的正常存在，并缺乏临床表现以及温和的细胞核形态有助于诊断。

- Paget 样 VIN （见书中相关介绍）。

- 具有黏液分化的 VIN：鳞状上皮细胞非典型增生及 p16 免疫染色阳性支持这一诊断。

- 原位恶性黑色素瘤：与 Paget 细胞不同，黑色素瘤细胞缺少黏液，而 S100、HMB-45、Melan-A 和 SOX10 中一种或多种免疫反应阳性，CK7 阴性；原位恶性黑色素瘤和 Paget 细胞的胞质内均可见黑色素，因此并非鉴别特征。

- 由非外阴部位的原发灶扩散而来的 Paget 样病变：这种肿瘤具有原发肿瘤的免疫表达谱，有些可能是 CK7 阳性，与外阴 PD 不同，通常是 CK20 阳性、GCDFP 阴性和 GATA3 阴性；然而，Paget 样的尿路上皮肿瘤也表达 GATA3，但与原发性外阴 PD 不同，同时表现为 uroplakin 阳性 /p63 阳性 /thrombomodulin 阳性（Yanai 等）；来源于结直肠癌的 PD 为 CDX2 阳性 /SATB2 阳性。

- 在鉴别诊断中比较少见的病变（Kohler 等）包括 Paget 样 Spitz 痣、Paget 样角化不良症(见第 4 章)、透明细胞丘疹病、皮脂腺癌累及表皮、Merkel 细胞癌、汗腺汗孔癌（eccrine porocarcinoma）、皮肤 T- 细胞淋巴瘤、朗格汉斯细胞病变（组织细胞增生症 X、Langerhans 细胞微脓肿）。

生物学行为

- 由于切除不完全，高达 60% 的病例出现上皮内复发；少数复发病灶出现在阴道和宫颈黏膜（Carleton 等）。在大多数研究中，复发的风险与切缘状态无关。

- 某些患者多次复发，常常持续多年。罕见病例在随访期间进展为浸润性 PD。

- 除了少数病例外，轻微的真皮浸润（< 1mm），并不影响预后，而浸润较深的肿瘤常常具有转移到腹股沟淋巴结和其他部位的危险，而且可能致死。Borghi 等发现侵袭性 PD 病例的病死率为 40%。

- 其他可能增加局部复发风险的因素包括棘层松解性的表皮肿瘤和 Her-2/neu 过表达。

三、前庭大腺癌

- 前庭大腺癌占外阴癌的比例不足 5%，发生于生育年龄和绝经后的女性（图 2-35 至图 2-37）（中位年龄为 50 岁）。部分病例存在 HPV 感染。

- Chamlian 和 Taylor 提出的诊断标准如下：正常腺体与肿瘤之间有移行；累及前庭大腺区域；组织学上符合前庭大腺来源；而且没有其他部位原发肿瘤的证据。

- 临床表现包括肿块、疼痛、瘙痒、出血、溢液或综合上述所见。多达 50% 的患者最初被误诊为前庭大腺囊肿或脓肿，导致诊断延误。在一项大的系列报道中，FIGO Ⅰ 期占 25%、Ⅱ 期占 42%、Ⅲ 期占 28%、Ⅳ 期占 5%。

- 显微镜下检查，最常见的组织学亚型的发生率大

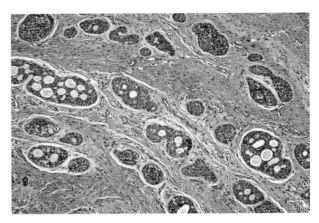

▲ 图 2-37　前庭大腺腺样囊性癌

致是鳞状细胞癌（少数是原位癌）40%、非特异性腺癌 25%、腺样囊性癌（ACC）12%。

- 罕见的类型包括腺鳞癌、移行细胞癌、上皮 - 肌上皮癌、小细胞神经内分泌癌和未分化癌（具有副神经节样特征），Merkel 细胞癌、透明细胞腺癌、淋巴上皮样癌和唾液腺型基底细胞腺癌也有个案报道。

- Xing 等（2017 年）通过 *MYB-NFIB* 融合基因检测，发现 9 例外阴腺样囊性癌（ACC）中 6 例存在 *NFIB* 基因重排，同时 2 例伴 *MYB* 基因重排。

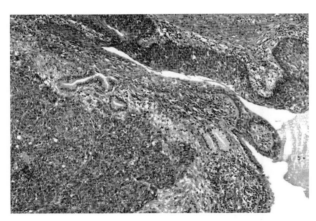

▲ 图 2-35　前庭大腺原位和浸润性鳞状细胞癌

前庭大腺导管（管腔，右下）的部分内衬上皮呈原位鳞状细胞癌改变（上方中央和右上方），左下为浸润性鳞状细胞癌；注意残留的前庭大腺腺泡

生物学行为

- 约 40% 的患者出现淋巴结播散。远处转移（肺、骨）也可发生，特别是腺样囊性癌（ACC）。

- 两项系列研究发现 5 年生存率（广泛局部切除、腹股沟淋巴结清扫和某些病例进行放疗）接近 85%（所有组织学亚型）。腺样囊性癌（ACC）患者可能多次局部复发，多年之后出现远处转移，一项回顾性研究显示腺样囊性癌的 10 年生存率是 60%。

- Bhalwal 等报道发现，尽管前庭大腺癌患者的肿瘤分期通常较高，但其总体生存率与非前庭大腺来源的外阴癌相似。

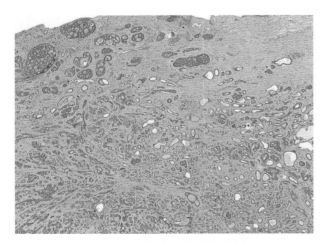

▲ 图 2-36　前庭大腺腺样囊性癌

广泛浸润性生长方式，具有特征性的散在分布筛状结构

四、其他腺癌

（一）乳腺型腺癌（图 2-38）

- 少数原发性外阴腺癌类似于乳腺原发癌，可能起

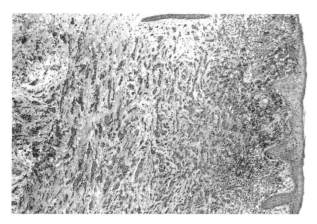

▲ 图 2-38　外阴乳腺型腺癌

肿瘤在正常表皮（右端）下生长，呈小梁状和条索样结构

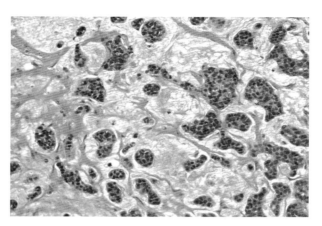

▲ 图 2-39　外阴黏液腺癌

肿瘤细胞巢位于丰富的细胞外黏液中

源于外阴乳腺样腺体或异位乳腺组织（见第 1 章）。少数患者伴有 BRCA 基因突变。

- 通常发生在生育晚期和绝经后的女性。一些病例出现腹股沟淋巴结受累。

- 多数肿瘤类似于浸润性导管癌，有少数黏液性（胶样）癌、浸润性小叶（或管状 - 小叶）癌和导管原位癌的病例报道。少数病例 Paget 样累及表皮。肿瘤典型的免疫表型为 ER、PR 及 GCDFP15 阳性。

- Ttessier–Cloutier 等使用免疫组织化学法，在外阴乳腺型腺癌中发现了四种分子亚型，其发生率与乳腺原发癌相似，提示其分子分型可能有助于指导治疗。

- 鉴别诊断包括原发于外阴的大汗腺癌和乳腺癌转移。缺乏原发性乳腺癌病史以及伴有异位乳腺组织或乳腺样腺体有助于本病诊断。ER 和 PR 免疫反应支持乳腺型癌而非来源于皮肤附属器的癌。

（二）来源于皮肤附属器的腺癌（图 2-39）

- 怀疑或被证实汗腺来源的外阴腺癌包括伴有丰富细胞内和细胞外黏液的黏液性腺癌（1 例伴神经内分泌分化）、透明细胞汗腺癌、汗腺汗孔癌、恶性汗腺腺癌（1 例伴癌肉瘤转化）、微囊性附属器癌以及起源于软骨样汗腺腺瘤的腺癌。

- 外阴顶泌汗腺癌除了可能起源于乳腺型腺体外（见前述），也可能起源于外阴顶泌汗腺腺体。

- 某些外阴腺鳞癌类似于其他部位的肿瘤，推测是汗腺或毛鞘来源。这些肿瘤具有高度侵袭性，可

致 80% 的患者死亡。

- 罕见的外阴皮脂腺癌已有报道。

（三）罕见的各种腺癌

- 罕见外阴腺癌或腺鳞癌推测来源于泄殖腔。某些肿瘤具有肠化生，包括杯状细胞。

- 其他罕见的外阴腺癌如下。
    - 累及外阴和阴道的肿瘤类似于涎腺来源的多形性低级别腺癌，患者为 32 岁的女性，最初被误诊为腺样囊性癌。
    - 可能起源于女性尿道旁腺（Skene 腺）的腺癌。2 例腺样囊性癌，3 例前列腺特异性抗原（PSA）免疫染色阳性的前列腺型腺癌。
    - 伴神经内分泌分化的黏液腺癌和非黏液腺癌。

五、基底细胞癌

- 基底细胞癌（BCC）罕见（图 2-40 和图 2-41），仅占外阴癌的 2%～3%，一般发生于老年女性（最大样本研究的中位年龄 76 岁），1/3 的病例存在同时性或异时性其他部位的基底细胞癌。外阴基底细胞癌偶尔毗邻恶性度更高的肿瘤，如鳞状细胞癌或 Paget 病（PD）。

- 典型的表现是局部刺激、疼痛或瘙痒，大阴唇可见结节状、息肉样、溃疡性、色素性或非色素性病变，最大系列研究中病变大小可达 6.5cm。

- 外阴基底细胞癌的组织学特征与皮肤典型的基底细胞癌相同，包括病变浅表、呈实性和腺样型。

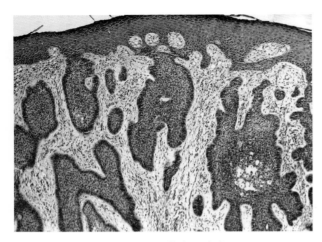

▲ 图 2-40　基底细胞癌

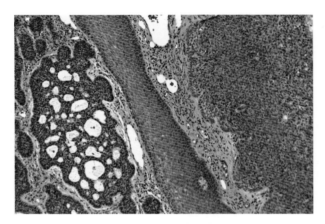

▲ 图 2-41　基底细胞癌
实性（右）和腺样（左）结构

罕见的基底细胞鳞状细胞癌（混合性基底细胞 – 鳞状细胞癌）已有报道。BCC 通常 HPV 为阴性。

- 鉴别诊断包括基底细胞样鳞状细胞癌（见书中相关介绍）和毛源性肿瘤（见第 1 章）。
- 外阴基底细胞癌通过广泛的局部切除可以治愈。肿瘤偶尔局部复发，区域性淋巴结转移罕见。血源性播散和（或）致死的肿瘤更罕见。

六、Merkel 细胞肿瘤

- 外阴 Merkel 细胞肿瘤罕见，发生于成年女性，患者年龄跨度大。
- 病理学特征类似于其他部位的 Merkel 细胞肿瘤。1 例典型的 Merkel 细胞肿瘤显示鳞状和腺样分化。

- 外阴 Merkel 细胞肿瘤比其他部位的同类肿瘤侵袭性强，几乎所有的肿瘤都有广泛的转移，并呈致死的临床经过。
- 1 例外阴神经内分泌肿瘤缺乏典型的 Merkel 细胞肿瘤特征，报道将其称为"伴有副神经节瘤样特征的神经内分泌癌"。

七、恶性黑色素瘤

临床特征 （图 2-42）

- 这些肿瘤占外阴恶性肿瘤的 5%～10%（占黑素瘤的 3%～7%），多见于老年女性（大多数研究中位年龄＞ 60 岁），也可发生于 20 岁左右。
- Wechter 等发现，他们研究中的患者 55% 有非典型外阴痣、15% 有皮肤黑色素瘤的家族史。
- 最常见的表现为肿块、瘙痒、出血或先前存在的病变出现变化。常见部位从高到低依次为大阴唇、阴蒂和小阴唇；仅 15% 发生在毛发覆盖区域。1/3～2/3 的病例为多灶性病变。
- 病变通常为斑块或结节，常常伴有匍行性边缘，可能有弥漫性或局灶性色素沉着或非色素沉着。几乎 50% 的肿瘤出现溃疡。临床表现可能酷似良性色素性病变（见第 1 章）。
- 多达 70% 的患者发现时即处于 III 期或 IV 期。

镜下特征 （图 2-43 至图 2-45）

- 在最大的一项研究中，57% 为黏膜雀斑型、22%

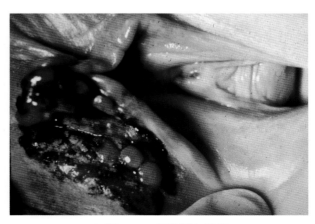

▲ 图 2-42　恶性黑色素瘤

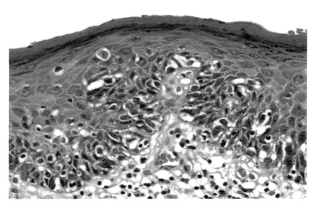

▲ 图 2-43 恶性黑色素瘤，原位成分呈雀斑状

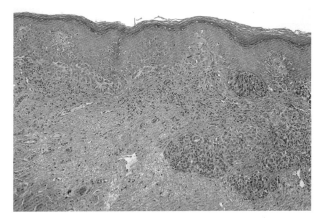

▲ 图 2-44 原位（左）和浸润性（右）恶性黑色素瘤

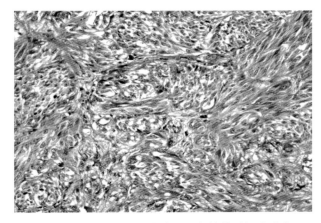

▲ 图 2-45 恶性黑色素瘤，浸润性梭形细胞成分

为结节型、12% 未分类、4% 为浅表播散型（这一顺序与外阴外皮肤黑色素瘤相反）。1 例外阴黑色素瘤表现为恶性蓝痣。

- 浸润性成分包括梭形细胞型、上皮样型或混合性梭形 - 上皮样细胞型，各型所占比例大致相等。胞质黑色素含量可能不同，从丰富到缺乏不等。淋巴结和血行播散常见。研究发现，多数雀斑型黑色素瘤有明显的嗜神经性，同时伴发显著的纤维组织增生。

- 显微镜下检查某些病例伴有痣、黑素沉着病或非典型黑色素细胞增生的证据，外阴黑色素瘤来源于先前存在的痣，然而，远不如其他部位黑色素瘤常见；这种肿瘤通常是浅表播散型，少数为结节型。

- 少数病例证实存在 HPV 感染，包括 HPV 16。

- 至少应该应用下述任一种方法测量浸润深度。

  - Breslow 方法：Raber 等发现，14.6% 的肿瘤浸润深度 ≤ 0.75mm，14.6% 为 0.76～1.50mm，25.6% 为 1.51～3.00mm，11% 为 3.01～4.00mm，34.2% 为 > 4.00mm。另一项研究（Wechter 等）显示，Breslow 法平均浸润深度为 2.8mm。

  - Clark 分级：Raber 等发现，2.4% 为 Ⅰ 级、12.2% 为 Ⅱ 级、17.1% 为 Ⅲ 级、51.2% 为 Ⅳ 级、17.1% 为 Ⅴ 级。

  - Chung 等提出外阴恶性黑色素瘤修订 Clark 分级：浸润深度 < 1mm 为 Ⅱ 级、1～2mm 为 Ⅲ 级、> 2mm 为 Ⅳ 级（Ⅰ 级和 Ⅴ 级如 Clark 所述）。在 Chung 等的研究中，24% 的肿瘤为 Ⅱ 级、15% 为 Ⅲ 级、46% 为 Ⅳ 级、15% 为 Ⅴ 级。

- 美国癌症分期联合委员会（AJCC）整合深度及溃疡状态对黑色素瘤进行了最新分期。有关分期的详细信息，请参阅第 8 版 AJCC 分期手册第 47 章的内容。

分子特征

- Aulmann 等发现，12% 的外阴和阴道黑色素瘤中存在 NRAS 和 KIT 扩增；18% 的外阴黑色素瘤中发现了 KIT 突变，但在阴道黑色素瘤中缺乏 KIT 突变。KIT 基因突变的黑色素瘤均有中等或较强的 KIT 蛋白表达，7 例 KIT 扩增的黑色素瘤中有 6 例过表达 KIT 蛋白。

- Rouzbahman 等报道，外阴黑色素瘤中 BRAF、TP53、C-kit 和 NRAS 突变率分别为 7.6%、7.6%、27.6% 和 27.6%，但与临床病理特征无关。

- 在外阴和阴道黑色素瘤（vulvar and vaginal melanomas，VVM）的分子基因分析中，Hou 等发现 VVM 的 *BRAF* 突变频率（26%）高于非妇科黑色素瘤（8.3%），*KIT* 突变率（22%）高于其他黏膜黑色素瘤（8.8%）和皮肤恶性黑色素瘤（malignant melanomas，MM）（3%）。*NRAS* 突变比非妇科黑色素瘤更罕见。PD–L1 和 PD–1 在 VVM 中较常见，而 PI3KCA 通路突变和 ER/PR 受体表达则较少见。

鉴别诊断

- 非典型生殖器痣和发育不良痣（见第 1 章）。
- 恶性黑色素瘤的径向生长期可能与 Paget 病或 Paget 样 VIN 混淆；其鉴别特征列在这些疾病的标题下。这两种病变的肿瘤细胞均可含有黑色素，因此出现黑色素对于鉴别诊断并没有帮助。
- 上皮样黑色素瘤的浸润成分偶尔可能与低分化鳞状细胞癌或腺癌混淆，而梭形细胞黑色素瘤的浸润成分可能与肉瘤混淆。在这些肿瘤中，出现恶性交界性成分，胞质内有黑色素以及 S100 和 HMB–45 免疫反应阳性有利于黑色素瘤的诊断。
- 与其他部位一样，当外阴低分化恶性肿瘤在显微镜检查难以分类时，注意需要考虑黑色素瘤的诊断。

生物学行为和预后因素

- Iacoponi 等在最近的一项大型研究中发现，恶性黑色素瘤复发率为 50%。局部复发（可能包括尿道）表现为原位黑色素瘤，可能是由于放射状生长阶段（radial growth phase，RGP）的持续。
- 较早研究显示 5 年生存率从 28% 到 50% 不等。Iacoponi 等发现总生存期平均为 46 个月，5 年生存率为 78%。
- 预后因素（其中多数是相互联系的）如下。
  - 浸润深度（与淋巴结播散密切相关）：Raber 等发现，深度 > 1.5mm 的肿瘤患者 5 年生存率是 20%，而深度 ≤ 1.5mm 的肿瘤患者 5 年生存率是 69%。Mayo Clinic 研究中，Clark 分级的 10 年生存率分别为 100%（Ⅱ 级）、83%（Ⅲ 级）、65%（Ⅳ 级）和 23%（Ⅴ 级）。
  - 大小：Iacoponi 等发现，肿瘤体积是预测局部

复发的唯一重要因素。
  - 淋巴结受累：在 SEER 研究中，淋巴结受累数量 0、1、2 及以上的患者的生存率分别为 68%、29% 和 19.5%。
  - 美国癌症分期联合委员会（AJCC）分期：在 GOG 的一项大的有关外阴黑色素瘤的研究中，这是唯一独立的预后因素。Iacoponi 等发现，AJCC 分期是唯一与复发转移相关的预后因素。
  - 年龄：Iacoponi 等发现年龄是与总体生存率相关的唯一独立预后因素。
  - 与不良预后和（或）淋巴结播散相关的其他因素：主要包括黑种人、FIGO 分期、溃疡、位于阴蒂或双侧病变、多灶性、肿瘤大小、临床无黑色素、上皮样细胞型、核分裂率、淋巴管血管浸润及非二倍体。

八、平滑肌肿瘤

临床特征

- 外阴平滑肌肿瘤少见，发生年龄范围广泛（多为 40—50 岁），通常表现为无痛性、有时是长期存在的肿块，临床上可能类似于前庭大腺囊肿。罕见肿瘤起源于前庭大腺腺体。
- 肿瘤在妊娠期间可能增大，与其雌激素和孕激素的含量有关。
- 在个别病例中，表现为持续存在的外阴肿块迅速增大和（或）组织学所见提示为平滑肌瘤转化为平滑肌肉瘤。
- 罕见的外阴平滑肌瘤病（部分家族性）以多发性、界限不清的肿瘤为特征，可能有明显的阴蒂受累。某些病例存在同时性或异时性食管或膀胱平滑肌瘤病和（或）Alport 综合征。

病理学特征 （图 2-46 至图 2-49）

- 良性或具有低度恶性潜能的肿瘤一般体积较小（3～5cm），界限清楚，而平滑肌肉瘤（leiomyosarcomas，LMS）多半 > 5cm，呈浸润性生长。平滑肌瘤切面通常呈旋涡状，平滑肌肉瘤可以见灶性出血和（或）坏死。
- 多数肿瘤由梭形细胞组成，交错成束状生长。少

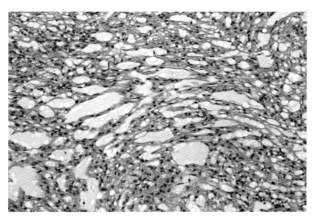

▲ 图 2-46 黏液样平滑肌瘤

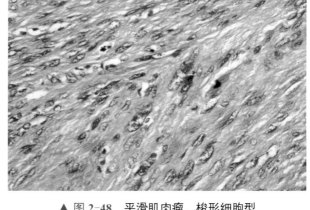

▲ 图 2-48 平滑肌肉瘤，梭形细胞型

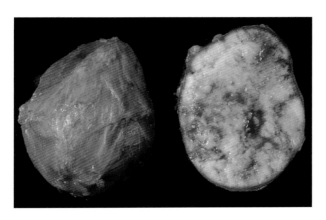

▲ 图 2-47 平滑肌肉瘤，切面有坏死和出血

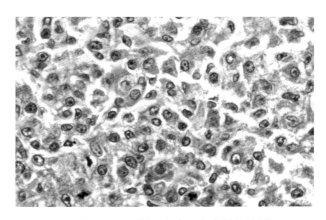

▲ 图 2-49 平滑肌肉瘤，上皮样细胞型

数肿瘤主要或完全由胞质嗜酸 / 透明的上皮样细胞构成。

- 肿瘤具有不均匀的黏液样和（或）玻璃样变的间质（"黏液玻璃样"结构），肿瘤细胞陷入其中，有时导致丛状结构。黏液样改变较常见于妊娠期。
- 由于 LMS 罕见，伴有非典型性特征的平滑肌瘤和 LMS 的组织学区别尚未完全确立。
  - 传统上，具有 3 项或 3 项以上如下特征的肿瘤被认为是 LMS，包括肿瘤大小≥ 5cm、浸润性边缘、每 10 个高倍视野核分裂象≥ 5 个（5 个 /10HPF）以及中到重度非典型性。
  - Sayeed 等认为，根据患者的预后，尽管部位特异性和子宫标准（见第 9 章）在诊断外阴阴道平滑肌肿瘤中的 LMS 时具有同样出色的敏感性，但在诊断非肉瘤性肿瘤时子宫标准比部位特异性方法具有更好的特异性。

- "非典型平滑肌肿瘤"（atypical smooth muscle tumor）适用于不符合 LMS 标准，但伴有非典型性、核分裂活性和（或）浸润性边缘的肿瘤。理想情况下，这类肿瘤的切缘应该包含 1cm 的正常组织，并接受长期随访，因为在多年后可能局部复发。复发肿瘤可能比原发肿瘤的非典型性、核分裂活性或浸润性更加明显。
- 鉴别诊断包括侵袭性血管黏液瘤、血管肌纤维母细胞瘤、黏液样恶性纤维组织细胞瘤、神经鞘瘤、血管球瘤、肌上皮瘤和恶性黑色素瘤（详见 Nielsen 等）。

九、其他肉瘤

（一）横纹肌肉瘤

- 外阴是女性下生殖道横纹肌肉瘤最不常见的部

位，最常见的部位是阴道（见第 3 章），其次是子宫颈。某些伴有外阴受累的肿瘤可能来自邻近的会阴。

- 外阴横纹肌肉瘤几乎总是发生于 20 岁以下女性。胚胎型横纹肌肉瘤（葡萄状肉瘤）是最常见的类型，也可发生腺泡状横纹肌肉瘤，后者较常见于成年女性。
- 经过化疗和手术切除，患者预后良好。一项研究显示，9 例患者中有 8 例无病生存 4～10 年，1 例在 2.5 年时可能带病生存。成年患者预后可能较差。

（二）脂肪肉瘤

- 外阴脂肪肉瘤通常发生于中年女性，表现为无痛性外阴肿块。
- Nucci 等发现，6 例肿瘤中有 5 例最大径 > 3cm，3 例大体检查界限清楚。
  - 根据脂肪细胞大小不同，核存在非典型性以及偶见脂肪母细胞，4 例肿瘤被分类为高分化脂肪肉瘤 / 非典型性脂肪瘤样肿瘤。
  - 另外 2 例肿瘤具有少见的表现，肿瘤内混合存在肿瘤性良性梭形和圆形细胞、大小不同的脂肪细胞和许多有 2 个空泡的脂肪母细胞。
  - 6 例肿瘤切除之后均无复发，虽然随访时间有限。
- 少数外阴多形性和黏液样脂肪肉瘤病例已有报道。1 例黏液性脂肪肉瘤发生于 15 岁的女孩，复发性肿瘤表现为致死性低分化圆形细胞脂肪肉瘤。
- Schoolmeester 等（2015 年）在外阴黏液样脂肪肉瘤中发现 DDIT3 和 FUS 基因重排，在外阴高分化脂肪肉瘤 / 非典型性脂肪瘤样肿瘤中发现 MDM2 基因扩增。

（三）上皮样肉瘤和恶性肾外横纹肌样瘤（图 2-50）

- 上皮样肉瘤罕见，多数为近端型上皮样肉瘤（proximal epithelioid sarcomas，PES），通常发生在外阴、前庭大腺、会阴和盆腔软组织。更罕见的是恶性肾外横纹肌样瘤（malignant extrarenal

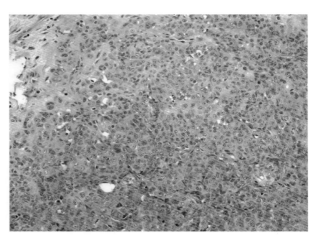

▲ 图 2-50　上皮样肉瘤
顾名思义，与恶性上皮肿瘤有相似之处

rhabdoid tumors，MERT）。
  - PES 和 MERT 具有相似的形态学、免疫组织化学和超微结构特征，包括 INI1（SMARCB1）基因产物缺失，因此一些作者认为两者为同一病变。
  - 然而，Tholpady 等发现，与 PES 不同，MERT 具有独特的横纹肌样细胞，对抗黏附蛋白（dysadherin）缺乏免疫反应活性，而且总是迅速致死。
  - 在 14 例 INI1（SMARCB1）缺陷的外阴肿瘤中，Folpe 等发现大多数肿瘤被归类为上皮样肉瘤（经典型或更常见的近端型）或肌上皮癌。3 例肿瘤无法分类，被称为"SMARCB1 缺陷相关的外阴肉瘤，非特指（NOS）"。研究结果提示 SMARCB1 异常类型与临床行为之间没有联系。
- 以下表现支持外阴近端型上皮样肉瘤（PES）
  - 患者通常为生育年龄的女性，表现为累及皮下和（或）深部软组织肿块。
  - 肿瘤细胞具有明显的上皮样和（或）横纹肌样特征及显著的细胞学非典型性，常呈多结节状排列。
  - 坏死常见，但是典型上皮样肉瘤的肉芽肿样结构仅见于少数病例，显著的肉芽肿性改变可能导致最初误诊为炎症性病变。
  - 肿瘤细胞 cytokeratin、EMA、vimentin、dysadherin 阳性，少数病例 CD34 阳性。
  - 这些肿瘤比经典型上皮样肉瘤侵袭性强，倾向于早期淋巴或血行转移，50% 的病例具有致死性。

（四）罕见肉瘤，包括癌肉瘤（图 2-51）

- 外阴隆凸性皮肤纤维肉瘤大约有 40 例报道。
  - 患者年龄 22—83 岁（中位年龄 44 岁），通常表现为非触痛性外阴肿块，最常累及大阴唇。
  - 肿瘤最大径可达 15cm，显微镜下和免疫组织化学所见类似于非外阴部位的对应肿瘤。约 10% 的肿瘤在原发或复发性病灶中含有灶状纤维肉瘤成分。
  - 约 30% 的肿瘤局部复发，只有极少数肿瘤伴有转移。部分病例对伊马替尼（Imatinib）治疗有效。
- 已经报道的罕见病例有恶性纤维组织细胞瘤（包括巨细胞亚型）、恶性神经鞘膜瘤、纤维肉瘤（包括低级别黏液纤维肉瘤）、血管肿瘤（血管肉瘤和非典型性血管病变，如卡波西肉瘤、血管内皮瘤、血管外皮瘤）、滑膜肉瘤（经典型和单相型）、腺泡状软组织肉瘤、Ewing 肉瘤 / 原始神经外胚层肿瘤、黏液样和间叶性软骨肉瘤、多形性玻璃样变血管扩张性肿瘤、恶性肌上皮瘤以及"肌成纤维细胞性肉瘤"。
- 外阴恶性叶状肿瘤远比良性叶状肿瘤少见（见第 1 章）。恶性叶状肿瘤表现为明显的梭形间质细胞非典型性、核分裂活性、异源性成分及肉瘤样过度生长。
- 外阴癌肉瘤罕见，Fiset 等检索到 17 例（包括他们自己的病例）因不同肿瘤接受盆腔放疗后的患者。不常见的肿瘤包括肠型黏液腺癌、多形性梭形细胞癌、软骨肉瘤和骨肉瘤（Lordello 等）。

十、卵黄囊瘤和其他生殖细胞肿瘤

- 在年龄 ≤ 26 岁的女性中，约有 10 例外阴卵黄囊瘤，肿瘤表现为阴唇或阴蒂肿块。尽管已行手术切除并应用非铂类药物联合化疗，6 例随访患者中仍有 3 例在 1 年内死亡。
- 外阴绒毛膜癌已有 1 例报道，患者 31 岁，伴有血清 hCG 增高。没有外阴肿瘤或异位妊娠的证据。切除肿瘤和化疗可以治愈。
- 已报道 2 例外阴畸胎瘤，其中 1 例 38 岁，类似于 3 级未成熟卵巢畸胎瘤，并已转移至腹股沟淋巴结，在联合治疗 18 个月后，没有疾病复发证据。另一例是新生儿成熟性畸胎瘤，表现为有蒂的外阴肿瘤，肿瘤被成功切除。

十一、淋巴造血系统肿瘤

- 外阴包括前庭大腺是原发性淋巴瘤的罕见部位，也是播散性淋巴瘤或急性或慢性髓细胞白血病最初累及的罕见部位。以前诊断的淋巴瘤（见"继

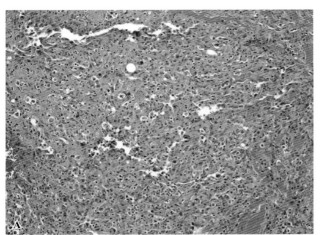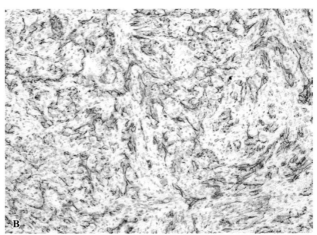

▲ 图 2-51 血管肉瘤，HE（A）和 CD31 免疫染色（B）阳性

肿瘤细胞迷路样分布，血管来源标记物阳性

发性肿瘤"）或髓细胞性或淋巴细胞性白血病继发性累及外阴也有报道。

- 原发性外阴淋巴瘤多发生于成年女性，通常表现为外阴结节、肿胀或硬结，偶尔局限于阴蒂或前庭大腺。少数患者 HIV 阳性或有医源性免疫抑制。多数肿瘤为 Ann Arbor Ⅰ E 期、少数为 Ⅱ E 期。

  - 肿瘤通常为弥漫性大 B 细胞淋巴瘤。少见类型包括滤泡性 B 细胞性淋巴瘤、淋巴浆细胞性淋巴瘤、外周 T 细胞淋巴瘤、弥漫性混合细胞性淋巴瘤、浆母细胞性淋巴瘤或霍奇金病。

  - 外阴霍奇金病（vulvar Hodgkin's disease）发生于长期存在克罗恩病和复发性肛门 – 生殖器瘘的妇女。

  - 尽管经过治疗，仍有少数患者死于此肿瘤。

- 有 1 例发生于 6 岁女孩的外阴孤立性肥大细胞瘤的报道。

十二、朗格汉斯细胞组织细胞增生症

- 这种大家熟知的系统性疾病有时可能累及女性外阴，但偶尔外阴为原发部位，后一种情况概述如下（图 2-52）。

- 患者年龄 2—91 岁，典型的表现是结节或肿块，可形成溃疡和（或）瘙痒。

- 治疗后的随访发现，2/3 的病例缺乏外阴之外的转移，少数患者至少有 1 次局部复发；1/3 的病例随后播散，死亡罕见。

十三、其他罕见的肿瘤

（一）肌上皮瘤

- 2 例外阴恶性肌上皮瘤由上皮样细胞和（或）梭形细胞（其中之一为鳞状细胞）组成，核多形性显著，核分裂活跃。上皮性和肌源性标记免疫染色阳性。

（二）类癌

- Srivastava 等报道了 3 例外阴透明细胞类癌，均发生于中年女性。肿瘤完全由透明细胞组成，排列成巢状，由纤维血管分隔，神经内分泌标记物嗜铬粒蛋白（chromogranin）和 NSE 免疫染色阳性。随访无恶性行为证据。

（三）原始神经外胚层肿瘤

- Chiang 等报道了 1 例 65 岁女性患者，肿瘤表现为边界清楚、1.5cm 大小的外阴肿块，被归类为 Ewing 肉瘤 /PNET。

十四、继发性肿瘤

- 根据一家医院统计，这些肿瘤占外阴恶性肿瘤的 8%。Neto 等发现 90% 患者是围绝经期或绝经后的女性。大阴唇最常受累，相对少见的部位包括小阴唇、阴蒂、外阴切开术瘢痕或前庭大腺。

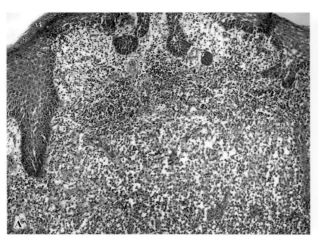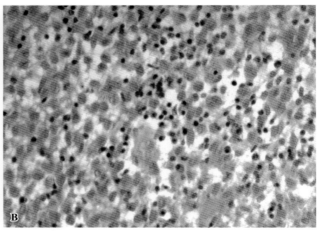

▲ 图 2-52　朗格汉斯细胞组织细胞增生症（图片由 Judith A. Ferry，MD 提供）
真皮层见弥漫混合性炎细胞浸润（A），高倍镜下可见多量嗜酸性粒细胞（B）

- 合并外阴转移的多数肿瘤在最初诊断分期较高。一项系列研究发现，约 25% 的病例原发性肿瘤和外阴转移是同时诊断的。少数情况下，外阴转移是隐匿性原发肿瘤的表现，如表现为外阴 Paget 病样的膀胱移行细胞癌。
- 在 Neto 等的系列研究中，90% 的病例明确了原发部位，其中半数为妇科来源。
  - 来源于女性生殖道（FGT）的肿瘤发生率从高到低依次为宫颈癌、卵巢癌、子宫内膜癌和阴道癌。
  - 非妇科源性的肿瘤以转移性结直肠癌、乳腺癌或恶性黑色素瘤多见，少数转移性肿瘤来源于原发性肺癌、肛门癌、膀胱癌、尿道癌和胰腺癌。
- 转移性乳腺癌的鉴别包括外阴原发性乳腺型癌（见书中相关介绍）。如上所述，累及表皮的转移性腺癌可能类似 Paget 病。支持转移的特征包括缺乏单个散在的表皮内细胞、广泛的浸润以及缺乏 Paget 病典型的免疫组化表达。
- Neto 等发现，60 例随访患者中 52 例在诊断转移癌后 1～81 个月（平均 7.5 个月）死于本病。
- Vang 等从他们自己的病例和文献中发现 8 例外阴继发性淋巴瘤。最常见的类型是弥漫性大 B 细胞淋巴瘤，罕见病例包括滤泡性小核裂细胞性淋巴瘤、小淋巴细胞性淋巴瘤、外周 T 细胞淋巴瘤及蕈样霉菌病。

缩略语

ACC	adenoid cystic carcinoma	腺样囊性癌
AJCC	American Joint Committee on Cancer	美国癌症联合委员会
BCC	basal cell carcinoma	基底细胞癌
DSS	disease-specific survival	疾病相关存活率
dVIN	differentiated vulvar intraepithelial neoplasia	分化型外阴上皮内瘤变
ER	estrogen receptor	雌激素受体
FGT	female genital tract	女性生殖道
FIGO	Fédération Internationale de Gynécologie et d'Obstétrique（International Federation of Gynecology and Obstetrics）	国际妇产科联合会
GOG	Gynecology Oncology Group	妇科肿瘤组织
HPV	human papillomavirus	人乳头瘤病毒
HRHPV	high-risk human papillomavirus	高危型人乳头瘤病毒
ISH	in situ hybridization	原位杂交
ISqCC	invasive squamous cell carcinoma	侵袭性鳞状细胞癌
LCH	Langerhans' cell histiocytosis	朗格汉斯细胞组织细胞增生症
LMS	leiomyosarcoma	平滑肌肉瘤
LS	lichen sclerosus	硬化性苔藓
LVI	lymphovascular invasion	淋巴血管侵犯
MERT	malignant extrarenal rhabdoid tumor	肾外恶性横纹肌样瘤
MM	malignant melanoma	恶性黑色素瘤
NOS	not otherwise specified	非特异类型
NSE	neuron-specific enolase	神经元特异性烯醇化酶

OS	overall survival	总体生存率
PD	Paget's disease	Paget 病
PES	proximal epithelioid sarcoma	近端型上皮样肉瘤
PFS	progression–free survival	无进展生存
PR	progesterone receptor	孕激素受体
PSA	prostatic–specific antigen	前列腺特异抗原
SCH	squamous cell hyperplasia	鳞状细胞增生
SIL	squamous intraepithelial lesion	鳞状上皮内病变
SEER	surveillance, epidemiology, and end results	监测、流行病学和最终结果
UC	undifferentiated carcinoma	未分化癌
uVIN	usual vulvar intraepithelial neoplasia	普通型外阴上皮内瘤变
VC	verrucous carcinoma	疣状癌
VIN	vulvar intraepithelial neoplasia	外阴上皮内瘤变
VVM	vulvar/vaginal melanomas	外阴 / 阴道黑色素瘤

（张敏芬　熊汉真 **译**　　王　娜 **校**）

第 3 章　阴　道
The Vagina

一、瘤样病变和炎症性病变

（一）尖锐湿疣

- 阴道尖锐湿疣类似于外阴尖锐湿疣（见第 1 章），阴道扁平湿疣较外阴常见。阴道湿疣由于表面有微刺或微小的突起而呈"花穗状"，其中含有毛细血管与少量间质。此病变弥漫性累及阴道时，应采用"湿疣性阴道炎"这一术语。

（二）阴道腺病（图 3-1 至图 3-9）

- 在孕妇使用己烯雌酚（DES）之前，阴道腺病在生育期和绝经后年龄组中罕见。相反，宫内接触 DES 无症状的年轻女性约 1/3 发生腺病。Stevens–Johnson 综合征、二氧化碳激光汽化或局部应用氟尿嘧啶治疗尖锐湿疣，均与腺病发生相关。
- 临床检查阴道黏膜呈红色颗粒状，碘不着色。几乎所有病例为阴道上 1/3 受累，约 10% 的病例为

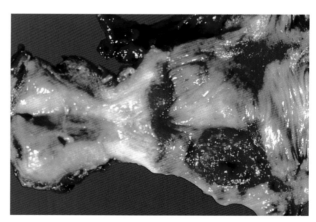

▲ 图 3-1　阴道腺病和透明细胞腺癌的阴道和子宫切除标本（右侧为阴道、左侧为子宫）
累及阴道黏膜的两处扁平红色区域为腺病区域，息肉样红色阴道肿块（下方）为透明细胞癌

阴道中 1/3 受累，约 2% 的病例为阴道下 1/3 受累。
- 20% 宫内接触 DES 的患者有宫颈和阴道先天性畸形，而且伴有腺病。少数与接触 DES 无关的弥漫阴道腺病患者伴处女膜闭锁。

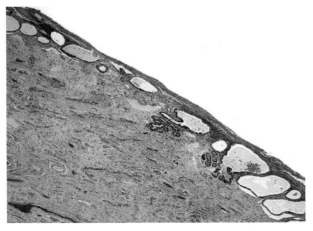

▲ 图 3-2　腺病

紧邻阴道黏膜上皮下有许多腺体，其中一些腺体扩张

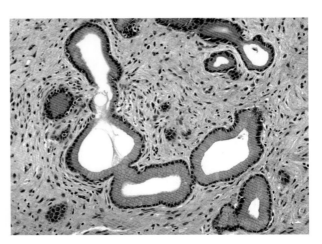

▲ 图 3-5　腺病

腺体内衬黏液性上皮

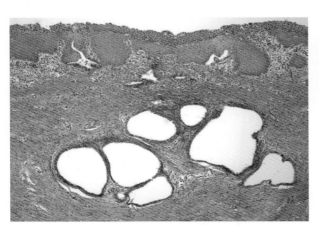

▲ 图 3-3　腺病

典型的腺体紧邻阴道黏膜上皮下，扩张的腺体位于阴道壁深部

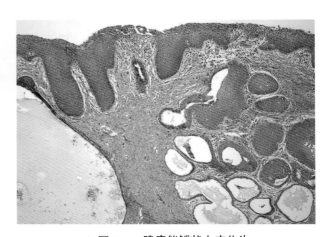

▲ 图 3-6　腺病伴鳞状上皮化生

鳞状上皮化生在部分腺体内较显著，局部完全掩盖腺腔

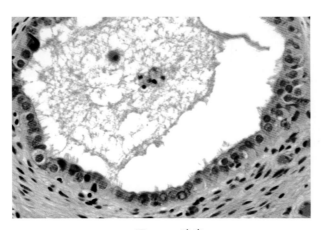

▲ 图 3-4　腺病

腺体内衬输卵管型上皮

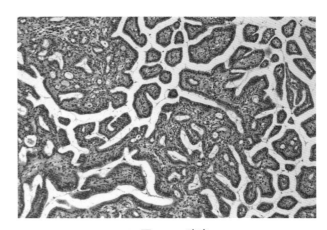

▲ 图 3-7　腺病

乳头状和腺样结构，局灶可见微腺体结构，左上角最显著

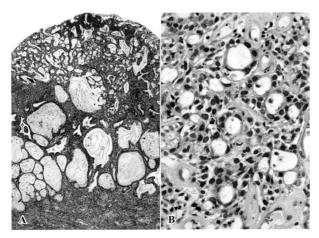

▲ 图 3-8 微腺体增生累及腺病（A 为低倍镜、B 为高倍镜）

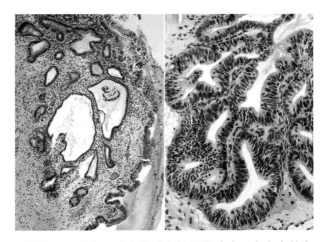

▲ 图 3-9 发生于腺病基础上的原位腺癌（患者有处女膜闭锁）

- 显微镜下检查显示良性柱状上皮取代正常鳞状上皮或在浅表间质内形成腺体，上皮为子宫颈管型或输卵管子宫内膜样型，后者较常见于阴道下部。
- 腺病罕见表现如下。
  - 乳头（乳头状腺病）：可继发于口服避孕药或妊娠的微腺体增生或为妊娠时的 Arias-Stella 反应及肠上皮化生。
  - 异型增生性改变（包括原位腺癌）：经常发生在输卵管子宫内膜样腺病中，毗邻透明细胞癌，提示在某些情况下为癌前病变。类似的异型增生性改变可能与处女膜闭锁相关的腺病有关。
- 腺体通常被化生的鳞状上皮取代，伴有鳞状上皮钉突形成，这种病变显著的病例可能被误认为浸润性鳞状细胞癌。
  - 钉突、钉突内或表面鳞状上皮内小的充满黏液的间隙（黏液"小滴"）可能是诊断腺病的唯一线索。
  - 缺乏糖原的化生性鳞状上皮逐渐转变为富含糖原的正常鳞状上皮。
- 如上所述，在少数情况下，腺病可合并阴道或宫颈来源的腺癌（通常为 CCC）或阴道上皮内肿瘤形成（VaIN）（请参阅书中相关介绍）。

（三）囊肿（图 3-10 和图 3-11）

- 这些少见的病变在生育年龄和绝经后的女性中偶

然发现，但也可表现为有症状的肿块。
- 囊肿具有以下几种类型。
  - 苗勒（Müller）囊肿可位于阴道任何位置，但

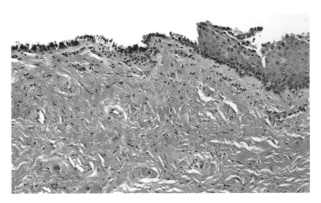

▲ 图 3-10 苗勒（Müller）囊肿
囊肿内衬输卵管型上皮（左侧），伴局灶鳞状上皮化生（右侧）

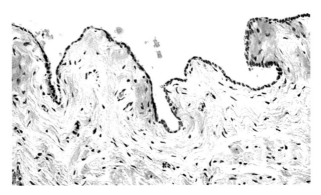

▲ 图 3-11 位于阴道侧壁的 Gartner 管（中肾）囊肿
注意内衬的立方细胞、无纤毛的细长细胞和细胞内黏液

最常见于阴道前外侧。内衬子宫颈管型上皮细胞、输卵管或子宫内膜样上皮，局灶可内衬化生的鳞状上皮。其中多数可能来源于腺病。

- 上皮包涵囊肿，内衬鳞状上皮并含有角蛋白，大部分发生于既往会阴切开或撕裂的部位。

- 中肾（Gartner 管）囊肿，内衬立方至细长的无纤毛上皮细胞，胞质缺乏黏液，免疫组化 GATA3 阳性，这些囊肿来源于阴道侧壁的中肾残余。子宫内膜异位囊肿（见第 19 章）和来源于前庭大腺导管囊肿（见第 1 章）。

- 罕见的囊肿包括尿道囊肿、尿道旁囊肿以及内衬移行上皮、鳞状上皮和柱状上皮细胞的 Skene 囊肿。

（四）输卵管脱垂（图 3-12）

- 输卵管脱垂是一种罕见的子宫切除术后并发症，通常发生于阴式子宫切除术后，大体观类似肉芽组织，阴道顶端常见。偶尔表现为宫颈息肉样外观。

- 输卵管上皮细胞伴反应性非典型改变时，显微镜下可能误诊为乳头状腺癌。输卵管皱襞、良性表现的纤毛上皮细胞及阴式子宫切除病史，有助于输卵管脱垂的诊断。

- 罕见情况下，脱垂输卵管局灶形态可类似于血管肌纤维母细胞瘤或侵袭性血管黏液瘤，可能引起误诊。

（五）术后梭形细胞结节（图 3-13）

临床特征

- 术后梭形细胞结节（PSCN）是一种假肉瘤性梭形细胞病变，通常在下泌尿生殖道术后 1～12 周出现在手术部位。

- 病变在阴道上部的病例通常发生于阴式子宫切除术后，而发生在阴道下部或外阴的病例通常发生于会阴切开术后。

- 少数病例局部复发，再次切除可治愈。

病理学特征

- 术后梭形细胞结节通常为最大直径＜ 4cm 的质软息肉样肿块，由交错束状排列的梭形细胞构成，

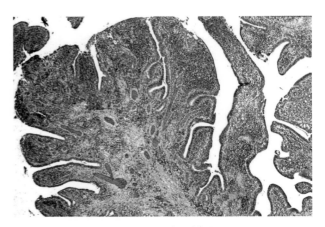

▲ 图 3-12　输卵管脱垂
输卵管皱襞含有致密的慢性炎症细胞浸润

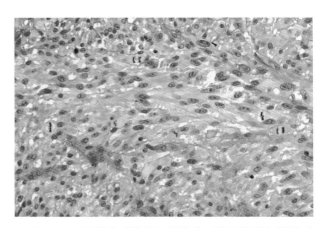

▲ 图 3-13　阴道术后梭形细胞结节（位于外阴切开术后瘢痕中）

注意梭形细胞温和的细胞核和数个核分裂象

伴有网状的小血管，细胞核大、空泡状，核仁突出，但缺乏显著的细胞非典型性，核分裂象常见。

- 其他特征包括表面溃疡形成，病变深部急慢性炎症细胞浸润，小灶状出血和水肿，有限的局灶浸润。

- 术后梭形细胞结节通常表达 vimentin、Desmin、SMA、cytokeratin。

与高分化平滑肌肉瘤的鉴别诊断

- 某些高分化平滑肌肉瘤细胞异型性小，核分裂数和术后梭形细胞结节相似，甚至比后者更少，两者的鉴别非常困难。但是大多数高分化平滑肌肉瘤至少局灶的肿瘤细胞具有显著核的非典型性，并且缺乏梭形细胞结节所具有的明显的小血管网。

- 病变部位近期手术史强烈支持术后梭形细胞结节而非高分化平滑肌肉瘤的诊断。

（六）纤维上皮性息肉（图 3-14 至图 3-17）

临床特征

- 阴道是纤维上皮性息肉最常见的部位，发生于外阴少见，发生于子宫颈极少见。纤维上皮性息肉通常发生于生育年龄和绝经后女性（罕见于婴儿），可能无症状，或有性交后出血或发现肿块。
- 约 20% 为妊娠患者；10% 的患者接受过激素（雌激素、口服避孕药、他莫昔芬和非特异性激素制剂）治疗，提示某些病例可能由激素引起。
- 局部切除基本可以治愈，对于少数复发的病例再

次切除可治愈；妊娠患者产褥期息肉可消退。

病理学特征

- 大多数息肉＜ 4cm，偶尔可达 12cm，通常单发，但也可多发或有数个，尤其在妊娠期。外观从无蒂到有蒂到绒毛状，质软到质韧，颜色为灰粉色，偶尔呈葡萄状外观。
- 息肉通常被覆正常鳞状上皮，偶尔可见挖空细胞或异型增生的鳞状上皮。间质呈纤维性到水肿样，通常细胞稀疏。血管从薄壁到厚壁不等，厚壁血管通常位于病变的中心。
- 与下方的正常组织通常缺乏明显界限，病变间质细胞常延伸至其上被覆的鳞状上皮，没有跨界带。

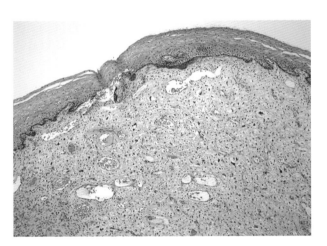

▲ 图 3-14　纤维上皮性息肉
间质细胞（部分为多核细胞）被水肿性间质分隔

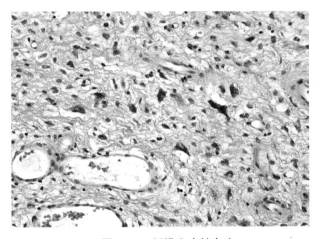

▲ 图 3-15　纤维上皮性息肉
高倍镜显示深染细胞核，其大小和形状明显不同

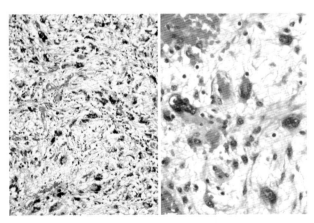

▲ 图 3-16　伴肉瘤样间质巨细胞的纤维上皮性息肉，低倍镜和高倍镜下所见

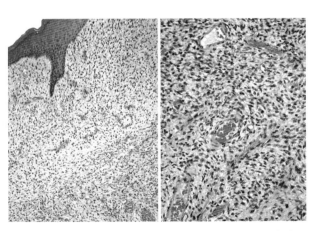

▲ 图 3-17　伴富细胞间质的纤维上皮性息肉，低倍镜和高倍镜下所见

- 间质细胞呈多角形、梭形到星形，细胞质少而淡染，且逐渐减少。细胞核形态温和，核分裂不活跃。经常出现多核（或多叶核）细胞，并且可呈花环状排列。
- 少数息肉，尤其孕期患者，可出现类似恶性肿瘤（"假葡萄状肉瘤"）的一些特征：细胞特别丰富，病变中央部位的细胞通常更加丰富；细胞核奇异而深染，可为多核或多叶核，核仁突出；核分裂象通常＜ 3 个 /10HPF，但很少＞ 5 个 /10HPF，可出现异常核分裂象。
- 间质细胞 vimentin、desimin、ER 和 PR 阳性。超微结构研究显示间质细胞具有成纤维细胞和肌成纤维细胞的特点。纤维上皮性息肉中可偶见 Myogenin 阳性的间质细胞。

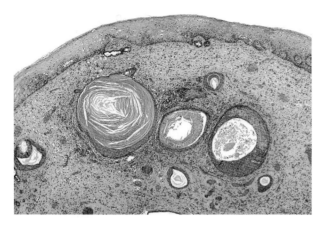

▲ 图 3-18　管状鳞状上皮性息肉

非常局限的鳞状细胞巢（有些含有坏死物质）被细胞稀少的纤维性间质分隔，表面鳞状上皮下方可见少数小管（顶部中心）

鉴别诊断

- 侵袭性血管黏液瘤（见第 1 章）：不太可能呈息肉状，通常肿瘤体积大且位置深，含有多量大小不一的血管（包括厚壁血管），常伴平滑肌分化，浸润性边界，多核细胞罕见；但是，在浅表活检标本中鉴别两者可能较困难。
- 葡萄状肉瘤：支持该诊断而非伴有非典型性间质细胞的纤维上皮性息肉的特点包括年龄＜ 5 岁；肿瘤生长迅速；含有核分裂活跃的小细胞生发层，胞质少，核深染（或含有病变其他部位的类似细胞）；浸润鳞状上皮；胞质可见横纹；以及骨骼肌标记免疫染色阳性。
- 浅表性肌成纤维细胞瘤（见第 1 章）。

（七）管状鳞状上皮性息肉（图 3-18）

- 管状鳞状上皮性息肉（TSP）通常发生于绝经后女性，少数发生于生育年龄后期。通常位于阴道上部，肿瘤多＜ 3cm。
- 显微镜下检查显示界限清楚的良性上皮细胞巢，位于细胞稀少的纤维间质内。
  - 大多数细胞巢由富含糖原或不富含糖原的鳞状上皮细胞构成，中央通常伴有坏死、钙化、角化或者兼有上述改变。
  - 通常在鳞状上皮巢周围还可出现小管，小管内衬胞质淡染的立方细胞，有时可见细胞内黏液。
  - 其他罕见的形态改变包括明显的基底上皮细

胞分化、皮脂腺分化、黏液及杯状细胞分化。
  - 上皮成分 CK 和 ER 免疫染色阳性，另外，某些病例小管内衬细胞 PAP 和（或）PSA 免疫染色呈阳性。Roma 发现 GATA3 在鳞状上皮成分中弥漫阳性，NKX3.1 在腺体成分中灶性阳性。
- Kelly 等认为管状鳞状上皮性息肉以及罕见的阴道异位前列腺组织均起源于正常位置或异位的尿道旁腺。Roma 认为管状鳞状上皮性息肉即为阴道 Brenner 瘤。
- 鉴别诊断除了前列腺异位，还包括阴道 Brenner 瘤和良性混合瘤，后者的特征包括位置靠近处女膜、以丰富的梭形细胞为主。

（八）子宫内膜异位症（图 3-19 至图 3-22）

- 浅表阴道子宫内膜异位症通常累及阴道穹窿，较宫颈子宫内膜异位症少见，但是两者显微镜下形态相似，并且易发生于曾经外伤的部位，且可不伴有盆腔子宫内膜异位症。
- 深部阴道子宫内膜异位症常见，通常伴有盆腔子宫内膜异位症，并累及阴道直肠膈。病变广泛时阴道后壁可形成结节状或息肉样黏膜肿块（息肉样子宫内膜异位症）。
- 阴道子宫内膜异位症，特别是浅表型子宫内膜异位症的鉴别诊断包括输卵管子宫内膜型阴道腺病，但后者缺乏子宫内膜间质细胞及子宫内膜异位症的其他特征。
- 阴道肿瘤周围存在子宫内膜异位症时，更倾向于

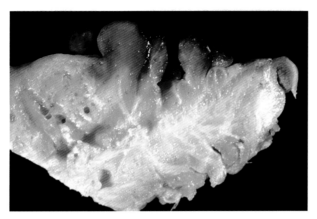

▲ 图 3-19　息肉样子宫内膜异位症
多发性黄褐色息肉替代阴道黏膜

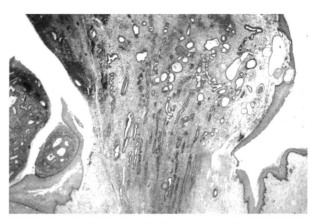

▲ 图 3-20　息肉样子宫内膜异位症
由子宫内膜腺体和间质组成的数个息肉被覆阴道鳞状上皮

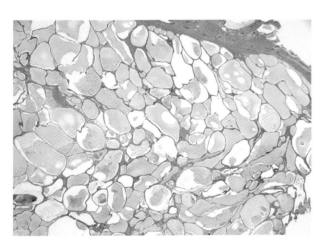

▲ 图 3-21　息肉样子宫内膜异位症
这个引人注目的病例形成了一个囊状肿物

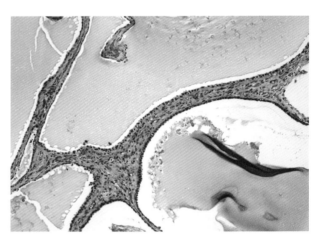

▲ 图 3-22　息肉样子宫内膜异位症
高倍镜显示图 3-21 囊状腺体位于腺体间的萎缩的子宫内膜间质

是原发性肿瘤而非转移性肿瘤，前者包括子宫内膜样腺癌、透明细胞癌（见本章相关介绍）、内膜间质肉瘤和腺肉瘤。子宫内膜异位症相关肿瘤在第 19 章讨论。

（九）肾源性腺瘤（图 3–23 和图 3–24）

- 发生于尿道憩室的肾源性腺瘤可表现为阴道肿块，其组织学特征可能会被误认为透明细胞癌，因为后者也可发生于尿道憩室。
- Medeiros 和 Young 研究发现大多数患者年龄＜ 40 岁，显微镜检查显示其典型特征为管状、囊状和乳头状结构，在一些病例中可见靴钉样和透明细胞。

- 掌握肾源性腺瘤缺乏深部浸润、透明细胞弥漫生长以及核非典型性和核分裂的特点，可避免误诊为透明细胞癌。虽然仅 40% 的肾源性腺瘤 GATA3 阳性，但 GATA3 免疫染色阳性则倾向诊断肾源性腺瘤。

（十）异位和化生（图 3–25）

- 移行细胞化生偶尔发生于阴道，与较常发生在宫颈的移行细胞化生相似（见第 4 章），有时与移行细胞肿瘤相关。
- 不同于阴道腺病（见腺病相关内容）的黏液上皮细胞可出现在阴道。

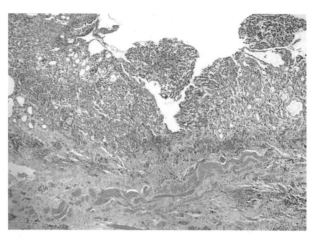

▲ 图 3-23　肾源性腺瘤

这种病变发生在尿道憩室内，但临床上表现为阴道肿块，可见界限清晰的基底部

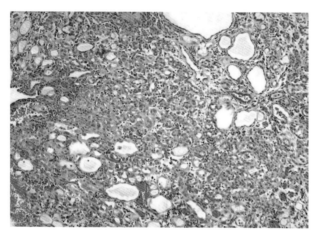

▲ 图 3-24　肾源性腺瘤

图 3-23 的高倍镜显示，该病变呈典型的小管状结构，一些小管呈囊状扩张，有些小管微小且排列拥挤而略呈实性结构

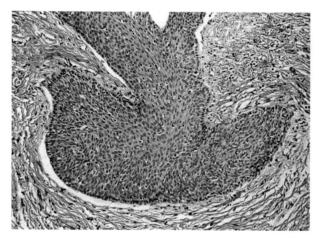

▲ 图 3-25　移行细胞化生

- 罕见发生在阴道的宫颈内膜异位症和 Müller 病已被报道，据报道，宫颈内膜异位症中有 1 例可见典型的良性子宫颈管腺体合并腺癌。
- 1 例宫颈发育不全的患者，其阴道上皮细胞由化生的黏液上皮取代，黏液上皮细胞局灶具有非典型性，累及整个生殖道。
- 已报道 1 例阴道肠型息肉。

- 罕见的阴道异位皮肤（包括皮肤附属器）或孤立的外胚层结构（包括皮脂腺和毛囊结构）已有报道。甲状腺 / 甲状旁腺组织以及前列腺组织在一些个案报道中被描述，后者的特征类似于在宫颈的病变（见第 4 章）。
- 在一些妊娠期病例中，阴道异位蜕膜在临床上与癌类似，其组织学特征与正常位置蜕膜以及其他位置的异位蜕膜相似。

（十一）炎症性和感染性病变（图 3-26 和图 3-27）

- 硬化性苔藓（见第 1 章）和毛囊角化病（Darier 病）很少累及阴道，后者宫颈涂片存在异常表现。
- 发生于阴道的结核病、真菌病（隐球菌病、组织胞浆菌病）、血吸虫病、疟疾、软化斑、非特异性黄色肉芽肿性炎以及继发于角蛋白肉芽肿性反应的瘤样肿块、嗜黏液卡红的组织细胞增生症（见第 19 章）、木样炎症（见第 4 章）均有报道。
- 气肿性阴道炎是一种自限性病变，发生于生育年龄和绝经后女性。鳞状上皮下充满气体的囊性间隙内衬异物巨细胞和慢性炎细胞。宫颈和（或）

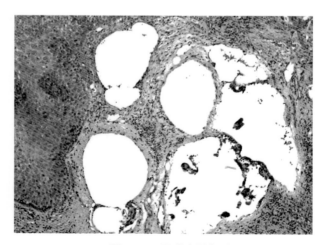

▲ 图 3-26　阴道炎性气肿
注意囊腔内的异位巨细胞反应

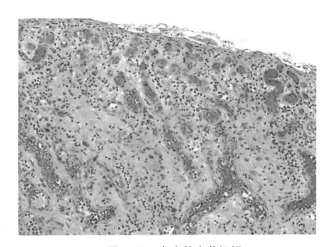

▲ 图 3-27 息肉状肉芽组织

此为 1 例产后患者的息肉样病变

外阴也可受累。其发病机制不清楚，某些病例似乎由产气细菌引起。

- 产毒素 –1 的金黄色葡萄球菌感染引起阴道中毒性休克反应，偶尔可导致脱屑性阴道炎。
- 产后或手术后常见息肉样肉芽组织。
- 在利用肠管进行阴道构建或重建的患者中，存在类似于改道性结肠炎的改变，被称为改道性阴道炎。表现为急慢性炎细胞浸润、淋巴细胞聚集、隐窝变形和潘氏细胞化生。
- 异物反应形成的瘤样肿块。
  - Snover 等曾描述 1 例阴道纤维组织细胞反应，除了对极化材料（polarizable material）的异物反应外，还可见与纤维组织细胞瘤类似的席纹状结构。
  - Russell 等描述了因填充聚丙烯酰胺水凝胶（Aquamid）而导致阴道形成 3.5cm 大小的肿块，在透明组织和血管内发现了与异物相关的均质嗜碱性黏蛋白池。

（十二）其他瘤样病变

- 多核间质巨细胞，这些细胞与纤维上皮性息肉（见书中相关介绍）中的多核间质巨细胞相同。一项解剖研究发现 12% 的病例在阴道中可见这种细胞。
- 发生于阴道内的中肾管残留和（或）中肾管增生可与异常宫颈涂片相关。
- 发生于阴道黏膜的良性黑色素病变包括黑变病、普通型和富于细胞型蓝痣、非典型性黑色素细胞增生和褐黄病。

- Fadare 描述了一种"阴道间质硬化"，患者 50—62 岁，表现为性交困难、阴道萎缩、阴道结节或斑块。该病变表现为上皮下由稀疏的成纤维细胞性间质细胞构成的病变区，被胶原纤维和弹性纤维所分隔。
- 罕见的腹膜后纤维化累及阴道已有记载。

二、良性肿瘤

（一）上皮性肿瘤（图 3-28 和图 3-29）

- 大多数良性阴道鳞状上皮乳头状病变为尖锐湿疣。非湿疣性鳞状上皮乳头状瘤在阴道中很少见，且与发生于宫颈的鳞状上皮乳头状瘤相似。前庭鳞状上皮乳头状瘤见第 1 章。

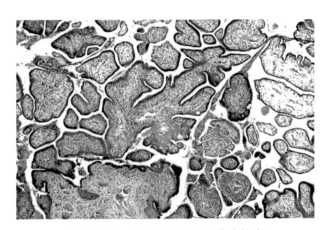

▲ 图 3-28 婴儿 Müllerian 乳头状瘤

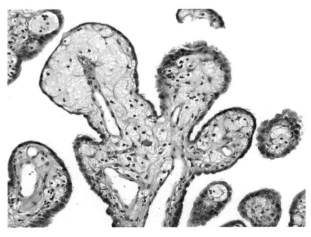

▲ 图 3-29 婴儿 Müllerian 乳头状瘤

乳头被覆单层形态温和的苗勒上皮

- 罕见的阴道黏膜乳头状瘤类似宫颈苗勒乳头状瘤（见第 4 章），通常发生在儿童，临床可能会误认为胚胎性横纹肌肉瘤。
  - 另外 2 例类似的乳头状瘤位于壁内（而非黏膜），由乳头、腺体和实性区域构成，病变细胞胞质嗜酸性，细胞核形态温和。
  - 1 例苗勒乳头状瘤在 40 年间多次复发，最终发展为透明细胞癌。
- 阴道结肠型绒毛管状腺瘤罕见，含有杯状细胞（含肠黏蛋白）和潘氏细胞。一些病例局灶可见高级别异型增生或伴有腺癌（见黏液腺癌）。
- 阴道和宫颈"脂溢性角化病样"病变（见第 4 章）。

（二）上皮间质肿瘤

- 发生于阴道的良性卵巢型上皮间质肿瘤包括少见的 Brenner 瘤（其中部分病例可能为管状鳞状上皮性息肉，见书中相关介绍）和子宫内膜样乳头状囊腺纤维瘤。
- Moore 等描述了一组发生于阴道上部的类似于乳腺纤维腺瘤的病变。腺体被覆双层上皮细胞（其中 1 例腔面和基底层伴有灶性鳞状细胞分化），这些细胞 PAX8 阳性 /GATA3 阳性；基底细胞 p63 阳性 /CK5/6 阳性。间质由形态温和的成纤维细胞构成。

（三）混合瘤（梭形细胞上皮瘤）（图 3-30 至图 3-34）

- 混合瘤罕见，其组织起源不清楚，发生于生育年龄和绝经后女性的处女膜环附近。该肿瘤通常为

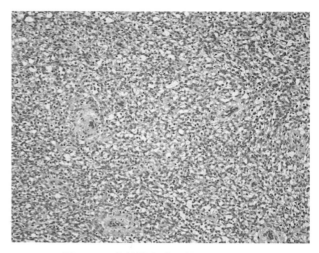

▲ 图 3-31　良性混合瘤（梭形细胞上皮瘤）

小梭形细胞密集增生，细胞胞质少，其间散在分布小血管

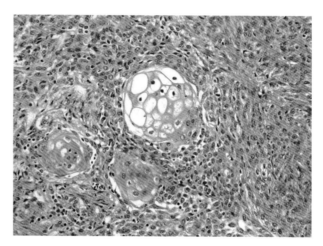

▲ 图 3-32　良性混合瘤（梭形细胞上皮瘤）

成熟的鳞状细胞巢被片状分布的梭形细胞分隔

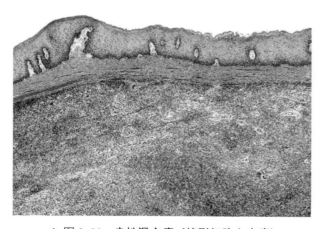

▲ 图 3-30　良性混合瘤（梭形细胞上皮瘤）

肿瘤边界清楚

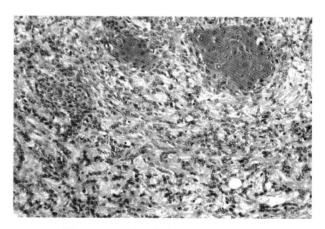

▲ 图 3-33　良性混合瘤（梭形细胞上皮瘤）

显示条索状结构（底部）和鳞状细胞巢（顶部）

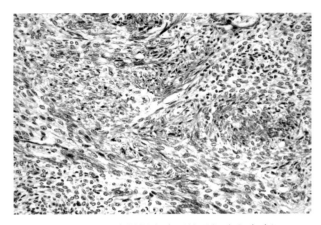

▲ 图 3-34　良性混合瘤（梭形细胞上皮瘤）

梭形细胞免疫染色 cytokeratin 阳性

临床偶然发现或患者自觉缓慢增大的无痛性肿块。局灶切除后偶尔可复发。

- 肿瘤通常表浅，< 5cm，边界清楚。切面实性，灰白色，有时局灶呈黏液样。

- 显微镜下形态特征为肿瘤细胞主要或完全由密集的梭形细胞构成，梭形细胞相互交错呈束状排列，隐约可见旋涡状、条索状、巢状结构和透明小体。明显的上皮成分通常为巢状的成熟鳞状上皮（有时伴有角化）和内衬黏液性或非特异性上皮的腺体，但上皮成分可能稀少。

- 梭形细胞胞质少，细胞核圆形到梭形，染色质细腻，核仁不明显，核分裂罕见。细胞丰富程度随细胞间黏液样物质和胶原的多少而变化。

- 梭形细胞通常表达上皮标记（AE1/3，CK7）、间叶细胞标记（SMA，desmin，h-caldesmon）、CD10、PR 和 WT-1（Berdugo 等报道）。

- 超微结构研究结果表明该肿瘤为单纯性上皮性肿瘤，而非上皮间质混合性肿瘤。

- 鉴别诊断包括平滑肌肿瘤和子宫内膜间质肿瘤，这些肿瘤的免疫表达谱和混合瘤存在部分重叠。肿瘤的典型部位，以及通常由分化良好的上皮成分和梭形细胞混合组成有利于混合瘤的诊断。转移性肿瘤可能很少考虑，但是两者的许多不同之处包括临床表现有助于正确诊断。

（四）侵袭性血管黏液瘤、血管肌纤维母细胞瘤、血管纤维瘤、肌纤维母细胞瘤

- 见第 1 章。

（五）平滑肌瘤（图 3-35 和图 3-36）

- 平滑肌瘤是阴道最常见的间叶源性肿瘤，通常发生于生育年龄和绝经后女性。较大肿瘤可引起疼痛、性交困难、出血、难产和泌尿道症状。平滑肌瘤可发生于阴道任何部位。

- 肿瘤大体和显微镜下特征与子宫平滑肌瘤（见第 9 章）相似。通常位于黏膜下，由梭形细胞构成，偶尔由上皮样细胞构成。约 10% 的病例局灶可见黏液，罕见病例可见奇异形核。

- 妊娠期肿瘤细胞核分裂象可增多。罕见情况下肿瘤可在一次和多次妊娠中复发，提示该肿瘤具有激素依赖性。

- 通常需要与平滑肌肉瘤鉴别（见第 3 章）。

- 此外，尚需要与胃肠外间质瘤鉴别（见第 3 章）。

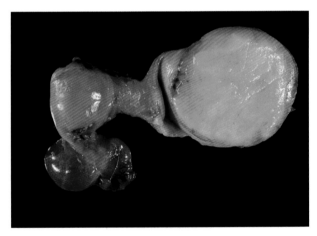

▲ 图 3-35　平滑肌瘤

一个大的边界清楚的黏膜下实性肿物凸向阴道内

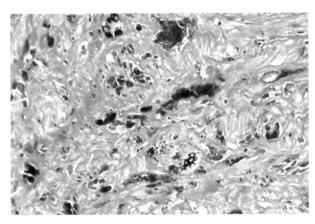

▲ 图 3-36　伴奇异细胞核的平滑肌瘤

（六）横纹肌瘤（图 3-37 和图 3-38）

- 这种女性生殖道罕见的良性肿瘤最常发生于阴道（偶尔发生于外阴和宫颈），多见于生育年龄和绝经后女性，表现为小（< 3cm）而光滑的孤立性黏膜下肿物。局部切除可治愈。
- 多数肿瘤被覆完整的鳞状上皮，由数量不等的良性、缺乏核分裂象的骨骼肌细胞组成（胞质嗜酸性，横纹、骨骼肌标志物 myogenin 和 myoD 阳性），骨骼肌细胞因切面的不同而呈圆形或带状，伴多少不等的血管纤维黏液样间质。
- 肿瘤应充分取材，因为少数肿瘤混有横纹肌肉瘤成分，或存在介于两种病变之间的表现。

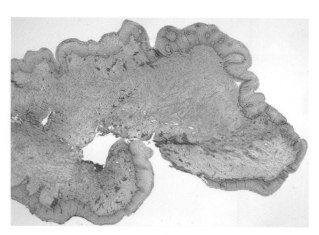

▲ 图 3-37　横纹肌瘤
低倍镜下外观类似纤维上皮息肉

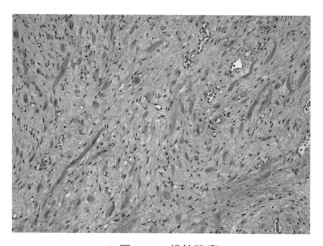

▲ 图 3-38　横纹肌瘤
图 3-37 的高倍镜显示，成熟的骨骼肌细胞

鉴别诊断

- 纤维上皮性息肉：这类病变缺乏骨骼肌分化。
- 胎儿横纹肌瘤：这类肿瘤形态上与生殖器横纹肌瘤相似，但通常发生于儿童的头颈部。
- 胚胎性横纹肌肉瘤：这类肿瘤多发生于婴儿或儿童，生长迅速，具有生发层，核分裂活跃及浸润性边缘。

（七）其他良性肿瘤

- 已报道的阴道罕见肿瘤包括皮样囊肿、腺瘤样瘤、黏液瘤、孤立性纤维性肿瘤、血管平滑肌脂肪瘤、海绵状血管瘤、血管球瘤、血管瘤、血管平滑肌瘤、间叶瘤（含骨骼肌、平滑肌及脂肪）、神经纤维瘤（包括伴有横纹肌分化的肿瘤如蝾螈瘤）、神经鞘瘤（经典型和富于细胞性）、颗粒细胞瘤和副神经节瘤。
- 2 例阴道肌上皮瘤（均发生于 50 岁左右的女性）呈局限的结节状，位于鳞状上皮下，由梭形和（或）上皮样细胞构成，细胞核形态温和。病变细胞表达上皮标记和肌源性标记。
- Moore 等曾报道 2 例发生于阴道上部的纤维腺瘤样病变。腺体衬覆腔面和基底细胞两层细胞，其中 1 例局灶伴有鳞状细胞分化，腔面细胞和基底细胞 PAX8 阳性 /GATA3 阳性，但大部分细胞 ER 阴性 /PR 阴性，基底细胞同时表达 p63 阳性 /CK5/6 阳性。

三、恶性肿瘤

（一）阴道上皮内肿瘤形成（图 3-39）

- 阴道上皮内肿瘤形成（VaIN）与对应的宫颈鳞状上皮内病变相比仅占 1%。虽然其在年轻女性中的发病率似乎正在增加，但更好发于老年女性。通常表现为异常宫颈涂片。
- 多数病例既往或同时有宫颈或外阴鳞状上皮癌前病变或浸润性鳞状细胞癌，某些病例可能表现为多中心性克隆性病变（Vinokurova 等）。其他危险因素包括免疫抑制、吸烟、既往骨盆照射和腺病。
- 通常累及阴道上 1/3。可表现为黏膜隆起、粗糙、白色至粉红色病变，或仅阴道镜下可见病变。约 50% 的病例为多灶性。

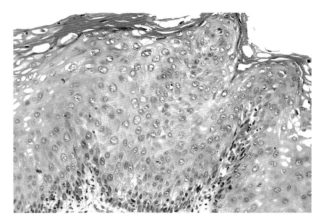

▲ 图 3-39　阴道 HSIL（VaIN3）

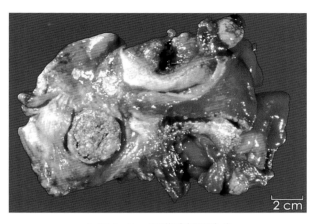

▲ 图 3-40　阴道鳞状细胞癌

阴道 - 子宫切除标本，注意阴道上部息肉样肿块

- 显微镜下和免疫组化特征与宫颈鳞状上皮内病变（SIL）相同。
  - 低级别鳞状上皮内病变（LSIL）相当于 VaIN1，高级别鳞状上皮内病变（HSIL）相当于 VaIN2 和 VaIN3。
  - Sopracordevele 等发现约 10% 的病例具有隐匿性浸润。
  - 至少 80% 的病例可检测到 HPV DNA，甚至 VaIN1 也存在高危型 HPV（Srodon 等）。
- 局部复发很可能与非切除治疗（激光、局部化疗）有关，VaIN2 和 VaIN3 是复发和进展为浸润性鳞状细胞癌的高危因素，因其他疾病接受盆腔照射的患者可能更易进展。
- Ki-67 和 P16 染色有助于 VaIN 与反应性非典型性、放射后非典型性、萎缩、移行细胞化生、腺病内不成熟鳞状上皮化生的鉴别。然而，Hampl 等发现仅有 65% 的阴道 HSIL 中 p16 阳性表达（p16 在外阴和宫颈 HSIL 中的阳性率分别为 85% 和 90%）。

（二）鳞状细胞癌（图 3-40 和图 3-41）

- 阴道鳞状细胞癌约占原发性阴道癌的 90%，占女性生殖道癌的 1%。阴道鳞状细胞癌与宫颈鳞状细胞癌的比例为 1∶50。
- 危险因素包括 VaIN 和多个性伴侣、首次性交年龄过小以及 HPV16 抗体阳性。约 80% 阴道鳞状细胞癌含有 HPV DNA，以高危 HPV16/HPV18 最常见。多达 50% 的患者曾因良性病变或宫颈鳞状细胞上皮内肿瘤行子宫切除术。

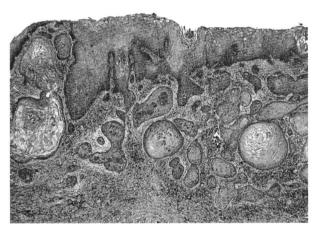

▲ 图 3-41　浸润性鳞状细胞癌

- 患者通常为生育年龄晚期或绝经后女性，约 10% 的患者年龄 < 40 岁。典型表现包括阴道出血或排液、泌尿系症状、异常细胞学、肿块或者兼有上述表现。
- 多数肿瘤发生在阴道上 1/3，呈息肉状或形成溃疡。显微镜下肿瘤类似宫颈典型的角化性或非角化性鳞状细胞癌。
- 少见的亚型包括疣状癌（见第 2 章）、湿疣性癌（见第 5 章）、乳头状癌（见第 5 章）、肉瘤样癌（见第 5 章）、淋巴上皮瘤样癌（见第 5 章）及鳞状移行细胞癌（见后述）。
- 几乎所有 HPV 阳性的肿瘤 p16 均为弥漫阳性，通常是非角化性、疣状或基底细胞亚型（Fuste 等）。
- 最重要的预后因素是肿瘤分期（表 3-1）。斯坦福大学研究发现，应用放射治疗后患者生存率分别

表 3-1　阴道癌的 FIGO 分期

Ⅰ期	癌局限于阴道内
Ⅱ期	癌侵及阴道旁组织，但未累及盆壁
Ⅲ期	癌侵及盆壁或盆腔或腹股沟淋巴结转移
Ⅳ期	癌延伸至真骨盆外，侵及膀胱或直肠黏膜
ⅣA	肿瘤侵及膀胱或直肠黏膜和（或）直接延伸至真骨盆外
ⅣB	播散至远处器官

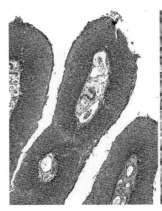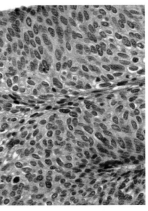

▲ 图 3-42　乳头状移行细胞癌（低倍镜和高倍镜所示）

为 94%（Ⅰ期）、80%（Ⅱ期）、50%（Ⅲ期）、0%（Ⅳ期）。

– Hellman 等发现年龄较大且肿瘤≥ 4cm 是不良预后因素，而 Wolfson 等使用多变量分析发现＞ 2cm 的Ⅰ期和Ⅱ期肿瘤死亡风险增加了 1 倍。

– 某些研究发现，组织学分级低、肿瘤＜ 2cm（有些研究认为＜ 3cm）以及缺乏淋巴管浸润为有利的预后因素。

– 关于"微小浸润性鳞状细胞癌"这一术语，用于浸润深度＜ 2.5mm 的肿瘤，但尚未被广泛接受，因为该肿瘤偶尔也可致死。

– HPV 相关性病变的 LAST 标准化项目，对已经完全切除、并可通过保守手术治疗治愈的下肛门生殖道微小浸润性鳞状细胞癌，建议采用"浅表浸润性鳞状细胞癌（SISCCA）"一词。但是没有关于原发阴道的鳞状细胞癌的建议，因为尚无足够数据界定该部位的早期浸润。

– Larsson 等发现，HPV 阳性肿瘤患者的生存率高于 HPV 阴性肿瘤患者，尤其 HPV16 阳性。同样，Feldbaum 等发现，p16 阳性肿瘤患者较 p16 阴性肿瘤患者的生存率高（分别为 49m、25m）。

– 第 8 版 AJCC 阴道癌分期系统（表 3-1）在 pT1 加入了次分期。pT1a 肿瘤局限于阴道，并且大小≤ 2.0cm，而 pT1b 肿瘤局限于阴道，但大小＞ 2.0cm。

（三）移行细胞和鳞状移行细胞癌（图 3-42）

• 伴移行细胞分化的阴道癌罕见，常表现为单纯性移行细胞癌（TCC）或鳞状移行细胞癌（STCC）。

• 单纯性阴道 TCC 类似于泌尿道 TCC。有些与泌尿道 TCC 和（或）阴道上皮移行细胞化生有关，1 例肿瘤呈 CK7 阳性 /CK20 阳性表型。报道病例中肿瘤大多数为非浸润性或惰性，伴淋巴结转移的浸润性癌罕见。

• 阴道 STCC 与乳头状鳞状细胞癌在临床和形态特征上有重叠，某些病例存在同时性或异时性阴道或宫颈高级别鳞状上皮内病变和（或）浸润性鳞状细胞癌。通常表现为 CK7 阳性 /CK20 阴性，1 例肿瘤发现 HPV16 阳性。

（四）透明细胞癌（图 3-43 至图 3-48）

• 在 20 世纪 50 年代早期应用己烯雌酚（DES）之前，阴道透明细胞癌（CCC）非常罕见，大多数发生于绝经后女性，部分起源于阴道子宫内膜异位症。

• 随后，至 1994 年报道了约 400 例阴道透明细胞癌，主要发生于青少年和年轻成人（中位年龄 19 岁）。大约 80% 的患者在子宫内接触过 DES 或其他类型的合成雌激素。发生于阴道和宫颈的 DES 相关透明细胞癌的比例为 2∶1。

• 在最近的一项研究中，对透明细胞癌患者进行了长达 40 年随访，Huo 等发现 80% 的 DES 相关的阴道透明细胞癌（和宫颈透明细胞癌）发生于年龄为 15—30 岁的患者（年龄最大 55 岁）；第二个小高峰在 42 岁左右。1951—1956 年出生的人群中罹患此病风险最高，50 岁时罹患透明细胞癌的累积风险为每 750 名女性中有 1 名患者。

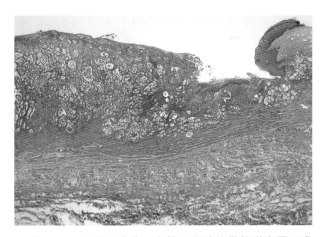

▲ 图 3-43　透明细胞癌，小管和囊腔的带状增生累及浅表阴道间质

该例为子宫内接触过 DES 的患者

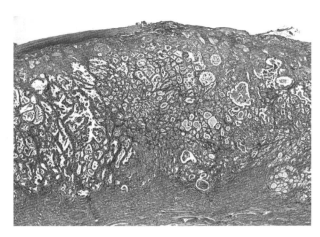

▲ 图 3-44　透明细胞癌，可见典型的管囊状结构伴局灶乳头状结构

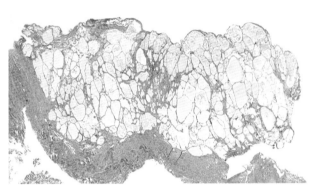

▲ 图 3-45　透明细胞癌

少见的镜下特点，其中绝大多数肿瘤性腺体明显呈囊性，内衬细长的上皮细胞，高倍镜下显示局灶细胞非典型性

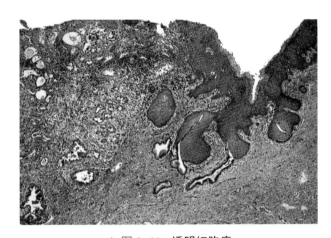

▲ 图 3-46　透明细胞癌

透明细胞癌（左）与腺病（右中）有关

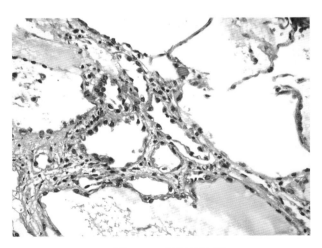

▲ 图 3-47　透明细胞癌

内衬立方状细胞的小管和囊腔，仅少数细胞含有丰富的细胞质，但这种生长模式应诊断为透明细胞癌

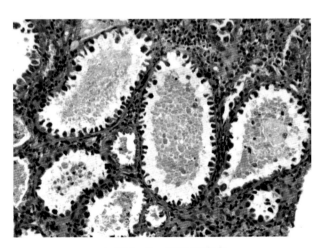

▲ 图 3-48　透明细胞癌

典型靴钉样细胞（hobnail cell），细胞核位于顶端，核深染，衬覆于管囊状腔内

- 体积较大的阴道透明细胞癌可能伴有出血；许多小的肿瘤缺乏临床症状，或因为宫内己烯雌酚接触史接受检查时被发现。肿瘤通常发生在阴道前壁的上 1/3（腺病的最好发部位）；少数肿瘤为多中心性。
- 阴道透明细胞癌大小不一，仅从显微镜下可见到大的息肉样、结节状、扁平或溃疡性的肿物。小肿瘤如果被覆完整的黏膜，阴道镜下可能无法发现，但是可以触及。
- 显微镜下特征与发生在女性生殖道其他部位的透明细胞癌相同（见第 6、8、14 章）。腺病（见书中相关介绍）可为非典型腺病，通常与肿瘤毗连。
- 鉴别诊断包括微腺体样增生和 Arias–Stella 反应，两者均可以发生于阴道腺病内（见第 4 章相关介绍的鉴别诊断）。
- 在发现肿瘤时，大约 15% 的 Ⅰ 期和 40% 的 Ⅱ 期患者肿瘤已经播散至淋巴结。复发病例约 1/3 复发于腹腔外（阴道鳞状细胞癌则约 10%）。
- Ⅰ 期肿瘤的生存率约为 90%，而偶然发现的小肿瘤患者生存率几乎为 100%。己烯雌酚相关性透明细胞癌相比己烯雌酚无关的透明细胞癌预后更好，这种差别似乎与肿瘤分期或大小无关。

（五）子宫内膜样腺癌

- 阴道子宫内膜样腺癌是继透明细胞癌之后第二个最常见的阴道腺癌。以下是 Staats 等对 18 例病例的研究结果（2007 年）。
- 患者年龄 45—81 岁，通常表现为阴道出血。约有 50% 的肿瘤位于阴道顶端。约 60% 的肿瘤为 Ⅰ 期，其余为 Ⅱ 期或 Ⅳ 期。低分期肿瘤预后良好。
- 大多数肿瘤为典型的子宫内膜样腺癌。少数肿瘤局部可见鳞状上皮化生或黏液性上皮化生、小的非绒毛状乳头、微腺体增生样模式（见第 8 章）及微偏浸润模式。
- 2/3 的肿瘤伴有子宫内膜异位症，这有助于区别转移性腺癌，包括转移性子宫内膜样癌，两者最为相似。

（六）黏液性（包括肠型和胃型）腺癌

- 阴道黏液性腺癌包括肠型和胃型，有些位于尿道周围。

- 相关的病变包括己烯雌酚接触史和（或）腺病、子宫颈管黏膜异位、肠型腺瘤、克罗恩病相关性直肠阴道瘘、Skene 管的肠上皮化生以及混合性小细胞癌。
- Staats 等（2014 年）报道了 10 例肠型阴道腺癌（年龄 36—86 岁，平均 61 岁），表现为肿块或阴道出血，其中 1 例腹主动脉旁淋巴结转移。在 3 例随访患者中有 1 例死亡。
  - 所有肿瘤均＜ 2cm，大多数为息肉样，位于阴道后部或下部，组织学形态与典型的结肠腺癌相似，在其中 1 例可见杯状细胞和神经内分泌细胞。
  - 相关的发现包括可能癌前病变的腺瘤（5 例）、内衬良性尿路上皮的管腔（3 例）和良性的肠型上皮（2 例）。
  - 肿瘤特征性表达免疫标记 CDX2、CK20、CEA 和 CK7，不表达 ER。
- Carleton 等描述了 2 例与宫颈胃型腺癌特征相似的阴道胃型腺癌（见第 6 章）。

（七）罕见的腺癌

- 罕见发生于宫颈原位腺癌治疗后的阴道原位腺癌（AIS），其中 1 例可见印戒细胞呈 Paget 样浸润鳞状上皮。
- 曾报道 1 例阴道原发性宫颈型腺癌，该患者因 VaIN3 级接受了二氧化碳激光消融和 5- 氟尿嘧啶治疗，后因宫颈异型增生行子宫切除术，此例可见偶然发现的腺病改变。
- 罕见的阴道浆液性癌、腺鳞癌、腺样基底细胞癌和腺样囊性癌也有报道。浆液性癌的鉴别诊断包括来源于女性生殖道其他部位的浆液性癌。
- 少数腺癌来源于尿道旁 Skene 腺，可以表现为原发性阴道肿瘤。这些肿瘤可能类似于前列腺腺癌，包括 PSA 免疫组化染色。
- 罕见的中肾肿瘤发生于阴道或阴道旁组织，包括 1 例类似于女性附件型肿瘤（见第 11 章）、2 例腺癌和 1 例恶性中肾混合瘤（见第 6 章）。
- 由于超过 90% 的阴道腺癌为转移性，因此在诊断阴道原发性肿瘤之前，应先结合临床排除阴道外的原发肿瘤，尤其少见类型和（或）缺乏相关前驱病变的肿瘤。

（八）小细胞癌

- 阴道小细胞（神经内分泌）癌罕见，通常发生于绝经后女性（年龄 32—78 岁）。少数患者既往有 VaIN 病史，或酷似前庭大腺脓肿，或产生促肾上腺皮质激素（ACTH）并伴有 Cushing 综合征。多数肿瘤为 Ⅱ～Ⅳ 期，通常在 2 年内死于肿瘤。

- 大部分肿瘤的组织学表现类似于发生在宫颈的小细胞癌（见第 6 章）。2 例被认为是 Merkel 细胞癌者中 1 例 TTF-1 阳性、1 例 CK20 阳性。2 例伴有肠型腺癌（其中 1 例同时存在 VaIN），1 例同时伴有阴道腺病。

（九）胚胎性横纹肌肉瘤（图 3-49 至图 3-53）

- 这类肿瘤是婴儿和儿童最常见的阴道恶性肿瘤。约 90% 发生于 5 岁以下女孩（平均年龄 1.8 岁），少数病例发生于年轻成人和绝经后的女性。

- 肿瘤表现为阴道出血和阴道肿物，临床和大体检查肿物通常质软，有水肿，呈结节状、乳头状或息肉样（"葡萄状肉瘤"），常常突向阴道口。

- 显微镜下检查，鳞状上皮下方见致密的富于细胞区域（生发层），由原始小细胞组成，核分裂活跃，这些细胞可浸润鳞状上皮。生发层下是由类似于小细胞和横纹肌母细胞的细胞构成的疏松水肿区，可见透明软骨的小岛。

- 横纹肌母细胞可能数量少，从圆形到带状，胞质嗜酸性，多数病例可见到横纹，desmin 和较

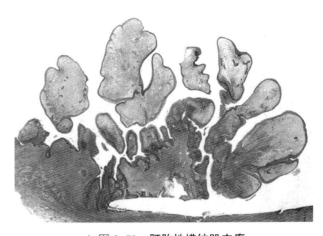

▲ 图 3-50　胚胎性横纹肌肉瘤

见典型的息肉状分叶结构，如果在活检标本中见到一些小叶结构为相对无细胞的水肿性间质，可能会误诊为息肉

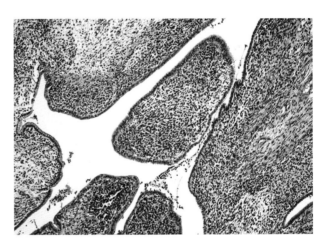

▲ 图 3-51　胚胎性横纹肌肉瘤

可见富细胞的间质，其特征为小细胞呈带状聚集在上皮下

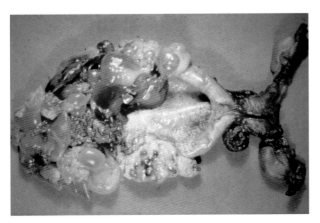

▲ 图 3-49　胚胎性横纹肌肉瘤（葡萄状肉瘤），息肉状肿物充满阴道（图片由 Richard Voet，MD 馈赠）

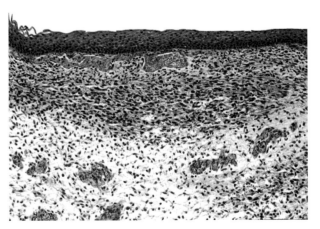

▲ 图 3-52　胚胎性横纹肌肉瘤

存在典型的生发层（聚集在上皮下的间质内）

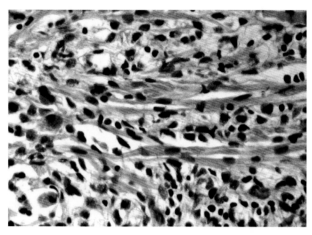

▲ 图 3-53　伴有带状肿瘤细胞的胚胎性横纹肌肉瘤

特异的骨骼肌标记物（myoglobin，myogenin，myoD1）免疫阳性有助于诊断。myoD1 和 myogenin 核染色最为特异，但并不总是阳性。

- 鉴别诊断包括伴有非典型性细胞的纤维上皮性息肉和横纹肌瘤，两者均缺乏横纹肌肉瘤的新生层和原始小细胞。
- 肿瘤可浸润局部器官，并可转移至局部淋巴结或远处转移。联合化疗、放疗和（或）手术切除，治愈率达 90%～95%。

（十）平滑肌肉瘤

- 平滑肌肉瘤（LMS）的发病年龄为 30—90 岁（平均年龄 47 岁），通常表现为肿物形成。少数见于妊娠患者。
- 一项阴道平滑肌肿瘤的大型系列研究中（Tavassoli 和 Norris），平滑肌肉瘤仅占 8%，但实际可能更加少见，因为这是一项基于会诊病例的研究。
  - 平滑肌肉瘤最大直径 3～4cm，大体检查均无恶性表现。核分裂象 5～16 个 /10HPF，并且具有轻度（1 例）、中度（3 例）到重度（1 例）异型性。仅 1 例具有浸润性边界。
  - 5 例肿瘤均在保守切除术后局部复发，唯一具有浸润性边界的肿瘤出现转移，患者于诊断后 10 个月死亡。
  - 该研究认为核分裂象≥ 5 个 /10HPF，并伴中度或重度细胞非典型性的阴道平滑肌肿瘤应考虑为平滑肌肉瘤，虽然这种肿瘤很少转移。
- Sayeed 等发现，利用"特殊部位标准"和"子宫

标准"对外阴阴道平滑肌肿瘤进行分类诊断平滑肌肉瘤时，两个标准的敏感性相同，但是根据患者的预后情况，子宫标准的特异性更高。

- 1 例阴道旁平滑肌肉瘤由上皮样细胞组成，部分细胞具有印戒细胞样特征，并伴有黏液样间质，患者于发现肿瘤后 22 个月死于该病。
- 在一篇文献综述中，Ciaravino 等发现 5 年总生存率为 43%，仅肿瘤分期是独立的预后因素。
- 阴道平滑肌肉瘤应与胃肠外间质瘤相鉴别（见后述）。

（十一）其他单纯性肉瘤及相关肿瘤（图 3-54 至图 3-56）

- 罕见的阴道肉瘤病例已有报道，包括子宫内膜间质肉瘤、腺泡状软组织肉瘤（见第 9 章）、血管肉瘤（有些发生在放射治疗后，有些为上皮样）、恶性纤维组织细胞瘤、恶性横纹肌样瘤、神经纤维肉瘤、恶性神经鞘瘤、滑膜肉瘤、Ewing 肉瘤 / 原始神经外胚层肿瘤（PNET）和 PEComa。
- 曾有 2 例阴道"血管外皮细胞瘤"的报道，尽管这些肿瘤的组织学特征更支持子宫外低级别子宫内膜间质肉瘤的诊断。
- 与其他部位的放射后改变相同，血管病变包括一些小的病变，被诊断为非典型性血管病变（AVL）更为恰当，其细胞缺乏血管肉瘤细胞的异型性。需认真考虑这些病变与临床的相互关系。

（十二）胃肠外间质瘤

- 胃肠外间质瘤（EGIST）表现为阴道、直肠阴道或外阴阴道肿物，可复发。相对于大多数平滑肌瘤，胃肠外间质瘤 CD117 阳性、CD34 通常阳性，但 desmin、ER 和 PR 阴性。鉴别诊断包括转移性子宫内膜间质肉瘤，这种肿瘤根据临床情况可排除。

（十三）恶性混合瘤

- 罕见报道的阴道癌肉瘤（MMMT）和腺肉瘤（包括经典型和伴肉瘤成分过度生长）与子宫相应肿瘤类似；一些腺肉瘤与阴道子宫内膜异位症有关。1 例与 VaIN 相关的 MMMT，其癌和肉瘤成分均检测到 HPV。
- 光学显微镜和超微结构研究结果提示阴道恶性混合瘤起源于中肾管。

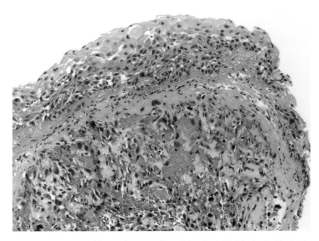

▲ 图 3-54　血管肉瘤，发生于接受过放射治疗的患者
（图片由 Julie Irving，MD 提供）

（十四）恶性黑色素瘤（图 3-57 至图 3-60）

- 阴道黑色素瘤占所有黑色素瘤的 0.3%～1%，占阴道癌的 3%～5%。

- 肿瘤发生年龄为 30—90 岁，但多数患者为绝经后女性（中位年龄为 60 岁），常表现为阴道出血或肿物，有些肿瘤发生在黑色素细胞增生症之后（"黑变病"），1 例患者伴有副肿瘤性小脑退化。

- 几乎半数肿瘤发生在阴道的下 1/3，其中部分病例肿瘤累及外阴（外阴阴道黑色素瘤）。阴道前壁和侧壁最常受累，呈结节或息肉状，常伴溃疡形成。肿瘤的黑色素沉着对该肿瘤的诊断有提示作用。

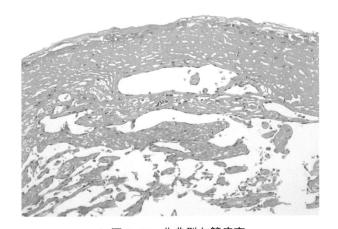

▲ 图 3-55　非典型血管病变

临床放疗部位见约 3mm 的病变，由不规则的吻合的血管腔构成，内衬细胞无明显异型性，这些特征不足以诊断血管肉瘤

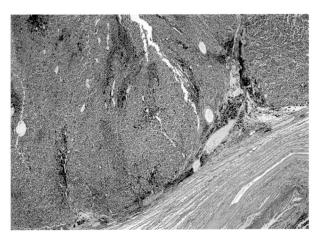

▲ 图 3-57　恶性黑色素瘤

融合的结节由小细胞构成，胞质稀少，存在大量色素

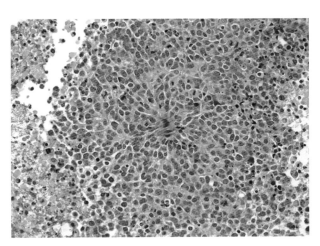

▲ 图 3-56　原始神经外胚层肿瘤（PNET）

需要与小蓝圆细胞肿瘤鉴别，且需要适当的免疫染色支持

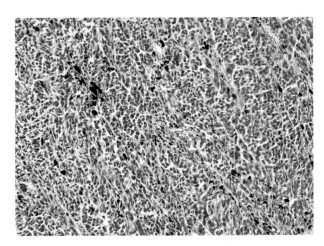

▲ 图 3-58　恶性黑色素瘤

梭形细胞呈模糊的巢状排列，可见散在的黑色素

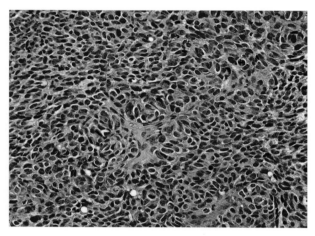

▲ 图 3-59 恶性黑色素瘤

有些病例形态上可能更像基底细胞样小细胞（如图所示），可能被误诊为基底细胞样鳞状细胞癌

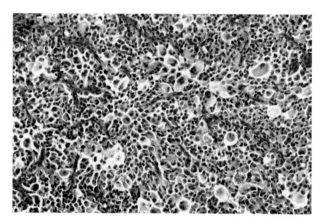

▲ 图 3-60 恶性黑色素瘤。上皮样细胞型

- 阴道黑色素瘤类似于其他部位的黏膜黑色素瘤，通常包括交界性原位成分、典型的雀斑改变，伴表皮内非典型性梭形黑色素细胞巢。浸润性肿瘤可为梭形、上皮样细胞（包括小细胞）或混合性细胞。有 1 例表现为局灶横纹肌样和小蓝圆细胞分化（Lee 等）。

- Gupta 等（2002 年）发现，S-100、酪氨酸酶、MART-1 和 HMB-45 免疫组化反应阳性分别见于 96%、81%、77% 和 62% 的肿瘤中。

- 关于外阴和阴道黑色素瘤分子异常的研究将在第 2 章相关内容下进行介绍。

- 值得注意的是，目前阴道黏膜原发黑色素瘤在 ATCC 分期系统中尚无。

- 由于常常出现深部浸润和（或）肿瘤处于晚期，

黑色素瘤预后一般较差，5 年生存率从 0% 到 30%。一项研究报道，肿瘤 ≤ 3cm 的患者 5 年生存率为 43%，而肿瘤 > 3cm 者 5 年生存率为 0%。

- 对 59 例妇科黑色素瘤的多因素分析表明，非外阴（阴道和宫颈）肿瘤的侵袭性临床行为与晚期临床分期和淋巴结转移无关（Udager 等）。

- 鉴别诊断：

  - 缺乏鳞状或腺状分化的低分化恶性阴道肿瘤应考虑恶性黑色素瘤可能，上述黑色瘤标记物阳性和细胞角蛋白阴性染色有助于疑难病例的诊断。

  - 具有原位黑色素瘤可排除转移性黑色素瘤，并有助于区分无黑色素性黑色素瘤与肉瘤或癌。

  - 良性色素性病变（黑变病、蓝痣）缺乏黑色素瘤细胞的异型性、有丝分裂活性和黑色素瘤的浸润性。

（十五）卵黄囊瘤（图 3-61 至图 3-64）

- 阴道卵黄囊瘤（YST）罕见，占女性生殖道性腺外卵黄囊瘤的 90%，有些肿瘤同时累及阴道和子宫颈；1 例肿瘤位于阴道旁。

- 肿瘤通常发生在 < 3 岁（中位年龄为 10 个月）的儿童，表现为阴道出血、排液、阴道肿块，血清 AFP 常常明显升高。

- 肿瘤通常 < 5cm，呈息肉状或无蒂状肿块，可伴有溃疡；切面质软、易碎，呈白色或灰褐色，局部常有出血和坏死。

- 显微镜下特征与卵巢卵黄囊瘤相同（见第 15 章）。

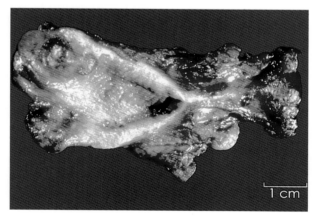

▲ 图 3-61 卵黄囊瘤的阴道 - 子宫切除标本

阴道下部可见息肉样肿物（最左端）

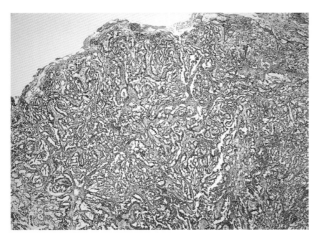

▲ 图 3-62　卵黄囊瘤，网状结构

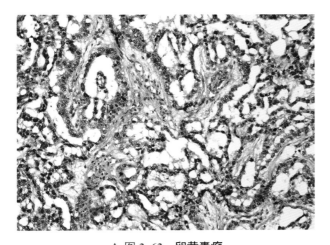

▲ 图 3-63　卵黄囊瘤

主要为网状结构，可见单个 S-D（Schiller-Duval）小体（左上）

- 目前采用联合化疗，无论是否进行根治性手术治疗，大多数病例可治愈。

（十六）淋巴造血系统肿瘤（图 3-65）

- 阴道原发性淋巴瘤远少于继发性淋巴瘤。
    - 患者年龄 19—79 岁（中位年龄 50 岁）。表现为阴道出血、排液、疼痛、性交困难、肿物或与尿道压迫相关的症状。有些患者 HIV 阳性。
    - 临床或大体检查发现阴道壁模糊不清，质韧到质硬，灰白色，阴道壁变厚或变硬。可延伸至宫颈、直肠阴道隔和盆腔侧壁。
    - 弥漫性大 B 细胞淋巴瘤最常见。少见类型包括滤泡性混合小细胞和大细胞淋巴瘤、弥漫性混合性淋巴瘤、伯基特淋巴瘤、淋巴浆细胞性淋巴瘤、MALT 淋巴瘤、浆母细胞淋巴瘤、ALK 阳性大 B 细胞淋巴瘤及血管中心性 T 细胞淋巴瘤。EBV 阳性的淋巴瘤罕见。
    - 与子宫颈淋巴瘤相似，常有明显的硬化症，在弥漫性大 B 细胞淋巴瘤中尤为突出。有些肿瘤可有席纹状排列方式和梭形细胞形态。
    - 阴道淋巴瘤常被误诊，鉴别诊断与宫颈淋巴瘤相同（见第 10 章）。
    - 与阴道继发性淋巴瘤患者不同，大多数 Ann Arbor I 期患者在放疗和（或）化疗后预后良好。一项 7 例患者的研究中，所有患者最后随访均无瘤生存，有 1 例在 5 年后复发。

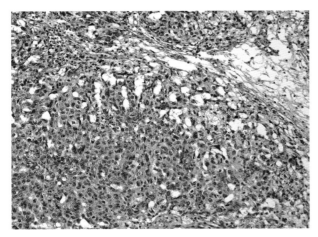

▲ 图 3-64　卵黄囊瘤

主要以实性结构为主，伴有少量的网状结构

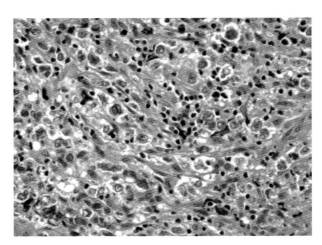

▲ 图 3-65　淋巴瘤

肿瘤细胞呈小巢状或单个散在细胞分布于纤维间质中

- 罕见的阴道髓系肉瘤已有报道，其中约 50% 患者在诊断时已患有急性髓系白血病。在报道的 11 例中，9 例随访患者中 8 例死于该疾病；除 1 例外，其余均在发病后 16 个月内死亡。
- 罕见的阴道浆细胞瘤和 1 例血管滤泡性淋巴组织增生（Castleman 病）累及阴道已有报道。

（十七）罕见的原发性肿瘤

- 文献里有罕见的组织细胞增生症 X（histiocytosis X）累及阴道的报道，其中一些病例发生在口腔或皮肤病变或尿崩症之后。在某些病例，阴道受累发生在疾病进行性进展之后。
- Gupta 等曾报道 1 例胎盘部位滋养细胞肿瘤，在分娩 9 个月后出现阴道结节，最初被误诊为鳞状细胞癌。

（十八）继发性肿瘤（图 3-66 至图 3-68）

- 一篇综述发现，84% 浸润性阴道癌为继发性，通常由盆腔其他部位肿瘤转移而来，按发生率排序为宫颈、子宫内膜、结肠和直肠、卵巢、外阴以及膀胱或尿道。75% 的阴道鳞状上皮癌是继发的，通常来自宫颈或外阴。
    - 肿瘤扩散通过直接蔓延或淋巴转移，当原发性肿瘤在临床已被证实或已经治疗，则容易诊断。某些转移性肿瘤在阴道鳞状上皮内呈 Paget 样播散。

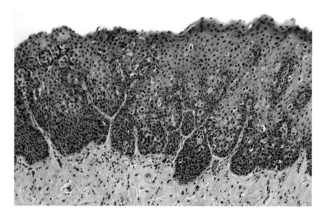

▲ 图 3-67　移行细胞癌引起的阴道鳞状上皮内的 Paget 样浸润

原发肿瘤位于膀胱

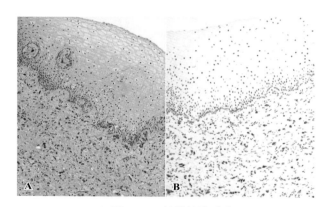

▲ 图 3-68　转移性乳腺癌

阴道间质组织内可见极具欺骗性的非典型细胞浸润（A），免疫组织化学染色 GATA-3（B），mammaglobin 和 GCDFP-15 证实为转移性乳腺癌

- 膀胱或肾盂原发性移行细胞癌可以原位或浸润性病变方式扩散到阴道（Reyes 等；Lu 和 Liang）。由于转移癌与阴道原发性癌在组织学形态及免疫组化存在重叠，因而病史对诊断至关重要。CK20 及尿路上皮标志物（包括 GATA3）阳性有助于诊断。
    - 肿瘤伴有子宫内膜异位症支持阴道原发性肿瘤的诊断，通常为透明细胞癌或子宫内膜样癌。
- 妊娠滋养细胞疾病可播散至阴道，多达 50% 的子宫绒毛膜癌患者可出现阴道播散。在水泡状胎块妊娠患者，阴道结节可能由典型的胎块绒毛或滋养细胞组成。正常妊娠时也可出现由中间性滋养细胞组成的阴道结节（类似于胎盘部位结节，见第 10 章）。

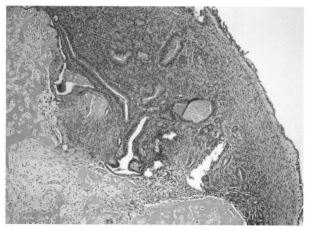

▲ 图 3-66　位于阴道顶端的复发 / 转移性子宫内膜样腺癌

该病例显示明显的梭形成分，伴异源性骨分化

- 阴道转移可能是肾、乳腺、胰腺、胃癌或皮肤恶性黑色素瘤等远处转移的表现。转移性肾透明细胞癌可发生于肾切除术后多年，其形态类似于阴道透明细胞癌。支持阴道透明细胞癌的特征包括阴道腺病或子宫内膜异位、管囊状结构、鞋钉样细胞、黏液、缺乏窦状血管，以及免疫染色 Napsin 阳性、PAX8 阳性、CD10 阴性、RCC 阴性和 GATA3 阴性。

缩略语

AIS	adenocarcinoma in situ	原位腺癌
CCC	clear cell carcinoma	透明细胞癌
DES	diethylstilbestrol	己烯雌酚
EGIST	extragastrointestinal stromal tumor	胃肠外间质瘤
ESS	endometrial stromal sarcoma	子宫内膜间质肉瘤
FEP	fibroepithelial polyp	纤维上皮性息肉
FGT	female genital tract	女性生殖道
FIGO	Fédération Internationale de Gynécologie et d'Obstétrique（International Federation of Gynecology and Obstetrics）	国际妇产科联合会
HPV	human papillomavirus	人乳头状瘤病毒
HRHPV	high-risk human papilloma virus	高危型人乳头状瘤病毒
HSIL	high-grade squamous intraepithelial lesion	高级别鳞状上皮内病变
LMS	leiomyosarcoma	平滑肌肉瘤
LSIL	low-grade squamous intraepithelial lesion	低级别鳞状上皮内病变
MMMT	malignant müllerian mixed tumor	恶性苗勒混合瘤
NOS	not otherwise specified	非特殊类型
PSCN	postoperative spindle cell nodule	术后梭形细胞结节
SIL	squamous intraepithelial lesion	鳞状上皮内病变
SqCC	squamous cell carcinoma	鳞状细胞癌
STCC	squamotransitional cell carcinoma	鳞状移行细胞癌
TCC	transitional cell carcinoma	移行细胞癌
TSP	tubulosquamous polyp	管状鳞状细胞息肉
VaIN	vaginal intraepithelial neoplasia	阴道上皮内瘤变
YST	yolk sac tumor	卵黄囊瘤

（张 韦 熊中堂 译 左 敏 校）

一、瘤样病变

（一）化生与异位

1.鳞状化生（图 4-1 和图 4-2）

- 鳞状化生是青春后期女性发生于宫颈移行带的一个正常变化过程，宫颈管表面上皮和腺上皮被鳞状上皮替代，其结果导致鳞柱交界处的移位。这种替换有时可能是不完全的，导致子宫阴道部的颈管腺体的持续存在。子宫阴道部大量的腺上皮有时与阴道腺病有关。

- 宫颈管腺体或宫颈息肉显著的鳞状化生可被误认

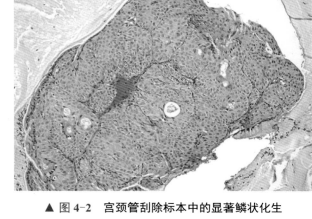

▲ 图 4-2　宫颈管刮除标本中的显著鳞状化生
偶尔可见残留的腺腔

为高分化的浸润性鳞状细胞癌。支持鳞状化生的特征包括位置表浅，细胞巢形状与被取代的子宫颈管腺体一致、轮廓光滑，细胞核形态温和，缺乏间质反应，可见残留的黏液性上皮细胞、腺腔或腺腔内黏液；邻近的鳞状上皮缺乏异型性。

- 不成熟鳞状化生的特点是缺乏成熟度，其形态可被误认为是鳞状上皮内病变，因此将在第 5 章鳞状上皮内病变（SIL）的鉴别诊断中详细介绍。

2.移行细胞化生（图 4-3 和图 4-4）

- 移行细胞化生一般是绝经后女性偶然的显微镜下

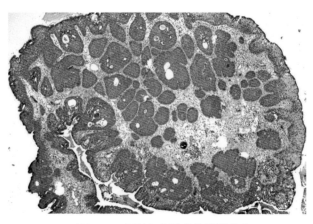

▲ 图 4-1　宫颈息肉显著的鳞状化生

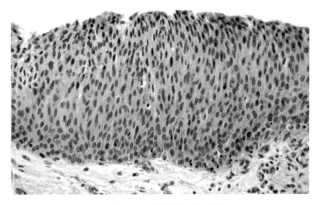

▲ 图 4-3 移行细胞化生

全层一致的细胞形态需要与高级别鳞状上皮内病变鉴别，但缺乏核分裂象

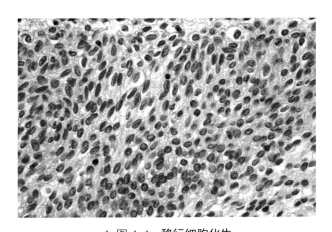

▲ 图 4-4 移行细胞化生

化生细胞的细胞核拉长似"水流样"，部分细胞核可见核沟

所见，偶尔也见于绝经前和青春期女性。有时表现为巴氏涂片异常，但涂片细胞形态不同，可以与 SIL 以及典型的萎缩相鉴别。

- 移行细胞化生出现在绝经后女性和因变性手术而接受雄激素治疗的女性，提示雌激素水平低下可能是某些病例移行细胞化生的原因。有个案报道一位患有肾上腺性腺综合征的女性，同时发现宫颈存在异位的前列腺组织。
- 移行细胞化生常常发生在宫颈阴道部的上皮，较少见于宫颈管黏膜和移行带的表面上皮或腺上皮，偶见化生的上皮可内陷到其下的间质，或间质内形成孤立的移行细胞巢。
- 上皮细胞被复层细胞取代，细胞浅染，均匀一致，细胞核从卵圆形至梭形，深层呈垂直排列，

而表浅层可见横向的流水样或旋涡状结构。可见核周空晕。表层很少见到"伞细胞"。

- 核浆比通常较高，核染色质呈细点彩状，核仁不明显，偶见纵行的核沟，核分裂象罕见。极个别情况下，细胞具有异型增生性改变。
- 免疫组化特点：化生的移行细胞 CK13、CK17 和 CK18 阳性，CK20 阴性；而泌尿道移行上皮细胞 CK13、CK17、CK18 和 CK20 均为阳性。

鉴别诊断

- 高级别鳞状上皮内病变：当细胞缺乏正常成熟表现时，可能导致与 HSIL 混淆，温和细胞核特征、缺乏或罕见核分裂象及常见的 p16 阴性可排除 HSIL。但是，极少数情况下，发生在老年女性萎缩鳞状上皮背景下的典型的 HPV 阴性的移行细胞化生会出现 p16 弥漫阳性。
- 萎缩：移行细胞化生具有多层细胞和核沟，不同于萎缩的鳞状上皮，虽然后者的细胞形态偶尔也会呈移行细胞表现。

3. 输卵管化生、输卵管子宫内膜样化生、子宫内膜样化生（图 4-5 至图 4-10）

大体特征

- 输卵管化生（tubal metaplasia，TM）是指子宫颈管黏膜柱状上皮被输卵管型上皮取代。少数情况下，

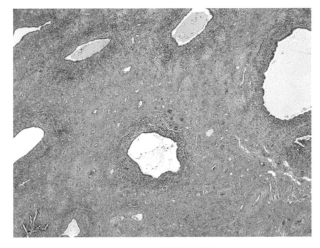

▲ 图 4-5 输卵管化生

富于细胞的间质在腺体周围形成袖套样结构，这些腺体大多数呈囊性扩张

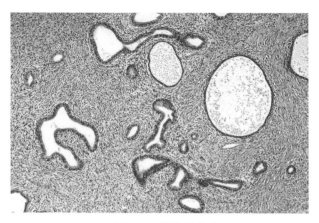

▲ 图 4-6　输卵管化生

腺体的大小、形状各不相同，部分呈现囊性，化生腺体周围间质较正常宫颈黏膜腺体周围间质丰富

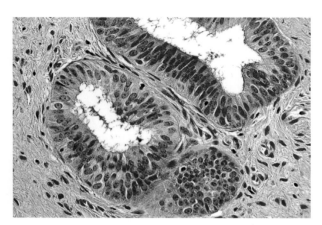

▲ 图 4-9　输卵管子宫内膜样化生

视野中两个腺体表现出明显的假复层化，混合着纤毛细胞和非纤毛细胞

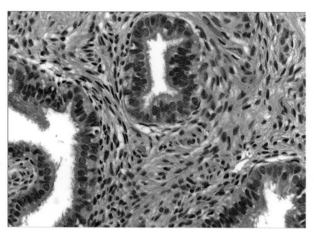

▲ 图 4-7　输卵管化生

大部分上皮为纤毛细胞

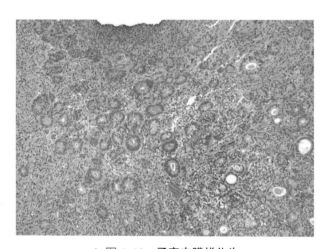

▲ 图 4-10　子宫内膜样化生

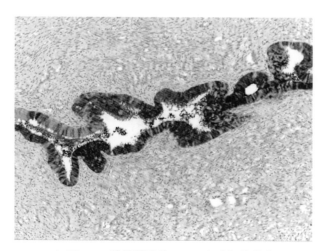

▲ 图 4-8　输卵管化生，p16 免疫组化染色

在某些情况下可表现为强阳性，但染色不均匀（左）

上皮介于输卵管和子宫内膜样上皮之间（输卵管子宫内膜样化生，tuboendometrioid metaplasia，TEM），而单纯的子宫内膜样化生（endometrioid metaplasia，EM）非常少见。

- 这些化生通常是显微镜下的偶然发现，但是在某些情况下，可以表现为巴氏涂片中的异常腺细胞。

- 一项研究发现，在锥切活检标本和子宫切除标本中，TM 检出率分别约为 20% 和 60%，在锥切活检后子宫切除标本中 TEM 发病率约为 25%，这表明某些情况下它可能是一种修复性反应。

- Vang 等曾报道了 1 例罕见的 TM，与宫内接触己烯雌酚（DES）有关（见后述）。

镜下特征

- 在 TM 中，宫颈管黏膜表面上皮或腺上皮被纤毛细胞、无纤毛细胞和钉状细胞混合组成的单层上皮取代，但纤毛细胞通常明显除了纤毛细胞较少以外，TEM 类似于 TM。TM 和 TEM 中的无纤毛柱状细胞具有顶端突起，可能是输卵管化生的早期表现。

- 被 TM 和 TEM 累及的腺体在大小、形状和分布上通常类似于正常子宫颈管腺体。前者腺体周围细胞常轻度增多，可能有助于诊断。TM 和 TEM 少见的表现包括腺体大小和形状的差异、囊性扩张、灶性聚集、位置深在（见深部腺体和囊肿）以及显著的腺体周围间质细胞增多或水肿。

- Vang 等报道了几例与宫内接触己烯雌酚有关的 TM，偶有假性浸润结构累及切缘。一例有中度非典型性，核分裂活跃。

- TM 和 TEM 与原位腺癌的不同之处在于，多种类型细胞混合存在，通常缺乏非典型性，没有或核分裂象少见，并缺乏细胞凋亡。TM 和 TEM 与浸润性腺癌的区别在于没有浸润现象。TM 和 TEM 偶尔 P16 染色呈现灶性阳性，但不会出现原位腺癌明显的弥漫强阳性染色。

- 极少见情况下，TM 可以合并非典型性 TM 和原位纤毛细胞腺癌（见第 6 章）。

鉴别诊断

- 发生在宫颈的典型子宫内膜异位症（见后述）：这种病变与 TEM 或 EM 的区别在于腺体周围存在子宫内膜间质，然而，后者可能稀少或被炎细胞部分掩盖；在某些情况下，TM 与萎缩的子宫内膜异位症（没有或很少间质）可能无法区分，TM 的细胞性间质与子宫内膜异位症的间质也很难区分，但缺乏临床意义。

- 原位纤毛细胞腺癌（见第 6 章）：这种病变与 TM 和 TEM 的区别在于细胞核具有恶性特征。

- 低级别宫颈腺体异型增生（endocervical glandular dysplasia，EGD）：我们应该避免将轻微的或不完全 TM 的病例诊断为低级别 EGD（见第 6 章）。

- 具有子宫内膜样腺体的中肾管增生（参阅书中相关介绍）：病变位置通常深在，相对典型的中

肾小管结构及其特征性的腔内胶样分泌物以及 GATA3 阳性支持中肾管增生的诊断。

4. 子宫内膜异位症（图 4-11 至图 4-15）

- 宫颈子宫内膜异位症可能浅表（位于黏膜层）或深在，浅表宫颈子宫内膜异位症往往局限在以前活检或烧灼的部位，提示为子宫内膜植入或外伤引起的化生。深部宫颈子宫内膜异位症常常是典型的盆腔子宫内膜异位症向子宫直肠陷窝延伸所致。

- 浅表宫颈子宫内膜异位症通常是显微镜下检查时的偶然发现，偶尔也会引起黏膜增厚、颗粒状或出血，并导致宫颈阴道涂片细胞学异常。病变几

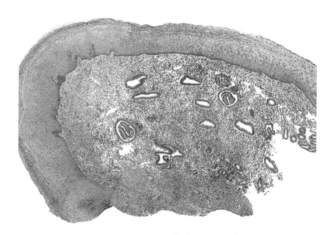

▲ 图 4-11　子宫内膜异位症
深染的腺体和子宫内膜间质都很明显

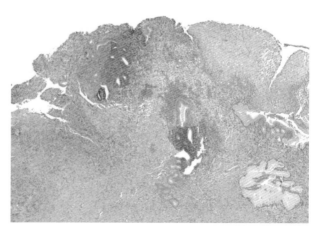

▲ 图 4-12　子宫内膜异位症
子宫内膜异位症的 2 个病灶与正常宫颈腺体形成对比（右），注意腺体周围的间质细胞和出血

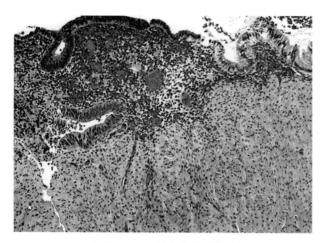

▲ 图 4-13　子宫内膜异位症

如果仅观察表面上皮和相关腺体（左上角），该例可能会被误诊为原位腺癌

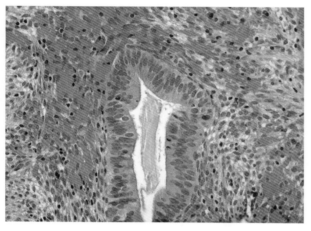

▲ 图 4-14　子宫内膜异位症

高倍镜下可见细胞核深染，缺少黏液，散在的核分裂象，可能与腺上皮肿瘤混淆；伴有出血的子宫内膜样间质有助于诊断

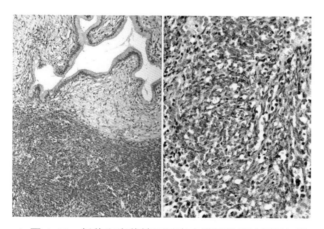

▲ 图 4-15　低倍和高倍镜下子宫内膜异位症的间质细胞

注意子宫内膜异位症间质细胞之间的出血，可能会误诊为卡波西肉瘤

乎总是局限在宫颈壁浅表 1/3，最常见于表面上皮下方。

- 典型的子宫内膜异位症腺体间隔均匀，呈圆形到卵圆形，偶见腺体大小和形状不规则，且密集。它们与增殖期或轻度增生子宫内膜腺体最为相似，包括偶见核分裂象。有时可见分泌现象。
- 在大多数情况下，子宫内膜异位症存在明显的间质细胞，然而，在某些情况下，由于间质细胞稀少和（或）由于水肿、出血和炎症影响而很难识别。
  - 在这种情况下，出现特征性的小动脉和外渗的红细胞有助于间质成分的识别。
  - 特殊染色可能会有帮助，但很少用到。因为网状纤维染色和三色染色容易区分异位内膜间质和宫颈黏膜间质，异位内膜间质网状纤维致密而胶原纤维稀少，而正常宫颈黏膜间质正好与此相反。异位的间质细胞免疫组化染色为 CD10 阳性、CD34 阴性，而宫颈黏膜间质细胞则呈现相反的结果，尽管某些宫颈黏膜腺体周围的间质细胞 CD10 可能阳性。
- 当显微镜下检查未发现子宫内膜异位症时，而异位腺体的反应性非典型性和（或）活跃的核分裂，以及偶尔出现 p16 染色阳性，可能被误诊为宫颈黏膜腺体异型增生甚至原位腺癌。
  - 缺乏显著的核非典型性，缺乏大量的凋亡小体，并且识别出异位的内膜间质细胞的特性都有助于诊断。
  - 此外，子宫内膜异位症 p16 染色通常比原位腺癌更局限，异位腺体的上皮细胞 bcl2 强阳性，而原位腺癌上皮细胞 bcl2 呈阴性。
- 间质性子宫内膜异位症是一种罕见的子宫内膜异位症的变异，其特征是完全由子宫内膜间质成分构成。
  - 位于浅表宫颈间质中的病灶边界清晰，由子宫内膜间质细胞、小血管以及外渗的红细胞组成。
  - 某些情况下，仅靠形态学可能会误诊为卡波西肉瘤。虽然我们没有检索到宫颈卡波西肉瘤的病例，但是，当束状排列的、有丝分裂活跃的梭形细胞具有透明的球状体和 HHV8 阳性、CD10 阴性、ER 阴性免疫表型时则支持卡波西肉瘤的诊断。

－ 鉴别诊断可能包括少见的位于宫颈黏膜的子宫内膜间质肉瘤，但后者累及子宫颈时通常伴有明显的浸润过程。

5. 宫颈内膜异位症（图 4-16 至图 4-18）

• 这一术语是指出现颈管内膜型腺体异位的罕见良性表现（见第 19 章）。发生在宫颈的病例，常常累及宫颈壁的外层和宫颈旁结缔组织。其中 1 例与剖宫产后盆腔慢性疼痛有关。

• 大小和形态不规则的腺体，浸润性模式、黏液外渗引起的间质反应以及腺体位于深部，提示可能为微小偏离型腺癌（minimal deviation adenocarcinoma，MDA）（见第 6 章）。

• 宫颈内膜异位症有别于 MDA 的特征包括缺乏黏膜层的腺癌组织与深部腺体的融合、缺乏明显的异型增生性或恶性腺体及偶尔混有其他良性 Müller 型腺体、子宫内膜样间质（或两者兼有）。

6. 输卵管内膜异位症（图 4-19 和图 4-20）

• 输卵管内膜异位症累及子宫一般局限于浆膜层（见第 19 章），然而罕见情况下，输卵管内膜异位症可能累及宫颈壁和宫体下部，有时形成临床上明显可见的肿块，大体检查宫颈壁增厚，伴有多发囊肿。

• 1 例宫颈壁广泛的输卵管内膜异位症曾被误诊为 MDA。缺乏黏膜层肿物、具有包括纤毛细胞在内的混合性的细胞及缺乏轻度以上的细胞核的非典型性均支持输卵管内膜异位症的诊断。

7. 深部腺体和囊肿（图 4-21 和图 4-22）

• 另外，典型的宫颈腺体或其囊肿（纳氏囊肿）很少延伸到宫颈壁的外 1/3。深部腺体都是显微镜下检查时的偶然发现，但是深部宫颈腺体囊肿可能导致明显的大体改变。

• 与腺癌不同的是，深部腺体和囊肿的间隔常常较宽，其大小和形状相对一致，而且缺乏细胞学的非典型性和腺体周围间质反应。

8. 肠上皮和胃上皮（幽门腺）化生

• 肠上皮化生的特点是在宫颈腺体内出现杯状细胞，偶见嗜银细胞。这种病变很少以一种单一的

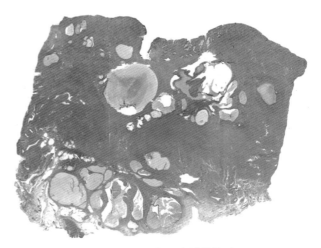

▲ 图 4-16　宫颈内膜异位症

宫颈内膜异位症（下）与正常宫颈腺体（上）之间有一层不明显的间质细胞

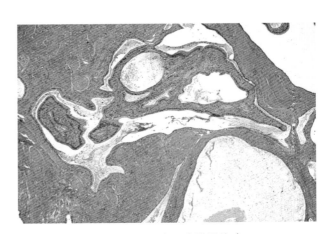

▲ 图 4-17　宫颈内膜异位症

大小和形状不规则的颈管内膜型腺体位于宫颈壁的外层

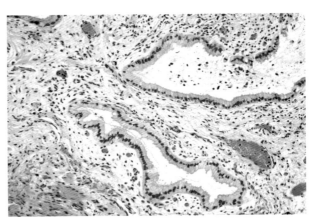

▲ 图 4-18　宫颈内膜异位症

颈管内膜型腺体被反应性间质包绕，该特征首先考虑微小偏离型腺癌（恶性腺瘤）

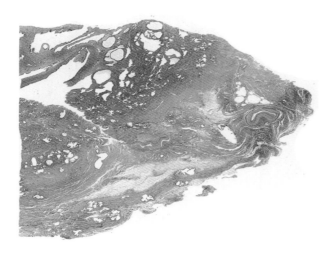

▲ 图 4-19　输卵管内膜异位症

1 例明显的宫颈壁透壁受累的病例

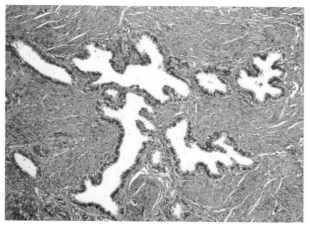

▲ 图 4-20　输卵管内膜异位症

内衬输卵管型上皮的腺体位于宫颈深部的间质内

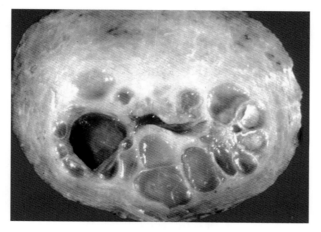

▲ 图 4-21　深部纳氏囊肿

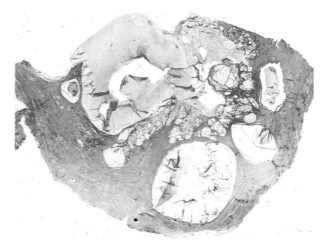

▲ 图 4-22　深部纳氏囊肿

（非异型性）形式存在，因为它通常与 AIS（肠型原位腺癌）的核的特征有关（见第 6 章）。

- 单纯性胃上皮（幽门腺）化生是一个偶然发现，通常孤立的宫颈腺体衬覆柱状细胞，其胞质丰富、淡染，呈嗜酸性，Mikami 和 McCluggage 发现这些细胞 HIK1083 阳性。类似的腺体偶见于 A 型隧道样丛状腺体（见书中相关介绍），也可在胃型腺癌周边发现（见第 6 章）。

9. 嗜酸性化生（图 4-23 和图 4-24）

- 嗜酸性化生是显微镜下的偶然发现，没有临床意义。这种病变常常比较局限，仅累及少数甚或单个腺体。

- 正常的宫颈腺上皮被大的单层立方形细胞取代，细胞大小不一，具有嗜酸性胞质，细胞核深染，但通常没有核分裂。

- 缺乏细胞复层结构、凋亡和核分裂有利于与宫颈腺体异型增生和原位腺癌鉴别。这些病变通常缺乏丰富的嗜酸性胞质。

10. 异位前列腺组织和异位 Skene 腺体（图 4-25 至图 4-28）

- 已报道近 40 例宫颈标本中发现异位前列腺组织或异位 Skene 腺体。均为生育年龄或绝经后女性，除 1 例伴肾上腺性腺综合征、睾酮水平增高和宫颈阴道移行细胞化生，2 例为接受睾酮治疗的女

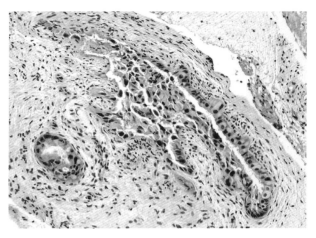

▲ 图 4-23　非典型性嗜酸性化生

部分腺体上皮细胞具有明显的嗜酸性胞质和深染的细胞核

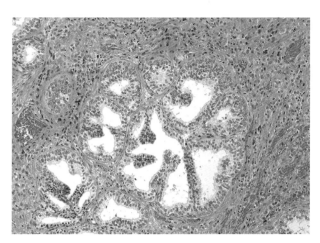

▲ 图 4-26　异位前列腺组织

分泌细胞和基底细胞清晰可见

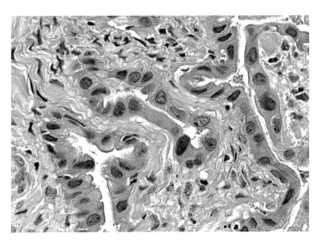

▲ 图 4-24　非典型性嗜酸性化生

高倍镜下显示细胞核大小不一，形状不规则

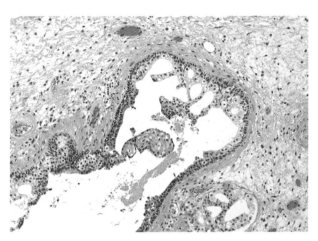

▲ 图 4-27　异位前列腺组织

鳞状上皮簇（中心）非常明显

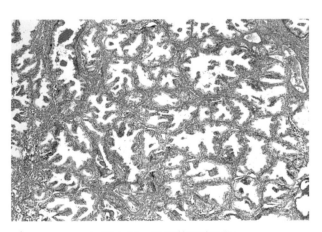

▲ 图 4-25　异位前列腺组织

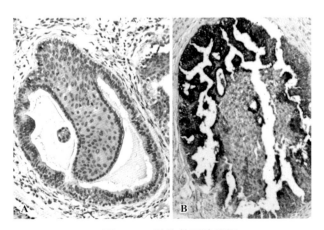

▲ 图 4-28　异位前列腺组织

腺体伴有鳞状化生（A），腺体对前列腺特异性抗原免疫反应
阳性（B）

性变性患者外，其他病例都正常。

- 异位前列腺组织典型发生部位在子宫颈阴道部，通常是显微镜检查的偶然发现，但少数情况下可以形成壁内肿块，由典型的前列腺组织构成，包括基底细胞和分泌细胞，有些病例中可见鳞状化生。鳞状成分可能占主导地位，以致掩盖了腺体成分。极少数情况下可以见到皮脂腺和类似毛囊的基底样细胞结构。

- 异位前列腺组织的腺细胞（非鳞状上皮细胞）特异性表达前列腺特异性抗原（PAS）和（或）前列腺酸性磷酸酶（PAP），尽管两个标志物偶有缺失。基底细胞表达高分子量细胞角蛋白（34βE12）。腺体和鳞状成分通常雄激素受体（AR）为阳性，而雌激素受体（ER）阳性仅局限于鳞状成分。

11. 其他异位（图 4-29 和图 4-30）

- Doldan 等在 17% 的锥切或 LEEP 术标本中发现了成熟的脂肪组织，通常位于深部宫颈间质的大血管周围，但有时也可见于宫颈腺体周围的浅层间质内。需要与假脂肪瘤病相鉴别（见第 7 章）。

- 在非常少见的情况下，在宫颈组织中，包括宫颈息肉，偶尔在显微镜下检查见皮脂腺和汗腺、毛囊、神经胶质、骨组织（包括皮样囊肿结构）。某些这类病例代表胎儿组织残留，其中 1 例宫颈含有的神经胶质组织通过 DNA 基因分型已被证实（见第 7 章）。

（二）宫颈腺体增生

1. 隧道样腺丛（图 4-31 至图 4-34）

- 隧道样腺丛（tunnel clusters，TC）首先由 Fluhumann 描述，并将隧道样腺丛分为非囊性（A 型）和囊性（B 型）两种类型，后者更为常见。TC 的形态及与多次分娩的密切相关性，提示 TC 可能是妊娠引起的子宫颈管腺体增生的复旧性变化。

- TC 常常是偶然的病理改变，在成年女性的发生率约为 10%。罕见病例可能伴有排泌黏液。少数病例可见大体形态改变。

- 80%TC 多发，偶尔可以融合。位置通常浅表，偶尔也会向深部延伸，并且缺乏间质反应。

- TC 由腺体积聚而形成圆形结节，腺体大小不一，呈卵圆形、圆形或不规则形，排列紧密，内衬单层扁平到立方细胞，而非囊性隧道样腺丛则内衬

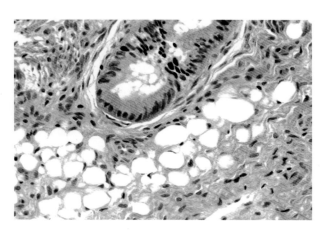

▲ 图 4-29 宫颈间质内的脂肪（见前述）

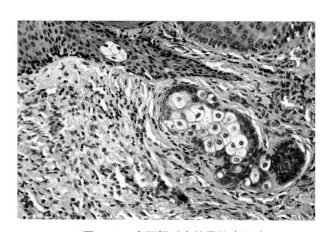

▲ 图 4-30 宫颈间质内的异位皮脂腺

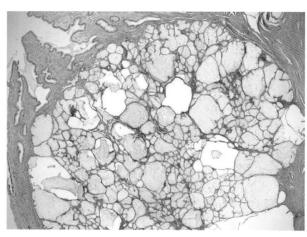

▲ 图 4-31 隧道样腺丛，囊性（B 型）

囊性腺体内可见丰富的管腔内黏液，缺乏炎细胞浸润

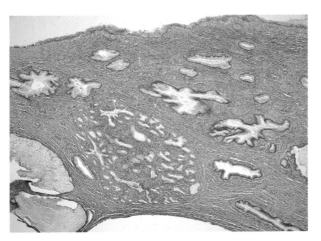

▲ 图 4-32　隧道样腺丛，非囊性（A 型）
宫颈间质内明显可见簇状分布、界限分明的腺体

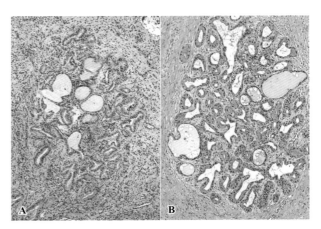

▲ 图 4-33　隧道样腺丛，非囊性（A 型）
两个标本显示了腺体大小和形状的不规则性，大量嗜酸性胞质是不常见的表现（B）；在 A 型隧道样腺体偶尔见到轻度细胞核的非典型性

单层立方到柱状上皮。

- 细胞核具有良性特征，通常缺乏核分裂象。个别病例局灶核呈现轻到中度的非典型以及出现个别核分裂，特别是在非囊性病变。

- 一些非囊性 TC 的腺体丛可能含有中性的黏液（PAS/AB 染色为红色），并且 HIK1083 和 MUC6（幽门腺黏蛋白）染色阳性，不同于囊性 TC 和正常子宫颈管腺体，支持分叶状子宫颈管腺体增生的诊断（见书中相关介绍）。

- 分叶状排列、缺乏明显的异型增生的腺体、浸润性生长和间质反应，都有助于与包括微小偏离型腺癌在内的腺癌鉴别。

2. 微腺体增生（图 4-33 至图 4-42）

- 微腺体增生（microglandular hyperplasia，MGH）是子宫颈管腺体的一种特有的增生，常与雌激素和孕激素刺激有关（口服避孕药、妊娠），但也可发生于仅接受雌激素、孕激素或没有服用激素病史的女性。

- MGH 是一种常见的显微镜下发现，通常发生在生育年龄的女性；不足 5% 的病例发生于绝经后。患者常没有症状，罕见阴道出血和（或）阴道排液。

- 通常没有大体可见的病变，但 MGH 偶尔表现为糜烂或息肉，甚至被怀疑为癌。MGH 通常是典型宫颈息肉最常见的显微镜下病变。

- 显微镜下检查发现腺体排列紧密，从小而圆的腺体到较大的形状各异的囊性腺体。腺腔内通常含

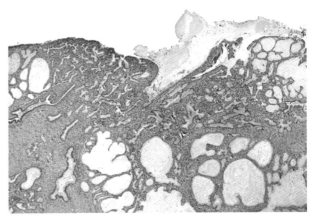

▲ 图 4-34　非囊性和囊性（A 型和 B 型）隧道样腺丛
某些病例中囊性（底部）和非囊性（顶部）腺体分界不清，在低倍镜下比较显著

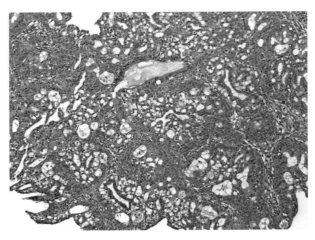

▲ 图 4-35　微腺体增生
典型表现为大小不一的腺体，腺腔内常含有浓缩的黏液和炎症细胞，可见丰富的核下空泡

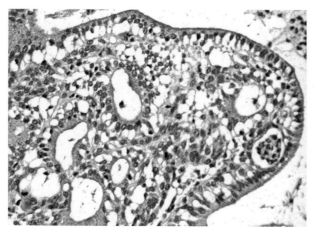

▲ 图 4-36　微腺体增生的典型表现

注意核下空泡

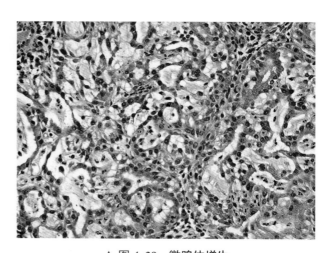

▲ 图 4-39　微腺体增生

不规则的腺体融合形成网状结构，局灶细胞呈轻度非典型性

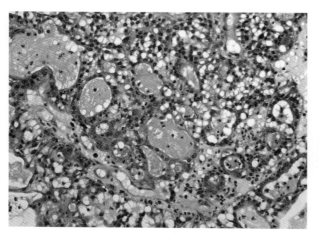

▲ 图 4-37　微腺体增生

典型的腺腔内黏液，腺体被实性增生的空泡状细胞分隔

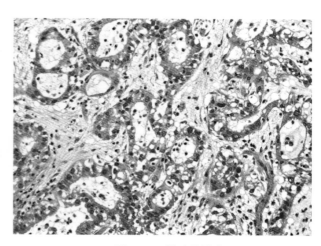

▲ 图 4-40　微腺体增生

本例中出现反应性黏液样间质

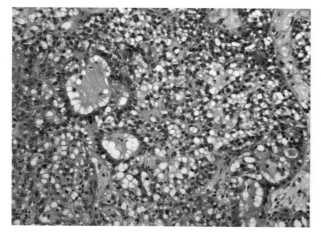

▲ 图 4-38　微腺体增生

局灶明显的空泡化细胞和许多印戒样细胞构成实性结构

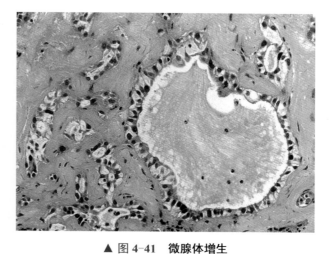

▲ 图 4-41　微腺体增生

在一些病例中可见明显玻璃样变的间质；注意核下空泡，这是诊断的线索

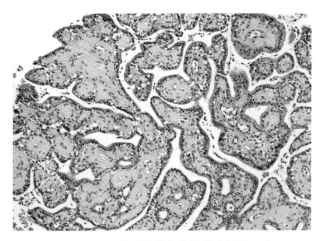

▲ 图 4-42 微腺体增生合并乳头状宫颈炎

有浓缩的黏液和炎症性细胞。通常间质稀少，伴有急性和慢性炎症细胞浸润。

- 腺体内衬低柱状、立方或扁平细胞，常有核下空泡，细胞核小而规则，核仁不明显。多数情况下，缺乏或罕见核分裂象。局灶鳞状化生和（或）储备细胞增生常见。

- 少见的显微镜下特征会怀疑腺癌，但注意到以下这些特征有利于诊断，包括合并或与典型的 MGH 混合以及缺乏核分裂象。
  - 实性、网状和小梁状结构。
  - 间质水肿、黏液样或玻璃样变，有时含有不规则排列的上皮集聚，导致假性浸润结构。
  - 少见的细胞类型包括梭形细胞、具有丰富嗜酸性胞质的多边形细胞和印戒样细胞。
  - 细胞核轻至中度非典型性。

- 核分裂象：Abi–Raad 等报道 9 例典型的 MGH，核分裂 5～11 个 /10HPF。Ki–67 指数 1%～15% 不等，所有病变的 p16 免疫反应均为阴性；所有患者均随访健康。
  - p16 阳性：Roh 等发现，44% 的病例 p16 免疫反应为阳性，p16 定位于表面柱状细胞的胞质和胞核，通常阳性细胞少于 50%。

- 常需要与伴有 MGH 结构特点的宫颈腺癌或子宫内膜腺癌（见第 6 章和第 8 章）相鉴别，但小的活检标本中鉴别困难，尤其当小片 MGH 组织污染了子宫内膜标本时。此外也需要与透明细胞癌（clear cell carcinoma，CCC）相鉴别。
  - 支持腺癌的特征包括临床症状、肿块形成、

明显的核异型性、核分裂象易见、浸润以及 MIB1、p16 和 CEA 中一个或多个免疫染色弥漫强阳性。
  - MGH 中缺乏 CCC 的一些特点，如乳头状结构、细胞含有丰富的透明细胞质。
  - 病变与正常子宫内膜组织混合或合并更支持腺癌的诊断，因为子宫内膜不会发生 MGH，尽管子宫内膜癌可以表现出 MGH 样改变。

3. 弥漫性层状宫颈腺体增生（图 4-43 和图 4-44）

- 这种罕见病变是显微镜下的偶然发现，特点是紧密排列的子宫颈管腺体呈带状增生，与其下的宫颈间质分界清楚。

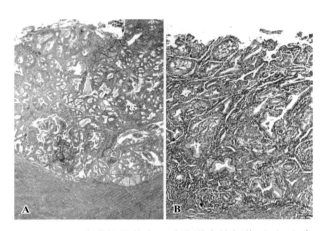

▲ 图 4-43 弥漫性层状宫颈腺体增生的低倍（A）和中倍放大（B）

注意邻近的间质（A）边界分明和慢性炎症浸润（B）

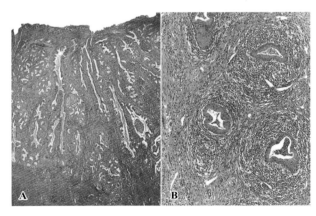

▲ 图 4-44 弥漫性层状宫颈腺体增生

增生的腺体与病变底部相邻的宫颈间质边界分明（A），增生的腺体通常被慢性炎症细胞环绕（B）

- 腺体大小通常正常，内衬颈管柱状细胞，有时伴有反应性细胞非典型性。间质内常见明显的慢性炎症。
- 与恶性腺瘤（见第 6 章）相鉴别的组织学特征包括周围边界清楚、缺乏浸润以及缺乏局灶性恶性细胞学特征和促纤维组织增生性间质。

4. 分叶状宫颈腺体增生（图 4-45 至图 4-48）

- 分叶状宫颈腺体增生（lobular endocervical glandular hyperplasia，LEGH）是一种罕见的病变，一些研究者称之为幽门腺化生（见后述），通常是生育年龄和绝经后女性组织学检查时显微镜下的偶然发现。少数情况下，有黏液样或水样排液，巴氏涂片发现异常腺细胞，出现囊肿等大体异常。据报道，偶尔与 Peutz-Jeghers 综合征有关，罕见与

腹膜色素沉着相关。

- LEGH 通常边界清楚，最常发生于靠近宫颈内口的宫颈上部。它通常占据宫颈壁的内侧，但偶尔会延伸到更深。
- 大部分或全部宫颈黏膜受累，小到中等大小的腺体呈分叶状增生，常以一个大的腺体为中心。小腺体紧密排列可能形成假筛状结构。
- 腺体通常内衬良性表现的子宫颈管柱状黏液细胞，细胞核位于基底部，但是这些细胞富含胞质，可能比正常的细胞大。偶见表现包括腺腔内搭桥（包括形成筛状结构）、肠化生、局灶轻度非典型性，以及罕见的核分裂象，腺体周围成纤维细胞形成薄的袖套样结构。
- 具有典型的幽门腺免疫表型，包括 HIK1083、

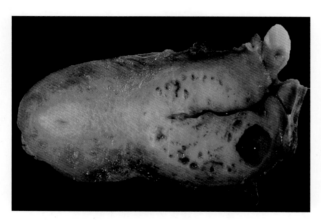

▲ 图 4-45　分叶状宫颈腺体增生

含有囊腔的实性大体结构很罕见，本例囊性病变呈明显的环周分布

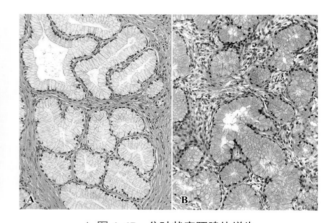

▲ 图 4-47　分叶状宫颈腺体增生

有时上皮细胞含有大量黏液胞质（A），在某些情况下具有幽门腺外观（B）

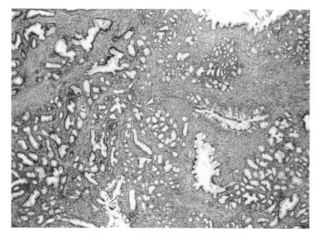

▲ 图 4-46　分叶状宫颈腺体增生

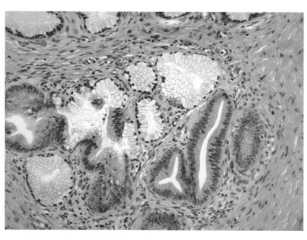

▲ 图 4-48　分叶状宫颈腺体增生，局灶腺体有异型性

MUC6、M-GGMC-1、TFF1、TFF2 和 PDX1 呈阳性。PAX2 通常也呈阳性（见后述鉴别诊断相关内容）。与非特异性宫颈腺体增生相比，ER 和 PR 常为阴性。散在 CgA 和 Syn 阳性的神经内分泌细胞，p16 局灶阳性。尚未发现感染 HPV 的病例。

- 日本研究者认为，某些 LEGHs 是癌前病变或提示胃型原位腺癌，因为它们可能进展为胃型宫颈黏液腺癌（GTA），包括微小偏离型腺癌（MDA）（见第 6 章）。

  - Kondo 等、Nara 等和 Tsuji 等发现，LEGH 与宫颈原位腺癌或浸润性黏液腺癌相关。

  - Mikami 等（2001 年、2009 年、2013 年）描述非典型 LEGH（上皮重叠、乳头状、核非典型性、核分裂象）与 30% 的 MDA 相关。

  - Kawauchi 等研究发现，非典型 LEGH 存在与包括 MDA 和其他 GTA 在内的宫颈黏液腺癌相同的染色体异常。

  - Takatsu 等通过对 STK11 基因的克隆和突变分析（其在 MDA 中发生突变）发现，一部分与 MDA 相关的 LEGH 是单克隆的，这表明 STK11 基因突变可能在 LEGH 向 MDA 的进展中起作用。

  - Matsubara 等发现，19 例 LEGH 中有 11 例发生基因突变，其中 GNAS（8 例）、STK11（2 例）和 KRAS（1 例），并且 5% 的宫颈黏液腺癌存在 GNAS 突变。他们认为 LEGH 很可能是肿瘤性病变，而非增生性病变。

  - Asaka 等发现，TFF-2、胃黏液蛋白 α1、4- 乙酰氨基葡萄糖残基（αGlcNAc-R）在 LEGH、AIS 和浸润性腺癌的胞质和腔缘中均有表达，而在正常腺体中未见表达。

鉴别诊断

- 隧道样腺丛（TC）：这种病变很常见，可能是退化的表现，由边界清楚的腺体丛组成（见书中相关介绍），腺体内衬扁平或矮立方状的细胞，缺乏 LEGH 的增生性外观和高柱状细胞；与 LEGH 的腺体不同，TC 的腺体排列紧密呈簇状结构，通常腺体大小和形状均匀，腺腔内含有浓缩的黏液。

- 微小偏离型腺癌（MDA）：典型的 LEGH 与 MDA（见第 6 章）的不同之处包括 LEGH 部位表浅、分

叶状结构、仅有轻微的非典型性和罕见的核分裂象、缺乏促结缔组织增生以及 PAX2 细胞核呈弥漫强阳性。

5. 宫颈腺体增生伴囊性纤维化

- Previs 等报道了 1 例 24 岁女性，口服避孕药，子宫颈管腺体显著增生，形成一个囊性纤维化的肿块。尽管最初认为该病变是高分化腺癌，但其边界清楚、细胞温和、核分裂象不活跃和急性炎症更支持是一种增生性过程。

- Dooley 等报道的"息肉性宫颈炎"是一种类似或相同的病变，发生在口服避孕药的女性，宫颈呈囊性纤维化改变。

6. 宫颈腺体增生，非特殊类型（图 4-49）

- 这个名称适用于偶发的宫颈腺体增生，这些腺体增生缺乏上述亚型的典型特征，但从其结构和温和的细胞形态来看，是一种良性病变。

- 在这一组病变中有少数病例腺体密集堆积，根据其整体结构和细胞学特点，这是一种良性病变。在某些病例中，细胞胞质淡染至透明，具有居中的显著的核仁。在非增生性子宫颈管腺体偶尔也可以见到这样的核仁，但在增生性病变中更为明显。

- 我们也见过这种极少见的病例，如子宫颈管腺体呈带状增生，被纤维性间质分割，呈现腺纤维瘤样外观。

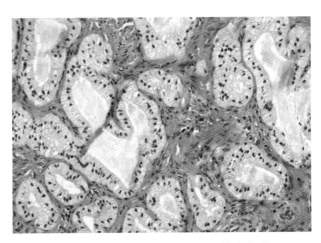

▲ 图 4-49　宫颈腺体增生，非特殊类型
这类偶发病例的表现如图所示，细胞核位于中央，可见核下、核旁空晕

7. 腺样基底细胞增生（图 4-50）

- 腺样基底细胞增生（adenoid basal hyperplasia）是一种罕见病变，常为生育年龄和绝经后女性显微镜下检查的偶然发现。某些病例伴有腺样基底细胞癌（ABC）（见第 6 章）。

- 基底细胞呈出芽样增生，细胞核形态温和；来源于鳞柱交界处，与柱状细胞下的储备细胞相连续；两者具有相同的组织学形态和免疫组织化学特征（Kerdraon 等）。

- 基底细胞芽突入邻近的间质或形成游离的细胞巢。在某些细胞芽和细胞巢内可以见到腺腔，鳞状分化比较少见。缺乏间质反应，被覆上皮形态正常或有轻度的非典型性。

- 这种病变可与腺样基底细胞癌相混淆，但不同于后者，因为病变范围小、位置表浅，通常缺乏以下特点，包括异型性、鳞状分化、活跃的核分裂和 p16 染色阳性。

（三）中肾病变

1. 中肾残留（图 4-51 和图 4-52）

- 发生在宫颈壁的中肾残留见于约 10% 的妇女，是生育年龄和绝经后女性偶然的显微镜所见。很少发现巴氏涂片有异常。也有报道发生在阴道的中肾残留。

- 显微镜下见到由中肾小管组成的一至数个小而边界清楚的分叶状小管集聚，中央可有或无中肾导管。小管内衬的细胞无非典型性和核分裂活性。

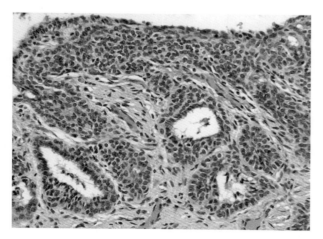

▲ 图 4-50 腺样基底细胞增生

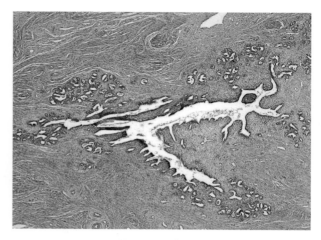

▲ 图 4-51 中肾残留
中肾导管残留，周围是分叶状的中肾小管簇

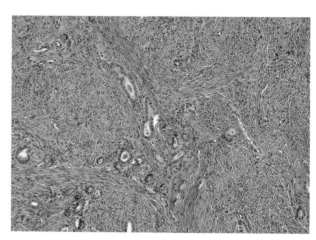

▲ 图 4-52 中肾残留
中肾小管与主导管不相连，呈假性浸润性表现

- 最特异的免疫标志物是 GATA3（核染色），尽管其染色的强度和范围不一致。细胞顶端和管腔内容物 CD10 免疫反应通常阳性。中肾小管 p16 胞质阳性，可能被误诊为 AIS。

2. 中肾增生（图 4-53 至图 4-56）

- 中肾增生通常发生在生育年龄和绝经后女性。几乎总是显微镜下的意外发现，但在极少数情况下会形成硬结、结节、糜烂或巴氏涂片异常。

- 大多数病例有中肾导管残留。增生可以延伸至其上的宫颈黏膜或锥切活检标本的边缘。在某些子宫切除标本中可见中肾管增生，病变延伸至宫颈间质深部和（或）子宫下段。

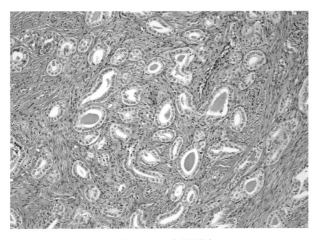

▲ 图 4-53　中肾增生

中肾小管内衬温和的立方上皮，腔内含有特征性的嗜酸性分泌物

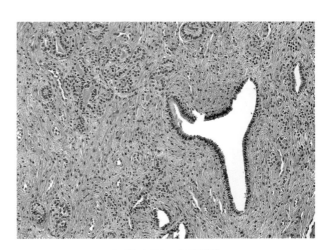

▲ 图 4-54　中肾增生

中肾小管有时会排列十分紧密而表现为实性结构（左上角）

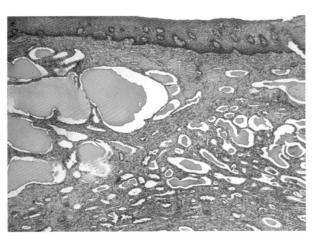

▲ 图 4-55　中肾增生

中肾管明显扩张并延伸，紧邻表面上皮。本例图片让人联想到管囊状透明细胞癌

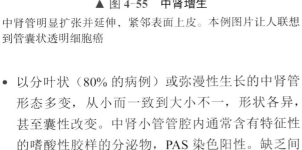

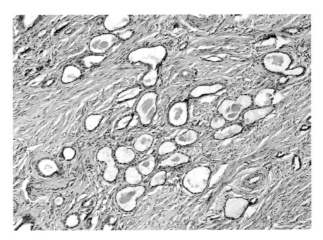

▲ 图 4-56　中肾增生

扩张的小管内衬扁平上皮细胞，可能类似于透明细胞癌

- 以分叶状（80% 的病例）或弥漫性生长的中肾管形态多变，从小而一致到大小不一，形状各异，甚至囊性改变。中肾小管管腔内通常含有特征性的嗜酸性胶样的分泌物，PAS 染色阳性。缺乏间质反应。
- 小管和囊腔衬覆单层无黏液的立方形到扁平状细胞。细胞核均匀一致，但偶尔有轻度的非典型性。几乎没有核分裂象。
- 少见的形态特征包括细胞复层和搭桥、内衬柱状细胞及呈假性子宫内膜样外观。
- 最特异的免疫标记物是 GATA3（核染色，见前述）。其他标记物包括 PAX2 和 PAX8（细胞核强阳

性）、CD10（细胞顶端部分和管腔内嗜酸性物质阳性）及 p16（局灶中到强的胞质阳性）。p16 免疫反应阳性可能导致与浸润性腺癌混淆，但与后者不同的是，中肾增生 p16 细胞核染色为阴性，只有极少数细胞 MIB1 染色阳性。Mirkovic 等发现，中肾癌有 *KRAS/NRAS* 的基因突变，但在中肾增生中没有发现该基因突变。
- 术后临床经过平稳，即使病变延伸到标本切缘的病例。然而，少数中肾肿瘤（见第 6 章）常伴有中肾增生。
- 需与腺癌，特别是中肾腺癌（见第 6 章相关介绍）、MDA、CCC 和子宫内膜样癌相鉴别。

- 支持中肾增生而不是 MDA 的特征包括无肿块形成、无黏膜受累、胞质无黏液、腺体周围无间质反应、GATA3 及 PAX2 免疫反应阳性、CEA 染色呈阴性。
- 支持或确诊为 CCC 而非中肾增生的特征包括形成肿块、乳头状和实性生长方式、细胞具有透亮而富含糖原的胞质、靴钉样细胞、中到重度的核的非典型性、核分裂象相对常见及 napsinA 阳性、而 GATA3 阴性。

- 子宫内膜样子宫内膜癌（EEC）以小管状腺体累及宫颈（见第 8 章）。注意与原发 EEC 相连续以及 GATA3 阴性有助于诊断。然而，雌激素受体阴性的子宫内膜样癌中有一部分表达 GATA3，这是一个潜在的诊断陷阱。

3. 中肾导管增生（图 4-57 和图 4-58）

- 在中肾导管增生性病变中，中肾导管内衬增生性上皮，通常呈微乳头簇状结构，多数病例伴有普通的中肾增生，但是在少数情况下仅有中肾导管增生。
- 中肾导管增生可能会误诊为癌前病变或恶性腺体病变，尤其当该病变独立出现时。支持中肾导管增生的特征包括拉长的导管、微乳头状结构、缺乏细胞核的非典型性、与子宫颈管腺体不相连及 GATA3 染色阳性。

（四）反应性和修复性损伤

1. 活检后鳞状上皮假性浸润（图 4-59）

- 活检后鳞状上皮假性浸润是由于先前活检时鳞状上皮种植造成的。因为病变位置较深，附近缺乏子宫颈管腺体，鳞状细胞巢不规则，肉芽组织样和（或）纤维性间质，并且既往活检中常有鳞状上皮内病变的病史，可能被误诊为鳞状细胞癌。
- 既往活检病史，仅有 1 个或少数细胞巢，细胞核形态温和，深部细胞巢和表面上皮之间缺乏异常上皮，以及缺乏表面上皮的鳞状上皮内病变，根据以上特征可以做出正确诊断。
- 类似病变发生在 1 例 LEEP 之前注射利多卡因的患者，注射时将异型增生的鳞状上皮人为的带入

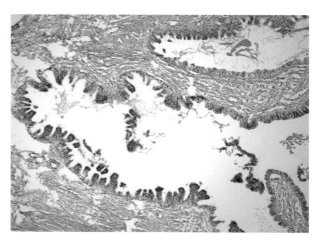

▲ 图 4-57　中肾导管增生
2 个大的导管局灶内衬簇状上皮细胞

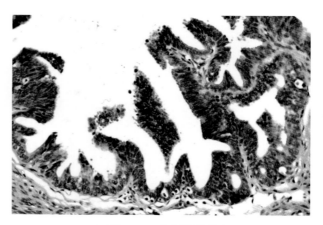

▲ 图 4-58　中肾导管增生
上皮细胞胞质稀少，细胞核深染，局部形成腔内上皮簇

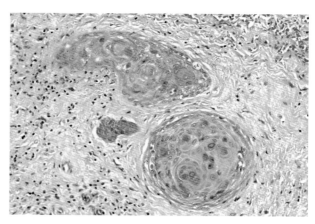

▲ 图 4-59　活检后鳞状上皮假性浸润
不规则的良性鳞状上皮细胞巢位于纤维性间质中，可能被误诊为浅表的浸润性鳞状细胞癌，特别是该患者以前被诊断为高级别鳞状上皮内病变

到血管内。

2. 反应性和修复性改变（图 4-60）

- 鳞状上皮非典型性（见第 5 章）。
- 腺体非典型性如下。
    - 反应性腺体非典型性可发生在其他方面正常的宫颈表面腺上皮、化生的上皮（如输卵管上皮化生）或非肿瘤性宫颈病变的腺体（如隧道样腺丛）。这种非典型性可能与炎症程度有关，也可能继发于宫颈管和（或）子宫内膜刮除术后，或继发于放疗（见后述）。
    - 细胞可为复层，可能具有微乳头状结构。胞质黏液减少，并呈轻微嗜酸性或鳞状上皮样改变。细胞核大小形状各异，染色不一，呈现"模糊"的外观，可见靴钉样细胞。间质常出现纤维素、纤维化和炎症细胞。
    - 与 AIS 的区别包括散布正常的细胞，几乎没有重度非典型细胞、核分裂象和凋亡小体，与黏膜剥脱、纤维素和（或）纤维化相伴随。
- Paget 样角化不良症。
    - Paget 样角化不良症可能是一种反应性病变，其特征是宫颈阴道部上皮内出现 Paget 样角化细胞。val–Bernal 等发现，宫颈 Paget 样角化不良症在因子宫脱垂而切除的子宫标本中占 37%，而在因子宫平滑肌瘤切除的子宫标本中仅占 5%。
    - 圆形大细胞到多角形细胞，含有丰富的淡染嗜酸性胞质，核固缩，位于中央，核周围有透明空晕，这些细胞通常散在分布于典型的鳞状上皮的基底层上方或中间层。
    - 与周围正常的鳞状细胞不同，这些细胞高分子量细胞角蛋白（34β–E12）染色阳性，提示为过早角化。与 Paget 病（很少累及宫颈）不同，Paget 样角化不良症的细胞缺乏非典型性，黏液染色阴性，而且 CAM5.2、EMA 和 CEA 免疫染色阴性。

3. 放疗导致的非典型性（图 4-61）

- 放疗后数周至数年鳞状上皮或宫颈管腺上皮会出现非典型性。大体检查偶尔表现为黏膜不规则、纤维化、硬化或狭窄。

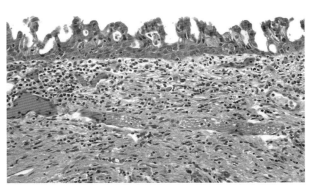

▲ 图 4-60 手术导致的微乳头簇状结构
手术导致相对一致的微乳头状上皮细胞簇代替宫颈黏膜

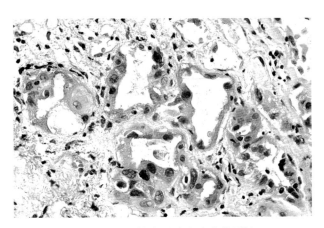

▲ 图 4-61 放疗后腺上皮非典型性

- 鳞状细胞和腺细胞含有丰富的胞质，细胞核深染，大小和形状各异，但核浆比例低，核间距一致，染色质模糊不清。可见细胞变性、胞质空泡和细胞坏死。一般缺乏核分裂象。
- 放疗后改变常见于间质和血管，但是放疗相关纤维母细胞不常见。
- 注意以上特征和了解病史有助于与癌前病变鉴别。

4. 继发于黏液外渗的改变（图 4-62）

- 腺体破裂黏液外溢会导致腺体周围水肿和包括泡沫样组织细胞和异物巨细胞在内的炎症细胞浸润。在少数情况下，外渗的黏液可见于宫颈淋巴管内。

5. 术后梭形细胞结节

- 见第 3 章。

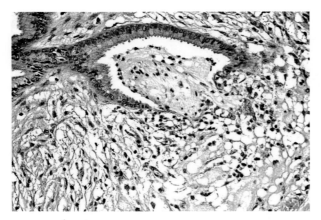

▲ 图 4-62 子宫颈管腺体破裂导致黏液外溢并伴有炎症反应

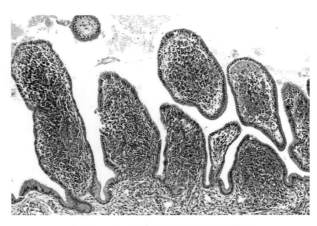

▲ 图 4-63 乳头状子宫颈管黏膜炎

6. 假放线菌辐射颗粒

- 这些颗粒（见第 7 章）在子宫颈管腺体的腺腔内偶然可见，通常与黏液浓缩和（或）炎症性细胞有关。

（五）炎症性病变

1. 典型的宫颈炎

- 显微镜检查常发现宫颈黏膜含有数量不等的慢性炎细胞，通常为淋巴细胞和浆细胞，偶尔为肥大细胞。
- 含有浆细胞的小片宫颈组织污染子宫内膜标本时，如果没有识别出它们来源于宫颈，就可能会被误诊为慢性子宫内膜炎。
- 淋巴细胞在血管内积聚是常见的现象，尤其在重度宫颈炎病例中（Karpathiou 等）。

2. 乳头状子宫颈管黏膜炎（图 4-63）

- 通常是偶然的显微镜检查下发现，没有临床意义。含有慢性炎细胞的间质形成规则的乳头，表面被覆单层良性的子宫颈管柱状上皮。
- 缺乏复层排列和无异型性有助于与绒毛状腺癌区分。

3. 滤泡性宫颈炎（图 4-64）

- 滤泡性宫颈炎是指子宫颈管黏膜的炎症，上皮下和腺体周围有大量的淋巴滤泡，常伴有生发中心形成。有些病例可能是衣原体感染所致，可通过培养或免疫组化染色证实。

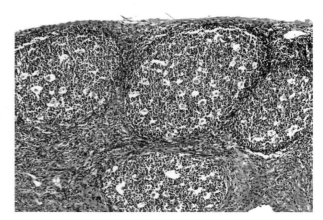

▲ 图 4-64 滤泡性宫颈炎

- 其他常见的改变包括腺体周围明显的浆细胞浸润、柱状上皮内中性粒细胞浸润、间质淋巴细胞和组织细胞浸润。表面上皮可能缺失，但缺乏疱疹性宫颈炎特有的深部坏死性溃疡。
- 与结节性淋巴瘤的鉴别特征是滤泡性宫颈炎没有肿块形成、滤泡存在并伴有生发中心，而且为混合性炎细胞浸润。

4. 显著的反应性淋巴组织增生（淋巴瘤样病变）（图 4-65 和图 4-66）

- 这一过程通常发生在育龄期女性的子宫颈。一些病例与病毒感染（传染性单核细胞增多症，CMV，EBV）或既往的 LEEP 术有关。
- 常有异常的大体表现（可能伴有溃疡形成），但与宫颈淋巴瘤不同，该病变的宫颈没有增大。某

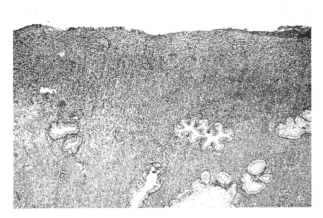

▲ 图 4-65　显著的反应性淋巴组织增生（淋巴瘤样病变）
密集的带状细胞浸润，与下方子宫颈管间质之间清楚的界线

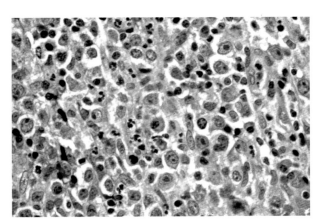

▲ 图 4-66　显著的反应性淋巴组织增生（淋巴瘤样病变）
注意包括免疫母细胞在内的混合性细胞浸润，免疫母细胞核分裂活跃（此处图片未展示）

些情况下巴氏涂片异常，可能是由于同时伴有上皮内病变导致。

- 在完整或糜烂的上皮下，致密的浅表淋巴组织带状浸润，主要由包括免疫母细胞在内的大淋巴细胞组成，可见核分裂象。通常混有浆细胞和多形核白细胞。
- 免疫组化结果表明 B 细胞和 T 细胞混合存在，无免疫球蛋白轻链的限制性表达。一些病变是多克隆性，而另一些病变经 PCR 检测证实存在克隆性 *IGH* 基因重排。经临床分期或随访，缺乏淋巴瘤的证据，支持该病变为良性。
- 支持该类病变是反应性病变而非淋巴瘤的特征包括不同类型的细胞混合存在、缺乏大的肿块、无宫颈增大、缺乏深部浸润及血管周围受累和硬化。

5. 浆细胞性宫颈炎

- 子宫颈管间质和宫颈息肉间质中，致密的浆细胞浸润是一种常见的易被发现的镜下改变，可出现大量的 Russell 小体。在罕见病例中，这种病变在临床检查上类似于癌。
- 与典型的宫颈炎一样，如果浆细胞性宫颈炎的宫颈组织污染了子宫内膜样本，且没有注意到来源于宫颈，可能会误诊为慢性子宫内膜炎。极少见情况下，浆细胞性宫颈炎在细胞学或组织学检查时会被误诊为多发性骨髓瘤。

6. 组织细胞浸润和非感染性肉芽肿（图 4-67）

- 宫颈间质出现类似于类风湿结节的渐进性坏死性肉芽肿，通常是对先前局部手术或烧灼的反应（见后述）
- 富含蜡样质的组织细胞局限性聚集（蜡样质肉芽肿）以及罕见的脂肪肉芽肿可以发生在宫颈间质。
- 黄色肉芽肿性宫颈炎的特征是大量组织细胞组成的炎症性间质浸润，组织细胞呈泡沫状、富含脂质，有些病例含蜡样质。
- 以组织细胞浸润为特征的其他宫颈罕见病变包括软斑病和嗜黏液卡红的组织细胞增生增多症（见第 20 章）。

7. 与烧灼和 Monsel 液有关的假象（图 4-68 至图 4-70）

- 随着 LEEP（电灼环切术）的广泛应用，宫颈的烧灼假象现在已非常普遍。

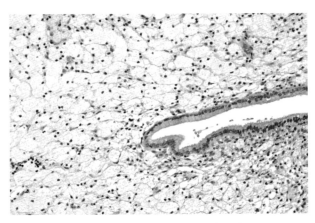

▲ 图 4-67　黄色肉芽肿性宫颈炎

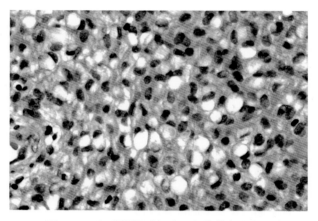

▲ 图 4-68　印戒样间质细胞，与烧灼相关的假象

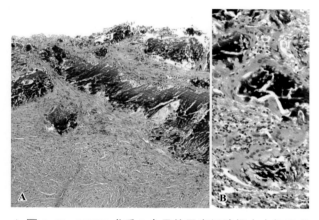

▲ 图 4-69　LEEP 术后 6 个月的子宫切除标本中与手术相关的宫颈黏膜改变

正常上皮完全缺失，浅层间质（A）内有灼伤破坏的组织（棕色病灶），周围有肉芽肿反应（B）

- 烧灼产生的变化包括复层、挤压、明显拉长的上皮细胞、伴有细胞核深染、染色质模糊。间质常显示热损伤，包括明显的嗜酸性粒细胞增多。
- McKenna 和 McCluggage 在 15% 的 LEEP 标本热损伤区内发现印戒样间质细胞。这些细胞波形蛋白（Vimentin）阳性，而上皮细胞或组织细胞标志物阴性。
- 在 LEEP 术后几周或几个月检查宫颈组织，可见热变性组织、肉芽肿性炎、肉芽组织、纤维化和色素沉积。

- Monsel 液（硫酸亚铁）是一种局部止血剂，它导致的组织改变可以持续 3 个月左右。最初，上皮细胞和浅层间质坏死，常规染色呈暗棕色；普鲁士兰染色显示弥漫性铁阳性。间质血管血栓形成和中性粒细胞浸润，随后出现吞噬大量棕色色素的巨噬细胞、肉芽组织和纤维组织。

8. 嗜酸性的宫颈炎

- 这种类型的宫颈炎罕见，通常是对于活检或刮宫术的反应。曾报道 1 例发生于新生儿的无明显诱因的病例。大量的嗜酸性粒细胞分布在结缔组织内的血管周围。

9. 木样宫颈炎（图 4-71）

- 女性生殖道木样（或假膜性）炎症几乎总是发生于患有或终将发生木样结膜炎的女性，并与遗传

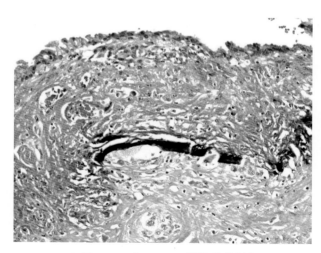

▲ 图 4-70　与 Monsel 液相关的假象

浅表间质坏死，注意棕色色素的沉积

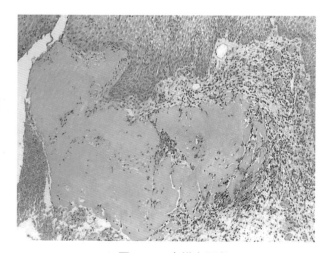

▲ 图 4-71　木样宫颈炎

黏膜鳞状上皮附近可见明显的无定形嗜酸性物质沉积

性 1 型纤溶酶原缺乏症有关。

- 子宫颈是女性生殖道最常见的受累部位，受累频率从高到低依次为阴道、输卵管、子宫内膜和卵巢。
- 临床表现包括阴道排液、痛经和宫颈病变。大多数病例出现不育，可能是由于子宫内膜、输卵管或卵巢受累所致。
- 显微镜检查发现表面上皮细胞缺失和大量的无定形、嗜酸性、玻璃样变或坏死物质沉积，其中一些是纤维素。
- 鉴别诊断包括罕见的宫颈淀粉样变性，后者表现为更致密的嗜酸性物质，并具有不同的染色特点（见后述）。

10. 坏疽性脓皮症

- 累及宫颈的坏疽性脓皮症已有 2 例报道。2 例患者都有宫颈溃疡，其中 1 例长期患有皮肤坏疽性脓皮症，而另 1 例病变局限在宫颈。

11. 动脉炎（图 4-72）

- 无论是巨细胞性（GCA）还是结节性多动脉炎性（PAN）血管炎均可累及女性生殖道。GCA 累及所有生殖部位，发生频率相似，而 PAN 最常累及宫颈。
  - GCA 患者几乎总是绝经后女性，而 PAN 患者可以是任何年龄的成年女性。两种类型的动脉炎通常是一个偶然的和孤立性的显微镜下发现，没有临床意义。然而，罕见的病例可合并

全身性疾病，或者是全身性疾病的第一个临床表现。
  - Ganesan 等发现，在他们的宫颈受累病例中大约半数的患者仅有单一血管受累，而其他病例有较为广泛的受累。受累的血管为动脉和（或）小动脉。
  - Roma 等除了发现 GCA 和 PAN 外，还发现淋巴细胞性和非特异性血管炎的病例。52 例患者中，血管炎局限于子宫颈 23 例、子宫内膜 6 例、卵巢 7 例、输卵管 3 例、附件 3 例和累及 1 个器官以上者 10 例。在接受血清学检测的 2 例患者中，1 例纤维肌痛症患者 ANA 阳性。随访患者均未出现系统性血管炎。
- Wegener 肉芽肿偶尔可累及宫颈，在某些病例中可导致绝经后出血和（或）出现临床上提示恶性肿瘤的表现。

（六）感染性病变

1. 病毒性病变（图 4-73 和图 4-74）

- 人类乳头状瘤病毒相关性病变（见第 5 章）。
- 巨细胞病毒性（CMV）宫颈炎。
  - CMV 宫颈炎可以通过活检或巴氏宫颈涂片诊断，发生于免疫抑制的女性，或在那些尚未确诊为免疫抑制患者中偶然被发现。在免疫抑制的患者中，女性生殖道的其他部位也可受累。

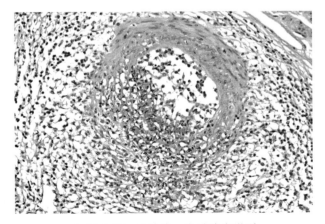

▲ 图 4-72　动脉炎，多动脉炎类型

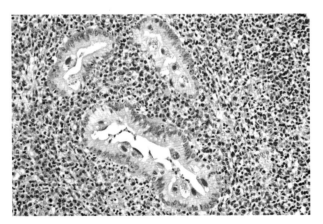

▲ 图 4-73　CMV 性宫颈炎

腺体内衬上皮细胞内含有特征性包涵体，间质内可见致密的慢性炎性细胞浸润

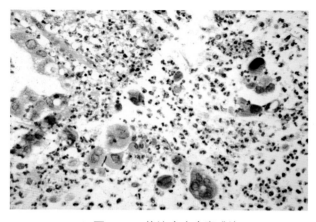

▲ 图 4-74　单纯疱疹病毒感染

多核上皮细胞和具有毛玻璃样外观的细胞核与中性粒细胞混合存在

- 特征性的包涵体最常见于子宫颈管柱状上皮细胞的胞质中，也存在于内皮细胞和间质细胞中。可以通过 CMV 包涵体免疫反应确诊。
- 其他所见包括小血管内纤维素性血栓以及致密的急性和慢性炎症细胞浸润，可能有淋巴滤泡形成。我们见到 1 例 CMV 宫颈炎合并反应性淋巴细胞增生，而且可能是引起反应性淋巴细胞增生的原因（见书中相关介绍）。
- 疱疹性宫颈炎。
  - 常见表现为坏死性溃疡或偶见肿瘤样肿块。蔓延至较子宫黏膜腺体更深的部位，溃疡周围为肉芽组织以及淋巴细胞（通常为主要成分）、中性粒细胞和组织细胞浸润。上皮内和管腔内常见中性粒细胞。
  - 可见特征性的病毒包涵体，虽然在经培养证实的疱疹性宫颈炎的病例中经常不存在（McGalie 等）。
- 传染性软疣：已有报道在巴氏涂片中发现软疣小体，但是却没能获得组织样本证明宫颈起源。

2. 细菌性病变

- 最常见的宫颈细菌感染是由淋病双球菌和沙眼衣原体引起的。两种微生物通常通过性传播，可以引起黏液脓性宫颈炎。通过培养常可明确诊断。衣原体感染还可通过分子生物学方法来诊断。衣原体可引起弥漫性慢性炎症性浸润，有时伴有淋巴滤泡形成（滤泡性宫颈炎）；有些病例还可见

胞质内包涵体。

- 分枝杆菌感染（结核性和非结核性）。梅毒、性病肉芽肿和放线菌病偶尔可累及宫颈，有时可引起肿瘤样肿块。
- 曾报道 1 例杆菌性血管瘤病（见第 1 章）累及宫颈和外阴。

3. 寄生虫性病变（图 4-75）

- 宫颈血吸虫病在疫区很常见。HIV 感染患者缺乏对于血吸虫卵的特征性肉芽肿反应，这一发现提示存在 HIV 感染的可能性。有些病变与扩张和扭曲的黏膜小静脉有关，这些小静脉的血栓内含有血吸虫卵。
- 由痢疾阿米巴（阿米巴病）和克氏锥虫（Chagas 病）感染引起的宫颈炎的罕见病例已有报道。在某些病例中，临床表现类似于肿瘤。

（七）妊娠相关性改变

1. 异位蜕膜（图 4-76）

- 足月妊娠妇女宫颈活检、息肉切除或子宫切除标本中，约 1/3 可见蜕膜，通常于产后 8 周蜕膜消失。新生儿宫颈异位蜕膜也有报道，但十分罕见。异位蜕膜几乎是组织学检查的偶然发现；罕见的表现包括出血和瘤样肿块。
- 当异位蜕膜紧邻宫颈高级别鳞状上皮内病变（HSIL）时，有可能与微浸润性鳞状细胞癌相混淆。出现良性细胞核特征、缺乏核分裂象以及细

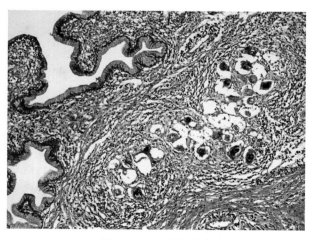

▲ 图 4-75　宫颈血吸虫病

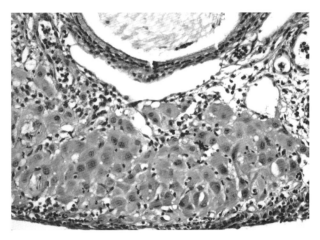

▲ 图 4-76　异位蜕膜

胞角蛋白阴性有助于鉴别诊断。

2. Arias-Stella 反应（图 4-77）

- 约 10% 的妊娠子宫切除标本中宫颈管腺体见 Arias-Stella 反应（ASR）。一项最大系列研究中，受试者年龄 19—44 岁。除 2 例有口服避孕药的历史外，其余均为妊娠女性。
- ASR 通常是显微镜下偶然发现，多见于宫颈息肉。常累及 1 个或几个腺体，但有时 ASR 是融合性或广泛的腺体受累。
- Nucci 和 Young 注意到存在以下特征，按照发生频率递减顺序依次为空泡状的透明胞质、腺体内细胞簇、鞋钉样细胞、嗜酸性胞质、丝状乳头、

核内假包涵体、筛状结构，仅在 1 例中发现 1 个核分裂象。

- 如果病理医师不了解患者怀孕的病史，ASR 可能与原位腺癌（AIS）或透明细胞癌（CCC）混淆，尤其是在小的活检或刮除标本中。
  - ASR 有别于 AIS 的特征包括存在透明细胞和靴钉样细胞、缺乏一致的非典型细胞核、几乎无核分裂象及缺乏凋亡小体。
  - 支持或确定 ASR 而不是透明细胞腺癌的特征为患者年轻并无以下情况，包括症状、肿块、浸润、管囊状和实性结构、具有透明样变轴心的乳头及罕见核分裂象。
  - Napsin A 是 CCC 中一种常见的免疫组织化学标记物，但在两者的鉴别中没有作用，因为它在 ASR 中也常为阳性（Fadare 等，Wang 等）。

3. 胎盘部位结节和斑块

- 见第 10 章。

4. 宫颈妊娠（图 4-78）

- 宫颈妊娠导致的出血性肿块在临床上或大体检查时可被误诊为恶性肿瘤，虽然显微镜下检查容易诊断。
- 采用类似于宫体的标准，可以鉴别宫颈妊娠和罕见的原发性宫颈滋养细胞疾病。

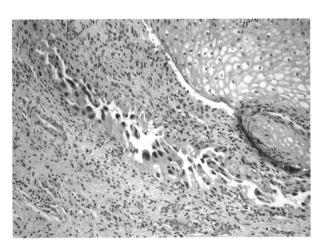

▲ 图 4-77　**Arias-Stella 反应**

正常的腺上皮被深染的细胞取代，这些细胞具有位于顶端的细胞核和嗜酸性胞质

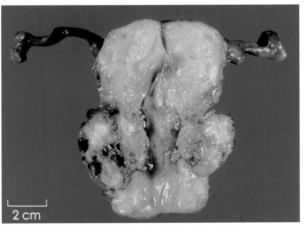

▲ 图 4-78　宫颈妊娠导致宫颈管壁和子宫下段出现瘤样肿块

（八）黑色素病变

1. 蓝痣（图 4-79）

- 这种病变通常是一种偶然的显微镜下所见，但大体检查偶尔可见黏膜色素沉着区。
- 这种病变通常为单发，一般＜ 2mm，在浅表宫颈间质内由充满黑色素的上皮样细胞和梭形细胞组成，梭形细胞 S100 阳性。
- 应用皮肤病变的诊断标准可以排除恶性黑色素瘤。

2. 黏膜黑变病

- 黏膜黑变病（又称黑变斑）这种病变在临床或大体检查时表现为黏膜一个不规则色素沉着区。
- 显微镜下可见上皮基底部色素沉着，伴或不伴有良性基底层黑色素细胞。某些病例可见雀斑样结构。

（九）各种瘤样病变

1. 多核间质巨细胞（图 4-80）

- 如同发生在纤维上皮性息肉中的多核间质巨细胞一样（见第 3 章），多核间质巨细胞（multinucleated stromal giant cell，MSGC）在镜下偶见于包括宫颈在内的女性下生殖道上皮下间质内。
- 宫颈 MSGC 见于 3.5% 的女性尸检病例、19% 的锥切标本及 30% 的子宫切除标本中。
  - Hariri 等发现，MSGC 的发生率随着年龄的增长

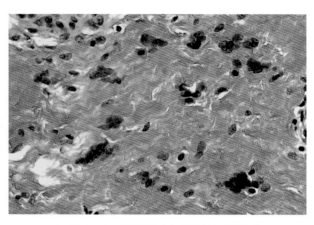

▲ 图 4-80　宫颈间质内多核间质巨细胞

而增加，30 岁以下的女性中未见 MSGC，最常见于 60 岁左右的女性。20%～80% 的宫颈切片中可以见到这种细胞。

- MSGC 一般散在分布于宫颈阴道部鳞状上皮下疏松结缔组织中。含有少量到中等量的嗜酸性胞质，伴有纤细的胞质突起，多核，常呈花环状排列，核分裂象十分少见。Vimentin（波形蛋白）阳性，而 CK（细胞角蛋白）和 desmin（结蛋白）阴性。

2. 印戒样上皮细胞（图 4-81）

- 除微腺体增生性病变中的印戒样细胞外（见书中相关介绍），正常子宫颈管上皮细胞，特别是脱落细胞，也可以呈现印戒样外观。
- 良性细胞核特征、核分裂不活跃、间质无浸润等

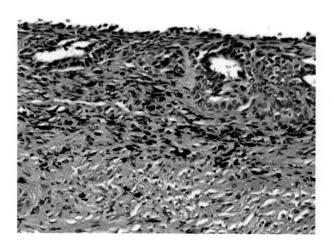

▲ 图 4-79　位于浅表宫颈间质的蓝痣

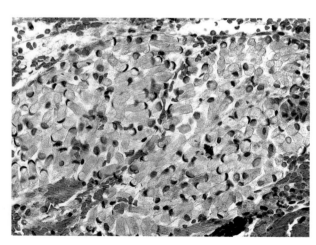

▲ 图 4-81　印戒样上皮细胞
刮宫标本中的印戒样宫颈上皮细胞

这些表现有助于这种疾病的诊断。

3. 淀粉样变性（图 4-82）

- 宫颈局限性淀粉样变性罕见，通常伴有这个部位的原发鳞状细胞癌，其中淀粉样物含有角蛋白，推测来源于退变的肿瘤细胞。
- 28 岁女性患者，宫颈的瘤样淀粉样变性，形成 1cm 大小的结节，缺乏宫颈肿瘤或系统性淀粉样变性的病史。
- 系统性淀粉样变性偶尔可以累及宫颈，表现为异常出血和鳞状上皮及腺上皮的假上皮瘤样增生。

4. 砂砾体样钙化

- 巴氏涂片、宫颈活检和子宫切除标本中偶尔可发现砂砾体。
- 在少数情况下，巴氏涂片中的砂砾体与癌相关，通常为卵巢、输卵管或子宫内膜的浆液性癌。在某些情况下，涂片也可发现非典型的腺上皮细胞。
- 这些发现表明，发现砂砾体不必过于担忧，除非伴有非典型腺细胞和（或）可疑的临床表现，但是要注意到它们的存在。

5. 动静脉畸形

- Val-Bernal 和 Hermana 报道了 1 例宫颈动静脉畸

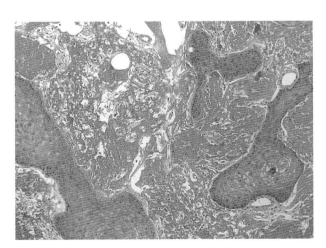

▲ 图 4-82　宫颈淀粉样变性
该患者有系统性淀粉样变性，累及多个器官；宫颈受累导致鳞状上皮增生，并被淀粉样物包绕

形，形成了一个 5cm 的宫颈肿块，推测与子宫体的一个大的平滑肌瘤有关，该平滑肌瘤可能影响了子宫血液循环。Ustuner 等还描述了子宫静脉畸形。

6. 黏液样改变

- 见第 7 章。

7. 髓外造血

- 见第 7 章。

二、良性肿瘤

（一）上皮

1. 宫颈息肉（图 4-83 至图 4-86）

- 宫颈息肉是非常常见的病变，少数情况临床和（或）肉眼检查时会考虑恶性肿瘤，尤其当肿块非常大，曾报道肿块直径可达 15cm（"巨大的"宫颈息肉）。但是，在显微镜下通常很容易直接诊断。
- 息肉的发生年龄广泛，但 90% 的患者年龄≥ 40 岁。通常是在无症状的女性中偶然发现，最常见的症状是异常阴道出血。80%～90% 的息肉小于 1cm，单发。
- 典型的病例由不同成分组成，包括子宫颈管腺体（可能是囊性的）、化生鳞状上皮、含有多种细胞的纤维肌性间质以及不同类型和大小的血管。峡部（宫颈 - 子宫下段）息肉可能由子宫颈管腺体和子宫内膜腺体混合组成。通常间质存在显著的炎症细胞浸润，包括浆细胞、淋巴细胞和肥大细胞。
- 息肉内可被误诊为肿瘤的非肿瘤性病变包括显著的微腺体增生（通常发生在息肉表面）、广泛的鳞状上皮化生、腺管状和乳头状增生、反应性上皮非典型性、Arias-Stella 反应、多核间质巨细胞、印戒样细胞、蜕膜、异源性成分（脂肪、软骨、骨及神经胶质，可能是残留的胎儿组织）（见第 7 章）、其他异位组织（参见书中相关介绍）和提示 Müllerian 腺肉瘤的叶状改变（Howitt，Quade 等）（见第 9 章）。

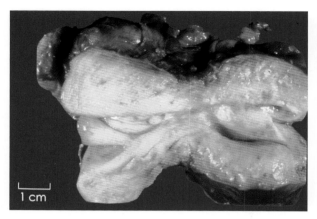

▲ 图 4-83　宫颈息肉（最左边）

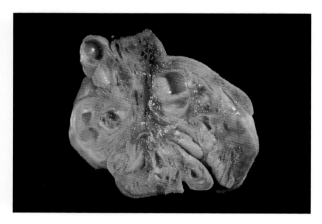

▲ 图 4-84　宫颈息肉的切面

这例切面呈囊实性

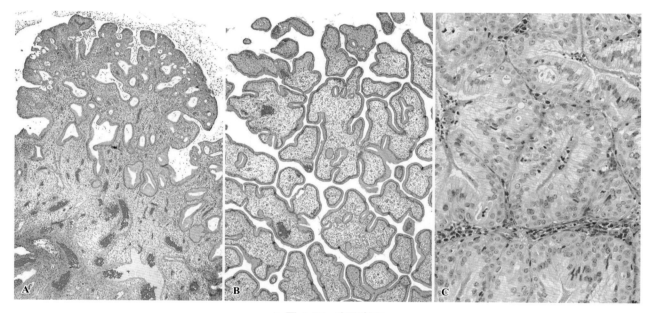

▲ 图 4-85　宫颈息肉

A. 腺样结构；B. 乳头状结构；C. 显著的腺体增生，这种表现会考虑高分化腺癌，但腺体中温和的细胞核特征和略似柱状的储备细胞，表明是一个良性病变

- 个别情况下，宫颈息肉可以隐藏 1 个原位癌或浸润癌，局限或不局限于息肉内。Levy 等发现，369 例宫颈息肉中约 3.7% 的病例意外检出癌前病变和恶性病变。
  - Chin 等在 0.5% 典型的宫颈息肉中发现了漏诊的宫颈鳞状上皮内病变，这些病变常常局限于宫颈息肉中，通常与非诊断性巴氏涂片相关。
  - 在一项类似的研究中，Long 等发现 0.2% 的息肉存在异型增生，这一发现与年龄较小（约 40 岁和约 50 岁）、巴氏涂片异常（67% 和 21%）

和大小 > 2cm（44% 和 15%）有关。

  - 我们观察到在宫颈息肉内存在粒细胞性肉瘤，表明存在髓系白血病。

- 伴有间质非典型性和（或）富于间质细胞的纤维上皮性息肉（见第 3 章）可能很少发生在宫颈。鉴别诊断还包括输卵管脱垂（见第 3 章）。

2. 鳞状上皮乳头状瘤

- 宫颈非湿疣性、无异型增生的鳞状上皮乳头状瘤非常少见。它们缺乏湿疣的挖空细胞形成、复杂

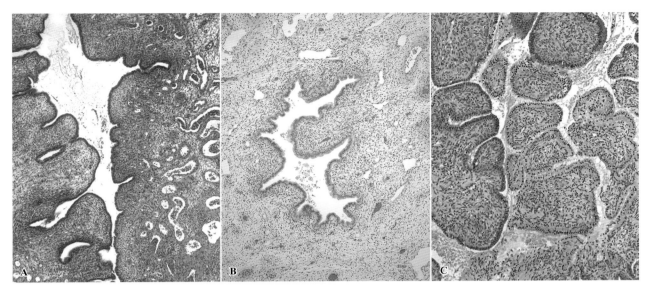

▲ 图 4-86　宫颈息肉

某些宫颈息肉具有可能会考虑到腺肉瘤的特征。1 例裂隙样腺体含有息肉样突起和细胞间质（A）；1 例腺体周围间质密集并伴有输卵管上皮化生（B）；1 例显示间质富于细胞的乳头叶状结构（C）

的分支结构和 Ki-67 活性（见第 1 章）。

- 大多数乳头状鳞状上皮病变可以归入典型的或伴有异型增生的尖锐湿疣、乳头状高级别鳞状上皮内病变或罕见的疣状癌（见第 5 章）。

- 只有通过充分的显微镜下检查排除了上述需要鉴别诊断的病变之后，才能诊断为鳞状上皮乳头状瘤。

3. Müllerian 乳头状瘤

- 曾经认为这种罕见的病变来源于中肾管，现在认为来源于 Müller 管。然而，有 1 例肿瘤与肾囊肿和 Wilms 瘤有关。阴道也会发生类似肿瘤（见第 3 章）。

- 这种病变几乎仅见于儿童，一般在 2—5 岁（14 个月至 9 岁），通常表现为阴道出血或排液，可见脆而易碎的息肉样到乳头状宫颈病变，最大径通常小于 2cm。

- 细小分支状乳头一般被覆单层良性上皮细胞，细胞从扁平、立方到柱状各不相同，与阴道内所见病变相似（图 3-28 和图 3-29）。某些病变局部被覆复层鳞状上皮。间质水肿，含有炎症细胞，少数病例可见砂砾体或骨化生。

- 大多数病例随访病情平稳。偶见局部复发（可能是由于最初切除不完全），再次切除可以治愈。

- 鉴别诊断包括乳头状子宫颈管黏膜炎（见书中相关介绍）、绒毛状和绒毛腺管状乳头状瘤（见后述）和绒毛腺管状腺癌（见第 6 章）。

4. 绒毛状和绒毛腺管状腺瘤

- 少数宫颈腺瘤具有绒毛腺管状结构，与绒毛腺管状腺癌相似（见第 6 章）。不同之处在于腺瘤细胞大小一致，呈良性。充分取材十分重要。

- 曾报道过 2 例宫颈"绒毛状腺瘤"，但 2 例均伴有潜在的浸润性腺癌。

5. 内翻性移行细胞乳头状瘤

- 曾经报道过 5 例发生在宫颈的内翻性移行细胞乳头状瘤（inverted transitional cell papilloma，ITCP），患者年龄在 25—71 岁。4 例表现为宫颈脱落细胞学异常，第 5 例有明显宫颈病变。1 例同时发现有阴道 ITCP。这类病变呈息肉样，最大径小于 2cm。

- 显微镜下所见类似于膀胱的泌尿道 ITCP，移行细胞形成相互吻合的小梁状结构，周围呈栅栏样排列，内衬微囊结构。细胞非典型性轻微，未见核分裂象。

- 3 例患者随后进行子宫切除术，未见肿瘤残留。虽然随访时间有限，但所有病例均未见复发。

- ITCP 应与移行细胞癌（可能具有类似于 ITCP 的生长方式）和宫颈乳头状鳞状移行细胞癌相鉴别（见第 5 章）。与 ITCP 不同的是，这两类肿瘤均表现出明显的细胞异型性，核分裂活跃，而且多数病例均有间质浸润。
- 类似或相同的病变被报道为"脂溢性角化病样病变"（见后述）。

6. 脂溢性角化病样病变

- 病变累及阴道上部、宫颈或两个部位均受累，女性患者年龄 41—70 岁（Talia 和 McCluggage），与先前报道的内翻性移行细胞乳头状瘤（见前述）相似或相同。
- 斑块样病变由广泛融合成片和相互连接的基底细胞小梁组成，周围呈栅栏样排列、鳞状上皮旋涡和透明基底膜样间质。
- 这种病变 p63、CK5/6、34βE12 免疫反应呈弥漫强阳性，CK7 局部阳性，而大部分病例 CK20、EMA、CEA、BerEP4、GATA3 为阴性。p16 免疫反应呈阴性或斑驳阳性。3 例患者检测到 42 型 HPV（一种低危型 HPV）感染。
- 有限的随访显示这些病变具有良性经过。

（二）混合性上皮 – 间叶性和单纯性间叶性肿瘤

1. 腺纤维瘤

- 这类肿瘤类似于宫体的相应病变，将在第 9 章讨论。

2. 颈管型腺肌瘤

- 见第 9 章。

3. 单纯性间叶性肿瘤

- 宫颈的单纯性间叶性肿瘤与较常见的宫体相应的肿瘤完全相同（见第 9 章），这类肿瘤在宫体比较常见。其中大多数是平滑肌瘤，但这些肿瘤在宫颈并不常见。
- 浅表性肌纤维母细胞瘤在第 1 章已经讨论，是一种特定部位的良性间叶肿瘤，可能偶尔出现在宫颈。
- 2 例宫颈血管球瘤为偶然发现，患者年龄分别为 39 岁和 52 岁，肿瘤最大径分别为 0.4cm 和 0.8cm，仅较大者在大体检查时被识别。该肿瘤在组织学上类似于其他部位的血管球瘤。

缩略语		
ABC	adenoid basal carcinoma	腺样基底细胞癌
AIS	adenocarcinoma in situ	原位腺癌
aka	also known as	也称为
ASR	Arias–Stella reaction	Arias–Stella 反应
CCC	clear cell carcinoma	透明细胞癌
CMV	cytomegalovirus	巨细胞病毒
DES	diethylstilbestrol	己烯雌酚
EBV	Epstein–Barr virus	EB 病毒
EEC	endometrial endometrioid carcinoma	子宫内膜样子宫内膜癌
EGD	endocervical glandular dysplasia	宫颈腺体异型增生
EM	endometrioid metaplasia	子宫内膜样化生
FGT	female genital tract	女性生殖道

GCA	giant cell arteritis	巨细胞动脉炎
GTA	gastric-type adenocarcinoma	胃型腺癌
HIV	human immunodeficiency virus	人类免疫缺陷病毒
HPV	human papillomavirus	人乳头状瘤病毒
HSIL	high-grade squamous intraepithelial lesion	高级别鳞状上皮内病变
ISqCC	invasive squamous cell carcinoma	浸润性鳞状细胞癌
ITCP	inverted transitional cell papilloma	内翻性移行细胞乳头状瘤
LEEP	loop electrocautery excision procedure	电灼环切术
LEGH	lobular endocervical glandular hyperplasia	分叶状宫颈腺体增生
MDA	minimal deviation adenocarcinoma	微小偏离型腺癌
MGH	microglandular hyperplasia	微腺体增生
MSCG	multinucleated stromal giant cell	多核间质巨细胞
NOS	not otherwise specified	非特殊类型
OCs	oral contraceptives	口服避孕药
PAN	polyarteritis nodosa	结节性多动脉炎
SIL	squamous intraepithelial lesion	鳞状上皮内病变
SqCC	squamous cell carcinoma	鳞状细胞癌
TCM	transitional cell metaplasia	移行细胞化生
TC	tunnel cluster	隧道样腺丛
TEM	tuboendometrioid metaplasia	输卵管子宫内膜样化生
TM	tubal metaplasia	输卵管上皮化生

（赵　丽　王　娜　译　左　敏　校）

一、前驱病变

分类

- 宫颈浸润性鳞状细胞癌（invasive squamous cell carcinoma，ISqCC）前驱病变的分类按历史发展顺序如下：①异型增生 / 原位癌（dysplasia/carcinoma in situ，CIS）；②宫颈上皮内肿瘤（cervical intraepithelial neoplasia，CIN）；③鳞状上皮内病变（squamous intraepithelial lesions，SIL）（Bethesda 系统；CAP-ASCCP LAST 系统）。三种分类的比较见表 5-1。
- 异型增生 / 原位癌这一术语首先被 CIN Ⅰ、CIN Ⅱ 和 CIN Ⅲ 所取代（后者包括重度异型增生和原位癌）。Bethesda 系统将三个最高级别归类为 HSIL。SIL 这一诊断术语目前已被广泛应用。

危险因素

- 发生 SIL 的主要危险因素是 HPV 感染。其他危险因素（其中大部分是增加 HPV 感染风险的辅助因素）包括首次性交年龄小于 17 岁、多个性伴侣、长期口服避孕药、首次妊娠过早、多产、社会经济状况低下、其他性传播疾病（单纯疱疹病毒感染、淋病、衣原体感染）、吸烟以及免疫抑制性疾病如血清 HIV 阳性。
- 男性伴侣的危险因素也应考虑，包括以下一种或几种疾病的病史，如阴茎疣、多个性伴侣、以前性伴侣患有宫颈癌。

临床症状 （图 5-1）

- 宫颈 HPV DNA 感染的流行和 LSIL 高峰开始于性活跃的女性，尤其是青少年和 20 岁左右的女性。HSIL 的年龄高峰比 LSIL 晚 5~10 年（25—29 岁的人群）。一项研究表明，1988 年 SIL 的发病率比 1978 年增加了 10 倍。
- 典型的临床特征几乎总是宫颈涂片异常，随后是进行阴道镜检查和活检。

表 5-1　宫颈鳞状细胞癌前驱病变分类系统比较

异型增生和原位癌	宫颈上皮内肿瘤	鳞状上皮内病变（Bethesda/CAP-ASCCP LAST 系统）
轻度异型增生	CIN Ⅰ	LSIL
中度异型增生	CIN Ⅱ	HSIL
重度异型增生	CIN Ⅲ	HSIL
原位癌	CIN Ⅲ	HSIL

CIN：宫颈上皮内肿瘤；LSIL：低级别鳞状上皮内病变；HSIL：高级别鳞状上皮内病变

1. LSIL 的镜下特征（图 5-2 至图 5-7）

- 大多数宫颈 LSIL 是扁平的，能看见不同程度的乳头，偶尔表现为典型的外生性尖锐湿疣（见第 1 章），较大者类似于赘生物。少数情况下，LSIL 可明显向下生长并累及宫颈管腺体（内翻性湿疣）。

- 除了常见的挖空细胞非典型性外（见第 1 章），有些 LSIL 的细胞具有类似于 HSIL 的异型增生特征（见后述），但与后者不同的是这些细胞主要位于上皮层的下 1/3。其上层通常是挖空细胞，表现成熟，但通常至少含有一些伴有轻度非典型性核的细胞。

- LSIL 核分裂象比较常见，可以是异常核分裂象，但在上皮层的上 1/3 核分裂象罕见。Ki-67（MIB1）

染色显示阳性细胞主要位于上皮层的下 1/3，偶尔在上皮上 2/3 层有散在的阳性细胞。在上皮层的上 2/3 中出现罕见的 Ki-67 阳性细胞更倾向于诊断尖锐湿疣，而不诊断非病毒的鳞状上皮乳头状瘤或纤维上皮性息肉（Pirog 等）。

- LSIL 挖空细胞的胞质糖原明显减少甚至缺如，有助于将其与正常的宫颈鳞状上皮细胞区分，后者的胞质通常富于糖原。

- Park 等（2007 年）发现，与典型 LSIL 相比，一组具有显著非典型性的 LSIL（≥ 5 个细胞其核增大，大于正常中间层细胞核 5 倍或多核细胞≥ 5 个细胞核）向 HSIL 进展率更高（36% 和 7%），尽管具有相同的 HPV 基因型谱。然而，Fadare 和 Rodriguez 在一项类似研究中发现，无论是否

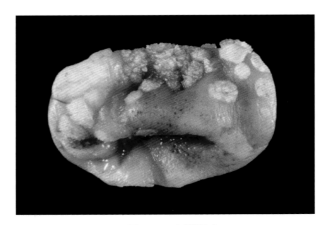

▲ 图 5-1 尖锐湿疣

多个不规则乳头及扁平的白色病变累及子宫颈

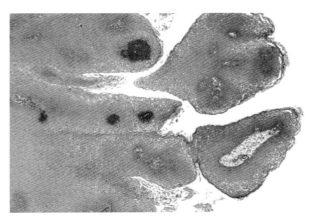

▲ 图 5-2 典型外生型尖锐湿疣

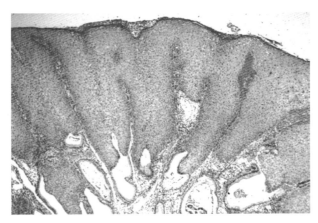

▲ 图 5-3 尖锐湿疣，内生型生长方式

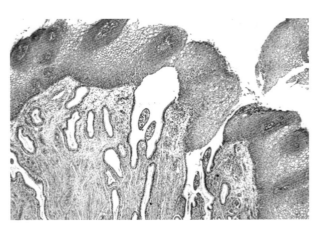

▲ 图 5-4 尖锐湿疣，主要为扁平结构，伴有少量早期乳头形成

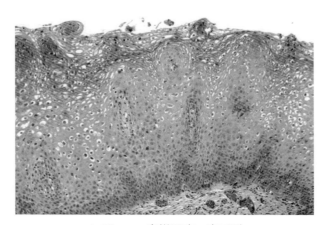

▲ 图 5-5 尖锐湿疣，扁平型

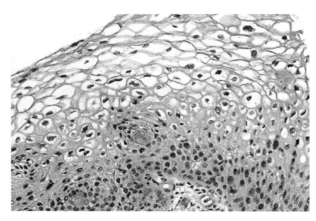

▲ 图 5-6 低级别鳞状上皮内病变（CIN Ⅰ）
典型的挖空细胞，细胞核深染、不规则，偶见双核细胞

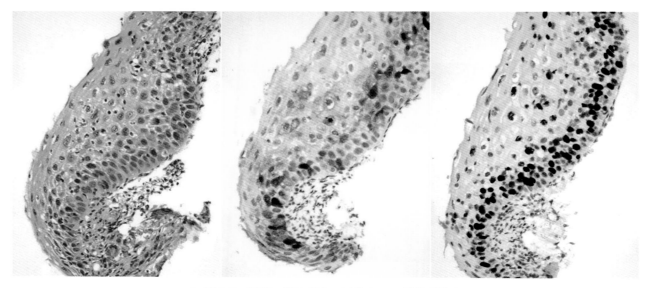

▲ 图 5-7 LSIL（CIN Ⅰ）p16 和 Ki-67 的免疫染色
在 HE 染色上，这种异型鳞状上皮细胞的组织学形态可能与 HSIL（CIN Ⅱ）混淆；p16 免疫染色呈局灶斑驳阳性（中），Ki-67 在基底部染色较明显（右），诊断 LSIL（CIN Ⅰ）最适合。

有显著非典型性，LSIL 的进展均无差异。

• p16 和 HPV 的表现。

- LSIL 中存在各种类型的 HPV，包括低危型 HPV（HPV6、11），此型常见于尖锐湿疣中，中危型 HPV（HPV31、33、35）以及高危型 HPV（HPV16、18）。Ordi 和 Srodon 等在约 90% 的 LSIL 中发现了高危型 HPV。

- p16 通常表现为细胞核和细胞质染色阳性，但常常是局灶性的，且局限于上皮中表层。这种游离的染色形态代表存在低危型 HPV 和（或）

高危型 HPV 的感染，这些 HPV 尚未整合到增生细胞的细胞核内。

- 极少数整合了 HR-HPV 的 LSIL，可能在上皮层的下 1/3（或更高）显示 p16 免疫染色阳性，这种染色结果预测病变会向 HSIL 进展（见自然病程），但 Mills 等（2015 年）发现，不能根据 p16 染色对 LSIL 患者进行风险分层，进而改变 CIN Ⅰ 的推荐管理策略。

- Zhang 等发现与单一的 HE 染色相比，采用原位杂交实验自动检测广谱 HPV 的新方法结合

HE 染色能更好地评估 SIL，从而进一步减少假阳性 CIN Ⅰ（LSIL）的诊断。

- 有关 CK7 的发现。
  - Mills（2017 年）、Paquette 和 Huang 等发现，CK7 染色阳性的 LSIL 进展为 HSIL 的风险增加；并且 Mills 等发现，上皮全层 CK7 染色阳性的 LSIL，其进展率最高。同样，Cao 等发现，与 CK7 阴性而 HPV-L1 阳性的 LSIL 相比，CK7 染色阳性而 HPV-L1 阳性的 LSIL 向 HSIL 进展的概率更高。
  - Herfs 等利用鳞柱交界（squamocolumnar junction，SCJ）特异性标志物（CK7、AGR2、MMP7、GDA）进行研究发现，与 SCJ 特异性标志物阴性的 LSIL 相比，SCJ 特异性标志物阳性的 LSIL 更常显示 p16 全层染色阳性且具有更高的 HSIL 进展率。

2. HSIL 的镜下和分子特征（图 5-8 至图 5-17）

- HSIL 的主要特征是上皮全层出现显著的细胞核非典型性，通常伴有成熟缺失。然而，有些学者认为，伴有显著异型性的非典型性病变，即使病变局限于基底层，也应诊断为 HSIL。病变累及的上皮层常增厚，但也可变薄；WHO 将后者定义为高度≤ 9 个细胞，根据 Reich 和 Regauer 的说法，后者出现在"未分层或非常薄的未成熟鳞状上皮"中。

- 伴有成熟倾向或具有非典型性的挖空细胞的 HSIL 相当于 CIN Ⅱ，而缺乏成熟倾向的 HSIL 相当于

CIN Ⅲ。当出现挖空细胞时可能相当于 LSIL，但常有较小的空晕和较致密深染的多形性细胞核。

- 细胞核的非典型性包括核增大、大小和形状不

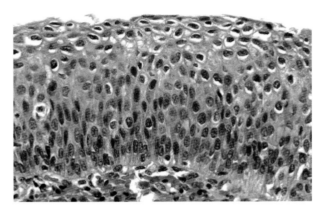

▲ 图 5-9　HSIL（CIN Ⅲ）伴有挖空细胞形成

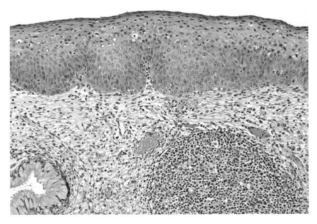

▲ 图 5-10　HSIL（CIN Ⅱ～Ⅲ）

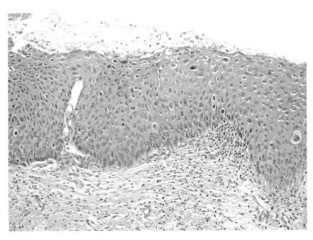

▲ 图 5-8　HSIL（CIN Ⅱ）伴有挖空细胞形成

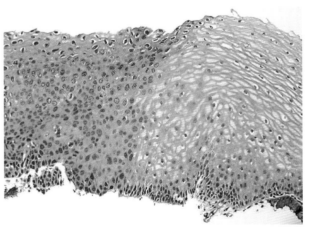

▲ 图 5-11　HSIL（CIN Ⅲ）与正常鳞状上皮相邻

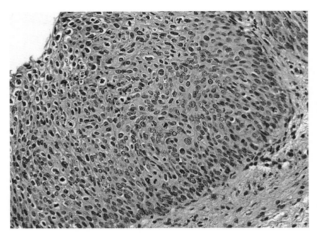

▲ 图 5-12　HSIL（CIN Ⅲ）

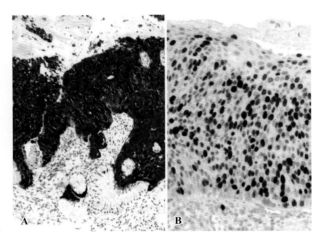

▲ 图 5-15　HSIL 的 p16（A）和 MIB1（B）上皮全层弥漫强阳性

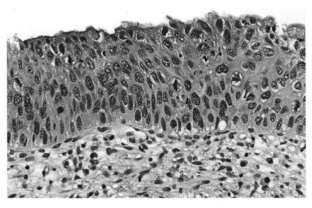

▲ 图 5-13　HSIL（CIN Ⅲ）

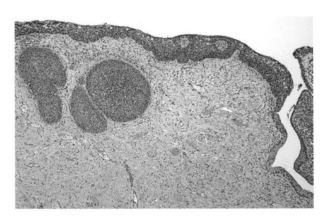

▲ 图 5-16　HSIL 伴有表面和腺体受累

注意受累扩张的宫颈管腺体具有光滑的轮廓

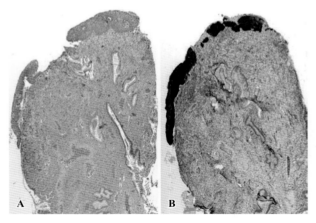

▲ 图 5-14　HSIL 局限于宫颈管息肉表面（A. HE；B. p16 免疫染色）

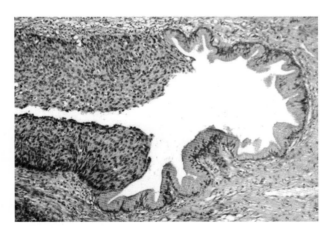

▲ 图 5-17　HSIL 伴腺体受累

一、核深染以及染色质增粗。具有异型性的细胞一般排列密集，细胞膜不清楚，细胞核重叠，这种细胞通常为非整倍体。

- 可能存在伴奇异细胞核的细胞，特别是在腺体深处。这些细胞可能与侵袭有关（见后述），但在某些情况下，当 Ki-67 指数较低时，提示是一种退行性改变（Stewart）。

- 正常和异常的核分裂象通常存在于上皮全层。Mimica 等发现，在上皮的上 2/3 层中，MIB1 染色阳性细胞＞ 33% 是区分 HSIL 和 LSIL 的高度特异性和敏感性的指标。Galgano 等报道了类似的发现，但他们发现，与单独使用 p16 免疫染色相比，使用 MIB1 并不能提高 HSIL 的诊断准确性（见后述）。

- p16 胞质和细胞核强阳性一般存在于病变全层，或最少包括病变的下 1/3（"弥漫阳性"染色），与高危型的 HPV 存在一致，最常见的是 HPV16 型（尤其是年轻女性），较少见的是 18 型、31 型和其他类型。p16 弱的斑驳染色阳性被认为是阴性。

  - p16 弥漫阳性有助于区别 HSIL 与 LSIL 以及 HSIL 与良性病变（见"鉴别诊断"），并使不同观察者之间对 SIL 的分级达成一致。

  - p16 染色可以显示起初未被发现的 HSIL 病灶，尤其是那些宫颈涂片检查时发现 HSIL 或 HR-HPV 检测呈阳性的患者（Ordi 和 Solano 等），还可以帮助诊断薄层 HSIL（见前述）。

  - Shah 等发现，p16 免疫染色结合重切，在 31% 的 ECC 标本中发现 HSIL，而这些标本最初诊断为阴性。

  - Liu 等（2017 年）发现，即使是不明确（非弥漫性）的 p16 免疫染色能在 16% 的病例中预测到致癌性 HPV 或 HSIL（弥漫阳性的病例中占 35%，在免疫染色阴性病例中占 1.5%）。

- Dolkar 等对 23 例（大部分为宫颈、部分为阴道/外阴/肛周）病例进行分类，常规染色分为 LSIL或 HSIL，但根据 p16/Ki-67 的差异，将其分为四组。

  - 组①：形态具有不典型性，倾向于 HSIL，但p16 和 Ki-67 无增加；组②：形态具有不典型性，p16 弥漫阳性，但 Ki-67 无增加；组③：

形态具有不典型性，Ki-67 增高，但 p16 阴性或斑驳阳性；组④：形态具有不典型性，倾向于反应性，p16 或 Ki-67 无增加。

  - 随访（平均约 16 个月）发现，除第 3 类仅有 LSIL 外，其他类别中至少有部分是 HSIL，这些 LSIL 病变可能是斜切的湿疣。

- ProExC 是一种针对子宫颈癌过表达基因表达的新标记物。与没有异型增生的病变相比，几乎所有的 HSIL 病变全层（75%～100%）均表现出 ProExC 较强的核染色。Guo 等发现，与单独使用一种免疫标志物相比，联合使用 ProExC 和 p16具有更高的特异性。

- Lu 等发现，IMP3（一种癌胚蛋白）的表达仅限于与 ISqCC 相关的 CIN Ⅲ病变，并且 IMP3 阳性的 CIN 进展至 ISqCC 的风险可能会增加。

- Stewart 和 Crook 发现，与正常上皮相比，CIN Ⅲ通常表现为 SOX2 的表达增加，特别是在宫颈隐窝受累和邻近浅表 SOX2 的 ISqCC 的区域（译者注：该文献发现 SOX2 在大部分浸润性鳞状细胞癌中阴性，提示 SOX2 在发展为浸润性癌的早期阶段丢失）。

- Velez-Perez 等发现在 13.8% 的 CIN Ⅰ、40.6% 的CIN Ⅱ、50% 的 CIN Ⅲ以及 96% 的 ISqCC 中可见 SIRT1 胞质过表达，提示其可能有预测 CIN 向ISqCC 进展的作用。

- Mills 等（2017 年）发现，HPV E6/E7mRNA 原位杂交方法包含了 18 种常见高危型 HPV（HR-RISH），是检测 HR-HPV 相关瘤变的可靠方法。

3. 少见变异型 HSIL

- "欺骗性" HSIL（Kitahara 等）形态介于化生和异型增生之间：细胞轻至中度增生，无明显的非典型性，核分裂象缺乏或罕见，但 p16、ProExC、MIB1 弥漫阳性，有 16/18 型以外的 HR-HPV 感染；当巴氏涂片异常和组织学的非典型提示不成熟化生时，应考虑这种亚型。

- "低级别样" HSIL（Masand 等）：这些 HPV16-/18-（其他非 16/18 高危亚型为阳性）病变仅表现为轻至中度的核的非典型性，核分裂象局限于基底层，全层均可见双核或多核细胞，浅层嗜酸性粒细胞和（或）类似于挖空细胞的糖原生成增多；p16 免疫染色呈条带状，但在表面染色不强，Ki-67 免疫染色全层阳性。

- HSIL 伴有细胞内黏液小滴（"鳞状黏液性上皮内病变"）：这是伴有细胞内黏液的 ISqCC 的对应原位病变。

- "嗜酸性异型增生"：Ma 等认为这种病变是 CIN Ⅱ 的变异，它的特征是细胞内含有丰富的嗜酸性细胞质，且细胞边界清晰。据报道 90% 以上的病例有 p16 和 Ki-67 的高表达，类似于典型 HSIL；70% 的病例伴有普通的 LSIL 或 HSIL。

- 色素型 HSIL：Ishida 等报道了一种 HSIL，其特点为含有色素的无异型的黑色素细胞散在分布于异型的鳞状细胞中；一些异型的鳞状细胞内也含有黑色素。

4. SIL 的分布

- SIL 通常发生在移行带（transformation zone，TZ，即原始的和现在的鳞柱交界之间的区域）化生的鳞状上皮灶内；前唇受累概率是后唇的 2 倍。少数 SIL 并不在移行带内，而是位于移行带的近端（宫颈管）或远端（宫颈阴道部）。

- 罕见情况下，SIL 仅局限于典型的宫颈管息肉（Chin 等）。在这种情况下，宫颈阴道涂片通常不能发现 SIL。

- SIL 通过取代化生上皮和腺上皮细胞而向侧面蔓延。宫颈管腺体常受累（尤其是 HSIL），常伴有腺腔闭塞，这种表现不应诊断为早期浸润性癌。HSIL 比 LSIL 病变范围大，且易向宫颈管内扩展。

- HSIL 能向宫颈管上方延伸至不同距离。在罕见情况下，它们延伸到子宫内膜、输卵管甚至是卵巢表面，甚至在这些部位发生 ISqCC。

5. 提示 SIL 出现早期浸润的特征

- HSIL 伴有早期间质浸润，通常表现为表面上皮广泛受累和深部扩张的腺体受累，腔面出现坏死，出现大的角化细胞、角化珠形成的上皮内鳞状细胞分化成熟现象。

- 其他特征包括大量的核分裂象和凋亡小体，显著的核多形性，表现为奇异性核、核仁清晰、染色质透明，与基底膜垂直排列的梭形细胞，以及间质纤维化和炎症。间质出现嗜酸性粒细胞可能是早期浸润的征象。

- 显示上述特征的 HSIL 活检标本应进行连续切片，以除外早期浸润。如果未发现早期浸润，那么在病理报告中应该指出活检未能取到浸润性病灶的可能性。

6. SIL 的鉴别诊断（图 5-18 至图 5-22）

- 尖锐湿疣（LSIL）与鳞状细胞乳头状瘤和纤维上皮性息肉的鉴别。挖空细胞的存在通常是尖锐湿疣的诊断依据，但在其缺失的情况下，上皮层上 2/3 层细胞 MIB-1 阳性表达强烈支持尖锐湿疣的诊断（Pirog 等）。

- 普通型不成熟性鳞状化生。
  - 在化生的早期阶段，化生的鳞状上皮常常由单形性的细胞组成，核浆比增高，浅层细胞缺乏成熟鳞状化生那样成熟的胞质。

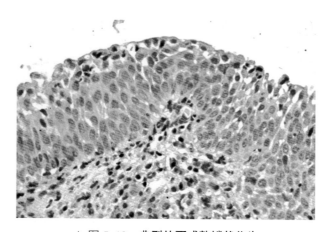

▲ 图 5-18　典型的不成熟鳞状化生

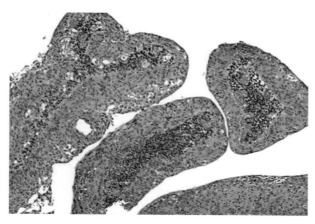

▲ 图 5-19　乳头状不成熟化生

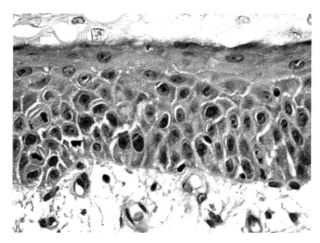

▲ 图 5-20 反应性不典型性

注意突出的核仁

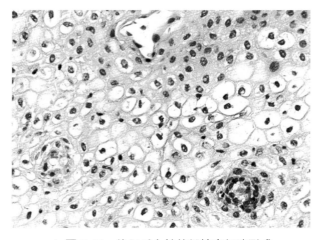

▲ 图 5-21 绝经后女性的假挖空细胞形成

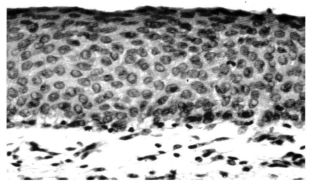

▲ 图 5-22 萎缩

细胞核浆比增高，无成熟现象，但是缺乏核的异型性和核分裂象

- 然而，与 SIL 不同，这些不成熟的鳞状细胞排列不太密集，没有或仅轻度细胞非典型性，染色质细腻，分布均匀，细胞核轮廓光滑。核分裂象少见，即使出现也是生理性的核分裂象，而且局限于基底层。缺乏见于乳头状不成熟化生的乳头状结构、挖空细胞形成和 p16 免疫反应（见后述）
- 旺炽性鳞状化生可能误诊为 IsqCC（见第 4 章）。
- 乳头状不成熟性化生（papillary immature metaplasia，PIM）。
  - PIM 可以扩展到宫颈管，特征性改变是由不成熟的副基底样鳞状细胞组成的丝状乳头状结构，这些细胞具有良性特征。宫颈管柱状细胞可以持续存在于病变的表面。
  - 细胞轻度密集，细胞膜边界清晰，核浆比增高，细胞核轮廓光滑，分布均匀，染色质细腻。核分裂少见，并且为生理性核分裂。
  - 浅表的挖空细胞一般呈局灶性分布，通常与低危型 HPV 感染一致。然而，少数 PIM 毗邻 HSIL，可能是由于同时感染一种 HR-HPV 所致。
  - HSIL 和大多数乳头状鳞状细胞癌（见书中相关介绍）可能与 PIM 混淆，与前者不同的是，PIM 的中层和上层 Ki-67 指数低。
- 非典型不成熟鳞状化生（atypical immature squamous metaplasia，AIM）。
  - AIM 适用于那些几乎没有成熟的鳞状化生的病变，这种病变几乎没有挖空细胞，具有轻度核多形性，核分裂象罕见，而且局限在上皮层下 1/3。这个诊断的可重复性在不同观察者之间差异较大。
  - 通过 HPV 和 Ki-67 的分析表明，AIM 是一种多样性病变，包括真正的 HSIL（HR-HPV 阳性，高 Ki-67 指数）、HSIL 可能的前驱病变（HR-HPV 阳性，低 Ki-67 指数）及良性反应性病变（HPV 阴性，低 Ki-67 指数）。
  - Duggan 等将原来诊断为 AIM 的病变重新分类为阴性（1.7%）、良性（31.4%）、AIM（34.9%）、LSIL（25%）和 HSIL（6.9%）。
    - 良性诊断与 Ki-67 指数低（< 15%）以及 p16 阴性或局灶阳性相关，而 HSIL 与 Ki-67

指数＞ 15% 和弥漫性 p16 染色有关。LSIL 和 AIM 有相似之处，但是 Ki-67 和 p16 染色差异很大。在回顾诊断为 AIM 的病例中，66% 发生 SIL（50% 为 LSIL，16% 为 HSIL），并且与 p16 阳性有关。

- ♦ 这项研究的结论是，AIM 可能是 LSIL 的一种形态学类型，因为两者的免疫谱系和结果相似。

- 同样，Kong 等发现，对于组织学不确定的异型增生，p16 是评估活检标本最好的标记物，p16 弥漫强阳性染色对于存在 HR-HPV 具有特异性。p16 斑驳阳性染色的特异性较差，甚至在正常的鳞状上皮细胞中也可以被发现；这种染色方式的 AIM 需要进一步评估。

- Regauer 和 Reich 将最初归入 AIM 的病变重新分类为不成熟化生（CK17 阳性 /p16 阴性）或 HSIL（p16 阳性，CK17 通常阴性、但不总是阴性）。他们得出的结论是，AIM 是一个有用的组织学描述，但不应该用作最终的诊断。

- van der Marel 等也认为，p16 免疫反应阳性的 AIM 应该诊断为 HSIL，并发现其与 18 型 HPV 感染相关；但在某些典型的 HSIL 病例中 18 型 HPV 是阴性的。

- 反应性和修复性改变。
  - 核的反应性非典型性通常局限于下层（不同于 SIL），可能包括出现核增大、核深染，以及双核或多核细胞，上层成熟正常，细胞核轻微增大。下层非典型细胞和上层成熟细胞之间边界分明。

  - 与典型的 SIL 不同，反应性细胞常常表现为棘细胞层水肿、细胞边界清楚、细胞排列规则、核仁突出、核的大小和轮廓缺乏明显变化，染色质细腻。如果出现胞质空晕则呈圆形，而且均匀一致，核位于中心。

  - 上皮内可见中性粒细胞。出现大量中性粒细胞、溃疡和坏死细胞，应该寻找疱疹病毒包涵体（见第 4 章）。重度的急性和慢性炎症伴有淋巴滤泡（滤泡性宫颈炎）提示有衣原体感染（见第 4 章）。

  - 缺乏 p16 染色有助于与 SIL 鉴别。另外，与 HSIL 不同的是，Ki-67 染色通常局限于病变的

下 1/3 层。

- 绝经后鳞状上皮非典型增生（postmenopausal squamous atypia，PSqA）和其他假挖空细胞类型。
  - PSqA，通常发生在年龄＞ 50 岁的女性，其特征为出现明显的核周空晕，核增大不超过 2 倍，没有明显的核深染和多核细胞形成。PSqA 中假挖空细胞的形成易被误诊为 LSIL，但 PSqA 的 HPV 呈阴性。可能与萎缩和（或）移行细胞化生有关（见后述）。

  - 与挖空细胞非典型性不同，PSqA 细胞核大小（PSqA 细胞核增大＜ 2 倍，而挖空细胞非典型性细胞核增大＞ 3 倍）和染色强度变化不大，核染色质较细，分布均匀。细胞核间隔均匀一致，略长，位于轮廓均一的核周空晕中央。偶尔出现核沟；几乎没有核分裂象。

  - 缺乏双核、多核细胞支持 PSqA 的诊断而不是挖空细胞非典型性，而在高倍镜下见到两个或多个双核细胞强烈提示非典型性挖空细胞形成。

  - 其他类型的假挖空细胞形成包括核周空晕是一个孤立性所见，没有核非典型性的病变（如同正常生成糖原的鳞状上皮），或核周空晕伴有轻度反应性非典型性。

- 移行细胞化生（transitional cell metaplasia，TCM）（见第 4 章）和萎缩：由于缺乏正常的鳞状上皮成熟现象，而且核浆比例高，甚至一些 TCM 病例中 p16 出现异常的阳性，这两种病变可能被误诊为 LSIL；但缺乏核的异型性和核分裂活性有助于做出正确的诊断；另外，萎缩的上皮变薄，缺乏 Ki-67 和 p16 染色；在少数情况下，SIL 可能发生在 TCM 的背景下。

- 浸润性鳞状细胞癌（ISqCC）：一项对比 HSIL 和 ISqCC 形态学的研究发现，在活检标本里出现 2 个或 2 个以上如下特征高度支持 ISqCC（即使缺乏间质或间质太少以至不能评估浸润时），这些特征包括巨大的奇异细胞、大的角化细胞、角化珠、坏死和肿瘤性血管形成。

- 辐射效应（见第 4 章）。

- 胎盘部位结节和斑块（见第 10 章）。

7. 自然病程

- 对 HSIL 的随访研究发现，大多数 ISqCC 和 HSIL

邻近，说明后者先于大多数 ISqCC 发生。80% 以上的病例 ISqCC 的首次异常细胞涂片显示 HSIL，而 ISqCC 细胞涂片显示 LSIL 者很少（1%～3%）。某些 ISqCC 的发生没有发现前驱病变。

- Östör 发现，约 60% 的 CIN Ⅰ 消退、30% 持续存在、10% 进展为 CIN Ⅲ、1% 进展为浸润性癌。Ordi 等也发现了相似的消退率和持续率，但进展率较低为 5.3%。

- LSIL 的进展可能代表了 HSIL 的从头发展，或者是对先前已经取样或未取样的 HSIL 的漏诊，Litjens 等发现，大多数异时性的 LSIL 和 HSIL 是由不同基因型的 HPV 引起，LSIL 的存在并不决定随后发生 HSIL 的风险。

- Negri 等发现，上皮下 1/3 的 p16 阳性细胞超过 25% 的 LSIL，有 62% 会进展为 HSIL（提示存在 HR-HPV）。而那些伴有少数 p16 阳性细胞或 p16 阴性的 LSIL 仅有 31% 进展为 HSIL。

  - 同样，Cortecchia 等发现，p16 在基底 / 副基底层中过表达的 LSIL 有更高的进展风险，但主要发生在随访的第一年。

  - Pretorius 等发现，1.9% 或不到 1.9%CIN Ⅰ（细胞涂片显示为 ASCUS 或 CIN Ⅰ）进展为 CIN Ⅲ 或癌。在伴有 HR-HPV 感染的女性危险性更高（占 2.3%，而不伴 HR-HPV 的为 0.4%），年龄大于 30 岁的危险性也高（占 2.7%，而 20—29 岁为 1.7%，< 20 岁 0.4%）。

  - Razmpoosh 等发现，p16 在上皮下 1/3 阳性的 LSIL 几乎很少进展为 HSIL，然而 p16 弥漫阳性的 LSIL 中有 25% 的病例可以进展为 HSIL。

  - 但是，如前所述，Mills 等（2015 年）发现，p16 染色不能对 LSIL 患者进行风险分层，也不能因此改变 CIN Ⅰ 的推荐管理策略。

  - Sagasta 等也发现，p16 免疫染色在预测组织学为 LSIL 的预后方面价值有限。

  - 如前所述（参见 LSIL 的显微镜下特征），CK7 阳性的 LSIL 进展到 HSIL 的风险增加。

- Östör 的回顾性研究发现，40% CIN Ⅱ 病变消退、40% 持续、20% 进展至 CIN Ⅲ、5% 进展为 ISqCC。至于 CIN Ⅲ，33% 消退、< 56% 持续、> 12% 进展为 ISqCC。其他研究发现多达 70% 的 CIN Ⅲ 病变进展为 ISqCC。

- Miralpeix 等对 CIN Ⅱ/HSIL 病变的研究发现，64% 自发消退、28% 持续、8% 进展。所有 p16 阴性病例和 57% 的 p16 阳性病例发生消退。

- Koeneman 等发现，预测 CIN Ⅱ 消退的因素包括非吸烟患者、宫颈脱落细胞分级小于 3 级、伴有 CIN Ⅰ、≤ 1 个活检部位含有 CIN Ⅱ。

- 上述以及 Zuna 等观察结果表明，SIL 的进展风险与级别和 HPV 基因型相关。尽管如此，SIL 甚至是 HSIL 和（或）伴有 HR-HPV 感染的病例，也不能十分肯定地预测其结局。

- SIL 或 ISqCC 经保守切除甚或子宫切除术后，少数 SIL 复发。虽然其中某些可能是新病变。一些研究发现，切缘阳性的锥切病例复发的危险性较高（Shaco-Levy 等）；然而，Kenwright 等发现，切缘情况对锥切病例再次发生 LSIL 或 HSIL 没有影响。

- Diaz 等发现，在宫颈切除后的子宫标本中，有近 50% 的标本发现癌或 HSIL 残留，这些标本与宫颈内膜诊刮阳性、锥切切缘阳性或微浸润有关。

- 宫颈 SIL 的患者具有发生下生殖道其他部位 SIL 的危险，尤其是阴道。在某些病例，宫颈和宫颈外病变是单克隆性病变。

- 在对 20 810 名女性的分析中，Khan 等发现，HR-HPV 分型可以识别出发展为 CIN Ⅲ 或更高病变的较高风险一组女性。HPV16 型阳性的女性发生 CIN Ⅲ 或更高病变的 10 年累计风险为 17.2%，HPV18 型阳性的女性为 13.6%，而其他（非 16/18）HR-HPV 亚型阳性的女性仅为 3.0%。

- Kjaer 等发现，HPV16、18、31 和 33 亚型的持续存在与向 CIN Ⅲ 或更高病变的进展高风险相关。

二、早期浸润性鳞状细胞癌（ⅠA 期）

- 国际妇产科联盟（FIGO）诊断 ⅠA 期 ISqCC 标准是只能通过显微镜下检查辨认的间质浸润深度不超过 5mm、宽度不超过 7mm 的肿瘤（见表 5-2）。CAP-ASCCP LAST 对早期浸润性鳞状细胞癌的定义与 FIGO 对 ⅠA1 期病变的定义相同（见后述）。

- ⅠA 期的 ISqCC 只能在包括整个病变的锥切标本或者子宫切除标本中诊断。

表 5-2　宫颈癌的 FIGO 分期

Ⅰ期	癌局限在宫颈（不管是否延伸至宫体）
ⅠA	浸润性癌只能通过显微镜下检查辨认，浸润深度≤ 5mm，水平扩展≤ 7mm
ⅠA1	间质浸润深度[a]≤ 3mm，水平扩展≤ 7mm
ⅠA2	间质浸润深度＞ 3mm 但≤ 5mm，且水平扩展≤ 7mm
ⅠB	临床可见病变局限于宫颈，或显微镜下病变＞ⅠA2 期
ⅠB1	临床可见病灶最大径≤ 4cm
ⅠB2	临床可见病灶最大径＞ 4cm
Ⅱ期	癌扩散到子宫外，但未达骨盆壁或阴道下 1/3
ⅡA	无宫旁浸润
ⅡA1	临床可见病灶最大径≤ 4.0cm
ⅡA2	临床可见病灶最大径＞ 4.0cm
ⅡB	有宫旁浸润
Ⅲ期	肿瘤扩散到盆壁和（或）累及阴道下 1/3 和（或）引起肾盂积水或无功能肾
ⅢA	肿瘤累及阴道下 1/3，没有延伸至骨盆壁
ⅢB	肿瘤扩散到骨盆壁和（或）引起肾积水或无功能肾
ⅣA 期	肿瘤侵犯膀胱或直肠黏膜和（或）向外扩展
ⅣB 期	远处转移

当这个版本在校样的时候，FIGO 发布了宫颈癌的修订分期。这些变化包括从ⅠA 期中删除水平扩展；ⅠB 期按大小分为三组：＜ 2cm 组、≥ 2cm 且＜ 4cm 组和＞ 4cm 组；增加了ⅢC 期，累及盆腔淋巴结（ⅢC1）和腹主动脉旁淋巴结转移（ⅢC2），并注明淋巴结果及是依据影像学（r）或病理学（p）

a. 浸润深度从发生癌的表面或腺上皮（上皮和间质交界处）测量，血管间隙浸润（静脉或淋巴管）不会改变分期，但应做记录

- ⅠA1 期 ISqCC 表现为间质浸润深度≤ 3mm，水平扩展≤ 7mm。ⅠA2 期的病变是＜ 3mm 间质浸润≤ 5mm、水平扩展≤ 7mm。浸润深度的测量从发生癌的上皮的基底部开始。
- McIlwaine 等发现，多个浸润病灶（定义为病灶间隔≥ 2mm）的预后与单灶病变相当，证明了ⅠA 期的合理性。其他方法（将每个病灶的宽度相加或从一个病灶测量到最远的侵袭性病灶的边缘）可能会导致水平扩展≥ 7mm，并导致不合理的ⅠB 分期。

- Day 等认为多灶性病变应根据最大的单个浸润灶进行分期。其结局与单灶病变相似，证明了相似处理方法是合理的。
- 切缘紧邻浸润性肿瘤（以及任何伴有 SIL）的标本应做标记。淋巴血管间隙浸润（LVI）不改变分期，但应做记录。
- 与上述观点不同的是，妇科肿瘤医师学会（SGO）对微小浸润癌的定义是浸润宫颈上皮基底层下方间质的深度≤ 3mm，没有淋巴血管间隙浸润。较大的肿瘤和（或）有淋巴管浸润为ⅠB 期。

临床特征

- 约 5% 的 HSIL 锥切标本连续切片可以发现ⅠA 期 ISqCC。患者的平均年龄为 45 岁，比一般的 ISqCC 患者的平均年龄小 10 岁。
- 微小浸润癌的临床表现和 SIL 相似。有些病例宫颈涂片就可怀疑早期浸润的诊断。有些患者阴道镜下可见不同于周围 HSIL 的异常改变，可以通过钻孔活检定位。

镜下特征　（图 5-23 和图 5-24）

- 早期间质浸润的开始，通常是一个或数个舌状恶性肿瘤细胞穿透 SIL 累及的表面或腺上皮的基底膜进行扩散。这些 SIL 通常是伴有腺体广泛受累的 HSIL。90% 以上病变发生于移行带，其余的发生于宫颈阴道部的鳞状上皮。
- 较大的肿瘤可呈实性融合型，有大量被间质广泛隔开的小巢（"喷射性"结构），或两者兼有。如

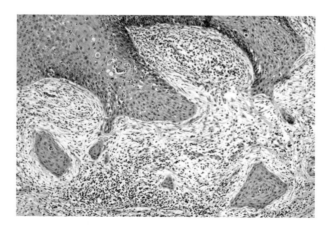

▲ 图 5-23　早期浸润性鳞状细胞癌，ⅠA1 期
来自上方 HSIL 的舌状和巢状浸润性肿瘤，伴有间质反应

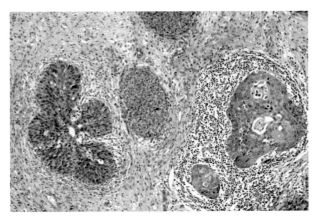

▲ 图 5-24　早期浸润性鳞状细胞癌，Ⅰ A1 期

注意成熟现象和浸润灶周围的炎性反应（右侧的两个细胞巢），不同于 HSIL 细胞巢（左侧和上部）

前所述，一些早期浸润性病变是多灶性的。

- 浸润性病灶通常比其上的 SIL 分化成熟，伴有比较丰富的嗜酸性胞质、细胞间桥和（或）角化现象。Ⅰ A 期 ISqCC 的分级没有预后意义。
- 浸润性病灶周围有典型间质反应，包括水肿、纤维化、淋巴细胞、嗜酸性粒细胞，偶尔可见角蛋白引起的肉芽肿性反应。
- 细胞角蛋白和基底膜（层粘连蛋白或Ⅳ型胶原）双重免疫染色有助于发现早期浸润病灶。与伴随的 HSIL 不同，早期浸润癌灶基底膜不连续或缺失基底膜。
- LVI 可能会影响治疗和预后（见后述）。一项研究表明，LVI 出现的频率随着肿瘤浸润深度的增加而增加，浸润深度 < 1mm 时 LVI 为 4.4%、浸润深度在 1~2.9mm 时 LVI 为 16.4%、浸润深度在 3~5mm 时 LVI 为 19.7%。
- 当锥切标本的切缘出现 SIL 和（或）浸润性肿瘤时，子宫切除标本出现浸润性肿瘤的危险性高（切缘阳性与切缘阴性出现浸润肿瘤的危险性分别为 70% 和 5%）。
- 可能存在早期浸润的 HSIL，它的一些表现已在前文论述。

鉴别诊断

- 非肿瘤性病变包括显著的鳞状上皮化生（见第 4 章）、活检后鳞状上皮假性浸润（见第 4 章）、异位蜕膜（见第 4 章）和胎盘部位结节（见第 10 章）。

LEEP 术前注射利多卡因会导致血管间隙假性浸润这种人工假象。

- SIL 累及宫颈内膜腺体。受累腺体保持正常宫颈内膜腺体的位置和形状。这些腺体边缘光滑，伴有宫颈内膜间质，缺乏早期 ISqCC 的成熟现象和间质改变。

1. Ⅰ A1 期病变的预后和行为

- 1.7% 的 Ⅰ A1 期病变发生淋巴结转移；伴有 LVI 的肿瘤淋巴结转移的风险（8.2%）高于没有 LVI 的肿瘤（0.8%）。仅仅 1.0% 的女性复发；伴有 LVI 的肿瘤复发的风险（3.1%）高于没有 LVI 的肿瘤（0.6%）。< 0.5% 的患者死于 Ⅰ A1 期病变。
- 这些发现表明，没有 LVI 的 Ⅰ A1 期病变淋巴结转移的风险可以忽略不计，而且可以通过锥切活检或 LEEP 术治疗（要求切缘为阴性）。伴有淋巴结转移的 Ⅰ A1 期病灶可以采取个体化治疗；但在某些医疗中心这些病变按照 Ⅰ A2 期病变处理。

2. Ⅰ A2 期病变的预后和行为

- 5%~8% 的 Ⅰ A2 期病变发生淋巴结转移。复习文献令人惊讶地发现，伴有 LVI 的肿瘤淋巴结播散的风险（7.5%）与没有 LVI 的肿瘤（8.3%）相似。
- Ⅰ A2 期病变的复发率为 4%~6%；伴有 LVI 的肿瘤复发风险（15.7%）明显高于没有 LVI 的肿瘤（1.7%）。
- Raspagliesi 等发现，病变距离锥切活检组织顶端边缘小于 8mm 时复发风险增加。
- 这些观察说明，Ⅰ A2 期病变患者需做盆腔淋巴结切除术，这通常是根治性子宫切除术的一部分。保留生育功能的手术（切缘阴性的锥切活检和盆腔淋巴结切除术）在某些患者已经取得成功。

三、浸润性鳞状细胞癌

临床特征

- ISqCC 占宫颈浸润性癌的 80%，患者平均年龄为 55 岁，比 HSIL 的平均年龄大 20 岁。30% 的肿瘤发生于 35 岁以下的女性。
- 与 SIL 发病率逐渐上升不同，女性常规接受宫颈涂片检查的多数国家中，ISqCC 的发病率和病死率明显下降。在这些国家，大部分 ISqCC 发生于从未做过或多年未做过宫颈涂片的女性。在缺乏普查的地区，ISqCC 仍然是女性最常见的致命性的癌症。

- 2%～10% 的 ISqCC 发生在宫颈涂片阴性的 1 年内。复习这些以前涂片为"阴性"的病例发现常常是阳性，但是偶尔也有真正阴性的结果（"快速进展"或"快速发作"的 ISqCC）。
- 危险因素同 SIL。HPV 感染实际上出现在所有的 ISqCC 中，相关的 HPV 亚型通常与 HSIL 相同。
- 肿瘤较小的患者往往没有症状，肿瘤是通过异常宫颈涂片或盆腔及阴道镜检查发现的，或是结合两者发现的。
- 有症状的肿瘤患者常表现为无痛性、间歇性（通常是性交后）阴道出血。许多进展期的肿瘤可以引起持续出血（或者排液）、疼痛或与肠、膀胱或淋巴结受累有关的症状。通常在盆腔检查时可以发现肿块，确诊通常依靠活检。
- 60% 患者的血清 SqCC 抗原水平升高，常能反映转移情况；也可用于监测治疗效果。血清 CEA 和 CA125 水平也与肿瘤分期相关，但不太有用。

大体特征（图 5-25）

- 小的肿瘤几乎总是局限于移行带。肿瘤可呈外生性（息肉样或乳头状）、溃疡性、内生性或混合性生长方式。内生性肿瘤的弥漫生长扩散可以形

成桶状宫颈。
- 大体上向宫旁、阴道或宫体局部扩散可能非常明显。

1. 常见的显微镜下特征（图 5-26 至图 5-31）

- 肿瘤为不同程度的角化型或非角化型 ISqCC，前者更为常见。宫颈湿疣性癌和基底细胞样癌（见书中相关介绍）比相应的外阴病变（见第 2 章）少见得多，它们的临床病理特征尚未完全确定。
- 非角化型 SqCC 缺乏角化珠，但是单个细胞角化通常明显。肿瘤细胞一般排列成巢状，细胞相对均一，细胞边界不清，核圆形到卵圆形，染色质

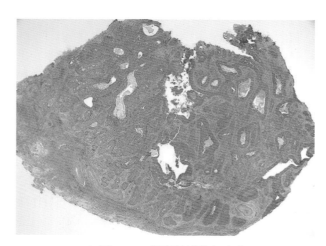

▲ 图 5-26　浸润性鳞状细胞癌
广泛浸润的肿瘤几乎侵犯宫颈壁全层，局灶呈粉刺样坏死（右下角），其他区域由于肿瘤细胞"脱落"，呈囊性

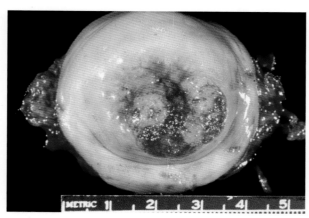

▲ 图 5-25　浸润性鳞状细胞癌
肿块位于宫颈外口

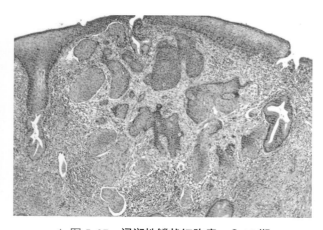

▲ 图 5-27　浸润性鳞状细胞癌，ⅠA2 期
与图 5-23 和图 5-24 所示肿瘤相比，浸润性肿瘤形成了一个融合的肿块；注意淋巴管浸润（底部）

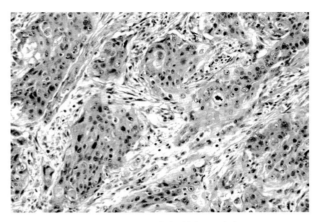

▲ 图 5-28　浸润性鳞状细胞癌

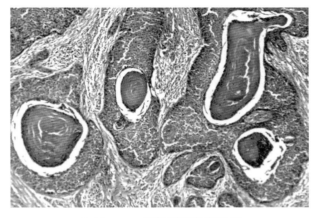

▲ 图 5-29　浸润性鳞状细胞癌

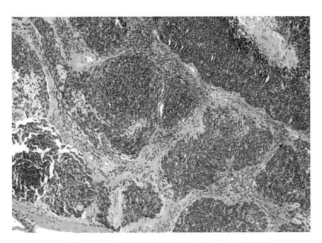

▲ 图 5-30　浸润性鳞状细胞癌，小细胞型
细胞巢大，缺乏胞质

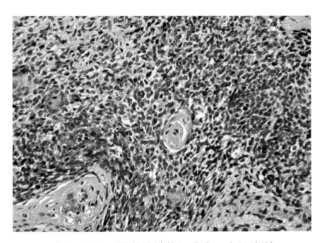

▲ 图 5-31　浸润性鳞状细胞癌，小细胞型
图 5-30 的高倍视野显示小细胞巢内突然角化

粗，核分裂象常见。部分肿瘤可能由异常的小细胞组成（见后述）。

- 根据定义，角化型 SqCC 含有角化珠，通常也存在单个细胞角化。肿瘤细胞通常呈巢状分布，胞质嗜酸性，细胞边界清楚，细胞核大小不等。核分裂象比非角化型肿瘤少见。
  - 角化型 SqCC 的"高分化"亚型已有描述（Morrison 等），通常宫颈涂片正常，在某些情况下还与高分期相关。典型的组织学特征包括广泛的角化、内翻性的生长方式、细胞非典型性轻微，并且没有发现 HPV。
- 小细胞 SqCC 不常见，其行为与其他类型的 SqCC 相似（Ambros 等）。
  - 小细胞型 SqCC 由以小细胞为主的黏着性细胞巢组成，这种细胞胞质稀少，核小，呈圆形和卵圆形，其表现类似于与 HSIL 的细胞。
  - 这些小细胞通常缺乏单个细胞角化或细胞珠，尽管有些肿瘤性小细胞与具有丰富嗜酸性胞质的大细胞混合存在，这些大细胞具有较明显的鳞状特征。偶尔小细胞突然出现角化。
- 诊断很少需要免疫染色。
  - ISqCC 的 p16 呈弥漫强阳性，这有助于与中间型滋养细胞肿瘤鉴别（见第 10 章）。大多数肿瘤 PAX8 阴性（Wong 等）。
  - Terzic 等发现，约 40% 的转移性宫颈 SqCC 中 GATA3 免疫反应呈阳性，这一发现可能导致出现肿瘤来源于乳腺或泌尿道的误区。
  - 具有预后价值的免疫组化和分子结果见后述

（预后因素）。

- 不存在被广泛接受的分级系统，也没有一种分级系统在预后方面始终有用。

2. **少见及罕见的显微镜下特征**（图 5-32 至图 5-37）

- 少见的浸润方式。
  - 罕见的"CIN Ⅲ样"的 ISqCC 呈卵圆形到圆形的边界光滑的细胞巢浸润，几乎没有间质反应。类似于 HSIL 累及腺体。Stewart 和 Crook 发现，这些肿瘤表现为 E-cadherin 阳性和（或）cyclin D1 阴性（与普通 ISqCC 的结果相反）。

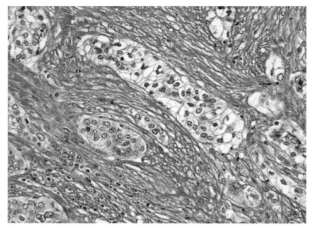

▲ 图 5-34　伴有透明（富含糖原）胞质的浸润性鳞状细胞癌

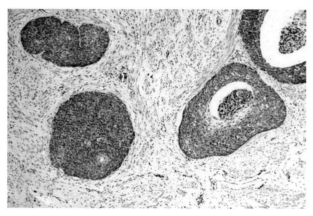

▲ 图 5-32　伴有容易误诊的良性浸润假象的浸润性鳞状细胞癌

浸润细胞巢边界非常清楚，没有间质反应

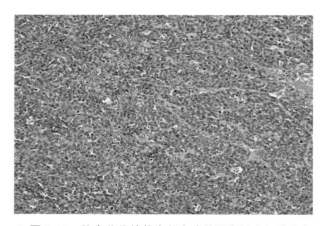

▲ 图 5-35　伴未分化片状生长方式的浸润性大细胞非角化性鳞状细胞癌

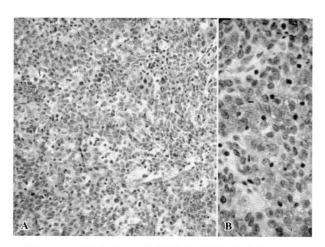

▲ 图 5-33　伴有细胞内黏液的浸润性鳞状细胞癌（**A. HE；B. 黏液卡红染色**）

胞质内黏液在放大的 HE 染色图片中并不清晰，在高倍视野下怀疑有细胞内黏液，黏液卡红染色阳性

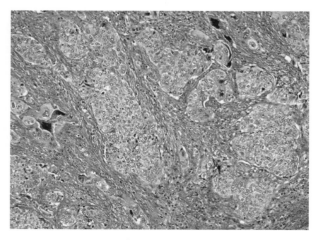

▲ 图 5-36　伴肿瘤性巨细胞的浸润性鳞状细胞癌

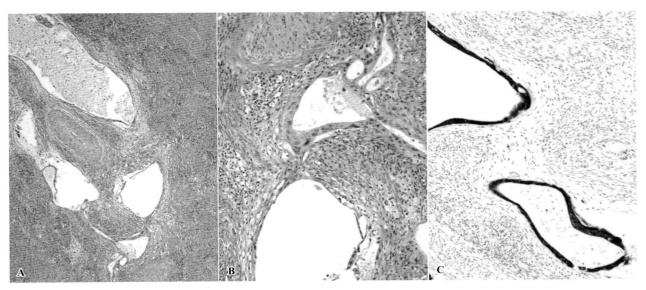

▲ 图 5-37　放疗后的鳞状细胞癌

上皮细胞脱落导致明显的囊性结构（A），仔细观察可见囊腔内衬一层肿瘤性鳞状细胞（B），p16 免疫染色显示肿瘤上皮细胞（C）

他们还发现，与大多数普通 ISqCC 不同，侵袭性癌巢通常具有基底膜蛋白和 SOX2 弥漫阳性表达，但这些发现并不能可靠地将 CIN Ⅲ 样的 SqCC 与 CIN Ⅲ 区分开来。

- Smyth 等报道了 1 例角化型 SqCC，其表现为隧道样浸润方式，肿瘤细胞衬覆在内层（隧道型癌）

- 显著的棘层松解型或类似于乳腺小叶癌的癌，这两者的发现都与 E-cadherin 的表达丢失有关。Scott 等认为，后者的出现表明去分化，并与侵袭性的临床行为有关。

- 约 25% 的 ISqCC 含有细胞内黏液，应用黏液染色可以证实。这些肿瘤与腺鳞癌的区别在于缺乏腺体（见第 6 章）。

- Samlal 等发现，与典型的 SqCC 相比，这些肿瘤具有更高的淋巴结转移风险和（或）更差的预后，但是其他学者应用多变量分析的研究没有发现这样的差别。

- 这组罕见肿瘤具有与涎腺黏液表皮样癌相似的独特组织学特征（见书中相关介绍）。

- 肿瘤细胞具有富于糖原的透明胞质。有此特点的 SqCC 可能与透明细胞腺癌混淆（见鉴别诊断）。

- 其他罕见的发现包括类似未分化癌的病灶（弥漫性片块状生长和广泛坏死）、皮脂腺分化及与伴色素沉着的黑色素细胞分化。

- 独特的间质改变如下。

- 伴有大量嗜酸性粒细胞的炎症成分；在这样的病例中，嗜酸性粒细胞也可能见于区域淋巴结或血液中。

- 对细胞角蛋白有免疫反应的淀粉样沉积，可能来源于细胞角蛋白中间丝。

- 显著的黏液样变的或致密的玻璃样变的间质。

- 放射相关的 SqCC 在肿瘤细胞巢中央可见上皮细胞“脱落”，形成假的囊性结构。在部分囊肿周围发现变薄的肿瘤上皮，并且 p16 免疫染色有助于诊断。

鉴别诊断

- 非肿瘤性病变包括显著的鳞状上皮化生（见第 4 章）、活检后鳞状上皮假性浸润（见第 4 章）、异位蜕膜（见第 4 章）以及胎盘部位结节（见第 10 章）（与伴有玻璃样变间质的 SqCC 鉴别）。

- 伴有宫颈内膜腺体受累的 HSIL 与具有容易误诊的良性浸润方式的 SqCC 鉴别（见前述）：SqCC 细胞巢的分布和深度通常与 HSIL 广泛累及腺体不同，这些肿瘤有些含有普通型 SqCC 病灶；另外，伴有广泛宫颈内膜腺体受累的 HSIL 病例，通常可以找到仅部分被 HSIL 取代的腺体。

- 上皮样滋养细胞肿瘤（见第 10 章）。
- 透明细胞癌与伴有透明细胞的 ISqCC 鉴别：在肿瘤其他部位出现典型的 ISqCC，而且缺乏腺样和乳头状结构以及缺乏鞋钉样细胞有助于 ISqCC 的诊断。
- 小细胞未分化癌（small cell undifferentiated carcinoma，SCUC）与小细胞 SqCC 鉴别。
  - 支持 SCUC 诊断的特征包括片状、巢状、带状、条索状和单个细胞的高度侵袭性生长方式；菊形团样结构；深染、变形而缺乏核仁的细胞核，常伴有模糊的染色质和（或）挤压的假象；核分裂象多；显著的淋巴细胞浸润；缺乏小细胞与较典型鳞状细胞的混合；以及 p63 染色阴性。
  - 小细胞 SqCC（与 SCUS 相比）发生于老年女性（中位年龄 50 岁，而 SCUC 为 36 岁），伴有 CIN（62% vs. 0%），CK 阳性和（或）神经内分泌标记物阴性的免疫表达（62% vs. 0%）。由于上述两种病变的这些特征可有重叠，所以鉴别上述两种病变主要根据肿瘤 HE 染色切片的表现。
- 淋巴瘤、肉瘤和黑色素瘤：如上所述，某些 ISqCC 的分化可能非常低，甚至有局灶性未分化癌的表现，以致出现诊断以上肿瘤的可能性；追加取材可以发现典型的 ISqCC，以及免疫组化染色有利于这些疾病的诊断。

预后因素

- 预后因素很多，而且相互依存。这里提到的预后因素通过多变量分析认为是有意义的，并被纳入了报道宫颈癌的 ICCR 数据库（McCluggage 等）。
- 临床分期（表 5-2）：分期是最重要的预后因素。5 年生存率Ⅰ期为 90%～95%，Ⅱ期为 50%～70%，Ⅲ接近 30%，Ⅳ期＜ 20%。下文提到的其他因素对于预测ⅠB 期和Ⅱ期肿瘤的预后十分重要（ⅠA 期肿瘤的预后因素见前述）。
- 大小和深度：一项系列研究显示，5 年 DFS 在肿瘤大小≤ 1cm 为 93%、1～2cm 为 76%、2～3cm 为 64%、＞ 3cm 为 60%，另一系列研究则显示，≤ 2cm 为 94%、2.1～4cm 为 85%、 ＞ 4cm 为 70%；一项关于肿瘤深度与生存率的研究显示，≤ 5mm 为 92%、6～10mm 为 74%、＞ 10mm 为 60%。

- 浸润方式：Horn 等发现，"喷射状"的浸润方式（如小巢或单个细胞）与进展期、LVI、差分化和淋巴结扩散显著相关。
- 肿瘤 - 间质比例：Liu 等发现，ⅠA2 期和ⅡA 期的肿瘤，间质丰富的肿瘤（间质占肿瘤的比例≥ 50%）比间质稀少的肿瘤的预后更差，复发的风险更高。
- LVI：一项研究发现ⅠB 期肿瘤中的 50% 有 LVI；另一项研究发现ⅠB 期和ⅡA 期肿瘤中的 70% 有 LVI。
  - 某些研究显示，LVI 是预测淋巴结转移（包括微小转移）和 DFS 的一个重要因素。Kamelle 等发现，在多变量分析中 LVI 是预测复发的唯一独立因素。
  - Pol 等发现，卫星灶内 LVI（距离肿瘤≥ 10mm 的 LVI）是预测早期肿瘤 DFS 和 OS 的最重要因素，特别是在没有淋巴结扩散的情况下。
  - 一项研究发现，伴有 LVI 的患者淋巴结阳性率为 25%，而没有 LVI 的患者淋巴结阳性率为 8%。另一项研究显示，无 LVI 的 5 年 DFS 为 85%，而存在 LVI 的 5 年 DFS 为 62%。
  - 一项研究发现，LVI 阳性切片的百分比和 LVI 病灶总数是预后的独立因素，而在另外的研究则并非如此。
- 周围神经浸润：这一特征与其他不良预后因素（大体积、"喷射状"结构、淋巴管浸润、宫旁浸润、高分期）的存在相关，但似乎不是一个独立的危险因素。
- 宫旁浸润：该因素是复发和较短 DFS 的独立预测因素。一项研究显示，宫旁血管受累预示远处转移。Shin 等发现，三色染色能凸显宫颈外侧致密的平滑肌组织，有助于识别宫旁浸润。
- 前哨淋巴结受累（sentinel lymph node，SLN）。
  - Euscher 等发现，SLN 5 个切面（含 HE 和 CK 染色）将阳性淋巴结的检出率从 25% 提高到 31%。
  - 其他研究发现，CK 免疫染色在 8%～15% 的淋巴结中发现了微小转移，常规染色阴性的淋巴结中 0.5%～1% 发现微小转移。微转移的频率与 LVI 和复发的危险性增加有关。一项研究发现淋巴结内孤立的肿瘤细胞不增加复发的危险。

- Ren 等发现，在组织学阴性的 SLN 中，CK19 和 SqCC 抗原的存在缩短了 DFS，特别是当这两种抗原同时存在时。
- Popa 等发现，双侧 SLN 阴性能准确预测非 SLN 没有转移。

- 盆腔及腹主动脉旁淋巴结累及（非前哨淋巴结）。
  - 淋巴结受累的危险随着浸润深度的增加而增加，浸润深度 5.1～10mm 时淋巴结受累的概率为 15%，浸润深度 10.1～15mm 时淋巴结受累的概率为 25%。
  - 一项研究显示，5 年 DFS 没有盆腔淋巴结转移为 77%，1～2 个淋巴结阳性为 55%，而大于 2 个淋巴结阳性的为 39%。
  - 另一项研究显示，5 年生存期没有淋巴结受累为 89%，有 1 个淋巴结转移为 70%，≥ 4 个淋巴结转移为 38%。最近的研究发现，淋巴结内转移灶＜ 2mm 时 5 年生存期为 70%，而 >20mm 时 5 年生存期为 39%。
  - 在盆腔淋巴结转移的患者中，存在淋巴结包膜外肿瘤扩散的 5 年生存期明显降低。
  - 腹主动脉旁淋巴结受累与预后不良及远处复发有关。
  - 值得注意的是，在第 8 版 AJCC 中，N1 从 FIGO Ⅲ B 期中删除，腹主动脉旁淋巴结从 M1 期中删除。

- 免疫组织化学和分子预后因子。
  - DNA 倍体：Susini 等发现，非整倍体是一个强有力的独立的不良预后因素，甚至优于淋巴结状态。
  - HPV-DNA：Graflund 等发现，含有 HPV-DNA（通常为 16 或 18 型）的肿瘤比 HPV 阴性的肿瘤的分期更高、体积更大，而且较常出现 LVI 和淋巴结转移。
  - p16 状态：Masoudi 等发现，在无淋巴结转移的 ISqCC 中，p16 阴性的肿瘤比 p16 阳性的肿瘤更容易复发；然而，Huang 等发现，p16 阳性的 ISqCC 更可能与淋巴结扩散和不良预后相关。
  - E-cadherin、β-catenin、vimentin：Cheng 等发现，E-cadherin、β-catenin 高表达和 vimentin 低表达是预后的有利因素，反之预后不良。

- IMP3（Wei 等）、CD97（He 等）、miR（micro RNA）-31（Wang 等）和 EIF（eukaryotic initiation factor）5A2（Yang 等）的免疫组化表达是独立的不良预后因素。
- Horn 等（2013 年）发现，肿瘤周围间质细胞 CD34 低表达和（或）SMA 高表达时，其 5 年生存率明显低于具有相反 [CD34 高表达和（或）SMA 低表达] 特征的肿瘤。

- **血行转移**：这种情况少见，通常累及肺和骨。Skenderi 等最近报道了 2 例有症状的骨骼肌转移（胸壁、前臂）；一篇文献综述显示有 17 个类似的病例。

四、鳞状细胞癌的亚型

（一）基底样鳞状细胞癌（basaloid squamous cell carcinoma）（图 5-38）

- 大的实性细胞岛，周围细胞呈栅栏状排列，肿瘤细胞核深染，核分裂活跃，肿瘤细胞可以为小细胞、中等大小或大细胞。角化现象存在或不存在。
- 鉴别诊断包括腺样基底细胞癌、小细胞癌、大细胞神经内分泌癌及其他少见的肿瘤如腺样囊性癌的实体亚型，所有这些均在第 6 章中阐述。

（二）湿疣性癌（warty or condylomatous carcinoma）

- 它们被定义为具有疣样结构和挖空细胞特征的一种 SqCC。

（三）疣状癌（verrucous carcinoma）

- 这些罕见的肿瘤类似于较常见的外阴疣状癌（见第 2 章）。
- 部分肿瘤浸润局部器官如阴道、子宫下段、子宫内膜或宫旁，少数肿瘤由疣状癌和普通 SqCC 混合组成。
- 鉴别诊断包括乳头状 SqCC 和湿疣性 SqCC。

（四）乳头状鳞状细胞癌（图 5-39）

- 乳头状鳞状细胞癌（papillary squamous cell carcinoma，PSqCC）通常表现为阴道出血，常常

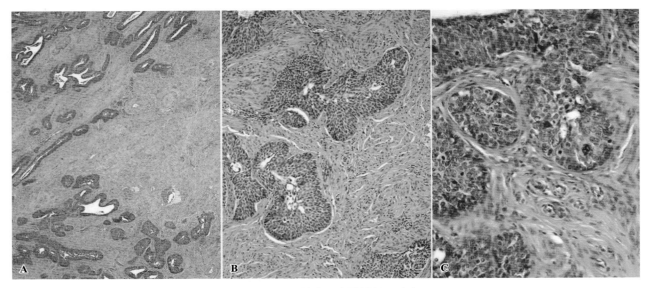

▲ 图 5-38　基底细胞样鳞状细胞癌

浸润性癌（A）引起的间质反应轻微，表现为灶性脱落；癌的基底样特征清晰可见（B）；高倍镜（C）显示高级别的细胞非典型性，与腺样基底细胞癌形成对比

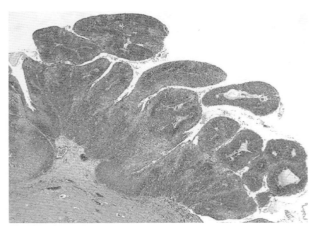

▲ 图 5-39　乳头状鳞状细胞癌

为大的外生性、有时为乳头状的宫颈肿块。已报道的肿瘤中有 1/3 处于 Ⅱ 期或更高分期。

- 具有纤维血管轴心的细到粗的乳头被覆异型的鳞状细胞，全层可见核分裂象，这种表现可能类似于 HSIL。

- 大多数肿瘤侵犯下面的间质，但在活检标本中浸润通常不存在或不明显。浸润的肿瘤细胞表现为典型的分化成熟，比乳头状细胞含有更丰富的嗜酸性胞质。

- Mirhasemi 等发现，半数肿瘤中含有 HPV DNA。

- 约 30% 的病例（大部分为 Ⅱ 期肿瘤）出现肿瘤的

复发或转移，有些发生在长期无病生存期后。

- 鉴别诊断如下。

  - 疣状癌：与 PSqCC 不同的是，细胞核具有良性特征，深部呈推挤性而不是浸润性的边缘。

  - 湿疣性癌：如上所述，这些肿瘤在宫颈非常少见，类似于较为常见的外阴的湿疣性癌（见第 2 章），挖空细胞是其突出特征。

  - 乳头状不成熟化生（见 SIL 的鉴别诊断）：这种病变缺乏 PSqCC 明显的非典型性、高的核分裂率和高 MIB1 指数。

（五）淋巴上皮瘤样癌（图 5-40）

- 约有 40 例（lymphoepithelioma–like carcinoma，LELC）的相关报道，与"炎性癌""伴有明显淋巴细胞浸润的局限性癌"和"伴有淋巴细胞浸润的髓样癌"相似或为同一种肿瘤。

- LELC 发生年龄广泛（29—77 岁，中位年龄为 56 岁），临床特征和大体特征与普通的宫颈 SqCC 相似。1 例伴有血清 β–hCG 水平升高，肿瘤细胞 hCG 免疫反应阳性。

- 显微镜下这种肿瘤类似于发生在鼻咽部及其他部位的对应肿瘤。单个或合胞体集聚的上皮细胞散在分布于致密的淋巴、浆细胞中，肿瘤细胞伴有中等量的淡染胞质，核大而一致的泡状核，核

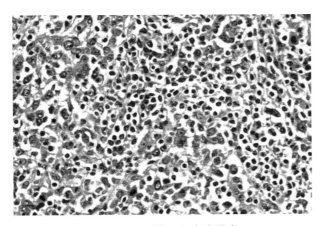

▲ 图 5-40　淋巴上皮瘤样癌

单个和小巢状上皮细胞被浸润的淋巴细胞和浆细胞分开

仁大。Philippe 等发现，肿瘤内含有较多 CD3 和 CD8 阳性的 T 细胞。通常可见核分裂象，但是数量不多。

- 嗜酸性粒细胞和组织细胞也可存在，前者偶尔为主要的细胞类型。组织细胞可以单个存在，也可以呈肉芽肿性聚集。

- Tseng 等发现，73.3% 的病例出现了 EB 病毒基因序列（典型的 SqCC 为 26.7%），20% 的病例出现 HPV16 和（或）HPV18 基因序列（典型的 SqCC 为 80%）。一些肿瘤仅有 HPV，还有一些肿瘤既没有发现 HPV 也没有发现 EBV。一项研究显示，上述三种类型的肿瘤均表现为 p16 阳性（Philippe 等）。

- 其预后比经典型 SqCC 好。在一项含有 15 个病例的最大系列研究中，所有患者的临床经过良好。尽管有些肿瘤具有恶性临床经过。

- 鉴别诊断。
  - 恶性淋巴瘤：细胞角蛋白染色明显标示出肿瘤性上皮细胞，可以帮助诊断仅有少量肿瘤性上皮细胞的肿瘤。
  - 毛玻璃细胞癌（见第 6 章）：尽管这些肿瘤可以有显著的炎症性浸润，但是肿瘤细胞具有毛玻璃样的细胞质、清楚的细胞边界、巨大核仁和核分裂率高。
  - 经典的 ISqCC 伴有明显的炎症浸润：这些肿瘤通常有较大的肿瘤细胞聚集，肿瘤细胞有丰富的胞质，部分细胞边界清楚，细胞核多形性较为明显，深染。局灶出现角化。

（六）乳头状移行细胞癌和鳞状移行细胞癌（图 5-41）

- 这些罕见的宫颈癌类似于膀胱乳头状移行细胞癌（transitional cell carcinoma，TCC）。可为单纯性或局灶显示鳞状分化（鳞状移行细胞癌）（SqTCC）。有些肿瘤具有内翻性乳头状瘤样侵袭性生长方式。

- 这些肿瘤与宫颈乳头状鳞状细胞癌（PSqCC）形态重叠或类似（见前述）。乳头状肿瘤分为 TCC、SqTCC 或 PSqCC，在某些病例中这种分类可能带有主观性。少数肿瘤混有腺癌成分。

- 根据少数病例报道，这些肿瘤的临床和大体特征以及生物学行为与单纯性的 SqCC 类似，也包括存在 HPV16 感染，一项研究 6 例肿瘤中 4 例伴有 HPV16 感染。

（七）肉瘤样鳞状细胞癌（图 5-42）

- 这样的宫颈肿瘤约报道了 15 例，均发生于生育年龄或绝经后的女性。这些肿瘤具有侵袭性，2/3 的肿瘤临床行为是恶性的，一些患者在数月内死于肿瘤。

- 这些肿瘤一般由普通的 SqCC 和恶性梭形细胞（肉瘤样癌）组成。两种肿瘤还含有破骨细胞样巨细胞。梭形细胞对 CK、Vimentin 和 Actin 免疫反应不定。

- 肉瘤样 SqCC 应与宫颈恶性 Müller 混合瘤（MMMT，癌肉瘤）相鉴别（见第 9 章）。

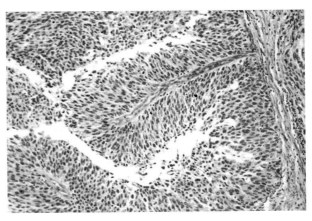

▲ 图 5-41　移行细胞癌

注意乳头结构

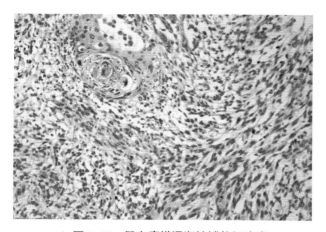

▲ 图 5-42　假肉瘤样浸润性鳞状细胞癌

一个典型鳞状细胞癌（左上）与恶性梭形细胞相混合的巢

- 缺乏两种肿瘤成分的融合，存在混合性腺癌，异源性成分，或两者兼有，这有助于 MMMT 的诊断。
- 肉瘤样成分上皮性标记物免疫染色呈弥漫强阳性支持 SqCC 的诊断。然而，对于免疫染色的解释必须慎重，因为肉瘤样 SqCC 的恶性梭形细胞对于细胞角蛋白可能仅有局灶性免疫反应或没有反应，而 MMMT 的肉瘤成分可有角蛋白的局灶阳性。

（八）黏液表皮样癌

- 除了一些典型的宫颈 SqCC 可能含有黏液蛋白外，罕见的宫颈肿瘤还具有与唾液腺黏液表皮样癌（mucoepidermoid carcinoma，MEC）相似的独特组织学特征。
- MEC 通常含有三种细胞，即鳞状细胞、胞质具有明显黏液（PSA 阳性）的黏液细胞及融合上述两种细胞类型并可能占主导地位的独特中间型细胞。中间型细胞表现不一，从缺乏嗜碱胞质的小基底样细胞到含有丰富淡染嗜酸性胞质的大细胞均可见。
- Lennerz 等发现，仅在宫颈 MEC 系列中有类似于唾液腺 MEC 的遗传学异常，而典型的宫颈腺鳞癌则无此发现。
- 宫颈 MEC 与分泌黏液的 SqCC 不同之处在于前者含有三种不同的细胞类型，而与腺鳞癌（见第 6 章）的区别在于没有腺体。

缩略语		
AIM	atypical immature metaplasia	非典型不成熟化生
CIN	cervical intraepithelial neoplasia	宫颈上皮内瘤变
CIS	carcinoma in situ	原位癌
ECC	endocervical curettage	宫颈内膜刮除术
DFS	disease-free survival	无病生存期
EBV	Epstein–Barr virus	EB 病毒
FIGO	Fédération Internationale de Gynécologie et d'Obstétrique（International Federation of Gynecology and Obstetrics）	FIGO 分期（国际妇产科联盟）
HPV	human papilloma virus	人乳头状瘤病毒
HRHPV	high-risk human papilloma virus	高危型人乳头状瘤病毒
HSIL	high-grade squamous intraepithelial lesion	高级别鳞状上皮内病变
ISqCC	invasive squamous cell carcinoma	浸润性鳞状细胞癌

LEEP	loop electrocautery excision procedure	电灼环切术
LELC	lymphoepithelioma-like carcinoma	淋巴上皮瘤样癌
LRHPV	low-risk human papilloma virus	低危型人乳头状瘤病毒
LSIL	low-grade squamous intraepithelial lesion	低级别鳞状上皮内病变
LVI	lymphovascular invasion	淋巴血管浸润
MEC	mucoepidermoid carcinoma	黏液表皮样癌
MMMT	malignant müllerian mixed tumor	恶性 Müller 混合瘤
OC	oral contraceptive	口服避孕药
OS	overall survival	整体生存期
Pap	Papanicolau	巴氏涂片
PIM	papillary immature metaplasia	乳头状不成熟化生
PSqA	postmenopausal squamous atypia	绝经后鳞状细胞非典型性
PSqCC	papillary squamous cell carcinoma	乳头状鳞状细胞癌
SCJ	squamocolumnar junction	鳞柱交界处
SCUC	small cell undifferentiated carcinoma	小细胞未分化癌
SIL	squamous intraepithelial lesion	鳞状上皮内病变
SLN	sentinel lymph node	前哨淋巴结
SqCC	squamous cell carcinoma	鳞状细胞癌
SqCCAg	squamous cell carcinoma antigen	鳞状细胞癌抗原
SqTCC	squamotransitional cell carcinoma	鳞状移行细胞癌
TCC	transitional cell carcinoma	移行细胞癌
TCM	transitional cell metaplasia	移行细胞化生
TZ	transformation zone	转化区

（赵　丽　王　娜　译　王　强　校）

一、浸润前腺体病变和早期浸润性腺癌

（一）原位腺癌

临床特征

- 原位腺癌（AIS）与浸润性腺癌一样，在过去30年中发病率有所增加。中位和平均年龄均为40余岁，比浸润性腺癌患者小10～15岁。肠型原位腺癌的女性比典型AIS（宫颈管型）的大10岁（平均年龄分别为45岁、34岁，Howitt等）。

- 约20%的患者有SIL病史，而AIS通常在含有SIL的活检标本中偶然发现。

- 巴氏涂片几乎都是异常的，包括异型增生的腺细胞、异型增生鳞状细胞，或者两者兼而有之。重新复查涂片可增加非典型腺细胞的检出率。

- 阴道镜检查可见AIS，但缺乏具有诊断意义的表现，某些病例阴道镜检查异常源于同时存在的SIL。

- AIS通常伴有HR-HPV感染（HPV 18常见），肠型和胃型例外，通常与HPV无关（见后述）。

镜下特征 （图6-1至图6-11）

- AIS通常发生在鳞柱交界处1cm内，10%～15%的病例为多灶性，表面上皮和腺上皮均可受累。通常能在低倍镜下识别。罕见情况下AIS可以扩展到子宫内膜。

- AIS累及的腺体经常与非肿瘤性腺体混合存在，并且具有与之相同的分布和结构，包括不规则轮廓、囊状或成簇聚集的腺体。AIS可累及其他良性病变，如乳头状宫颈管炎或隧道样腺丛。

- 具有恶性核特征的假复层或复层柱状细胞局灶取代表面或腺上皮，后者常具腺腔内筛状或实性结构。AIS细胞也可排列在腺内或表面乳头上。

- 病变细胞有中等量接近腺腔面的细胞质和数量不等的黏液，但所含黏液较正常宫颈管细胞减少。

- 增大、梭形、不同程度深染的细胞核垂直于腔面排列，染色质粗细不等，核仁突出。正常和异常的核分裂象几乎总是存在而且通常很多，并且常接近腔面。凋亡小体也可以这样出现。

- 典型病例p16弥漫强阳性（反映有HR-HPV感染），Ki-67和CEA阳性，ER/PR和vimentin丢失。

- 局限于表面上皮和（或）腺体开口的AIS可能被忽略，这种病例的发病平均年龄比典型AIS年轻10岁，表明其可能是AIS的早期形式（Witkiewicz等）。
  - 与典型的AIS不同，这些病变表现出不同程度

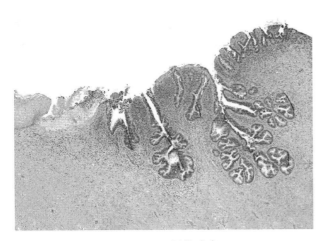

▲ 图 6-1　原位腺癌

低倍镜下腺体明显的深染

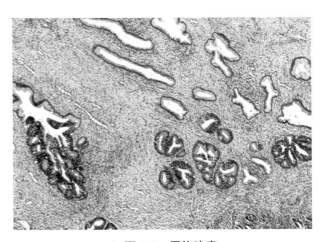

▲ 图 6-2　原位腺癌

受累腺体（视野下半部分）比正常腺体（视野上半部分）染色深，其中一个腺体（最左侧）部分受累

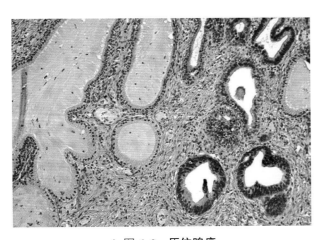

▲ 图 6-3　原位腺癌

受累腺体的细胞层次、异型性和胞质嗜酸性（右）与正常宫颈内腺体（左）对比

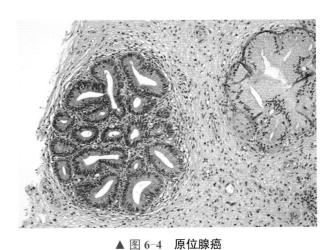

▲ 图 6-4　原位腺癌

一组受累的腺体（左）显示典型的细胞学特征，但仍保持小叶结构

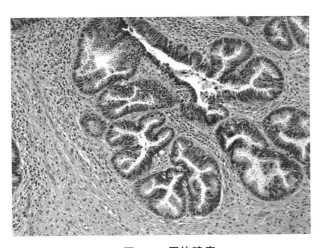

▲ 图 6-5　原位腺癌

受累腺体显示明显的细胞复层、核分裂、局灶性基底细胞凋亡和顶浆分泌

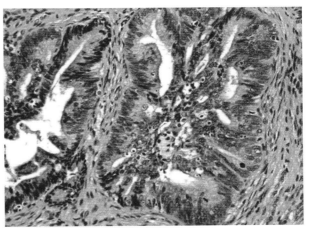

▲ 图 6-6　原位腺癌

筛状结构中可见凋亡小体和腔面的（"漂浮"）核分裂

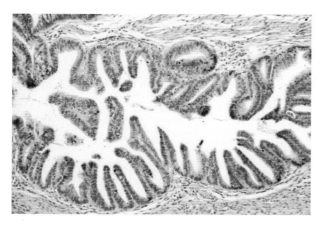

▲ 图 6-7　原位腺癌

肿瘤细胞在腺体内排列成乳头状结构

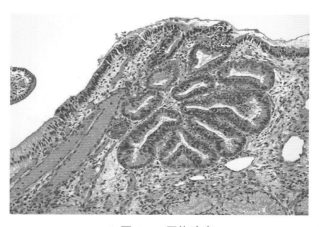

▲ 图 6-8　原位腺癌

可见表面上皮和腺体小叶受累

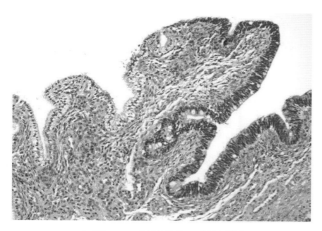

▲ 图 6-9　原位腺癌，表面受累

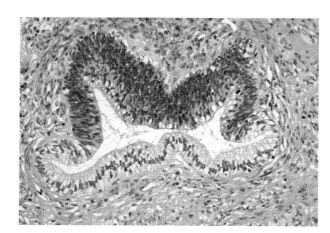

▲ 图 6-10　原位腺癌

腺体部分受累

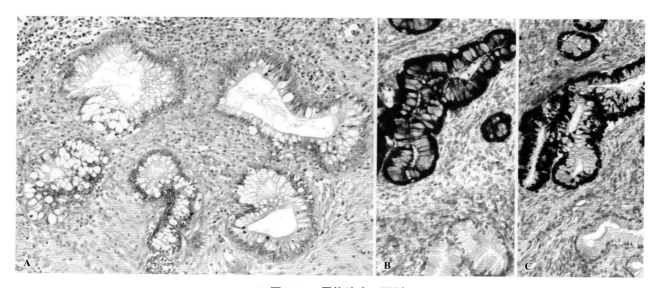

▲ 图 6-11　原位腺癌，肠型

HE 染色表现（A）为大量杯状细胞，有 p16（B）和 Ki-67（C）免疫反应，尽管这些标记的染色通常较典型 AIS 弱；在免疫组化染色切片中，良性宫颈管腺体是阴性的

（有时只是轻微的）异型性，罕见或无凋亡小体。

- 与典型的 AIS 相同，病变细胞表现为核深染、核分裂活跃、Ki-67 染色＞40%，p16 阳性，并存在整合形式的 HPV。

- 在 50% 以上的病例中 AIS 与 SIL 相关，当 SIL 广泛存在时 AIS 可能被忽略。当任何一种病变存在时，都应注意寻找另一种病变。

- 与浸润性病变（见书中相关介绍）相对应的不常见的 AIS 亚型。

  - 肠型：富含黏液的杯状细胞（偶尔有嗜银细胞和潘氏细胞）含有肠型黏蛋白，黏液可以挤压细胞核使其变得扁平，而掩盖其恶性特征；宫颈腺体出现杯状细胞倾向于肠型 AIS，因为良性宫颈上皮肠化生罕见（见第 4 章）；这类细胞 CDX2 阳性，p16 和 Ki-67 的染色强度弱于普通型 AIS。

  - HSIL 伴有显著的细胞内黏液（"复层产生黏液的上皮内病变"或 SMILE）（Park 等，2000 年，Onishi 等）：这些细胞可能类似于杯状细胞或印戒细胞（Sano 等），SMILE 表现为 p16 阳性 / CAM 5.2 阳性 /p63 阴性（或局灶阳性）（Onishi 等）；Boyle 和 McClugg 发现，93%、42% 和 10% 的病例中有 SMILE 合并 HSIL、AIS 和癌。

  - 胃型：可能与分叶状宫颈管腺体增生共同存在（见第 4 章），腺体内排列不同层次的柱状细胞，可以形成腺腔内乳头，细胞质丰富、嗜酸性到浅粉色（或偶尔泡沫状或透明），杯状细胞也可能存在；核异型性通常轻微，但核仁可能突出，核分裂和凋亡小体比典型 AIS 少；p16 染色斑驳阳性，ER 和 PR 通常阴性，其他不同程度阳性标记包括 HIK1083、MUC6、CK7、CK20、CDX2、PAX8 和 CEA。p53 可能过表达；有时病变可累及子宫下段甚至子宫内膜。

  - 报告的罕见变异型包括原位腺鳞癌、子宫内膜样型、纤毛型、浆液性、透明细胞型和毛玻璃细胞型：我们的经验提示后 5 种变异型中令人信服的病例非常罕见。

- 同时存在的病变（除外 SIL）包括宫颈管腺体异型增生（见后述）、微小浸润或浸润性腺癌、ISqCC 或腺鳞癌。AIS 可以扩散到子宫内膜和卵巢，可能与这些部位的原发性肿瘤相似。AIS 累及卵巢比

浸润性宫颈腺癌转移至卵巢预后更好（见第 18 章）。

鉴别诊断

- 宫颈管腺体异型增生（见书中相关介绍）和各种非肿瘤性腺体病变（见第 4 章 "鉴别特征"）包括输卵管和输卵管内膜样化生、子宫内膜异位症、非典型嗜酸性化生、反应性非典型性，Arias-Stella 反应、放射引起的非典型性和烧灼假象：这些病变通常缺乏弥漫性的高级别异型性、活跃的核分裂、大量凋亡小体及 AIS 的高 Ki-67 指数和 p16 强弥漫性染色。

- 早期浸润性腺癌（见后述）。

- 继发性腺癌。

  - 子宫内膜腺癌向宫颈黏膜扩散（见 "常见类型的腺癌，鉴别诊断"）。

  - 子宫外腺癌的宫颈管种植（经输卵管扩散），最常见浆液性癌。意识到后者的存在，根据其独特的显微特征和免疫特征（WT1 阳性 /p53 阳性，不同程度 ER/PR 阳性，以及 HPV 的缺失）可做出正确的诊断。

生物学行为

- 锥切活检或 LEEP 标本中的阳性切缘会明显增加复发风险，但即使阴性切缘，也有高达 15% 的病例伴复发的异常细胞学、AIS 或 SILs 相关。然而，Munro 等（2017 年）发现切缘阴性再发生 HSIL、AIS 和浸润性腺癌的风险很低，分别为 1.9%、2.8% 和 0.3%。

- 增加复发风险的因素包括年龄＞30 岁、单纯 AIS 病变、病变＞8mm 和随访期间检测到 HR-HPV（Costa 等，Munro 等，2017 年）。

- 罕见的宫颈 AIS 病例会在阴道复发，有时数年后复发为 AIS 或浸润性腺癌。

（二）宫颈管腺体异型增生

- 宫颈管腺体异型增生（endocervical glandular dysplasia，EGD）又称低级别宫颈腺上皮内病变，指的是一系列程度低于 AIS 的异型增生性改变，其临床和病理特征不明显。一些研究者质疑是否存在这种缺乏 AIS 特征的宫颈腺体癌前病变。

- Lee 等在 7% 的 AIS 和（或）浸润性腺癌标本中

发现 EGD，而 Goldstein 等在 57 例类似病例中未发现 EGD。这些差异很可能与 EGD 与 AIS 不同的诊断标准有关。

- Jaworski 提出的 EGD 的最低诊断标准包括核异型性和细胞增生证据，表现为偶尔出现核分裂象和凋亡小体。有些学者将 EGD 分为低级别和高级别 EGD，然而鉴别低级别 EGD 与反应性非典型性以及鉴别高级别 EGD 与 AIS 均有主观性，而且没有证明有临床意义。

- 我们很少诊断 EGD，因为与此诊断相关的大多数病例可归入良性病变（反应性非典型、输卵管内膜样化生、子宫内膜异位症）或典型或轻微的（早期）AIS（见前述）。

- 平均年龄和年龄范围与 AIS 相似。在一些病例中，巴氏涂片中存在非典型的柱状细胞。

- 某些 EGD 是 HPV 阳性，尤其是合并 AIS 或 HSIL。p16、ProEX C 和 MIB1 染色可能阳性，但通常比 AIS 更局限和微弱。p16 和 MIB1 的弥漫强染色可能有助于确定 HR-HPV 的病变，因此在生物学上可能相当于 AIS。

（三）早期浸润性腺癌（Early Invasive Adenocarcinoma, EIA, ⅠA 期腺癌）

- 通常定义为肿瘤浸润深度 < 5mm、宽度 < 7mm。另外有人提出体积 < 500mm³ 时需要进行三维评估。EIA 可按鳞状上皮病变标准分为 ⅠA1 期和 ⅠA2 期，大多数 EIS 可合并 AIS，并可能是广泛的。

- 平均年龄（39—44 岁）介于 AIS 患者和临床浸润性腺癌患者之间。患者通常无症状或偶尔有性交后出血。阴道镜检查很少提示早期浸润。巴氏涂片所见与 AIS 相似。

镜下特征 （图 6-12 至图 6-15）

- EIA 通常表现为恶性腺体的聚集，与 AIS 相似，除了更杂乱、拥挤或密集的排列。鉴别 EIA 和广泛的 AIS 可能非常困难。
  - 筛状结构和乳头状结构 EIA 比 AIS 更为常见，但没有诊断意义。
  - 1 个或多个某些不常出现但有用的特征包括反应性间质、腺体向深部延伸超过正常腺体，腺

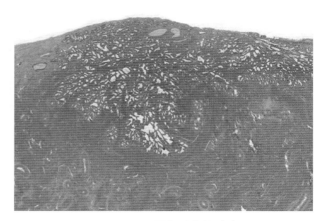

▲ 图 6-12　早期浸润性腺癌
腺体互相毗邻排列，其间有间质，与原位腺癌不同

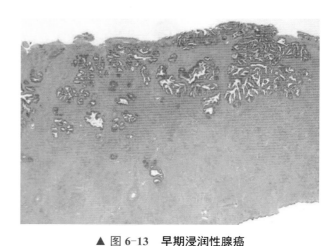

▲ 图 6-13　早期浸润性腺癌
原位腺癌（右）局部肿瘤腺体汇合太多，少数深部腺体也显示有浸润

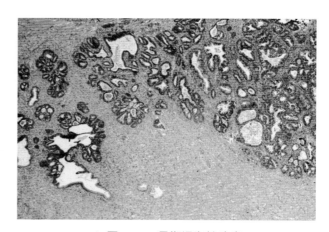

▲ 图 6-14　早期浸润性腺癌
原位腺癌病灶（左）与融合的恶性腺体（右）过渡，这种模式提示有浸润

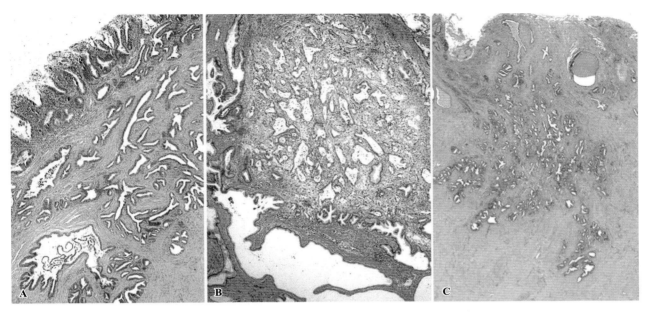

▲ 图 6-15　早期浸润性腺癌，3 个不同的病例

A. 浸润性腺体浸润形态与原位腺癌的腺体不一致；B. 微小浸润性腺癌，其浸润模式和间质增生明显是侵袭性的；C. 腺体形状不规则，局部拥挤，腺体排列显示间质浸润，尽管没有明显的间质反应

体毗邻厚壁血管以及淋巴管浸润。

- Negri 等（2006 年）发现在浸润前沿的层粘连蛋白 -5 的细胞质染色有助于识别早期浸润。
- Jordan 等发现促纤维间质反应（腺体周围 SMA 阳性的间质细胞强度和数量增加）有利于识别早期浸润，其中 AIS 有 18% 的 SMA 阳性细胞，EIA 则为 44%。
- 少见的 EIA 更明显浸润性表现包括有不规则的芽状突起、小腺体或实性细胞巢，有时伴有间质反应。浸润性细胞与 AIS 细胞相似，或偶有嗜酸性胞质。

生物学行为

- EIA 经单纯子宫切除术，或伴或不伴盆腔淋巴结切除的锥切活检术治疗，具有良好的预后。
- Smith 等发现ⅠA1 期和ⅠA2 期肿瘤的生存率无差异（均为 98%）。文献回顾（Poynor 等）发现，0.8% 的ⅠA1 患者和 1.7% 的 IA2 患者肿瘤有淋巴结转移。
- Ceballos 等发现 55 例ⅠA1 或ⅠA2 期肿瘤均无淋巴管浸润、淋巴结转移或复发，但行淋巴结切除术的患者中约 11% 有长期并发症，因此更赞同保守手术治疗。
- 相反，Diaz De Vivar 等发现一些ⅠA 期肿瘤具有

早期或弥漫性破坏性浸润（单个细胞浸润，纤维结缔组织增生）与 LVI 和淋巴结扩散有关，提示肿瘤的侵袭方式比其大小或深度更重要。下面将更详细地讨论这项有关侵袭模式的研究（见"侵袭性腺癌，分类、侵袭模式和预后特征"）。

- Ronnett 等描述罕见的 EIA 扩散到子宫内膜或卵巢，可能是经输卵管逆行扩散，卵巢受累可能类似于原发性卵巢肿瘤（见第 18 章）。

二、浸润性腺癌

（一）普通型腺癌

临床和大体表现　（图 6-16）

- 普通型腺癌现在约占宫颈癌的 25%，而 30 年前不到 10%，这一现象是由于宫颈腺癌的发生率确实增加了，而 ISqCC 的发生率却下降。平均年龄在 44—54 岁，但在 35 岁以下的女性中所占比例有所增加。
- HPV（通常为 16 型或 18 型）常见于普通型宫颈腺癌。不太常见的亚型（即使 p16 阳性）几乎都是 HPV 阴性，包括胃型腺癌、透明细胞癌和中肾管癌。

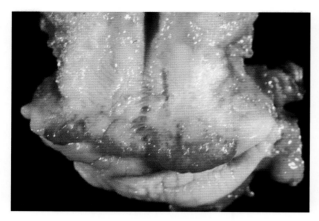

▲ 图 6-16　浸润性宫颈腺癌

伴有明显卷曲边缘的肿块

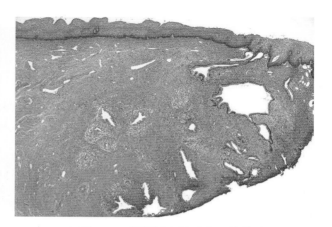

▲ 图 6-17　浸润性宫颈腺癌，普通型

许多浸润性腺体周围有明显的间质反应伴炎细胞浸润

- 异常出血是典型症状，偶尔有阴道排液、疼痛或巴氏涂片异常。80% 的病例表现为息肉样或无蒂肿块，其他病例很少或没有黏膜异常，但宫颈壁弥漫增厚。偶尔 1 个显著浸润的肿瘤却很少或没有明显的大体异常。
- 罕见的表现如下。
  - 卵巢转移：可能类似于原发性卵巢肿瘤，宫颈肿瘤可能只是浅表浸润或无明显浸润（见第 18 章）。
  - 子宫内膜或子宫内膜肌层明显受累。
  - Trousseau 综合征：系统性血栓栓塞导致高分期宫颈腺癌的发现，偶尔伴有印戒细胞分化。
  - 白细胞增多与副肿瘤集落刺激因子的产生有关。

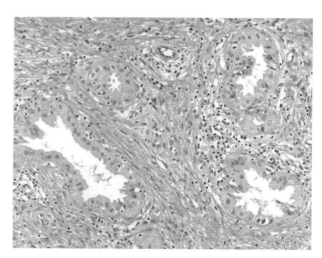

▲ 图 6-18　浸润性宫颈腺癌，普通型

图 6-17 高倍镜下显示腺体内衬细胞胞质明显嗜酸性，偶尔可见浸润性腺体

镜下特征　（图 6-17 至图 6-35）

- 宫颈腺癌按细胞类型分类（见表 6-1）。混合性癌包含 1 种以上的亚型，其中次要成分占肿瘤的 10% 以上，并指出每个亚型的所占比例。这里大多数认为是普通类型。
- 典型特征如下。
  - 通常为中分化腺癌，由中等大小的腺体构成，这些腺体衬覆复层柱状细胞，细胞胞质嗜酸性或嗜双色性，中等至重度核多形性，可能造成假子宫内膜样外观。核分裂象和凋亡小体通常很多。常同时存在 AIS 和（或）SIL。
  - 过去被称为"黏液性"的腺癌常缺乏明显的胞质内黏液，黏液染色仅显示出细胞顶部和腺腔中有少量黏液。黏液性肿瘤伴有明显的胞质黏液（包

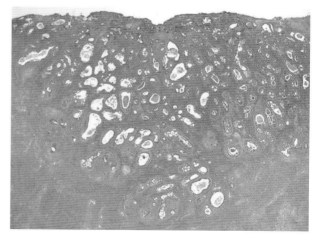

▲ 图 6-19　浸润性宫颈腺癌，普通型

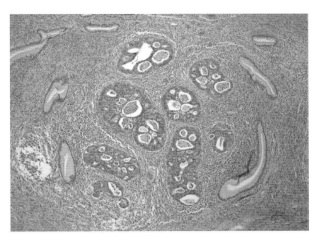

▲ 图 6-20　浸润性宫颈腺癌，普通型

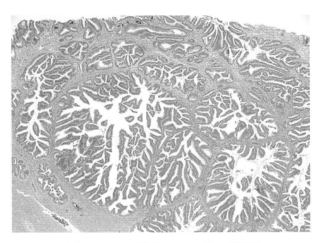

▲ 图 6-23　浸润性宫颈腺癌，普通型
明显的绒毛乳头状结构

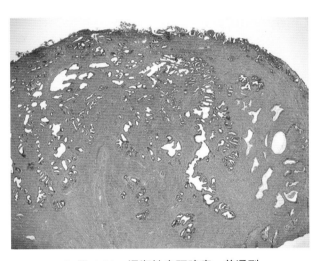

▲ 图 6-21　浸润性宫颈腺癌，普通型
腺体偶尔在宫颈间质内呈线性分布

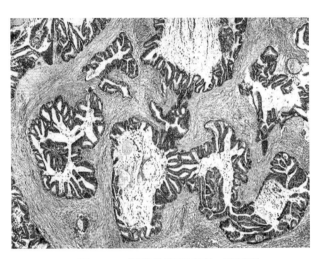

▲ 图 6-24　浸润性宫颈腺癌，普通型
腺体吻合伴有局灶的筛状结构和管腔内黏液

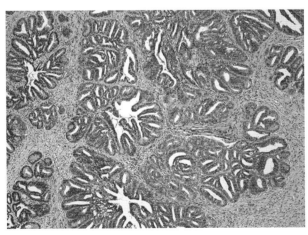

▲ 图 6-22　浸润性宫颈腺癌，普通型
此病例中出现了 1 个明显的筛状模式

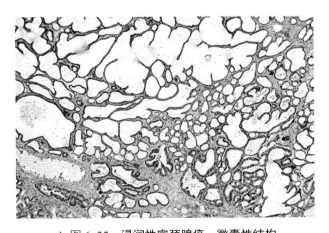

▲ 图 6-25　浸润性宫颈腺癌，微囊性结构
大量肿瘤性腺体呈囊性，具有欺骗性的良性表现；在视野的
底部微囊性腺体与典型的腺癌病灶相融合

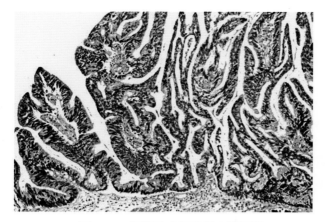

▲ 图 6-26　浸润性宫颈腺癌，普通型
伴有绒毛状结构

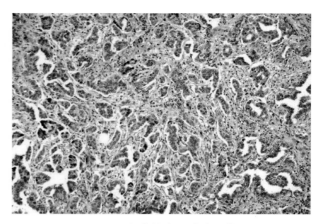

▲ 图 6-29　浸润性宫颈腺癌，普通型
可见一些普通型腺体，但主要的模式是一个不常见的模式，是由小簇肿瘤细胞形成微乳头状模式

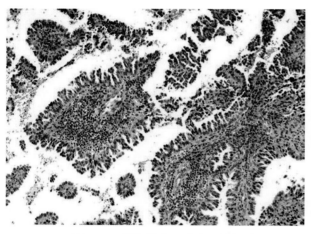

▲ 图 6-27　浸润性宫颈腺癌，普通型
在一些病例中成簇的微乳头状结构很明显

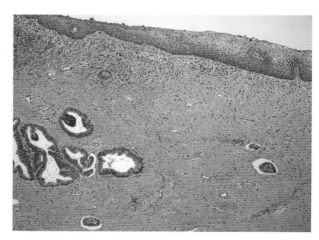

▲ 图 6-30　浸润性宫颈腺癌伴有脉管侵犯

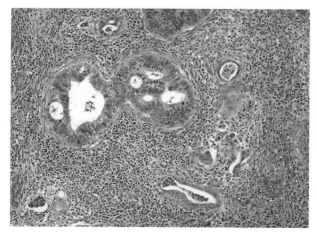

▲ 图 6-28　浸润性宫颈腺癌，普通型
除了筛状结构外，图中还显示了成角的腺体、微囊性腺体和单个细胞簇

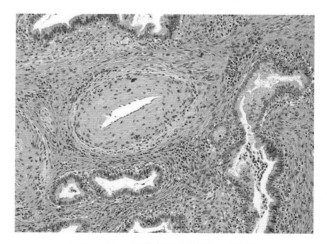

▲ 图 6-31　浸润性宫颈腺癌，普通型
腺体接近厚壁血管可能是诊断浸润的线索

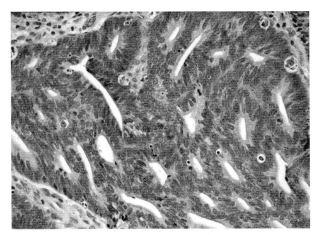

▲ 图 6-32　浸润性宫颈腺癌，普通型

几个特征包括嗜双色性细胞质、基底细胞凋亡和顶端（"漂浮"）核分裂

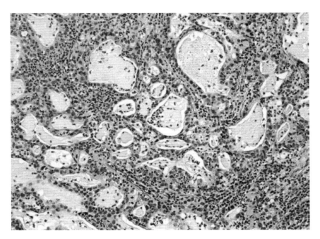

▲ 图 6-33　浸润性宫颈腺癌，普通型

微腺体结构，腔内黏液与炎症细胞的存在更类似于微腺体增生

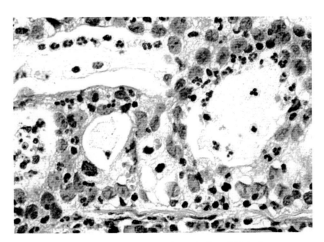

▲ 图 6-34　浸润性宫颈腺癌，普通型

图 6-33 的高倍视野肿瘤显示恶性细胞学特征，与微腺体增生不同

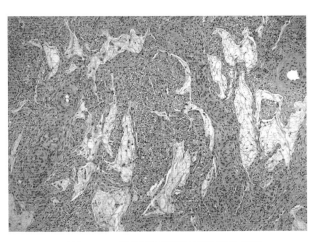

▲ 图 6-35　普通型宫颈腺癌放射治疗后

肿瘤上皮细胞脱落形成黏液池，可能导致癌被漏诊

括胃型）被认为是一个单独的类型。

- 肿瘤腺体分布广泛，排列紧密。常见不规则、成角和分支的腺体及局灶性筛状结构，其他类型包括局灶性小叶状结构、低分化实性区域、小簇和单个细胞。间质反应可能缺如或明显。

● 不常见或罕见的表现如下，其中一些可导致诊断问题。

- 表面和（或）腺腔内出现显著的绒毛状或绒毛腺管状结构。
- 微乳头型：Stewart 等（2018 年）发现这是一种罕见的局灶性模式（微乳头结构占肿瘤的不足 25%），其中组成微乳头的细胞形成小巢。

后者的细胞具有"内 - 外"的（反向）极性，MUC1 在邻近基质的细胞膜上表达，而不是通常的顶端染色。

- 类似于微腺体增生的微腺体结构。
- 显著的微囊性结构：有许多大小不等的囊性腺体，内衬扁平细胞（可能局部脱落）和低级别核的特征，导致一种看似良性的外观。
- 与小叶性乳腺癌相似的模式：温和的上皮细胞呈弥漫、小腺体、小梁、单排浸润模式，细胞胞质内含有空泡。
- 显著的绒毛膜癌和（或）肝样分化。
- 肿瘤延伸至子宫内膜、子宫肌层或两者均累及。

表 6-1　宫颈腺癌及相关肿瘤的分类

单纯性腺癌 ● 典型宫颈管型 　■ 变异型：高分化绒毛腺管状腺癌 ● 黏液性 　■ 变异型：胃型（包括微小偏离型腺癌） 　■ 肠型（包括印戒细胞和胶样腺癌） ● 子宫内膜样 　■ 变异型：微小偏离型腺癌 ● 透明细胞 ● 浆液性 ● 中肾管
腺鳞癌
毛玻璃细胞癌
腺样基底细胞癌
腺样囊性癌
腺癌混合神经内分泌肿瘤
混合型腺癌（列举亚型）
转移性腺癌（见第 10 章）

- 根据核非典型性和核分裂活性的程度，大多数肿瘤是中分化（3 级分类中的 2 级）。因为腺体均匀一致可能将这种肿瘤低诊断为高分化肿瘤，被误认为预后良好并可能导致治疗不足。
- 常规诊断通常不需要免疫组化染色。肿瘤细胞 p16 呈弥漫性强阳性，反映了 HR-HPV 的存在。由于常见的宫颈腺癌大约 30% 为 PAX8 阴性，故 PAX8 阴性的转移性腺癌可能为宫颈原发。其他免疫组化结果见鉴别诊断。

包括浸润方式的预后特征

- 最重要的临床预后因素是临床分期和淋巴结状态。
- 病理预后因素。
  - 包括肿瘤大小（< 3cm 的肿瘤生存率为 88%～97%，而 4～5cm 的肿瘤生存率为 50%～62%），肿瘤深度，组织学类型，浸润方式（见后述），有无淋巴管、血管和宫旁组织侵犯，手术切缘和送检淋巴结状态。
  - Stany 等发现淋巴结微转移灶（单个细胞或小灶的 CAM 5.2/AE1 阳性细胞巢）不影响预后。
- 目前就分级标准或分级对预后的影响尚未取得共

识，这一观察结果可能至少部分原因归咎于大多数普通型子宫颈腺癌的分级相似（在不考虑侵犯模式的情况下），很少有高分化和低分化。

- Silva 和同事（Diaz De Vivar 等，Roma 等，2015 年）描述了三种侵袭性模式（需要肿瘤的完整组织学检查），这比浸润深度更能预测淋巴结扩散和行为的风险，并将 I 期和 II 期肿瘤患者分为三组。
  - A 型：肿瘤的腺体界限清晰，伴膨胀性浸润（21% 病例），无 B 型和 C 型的破坏性浸润特点 [如高级别的核型、实性结构、融合的（>5mm）乳头结构、浸润性边界、单细胞浸润、促纤维间质反应及淋巴管血管浸润（LVI）]。这些肿瘤均为 I 期（30% I A、70% I B），无淋巴结转移或复发，建议无须淋巴结清扫术。
  - B 型：A 型的基础上（26% 病例）肿瘤基底部出现局部（早期）破坏性间质浸润。单个或小簇肿瘤细胞从圆形腺体中分离（常发生于反应性间质内，可以单个或多个病灶）。4.4% 为 II 期及以上、26.6% 存在淋巴管血管侵犯、4.4% 呈淋巴结阳性、1.2% 局部区域复发、无因疾病死亡病例。本组病患可以考虑行前哨淋巴结活检，尤其是在 LVI 存在的情况下。
  - C 型：弥漫破坏性浸润（54% 病例）。弥漫性浸润腺体伴有促纤维间质反应、融合性腺体 / 乳头状生长（大于 ≥ 5mm）或实性病灶。19.6% 处于 II 期及以上、61.9% 存在淋巴管血管侵犯、23.8% 呈淋巴结阳性、22% 发生复发、8.8% 因疾病死亡。本组患者应考虑行彻底的淋巴结清扫。
  - 对 Silva 分型的可重复性进行评估后，Rutgers 等发现总体一致性为 74%，而 Paquette 等发现诊断一致性为 50%（A 型、B 型、C 型三型对比）至 80%（A 型与 B 型、C 型对比）。Parra-Herran 等发现，这种分类系统能有效发现破坏性间质浸润（B 型和 C 型），认为"非破坏性生长的宫颈腺癌"更适用于描述原位和 A 型腺癌。
  - Djordjevic 和 Parra-Herran 发现活检和子宫切除标本的浸润模式一致。只有一例除外，该病例活检标本中为融合及复杂性腺体，而子宫切除标本中为破坏性浸润。

- Roma 等（2017 年）发现，无 LVI 和阴性淋巴结的 C 型肿瘤侵袭性不出所料地低于有 LVI 和阳性淋巴结的肿瘤。单独 LVI 本身与预后无显著相关性，而阳性淋巴结的患者有 50% 死于疾病。

- Alvarado-Cabrero 等（2017 年）发现 C 组肿瘤中一些特异性模式更具侵袭性，包括微乳头结构模式（所有病患都发生淋巴结转移，见后述）、"弥漫性破坏"模式（44% 复发）及混合弥漫性破坏和融合模式（更低的 6 年总生存率）。

- Stewart 等（2018 年）还发现存在微乳头结构（见"微乳头特征：不常见到罕见发现"）的宫颈腺癌和腺鳞癌的预后更差。微乳头结构在每个肿瘤中仅占比 ≤ 25%，但随访 ≥ 12 个月的 6 例患者中 3 例因病死亡。

- Hodgson 等发现了与破坏性浸润模式相关的基因组异常，包括 *KRAS*、*PIK3CA*、*RB* 基因突变及 *ERBB2*、*TP53* 和 *HNF1A* 基因的获得。

- 腺癌的淋巴结、卵巢及血源性转移率高于 SqCC。Galic 等利用 SEER 数据发现，与相同分期的 SqCC 患者相比，Ⅰ B1～Ⅱ A 期和 Ⅱ B～Ⅳ A 期腺癌患者的病死率分别高出 39% 和 21%。Jung 等发现 Ⅱ A～Ⅱ B 期腺癌患者的 DFS 和 OS 较 SqCC 更低。然而，Winer 等发现 Ⅰ A1～Ⅰ B2 期腺癌患者和 SqCC 在复发率和生存率上没有差异。

鉴别诊断

- 宫颈子宫内膜样腺癌（见书中相关介绍）：这种罕见亚型类似于子宫内膜样腺癌，肿瘤的级别通常低于普通型宫颈腺癌，并且缺乏后者的大量核分裂象和凋亡小体。

- 高分化绒毛腺管状腺癌：不同于具有绒毛状腺管状结构的宫颈普通型腺癌，这种肿瘤具有低级别细胞核的特征（见书中相关介绍）。

- 子宫内膜腺癌：需要鉴别的情况包括子宫内膜癌明显累及宫颈管，宫颈腺癌明显累及子宫内膜并且在子宫内膜形成一个大的肿块，或少数情况下子宫内膜和宫颈管各自独立原发腺癌。

  - 主要肿块的位置，分段诊刮标本中肿瘤的分布，普通型宫颈腺癌与普通型（子宫内膜样）子宫

内膜腺癌（EEC）之间的组织学差异，以及 AIS 或子宫内膜增生的存在，都有助于诊断，但需要注意上面所提到的罕见情况下宫颈腺癌侵犯子宫体可导致子宫内膜或子宫内膜肌层的肿块。

- p16 阳性 /CEA 阳性 /ER 阴性 /PR 阴性 /VIM 阴性的免疫表型提示宫颈腺癌，而相反情况则提示 EEC。例外情况包括宫颈腺癌偶有 ER 染色、EEC 中斑片状 p16 染色和宫颈管胃型黏液癌 p16 阴性（见后述）。上述免疫组化对 EEC 之外的子宫内膜癌（例如浆液性癌或未分化癌）和宫颈管癌的区分并没有太大帮助，因为前者通常 p16 阳性，且可能 ER 阴性。

- HPV DNA 的存在强烈支持宫颈来源，因为它几乎总是出现在宫颈腺癌普通型和非胃型黏液腺癌，但在 EEC 中却没有发现，即使是 p16 阳性。然而，如前所述，宫颈腺癌的不常见及罕见亚型通常为 HPV 阴性。

- 错配修复蛋白缺失更支持子宫内膜癌（包括子宫下段来源的子宫内膜癌）这一诊断，因为这种情况在宫颈腺癌中非常罕见。

- 浆液性腺癌：原发宫颈的浆液性腺癌非常罕见，必须排除普通型宫颈腺癌常见的微乳头结构（见前述）及表面微乳头结构才能诊断浆液性腺癌。

- 来自生殖道以外的转移性腺癌（见第 10 章）。

- 非肿瘤性腺体病变：各种良性腺体病变可能与普通型和其他亚型宫颈腺癌混淆，其鉴别诊断见第 4 章；重要的鉴别特征见表 6-2 和表 6-3；没有一种良性病变兼有高级别非典型性、高核分裂率及明显的浸润，这是大多数普通型宫颈腺癌的特征。

表 6-2　支持宫颈良性腺体病变的特征

支持良性病变的特征	例　　外
缺乏深部浸润	深部腺体和囊肿
明显位于浅表层	宫颈管异位和输卵管内膜异位
分叶状	部分腺癌
边界清楚	部分腺癌
缺乏间质反应	良性腺体破裂，黏液外渗
良性的细胞核特征	恶性腺瘤

表 6-3　支持宫颈腺癌的特征

支持腺癌的特征	例　外
深部浸润	Ⅰa 期腺癌
非分叶状生长	许多良性病变呈非分叶状
不规则或浸润性边界	"假浸润"可能见于 A 型隧道样腺丛和微腺体增生
细胞非典型性	可能见于反应性病变和 A 型隧道样腺丛。典型的嗜酸性化生、Arias–Stella 反应、某些病毒感染、放射性损伤
印戒细胞	印戒样细胞可能见于良性宫颈管细胞和微腺体增生

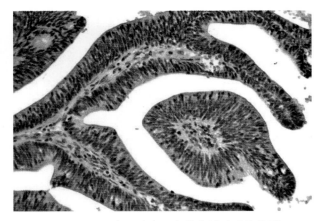

▲ 图 6-36　宫颈腺癌，高分化绒毛腺管状型
肿瘤具有低级核特征，并有明确的肿瘤特征

（二）高分化绒毛腺管状腺癌（图 6-36 至图 6-37）

- 高分化绒毛腺管状腺癌通常比宫颈管癌发生年龄小（平均 35 岁）。一项系列研究发现，62% 的患者有口服避孕药史。Jones 等（2000 年）在所有的肿瘤均检测到 HPV 16 或 18 型。
- 典型显微镜下特征如下。
  - 肿瘤表面由纤维轴心的乳头状结构组成，乳头从细长到短粗形态不等，也常见腺体。
  - 乳头和腺体被覆单层或复层柱状细胞，仅有一级非典型核，通常核分裂罕见。细胞内黏液缺乏或稀少，局限于细胞顶端。
  - 肿瘤通常界限清楚，无或仅有浅表浸润，但极少数情况下肿瘤可出现深部浸润。浸润性肿瘤通常形成细长分支状腺体，被纤维瘤性、纤维组织增生性或黏液性间质分隔。急性和慢性炎症细胞通常存在于乳头间质和任何浸润性癌成分中。
  - 尽管在小活检标本中可提示诊断，但明确诊断需要检查整个肿瘤，并需排除某些具有表面乳头状成分的腺癌中存在的高级别成分。
- 除了少数例外，无浸润或仅浅表浸润的肿瘤临床随访平稳。淋巴结转移很少见，并且通常与深部浸润和（或）LVI 有关，部分这种肿瘤具有致命性。
- 保守治疗（锥形活检和随访）在某些病例中已经获得成功，但应限于单纯性绒毛腺管状腺癌（没

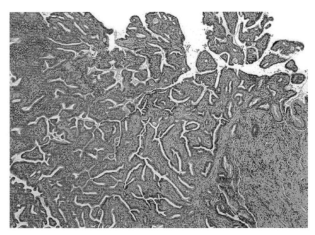

▲ 图 6-37　宫颈腺癌，高分化绒毛腺管状型
浸润性成分通常是以拉长的分支状腺体的形式存在

有混合其他亚型）、均一的 1 级病变、无或仅有浅表浸润、无 LVI 或切缘阳性。
- 鉴别诊断。
  - 其他乳头状腺癌：伴有局灶性乳头状、微乳头状或绒毛状结构的普通型宫颈腺癌具有更高级别细胞核特征；浆液性癌有不规则的细小乳头状，有明显的细胞出芽和典型的高级别非典型性，尽管罕见的微乳头状宫颈腺癌类似于低级别卵巢浆液性癌（Munakata 等）；乳头状透明细胞癌具有轴心玻璃样变性的乳头，以及至少有局灶性高级别非典型性的透明细胞和靴钉样细胞。
  - 良性病变：乳头状子宫颈管炎被覆单层良性表现的黏液细胞的乳头；苗勒乳头状瘤通常

发生在儿童，缺乏非典型性、核分裂活性和浸润；绒毛腺管状腺瘤缺乏非典型性和浸润；Müllerian 腺纤维瘤具有纤维瘤性间质，伴有典型的宽大非绒毛性息肉状小叶结构，并缺乏非典型性。

（三）黏液性癌（图 6-38 至图 6-40）

- 宫颈管黏液性癌（endocervical mucinous carcinomas，EMC）的肿瘤细胞含有丰富的胞质内黏液（通常有腺腔内黏液）。尽管一些 EMC 与 HR-HPV 相关（因此 p16 阳性），但未知（可能很高）比例的 EMC 为胃型（gastric type，GTA），其与 HR-HPV 无关（Karamurzin 等，Kojima 等，Wada 等）。微小偏离型腺癌（MDA）是胃型腺癌的一个亚型，也被认为与 HR-HPV 无关。

- 很难确定子宫内膜、输卵管、卵巢（endometrium，fallopian tube，ovary，FGT）同时存在的黏液化生或肿瘤性病变是由 EMC 转移还是独立发生的。

- 临床表现可能主要是卵巢转移。在这种情况下，EMC 可能小、浅表或无浸润（见第 18 章），表明通过黏膜直接扩散。子宫内膜受累可类似于原发性子宫内膜黏液性癌。

1. 胃型腺癌（图 6-41 至图 6-51）

- Karamurzin 等发现 GTA 的年龄为 30—66 岁（平均 50 岁），而普通型 EMC 患者平均年龄为 40 岁。GTA 罕见与 Li-Fraumeni、Peutz-Jeghers 和 Lynch（HNPCC）综合征相关。盆腔检查可能显示子宫颈肥大，通常以子宫颈管上段为中心。

- 肿瘤腺体内衬高柱状细胞，细胞边界清晰，体积大，透明或有泡沫样细胞质，核浆比低。基底部细胞核表现出广泛的异型性。

- Wada 等发现约 50% 的 GTA 可含有假子宫内膜样病灶，病灶内细胞缺乏黏液，伴有嗜酸性胞质，类似于常见类型的宫颈腺癌，但大多数此类肿瘤为 HR-HPV −，被认为是真正的 GTA。其他具有假子宫内膜样病灶的肿瘤最初被定义为 GTA，该类肿瘤 HR-HPV 阳性，因此被重新归类为具有胃型样成分的普通型 EMC。目前尚未发现普通型 - 胃型腺癌的混合类型。

- 其他特征可包括细胞失黏附性、单细胞浸润、印

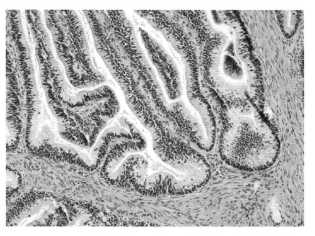

▲ 图 6-38　浸润性宫颈腺癌，黏液型，非特殊类型

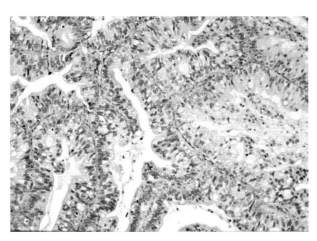

▲ 图 6-39　浸润性宫颈腺癌，黏液型，非特殊类型
肿瘤细胞的胞质中含有黏液，胞质 PASD 染色强阳性可以突显这种所见（未显示）

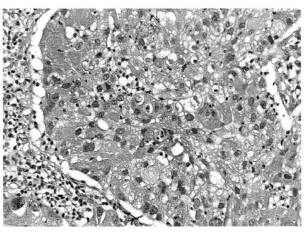

▲ 图 6-40　浸润性宫颈腺癌，黏液型，非特殊类型
有时肿瘤细胞不是柱状的，但仍充满黏蛋白

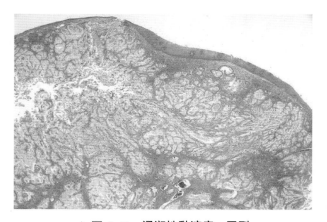

▲ 图 6-41　浸润性黏液癌，胃型

宫颈间质大部分被由具有复杂生长的紧密排列的相对分化黏液腺体所取代

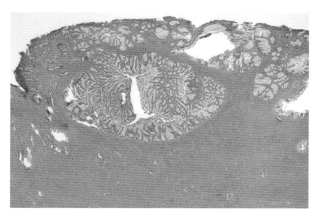

▲ 图 6-42　浸润性黏液癌，胃型

肿瘤性腺体形成界限清楚的小叶状结构，表现为看似温和的外观

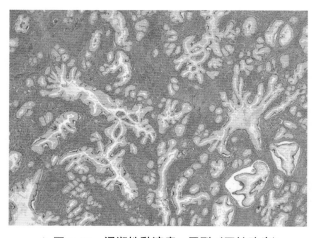

▲ 图 6-43　浸润性黏液癌，胃型（恶性腺瘤）

不规则分支外凸的腺体浸润整个宫颈间质，无周围反应；注意肿瘤上皮的高分化特性（所谓的恶性腺瘤）

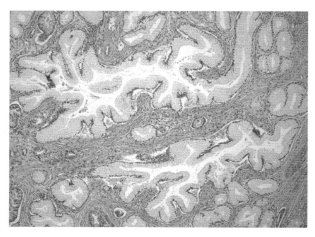

▲ 图 6-44　浸润性黏液癌，胃型（恶性腺瘤）

几乎所有腺体为高分化，但少数（左下角）显示出明显的异型性

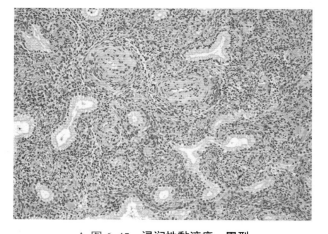

▲ 图 6-45　浸润性黏液癌，胃型

貌似良性的肿瘤性腺体紧靠厚壁血管，这是判断宫颈腺癌（包括恶性腺瘤）出现明确浸润的重要依据

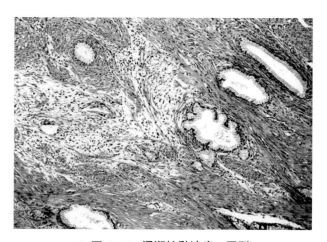

▲ 图 6-46　浸润性黏液癌，胃型

有些腺体周围有疏松的反应性间质；注意腺体的良性形态与反应性间质无关，但也是恶性的

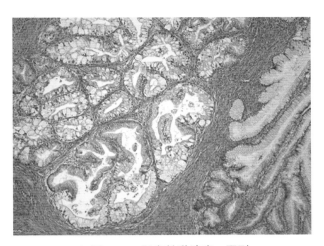

▲ 图 6-47　浸润性黏液癌，胃型
此例显示了比前文插图中更明显的细胞异型性和细胞层次

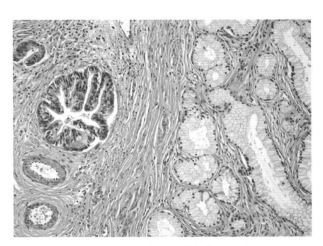

▲ 图 6-50　浸润性黏液癌，胃型
明显的细胞学异型性的腺体（左）与邻近分化良好的腺体（右）形成鲜明对比

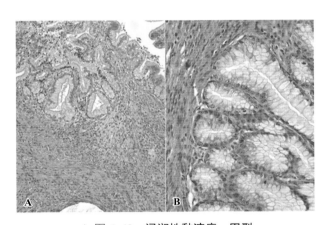

▲ 图 6-48　浸润性黏液癌，胃型
A. 轻度嗜酸性细胞质是幽门腺分化的特征；B. 高倍镜下观察显示，位于腺体基底的许多上皮细胞中有明显核仁，偶尔也有核分裂象

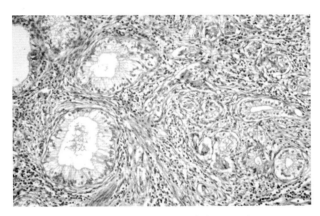

▲ 图 6-51　浸润性黏液癌，胃型
某些高分化的腺体与低分化腺癌相融合

戒细胞和肠型细胞（杯状细胞、幽门型细胞、潘氏样神经内分泌细胞）。一个肿瘤内分化程度不一比较常见，可含局灶的 MDA。

- 促结缔组织增生的间质反应常见，但也可局限或缺乏，从而可能导致小样本诊断不足；有时存在大量炎症细胞浸润。
- 相关发现可能包括典型或不典型的小叶状宫颈管腺体增生（LEGH）（可能的前驱病变，见第 4 章）和胃型 AIS。
- 免疫组织化学和分子特征。
  - Carleton 等发现常见 CK7、MUC6、CEA、PAX8、CA125、CA19.9、HNF1β 和碳酸酐酶 IX 的弥漫性至局灶性染色。约有 50% 肿瘤 CDX2 和 CK20

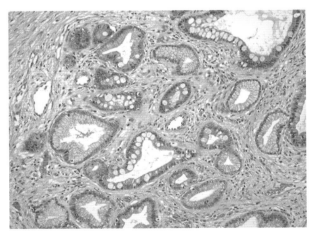

▲ 图 6-49　浸润性黏液癌，胃型
有时可能出现杯状细胞

染色阳性，但通常为局灶性；38% 病例 p16 阳性，但仅有 2 例 p16 弥漫阳性但 HPV 阴性。大多数肿瘤 ER、PR、PAX2 和 HER2 呈阴性。p53 突变型染色约占 40%。其他研究发现一种幽门腺黏蛋白标记物 HIK1083 染色阳性。

- 在一些肿瘤中存在 STK11 基因突变，STK11 基因是一种抑癌基因，可导致 Peutz–Jeghers 综合征（PJS），甚至在非综合征的患者中也存在该基因的突变。Ito 等发现一个 PJS 患者在 GTA 和邻近的不典型小叶增生中有相同的 KRAS 突变。

- Khan 等在 33% 的肿瘤中发现 HER2 扩增，这一发现具有潜在的治疗意义。

- GAT 是侵袭性肿瘤。Karamurzin 等发现 59% 的患者处于 Ⅱ~Ⅳ 期（而普通型 EMC 患者为 11%），分别有 50%、35% 和 20% 的病例扩散到淋巴结、卵巢和腹腔。GTA（包括 MDA）5 年生存率为 42%，而普通型 EMCs 为 91%。同样，Kojima 等发现 GTA 的 5 年生存率为 30%，而普通型 EMC 为 74%。甚至 Ⅰ 期的 GATs 也比普通型 EMC 更具侵袭性。

2. 微小偏离型胃型腺癌

- 微小偏离型腺癌（MDA）也称为恶性腺瘤，约占 GTA 的 1/3（见前述）和宫颈腺癌的 1%。MDA 也可能是一种普通型（非胃型）黏液癌。该术语是指一种分化良好的模式，由于其分化良好的性质，可能会被误诊为良性。

- MDA 的发病年龄范围很广（平均 42 岁），通常表现为阴道异常出血，或偶尔出现阴道黏液样分泌物。有时肿瘤也发生在 PJ 综合征患者中。MDA 是侵袭性肿瘤，其生物学行为类似于上述典型 GTA（Karamurzin 等）。

- 子宫颈通常坚硬或有硬结，伴有黏膜表面出血、易碎或黏液状，切面呈黄色或黄白色。偶尔有突出的囊性结构。

- 显微镜下特征。
  - 主要特征是出现明显的肿瘤性腺体成分，腺体内衬具有容易误诊为良性表现的柱状上皮细胞，肿瘤细胞富含黏液，核位于基底部；偶尔，一些腺体内衬非特异性的立方细胞；除了

在分化程度较低的区域，核分裂象罕见（见后述）。

  - 肿瘤性腺体从密集排列到疏松分散不等，其大小和形状差异很大；少数肿瘤局灶见囊性或有乳头状皱褶的腺体和分叶状成簇腺体。

  - 大多数肿瘤腺体周围有纤维组织增生性间质反应，但常为局灶性；与正常宫颈间质不同，反应性间质含有 SMA 阳性/ER 阴性肌成纤维细胞。

  - 在几乎所有充分取材的肿瘤中，至少有一些腺体内衬异型增生或明显恶性的上皮细胞，一些肿瘤可能含有中等至低分化的 GTA。

  - MDA 通常具有深部浸润，几乎 50% 的肿瘤至少有以下情况中一种如透壁侵犯、肌层扩散、宫旁受累，血管和神经周围侵犯分别见于 1/2 和 1/6 肿瘤中。

  - Karamurzin 等在 50% 的 MDA 中发现了相关 LEGH（见第 4 章）。

- 特殊染色特征。
  - AB/PAS 染色显示胞质中性黏液（红色染色），而正常和增生的宫颈管腺体则含有酸性和中性黏液（紫色至蓝色染色）。

  - 肿瘤细胞胞质通常存在 HIK1083（幽门腺黏液标记物）的染色。邻近的非肿瘤腺体常表现为幽门腺化生，HIK1083（和 AB/PAS）染色结果类似于肿瘤。

  - 与正常宫颈管上皮不同，MDA 为 CEA 阳性/ER 阴性/PR 阴性/CA125 阴性。CEA 染色可能非常局限，在与非肿瘤性腺体鉴别上，只有胞质强阳性才具有诊断意义。

  - 某些肿瘤中存在嗜银性，并发现可能与 5- 羟色胺和（或）肽激素的免疫反应有关。

  - HPV DNA 通常缺失，即使在偶尔的 p16 阳性肿瘤中也是如此。

  - STK11 基因是一种导致 P-J 综合征的肿瘤抑制基因，STK11 基因突变存在于一些肿瘤中，也存在于那些不知道是否与该综合征有关的患者中。

3. 肠型腺癌，包括印戒细胞和胶样腺癌（图 6–52）

- 这类罕见的腺癌大多含有肠型细胞，包括杯状细胞、潘氏细胞和嗜银细胞，偶尔可见表面绒毛状

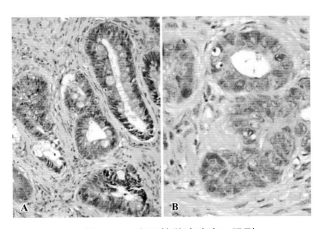

▲ 图 6-52　宫颈管黏液腺癌，肠型

注意杯状细胞（A）和伴有胞质红色颗粒的嗜银细胞（B）

腺瘤样成分（见第 4 章）。在一些肿瘤中发现肠型和幽门腺型黏液（如 MDAs）。1 例肿瘤出现假黏液瘤样浸润模式（Rubio 等）。

- 单纯或几乎为单纯性的印戒细胞腺癌非常罕见，一些病例有 AIS 和（或）与 HPV 相关，支持宫颈起源（Washimi 等）。鉴别如下。
  - 印戒细胞作为经典型宫颈腺癌、黏液腺癌和腺鳞癌的一种局灶性表现。
  - 罕见的鳞状细胞癌伴有黏液染色阴性的印戒样细胞。
  - 透明细胞癌中的印戒细胞。
  - 转移到宫颈的印戒细胞癌（最常见于胃肠道和乳腺原发）（见第 10 章）。
  - 继发于烧灼的良性印戒样上皮细胞和良性印戒样间质细胞（见第 4 章）。
- 胶样癌很少见，可能是肠型（CDX2 阳性 /MUC2 阳性）或宫颈管型（有相关 AIS、HPV 阳性、CDX2 阴性）（Ishida，2014 年；Shintaku 等，2000 年）。
- 鉴别还包括转移性肠腺癌（通常是结肠），应通过病史或临床检查排除。宫颈管肠型腺癌应为 CDX2 阳性 /CK7 阳性 /PAX8 阳性 /SATB2 阴性，而原发性肠癌通常为 CDX2 阳性 /CK7 阴性 /PAX8 阴性 /SATB2 阳性，但某些直肠腺癌也会例外地 CK7 阳性。

4. 浸润性复层产黏液的癌（invasive stratified mucin-producing carcinomas）

- 这些肿瘤在组织学上与 SMILE 相似（通常与

SMILE 相关）（见"原位腺癌"）（Lystra 等，Onishi 等）。侵袭性实性巢由胞质内含不等量黏液的细胞组成，周围有栅栏状细胞核，嗜中性粒细胞浸润，凋亡碎片。Onishi 等发现 p16 阳性 /CAM 5.2 阳性 /IMP3 阳性 /p63 阴性（或局灶阳性）。有些与转移有关。

- 与黏液表皮样癌（见第 5 章）和腺鳞癌（见书中相关介绍）相比，没有明显的腺样或鳞状分化。

5. 黏液癌的鉴别诊断

- 微小偏离型腺癌以外的黏液癌的鉴别诊断。
  - 子宫内膜黏液腺癌累及宫颈：宫颈腺癌和子宫内膜的内膜样腺癌累及宫颈的鉴别诊断已经在上文讨论过。
  - 转移性生殖器外黏液癌：临床表现有助于诊断，包括既往或同时发生的生殖器外黏液癌（见第 10 章）；肿瘤位于宫颈外壁（很少或没有黏膜受累）、异常明显的淋巴管或血管受累，以及 PAX8 阴性染色也提示诊断。
- 微小偏离型腺癌的鉴别诊断。
  - 良性腺体病变（LEGH、弥漫性层状宫颈管腺体增生、深部腺体和囊肿、隧道样腺丛、宫颈管型腺肌瘤）可能与 MDA 混淆，见第 4 章。
  - 支持 MDA 而不是良性腺体病变的特征包括症状和（或）肿块的存在、腺体周围间质反应、深部浸润、淋巴血管 / 神经周围侵袭、腺体内衬异型增生上皮以及 CEA 胞质弥漫性强染色。

（四）子宫内膜样腺癌（图 6-53）

- 根据我们的经验，这类肿瘤非常罕见，占不到 1% 的宫颈腺癌。报道较高发病率的研究可能包括普通型宫颈腺癌，可出现假性子宫内膜样外观。由于这些原因，我们无法对真正的子宫内膜样癌做出任何结论。
- 显微镜下表现与子宫体的子宫内膜样腺癌相似，包括偶尔出现有纤毛的肿瘤细胞。

鉴别诊断

- 子宫体子宫内膜样腺癌（EEC）累及子宫颈：有助于鉴别的特征包括临床和宫腔镜检查，主要肿块的位置、分段刮除标本中肿瘤的分布以及任

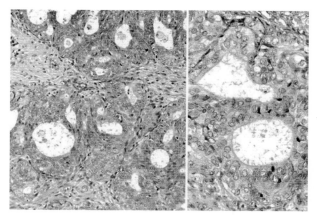

▲ 图 6-53　宫颈子宫内膜样腺癌，中高倍视野

腺体内衬的一些细胞有纤毛，也可以见于发生在其他部位的子宫内膜样癌，但在其他宫颈腺癌中是不可能见到

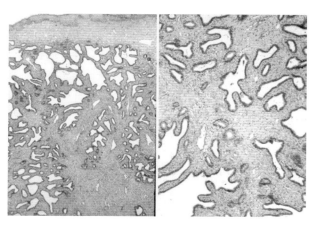

▲ 图 6-54　宫颈子宫内膜样腺癌，微小偏离型，低倍和中倍视野

尽管腺体呈轻微非典型性，但其形态和深度提示有浸润

何相关病变的性质（子宫内膜增生与 AIS）。p16 阳性 /vimentin 阴性 /ER 阴性免疫谱支持宫颈管来源。

- Jiang 等报道了子宫内膜样腺癌同时发生宫颈腺癌，此发现使这一差异复杂化。在 50% 的此类病例中，肿瘤之间的克隆性差异（通常伴有组织学差异）提示存在独立的原发肿瘤。

亚型：微小偏离型子宫内膜样腺癌（图 6-54）

- 患者通常是育龄期，可能出现异常的巴氏涂片或异常出血，或肿瘤是偶然发现的。
- 主要特征是肿瘤由具有容易误诊为良性表现的增生性子宫内膜样腺体和囊肿组成，很少或没有间质反应。腺体内衬一层到几层细胞，通常有纤毛或顶端突起。肿瘤通常表现为局灶性轻至中度核非典型性。Gould 等报道 1 例纤毛和纤毛发生异常的超微结构检查。
- 淋巴结转移很少见。预后良好，仅有 1 例死亡报道。
- 有助于排除输卵管内膜样化生的特征包括明显的腺体拥挤，腺体大小和形状明显不规则，在某些病例有局灶中度非典型性，深部浸润和局灶性间质反应。

（五）透明细胞腺癌（图 6-55 至图 6-57）

- 散发的透明细胞癌（CCC）的临床特征不同于有子宫己烯雌酚（DES）暴露者的病变。

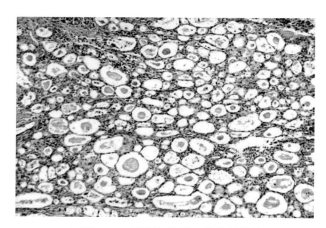

▲ 图 6-55　透明细胞癌，管囊性结构

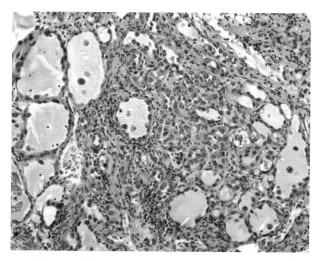

▲ 图 6-56　透明细胞癌，伴有靴钉样细胞的腺性结构

大小不一的小管衬覆深染细胞，少数呈靴钉样，是透明细胞癌的特征

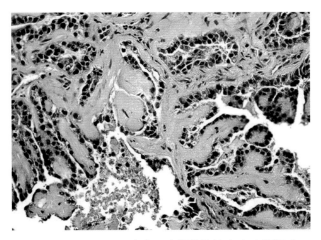

▲ 图 6-57　透明细胞癌，腺样结构伴有玻璃样间质

- 在应用 DES 之前的年代，与接触 DES 无关的 CCC，占宫颈腺癌的 5%，虽然也可见于在任何年龄，通常发生在年龄较大的女性（中位年龄 53 岁）。肿瘤通常位于宫颈管，其预后与普通型宫颈腺癌相似。
- 与 DES 相关的 CCC 通常发生在较年轻女性（平均年龄 19 岁），虽然少数肿瘤发生于 50 岁左右。典型的肿瘤位于宫颈阴道部，但某些可能延伸到宫颈管。这些患者常见阴道腺病和生殖道畸形。肿瘤通常在早期发现，Ⅰ期肿瘤患者的 10 年生存率为 85%。
- 罕见 CCC 起源于子宫内膜异位症可能位于黏膜下（Hashiguchi 等）。
- 管囊性结构最常见，伴有大小不等的小管和囊肿，内衬有靴钉样细胞、扁平细胞或透明的细胞。其他形态包括实性（胞质丰富、透明、富含糖原的细胞巢/细胞片块）和乳头状结构（许多乳头，通常有玻璃样变的轴心，被覆透明细胞和靴钉样细胞）。核特征通常至少有局灶高级别。腺腔内黏液通常存在；细胞内黏液可能导致印戒细胞样表现。常有显著的富于基底膜的间质。
- 2 例宫颈 CCC 表现出局灶性绒毛膜癌分化，其中 1 例单发 MSH6 缺失。
- 与大多数其他宫颈腺癌不同，CCC 为 napsin 阳性 /CEA 阴性。一些 CCC 是 p16 阳性，但只有罕见的肿瘤似乎与 HPV 有关。
- 在最近一项包含了 47 例 non-DES 相关患者的研究中，Yang 等发现，正如预期的那样，肿瘤分期、肿瘤大小（＞ 4cm）和淋巴结转移与 PFS 和 OS 呈负相关。

鉴别诊断

- 微腺体增生和 Arias-Stella 反应的鉴别特征见第 4 章。
- 宫颈卵黄囊肿瘤：这类肿瘤通常发生在儿童，见网状结构、Schiller-Duval 小体、原始的核形和 AFP 阳性细胞。
- 原发性宫颈腺泡状软组织肉瘤：这类肿瘤具有器官样结构，细胞胞质嗜酸性，胞质内有 PAS 阳性晶体（见第 9 章）。

（六）浆液性腺癌

- 这类肿瘤比子宫内膜浆液性癌罕见得多，发病年龄范围广泛（26—70 岁）。Zhou 等发现一个双峰年龄分布（一个峰值在＜ 40 岁，另一个峰值在＞ 65 岁）。30% 的肿瘤为Ⅱ期或Ⅲ期。
- 出现的症状包括异常阴道出血、异常巴氏涂片和阴道水样分泌物。1 例患者的母亲和同卵双胞胎姐妹分别患有腹膜和卵巢浆液性癌。Power 等报道 2 例伴副肿瘤性小脑变性。
- 大体表现与其他宫颈腺癌无差异，镜下表现与子宫内膜浆液性癌相同（见第 8 章）。
- p53 阳性 /CEA 阴性免疫组化比其他宫颈腺癌亚型更常见，肿瘤通常是弥漫性 p16 阳性，尽管这一发现并不总是与 HPV 的存在相关。
- 40% 的患者死于肿瘤或带瘤生存。Zhou 等的研究中，年龄＞ 65 岁、肿瘤分期＞Ⅰ期、肿瘤大小＞ 2cm、肿瘤深度＞ 10mm、淋巴结转移和血清 CA125 升高与预后不良相关，肿瘤分级和成分（单纯性或混合性）与预后无关。

鉴别诊断

- 具有微乳头状的原发性腺癌，包括普通型和中肾型腺癌：肿瘤的其他部分典型病灶有助于正确的诊断。
- 继发性浆液性癌：必须排除更常见的子宫内膜浆液性癌累及宫颈，来自子宫外部位（输卵管、卵巢、腹膜）的浆液性癌有时也可累及子宫颈，是浆液性肿瘤的表现。

（七）中肾腺癌和恶性混合性中肾肿瘤（图 6–58 至图 6–60）

- 中肾源性腺癌是宫颈腺癌最罕见的亚型之一，目前仅报道 30 例。

- 患者年龄 24—72 岁（平均 52 岁），通常出现异常阴道出血；80% 的肿瘤为 ⅠB 期，其余为 Ⅱ 期或 Ⅳ 期。在一些病例中发现盆腔淋巴结转移。

- 肿瘤通常体积大且浸润较深，子宫下段受累可能比其他宫颈腺癌更常见。

- 显微镜下表现差异很大，甚至在同一个肿瘤内也是如此。形态包括中肾（背对背，小到扩张的小管，腺腔内有嗜酸性分泌物）、网状（伴有腺腔内纤维性乳头的分支裂隙样间隙）、筛状、性索状、实性结构，可类似子宫内膜样、浆液性、透明细胞或非特异性腺癌。

  - 肿瘤细胞缺乏胞质黏液。细胞非典型性和核分裂活性不等，但通常可以见到。

  - Cavalcanti 等报道了 1 例中肾癌合并常见类型的高级神经内分泌癌。两种成分都有相同的突变，表明这两种成分为同一克隆起源。

- 1/3 的病例（恶性混合性中肾肿瘤）出现混合性肉瘤成分。肉瘤通常类似于子宫内膜间质肉瘤或非特异性梭形细胞肉瘤。几个病例还含有异源性成分（横纹肌肉瘤、骨肉瘤、软骨）。

- 多数肿瘤与中肾增生有关，中肾增生常常明显，这一发现有助于确定诊断，尤其是在两种病变相互融合或合并的情况下。

- 免疫组化特征。

  - 最敏感和最特异的标记是 GATA3（强度和范围不等的核染色）。

  - 上皮标记物（细胞角蛋白、EMA）、vimentin、calretinin、CA125、PAX8、PAX2、HMGA2 和 CD10（顶部和腔面）通常为阳性，ER 和 WT1 通常为阴性。肿瘤偶有抑制素、CEA、TTF1 和 HNF1–β 染色。

  - p16 染色如果存在，是局灶性和胞质染色，与 HPV 无关。

- Mirkovic 等（2015 年）发现 16 例中肾腺癌中 13 例 *KRAS*（n=12）或 *NRAS*（n=1）突变；62% 有染色质重构基因突变（*ARID1A*，*ARID1B*，*SMARCA4*），

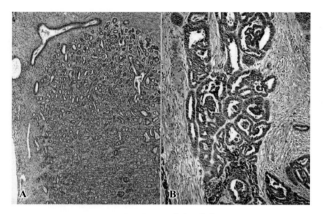

▲ 图 6-58 中肾腺癌

特征性的小管状腺样结构（A）和少见的子宫内膜样腺样结构（B）

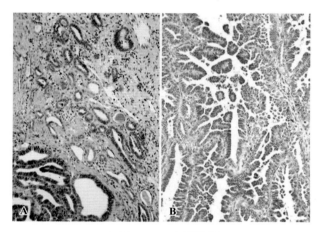

▲ 图 6-59 中肾腺癌

可见典型的小管和较大的子宫内膜样腺体的混合（A）；显示乳头状结构，类似于浆液性癌（B）

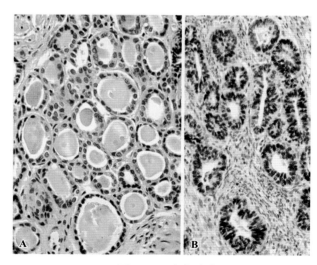

▲ 图 6-60 中肾腺癌

在某些癌中，分化的腺体类似于中肾残余增生（A），GATA-3 的核染色（B）可能有助于诊断

没有 *PIC3CA* 和 *PTEN* 突变。最常见的拷贝数改变是 1q 获得，存在于 75% 的肿瘤中。

- 约 40% 的肿瘤有恶性临床过程，某些肿瘤惰性，复发晚。混合性肿瘤预后较差。

鉴别诊断

- 显著的弥漫性中肾管增生（见第 4 章）与中肾腺癌的纯粹中肾样类型鉴别。
  - 前者通常无肿块，缺乏融合的背靠背模式、恶性细胞核特征、活跃的核分裂活性，缺乏上述中肾癌的其他模式以及上述 *KRAS/NRAS* 突变（Mirkovic 等，2015 年）。
- 其他宫颈腺癌和宫颈管恶性苗勒混合瘤（MMMT）。
  - 支持中肾病变的特征包括与中肾增生相关、无胞质黏液、GATA 3 染色（Howitt 等，Roma 等）。
  - 多数肿瘤缺少伴有嗜酸性分泌的独特小管结构，至少在大多数中肾肿瘤局灶可见。某些肿瘤，特别是宫颈管 MMMT，可能表现为鳞状分化，而中肾肿瘤不具有这一特征。
  - 透明细胞癌（CCC）有独特的表现，包括明显的透明细胞和靴钉样细胞（在中肾癌中很少见）和基底膜丰富的间质。CCC 呈 napsin 阳性，但我们还不清楚 napsin 染色在中肾癌中的应用。
  - 在与典型宫颈腺癌的鉴别中，ER 阴性染色和仅有斑片状 p16 胞质染色有利于中肾癌的诊断（Goyal 和 Yang）。
- 子宫体子宫内膜样腺癌伴宫颈管显著受累：在这种情况下，子宫颈内的肿瘤可能具有中肾样外观（见第 8 章）；与子宫内膜肿瘤的连续性和 ER 阳性 /PR 阳性 /GATA3 阴性免疫谱更强烈地提示子宫内膜癌；尽管罕见，子宫内膜癌可以表达一些 GATA3。

（八）腺鳞癌（图 6-61 至图 6-63）

- 这类肿瘤占所有伴有腺体成分的宫颈癌的 1/3。Quddus 等发现 HPV 16/18 型占 86%，33% 的病例为复合 HPV 感染。
- 腺体成分几乎都是普通型宫颈腺癌，少数为微乳头状或印戒细胞型。鳞状细胞成分可能有透明的富含糖原的细胞质，通常为中度至重度非典型；

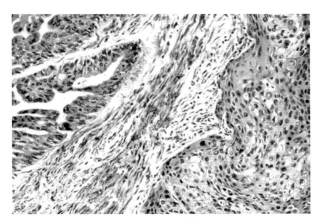

▲ 图 6-61　腺鳞癌

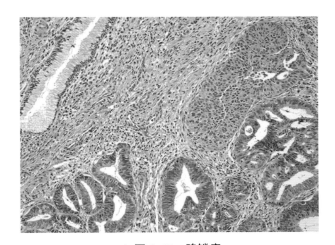

▲ 图 6-62　腺鳞癌
这两种成分可以紧密混合在一起，或者像在这个视野一样并列在一起

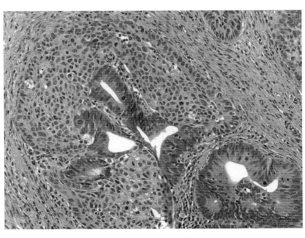

▲ 图 6-63　腺鳞癌
腺体和鳞状成分明显地紧密混合

少数可见良性鳞状桑葚结构。

- 鉴别诊断包括有胞质黏液 SqCC（见第 5 章）、黏液表皮样癌（见第 5 章）、浸润性复层产黏液的癌（见书中相关介绍）和 CCC（与含糖原鳞状细胞的腺鳞癌相比）。出现明确的腺体成分可以排除前三种肿瘤，缺少典型的 CCC 模式也排除了这种诊断。
- 在一些但不是所有的研究中，这类肿瘤的表现比单纯的腺癌更具侵袭性。Rose 等发现局部进展期腺鳞癌（和腺癌）的生存率比单纯放疗的 SqCC 差，但预后与顺铂为主放化疗的 SqCC 相似。

（九）玻璃样细胞癌（图 6-64）

- 玻璃样细胞癌（glassy cell carcinoma，GCC）可能单纯存在或与宫颈腺癌或腺鳞癌混合。Cherry 和 Glucksmann 发现 GCC 占腺鳞癌的 20%、占全部宫颈癌的 1.6%。在最近研究中，GCC 分别占宫颈腺癌的 5%（Gray 等）和 10%（Hopkins 和 Morley），这种差异可能与不同的诊断阈值有关。我们很少做这个诊断。
- 在一项研究中，83% 的患者年龄 < 35 岁。早期的研究发现 GCC 与妊娠有关，但近期研究并没有此发现。临床和大体特征与其他宫颈癌相似。
- 主要显微镜特征为大细胞巢，富含嗜酸性或嗜双色性的磨玻璃样细胞质，细胞边界清晰，细胞核大，巨大核仁，高核分裂率；偶见细胞内黏液，小灶的腺体和（或）鳞状细胞分化；通常可见密集间质炎性浸润，主要由嗜酸性粒细胞和浆细胞组成。

- Kim 等发现了 GCC 一个多变的免疫谱系，包括大多数肿瘤中 p16 和 p63 的阳性率及 2/3 的病例 HR-HPV 感染。
- Guitarte 等发现 GCC 的 5 年生存率（所有分期）为 55%，区别于所有宫颈癌的 75%。其他研究发现，含有 GCC 成分的腺癌和腺鳞癌的预后与不含 GCC 成分的癌相似。
- 鉴别诊断。
  - 大细胞非角化 SqCC（见第 5 章）：这些肿瘤缺乏磨玻璃样胞质和大核仁，鳞状细胞分化更明显。
  - 淋巴上皮瘤样癌（见第 5 章）：肿瘤细胞缺乏玻璃样细胞癌的特征性细胞学特征，且单独分布于大量淋巴细胞浸润的组织中。

（十）腺样基底细胞癌（图 6-65 至图 6-70）

- 腺样基底细胞癌（adenoid basal carcinoma，ABC）通常发生在绝经后（平均年龄约 70 岁），但偶尔也发生于年轻女性。一些研究发现在非白种人中的比例并不相称。
- 典型的表现是巴氏涂片呈阳性，ABC 通常是显微镜下偶然发现，如在为治疗 HSIL 或 ISqCC（通常与 ABC 合并）而切除的标本中。Isqcc 通常为浅表性，间质浸润深度通常 < 10mm。
- 镜下特征。

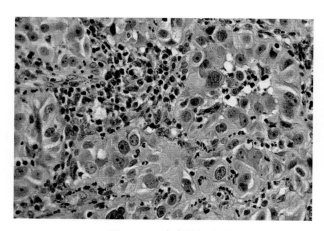

▲ 图 6-64　玻璃样细胞癌
肿瘤细胞具有典型的丰富的磨玻璃样胞质和大的细胞核，核仁突出；间质中常可见嗜酸性粒细胞浸润

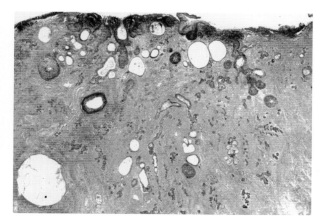

▲ 图 6-65　腺样基底细胞癌
肿瘤细胞巢和腺体浸润宫颈间质深部，表面上皮被高级别鳞状上皮内病变（HSIL）取代

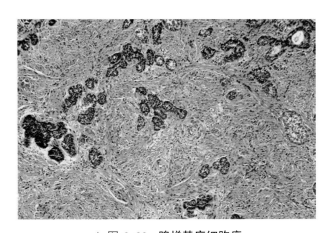

▲ 图 6-66　腺样基底细胞癌
小叶状成簇的基底细胞样细胞巢和少量腺体，被没有变化的宫颈间质分隔

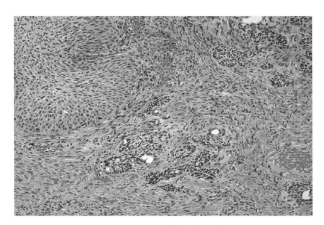

▲ 图 6-67　腺样基底细胞癌
典型的小的基底细胞巢，少数被小腺腔分隔，与间质反应无关；这些病例的表面常可见高级别异型增生的鳞状上皮（左上）

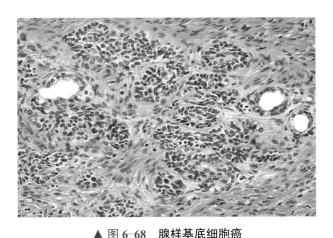

▲ 图 6-68　腺样基底细胞癌
细胞巢的基底细胞和内衬小管的细胞表现出轻微的细胞异型性

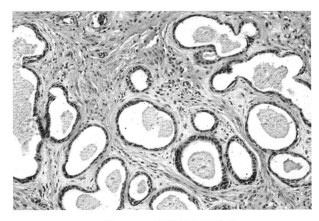

▲ 图 6-69　腺样基底细胞癌
图示囊性腺体

- 通常情况下，有广泛分离到更紧密的圆形或卵圆形巢状基底样细胞，细胞均一、周围有栅栏状结构，通常无间质反应。核分裂通常很少见，但可以看到高达 5 个 /10HPF（平均计数法）至 9 个 /10HPF（最高计数法）。
- 腺腔有时囊性扩张，常发生在细胞巢内，明显时可能掩盖基底样细胞成分。可能存在类似于腺样囊性癌的筛状结构。腺体内衬黏液上皮、基底样细胞或扁平细胞。在某些情况下，可见显著的与基底细胞样细胞巢无关的腺体。
- 巢内可能出现鳞状或较少见的移行细胞样分化。鳞状细胞通常形态温和，但也可以明显异常。
- 典型的基底样细胞通常为 CAM5.2 阳性 /p63 阳性 /p16 阳性；在具有鳞状分化的 ABC 中，CAM 5.2 阴性的鳞状细胞周围通常围绕一薄层状 CAM5.2 阳性基底样细胞。大多数 ABC 可发现 HPV（通常为 HPV 16 型）。
- 典型的 ABC 与转移或肿瘤相关死亡没有关联。如果对肿瘤进行彻底的取样并排除同时存在的侵袭性亚型（见后述），可以对年轻女性和手术风险低的老年女性进行保守治疗。
- 罕见情况下，典型 ABC 与更具侵袭性的侵袭性肿瘤混合或相邻（WHO 分类中的混合癌），包括 SqCC、腺鳞癌、腺样囊性癌（ACC）、小细胞神经内分泌癌和 MMMT。应报道各组成部分的特征（所占比例、深度等）。

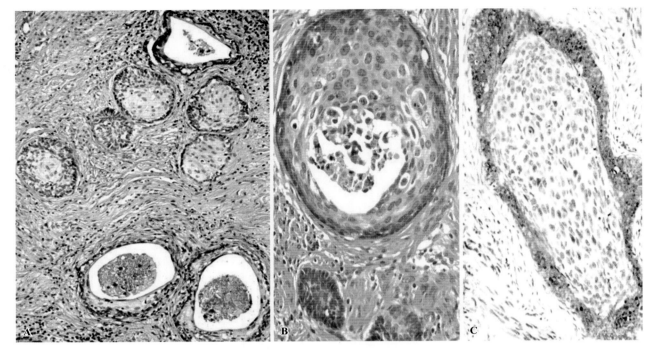

▲ 图 6-70　腺样基底细胞癌

A. 显示腺样和鳞状细胞分化；B. 1 个鳞状细胞分化的大巢被一层很薄的基底样细胞包围；C. CAM 5.2 染色凸显出基底样细胞的边缘（图 C 由 W.Hart，MD 提供）

- Goyal 等对 17 例患者使用 p16 染色和 HR-HPV RNA 原位杂交（ISH）进行了研究，描述了 11 个低级别肿瘤（"腺样基底细胞肿瘤"；adenoid basal tumors，ABT）和 5 例高级别肿瘤（ABC），1 例肿瘤有中间特征。ABC 比 ABT 更可能与 HSIL 相关。
  - ABT 由基底样细胞、鳞状细胞和腺细胞组成，核特征温和，无有丝分裂，无损毁性间质浸润。
  - 虽然与 ABT 成分混合，但 ABC 表现出明显的异型性、核分裂活性和促纤维增生的间质；1 例肿瘤有 LVI。侵袭性成分表现为基底细胞样和鳞状分化，其中 1 例肿瘤含有 ACC 成分，另 1 例则含有癌肉瘤成分。至少其中一些 ABC 可能与上述混合肿瘤相对应。
  - ABT 仅表现为 p16 斑驳胞质染色，缺乏 HR-HPV RNA，而 ABC 在检测的 1 例肿瘤中表现为 p16 弥漫性强染色和 HR-HPV RNA。
  - 作者得出结论，p16 染色和 HR-HPV RNA ISH 可能有助于在保守切除的病变中区分 ABT 和 ABC，防止过度激进的额外治疗。

鉴别诊断

- 腺样基底细胞增生（见第 4 章）：显微镜下所见的浅表增生仍与表面上皮相连，缺乏 ABC 的浸润性生长。
- 腺样囊性癌（ACC）：与 ABC 相比，ACC 通常伴有肿块、显著的筛状结构、基底膜样物质沉积、具有恶性核特征的实性细胞片块、坏死、纤维组织增生性间质和常见 LVI。然而，类似于 ABC 的病灶出现在一些 ACC 中，提示 ABC 可能是某些 ACC 的前体病变。
- 鳞状细胞癌。
  - 在某些 ABC 中，增生异常的鳞状细胞巢可能被误诊为同时存在浸润或微小浸润的 SqCC，尤其是当表面存在 HSIL 时。与 SqCC 相比，ABC 中的鳞状细胞巢具有光滑的圆形轮廓、排列有序、边缘有薄层 CAM 5.2 阳性基底样细胞，缺乏纤维组织增生性间质。
  - 基底细胞样 SqCC：这些细胞缺乏 ABC 典型的小管，具有高级别核特征和高核分裂率。
- 腺鳞癌：如果腺鳞癌的鳞状成分为基底细胞样，

腺体成分分化良好，则可能误诊为 ABC。

- 腺鳞癌通常比 ABC 级别更高，常表现为不规则的浸润性肿瘤细胞簇伴间质反应，与 ABC 的温和生长相反。淋巴管侵犯也强烈支持腺鳞癌。
- Teramoto 等发现 ABC 样腺鳞癌为 CK7 阳性，而 ABC 基底样细胞为 CK7 阴性。

（十一）腺样囊性癌（图 6-71 和图 6-72）

- 腺样囊性癌（adenoid cystic carcinoma，ACC）在显微镜下与涎腺 ACC 相似，但不完全相同，通常发生于绝经后非白种女性，表现为子宫异常出血和宫颈肿块。
- 典型的显微镜下特征包括筛状、细胞巢、细胞片块、小梁和条索状结构，巢周围通常至少有局灶性栅栏状排列的细胞。基底膜物质通常存在于腺泡内

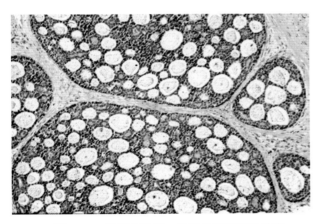

▲ 图 6-71　腺样囊性癌，典型的腺样囊性结构

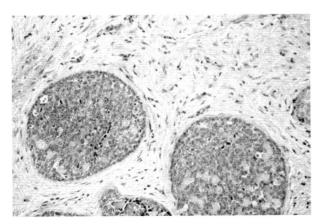

▲ 图 6-72　腺样囊性癌

肿瘤细胞组成实性细胞巢，某些肿瘤细胞被球形聚集的基底膜样物质围绕；细胞巢周围间质具有反应性表现

或分隔肿瘤细胞。与 ABC 相比，肿瘤细胞更大，具有更明显的多形核和更多的核分裂。

- 不常见的发现包括显微镜下 ABC 样病灶、局灶性角化和实性生长（少量或缺乏通常的筛状结构）。肿瘤细胞间发现少量的基底膜物质，可作为诊断的重要依据。
- Xing 等发现全部 6 例 ACC 中至少含有 1 种其他成分（ABC、SqCC、小细胞癌），5 例中 p16 呈弥漫性表达及 HR-HPV。
- 常见坏死，可能会广泛存在。通常有间质反应，可能是黏液样、成纤维细胞性或玻璃样间质（由于基底膜样物质）。
- 光镜下未见肌上皮细胞，但在某些病例中超微结构发现肌上皮分化。1 例肿瘤的超微结构显示神经内分泌分化。
- ACC 具有侵袭性，伴有血行播散倾向。在最大的一项研究中，最后一次随访显示 2/3 的患者死于肿瘤或带瘤存活。

鉴别诊断

- ABC：典型的 ACC 与典型的 ABC 的区别通常很简单，但由于显微镜下 ABC 内存在的 ACC 样病灶，ACC 内出现 ABC 样病灶以及肿瘤同时包含典型 ABC 和典型 ACC，鉴别诊断可能会变得复杂（特别是在小样本中）。
- 基底细胞样 SqCC 和小细胞、大细胞神经内分泌癌（与 ACC 的实性亚型比较）：实性病灶内少量基底膜物质和肿瘤内其他部位有典型筛状 ACC 支持 ACC 的诊断；免疫组化有助于神经内分泌癌的诊断；鳞状细胞分化可出现在所有这些肿瘤中，因此没有意义。

三、神经内分泌肿瘤

（一）低级别神经内分泌肿瘤

- 这些宫颈肿瘤非常罕见，其临床病理特征尚不清楚。"类癌"一词不再被推荐用于这类肿瘤，因为人们怀疑典型的肠型类癌及其可预测的良性生物学行为是否发生在子宫颈。
- 然而，有些肿瘤可能在一定程度类似于类癌，无

或轻度核异型性，无或罕见核分裂，无坏死，而
其他肿瘤则表现出更大的异型性、核分裂活性和
局灶性坏死。一例非典型肿瘤出现肝转移和类癌
综合征（Yoshida 等）。

（二）高级别小细胞神经内分泌癌（图 6-73 至图 6-77）

临床特征

- 高级别小细胞神经内分泌癌（high-grade small cell neuroendocrine carcinoma，HGSCNC）约占宫颈癌的 2%，发病年龄范围广（21—87 岁），平均年龄为 50 岁。

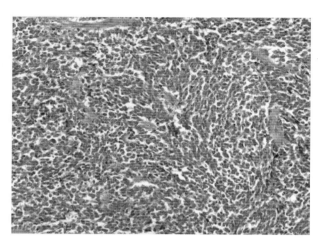

▲ 图 6-75　高级别神经内分泌癌，小细胞型
偶见肿瘤细胞呈梭形

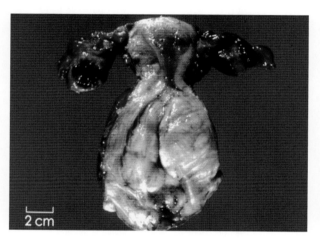

▲ 图 6-73　小细胞癌
肿瘤细胞弥漫性浸润宫颈，致宫颈壁增厚

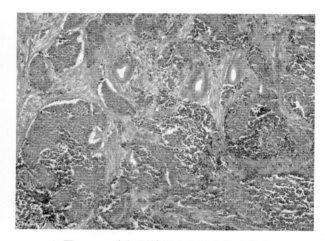

▲ 图 6-76　高级别神经内分泌癌伴腺样成分
此图显示典型的小细胞癌和分化好的神经内分泌肿瘤的混合，具有类癌样外观和少数肿瘤腺体

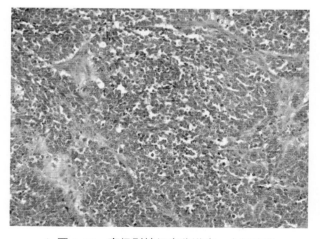

▲ 图 6-74　高级别神经内分泌癌，小细胞型

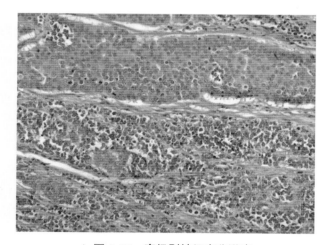

▲ 图 6-77　高级别神经内分泌癌
图 6-76 的高倍视野显示典型的小细胞癌混合高分化神经内分泌肿瘤（顶部）

- 通常表现为阴道出血和（或）宫颈肿块，在某些患者巴氏涂片异常；少数病例有激素产物的临床或生化证据，包括 ACTH（库欣综合征）、抗利尿素（SIADH）、胰岛素（低血糖症）和 5- 羟色胺（类癌综合征）。

- 多达 60% 的患者手术分期为Ⅲ或Ⅳ期。

病理学特征

- HGSCNC 大体表现与 SqCC 很难区分，但往往体积更大，某些肿瘤表现为巨大溃疡性肿块，替代宫颈并累及周围组织。

- 典型密集的肿瘤细胞通常显示混合形态，包括实性片状、界限不清或轮廓清晰的细胞巢、小梁和单个细胞；小的菊形团样或腺泡状结构有时含有 PAS 阳性物质，形似假腺体结构。Alvarado Cabrero 等（2017 年）还发现血管外皮细胞瘤、副神经节瘤和腺样基底细胞样结构。

- 典型的卵圆形至梭形的小细胞，胞质稀少，细胞核深染，核染色质细腻，核仁不明显。核的结构可能被过度染色、模糊的染色质和人为挤压假象所掩盖。核分裂率通常 > 20 个 /10HPF。

- "中间" 型细胞，偶尔与小细胞混合，具有比小细胞更大、更均匀、染色质更粗的圆形至椭圆形细胞核，并可能有明显的核仁。

- 核碎裂（苏木精小体），单个细胞坏死或融合坏死，LVI 通常显著。

- 70% 的肿瘤中发现典型的 SqCC 或腺癌（原位、浸润性或两者兼有）病灶。这些浸润性成分可能是散在的或与肿瘤性小细胞紧密混合，罕见肿瘤含有大细胞神经内分泌癌的混合成分（见后述）。

- 免疫组化结果。

  - 肿瘤至少应有 1 种神经内分泌标记物的免疫染色阳性，包括突触素、嗜铬素（最特异）、CD56 和 PGP9.5。McCluggage 等（2010 年）发现最后一个标记是最不敏感的，并建议由前三个标记作为一组，注意 CD56 染色可能存在于非神经内分泌癌。

  - 虽然大多数肿瘤有广谱角蛋白（AE1/3）染色，但有些可能为阴性。低分子量细胞角蛋白（局灶点状染色）、EMA、CEA、CD99、CD44、

p53、p63、TTF1 和 c-kit 有不同的免疫反应。

  - 在一些肿瘤中发现多肽和胺类激素包括 ACTH、降钙素、胰高血糖素、胃泌素、5- 羟色胺、P 物质、血管活性肠肽、胰腺肽和生长抑素。

  - 几乎所有被检测肿瘤中均发现 HPV（通常是 HPV 18 型）和 p16 的阳性。

  - 一项研究显示，HER-2/neu 表达缺失与生存期显著缩短相关。

- 大多数但不是所有的肿瘤中超微结构发现了致密的核心颗粒。

- 在含有鳞状或腺癌成分的肿瘤中，Emerson 等发现非随机的 X 染色体在前者和神经内分泌组分中均失活，这表明它们有共同的克隆起源。本研究所包括的大细胞神经内分泌癌（见书中相关介绍）中也发现了类似的发现。

鉴别诊断

- SqCC 和小细胞未分化癌缺乏神经内分泌分化：Ganesan 等发现 HGSCNC（经神经内分泌标记物阳性证实）的预后（中位生存期 13 个月）比缺乏阳性标记物类似的肿瘤（基底细胞样和小细胞 SqCC，未分化癌）（中位生存期 124 个月）差得多，他们还发现后者 2/3 是 p63 阳性，而 HGSCNC 阴性。

- 大细胞神经内分泌癌（见后述）。

- 其他伴有小细胞成分的癌：包括淋巴上皮瘤样癌、腺样基底细胞癌、淋巴瘤和白血病，以及子宫内膜间质肉瘤，尽管它们与 SCC 的鉴别可能很困难（特别是在有人工挤压假象的小活检标本中），常规光镜检查通常可以诊断，组织化学和免疫组化检查有助于诊断。

- 转移性肺小细胞癌（SCC）：部分宫颈 SCC 可表达 TTF-1，部分肺鳞癌可 p16 染色。没有肺部肿块，宫颈肿瘤与原位成分相关，肿瘤中存在 HPV 有助于原发性诊断。

生物学行为和预后因素

- 肿瘤侵袭性强，易早期广泛转移至区域和远处淋巴结以及肺、骨、脑和肝；即使是伴有少量小细胞癌成分的混合癌，也可能具有同样的侵袭性。

- 大多数研究报道 HGSCNC 生存率为 25%～35%，但在一项研究中积极的联合治疗获得了 55% 的生存率。有利的预后因素包括 I 期肿瘤、肿瘤小、仅浅表浸润、嗜铬素染色阴性和淋巴结阴性。McCann 等发现，大多数 I 期患者包括淋巴结转移和巨大肿瘤患者在三联治疗方式下均获得持久缓解。

（三）高级别大细胞神经内分泌癌（图 6–78 至图 6–82）

- 高级别大细胞神经内分泌癌（high–grade large cell neuroendocrine carcinoma，HGLCNC）比 HGSCNC 少见，并且发生年龄范围很广（21—94 岁）。典型的表现是巴氏涂片异常或阴道出血和宫颈肿块，

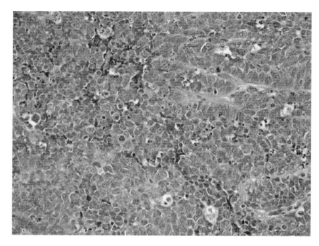

▲ 图 6-80 高级别神经内分泌癌，大细胞型
高倍视野显示核呈镶嵌状和明显的核分裂活性

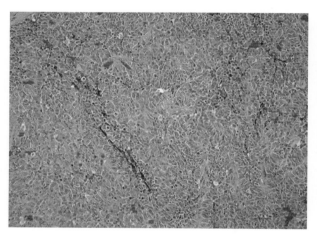

▲ 图 6-78 高级别神经内分泌癌，大细胞型
明显的实性生长模式伴有局灶巢状和小梁状结构

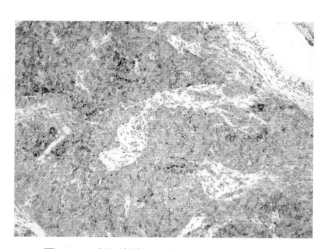

▲ 图 6-81 大细胞神经内分泌癌，嗜铬素免疫染色

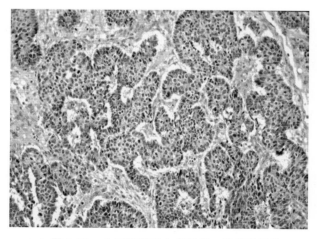

▲ 图 6-79 大细胞神经内分泌癌，类癌样结构

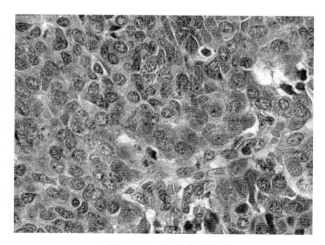

▲ 图 6-82 神经内分泌癌
嗜酸性胞质颗粒很明显

约 40% 的患者为 Ⅱ 期或更高分期。

- 岛状、小梁状、腺样和实性生长模式，通常有地图样坏死，肿瘤由中等至大的细胞构成，有中等至丰富的胞质、大的多形性细胞核、明显的核仁和许多核分裂（> 10 个 /10HPF，通常更高）。在少数肿瘤中，可见细胞巢周围的细胞核呈栅栏状、轮廓不清的假菊形团和恶性鳞状细胞分化灶。
- Gilks 等（1997 年）在 70% 的病例中发现嗜酸性胞质颗粒，这是一个有诊断价值的发现，尽管这些颗粒不明显，仅见于少数肿瘤细胞。
- 相关伴随病变包括 AIS、HSIL、普通型宫颈管或肠型浸润性腺癌、少量小细胞癌成分以及印戒细胞。
- 免疫表达谱与 HGSCNC 相似，包括嗜铬素、突触素、CD56 和 p16，一些病例中也可见血清素、多肽激素（生长抑素、胰高血糖素）和 TTF-1 表达。Grayson 等（2002 年）在 75% 的病例中发现 HPV 16 或 HPV 18。
- Kawauchi 等在 1 例肿瘤中发现染色体 3q 的扩增，如在肺 HGLCNC 中所见。正如小细胞神经内分泌癌对应章节（见书中相关介绍）所指出，Emerson 等在神经内分泌癌和共存的鳞癌或腺癌中均发现共同的克隆起源。
- 生物学行为与 HGSCNC 相似。随访 1 年以上的

患者中，约 70% 在子宫切除术后 6～24 个月死于肿瘤。Ganesan 等发现中位生存期为 12 个月（范围 0.3～50.7 个月）。无间质浸润的息肉样肿瘤、低分期肿瘤及化疗者预后较好。

鉴别诊断

- 腺癌和鳞状细胞癌。
  - 腺体分化和（或）同时存在的原位或浸润性腺癌可导致误诊为腺癌；同样，肿瘤内的鳞状细胞分化和（或）同时存在的 SIL 可导致误诊为 SqCC。
  - 在这两种情况下，出现小梁状和其他神经内分泌结构、嗜酸性胞质颗粒、高核分裂率、地图样坏死和显著的 LVI，应行免疫组化染色证实。
- HGSCNC：缺乏细胞质丰富的大细胞、嗜酸性颗粒，以及 HGLCNC 的嗜铬素染色更为普遍和弥漫。
- 低级别神经内分泌肿瘤（见书中相关介绍）：这些肿瘤缺乏 HGLCNC 弥漫的高级别核特征，核分裂率较低（5～10 个 /10HPF），坏死范围较小。

四、转移性癌

- 见第 10 章。

缩略语		
ABC	adenoid basal carcinoma	腺样基底细胞癌
ABT	adenoid basal tumor	腺样基底细胞肿瘤
ACC	adenoid cystic carcinoma	腺样囊性癌
AIS	adenocarcinoma in situ	原位腺癌
aka	also known as	亦称为
AWT	alive with tumor	带瘤生存
CCC	clear cell carcinoma	透明细胞癌
DES	Diethylstilbestrol	己烯雌酚
DOD	dead of disease	死于疾病
DSS	disease-specific survival	疾病相关存活率

DLEH	diffuse laminar endocervical hyperplasia	弥漫性层状宫颈管腺体增生
EEC	endometrioid endometrial adenocarcinoma	子宫内膜样子宫内膜腺癌
EGD	endocervical glandular dysplasia	宫颈管腺体异型增生
EIA	early invasive adenocarcinoma	早期浸润性腺癌
EMC	endocervical mucinous carcinoma	宫颈黏液癌
FGT	female genital tract	女性生殖道
GCC	glassy cell carcinoma	玻璃细胞癌
GTA	gastric-type adenocarcinoma	胃型腺癌
HGLCNC	high-grade large cell neuroendocrine carcinoma	高级别大细胞神经内分泌癌
HGSCNC	high-grade small cell neuroendocrine carcinoma	高级别小细胞神经内分泌癌
HNPCC	hereditary nonpolyposis colonic cancer syndrome（Lynch syndrome）	遗传性非息肉结肠癌综合征（Lynch 综合征）
HPV	human papillomavirus	人乳头状瘤病毒
HSIL	high-grade squamous intraepithelial lesion	高级别鳞状上皮内病变
HRHPV	high-risk human papillomavirus	高危型人乳头状瘤病毒
ISqCC	invasive squamous cell carcinoma	浸润性鳞状细胞癌
LEEP	loop electrocautery excision procedure	环状电切除术
LEGH	lobular endocervical glandular hyperplasia	小叶状宫颈管腺体增生
LVI	lymphovascular invasion	淋巴管血管侵犯
MDA	minimal deviation adenocarcinoma	微小偏离型腺癌
MMMT	malignant müllerian mixed tumor	恶性苗勒管混合瘤
NOS	not otherwise specified	非特殊类型
OC	oral contraceptive	口服避孕药
OS	overall survival	总生存率
PFS	progression-free survival	无病进展生存率
PJS	Peutz-Jeghers syndrome	Peutz-Jeghers 综合征
SCC	small cell carcinoma	小细胞癌
SIADH	syndrome of inappropriate antidiuretic hormone secretion	抗利尿激素分泌不当综合征
SIL	squamous intraepithelial lesion	鳞状上皮内病变
SMA	smooth muscle actin	平滑肌肌动蛋白
SMILE	stratified mucin-producing intraepithelial lesion	复层产黏液上皮内病变
SqCC	squamous cell carcinoma	鳞状细胞癌

胡 丹 译　王 强 校

- 各种子宫内膜非肿瘤性病变以及正常和人为造成的改变，可造成病理医师诊断上的困难，尤其与子宫内膜癌前病变和癌的鉴别诊断时。
- 表 7-1 按照子宫内膜癌亚型分别列出了最需要进行鉴别诊断的子宫内膜良性病变。

一、月经期的相关变化（图 7-1）

- 在月经期，子宫内膜腺体和表面上皮破碎聚集，刮宫操作可能使这种特征更加明显，常常导致腺体聚集的人工假象，而且可能提示子宫内膜增生或腺癌的诊断。
- 月经期子宫内膜常可见退变的密集子宫内膜间质细胞巢，这些细胞胞质稀少，细胞核小，深染，

有时呈梭形，可能误诊为小细胞癌。其他典型的表现包括嗜中性粒细胞、核碎片、合胞体乳头状改变（见后述）和纤维蛋白血栓。

- 区分月经期改变与异常病变的特征包括上皮、间质破碎和退变，常存在残留的分泌期改变，通常缺乏细胞核非典型性和核分裂活性，除非是反应性过程可接受的非典型性核和核分裂。
- 子宫血管内偶尔可见月经期子宫内膜，类似于脉管内癌栓。
- Gilmore 等发现，在无排卵月经期子宫内膜 / 增生紊乱子宫内膜中常常可见少数浆细胞，但仅根据少数浆细胞不能诊断为慢性子宫内膜炎（见慢性子宫内膜炎）。

表 7-1　可能被误诊为子宫内膜癌的良性子宫内膜病变

良性病变	可能类似的癌
1. 人工假象（刮宫引起的）	
(1) 萎缩的子宫内膜假乳头状结构	子宫内膜样癌
(2) 密集的正常子宫内膜腺体	子宫内膜样癌
(3) 腺体套叠 [a]	子宫内膜样癌
2. 月经相关性塌陷伴有腺体密集和再生	子宫内膜样癌
3. 血管内月经期子宫内膜	子宫内膜样癌
4. 腺肌症伴有间质萎缩	子宫内膜样癌
5. 血管内腺肌症	子宫内膜样癌
6. 显著的鳞状上皮化生	子宫内膜样癌或鳞状细胞癌
7. 非典型性息肉样腺肌瘤 [b]	子宫内膜样癌
8. 放射性非典型改变	子宫内膜样癌
9. 息肉伴有上皮增生 [c]	
(1) 乳头状增生	绒毛腺管状子宫内膜样癌或浆液性癌
(2) 黏液性化生	黏液性癌
10. 黏液性化生	黏液性癌
11. 乳头状合体细胞改变	浆液性癌
12. 靴钉样细胞（刮宫后，梗死相关性，IUD 相关性）[d]	浆液性癌或透明细胞癌
13.Arias–Stella 反应	浆液性癌或透明细胞癌
14. 妊娠的透明细胞改变	透明细胞癌
15. 与月经和萎缩相关的密集子宫内膜间质细胞	小细胞癌
16. 淋巴瘤样病变	未分化癌
17. 软斑病	未分化癌
18. 蜕膜	未分化癌或印戒细胞癌
19. 间皮细胞	未分化癌
20. 组织细胞结节	未分化癌
21. 中间滋养细胞 [e]	鳞状细胞癌或未分化癌
22. 细胞滋养细胞和合体滋养细胞 [e]	未分化癌或巨细胞癌

a. 腺体套叠多半与子宫内膜增生症混淆、而不是与癌混淆；b. 见第 9 章；c. 类似的改变可见于子宫内膜取样时获得的宫颈息肉碎片，如果没有认识到这些组织碎片来自宫颈管，宫颈微腺体增生甚或伴有或不伴有鳞状上皮化生的宫颈腺体聚集也可能出现诊断问题；d 见表 7-2；e. 见第 10 章

二、萎缩期的相关变化（图 7-2）

- 萎缩的子宫内膜通常间质细胞丰富，腺体稀疏或缺失。活检或刮宫标本中见到这种萎缩的子宫内膜，可使人联想到子宫内膜间质肿瘤或小细胞癌。组织稀少、呈萎缩表现和核分裂不活跃有助于诊断。

- 萎缩型子宫内膜的表面上皮可表现为细胞核非典型性和（或）细胞核增大，会使人联想到上皮内浆液性癌，但前者缺乏显著的细胞核异型性

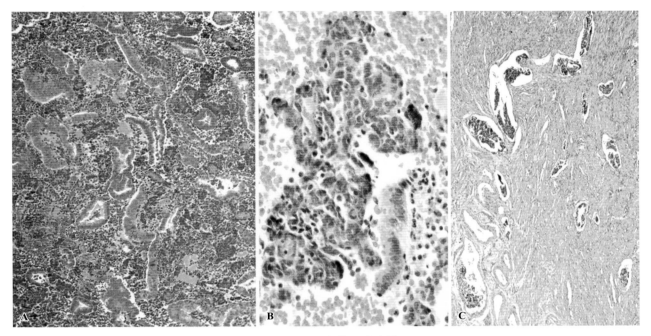

▲ 图 7-1　月经期子宫内膜

A 和 B. 显示腺体破碎，退变的子宫内膜间质细胞密集排列，并且可见中性粒细胞和出血；C. 子宫肌层血管内的月经期子宫内膜

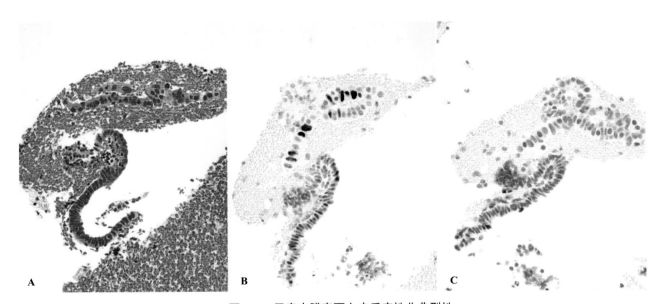

▲ 图 7-2　子宫内膜表面上皮反应性非典型性

A. 中上部的上皮碎片可见局灶性核增大和深染，野生型 p53 表达（B）和局灶性 Ki-67 染色（C）显示非肿瘤性增生

和核分裂。通常有嗜酸性细胞质，与大多数体积小的（上皮内的）浆液性癌有细微差别。此外，在萎缩背景下的非典型性，p53 为野生型染色模式且 Ki-67 增殖指数低，而浆液性癌 p53 为异常表达（弥漫过表达或完全丢失），且增殖活性高。

• 从萎缩的子宫内膜取样通常只能得到少量的子宫内膜表面上皮。Sakhdari 等发现，≥ 10 条的样本量对相关癌的阴性预测值几乎为 100%，而 < 10 条样本时则恶性病变未取到的风险为 19%。

三、刮宫的相关改变（图7-3至图7-5）

- 刮宫过程可导致组织的人工挤压、碎裂和腺体套叠（腺体中有腺体）。这种表现可被误认为复杂性增生，尤其是当腺体处于核分裂活跃的增殖期时。
- 刮出的条状子宫内膜表面上皮可卷曲、聚集，形成假乳头状结构，这种情况出现在萎缩子宫内膜，可被误认为乳头状增生或癌。
- 刮宫后上皮非典型性可能非常明显，一般局限于子宫内膜表面上皮或浅表腺体。反应性细胞的胞核可能增大而深染，偶尔伴有突出的核仁，有时可呈靴钉样外观（见表7-2）。

四、上皮化生

- 这些上皮化生可能被误认为子宫内膜样腺癌伴有表面上皮化生或一种少见的子宫内膜腺癌亚型（见第8章）。
- 化生累及的范围不同，由显微镜下病灶到大部分子宫内膜受累。包括息肉在内的腺体和表面上皮均可受累，尤其是伴有乳头状增生的病例。通常两种或两种以上的化生共存。
- 由于化生性病变通常反映的是无抵抗雌激素刺激，因此化生的腺体可以是增生性，或在子宫其他部位同时存在有子宫内膜增生或腺癌。在以下的章节中，我们将根据化生的具体类型（包括合体细胞乳头状改变）来考虑其他病因因素。

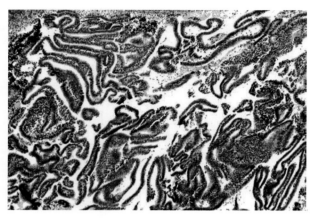

▲ 图 7-4　刮宫导致的子宫内膜表面上皮破碎和密集

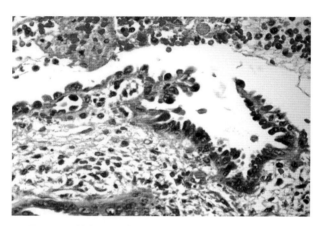

▲ 图 7-5　刮宫后子宫内膜表面上皮反应性非典型性表现，某些细胞为靴钉样细胞

表 7-2　子宫内膜靴钉样细胞

靴钉样细胞化生（特发性）
• 孤立性发现
• 在息肉内和（或）乳头状增生
Arias-Stella 反应
继发于：
• 近期刮宫
• 缺血（在梗死的息肉内或栓塞血窦附近）
• 慢性子宫内膜炎
• 宫内节育器
• 辐射

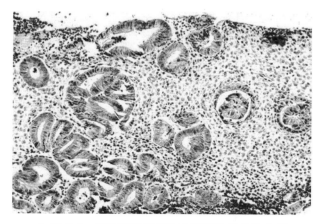

▲ 图 7-3　刮宫导致的子宫内膜腺体密集和套叠

（一）合体细胞乳头状改变（图 7-6 至图 7-10）

- 合体细胞乳头状改变（syncytial papillary change，SPC）很常见，以前被称为乳头状合体细胞化生，该病变似乎是一种修复性改变而非化生性改变，因此前者命名更可取。通常与排卵后或无排卵月经出血有关，但也可发生在梗死性息肉的内部或表面；也可覆盖于癌组织表面，其外观随病变的范围、合体细胞或乳头状特征的程度及相关间质崩解显著性的不同而变化。

- 这种改变一般累及子宫内膜表面上皮，其次为浅表子宫内膜腺体。伴有合体细胞乳头状改变的细胞胞质嗜酸，细胞边界不清（有时呈鳞状上皮形态），排列成片状合体细胞集聚、出芽和缺乏间质轴心的乳头状结构。

- 通常具有良性细胞核特征，偶尔有反应性非典型性、靴钉样细胞表现和极少量的核分裂象。

- 其他与月经期相关的变化（见书中相关介绍）也经常出现，包括中性粒细胞、核碎片、退化的子宫内膜间质细胞小巢和栓塞的血窦。

- 乳头状突起，偶见细胞非典型性，核分裂和 p16 阳性可能提示乳头状癌，尤其是浆液性癌。

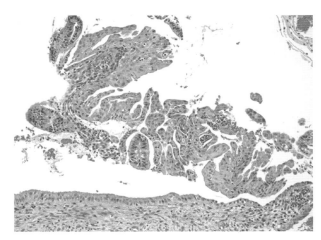

▲ 图 7-6　合体细胞乳头状改变（SPC）

此例表现以乳头状模式为主，还可见到特征性的嗜酸性细胞质和局灶性间质崩解

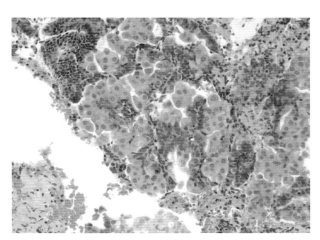

▲ 图 7-7　合体细胞乳头状改变

具有丰富嗜酸性胞质的细胞簇与崩解的间质相互聚集混合

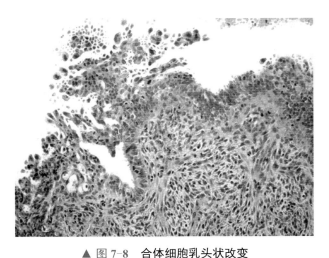

▲ 图 7-8　合体细胞乳头状改变

此少见的病例显示许多游离的细胞簇和单个细胞，也可见到局限性细胞非典型性

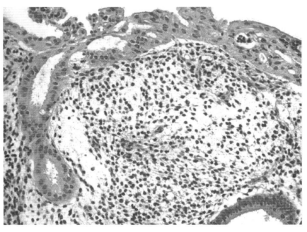

▲ 图 7-9　合体细胞乳头状改变

此病例显示以斑块样增生为主，只有局灶性乳头状结构

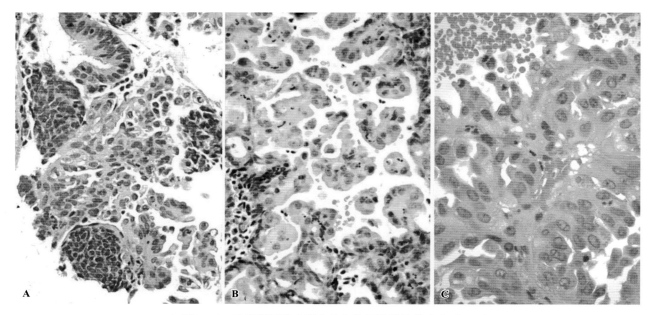

▲ 图 7-10　月经期子宫内膜中的合体细胞乳头状改变（SPC）

A. SPC 围绕着两个紧密的子宫内膜间质细胞巢；B. 无间质的乳头由具有良性细胞核特征的合体细胞嗜酸性细胞组成，同时也存在核碎屑；C. SPC 具有反应性非典型性

- 这种差异因子宫内膜样癌而变得复杂，其表面成分类似于 SPC，其下常为低级别癌（见第 8 章）。如果送检的标本较小，且出现合体细胞乳头状改变，而临床怀疑为癌，则应再取样。

- SPC 与癌相鉴别的特征包括通常局限于子宫内膜表面、细胞核一般具有良性形态、低增殖指数、与月经相关的改变。

- 浆液性癌（可能只发生在表面）与具有反应性非典型性的 SPC 相比，通常具有弥漫的高级别核的特征、核分裂活跃、高 Ki-67 增殖指数、突变型 p53 染色（与 SPC 中的野生型染色相比）和 HMGA2 阳性。

（二）鳞状上皮化生（包括桑葚样化生）（图 7-11 和图 7-12）

- 子宫内膜鳞状上皮化生传统上认为有两种形式。
  - 表面（或其次为腺体）成熟鳞状上皮常角化和（或）糖原化，通常与慢性炎或刺激有关；可能广泛地分布于子宫内膜腔（"子宫鳞癣"），并引起鳞状细胞癌。
  - 桑葚样化生由腺体内不成熟的细胞巢组成，桑葚样细胞的免疫特性不同于典型的鳞状细

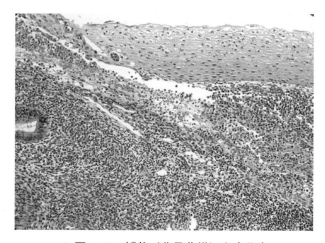

▲ 图 7-11　鳞状（非桑葚样）上皮化生

成熟的鳞状上皮呈片状分布于子宫内膜表面

（见后述），这可能反映了它们不成熟的本质；常与非抵抗雌激素相关，或较少见情况下与孕激素治疗有关，但也可能是特发性的。

- 桑葚样化生由不成熟的圆形至梭形的上皮细胞组成，细胞边界不清，具有良性细胞核特征，偶尔光镜下细胞边界清晰。
  - 桑葚样化生可能会发生中央坏死并融合，从而形成较大的实性区域，这些可能会引起关注，

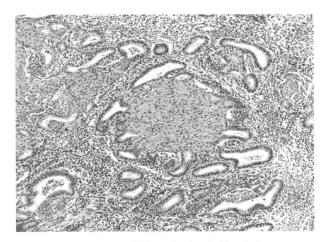

▲ 图 7-12　鳞状上皮（桑葚样）化生

中央可见典型的圆形桑葚样化生

但并没有意义。

- 某些病例桑葚样化生成熟化，具有明显鳞状细胞的特征（大量嗜酸性细胞质、细胞间桥、角蛋白）。

- 桑葚样化生的免疫表型 β-catenin 阳性 /CDX2 阳性 /CD10 阳性 / p16 阳性 /AE1/AE3 阳性 /EMA 阴性 /ER 阴性 /p63 阴性，而成熟鳞状细胞免疫表型则相反。桑葚样化生偶尔表达神经内分泌标记。

- 如上所述，桑葚样化生最常反映了雌激素的无抵抗性，在子宫内膜增生和子宫内膜样腺癌（见第 8 章）以及非典型息肉样腺肌瘤（见第 9 章）中最常见。即使桑葚样化生组织非常少，特别在样本较少的情况下，也应引起注意，并应进行随访（取决于临床情况）以排除并存的非典型性腺体病变。

- 如果病变广泛，桑葚样化生和典型的鳞状上皮化生可能与高分化的鳞状细胞癌或伴鳞状分化的子宫内膜样腺癌相混淆（见第 8 章），特别是在刮宫标本中。没有相关的肿瘤腺体和明显的恶性核特征有助于鳞状上皮化生的诊断。需要警惕的是肿瘤性鳞状细胞成分可以是高分化的，比如高分化子宫内膜鳞状细胞癌或伴有广泛鳞状分化的腺癌。

（三）黏液化生（包括肠化生）（图 7-13）

- 黏液化生不常见，但偶尔可见，特别是在子宫内膜息肉内，尤其那些伴有乳头状增生的息肉（见书中相关介绍）。

- 腺体或表面上皮被柱状细胞取代，柱状细胞胞质富含黏液，类似于宫颈管上皮。

- 偶尔可见肠型细胞，包括杯状或幽门型细胞，CDX2、CK20、chromogranin 和 villin 呈免疫染色阳性。幽门型腺体罕见情况下可能出现小叶状聚集，幽门腺标记物 MUC2 和 HIK1083 免疫染

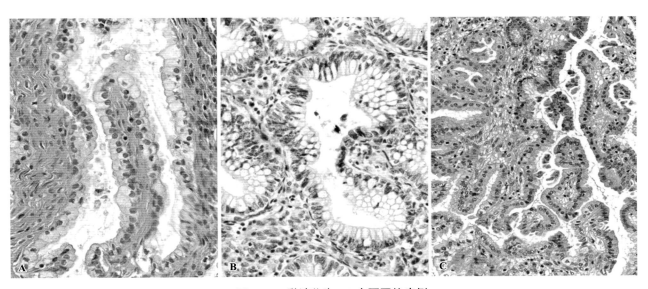

▲ 图 7-13　黏液化生，3 个不同的病例

A. 典型子宫内膜息肉内的腺体内衬一层良性的子宫颈型上皮；B. 黏液化生，肠型。杯状细胞内衬子宫内膜腺体；C. 乳头状黏液化生（见正文）

色呈阳性（译者注：经核查文献，幽门腺标记物 MUC6 和 HIK1083 阳性）。

- 化生腺体可能有复杂结构，伴或不伴细胞非典型性，和（或）与子宫内膜黏液性癌（EMC）共存。虽然在良性复杂黏液性增生中可能出现微腺体结构，但仍应考虑是否为黏液性癌。在第 8 章中，将进一步讨论 EMC 与复杂性非典型性黏液增生的鉴别。
- Yoo 等发现乳头状黏液化生可能是 EMC 的前驱病变，表现为 PAX2、PR 表达下降，p16 过表达。89% 的乳头状黏液化生病例存在 *KRAS* 突变，而在单纯黏液上皮化生中其突变率仅为 14%。
- 在女性生殖道其他部位（宫颈、输卵管、卵巢）可能发生同步的黏液上皮化生或肿瘤性黏液性病变。Anjarwalla 等曾报道 1 例与子宫颈发育不全相关的整个女性生殖道弥漫性非典型黏液上皮化生病例。

（四）纤毛（输卵管）上皮化生（图 7-14 至图 7-17）

- 子宫内膜腺体内衬细胞和（或）表面上皮可主要由纤毛细胞组成。纤毛细胞化生的腺体通常呈囊状并单个分布于非化生性腺体之间。
- 纤毛细胞胞质通常嗜酸性，偶尔胞质透明，细胞核圆形一致，常有小核仁，呈单层或假复层排列。偶尔为复层，并形成筛状结构。
- 纤毛细胞化生的腺体可以出现结构和（或）细胞非典型性（纤毛细胞非典型性增生），这些病例需与纤毛细胞腺癌鉴别（见第 8 章）
- Simon 等（2011 年）发现伴有细胞非典型性的纤

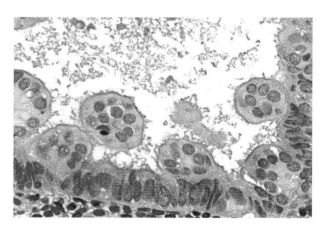

▲ 图 7-15　纤毛细胞（输卵管）化生

纤毛细胞具有丰富的嗜酸性胞质，形成短而圆的乳头状；细胞核有些非典型性

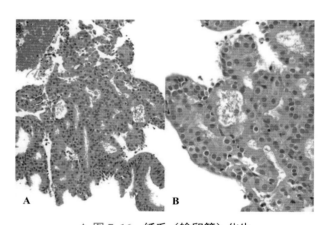

▲ 图 7-16　纤毛（输卵管）化生

偶尔显示有子宫内膜腺体紧密堆积的病例（A）；温和的细胞学特征，局灶伴有纤毛支持这是个良性的过程（B）

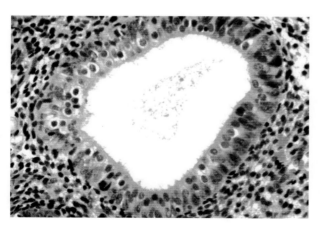

▲ 图 7-14　纤毛细胞（输卵管）化生

子宫内膜腺体主要内衬纤毛细胞

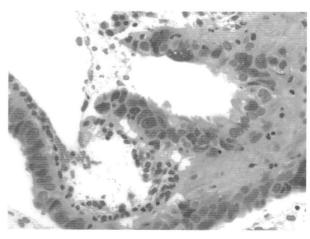

▲ 图 7-17　纤毛（输卵管）化生伴细胞学的非典型性个别细胞表现细胞学的非典型性，少数非典型性细胞呈多核；右侧中央可以很清楚地看见纤毛

毛细胞化生的 p53 和 Ki-67 反应性活性低（与典型纤毛细胞化生相似），且与继发的上皮增生或患癌风险增加无关。

（五）嗜酸性细胞和大的颗粒状嗜酸细胞化生（图 7-18）

- 子宫内膜腺体内衬具有丰富嗜酸性胞质的非纤毛性细胞，或表面上皮被同样的细胞取代，细胞质可丰富，有时胞质呈大颗粒状。细胞核均匀一致，圆形，位于中心，核分裂象罕见，但偶尔可见反应性非典型性。嗜酸性细胞化生的细胞质 MUC5AC 染色通常阳性。某些大的颗粒状嗜酸性细胞化生病例可见大量线粒体。
- Moritani 等发现，嗜酸性细胞化生常与黏液性化生共存，与非增生性子宫内膜相比，嗜酸性化生在子宫内膜增生和癌中更常见。
- 这种改变缺乏结构和细胞的非典型性特征，可与子宫内膜非典型增生（其胞质通常也为嗜酸性）和嗜酸性子宫内膜样腺癌鉴别。

（六）靴钉样细胞化生

- 虽然靴钉样细胞可以是特发性的，但更常见的为反应性改变，例如刮宫后或位于梗死的息肉内或表面；靴钉样细胞还见于妊娠期或继发于孕激素治疗之后，作为 Arias-Stella 反应的一部分（见后述）；其他更少见的情况见表 7-2。
- 表面上皮或腺体被单层细胞取代，细胞质稀少，核大、深染，向腺腔内或表面突出。
- 与浆液性癌和透明细胞癌中的肿瘤性靴钉样细胞相比，化生的靴钉样细胞通常是显微镜下偶然发现的，缺乏核分裂活性以及无肿瘤伴随症状。

（七）透明细胞化生（图 7-19）

- 子宫内膜腺体透明细胞变最常见于妊娠期（见后述），但偶尔可能是见于非妊娠患者孤立性表现，原因不明。
- 细胞具有丰富的富含糖原的透明胞质，而泡沫状胞质可能提示脂质的存在。
- 与透明细胞癌区别的特征包括显微镜下没有浸润，缺乏透明细胞癌的其他典型结构，且缺乏结构和细胞异型性。

五、妊娠和激素治疗相关改变

- 如果病理医师不了解患者妊娠，或者接受孕激素治疗情况，这些变化很可能被误认为肿瘤或者肿瘤前病变，少见情况下这种改变是原因不明的。

（一）Arias-Stella 反应（图 7-20 至图 7-23）

- Arias-Stella 反应（ASR）是子宫内膜腺体特征性的组织学改变，通常与宫内、宫外妊娠、滋养细胞疾病或激素治疗（通常是高剂量孕激素）相伴随。Arias-Stella 所描述的 ASR 仅在妊娠期，部分学者将与妊娠无关的病例视为"Arias-Stella"样改变，但我们在此将所有形式的"Arias-Stella"都称为 ASR。
- 累及的腺体从少到多，通常位于海绵层，但偶尔也位于基底层或表面上皮。腺体内乳头状簇状细

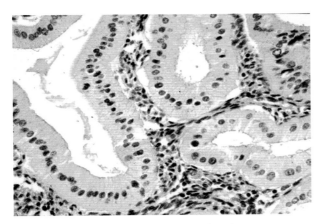

▲ 图 7-18　嗜酸性细胞化生

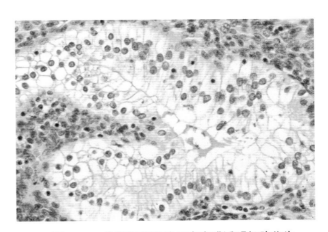

▲ 图 7-19　非妊娠患者的子宫内膜透明细胞化生

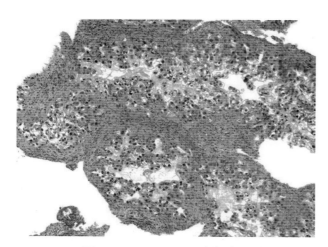

▲ 图 7-20　Arias-Stella 反应（ASR）
这个旺盛反应的病例，应与透明细胞癌鉴别

胞常呈复层排列，细胞有少到多量嗜酸性至富于糖原的透明胞质；可见核下和（或）核上空泡，有时细胞质呈泡沫状；罕见情况下，因充满黏液而细胞质呈空泡状，可导致细胞呈印戒样。

- 细胞核常增大、不规则，由空泡状到深染。某些细胞核可以表现为固缩，粗染色质，含有核内胞质假包涵体，或光镜下呈透明细胞核（见后述）；核非典型性有时明显，可出现靴钉样细胞。

- Arias-Stella 等发现，他们的病例中约 10% 可见

少数核分裂象，偶尔为异常核分裂象。如果超出罕见核分裂的范畴、或出现 1 个以上的异常核分裂象，诊断 ASR 应该谨慎。

- ASR 与透明细胞癌和其他腺癌鉴别的特征包括前者一般与妊娠或激素治疗有关（但罕见情况下妊娠期也可以发生子宫内膜癌）、仅为局灶镜下所见、无浸润性、一般核分裂不活跃。

（二）透明细胞改变

- 透明细胞改变可能伴有 ASR，但偶尔缺乏 ASR 特征性的细胞核变化。

- 腺上皮细胞含有丰富的富于糖原的透明胞质。透明细胞可为复层，排列成规则的乳头簇，或腺腔闭塞的实性或片块状细胞巢。

- 与腺癌的鉴别特征同 ASR 与腺癌的鉴别（见前述）。

（三）空泡状细胞核〔图 7-24〕

- 这一特征性改变见于 7% 的妊娠前 3 个月的流产标本，而在妊娠晚期或足月妊娠少见。空泡状细胞核通常伴有 ASR。

- 这种形态类似于疱疹病毒包涵体，但超微结构检

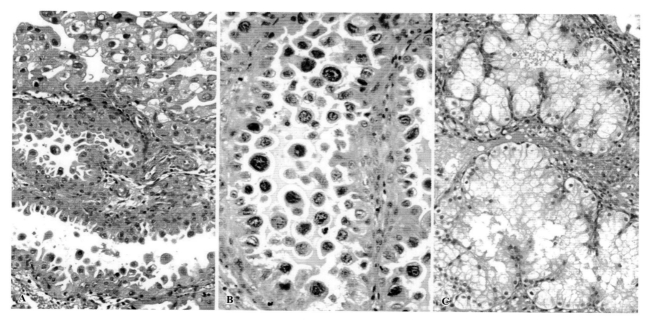

▲ 图 7-21　妊娠时 Arias-Stella 反应（ASR）和透明细胞改变
A. 典型的 ASR，部分细胞（上部分）胞质透明；B. Arias-Stella 反应表现为许多细胞呈鞋钉型，而且有明显细胞核非典型性；
C. 妊娠女性表现出广泛的透明细胞改变

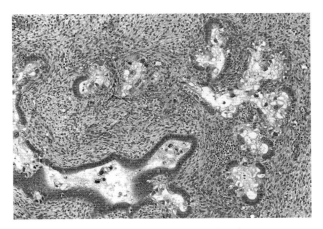

▲ 图 7-22　**Arias-stella 样反应**
与妊娠期的 ASR 相比，非妊娠期患者（这种 ASR 样）的改变更多地表现为个别腺体内的局灶性改变

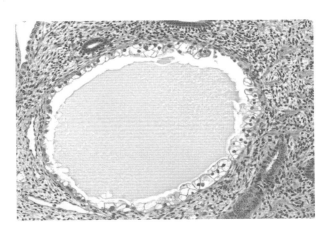

▲ 图 7-23　**Arias-Stella 样反应**
细胞胞质透亮但缺乏显著的细胞核非典型性

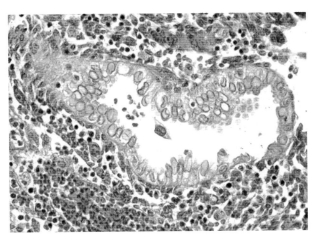

▲ 图 7-24　子宫内膜腺体内衬具有空泡状细胞核的细胞，这种特征与妊娠相关

查显示网状细丝状物质，而不是疱疹病毒 DNA。空泡状细胞核内存在生物素，可能导致疱疹病毒免疫组化假阳性反应。

（四）蜕膜（图 7-25 至图 7-27）

- 蜕膜反应几乎总是局限于妊娠女性和应用孕激素治疗的女性，但少数具有显著蜕膜反应的病例发生于绝经前或绝经后的女性。
- 息肉样蜕膜组织（"蜕膜假息肉"）在妊娠期常见，在临床上最常见的情况是脱垂进入宫颈内，临床上类似宫颈管息肉或脱垂的子宫内膜息肉。
- 一些少见的特征包括坏死、细胞核的多形性和深染及梭形和印戒样细胞，这些特征可能让人想到

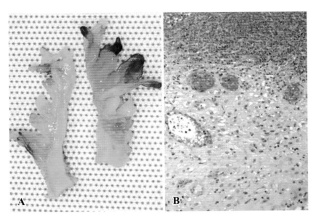

▲ 图 7-25　**妊娠时蜕膜形成的假息肉**
A. 子宫内膜因多发性小息肉而增厚；B. 此典型病例高倍镜下蜕膜假息肉突入宫颈，临床上误认为宫颈息肉；注意蜕膜间质、良性子宫内膜腺体及表面有炎性细胞浸润（图 A 由 Michael Glant，MD 提供）

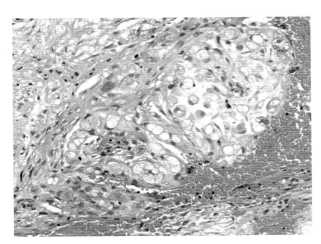

▲ 图 7-26　**妊娠女性的蜕膜组织**
许多细胞因出现大的胞质空泡而呈印戒样表现

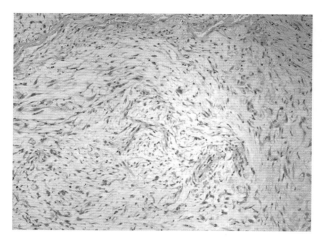

▲ 图 7-27　蜕膜

有时蜕膜细胞呈梭形形态，并且与黏液样基质有关

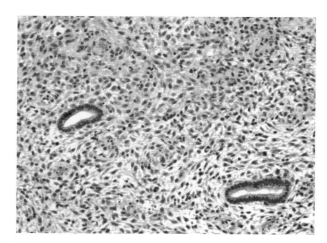

▲ 图 7-28　口服避孕药或激素替代治疗的效果

腺体数量减少，腺体减小，不活跃，部分间质细胞蜕膜化

肿瘤性病变。在一些伴有印戒样细胞的蜕膜病例中，正确的诊断依赖于印戒样细胞与典型的蜕膜细胞混合存在，胞质空泡含有酸性黏液（而不是中性黏液），如仍然怀疑，CK 染色阴性可以明确蜕膜的诊断。

（五）外源性激素作用（图 7-28 至图 7-30）

- 雌 – 孕激素制剂广泛地用于口服避孕药、绝经后女性激素替代治疗和治疗子宫内膜增生症。
  - 继发于这些制剂的子宫内膜变化随着应用方法（联合或连续）、时间、剂量以及药物中雌孕激素的比例不同而不同。
  - 大多数女性接受低剂量连续联合治疗。子宫内膜通常表现为腺体与间质比率减小，不活跃到弱分泌的小腺体间隙增宽。子宫内膜间质细胞为不活跃的前蜕膜细胞，或偶见发育完好的蜕膜。
- 口服孕激素单独用于治疗异常子宫出血、子宫内膜异位症和肿瘤（子宫内膜癌、乳腺癌和子宫内膜间质肉瘤）。释放孕激素的宫内节育器（IUD）用于治疗月经量过多（见"宫内节育器相关变化"）。
  - 子宫内膜腺体通常萎缩，其他表现可能包括桑葚样化生和 Arias- Stella 反应。
  - 子宫内膜间质通常表现出明显的蜕膜改变，有时伴有局灶性黏液样区域、淋巴细胞及坏死以及如前所述的印戒样蜕膜细胞。

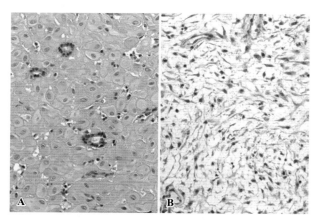

▲ 图 7-29　子宫内膜变化与释放孕激素的宫内节育器有关

A. 蜕膜反应明显，不活跃的小腺体；B. 在其他区域，间质明显黏液样变

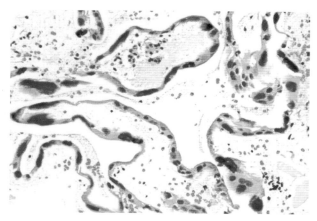

▲ 图 7-30　使用外源性激素的女性子宫内膜表面上皮细胞具有怪异细胞核特征，染色质模糊（见正文）

- 与黄体酮治疗子宫内膜增生和子宫内膜样腺癌相关的变化在第 8 章讨论。
- 他莫昔芬是一种非类固醇性雌激素和选择性雌激素受体调节剂（SERM），目前广泛用于乳腺癌的治疗和预防。
  - 长期接受他莫昔芬治疗的患者发生子宫内膜息肉（它可能具有特殊的特征，见"息肉"）、化生、增生和腺癌的风险增加。
  - Bergman 等发现，发生子宫内膜样腺癌的相对风险性为 1.5 倍，而接受 5 年或 5 年以上治疗的女性相对风险性增加到 6.9 倍。
  - 某些研究发现，他莫昔芬治疗可能与子宫内膜恶性 Müllerian 混合瘤、腺肉瘤和单纯性子宫肉瘤相关。
  - 其他选择性雌激素受体调节剂，如雷洛昔芬，似乎对子宫内膜没有雌激素效应。
- 用于治疗子宫内膜异位症和平滑肌瘤的孕激素受体调节剂（PRM）（米非司酮）可诱导子宫内膜增厚，同时伴随一系列特征性组织学改变（孕激素受体调节剂相关子宫内膜改变，PAEC）（Ioffe 等，Latta 等，Mutter 等）。
  - 约 60% 的患者在接受了 3 个月的醋酸乌利司他治疗后出现 PAEC，大多数在治疗结束后消失。这种变化的频率不会随着重复治疗而增加。
  - 结构改变：腺体结构多变，常见增生紊乱伴有大的囊状腺体（主要特征）和腺体突入腺腔内形成轮廓不规则的腺腔和扭曲呈螺旋状的腺体。正常的腺体 - 间质比通常保持不变，尽管局灶腺体可能出现拥挤。
  - 腺体增生从轻微活跃（假复层的单层上皮，可见核分裂象）到不活跃，还可看到凋亡小体、分泌改变（核下空泡）和纤毛细胞化生或嗜酸性细胞化生。缺乏细胞核的非典型性。
  - 非特异性血管病变包括厚壁小动脉、扩张的毛细血管和复杂网格状毛细血管。
- 氯米芬（Clomiphene）用于不孕患者诱导排卵，影响分泌期子宫内膜的形态。Benda 发现，应用该药的患者子宫内膜腺体与间质比减小，腺体变小，腺体弯曲减少，核下空泡和腺腔边缘非常清楚，腔内有少量浓缩的分泌物。
- Feeley 和 Rasbridge 描述了 4 例应用激素替代疗法、

他莫昔芬或炔诺酮的女性的子宫内膜上皮呈明显的非典型性改变，散在的表面上皮和腺体有奇异的深染细胞核、污浊的染色质，但没有明显的核仁或核分裂象。

（六）异位组织与相关表现（图 7-31）

- 异位组织通常是育龄期女性显微镜下的偶然发现。在某些病例异位组织可能具有宫内节育器样的效果，导致不孕。
- 最常见的组织是软骨、骨、神经胶质和脂肪，通常位于子宫内膜（包括子宫内膜息肉），少数位于宫颈或子宫肌壁。
- 推测部分病例发病机制是在治疗流产或自然流产期间胚胎组织的种植（某些病例已证实），其他可能的来源包括化生（经基因检测证实）如子宫内膜平滑肌结节、脂肪。有些组织可能是真正的异位或营养不良造成的。
- Lomme 等描述了子宫内膜间质中平滑肌分化的一种特殊形式，他们称之为"假菊形团样增生"。这些短簇状散在梭形细胞病灶 ≤ 2mm，呈放射状排列在嗜酸性无细胞带周围。
- 刮宫标本中的脂肪碎片可能与子宫穿孔有关，或来自黏膜下脂肪平滑肌瘤或脂肪瘤，应与"假性脂肪瘤病"鉴别（见书中相关介绍）。

六、黄体期缺乏引起的表现

- 黄体期缺陷（luteal phase defect，LPD）是一个传统术语，指由于黄体分泌黄体酮不足或子宫内

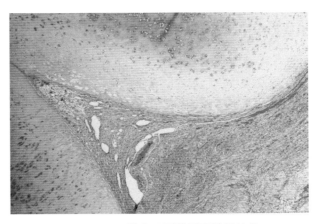

▲ 图 7-31　浅表肌层的透明软骨结节

膜对正常水平的黄体酮缺乏反应而导致的分泌期缺陷。

- 尽管 5% 的不孕 / 反复流产病例被认为由 LPD 引起，但其临床意义受到了质疑，而且可能因为最近的人工生殖技术而变得毫无意义。
- 显微镜下发现两种分泌期活检标本，其中一个为分泌期子宫内膜，其形态从分泌早到分泌晚期均可见；另一个为分泌性腺体与间质不同步的子宫内膜（如分泌早期腺体与分泌晚期间质混合）。子宫内膜分泌正常，但比预期的 LMP 日期晚 2 天以上。

- 最近，Russell 等报道了 2% 的反复妊娠失败女性存在反应不同步子宫内膜腺体。该病变可发生在同一患者的连续标本中。
  - 单个或成簇的增殖期腺体（MIB1 阳性 / ER 阳性 / 通常 PR 阳性）分布在典型的分泌晚期子宫内膜的功能层内。
  - 该病变被认为与典型的 LPD 不同，因为在其他区域的子宫内膜表现为黄体酮充足的反应。妊娠早期补充黄体酮对某些患者有良好的治疗效果。

七、炎症性和修复性病变

- 已经讨论过的某些月经相关性病变及靴钉样细胞等属于修复性病变，本节讨论其他修复性和炎性病变。

（一）慢性子宫内膜炎（图 7-32 至图 7-34）

镜下特征

- "慢性"子宫内膜炎（chronic endometritis）是指子宫内膜出现浆细胞。然而大多数子宫内膜炎病例与临床显著的盆腔炎（PID）、急性和其他慢性炎症细胞相关，其他发现见后述。
- 慢性子宫内膜炎的诊断依靠子宫内膜间质中出现浆细胞，通常伴有以下其他表现。
  - 浆细胞最常见于表面上皮下、腺体周围、淋巴滤泡周围或扩张血窦的周围和较深间质血管周围，严重的病例可见于基底层甚至浅层肌层。syndecan-1（CD138）阳性可以提高对浆细胞的识别，但大多数临床显著的病变可通过常规

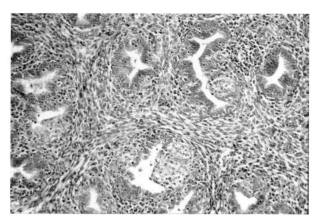

▲ 图 7-32 慢性子宫内膜炎
子宫内膜间质和腺体内有慢性炎细胞浸润，腺体显示局灶性鳞状上皮化生，有些间质细胞是梭形的，类似于成纤维细胞

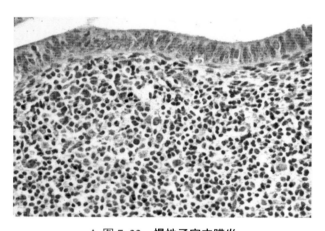

▲ 图 7-33 慢性子宫内膜炎
可见致密的混合性慢性炎细胞浸润，左侧隐约可见一个生发中心

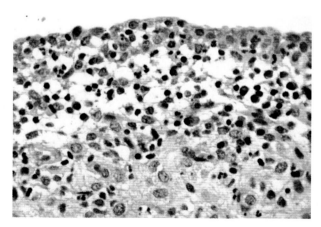

▲ 图 7-34 输卵管炎患者的慢性子宫内膜炎
除浆细胞外，可见中性粒细胞，并浸润表面被覆上皮（图片由 N. Kiviat，MD 提供）

HE 切片识别。

- 其他常出现的炎症细胞包括嗜中性粒细胞（通常位于表面上皮和腺腔内，有时伴有微脓肿形成）、上皮下淋巴细胞浸润、间质内充满含铁血黄素的组织细胞，偶见嗜酸性粒细胞。
- 子宫内膜浆细胞的数量与淋巴滤泡（有或无生发中心）、淋巴细胞和嗜酸性粒细胞的数量呈正相关。

- 也可见到子宫内膜浅表间质水肿，间质细胞密集度增加，腺体周围间质细胞呈栅栏状排列，间质细胞出现梭形细胞（成纤维细胞）或前蜕膜样细胞改变，间质坏死和崩解、血窦纤维素性血栓和小息肉（微息肉）。

- 正常的腺体和间质对月经周期中激素的反应通常减弱，常表现为子宫内膜反应欠佳，腺体之间或腺体与间质之间的反应存在不同步。因此，在子宫内膜炎时，做子宫内膜的按日诊断组织学是不可靠的。

- 某些病例中出现其他上皮改变包括鳞状上皮化生和反应性改变，如细胞复层化、更丰富的嗜酸性胞质、核仁明显和核分裂象增加。

- Paukku 等应用免疫组织化学或 PCR 方法，发现伴有或不伴有浆细胞子宫内膜炎病例中衣原体的检测出率分别为 24% 和 4%。

- 子宫内膜放线菌感染被认为与宫内节育器的使用有关。

- Smith 等发现，浆细胞的存在或炎症的严重程度与所有临床表现均无相关性；尤其在他们的病例中，浆细胞的存在与 PID 的临床诊断均无关。这些研究和其他研究表明，子宫内膜偶尔出现浆细胞而无其他异常时，通常很少或没有临床意义。

- 相比之下，Kiviat 等发现，子宫内膜炎伴浅表中性粒细胞浸润（包括上皮内中性粒细胞和微脓肿）与 PID/ 输卵管炎相关。组织学与临床表现（包括腹腔镜和微生物培养结果）的相关性有助于诊断。

- 除子宫内膜感染外，子宫内膜浆细胞还可在伴有月经改变的无排卵 / 增殖紊乱子宫内膜（Gilmore 等）、息肉、平滑肌瘤、宫内节育器、阴道病或宫颈炎和尿道感染中见到。

- 当子宫内膜刮除标本中混有伴有浆细胞的宫颈管组织碎片时，如果没有认清这些组织来源于宫颈管，则可能误诊为慢性子宫内膜炎。

（二）局灶性坏死性子宫内膜炎（图 7-35）

- 局灶坏死性子宫内膜炎（focal necrotizing endometritis）少见，其临床意义不清楚，通常发生于绝经前女性，表现为异常阴道出血。

- 该病变可见淋巴细胞和中心粒细胞在局灶腺体周围浸润，缺乏浆细胞浸润。一般仅有很少腺体受累，通常炎细胞浸润至腺腔，伴有腺上皮部分或不完全坏死，类似于隐窝脓肿。

（三）旺炽性反应性淋巴样增生（淋巴瘤样病变）（图 7-36）

- 这种罕见病变通常发生于育龄期女性，表现为异常出血，偶尔为显微镜下检查时发现。几乎总能看到典型的慢性子宫内膜炎背景。

- 显微镜下形态通常类似于宫颈淋巴瘤样病变（见第 4 章）。与宫颈淋巴瘤样病变的区别在于缺乏带状分布的淋巴细胞，更多的是由大淋巴细胞构成不规则聚集灶，类似于反应性生发中心，但是通常缺乏由成熟淋巴细胞构成的外周套区。

- 不同于淋巴瘤的特征包括没有肿块、在淋巴细胞聚集灶内可见反应性生发中心和（或）周围可见混合性炎细胞浸润，以及在标本的其他部位可见慢性子宫内膜炎。

- 一种特殊的病变表现为在慢性子宫内膜炎女性的

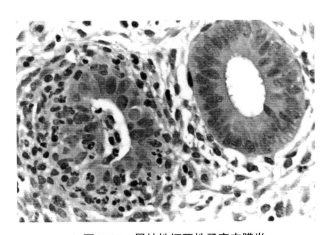

▲ 图 7-35　局灶性坏死性子宫内膜炎
1 个子宫内膜腺体部分被混合炎细胞浸润破坏，但没有浆细胞（图片由 Ana Bennett，MD 提供）

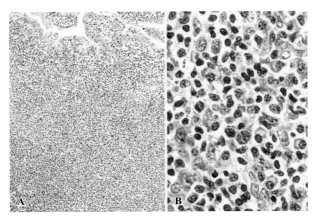

▲ 图 7-36　淋巴瘤样病变

A. 除了表面上皮以外，子宫内膜完全被致密的淋巴细胞浸润所替代；B. 高倍镜下显示浸润的细胞为混合性淋巴细胞，浆细胞和免疫母细胞

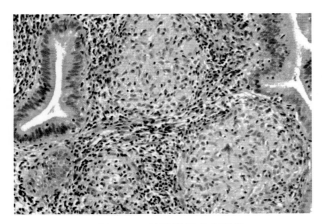

▲ 图 7-37　结核性子宫内膜炎

子宫内膜息肉血管内发现淋巴母样细胞（Bryant等）。T 细胞 β 受体和 γ 受体呈多克隆性重排，但 IgH 为单克隆性重排。这些表现使人担心是否为血管内淋巴瘤，但血液学评估和随访均为阴性。

（四）肉芽肿性炎，包括热消融作用（图 7-37 和图 7-38）

- 子宫内膜和子宫肌壁肉芽肿罕见，在一项研究中发现该病仅占子宫内膜标本的 0.15%。

- 肉芽肿通常与之前的手术有关或为特发性病变，由感染（结核性、真菌性、寄生虫性）、异物、肿瘤性角化或结节病引起的少见。子宫内膜结核性肉芽肿通常是非干酪性的。

- Kelly 和 McCluggage 描述了发生在子宫肌壁或宫颈间质内的特发性肉芽肿，这种肉芽肿一般为多发性，并且与薄壁血管隧道有关，虽然没有血管炎的证据。

- 坏死性肉芽肿，坏死组织周围组织细胞（包括巨细胞）呈栅栏状排列，可发生于透热疗法或激光子宫内膜消融术或曼月乐环（见宫内节育器相关变化）治疗后。消融术相关的肉芽肿通常与坏死组织、折光性棕色类胆红素样色素和（或）黑色（碳）色素有关。

- Simon 等研究了子宫内膜消融失败的子宫，发现子宫内膜或子宫内膜腔内有坏死组织、子宫内膜纤维化或透明变性、大血管充血伴动脉粥样硬

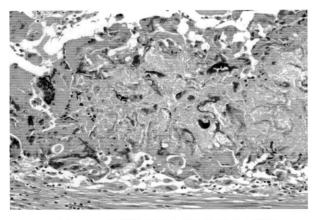

▲ 图 7-38　热消融后的肉芽肿性子宫内膜炎

注意特征性的绿棕色类胆红素样色素，黑色（碳）色素（没有显示）也可出现在这样的病例

化、子宫内膜残留，以及子宫内膜消融的改变局限于子宫下段。

- 黄色肉芽肿性炎见后述。

（五）黄色肉芽肿性子宫内膜炎和肌层黄色瘤病（图 7-39）

- 黄色肉芽肿性子宫内膜炎（xanthogranulomatous endometritis）一般发生于绝经后女性，表现为阴道出血或排液。一些患者有子宫内膜癌或宫颈癌放疗史。

- 盆腔检查显示宫颈狭窄、子宫积脓或二者兼有。刮宫标本中或子宫切除标本宫腔表面可见坏死易

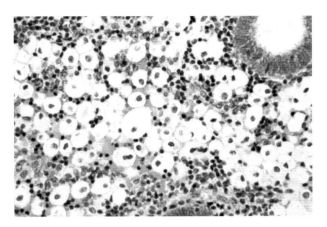

▲ 图 7-39　黄色肉芽肿性子宫内膜炎

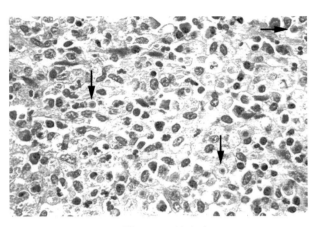

▲ 图 7-40　软斑病
可见 3 个软斑小体（箭头所示）

脆的黄棕色组织。

- 子宫内膜（以及某些病例的子宫内膜肌层）大量胞质丰富、嗜酸性、颗粒状或泡沫状组织细胞浸润，缺乏 Michaelis–Gutmann 小体（见软斑病）。典型的组织细胞胞质富于脂质，某些病例可见蜡样色素，偶尔可呈印戒样。

- 中心粒细胞、淋巴细胞、浆细胞、充满含铁血黄素的组织细胞和异物巨细胞常混合存在。其他还包括胆固醇结晶、局灶钙化、坏死和放射引起的改变。极少数病例细菌培养阳性。

- 发病机制可能与宫颈闭锁导致宫腔积脓、子宫积血、子宫内膜坏死，或以上联合病变有关。在某些病例中，其他原因可能包括放射引起肿瘤坏死和细菌感染。

- 鉴别诊断包括软斑病、子宫内膜增生或子宫内膜癌（见后述）的内膜间质中的泡沫细胞（见第 8 章）。

- 黄色肉芽肿性子宫肌炎在某些病例中也存在。子宫肌层泡沫组织细胞浸润（子宫肌层黄色瘤病）在剖宫产或治疗性流产后的女性中也有报道。

（六）软斑病（图 7-40）

- 子宫软斑病（malacoplakia）罕见，表现为绝经后阴道出血或污渍。其他部位（宫颈、阔韧带）或腹股沟区也可受累。

- 大体可见子宫内膜增厚，呈结节状或息肉状，质软，黄至棕黄色，局灶出血。

- 典型的显微镜下表现包括成片的伴丰富颗粒状胞

质的组织细胞（von Hansemann）、软斑小体和细胞内细菌。其他炎症细胞通常也可以见到。

（七）组织细胞结节（图 7-41）

- Kim 等（2002 年）描述了由类似于朗格汉斯指状突细胞的组织细胞聚集而成的子宫内膜结节称为组织细胞结节（histiocytic nodules）。该病变是在显微镜下检查育龄期女性刮宫标本时偶然发现，为孤立的、游离的结节，最大 1.5cm。

  - 组织细胞圆形到多角形，局灶失黏附，胞质边界清楚，淡嗜双色性或嗜酸性颗粒状。可见小的胞质空泡，呈印戒样或浆细胞样。

  - 细胞核由圆形到肾形，偶见核沟，核染色质细，核仁不明显。核分裂象可见，偶尔局灶可见大量核分裂象（多达 4 个 /HPF）。

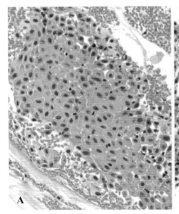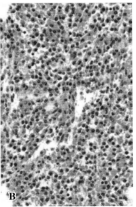

▲ 图 7-41　子宫内膜刮宫标本中的组织细胞结节
（A. HE；B. CD68 免疫组化染色）

－ 免疫组化染色组织细胞 CD68 和溶菌酶阳性，S-100 和 CK 阴性。

- Parkash 等发现组织细胞结节与子宫内膜息肉和（或）之前的子宫内膜取样有关，提示组织细胞可能是对子宫内膜腔破碎的子宫内膜腺体或间质的反应。

- 当缺乏嗜酸性粒细胞浸润和 S-100 染色阴性时，可以除外朗格汉斯细胞组织细胞增生症（嗜酸性细胞肉芽肿）（见第 10 章）累及子宫。特殊的组织细胞形态、结节状分布和缺乏胞质内脂质和（或）色素，这些特点不同于普通的组织细胞性或黄色肉芽肿性子宫内膜炎。

（八）嗜酸性细胞浸润

- 子宫切除术标本中子宫内膜和（或）肌层中的嗜酸性粒细胞通常是刮宫后几天到几周在显微镜下偶然发现的。

- 如前所述，在子宫内膜炎中，嗜酸性粒细胞可能是混合性浸润性炎细胞的一部分。

（九）肥大细胞浸润

- 子宫内膜和肌层偶见肥大细胞被认为是正常的。

- 大量肥大细胞见于对宫内节育器的反应，还见于子宫内膜息肉的间质中，增生腺体的区域和平滑肌瘤中没有临床意义。

（十）木样子宫内膜炎

- 少数文献记载中，无一发现这种病变在确诊时伴有结膜病变。肌层、输卵管和腹膜也可能受累。组织学与木样宫颈炎相似（见第 4 章）。

（十一）手术后梭形细胞结节

- 1 例子宫内膜手术后梭形细胞结节（见第 3 章）见于刮宫后 2.5 周的子宫切除标本，患者为 75 岁女性。子宫内膜和浅表肌层有 1.0cm 结节，由致密排列的核分裂活跃的梭形细胞、小血管和明显的炎症细胞组成。

（十二）宫内节育器相关改变，包括放线菌（图 7-42 至图 7-45）

- 宫内节育器相关改变因节育器类型和应用时间的

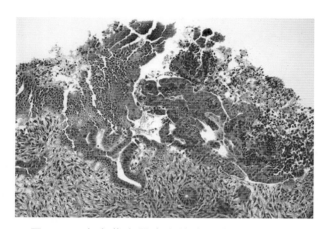

▲ 图 7-42　宫内节育器患者的内膜表面上皮呈反应性改变

表面上皮明显乳头状，其下子宫内膜间质细胞显著呈梭形

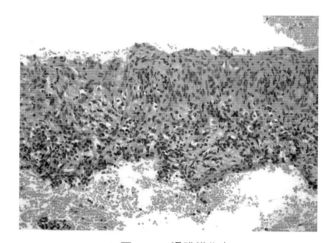

▲ 图 7-43　滑膜样化生

组织细胞沿子宫内膜表面呈栅栏状排列，形成类似滑膜的外观

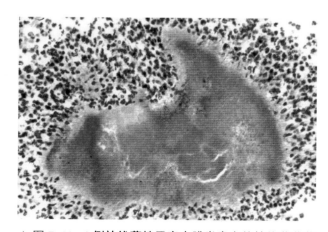

▲ 图 7-44　1 例放线菌性子宫内膜炎患者的放线菌菌落（硫黄颗粒）

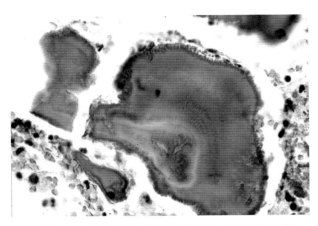

▲ 图 7-45　子宫内节育器患者的假放线菌放射颗粒
注意叠层结构

别硫黄 –PAMRAG 结合颗粒。

（十三）放射引起的改变（图 7-46）

- 腺体内衬细胞核深染，大小和形状不一，染色质污浊，无核分裂象；可有靴钉样细胞；表面上皮细胞和子宫腺肌症的表面上皮细胞可受累；放射引起正常子宫内膜腺体的改变比其引起癌性腺体的改变更严重。
- 间质可能纤维化并含有非典型性成纤维细胞和管壁增厚的血管。
- 了解病史和观察典型的组织学形态包括斑驳状分布模式、无腺体拥挤及核分裂象，有助于与肿瘤前驱病变或肿瘤性病变鉴别。

（十四）消融后神经瘤

- Cramer 和 Heller 描述了子宫切除标本中肌层内神经旺炽性增生，患者表现为深部子宫内膜消融后盆腔疼痛。

（十五）动脉炎

- 多动脉炎和巨细胞型动脉炎可累及子宫肌层动脉，但在宫颈更常见（见第 4 章）。

（十六）病毒感染

- 罕见的子宫内膜尖锐湿疣（"弥漫性病毒性乳头状瘤病""湿疣非典型性"）应与罕见的疣状癌和其他高分化子宫内膜鳞状细胞癌鉴别（见第 8 章）。绝经前女性、伴有宫颈尖锐湿疣、挖空细胞形成、乳头状瘤病以及缺乏子宫肌层浸润等特征支

不同而不同，包括上皮反应性改变、腺体之间或腺体与间质之间不同步、腺体化生（鳞状上皮化生、桑葚样化生、靴钉样细胞化生）、慢性子宫内膜炎（包括肉芽肿性炎）、纤维化和微钙化。

- 孕激素释放型宫内节育器（如曼月乐环）可引起显著的妊娠前改变（蜕膜化、间质黏液变、萎缩腺体、Arias–Stella 样改变），从而导致子宫内膜息肉样增厚。
- 其他与宫内节育器相关的改变可能包括坏死性肉芽肿、间质胶原结节、表面微乳头状改变、vimentin 阳性 /CD68 阳性细胞栅栏状排列形成的滑膜样炎症改变。
- 子宫内膜放线菌感染可使节育器病变更复杂，可导致输卵管和卵巢受累，包括输卵管 – 卵巢脓肿。
  - 细菌菌落（硫黄颗粒）周围呈放射状排列的细丝，伴有致密的细颗粒状轴心，革兰染色和甲基胺银染色阳性。
  - 硫黄颗粒很少能与假放线菌辐射颗粒（PAMRAG）结合（见后述）。
- PAMRAG 是组织对于 IUD 的反应，如上所述也可在硫黄颗粒周围形成。也可出现于输卵管卵巢、其他脓肿内和子宫颈。
  - PAMRAG 由中性糖蛋白、脂质和钙组织组成。与硫黄颗粒不同之处在于缺乏放射状细丝，有折光性（但不是双折光），而且常显示板层状结构（"潮水"样特征）和棒状突起。
  - 与硫黄颗粒不同，PAMRAG 革兰染色阴性（或呈非特异性革兰染色）、银染阴性，有助于鉴

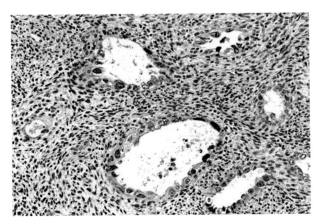

▲ 图 7-46　放射后子宫内膜腺体非典型表现

持尖锐湿疣。

- 疱疹病毒性子宫内膜炎罕见，可能与疱疹性宫颈炎有关，或在播散性感染患者尸检时诊断。
  - 显微镜下典型特征包括广泛的坏死和急性炎症、多核巨细胞和伴有核内包涵体的磨玻璃状细胞核。在一些病例中间质、上皮或内皮细胞 HSV 阳性。
  - 鉴别诊断包括腺体内衬空泡状细胞核，这是一种与妊娠有关的表现（见书中相关介绍）。
- 妊娠期子宫内膜巨细胞病毒（CMV）感染可导致胎儿死亡和罹病。但显微镜检查发现巨细胞病毒性子宫内膜炎非常罕见，子宫内膜腺细胞中须出现特征性的核内包涵体。子宫内膜间质可见显著的淋巴细胞、伴有生发中心形成的淋巴滤泡以及浆细胞。

八、子宫内膜息肉（图 7-47 至图 7-59）

临床和大体特征

- 子宫内膜息肉（endometrial polyps）一般发生于育龄期及绝经后女性（65% 的患者在 40 岁以上）。虽然子宫内膜息肉为偶然发现，但高达 25% 的息肉见于因子宫异常出血而刮宫的内膜活检标本中。偶尔息肉脱垂进入宫颈管内而类似于宫颈息肉。
- 子宫内膜息肉可能与远离息肉的子宫内膜发生增

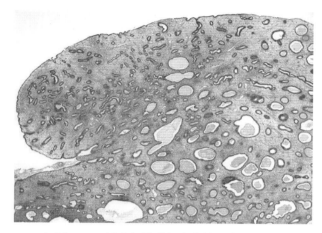

▲ 图 7-48　子宫切除术标本中的子宫内膜息肉

此典型病例显示大小不一的腺体，有些腺体扩张

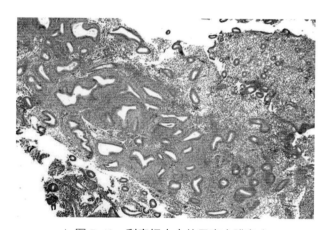

▲ 图 7-49　刮宫标本中的子宫内膜息肉

具有腺样结构和纤维化间质的息肉占据了视野左边大部分，在外观上与混合的增生性子宫内膜不同；腺体排列拥挤和不规则在子宫内膜息肉中很常见，不应该诊断为单纯性增生

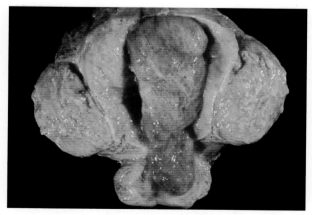

▲ 图 7-47　子宫内膜息肉

大的息肉充满子宫腔，并延伸到子宫颈管

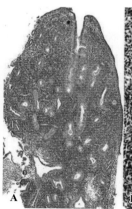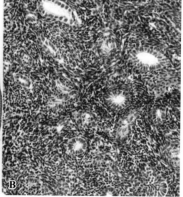

▲ 图 7-50　子宫内膜息肉中不同寻常的富于间质细胞，低倍镜（A）和高倍镜（B）

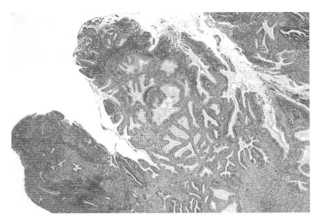

▲ 图 7-51　子宫内膜息肉伴黏液上皮化生

大小不一的腺体伴有明显黏液化生

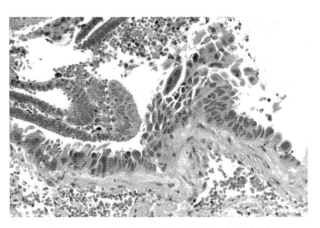

▲ 图 7-54　子宫内膜息肉伴表面上皮非典型性

注意细胞核的大小和形状有明显的变化，有靴钉样细胞；细胞核大小一致的细胞散在分布于核非典型性的细胞之间

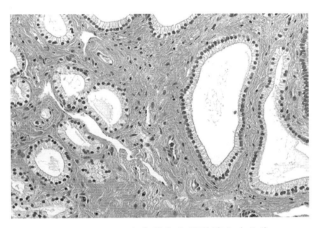

▲ 图 7-52　子宫内膜息肉伴黏液上皮化生

息肉上皮黏液化生，间质明显纤维化

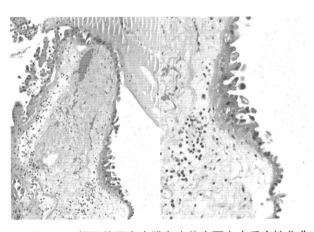

▲ 图 7-55　梗死的子宫内膜息肉伴表面上皮反应性非典型性，低倍和高倍视野

远离梗死区间质明显透明变性，后者引起明显的表面上皮非典型性

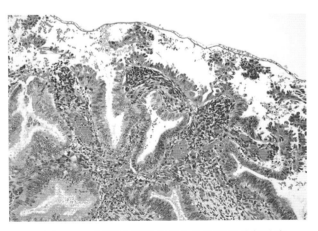

▲ 图 7-53　子宫内膜息肉伴合体细胞乳头状改变

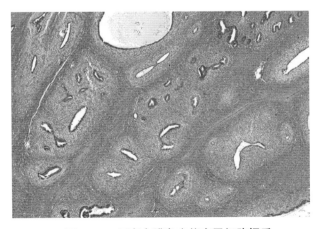

▲ 图 7-56　子宫内膜息肉伴富于细胞间质

本例中间质在腺体周围更为突出，这一特征提高了与腺肉瘤的鉴别难度

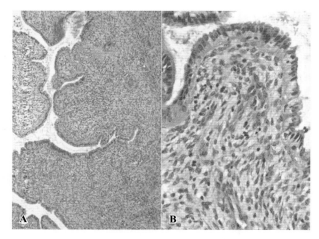

▲ 图 7-57　子宫内膜息肉伴富于细胞间质

本例显示一些叶状形态（A），提高了与腺肉瘤的鉴别难度，但间质缺乏异型性和核分裂象（B）

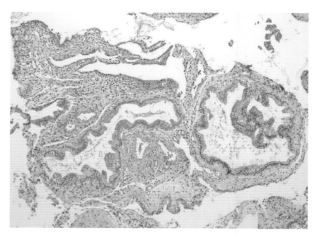

▲ 图 7-58　服用他莫昔芬患者刮宫的子宫内膜息肉

各种化生改变，如图所示的黏液化生在这种情况下很常见

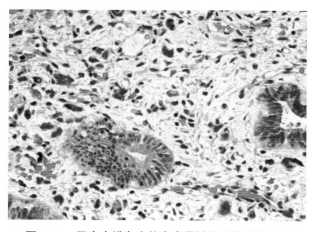

▲ 图 7-59　子宫内膜息肉伴有奇异核的非典型间质细胞

生或癌的风险增加有关。Rahimi 等研究发现，患有良性子宫内膜息肉的患者中，25% 的绝经前女性和 33% 的绝经后女性同时患有子宫内膜增生，1.2% 的绝经后女性患有癌。

- 子宫内膜息肉是最常见的他莫昔芬治疗相关的子宫内膜病变，发生于多达 1/3 他莫昔芬治疗的患者中。他莫昔芬相关性子宫内膜息肉体积往往较大，常为多发性，更容易复发。某些息肉所具有的特殊组织学特征见后述。

- 息肉常见于子宫底。在一项 1100 例息肉的研究中，Peterson 和 Novak 发现息肉的大小为 0.3～12cm（平均 2.3cm），20% 为多发性。息肉的基底可宽或窄，通常表面光滑，切面常呈囊性和（或）纤维性。由于息肉扭转随后发生梗死，可见灶性出血，特别是在息肉的顶端。

镜下特征

- 腺体和间质的形态变化很大，可能与其他子宫内膜相似，但更常见的是表现出与其他子宫内膜的不同。后一种特征通常是刮宫标本中诊断息肉的线索，在刮宫标本中息肉碎片与正常子宫内膜混合。

- 腺体形态如下。

 - 腺体通常大小和形状各不相同，通常不活跃和囊状，特别是在绝经后，但也会发生功能性（增殖或分泌）和（或）化生变化。腺体通常平行于表面排列。由于有些拥挤腺体常见，所以在息肉中诊断子宫内膜增生需要更高的阈值。

 - 在内口附近出现的息肉（子宫内膜 – 宫颈混合型息肉）中可能会遇到子宫内膜型和宫颈型腺体的混合。

 - 偶尔子宫内膜息肉内有明显的、腺腔内伴有嗜酸性分泌物的腺体，有时腺体较小，可呈中肾管样外观。

 - 他莫昔芬相关息肉中较常见的腺体特征包括鹿角状腺体、小腺体和化生性腺体。

 - 息肉可含有特殊的乳头状增生（见后述）。

- 子宫内膜息肉的间质通常为纤维性间质，细胞稀疏；息肉的间质也可以类似于正常子宫内膜间质，细胞丰富，间质细胞可见核分裂象。

- 血管通常是厚壁的和（或）玻璃样变的血管，息肉中血管比正常子宫内膜中的血管更多，可能是有用的诊断线索。

- 伴有奇异形核的间质细胞罕见，会在息肉内呈局灶性、多灶性或弥漫性分布。细胞核可有中到重度非典型性，核深染，常伴污浊样外观。与腺肉瘤不同（见第9章），通常缺乏核分裂象。

- 局灶可有平滑肌（很少情况下是上皮样型），如果明显，可认为是"腺肌瘤性息肉"。其他间质表现包括蜕膜化（通常反映外源性孕激素的使用或妊娠）、局灶性索样、灶性钙化和脂肪。子宫内膜息肉脱垂到宫颈内可含有密集的淋巴细胞和（或）浆细胞浸润。

- 息肉内血管血栓形成和梗死，可导致间质出血、息肉上皮细胞（包括靴钉样细胞）和间质细胞出现反应性非典型性。

- 如上所述，一些息肉具有与苗勒腺肉瘤重叠的特征（Han 等和 Howitt 等）。Han 等发现，与他莫昔芬相关的息肉表现为间质向腺体内突起（38%）、腺体周围间质细胞丰富（32%）、间质核分裂象增多（6%）和间质细胞非典型性（4%）（详见"第9章腺肉瘤的鉴别诊断"）。

- 在普通人群中，增生和腺癌在息肉中的发生率分别高达 11%～30% 和 0.5%～3%。在接受他莫昔芬治疗的女性中，3.0%～10.7% 的息肉中发现了癌。

  - Kelly 等发现，在患有息肉伴复杂性增生（伴或不伴非典型性）的女性中，约 50% 的患者在息肉外有子宫内膜增生，另有 10% 的患者在随后发生的息肉中存在子宫内膜增生。

  - Mittal 和 da Costa 同样发现，子宫切除标本中有 72% 和 31% 的息肉内复杂性增生的病例分别与子宫内膜增生或腺癌（有些伴肌层浸润）相关。

  - 在息肉中（他莫昔芬相关性和他莫昔芬不相关性）发现的癌，可局限于息肉内，或为多灶状子宫内膜肿瘤的一部分。大多数为子宫内膜样癌或浆液性癌，但很少为其他细胞类型的癌。浆液性癌，尤其是仅显微镜下可见的癌和（或）非浸润性癌，可能会被忽略。

  - 转移性癌也可能隐藏于息肉中，息肉中转移性乳腺小叶癌有时很难被发现。

- 有用的诊断线索包括碎片的腺体和（或）间质不同于其他部位的腺体和间质，腺体与表面上皮平行以及厚壁血管。

- 间质细胞丰富和腺体稀少的息肉碎片可能让人想到子宫内膜间质肿瘤。细胞不活跃的外观、通常有丝分裂不活跃、偶有腺体存在以及明显的厚壁血管有助于息肉的诊断。

- 伴叶状结构和非典型性间质细胞的息肉与苗勒腺纤维瘤和腺肉瘤的鉴别见第9章。

- 伴反应性非典型性的梗死性息肉可能与伴上皮内浆液性癌的息肉相混淆。在提示为反应性改变的病例中，识别梗死非常重要，免疫组化结果可支持反应性改变。

九、乳头状增生（图 7-60 至图 7-62）

- Lehman 和 Hart 首先发现了一种特殊的非肿瘤性子宫内膜乳头状增生（endometrial papillary proliferation，EPP）。随后，Ip 等对 59 例病例进行研究，其结果总结如下。

- 患者年龄 23—82 岁（中位年龄 53 岁），61% 的为绝经后女性。多数表现为阴道异常出血，27% 的患者接受了激素治疗。

- 在 80% 的病例中，同时伴有子宫内膜息肉，子宫内膜乳头状增生累及其中 66% 的病例。90% 的病例同时存在化生，其中 77% 与子宫内膜乳头状增生有关。最常见的化生是黏液性化生，但也有其他类型的化生（纤毛化生、嗜酸性化生、合体细胞乳头状改变、鳞状上皮化生）。

- EPP 的特征是具有纤维血管轴心的乳头，通常被覆单层立方到低柱状上皮细胞，细胞无非典型性。根据乳头的复杂程度和病变范围将其分为两组。

  - 第 1 组（约 60% 的病例）局限于 1～2 个病灶，位于息肉表面或其下腺体，或位于子宫内膜其他部位。这些病例具有局限性的简单乳头，主要是短而不分支的乳头，虽然二级分支或脱落的乳头偶尔也可出现。

  - 第 2 组（约 40% 的病例）病灶≥3 个，或者简

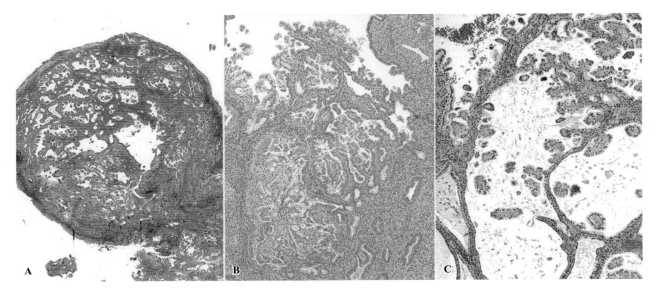

▲ 图 7-60　子宫内膜息肉内乳头状增生

低倍视野显示此过程完全累及 1 个小息肉（A）；另 1 例显示局灶性息肉、复杂结构和黏液化生（B）；息肉的囊性扩张的腺体内可见相对规则的乳头增生（C）（图 A 由 Philip Ip，MD 提供）

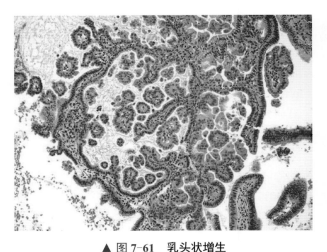

▲ 图 7-61　乳头状增生

典型的单纯性乳头状突起，纤维间质被单层的良性立方细胞所衬覆，部分显示有限的黏液化生

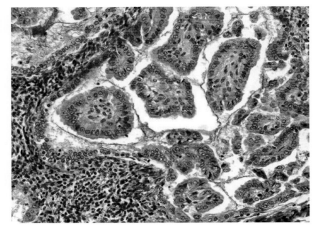

▲ 图 7-62　乳头状增生，高倍镜

单或复杂的乳头累及息肉的 50% 以上。复杂的乳突有短到长的蒂，常伴二级分支或复杂分支。

- 目前尚无大宗病例对其免疫表型进行研究，但现有资料表明通常 ER 阳性 /PR 阴性（或弱阳性）/p53 野生型，Ki-67 增殖指数较低。

- 在约 80% 的随访患者中，分别有 17%、13%、13% 的患者同时存在或继发了不伴非典型性增生、非典型性增生或 1 级子宫内膜样腺癌。这些病变通常与第 2 组病例相关。

- Ip 等得出如下结论.

  - 局灶性、结构简单的 EPP 且病变局限于完整切除的息肉患者通常预后良好，可称之为"子宫内膜良性乳头状增生"。

  - 乳头结构复杂的病变，特别是当病变广泛时，并发或继发子宫内膜增生或癌的风险增加，或许最好将其视为与非典型性增生类似的病变，并称之为"复杂性乳头增生"。

  - 由于在小活检标本中可能很难区分简单性和复

杂性 EPP，因此应考虑刮除子宫内膜以确定病变是否已被完全切除。

- 最重要的鉴别诊断是以乳头状结构为主的子宫内膜样腺癌。
  - 伴有或不伴有黏液化生的绒毛管状子宫内膜样癌（见第 8 章）：与 EPP 不同的是，这些肿瘤往往有长而纤细的、不复杂的乳头，被覆具有恶性核特征的复层高柱状细胞。
  - 伴有小的非绒毛状乳头的子宫内膜样腺癌：其乳头缺乏纤维血管轴心，肿瘤细胞具有特殊的明亮的嗜酸性胞质和异型的细胞核。
  - 乳头状黏液性癌：与有明显黏液化生的 EPP 相比此鉴别可能很难，特别是在小活检标本中。但大多数黏液性癌表现为绒毛管状，缺乏 EPP 特征性的纤维轴心乳头。此外，一些黏液性癌表现出明显的细胞异型性，据此可排除 EPP。
  - 浆液性癌：浆液性癌的乳头通常较短、呈出芽样，而大多数 EPP 的乳头通常较长、绒毛状乳头更多。此外，浆液性癌明显具有高级别的核特征和活跃的核分裂。
- 合体细胞乳头状改变（SPC）：SPC 的乳头一般缺乏明显的纤维血管轴心，常伴有中性粒细胞和其他月经变化。并且这种化生的细胞形成无序的合体细胞聚集体，而缺乏被覆于 EEP 乳头排列整齐的上皮细胞。但在某些情况下可能很难区分，因为孤立的 EPP 中可见出芽样的小乳头，形态上可能与 SPC 的小乳头重叠。

十、腺肌症（图 7-63 至图 7-68）

- 腺肌症（adenomyosis）这种常见的疾病可引起一种或多种痛经、异常出血和子宫增大，但更多是在病理检查中发现。
- 发病高峰出现在育龄期后期，但绝经后持续存在也常见，常伴有萎缩性改变，如下所述。他莫昔芬治疗可能增加绝经后女性子宫腺肌症的发生率。
- 由于缺乏统一的诊断标准，各个机构和各个病理医师之间诊断的腺肌病的发生率差异很大。腺肌症常用的定义是，在子宫内膜与肌层交界处下方

子宫肌层内出现的子宫内膜组织大小至少为一个 100× 视野（约 2.5mm）。

- 虽然子宫腺肌症常常为显微镜下偶然发现，但大体检查常显示局灶性或弥漫性增厚、小梁状的子宫肌层。可见充满血液的腺肌症囊肿，罕见情况下囊肿破裂可导致腹腔积血。
- 典型的腺肌症病灶含有子宫内膜腺体和间质，通常被肌层增生的平滑肌包围。腺体通常不活跃，但也可类似于正常位置的子宫内膜腺体。被子宫内膜癌（或子宫内膜增生）累及的腺肌症不应误认为肌层浸润。
- 当腺体稀疏或缺失时，其形态可能与低度恶性子宫内膜间质肉瘤相混淆，但腺体稀疏或缺失的子宫腺肌症有以下鉴别特征：
  - 患者一般为绝经后女性，大体没有明显肿块，子宫内膜常常不活跃或萎缩。

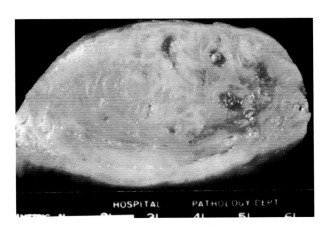

▲ 图 7-63 腺肌症
子宫肌壁的切面明显增厚，可见少数充满血液的囊腔

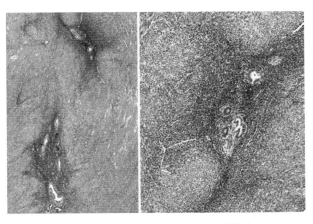

▲ 图 7-64 腺肌症，低倍和中倍放大

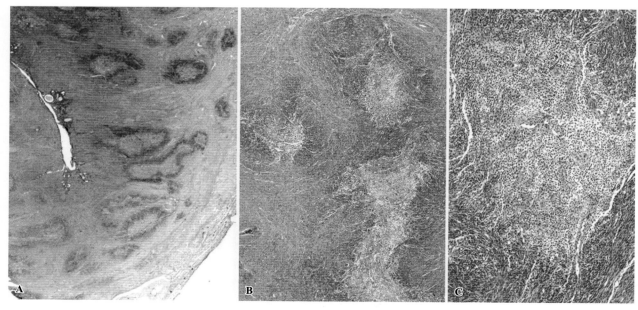

▲ 图 7-65　腺肌症伴有稀疏的腺体

A. 子宫肌层大体病变并不明显，含有多灶富于细胞的腺肌症间质细胞岛，病变细胞岛呈现带状分布，周围细胞更为丰富，子宫内膜是萎缩的，腺腔呈裂隙样；B 和 C. 显示的是子宫腺肌症细胞岛的中倍和高倍视野，间质细胞岛的周边富于细胞，主要由增生的子宫肌层平滑肌组成

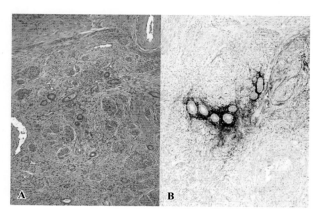

▲ 图 7-66　子宫腺肌病间质稀疏

间质萎缩导致"间质稀少"的形态（A），令人担忧的是看上去像浸润性腺癌；局部间质成分有限，CD10 免疫组化染色（B）可以显现

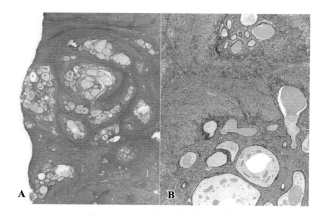

▲ 图 7-67　腺肌症伴明显囊性变

此例（A）子宫肌层广泛的、明显的囊性改变，间质大部分纤维化（B）

- 腺肌症的间质岛常常呈同心圆排列，中心淡染区为疏松排列的间质细胞，周围被细胞丰富的深染的腺肌症间质和肌层增生的平滑肌围绕。
- 典型的子宫腺肌症病灶可出现于子宫肌层的任何部位。
• 腺肌症的间质成分可萎缩。在某种情况下，偶尔腺体可见于深肌层，并直接被增生的平滑肌围

绕，这种表现可能与具有微小偏离性腺癌浸润模式的子宫内膜样腺癌混淆（第 8 章）。
- 稀少和萎缩的腺体，腺体周围是增生的平滑肌而不是促纤维结缔组织增生的间质，其他部位有典型的腺肌症，以及通常缺乏子宫内膜肿瘤有助于腺肌症的诊断。
- CD10 染色对鉴定腺体周围萎缩的腺肌症间质

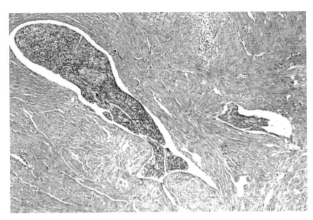

▲ 图 7-68　腺肌症伴仅由腺肌症间质成分累及子宫肌层血管，这在其他典型的腺肌症中并不少见，但可能引起对子宫内膜间质肉瘤的关注

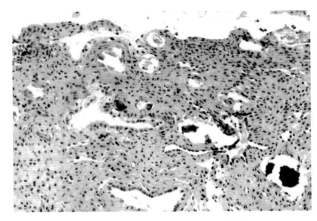

▲ 图 7-69　子宫内膜息肉伴微小钙化

没有帮助，因为浸润性癌巢周围的反应性间质细胞 CD10 也可以阳性。

- 约 20% 病例发生血管受累，似乎没有临床意义。腺肌症组织（仅有间质或有腺体和间质）通常突入完整内皮细胞衬覆的血管腔内。

- 腺肌症内罕见表现包括他莫昔芬相关性改变（间质纤维化、腺体扩张和上皮化生的发生率增加）（McCluggage 等，2000 年）、子宫内膜息肉样病变（Stewart），以及混合型苗勒氏交界性肿瘤（见第 14 章）（Kawamura 等）。

- 鉴别诊断
  - 深部子宫腺肌症和浆膜下子宫内膜异位症可能很难区分，但通常在临床上并不重要；子宫浆膜下孤立的子宫内膜组织病灶支持子宫内膜异位症的诊断。
  - "腺肌瘤"是指由子宫内膜腺体、子宫内膜间质和良性平滑肌组成的离散的平滑肌瘤样的肌壁肿块（见第 9 章）。虽然它与局限性子宫腺肌症的区别可能比较主观，但子宫腺肌瘤边界更清楚。

十一、其他罕见的表现

（一）微钙化（图 7-69）

- 子宫内膜微钙化，通常是砂砾体型，在超声和（或）显微镜检查中偶然发现。

- Fausett 等研究发现，子宫内膜活检标本中砂砾体与女性生殖道肿瘤中上皮性肿瘤无关，但建议应该谨慎进行宫腔镜检查和附件评估，从而排除肿瘤。

- 一项超声检测了 29 例子宫内膜微钙化患者的研究，发现如下（Truskinovsky 等）。
  - 微钙化的数量与绝经后状态、子宫内膜息肉的存在及萎缩呈正相关。
  - 钙化呈层状（砂砾体）或无定形状，见于子宫内膜腺体和（或）间质，包括息肉的腺体和间质。有的被良性上皮细胞包裹，有的与上皮性乳头或异物巨细胞相关。
  - 所有随访的女性患者临床随访结果都良好。

（二）奇异非典型性间质细胞

- 罕见情况下，良性子宫内膜中的子宫内膜间质细胞可能表现出类似于子宫内膜息肉中描述的奇异非典型细胞。

（三）间皮细胞

- 在子宫内膜标本中偶尔可见簇状或条索状的良性间皮细胞。由于间皮细胞在 HE 染色的切片上可能被误认为子宫内膜上皮细胞或组织细胞（一些结节可能同时含有间皮细胞和组织细胞），这可能比想象的更普遍。calretinin 阳性 /WT1 阳性 /claudin4 阴性免疫表达谱显示为间皮细胞。

- 在某些情况下，也存在脂肪，提示子宫穿孔可能。其他病例可能是由于经腹膜腔播散而来，因此在临床上可能不明显。

（四）髓外造血

- 子宫体或子宫颈髓外造血罕见，包括子宫内膜息肉和平滑肌瘤。Gru 等在 60% 的病例中发现了贫血，但与其他血液疾病无关。然而，罕见的病例与慢性粒细胞性白血病或骨髓纤维化有关。

（五）先天性子宫肌层囊肿

- 先天性子宫肌层囊肿（congenital myometrial cysts）通常发生于育龄期女性，表现为子宫增大相关的症状。
- 大体检查通常显示单房性囊肿，囊内充满透明或淡黄色液体。
- 通常为 müllerian 型囊肿，位于子宫前壁或后壁中线上，一般内衬单层柱状上皮，可以是纤毛细胞（输卵管型）、子宫内膜细胞或宫颈内膜细胞。
- 罕见的中肾管囊肿发生于子宫体（通常在圆韧带附着处的下方）或宫颈的侧壁，内衬典型的非纤毛性柱状或立方状非黏液性上皮细胞，预测 GATA3 阳性。
- 应与其他子宫肌壁囊肿鉴别，包括腺肌症囊肿（含有子宫内膜间质成分）、囊性腺肌瘤（含有平滑肌瘤成分）、包虫囊肿以及输卵管子宫内部发生的输卵管积水所导致的囊肿。

（六）动静脉畸形

- 这些罕见的病变可能是先天性的，也可能是后天性的，通常发生在育龄女性中，她们可能表现为非常严重月经过多，甚至危及生命。其余则是影像上偶然发现多的。有些需要切除子宫切，有些适合栓塞治疗；有些可自行消退。
- 病变通常表现为大出血，其表现随受累程度（局限性或弥漫性）和血管直径的不同而不同。在一些病例中，可以看到与子宫内膜腔相连的血管。
- 显微镜检查可见不同比例的肌性血管与薄壁毛细血管样血管混合。前者为呈中间形态的动脉和静脉，可见内膜纤维化。有些病变类似海绵状血管瘤。

（七）子宫内膜积气

- 这种怪异的病变（又称气肿性子宫内膜炎或多囊性子宫内膜炎）较阴道相应的病变（"气肿性阴道炎"，第 3 章）更罕见。在 2 例中病变局限于子宫内膜，在另一例中病变累及到低位女性生殖道其他部位。
- 显微镜下可见大量空腔，内衬子宫内膜间质细胞，偶尔内衬组织细胞。
- 这个过程似乎是自限性的，无已知的后遗症。

（八）蓝痣

- 显微镜下检查一 36 岁女性的子宫内膜刮除标本时，在子宫内膜间质中发现了蓝痣。在另一例中，富于细胞性蓝痣在一 48 岁女性的浆膜下形成暗红色、大小 1cm 的子宫肌层结节。

（九）淀粉样变

- 淀粉样变累及子宫体罕见，常见于系统性淀粉样变患者。大多数病例伴有异常子宫出血，罕见病例为子宫增大。
- 子宫内膜间质，子宫肌层或子宫血管壁内有时可见大量淀粉样物。

（十）子宫肌层增生

- 这一术语被用于描述子宫黏膜下、浆膜下或肌壁内的子宫平滑肌细胞过多，这些细胞的核浆比增加。该病变在临床和超声检查上可能类似于平滑肌瘤，在病理大体检查时可见到隆起或突起。

（十一）肌层黏液样变（图 7-70）

- 在两名患有红斑狼疮的女性中发现了一种被认定

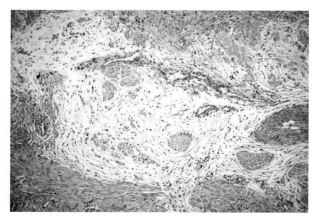

▲ 图 7-70　子宫肌层黏液样变性
图片由 W.G. McCluggage，MD 提供

为肌层"黏液样变性"的病变，她们因怀疑平滑肌瘤而接受了子宫切除术。

- 界限不清的、无细胞的黏液样物明显沉积于肌层内，并分割子宫肌层平滑肌束，导致子宫增大。
- 组织化学研究表明该物质为透明质酸，类似于红斑狼疮患者沉积于皮肤的黏蛋白。

- 4 例与之类似的肌层病变发生于无狼疮的患者，被称为"黏液样变性"。两名女性患有 1 型神经纤维瘤病（其中 1 例口服孕酮，另一例使用曼月乐环），第 3 例使用曼月乐环，第四名没有相关发现。

- 在 3 例病例中，病变为多灶性和广泛性，提示为浸润性黏液样平滑肌肿瘤。4 例累及宫颈间质。
- 与黏液样变性不同，黏液样变性的黏液样区边界清楚，黏液样物伴有形态温和的梭形细胞和小血管增生。梭形细胞 CD10 阳性和 CD34 阳性，肌性标志物和 S100 阴性。

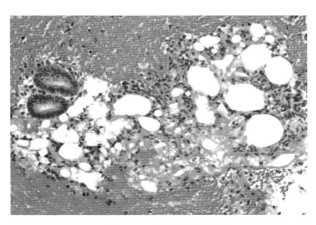

▲ 图 7-71　假性脂肪瘤病

十二、人工假象

（一）刮宫相关

- 见前述。

（二）假性脂肪瘤病（图 7-71）

- 在宫腔镜检查时，气泡可通过抽吸装置或在向子宫内注入空气的过程中进入子宫组织内，这些气泡可能被误认为脂肪（"假性脂肪瘤病"），并被误诊为子宫穿孔。
- 假性脂肪瘤病见于在多达 11% 的子宫内膜和宫颈活检标本中，包括这些部位的息肉和平滑肌瘤中。
- 意识到这一现象，散在、隐匿的空隙，空隙周围缺乏细胞核，S100 染色阴性，有助于诊断。

（三）腹腔镜和机器人子宫切除术相关变化

- Logani 等发现在 13% 的腹腔镜子宫切除标本的肌层血管内可见良性子宫内膜组织 [腺体和（或）间质]。这一现象可能与该技术的封闭压力系统有关。
- Krizova 等发现与标准方法相比，组织人工假象更常见于腹腔镜下（尤其是使用子宫机械手时）切除的子宫标本。这些人工假象包括血管假浸润、子宫内膜破裂、内膜与子宫肌层分离、输卵管内污染、核碎屑、血管内炎性碎屑和更高的腹腔冲洗阳性率。

（四）烧灼相关的间质改变

- 烧灼的热效应可诱导子宫内膜间质细胞空泡化，可能类似于宫颈印戒细胞癌（见第 4 章）。手术史、邻近上皮细胞存在典型的烧灼相关的改变以及缺乏恶性特征有助于诊断。

十三、滋养细胞病变

- 见第 10 章。

缩略语		
aka	also known as	也称为
ASR	Arias–Stella reaction	Arias–Stella 反应

CMV	cytomegalovirus	巨细胞病毒
EMC	endometrial mucinous carcinoma	子宫内膜黏液性癌
EPP	endometrial papillary proliferation	子宫内膜乳头状增生
FGT	female genital tract	女性生殖道
IUD	intrauterine device	宫内节育器
LPD	luteal phase defect	黄体期缺陷
PAMRAG	pseudoactinomycotic radiate granule	假放线菌辐射颗粒
PID	pelvic inflammatory disease	盆腔炎症疾病
PRM	progesterone receptor modulator	孕激素受体调节器
SPC	syncytial papillary change	合体细胞乳头状化生
SqCC	squamous cell carcinoma	鳞状细胞癌

（张　韦　熊中堂　译　王　昀　校）

一、子宫内膜增生症

分类

- 2014 WHO/ISGyP 将子宫内膜增生症简化为以下几种。
  - 不伴非典型性的增生症。
  - 非典型增生（atypical hyperplasia，AH）：非典型仅指细胞的非典型性。
  - 子宫内膜单纯性增生和复杂性增生这种传统的分类不再使用，因为并不能提示预后，但在参考此前分类的研究时还是会采用复杂性非典型增生（complex atypical hyperplasia，CAH）的名称。

- "子宫内膜上皮内瘤变"（endometrial intraepithelial neoplasia，EIN）这一名词被用于子宫内膜样癌的前驱病变诊断，并被 2014 版 WHO 分类采纳，作为非典型增生的替代名称。
  - EIN 诊断标准：①腺体间质比例＞ 1 : 1；②上皮细胞具有与背景腺体上皮明显不同的细胞学改变；③病变范围≥ 1mm。
  - 虽然有些研究发现 EIN 分类比 WHO/ISGyP 分类具有更好的预测性（而且可重复性更高），Lacey 等在最近一项大型的多中心研究中发现，这两种分类方法都可以预测进展为腺癌的风险。我们平时工作中使用增生症伴有或不伴有非典型增生，本书中也采用此方法。

临床特征

- 患者的年龄通常与子宫内膜癌患者相似，但鉴于其为前驱病变的性质，也可能发生在更年轻的女性，包括青春期（Lee 和 Scully）。子宫内膜增生通常是雌激素增高的反应，因此患者往往伴有持续的无排卵（如多囊卵巢疾病）、雌激素或他莫昔芬治疗史、肥胖。

- 增生症在子宫内膜癌中的发生比例尚未知，但常与高分化的子宫内膜样癌密切相关。半数以下的病例在子宫切除术中可同时发现子宫内膜样癌和增生症。

病理学特征 （图 8–1 至图 8–6）

- 增生症组织的大体改变随增生的范围和程度不同而异，可以表现为无异常到局灶性增厚或弥漫性息肉样病变。增生也可累及子宫内膜息肉和局灶子宫腺肌症，但通常不改变其外观。

- 不伴非典型性的增生症。
  - 由于腺体拥挤，腺体大小和形状不规则，包括囊性腺体（囊性增生）和腺体向外突出、分支和乳头状内折，病变表现出轻到重度的结构复

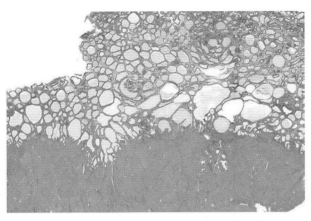

▲ 图 8-1　无非典型性（单纯性囊性）的增生

大部分腺体扩张，高倍镜下无细胞的异型性

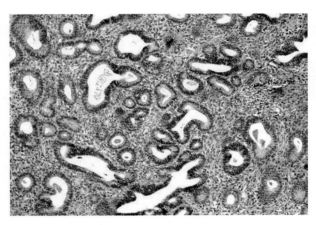

▲ 图 8-2　无非典型性（单纯性）的增生

拥挤的腺体表现出轻度的形状不规则，但没有细胞的异型性

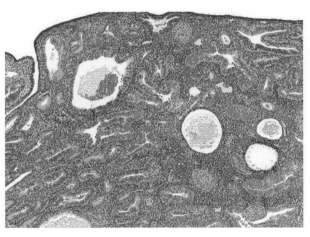

▲ 图 8-3　非典型增生

具有中度异常排列结构的腺体与几个囊性萎缩腺体形成对比；高倍镜下见异常腺体衬覆的细胞复层排列且伴有细胞的异型性。周边可见少量的桑葚样鳞化灶

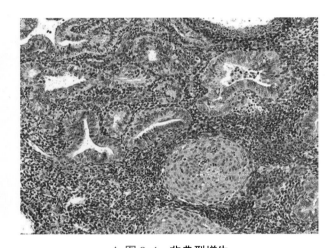

▲ 图 8-4　非典型增生

图 8-3 的高倍放大，可观察到细胞的异型性和桑葚状鳞化

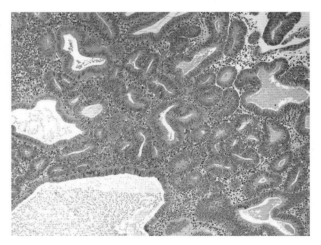

▲ 图 8-5　非典型增生

伴有中度腺体结构的复杂性和局灶的细胞异型性

杂性。要注意的是，不要将单个高度卷曲的腺体及刮除标本中常见的人工挤压或与月经周期有关的腺体的密度的改变误以为是增生症（详见鉴别诊断）。

— 细胞特征通常类似于正常增殖期的子宫内膜，尽管下面提到的其他一些特征可能存在。

• 非典型增生（AH）。

— 该病变表现出明确的细胞的非典型性，包括核极向丢失、比椭圆形更圆一些及核增大、具有多形性、不规则、深染、染色质粗、核仁明显。染色质向核膜边集可能导致泡状核出现。核分裂可见但并不一定很明显。细胞质体积常增大且可能表现为嗜酸性。

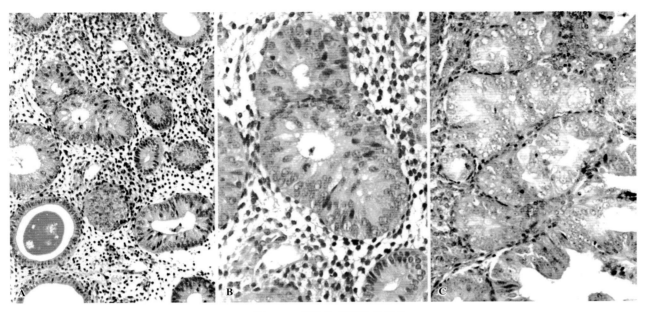

▲ 图 8-6　伴有非典型性的增生

A. 单纯性增生伴局灶的非典型性，非典型性的腺体位于视野中央，与周围扩张的不伴非典型性的腺体形成对比（左下角和右上角）；B. 单纯性增生伴非典型增生，为图 A 的高倍镜下观察，1 个具有非典型性的腺体衬覆复层细胞，伴有丰富的嗜酸性胞质和不规则的圆形核，有些伴有明显的核仁。还可见另一个非典型性腺体（右下）；C. 复杂性增生伴有显著的细胞异型性

- – 注明非典型性的程度（轻度、中度、重度）及范围（局灶性或弥漫性）可能有助于临床医生确定下一步的治疗方案。
- 可能出现在任何类型增生症中的改变如下。
  - – 伴有纤维轴心的腺腔内乳头结构（见第 7 章乳头状增生）。
  - – 细胞复层：包括细胞出芽，腺腔内搭桥，甚至腺腔消失；筛状结构少见（除了在某些纤毛化生的病例中），更多见于腺癌。
  - – 可见于子宫内膜样癌（见书中相关介绍）的化生性改变（见第 7 章）和表面上皮改变：广泛的桑葚样化生（"腺棘皮病"）可导致腺腔消失，出现类似更复杂的结构，使人误认为腺癌。
  - – 局灶性月经型内膜崩解导致的间质紧密、核碎片、表面上皮再生及合体性乳头状改变（见第 7 章）。
  - – 子宫内膜窦扩张及血栓形成导致的局灶性梗死性坏死。
  - – 间质内泡沫细胞聚集：虽然这更多见于子宫内膜样癌。
- 分泌性子宫内膜和（或）伴有分泌性改变的增生症可能会带来更多的诊断问题，且意义不确定。
  - – Truskinovsky 等对分泌期子宫内膜增生症（以及

癌）进行了观察，发现增生的病变区与正常的分泌期腺体相比，其结构的异常表现为腺体更拥挤、腺腔扩张更不规则（萌芽、分支、鹿角样）腺体分泌不佳或分泌缺失以及细胞的异型性。

- – Jeffus 等报道了类似的发现"分泌性子宫内膜上皮内瘤变"（S-EIN）。病变腺体相比正常分泌期子宫内膜腺体更大、结构更复杂、分布更随意，并出现大量的空泡状胞质、核重叠以及小泡状的染色质。他们的研究还包括在分泌背景下出现的由增殖型腺体组成的 EIN 病例。与背景腺体相比，所有 EIN 均表现出 PAX2 染色的缺失、减少或增加。
- – Gurda 等发现，Ki-67 指数在鉴别有分泌性改变的增生性子宫内膜病变中有一定应用价值。正常分泌性子宫内膜 Ki-67 指数为 2.6%，不伴非典型增生的子宫内膜增生为 17%，而 AH 为 36%（子宫内膜癌中为 60%）。Truskinovsky 等也得出了类似的研究结果。
- Wheeler 等描述了增生症使用孕酮治疗后的变化。
  - – 尽管在 1/3 的病例中还能发现局灶性的腺体融合，但腺体的融合及复杂性均降低，常表现为增生不活跃的或分泌性子宫内膜。化生（嗜酸性，鳞状的，黏液性）很常见。

- 常见的细胞学改变包括核浆比降低伴嗜酸性胞质增多、分泌性改变（细胞质空泡变）、细胞核外观模糊、细胞核小且染色质细腻。

免疫组化和分子特征

- 当见到 PTEN 阴性的非典型性腺体和 PTEN 阳性的无非典型性的腺体混合存在时，PTEN 染色的缺失可以支持 AH 的诊断，虽然其他正常的腺体可能会出现 PTEN 阴性，并且非典型性的腺体也可能 PTEN 阳性。

  - Ayhan 等发现 70% 的 AH 会伴有 PTEN 表达的降低或缺失，而 Lee 等发现 24% 的单纯性增生、71% 的 CAH 和 68% 的子宫内膜的内膜样癌中伴有 PTEN 染色的缺失。

  - Robbe 等发现，54% 的 CAH 和 7% 的伴有或不伴有并存的子宫内膜腺癌患者中存在 PTEN 染色缺失。

- Russo 等发现，在所有配对的 AH/EEC 样本中，都共有 ≥ 1 个相同的体细胞突变（经常出现在 PI3K 通路中），当存在拷贝数改变（copy number alteration，CNA）时，还共有 ≥ 1 个大 CNA（长度 > 10 个基因）。在所有配对样本中，MMR 蛋白的表达都匹配，MMR 蛋白表达在所有成对样本中匹配，正如癌症基因组图谱亚型 [低拷贝数子宫内膜样或微卫星不稳定（MSI）高突变]。他们的结论是，AH 是通过亚克隆进化过程而不是分子事件的线性积累导致 EEC 发生。

- 一种编码 BAF250a 蛋白的抑癌基因 *ARID1A* 在子宫内膜样癌（endometrial endometrioid carcinoma，EEC）进展中起一定作用，在某些 CAH 中会丢失。

  - Mao 等在 16% 的 CAH 中发现 *ARID1A* 染色的克隆性（但不完全）丢失（低级别和高级别 EEC 相比较，完全性 / 克隆性 *ARID1A* 染色丢失率分别是 25%/24% 和 44%/9%）。Ayhan 等在对 AH 的研究中也得到类似的结果，他们发现所有出现 *ARID1A* 丢失的标本也同时伴有 PTEN 的丢失。

  - Ayhan 等还注意到，在 AH 区域，增殖活性增加的同时伴有 PTEN 和 *ARID1A* 的丢失，而邻近 AH 的区域仅仅只有 PTEN 的丢失，这提示

ARID1A 可能能够阻止在 AH 向 EEC 转化过程中所需的 PTEN 的失活。

- Zauber 等在 95% 的子宫内膜增生和同步的 EEC 中发现相同的 *KRAS* 突变和微卫星不稳定性，表明这些分子改变的发生出现在肿瘤进程的早期阶段。

- Vierkoetter 等发现 4.5% 的 AH 中有 MMR 缺失，且主要与 MLH1 散发性的甲基化相关。

- Lee 等发现，一组共 4 种 microRNAs（miR-182，183，200a，200c）可以鉴别癌与 CAH，敏感性为 91%、特异性为 94%。

- Buell-Gutbrod 等发现正常子宫内膜间质中表达 Hand2，AH 和 EEC 的间质中 Hand2 表达丢失或明显减少。

生物学行为

- Kurman 等（1985 年）发现在无非典型增生（单纯性和复杂性）的增生症病例中 < 3% 的进展为癌，而伴有非典型增生（单纯性和复杂性）的病例中约 25% 的进展为癌。Baak，Mutter 等以及 Hecht 等（2005 年）的研究中也得到了类似的结果。

- Wheeler 等发现，经孕酮治疗的 CAH，67% 得到完全缓解，11% 退变为无非典型增生的复杂性增生，22% 的病例仍持续病变（中位随访间期为 11 个月）。

- 由于在确诊为 CAH 后不久切除的子宫中发现了相当大比例的 EEC，使得评估增生进展为癌的风险变得更复杂。

  - Trimble 等对诊断为 CAH 的子宫内膜样本进行复查时发现，39% 被切除的子宫标本中含有腺癌，且其中 1/3 伴有肌层浸润。即使是在复查时诊断为"不足 CAH"的病例，仍有 19% 的子宫切除标本中含有腺癌成分。

  - Rakha 等在最近发表的系列文章中也报道了相应的发生率为 40%～48%，伴轻到中度非典型性的风险为 13%、重度非典型性的风险为 50%。

鉴别诊断 （图 8-7）

- 由于取样过程而造成的人为假象（见第 7 章）：包括人为造成的拥挤和破碎、套叠（腺体套腺体）和压紧的表面上皮带，通常呈假乳头样，这一现象常与萎缩性子宫内膜有关。

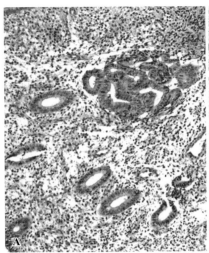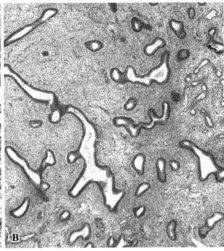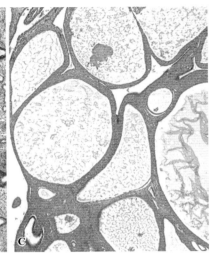

▲ 图 8-7　可能误诊为子宫内膜增生症的形态

正常的增殖期子宫内膜伴有单个高度卷曲的腺体（A），不规则增生子宫内膜（B），囊性萎缩（C）；相比伴有囊性腺体的增生性病变，这些腺体内衬扁平细胞，且腺体被纤维性间质分隔

- 单个高度卷曲的腺体：如前所述，当高度卷曲的增殖期腺体被纵向切片时，其形态可能被误解为单纯性或复杂性增生的病灶。
- 基底层腺体：在子宫切除标本，这些腺体有时显得拥挤，但通常会见其与功能层不拥挤的腺体融合过渡。
- 子宫内膜不规则增生（disordered proliferative endometrium，DPE）。
  - DPE 常见于无排卵周期的女性，反映了无对抗雌激素的刺激，可能先于和（或）伴随增生症发生。
  - 除了偶见囊性腺体和（或）轻度局灶性腺体拥挤、出芽外，通常表现为典型的增殖期子宫内膜，可能会出现血管血栓和月经改变。
  - Huang 等（1988 年）发现在近 80% 的 DPE 病例中会发生退变，其余的则进展为增生症，但无进展为癌的病例。
- 囊性萎缩（鉴别伴有囊性腺体的单纯性增生）：囊性萎缩常见于老年女性，表现为囊性扩张的腺体分布在纤维化的间质中。这些腺体可能排列会显拥挤，但衬覆的是单层、扁平的上皮，无分裂象。
- 上皮化生、妊娠相关及其他激素影响的变化、绝经后和刮宫术后的修复性改变（见第 7 章）。
- 息肉（见第 7 章）：息肉内的腺体可出现拥挤和不规则，可能提示有增生，如果是明确的息肉背景形态时后者的诊断要慎重。但息肉中可以出现

真正的增生病变甚至癌（见第 7 章）。息肉样的结构伴有异常的间质成分，包括出现富于细胞的纤维血管性间质及厚壁血管结构，是有意义的诊断线索。

- 乳头状增生（见第 7 章）。
- 非典型息肉样腺肌瘤（见第 9 章）。
- 子宫内膜样癌（EEC）：AH 与 1 级 EEC 的鉴别主要基于对结构和细胞核改变的评估，两者的变化常是同步的，但是有时也会根据一个主要的特征做出诊断。
  - 与 AH 不同，EEC 特征性的表现常为融合的、相互连通的不规则腺腔结构；腺腔内结构的复杂性，包括筛状结构；广泛的或融合的绒毛腺样或微乳头状结构（粗大或纤细的乳头状结构伴有分支或分级生长）。但需注意的是有些乳头状增生并非是癌性增生（见第 7 章，合体性乳头状改变和乳头状增生）。
  - 在子宫内膜标本中，即使是具有上述生长模式的小病灶也可能与切除子宫标本中的肌层浸润性 EEC 相关。Mittal 等发现，极度拥挤的腺体（≥ 3mm 的范围内腺体成分≥ 95%）和任何大小的筛状结构，对提示子宫标本中含有肌层浸润性的 EEC 具有高度的敏感性和特异性。虽然筛状结构的出现高度可疑 EEC，但我们不能将其等同于有肌层侵犯。

- 1 级 EEC 几乎都会表现出细胞的非典型性（包括大核仁），要比 AH 中更明显，但在 AH 表现最严重区域这种区别是细微的。

- 虽然在活检标本中并不常见促间质反应，但这是诊断 EEC 非常有用的证据。极少数病例能在活检组织或刮宫标本中诊断肌层浸润，但如果出现，对诊断十分有帮助。

- 一些更倾向是 EEC 而非 AH 的非特异性证据包括广泛的鳞状分化、微腺性结构、坏死、大量的嗜中性粒细胞浸润、大量核分裂象以及出现病理性核分裂。

- 在处理小的活检标本时，如果诊断信心不足，"至少是非典型增生，1 级 EEC 不能除外"是一种合理的诊断。

- McKenney 和 Longacre 采用有无复杂腺体结构及显著细胞非典型性的诊断标准，分为三类：① AH，肌层侵犯风险极低（< 0.05%）；② AH，不能除外 1 级 EEC，具有中度肌层侵犯的风险（5.5%）；③ 1 级 EEC，具有高度肌层侵犯的风险（20%）。

二、子宫内膜癌

分类

- 见表 8-1。

大体特征 （图 8-8）

- 大体检查通常难以区分各种亚型（但有一些罕见的例外情况见后述）。因为术前诊刮，有些肿瘤的大部分或者全部组织已经被刮除，会导致一些肉眼可见的肿瘤变得不明显。

- 肉眼可见的肿瘤，可以是充满宫腔的息肉样肿物，也可以表现为结节状、局限性的或弥漫性异常区域，偶见肿瘤局限于子宫下段。

- 一些肿瘤只见很少或没有黏膜异常改变，但可能伴有广泛的深肌层浸润，而一些大的息肉样肿瘤反而可能没有肌层侵犯。同步存在的子宫腺肌症可能被误认为肌层侵犯。

- 除非肉眼就可判断的明显浸润层次，否则一定要通过彻底取材才能确定肿瘤浸润最深部位。相比局部

表 8-1 子宫内膜癌的分类

子宫内膜样癌
● 经典型
● 分泌性
● 伴乳头结构
■ 绒毛腺样型
■ 小的非绒毛状乳头
● 支持细胞样结构的
● 伴透明变小梁状的
● 伴化生性改变的
■ 鳞状分化
■ 透明细胞改变，非特异性
■ 纤毛细胞
■ 嗜酸细胞
■ 梭形的上皮细胞（肉瘤样的）
浆液性癌
透明细胞癌
黏液性癌
鳞状细胞癌
移行细胞癌
神经内分泌癌
其他少见类型的癌
● 淋巴上皮样癌
● 巨细胞癌
● 毛玻璃细胞癌
● 肝样癌
● 伴滋养细胞分化的癌
● 伴卵黄囊成分的癌
未分化癌
混合性（次要成分至少占肿瘤的 10%）
继发性癌 [a]

a. 见第 10 章

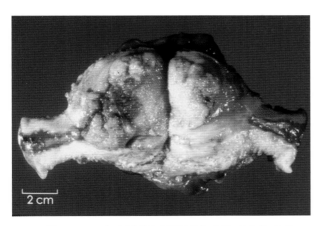

2 cm

▲ 图 8-8 子宫内膜样亚型的子宫内膜癌大体表现

一个息肉样的肿瘤充满了整个宫腔

取材，充分的取材可以显示出更深的肌层侵犯、血管淋巴管侵犯或分化更差区域的肿瘤。

- 虽然有些宫颈受累在大体检查时就可以看出来，但更多的情况下，宫颈受累只能在显微镜下才能判断。
- 肿瘤组织通常是浅褐色到白色，质地软呈肉质状，有时质地较硬或砂粒状。局部可见出血、坏死或两者兼有，特别是在分化差的肿瘤中易见。

（一）子宫内膜样癌

- 本节重点讨论子宫内膜样癌（EEC），这是最常见的子宫内膜癌亚型。虽然其他方面一些问题在这部分讨论，如宫颈受累、肌层浸润方式、一些少见部位发生的癌、发生于 HNPCC（Lynch 综合征）患者的内膜癌以及预后影响因素，这些也同样不同程度地适用于其他亚型内膜癌的诊断。

临床和一般特征

- 子宫内膜样癌约占子宫内膜癌的 90%，通常好发于绝经后女性（平均年龄 60 岁），5% 可见于 40 岁以下的女性，极罕见情况下发生在青少年（Lee 和 Scully）。发生于年轻女性的肿瘤分期和分级常较低，因此预后也较好。
- 典型的症状是异常阴道出血，可能出现子宫增大。可伴有血清 CA125 水平升高，尤其是在肿瘤分期高的患者。
- < 10% 的病例伴有子宫外病变（Ⅲ 或 Ⅳ 期）。与浆液性癌不同，腹膜播散并不常见。在 5% 的病

例中，卵巢会有伴同步发生的子宫内膜样癌（见第 14 章），如果确认是独立原发的肿瘤（大多数），则不影响肿瘤分期。缺乏肿瘤细胞的腹膜角蛋白肉芽肿同样也不会改变分期（见鳞状分化、临床和组织学预后因素及第 20 章）。

- 通常与无对抗的雌激素刺激有关，可能诱因有肥胖、持续性无排卵（多囊卵巢病）、分泌雌激素的卵巢肿瘤、外源性雌激素或他莫昔芬治疗。
  - 这些肿瘤通常为低级别，并且经常之前或同时伴有子宫内膜增生。然而，相当比例的低级别子宫内膜样癌见不到同步的内膜增生。
  - 他莫昔芬治疗的累积剂量 / 持续时间会影响子宫内膜癌的相对风险，即使停止治疗后风险仍持续存在。尽管大多数他莫昔芬相关子宫内膜癌是低级别内膜样癌，一些研究发现患高危型癌的比例也较高，特别是在那些经历了长期治疗的患者中。
- 先前的盆腔放疗史（通常见于宫颈癌治疗）会增加子宫内膜癌的发生风险，一部分是子宫内膜样癌，但大多数都是非子宫内膜样。
- HNPCC/Lynch 综合征相关的子宫内膜样癌需单独讨论。伴有 Cowden 综合征和 Cowden 样综合征的女性患子宫内膜腺癌的风险也增加，因为她们常伴有胚系 *PTEN*、*SDHB-D* 和 *KLLN* 改变（Mahdi H 等）。
- Zighelboim 等发现，子宫内膜癌女性及其亲属人群中有高比例的早期多发骨髓瘤发生，提示其易感性。
- 一种罕见的并发症是副肿瘤性小脑变性，常与抗 -Yo 自身抗体有关（Karpathiou 等）。

1. **典型的镜下特征**（图 8-9 至图 8-18）

- 根据子宫内膜样腺体成分的性质不同，伴随的各种相关变化（如鳞状分化，见书中相关介绍）以及相关间质特征，子宫内膜样癌的表现变化也很多样。在同一标本中，子宫内膜黏膜内肿瘤可能与肌层浸润的肿瘤不一样。
- 子宫内膜样癌，无论是宫腔内还是肌层内浸润的组织，通常由管状腺体组成，从小的到囊性扩张的大腺体，大小不等，但大多中等大小。腺体一般为圆形或椭圆形，但也可成角或分支状。

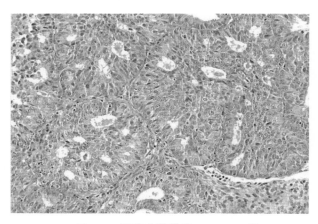

▲ 图 8-9　子宫内膜样癌，FIGO 1 级
筛状结构中可见典型的管状腺体

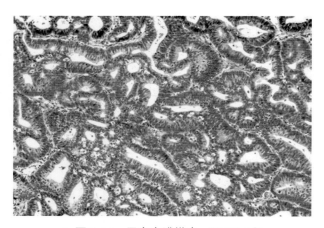

▲ 图 8-10　子宫内膜样癌，FIGO 1 级
腺体相互合并形成融合性的生长模式

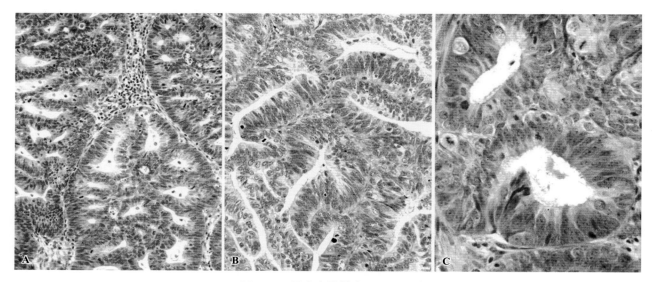

▲ 图 8-11　子宫内膜样癌，FIGO 1 级
A. 筛状结构；B. 明显的复层细胞；C. 明显的恶性的细胞核特征，见核分裂象

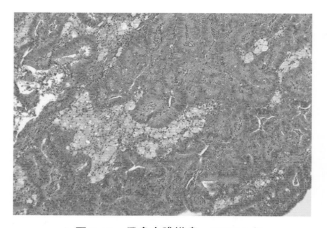

▲ 图 8-12　子宫内膜样癌，FIGO 1 级
间质泡沫样组织细胞的聚集很明显，是子宫内膜样肿瘤中常见有诊断意义的发现

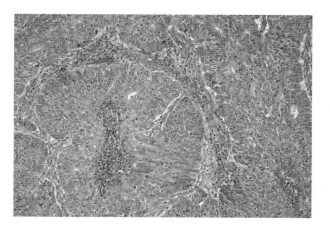

▲ 图 8-13　子宫内膜样癌，FIGO 2 级
局部可见实性生长区域，此处肿瘤细胞无鳞状分化的证据

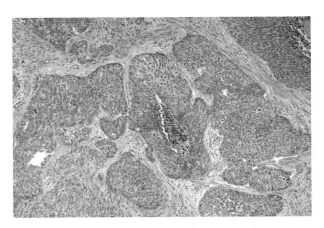

▲ 图 8-14 子宫内膜样癌，FIGO 3 级

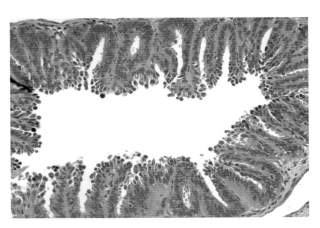

▲ 图 8-17 子宫内膜样癌，FIGO 1 级

表面细胞脱落，有些细胞呈鞋钉样改变，这种特点可能被误认为是透明细胞癌或浆液性癌

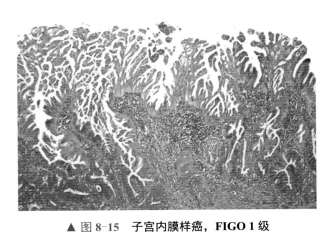

▲ 图 8-15 子宫内膜样癌，FIGO 1 级

肿瘤表面出现明显的丝状乳头结构，虽易联想到合体样乳头改变，但这实际是肿瘤性细胞的变化；注意基底部典型的子宫内膜样成分

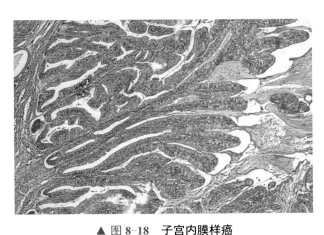

▲ 图 8-18 子宫内膜样癌

可见典型的子宫内膜样上皮细胞（左）移行为黏液柱状细胞（右），注意腺腔内丰富的黏液（右）

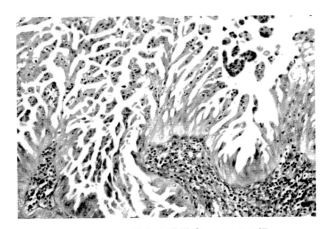

▲ 图 8-16 子宫内膜样癌，FIGO 1 级

图 8-15 高倍镜下肿瘤表面的改变，非常纤细的乳头，偶见炎细胞浸润

- 非肌层浸润的肿瘤多由融合性或相互吻合的腺体组成，常伴有筛状结构，由于腺体融合，会导致长的迷宫样腺腔出现。类似图像也可出现在肌层浸润的肿瘤中，但在浸润病灶中常见广泛分离浸润的腺体。相邻的肌壁可能正常或出现不同的反应性改变（见后述）。
- 腺体衬覆复层或假复层柱状细胞，通常只含少量淡染或轻度嗜酸性的细胞质，伴有圆形核和不同大小核仁。核的多形性也不同，但通常只是轻度到中度的异型。3 级的核特征可能影响肿瘤分级（见分级）。核分裂象常比子宫内膜增生中更多。
- 具有独特乳头结构的子宫内膜样癌将进行单独论

述（见绒毛腺样 EEC 和伴有小的非绒毛乳头结构的 EEC）。

- 此外，一些子宫内膜样癌会伴有表面乳头结构，类似合体乳头状改变（见第 7 章），这种结构中细胞核的非典型性通常小于深部的肿瘤成分，提示可能是一种成熟改变。所以如果在绝经后女性的少量样本中只见到这种形态的病变，应该再次取材来除外癌的可能。
- 我们也见到一种所谓的"脱落"现象，会产生微乳头结构，可能与浆液性分化相混淆，但前者缺乏浆液性癌的高级别核特征。

- 腺腔内常可出现黏液，甚至会很明显。当腔内黏液同时伴有中性粒细胞浸润以及偶见的微腺样结构时，这种特点可能会类似于宫颈的微腺性增生（microglandular hyperplasia，MGH）。胞质内通常缺乏黏液或者仅局限在细胞的腔缘端，但在 20%～40% 的肿瘤中可能会见到不同比例富含黏液的细胞（Worley 等，Abdulfatah 等）。
- 间质改变。
  - 局限在子宫内膜的子宫内膜样癌通常不会出现典型的促结缔组织增生性间质。然而 Ali 等发现，在大多数子宫内膜样癌中会出现子宫内膜间质的局灶性"成纤维细胞化生"，表现为成纤维细胞杂乱分布或纤维束形成结构不良，且常与正常子宫内膜间质融合。
  - Ali 等还发现，在子宫内膜样癌中常见间质的平滑肌化生（常与成纤维细胞化生相关），表现为不典型的束状结构且纤维性特征不明显。他们注意到这种特征出现在子宫内膜或子宫腺肌症内时可能会被误认为肌层浸润。
  - 泡沫样组织细胞可见于 15% 的肿瘤，而且通常是低级别的。如果它们单独出现于一个小标本中，应该警惕子宫内膜样癌可能。
  - 局灶性或融合性的坏死或坏死的管腔碎片（特别是在低分化肿瘤中）和炎症细胞，最常见是中性粒细胞，可能会很明显。

2. 典型的免疫组化结果

- 子宫内膜样癌通常表达 vimentin、ER、PR，尽管在 3 级肿瘤中 ER/PR 的表达可能较低或缺失。Peevey 等发现在 BMI ≥ 40 的女性中，PR 在腺体中的染色较强。Zadeh 等发现 60% 和 70% 的低级别及高级别子宫内膜样癌中有 AR 表达，但只有高级别肿瘤中会在 PR 缺失区域出现 AR 的表达。

- CEA 通常阴性，但有些子宫内膜样癌中可能会出现腔内弱染色，鳞的成分则可能为强阳性。如果出现 p16 阳性，这与 HPV 感染无关，并且通常只是弱的、局灶性的表达和（或）仅限于鳞的成分。
- 与浆液性癌相比，大多数子宫内膜样癌表现为野生型的 p53 染色模式（缺乏"全或无"的表达特点）。但 Schultheis 等在 15% 的子宫内膜样癌中发现了 TP53 突变，通常也伴有 PTEN 突变或移码或无义突变，提示单凭 TP53/p53 状态可能无法区分这两种肿瘤。
- Reddy 等在 27% 的子宫内膜样癌中发现 PD-L1 的免疫组织化学表达，提示抗 PDL1/PD1 免疫治疗可能有效。Li 等发现肿瘤的 PDL1 表达与 MMR 缺失显著相关。

3. 鳞状分化（图 8-19 至图 8-21）

- 鳞状分化在约 25% 的子宫内膜样癌中存在，可以表现为多种形式并显著改变肿瘤形态。
  - "腺棘皮瘤"和"腺鳞癌"曾被广泛使用，分别用来指代伴有良性和恶性鳞状分化的子宫内膜样癌。
  - 在 WHO 分类中，这两个术语都被统称为"伴有鳞状分化的子宫内膜样癌"，但其他术语也是允许替代使用的，目前我们在这里使用是因为它们可能具有一定的意义。
- 腺棘皮瘤可见桑葚状鳞化（见第 7 章），可以很广泛或融合，甚至可能掩盖腺体的成分，通常是 1 级的内膜样癌。桑葚状鳞化由多角形至梭形的不成熟鳞状细胞组成，细胞核特征温和，CD10、β-catenin 和 CDX2 染色阳性。这些细胞，尤其是位于巢中心部位，可以出现成熟现象甚至形成角化。桑葚状化生也可见出现中心性坏死。
- 腺鳞癌的鳞状上皮可以局灶性位于腺腔内，但通常是独立侵犯子宫内膜或肌层，而且比腺棘皮瘤的级别要高。梭形的鳞状细胞可以呈现肉瘤样外观。

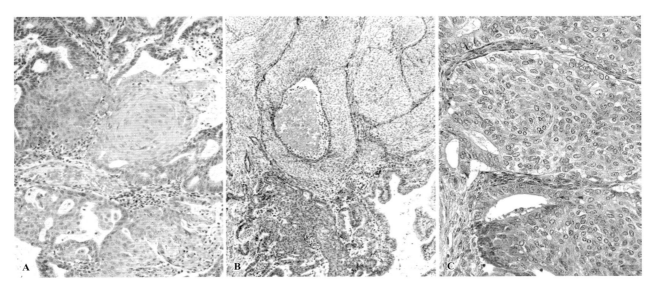

▲ 图 8-19　子宫内膜样腺癌伴鳞状（包括桑葚状）分化

A. 典型的 1 级子宫内膜样癌中鳞状上皮化生；B. 广泛的鳞状分化中见小灶坏死；C. 温和的桑葚状细胞完全或几乎完全替代了腺腔

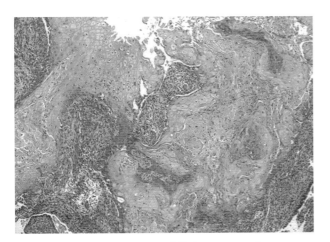

▲ 图 8-20　子宫内膜样癌，FIGO 1 级

一些肿瘤中可见广泛的成熟鳞状分化伴角化物形成

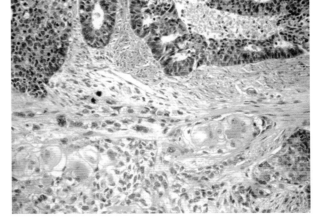

▲ 图 8-21　子宫内膜样癌伴鳞状分化，后者显示出鳞状细胞癌的特征，表现出独立的侵袭性（腺鳞癌）

- 偶尔腺棘皮瘤和腺鳞癌中的鳞状细胞可以出现透明的富含糖原的胞质。
- 其他鳞状化生的形式如下。
  - 斑片样鳞状化生：通常是发生在表面的现象，往往作为孤立的小斑块出现，但可能非常明显或与其他表面化生性改变同时存在。
  - 大量分化良好、有时糖原化的鳞状上皮。
  - 小的非绒毛状乳头（见书中相关介绍）可能出现鳞状改变或单个细胞角化，但范围一般很局限。
- 将分级和肌层浸润深度进行匹配后，具有鳞状分

化的子宫内膜样癌生物学行为与典型的子宫内膜样癌相似。
- 腹膜角蛋白肉芽肿很少出现在具有鳞状分化的子宫内膜样癌中，因此不会影响肿瘤的分期（见分期部分和第 20 章）。

4. 绒毛管状分化（图 8-22 至图 8-24）

- 绒毛管状子宫内膜样癌（villoglandular endometrioid carcinoma，VGEC）是最常见伴有乳头状结构的子宫内膜样癌，在两项不同的研究中分别占子宫

205

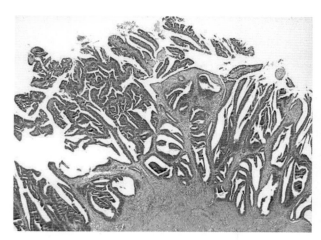

▲ 图 8-22　绒毛管状子宫内膜样癌
乳头高而长，不具有浆液性癌那种明显的出芽特点

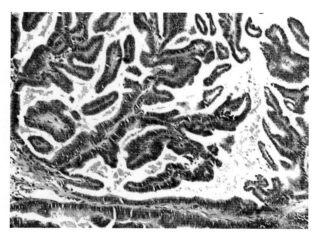

▲ 图 8-23　绒毛管状子宫内膜样癌
显示的是完全由绒毛结构构成的区域

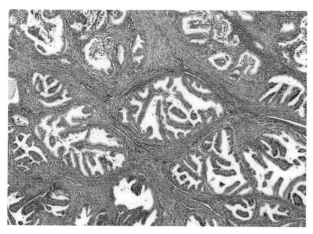

▲ 图 8-24　绒毛管状子宫内膜样癌
肌层浸润的肿瘤仍保留了绒毛状结构

内膜样癌的 13% 和 31%。我们的经验更接近于较低的那个结果，因为我们只研究具有显著绒毛管状特征的子宫内膜样癌。

- VGEC 的特征是长而细的绒毛状乳头伴有纤细的纤维血管轴心，通常与不同比例的子宫内膜样腺体混合，罕见情况下肿瘤由单纯的绒毛状乳头构成。这种绒毛状结构可出现在肌层的浸润灶内，但多数是出现在宫腔内的肿瘤组织中。
- 衬覆在绒毛和腺体周围的细胞类似于典型的子宫内膜样癌的细胞。除了少见病例外，肿瘤一般都是 1 级或 2 级，可以伴有鳞状分化。
- 与其他子宫内膜乳头状病变的鉴别（见后述）。
  - 浆液性癌：与 VGEC 不同的是，这些肿瘤表现

出复杂的乳头结构、高度复层的细胞和上皮出芽（导致锯齿状的腺腔轮廓）、高级别核型和 *p53* 突变。鳞状分化和子宫内膜样癌典型的免疫表型支持 VGEC 的诊断。
  - 子宫内膜癌伴小的非绒毛状乳头（见后述）。
  - 子宫内膜黏液性癌、透明细胞癌和移行细胞癌：这些肿瘤往往会局灶性出现乳头结构，但是其他的肿瘤特征可以帮助与 VGEC 鉴别。
  - 非肿瘤性乳头状子宫内膜增生（见第 7 章）。
- Zaino 等（1998 年）发现 VGEC 的生物学行为与相同分级的典型的子宫内膜样癌相似。而 Ambros 等发现肌层侵袭的 VGEC 具有更高的血管侵犯和淋巴结转移率，比普通的肌层侵袭的子宫内膜样癌的预后更差。

5. 小的非绒毛状乳头（图 8-25 至图 8-27）

- Murray 等（2000 年）在 8% 的子宫内膜癌中发现了这种结构。患者的平均年龄介于普通子宫内膜样癌和浆液性癌之间。肿瘤的预后与其他具有相似分级的内膜样癌相当。
- 这些通常是典型的 1 级或 2 级的子宫内膜样癌，在腺腔内或肿瘤表面见小的乳头结构。
  - 大多数乳头以圆形细胞的出芽形式出现，伴有丰富嗜酸性胞质，核浆比低。有时一些较长的丝状乳头可能延伸到腔面，使结构看起来更复杂。
  - 虽然出芽的嗜酸性细胞可能提示的是一种流产

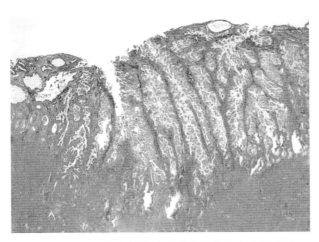

▲ 图 8-25 伴有小的非绒毛状乳头的子宫内膜样癌
这种像乳头的小的出芽结构会让人想到浆液性癌

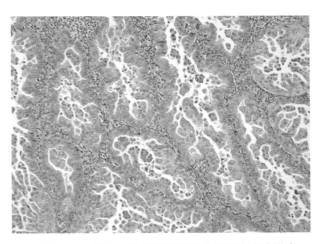

▲ 图 8-26 伴有小的非绒毛状乳头的子宫内膜样癌
图 8-25 的高倍镜观察，低级别的细胞与我们所知的浆液性癌的细胞不同

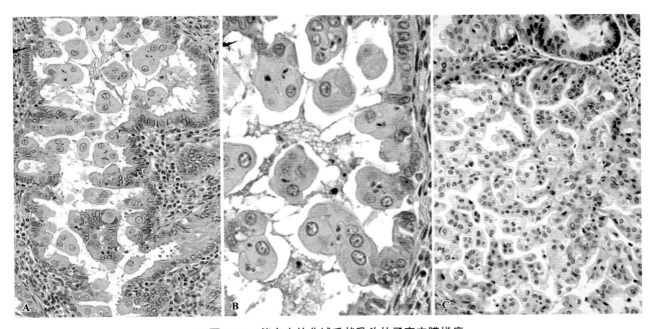

▲ 图 8-27 伴有小的非绒毛状乳头的子宫内膜样癌
A. 细胞簇由具有嗜酸性胞质的细胞构成，排列成腺样并突入腔内；B. 高倍观察图 A 中形成乳头的肿瘤细胞，具有丰富的嗜酸性胞质；C. 少数情况下腺腔内有异常的隆起增生伴搭桥现象

的鳞状分化，但半数的肿瘤中仍可见明显的鳞状分化。

- 和浆液性癌的区别如下。
  - 具有其他典型的子宫内膜样癌或 VGEC 背景，如果出现鳞状分化可以排除浆液性癌的可能。
  - 这类乳头由具有嗜酸性胞质的大圆形细胞组成，通常为低级别细胞核，与浆液性癌乳头中高级别的细胞核形成对比。在高级别的子宫内

膜样癌中也可偶见小的非绒毛状乳头，但这通常很局灶。
  - 缺乏典型的浆液性癌的免疫表型。

6. 少见的生长模式包括微腺性、支持细胞样、透明梁状和中肾样（图 8-28 至图 8-35）

- 微腺性结构：典型子宫内膜样癌（特别是那些伴有明显黏液成分的）可能会出现明显的微腺样结

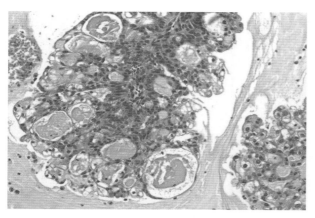

▲ 图 8-28　子宫内膜样癌伴微腺性特征

单独看这些扩张的腺体使人联想到微腺性增生，但是缺乏常见的中性粒细胞浸润，而且这些较小的腺体与微腺性增生不一样

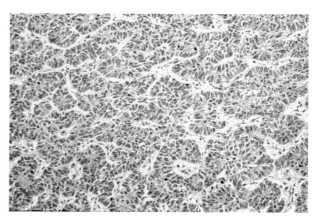

▲ 图 8-29　子宫内膜样癌伴支持细胞样结构

在标本中的其他区域可见典型的子宫内膜样癌

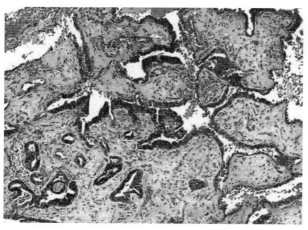

▲ 图 8-30　子宫内膜样癌，透明变梁状变异型

间质显著的透明变性并出现一定的梁状特点

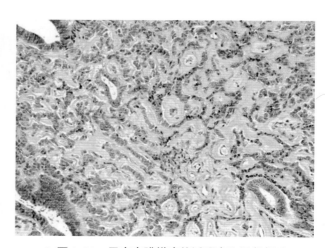

▲ 图 8-31　子宫内膜样癌伴透明变和梁状间质

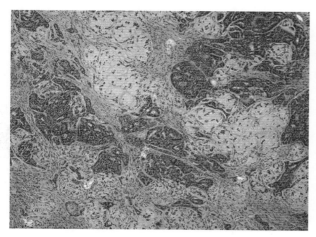

▲ 图 8-32　子宫内膜样癌，透明变梁状变异型

此例间质伴有显著的黏液变，其中混合有梁状和簇状排列的细胞

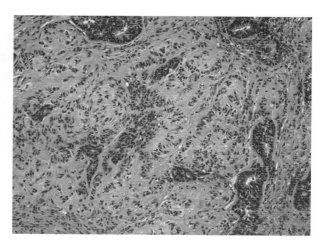

▲ 图 8-33　子宫内膜样癌，透明变梁状变异型

高倍镜观察图 8-32，梁索状结构显示得更清楚

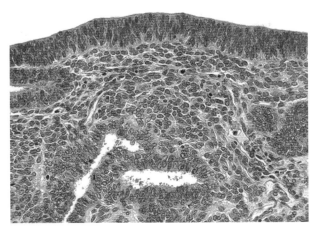

▲ 图 8-34　子宫内膜样癌，透明变梁状变异型
这种肿瘤中腺体之间可见小的梭形细胞，可能会模拟子宫内膜间质肿瘤的形态

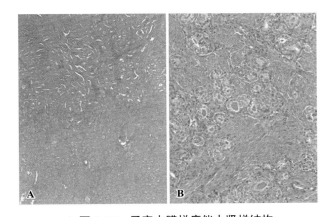

▲ 图 8-35　子宫内膜样癌伴中肾样结构
A. 典型的子宫内膜样癌（上方）过渡为小管状腺体，让人联想到中肾小管（底部）；B. 高倍镜显示有中肾样的腺管区域

构，出现腔内嗜酸性分泌物以及腔内和间质内的中性粒细胞浸润；由于我们认为真正的子宫内膜微腺性增生不会发生，所以在确认是子宫内膜组织时，诊断子宫内膜微腺性增生应该非常谨慎；通常需要和刮宫过程中取到的宫颈内膜的微腺性增生进行鉴别。

- 主要区别点是典型的宫内膜样癌形态伴融合的微腺性结构和核的非典型性以及细胞分裂象活跃，均超过微腺性增生的改变。Stewart 和 Crook（2015 年）发现 p16 阳性 /PAX2 阴性倾向微腺性增生，cyclinD1，vimentin 和 Ki-67 没有帮助。

- Hong 等在 60% 的微腺性子宫内膜样癌中发现 *KRAS* 突变，但宫颈微腺性增生中则没有。

- Qiu 和 Mittal 发现，核下空泡的存在倾向于微腺性增生，而腔内鳞状化生、间质泡沫细胞、核分裂象和 Vimentin 阳性 /MIB1 阳性提示是癌。然而 Chekmareva 等发现 Vimentin 和 MIB1 在这两种病变中的表达有相当大的重叠性。

- 支持细胞样结构：偶尔但通常是低级别的子宫内膜样癌局部会出现明显的支持细胞样结构，表现为由柱状细胞排列构成的实性或空心的小管和短而细的条索结构；这种变异型远不如卵巢常见。

  - 支持细胞样成分与典型子宫内膜样和（或）鳞状成分的融合以及缺乏肿瘤性间叶成分，可以除外伴有性索样结构的子宫内膜间质肉瘤（endometrial stromal sarcoma，ESS）和类似卵巢性索样肿瘤的子宫肿瘤（uterine tumor resembling ovarian sex cord tumor，UTROSCT）（见第 9 章）。

- 透明梁状结构：罕见的子宫内膜样癌会出现特殊的结构，特点是小而缺乏细胞质的肿瘤细胞，呈上皮样细胞条索和短梭至梭形的形态，包埋于透明变的间质中（透明梁状子宫内膜样癌，corded and hyalinized EEC；'CHEC'）；相比普通的子宫内膜样癌，这种类型中骨样基质更易见，罕见情况下为黏液样基质。

  - 条索内的细胞可不同程度表达 CK，但不表达肌源性标记、CD10 和 inhibin。

  - 主要需与 MMMT（癌肉瘤）鉴别。与后者不同的是，CHEC 会伴有典型的 1 级或 2 级的腺样的肿瘤成分，分期低且生存率高，而且患者较年轻（甚至较典型的子宫内膜样癌的患者要年轻）。

  - 鉴别诊断还包括其他伴有性索样结构的子宫肿瘤，如子宫内膜间质肉瘤、腺肉瘤、UTROSCT 和少见的上皮样平滑肌肿瘤。所有这些肿瘤都有各自特殊的形态特点且缺乏诊断 CHEC 所必需的成分。

  - 少见情况下上皮样滋养细胞肿瘤会出现透明变的间质，可能会类似 CHEC，但绝经前的年龄特点、缺乏典型子宫内膜样癌成分以及滋养细胞的免疫组化标记物可帮助诊断。

- 中肾样结构：罕见情况下子宫内膜样癌的组织形

态会类似宫颈的中肾腺癌（见第 6 章），我们称之为"中肾样腺癌"（Howitt 等，Kenny 等，Kim 等，McFarland 等）；类似的肿瘤在"卵巢"章节中有描述。

- McFarland 等报道的 7 例肿瘤中没有与中肾残件有移行关系者，虽然其中 1 例在宫颈部位发现了中肾残件。2 例患者在就诊时已出现子宫外的播散。
- 肿瘤含有小腺体或小管的混合结构，腔内常见胶样物，有时呈实性和乳头结构。肿瘤细胞核不规则、重叠或泡状。典型的免疫表型是 TTF1 阳性 /ER 阴性 /PR 阴性，可不同程度表达 CD10、calretinin 和 GATA3，有些肿瘤表达 PAX8（Kenny 等）。

- 有些肿瘤可能是子宫内膜样癌的一种变异型，因为我们发现在典型的子宫内膜样癌累及宫颈时，侵犯宫颈的部分其组织学上与中肾腺增生难以鉴别（Tambouret 等）。但 Howitt 等发现中肾样癌与真正中肾癌有相似的分子学改变。

7. 少见的细胞类型和其他发现（图 8-36 至图 8-44）

- 纤毛细胞：这种罕见的癌大多类似于典型高分化子宫内膜样癌，只是腺体中出现了非常明显的纤毛细胞成分。
  - 一种罕见的纤毛癌（Hendrickson 和 Kempson）具有独特特征，但我们至今未见过这样的病

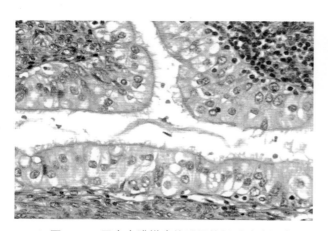

▲ 图 8-36　子宫内膜样癌伴明显的纤毛玻璃细胞

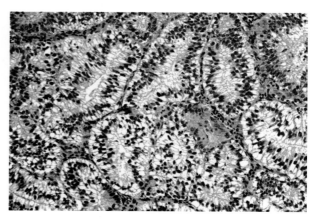

▲ 图 8-37　分泌型子宫内膜样癌
腺体衬覆的细胞伴有明显核下空泡

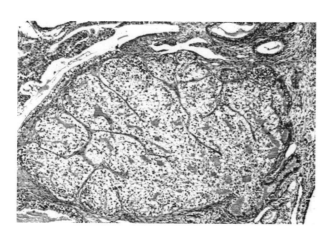

▲ 图 8-38　分泌型子宫内膜样癌，实性区域
这种形态可能会误以为是透明细胞癌，但这个区域只是出现在一个典型的分泌性癌局部，与肿瘤其他区域一样，肿瘤细胞具有低级别核特征

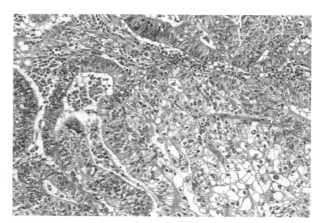

▲ 图 8-39　子宫内膜样癌
透明细胞（右边底部）很明显，但并不代表是透明细胞癌

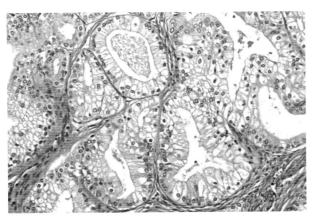

▲ 图 8-40　由含有透明胞质的细胞构成的子宫内膜样癌

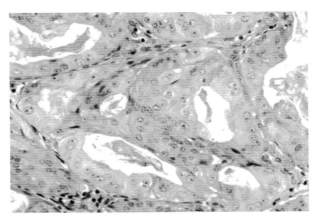

▲ 图 8-41　由含有丰富嗜酸性胞质的细胞构成的子宫内膜样癌

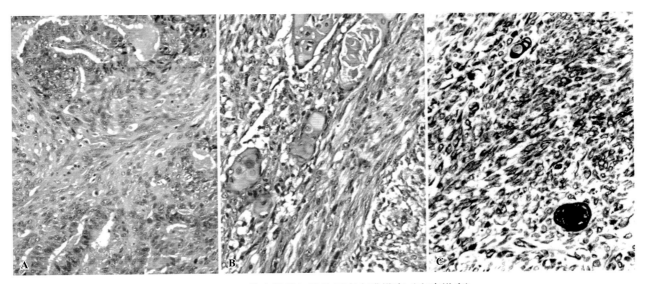

▲ 图 8-42　伴有梭形细胞的子宫内膜样癌（肉瘤样癌）

A. 梭形细胞与腺上皮相移行；B. 梭形细胞包绕并逐渐移行为具有明显鳞状分化的细胞巢（有些含角蛋白）；C. 与中间图中所示相同肿瘤内，梭形细胞表达 CK

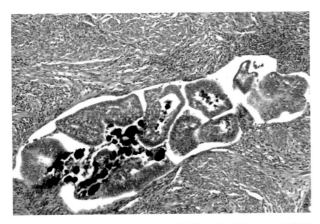

▲ 图 8-43　子宫内膜样癌伴血管淋巴管侵犯，出现砂砾体样钙化灶

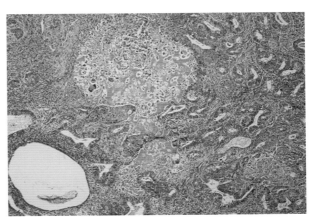

▲ 图 8-44　子宫内膜样癌伴骨化

例。细胞巢内分隔形成小腔（类似筛状结构），腔内衬覆低级别带有纤毛的肿瘤细胞，朝向细胞外和细胞内的腔面。这 7 例患者中有 2 例就诊时已发生了宫外扩散。

- 纤毛细胞癌的生物学行为似乎与典型子宫内膜样癌相似，但相关经验仅见于上面提及的那篇报道。

- **分泌性改变**：小灶分泌形态在典型的子宫内膜样癌中很常见，不需专门注明，但当分泌性改变非常明显时，就有必要使用"分泌性癌"这个诊断术语了；以这种形式单纯出现的肿瘤很罕见，通常为 1 级的肿瘤伴有核下和（或）核上的糖原空泡；此类肿瘤的生物学行为与其他同级子宫内膜样癌相似。

  - 罕见情况下可见部分肿瘤有实性区域，但与透明细胞癌（clear cell carcinoma，CCC）不同的是其低级别核特征，与典型的分泌性癌过渡，偶可见鳞状分化，且缺乏管囊状及乳头样结构、靴钉样细胞、高级别核特征以及 CCC 的免疫表型等情况。
  - 通常没有明显的激素原因，但有些病例可归因于内源性或外源性孕期的刺激；在这些病例中，分泌改变可能仅是短暂性的。
  - 其他具有透明细胞的子宫内膜癌（见后述）。

- **透明细胞**：一些子宫内膜癌中，因为细胞富含糖原、泡沫样脂质或水肿的胞质，会导致出现透明细胞（Silva 和 Young），但缺乏分泌性癌典型的核上和核下空泡；典型的子宫内膜样癌很少会以富含透明细胞的形式复发（Rawish 等，2013 年）。

- **嗜酸性包括组织细胞样的细胞**：这些细胞具有丰富的嗜酸性胞质，有些是由于含有大量的线粒体；这些细胞在具有 MELF 模式的子宫内膜样癌中尤为常见，且可能表现为形态温和的组织细胞样外观（见"肌层浸润模式"部分）。

- **梭形 - 上皮样细胞**。

  - 不同于 MMMT 的肉瘤样成分，这些梭形细胞与典型的腺样或鳞状上皮细胞（或局灶的角化）混合存在，其非典型性通常比 MMMT 的肉瘤样细胞要低，而且在大多数 MMMT 中缺乏各类腺体成分。一般见不到异源性成分（除了骨样组织外）。

- P53 和 WTI 阴性或弱表达，表达 CK、ER 和 PR，这个特点支持子宫内膜样癌的诊断。

- **Arias-Stella 样反应（ASR）**：类似于 ASR 的反应可出现于孕剂治疗后的子宫内膜癌中；靴钉样的细胞可能会使人联想到透明细胞癌，但病史和混杂在良性腺体中的 ASR 改变可以帮助诊断（Yamani 和 Fadare）。

- **印戒细胞**：可见于罕见的典型子宫内膜样癌中，但不包括转移性印戒细胞癌（见第 10 章）。

- **高级别成分**：如未分化癌、巨细胞癌、小细胞癌、肝样癌、滋养细胞成分和 MMMT 的病灶（见后述）。

- **胃型分化**：子宫内膜部位罕见的子宫内膜样癌可以局灶表现出胃型黏液分化，类似于宫颈内膜的胃型腺癌，包括出现 MUC6 和 HIK1083 的阳性表达（McCarthy 等）。

- **砂砾体**：在一项研究中（Parkash 和 Carcangiu）显示，这些与炎症（包括子宫积脓）、坏死、平滑肌深层浸润和淋巴血管侵犯有关。

- **良性的异源性成分**：骨化是其中比较常见的一种，可能会误诊为 MMMT，但后者的诊断需要明确的肉瘤成分。

8. 少见部位的癌

- **子宫体下段（lower uterine segment，LUS）**。

  - Westin 等发现，子宫内膜癌发病的总人群中只有 1.8% 的发生在子宫体下段，< 50 岁的患者人群中这一比例约为 10%，而 Lynch 综合征相关的子宫内膜癌中约有 30%（参见 HNPCC/Lynch 综合征相关的癌）。
  - 并非所有，但有一些研究发现，子宫下段的肿瘤更倾向分期高、侵袭性的亚型（高级别内膜样癌、浆液性癌、透明细胞癌、未分化癌），并且常伴深层浸润，较发生在子宫其他部位的癌预后差。
  - 鉴别诊断包括非峡部的内膜癌累及峡部。Lavie 等发现约 25% 的 I 期子宫内膜癌会累及峡部，不相匹配的是这些肿瘤常是 3 级，且伴有子宫肌层和血管淋巴管的侵犯。

- **子宫内膜息肉**。

  - 约 1% 的子宫内膜癌发生在息肉中。这些肿瘤可能仅局限于息肉内，也可能与子宫内膜其他区域类似的肿瘤有关，尽管这种情况下息肉病变可能只是继发的。

- 发生于息肉中的癌，总体上其组织学亚型的比例与发生于子宫内膜的癌大致相同，最常见的是子宫内膜样癌，其次是浆液性癌，少见的是透明细胞癌、黏液性癌和 MMMT，但浆液性癌似乎更容易发生在息肉内。

- 腺肌症和腺肌瘤。

  - 罕见情况下子宫内膜样癌发生于子宫腺肌症，表现为无子宫内膜受累以及癌性腺体和腺肌症内的腺体间有移行。如果子宫内膜正常又没有这种移行关系，需要考虑罕见的转移癌可能。

  - 子宫内膜样癌偶尔也可出现在腺肌瘤中，最常见的是非典型息肉样腺肌瘤，偶尔出现在普通的腺肌瘤中（见第 9 章）。

- 子宫浆膜。

  - 我们曾见过 1 例 1 级子宫内膜样癌起源于子宫浆膜面的子宫内膜异位症，该患者的内膜也有相似病变。

9. 肌层浸润的模式（图 8-45 至图 8-55）

- Quick，May 等发现 1 级子宫内膜样癌中，分别有 30% 和 6% 伴有肌层浸润和深肌层浸润（＞50% 的肌层）。Nofech-Mozes，Ghorab 等在 26% 低级别肿瘤和 59% 高级别肿瘤中发现了深部浸

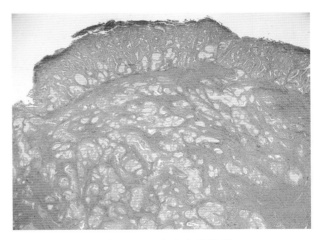

▲ 图 8-46 子宫内膜样癌
膨胀性肌层浸润，注意此例缺乏明显的间质反应

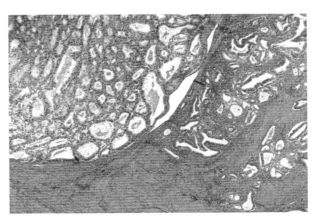

▲ 图 8-47 肌层侵犯的子宫内膜样癌伴推挤性（左）和侵袭性（右）两种浸润模式

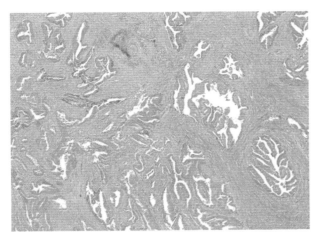

▲ 图 8-45 子宫内膜样癌伴典型的肌层不规则浸润，注意间质反应

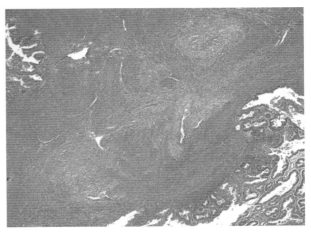

▲ 图 8-48 子宫内膜样癌伴 MELF 侵袭模式
侵袭性肿瘤的局部间质反应十分明显，一些肿瘤性的腺体被拉长

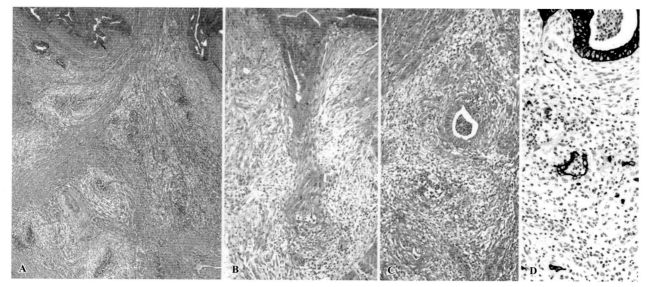

▲ 图 8-49　子宫内膜样癌侵犯肌层，伴 MELF 模式（见正文）

A. 典型的子宫内膜样癌（顶部）与深部肌层浸润性成分同时存在，局部显示出显著的纤维黏液样间质反应；B. 肿瘤性的子宫内膜样腺体（顶部）与肿瘤（底部）病灶相连，后者因周围炎性黏液样间质而变得模糊不清；C. 炎性纤维黏液样间质包绕着一个典型的子宫内膜样腺体和腺上皮的碎片（视野下半部分），在这个放大倍数下几乎看不到它们；D. 位于中心位置的这些腺上皮碎片，用 CK 染色能很明显的标记出来

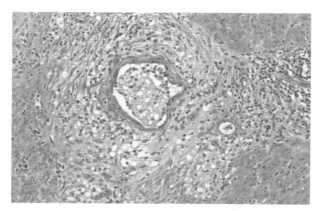

▲ 图 8-50　子宫内膜样癌伴 MELF 浸润模式

2 个典型的微囊性腺体，其中一个较大，伴有明显的黏液样间质；注意腺体内衬的扁平上皮

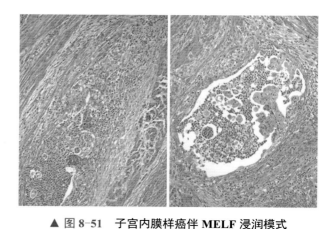

▲ 图 8-51　子宫内膜样癌伴 MELF 浸润模式

2 例中均见典型的肿瘤性的上皮碎片伴有中性粒细胞浸润，右图同时还可见胞质的嗜酸性变以及变得扁平的上皮（此类病例中很常见）

润。Winham 等则发现约 80% 的 2 级内膜样癌伴有肌层侵犯。

- 当癌性腺体、细胞巢、条索或单个肿瘤细胞与肌层间的边界不规则时常会伴有炎性、黏液性或促纤维结缔组织增生性的间质反应，这时肌层浸润往往比较明显。
- 其他的肌层侵袭性肿瘤与周围肌层边界清晰、伴膨胀性或推挤性边界，一般很少出现或没有间质

反应。在这种情况下，如果正常的内膜与肌层交界部未在切片中显示的话，可能无法判断肌层的浸润（其浸润深度也无法测量）。这种类型的肌层侵犯可能与肿瘤累及腺肌症相混淆，但缺乏腺肌症的间质，也没有后者典型的周围肌层增生。

- Murray 等（2003 年）描述了一种独特的肌层浸润模式，用"MELF"的缩写来表示（Microcystic "微囊"、Elongated "拉长"和 Fragmented "碎片"）

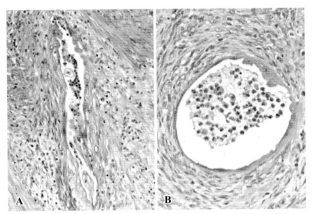

▲ 图 8-52　子宫内膜样癌浸润肌层的 MELF 模式

拉长的裂隙样的腺体（A）和圆形的腺体（B）被纤维黏液样间质包绕；这些腺体衬覆的扁平嗜酸性上皮细胞可能被误认为是淋巴血管内衬覆的上皮样细胞

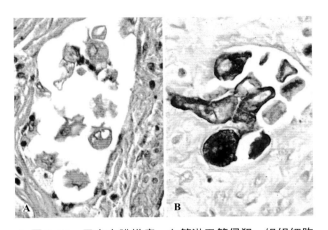

▲ 图 8-53　子宫内膜样癌，血管淋巴管侵犯，组织细胞样细胞（A 图为 HE 染色，B 图为 CK 免疫组化染色）

图片由 Teri Longacre，MD 提供，经 McKenneyJK，KongCS，LongcreTA 许可转载（Endometrial adenocarcinoma associated with subtle lymph-vascular space invasion and lymph node metastasis: A histologic pattern mimicking intravascular and sinusoidal histiocytes.Int J Gynecol Pathol 2005；24：73-78.）

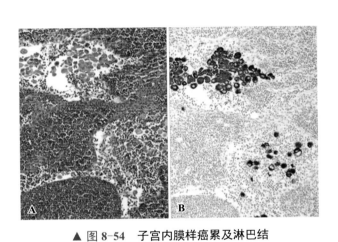

▲ 图 8-54　子宫内膜样癌累及淋巴结

A. 肿瘤细胞具有丰富的嗜酸性胞质，可能被误认为组织细胞，这种形态常见于伴有 MELF 肌层浸润模式的病例；B. 角蛋白 AE1/AE3 染色对鉴别肿瘤细胞还是组织细胞很有帮助

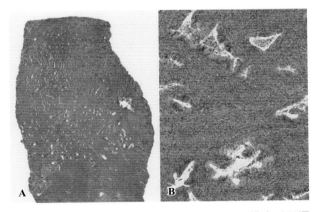

▲ 图 8-55　子宫内膜样癌伴弥漫浸润的生长模式（所谓恶性腺瘤样浸润模式）

A. 低倍镜显示浸润的腺体分布相对均匀，但结构与任何良性病变又不相同；B. 高倍镜显示这些浸润性的腺体伴低级别恶性细胞的特征，且不伴有任何间质反应，这是此类浸润模式的特征

表示。

- 当 RHY 注意到一些子宫内膜样癌有微囊性腺体时，这种侵袭模式第一次被识别出来，这些微囊性腺体常被拉长、呈碎片样包埋在明显的纤维黏液性间质中。"F"的缩写表示碎片，但也可以指纤维黏液样间质，而且这往往是低倍镜检查时能观察到的最显著特征，提示子宫内膜样癌中可能存在 MELF 模式。

- MELF 模式可见于 10%～15% 伴肌层浸润的子宫内膜样癌，通常为 1 级或 2 级，累及外 1/2 肌壁。由于显著的纤维黏液样间质和肿瘤的碎片可能导致该形态不易辨识，且由于 MELF 常发生在肿瘤浸润的最深处，这会导致低估肿瘤浸润的深度。

- 微囊或裂隙状的腺体常衬覆扁平的（内皮样）细胞或组织细胞样的细胞，这些细胞可具有丰富的嗜酸性或透明空泡状的胞质，伴温和的细胞核特征。这种分散的单个细胞或细胞簇可以出现在肌层的淋巴管和淋巴结中（见后述）。

- MELF 浸润模式与淋巴血管侵犯（lymphovascular invasion，LVI）（Stewart 等，2009 年）和淋巴结受累（lymph node involvement，LNI）的概率增加相关，在 Espinosa，Serrat 等和 Pavlak is 等的研究中，淋巴结转移的病例约占 50%。更引人注目的是，Hertel 等发现在伴有肌层浸润的高分化子宫内膜样癌中，LNI 仅占非 MELF 肿瘤的 19%，在混合有 MELF 和非 MELF 的肿瘤中占 67%，而单纯的 MELF 肿瘤中则 100% 有 LNI。在伴有 LVI 的子宫内膜样癌中，LNI 出现在 MELF 中的比在非 MELF 肿瘤中更多见。

- LNI 常是孤立性的、组织细胞样的（isolated tumor cell，ITC）出现在淋巴结被膜下，没有角蛋白的染色，常难以或无法与组织细胞鉴别（Espinosa，Serrat 等，Peletier 等）。

- MELF 灶内的肿瘤细胞为 CK7 阳性和 CK19 阳性，ER、PR 和 E-cadherin 的表达降低，与非 MELF 区域相比其增殖指数较低。Kojiro-Sanada 等通过免疫组化染色发现 MELF 的细胞可表达 CXCL14 和 CXCL12（转移进展基因 CXCR4 的配体）。

- 罕见的"弥漫浸润"或"独立腺体模式"的侵袭表现为分散的但通常是广泛的肌层内浸润的腺体。肿瘤性腺体可以分化的很好，伴少量或没有间质反应（"恶性腺瘤模式"），因此可能被误诊为良性病变，如萎缩的腺肌症。

- 肌层浸润的所有模式都可能与 LVI 有关，但判断上常会因为组织的收缩裂隙和假血管浸润而变得复杂化（见"治疗效果"）。血管周淋巴细胞可以作为血管侵犯的线索。用免疫组化染色标记内皮细胞有助于诊断。

10. 可能被过诊断为肌层浸润的现象（图 8-56 至图 8-58）

- 在子宫内膜样癌中，肌层侵犯尤其是浅表肌层的侵犯常因为不同的情况被过诊断。

- 局限于内膜的子宫内膜样癌会使正常的子宫内膜和肌层的交界处变得更加不规则，导致那些边界清楚的、圆形的肿瘤细胞巢看起来像凸入进浅肌层内。肿瘤填充宫角的输卵管开口处可以模拟深

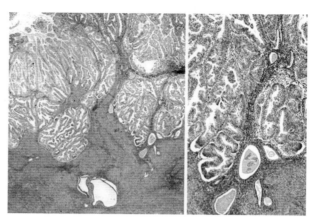

▲ 图 8-56 局限于内膜的子宫内膜样癌伴有不规则的内膜 – 肌层交界

高倍镜（右）显示在肿瘤和肌层间还有残存的良性内膜腺体

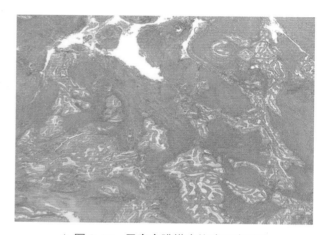

▲ 图 8-57 子宫内膜样癌伴腺肌症受累

受累腺肌症中的病灶扩张，且分布较均匀，没有间质反应；此外，子宫腺肌症灶周围的暗染区是子宫内膜间质细胞形成的袖套样结构，这是一个有用的发现

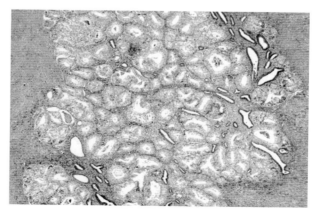

▲ 图 8-58 子宫内膜样癌累及腺肌症

良性的腺肌症腺体，包绕着腺肌症间质，与肿瘤性的腺体混合存在

肌层的浸润。以下这些现象可以帮助分析，包括在肿瘤与肌层间存在良性子宫内膜腺体或子宫内膜间质、缺乏间质反应、输卵管开口处受累的地方发生在靠近输卵管的部位。

- 如果组织切片中不包括正常的子宫内膜 – 子宫肌层交界处，那么完全外生性的非肌层浸润肿瘤可能被误认为是侵袭性肿瘤。

- 正如前面所指出的（见 "典型的镜下特征，间质改变"），子宫内膜间质的平滑肌化生不应被误判为肌层侵犯。

- 当子宫内膜样癌和子宫腺肌症并存时，约 25% 的病例会见肿瘤累及腺肌症，这一发现本身并没有明显的不良预后的意义。

  - 提示子宫腺肌症受累的线索包括可见周围的平滑肌组织包绕生长的形态（通常是增生性），病灶内的非肿瘤性腺体或腺肌症的间质，没有炎症或促间质反应，以及周围可见未受累的腺肌症病灶。另外，与肌层浸润性的癌不同之处在于受累腺肌症的病灶通常间隔更均匀。

  - 确定恶性腺体旁包绕的是子宫肌层平滑肌（这是肌层侵犯）还是萎缩的腺肌症间质很困难。后者和浸润性癌周围的反应性成纤维细胞都可以 CD10 阳性，只有 CD10 染色阴性（提示没有腺肌症）时有帮助。然而，Busca 等发现肌层浸润性的病灶对子宫内膜间质标记物 IFITM1 阴性，而约 70% 的非浸润性病灶 IFITM1 阳性。

  - 子宫内膜样癌累及腺肌症的鉴别诊断包括罕见的起源于腺肌症或腺肌瘤的子宫内膜样癌（见后述）。

11. 分级

- 已经证实，子宫内膜样癌分级具有很好的判断预后的价值。1988 年 FIGO/ISGyP 分级系统（1995 年建议修订）是根据肿瘤生长模式和核特征进行分级的，实性区域 < 5%、5%～50%、> 50% 的肿瘤分别分为 1 级、2 级和 3 级。所谓的实性生长是针对腺体（而不是鳞状）成分进行的评估。如果超过 50% 的肿瘤具有高级别核特征，那么分级相应提高，如 1 级升为 2 级或 2 级升为 3 级。

  - 然而，Winham 等发现，即使是微小灶（> 20

倍视野）具有显著的核非典型性，也应该将结构上的 1 级肿瘤升级到 2 级，因为它们具有很高的肌层浸润风险。Takeshima 等也有类似的结论，他们发现结构上为 1 级或 2 级的肿瘤，如果超过 25% 的成分具有 3 级核特征，那么这样的肿瘤与 > 50% 的具有 3 级核特征的肿瘤有相似的生物学行为。

  - 三级 FIGO 分级方案对五年生存率进行分层，Ⅰ 期肿瘤分别为 92%、88% 和 75%，Ⅰ 期与 Ⅱ 期合并肿瘤分别为 89%、84% 和 63%，而 Ⅲ 期肿瘤则分别为 70%、63% 和 40%（Gayar 等，Zaino）。

  - 在一些研究中显示，3 级的子宫内膜样癌与浆液性癌或透明细胞癌具有相似的 5 年生存率（Ayeni 等，Soslow 等，2007 年）。

- 可推荐的子宫内膜样癌二级分级法如下。

  - Taylor 等提出了 FIGO 系统两级分类法，其中低级别和高级别肿瘤分别含 ≤ 20% 或 > 20% 非鳞状的实性区域。这一分级方法较简单，在不同观察者间的一致性较高，且和三级的分级系统具有相同甚至更好的预后意义。

  - Alkushi 等（2005 年）将用于乳腺癌的 Nottingham 系统修改为一种二级系统，高级别肿瘤至少具有以下中的 2 个特征，包括显著的乳头状或实性生长方式、> 5 个 /10HPF 及伴有重度核非典型性。他们发现这个评价系统对预后具有很好的预测性和可重复性，而 Nastic 等则认为其与 FIGO 分级比并没有显著的优势。

  - Lax，Kurman 等使用 3 个特征（> 50% 实性生长，无须区别鳞状与非鳞状；弥漫性肌层浸润模式；肿瘤细胞坏死）来进行定义，低级别肿瘤仅出现一个特征，高级别肿瘤需具备 2 个或 3 个特征（非肌层浸润的肿瘤伴有 > 50% 的实性区域，及出现肿瘤细胞坏死被视为高级别）。1988 年 FIGO 分期中 ⅠA 或 ⅠB 期的低级别肿瘤 5 年生存率为 100%，ⅠC 期、Ⅲ 期和Ⅳ 期的低级别肿瘤以及 ⅠB 期和 ⅠC 期的高级肿瘤的 5 年生存率为 67%～76%，高分期高级别肿瘤则仅为 26%。

  - Scholten 等随后简化了 Lax 等的分级方案，仅根据实性生长区域的比例进行分级，即低级别肿瘤有 ≤ 50% 的区域为实性生长，而高级别肿瘤＞ 50%。这一改变具有更好的预后判断能力和更高的可重复性。

- Conlon 等主张建立一种二级分级法，将 1 级和 2 级的子宫内膜样癌作为低级别的，而将那些实性生长区域＞ 50% 或具有高级别核的细胞＞ 50% 者认定为高级别。

12. 宫颈受累的方式（图 8-59 至图 8-61）

- 约 20% 的子宫内膜样癌会伴有宫颈受累，通常是由于表面或间质的直接蔓延侵犯，但偶尔情况下可能是肿瘤种植或淋巴道播散引起。

- 在对其评估中观察者间存在着明显的差异，包括如何确定峡部与宫颈内口的交界，以及鉴别是宫颈腺体受累还是侵犯表面间质。

- 在 1988 年的 FIGO 分期系统（表 8-2）中，局限于宫颈黏膜的肿瘤为ⅡA 期，而侵犯宫颈间质的肿瘤为ⅡB 期。不过，在最新的 FIGO 分期系统中只有后者（伴有宫颈间质侵犯的肿瘤）是Ⅱ期，

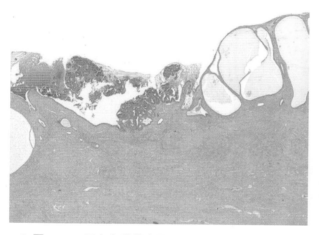

▲ 图 8-59　子宫内膜样癌累及宫颈表面但未侵犯间质

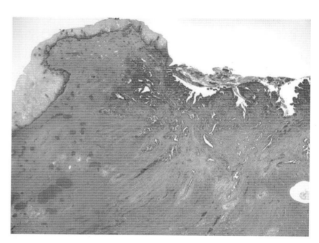

▲ 图 8-60　子宫内膜样癌伴宫颈间质侵犯

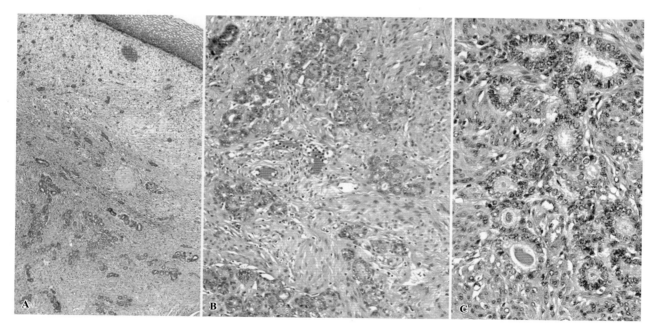

▲ 图 8-61　子宫内膜样癌伴有欺骗性的宫颈间质侵犯模式

A 和 B. 虽然子宫体的肿瘤是典型的子宫内膜样癌，但肿瘤侵入宫颈部分是由小叶状分布的小管状腺体组成的，且没有促间质反应，这种表现类似于中肾腺增生；C. 这些管状腺体衬覆轻度非典型的细胞，部分腺腔内含有嗜酸性的胶样分泌物

表 8-2　子宫内膜癌的 FIGO 分期（2009 修订版）[a]

Ⅰ肿瘤局限于子宫体
● ⅠA 无肌层浸润或不超过 1/2 肌层
● ⅠB 浸润 ≥ 1/2 肌层
Ⅱ肿瘤侵犯宫颈间质，但没有超出子宫范围[b]
Ⅲ肿瘤局部或区域性播散
● Ⅲ A 肿瘤侵及子宫浆膜和（或）附件[c]
● Ⅲ B 阴道和（或）宫旁受累
● Ⅲ C 累及盆腔和（或）主动脉旁淋巴结
■ Ⅲ C1 累及盆腔淋巴结
■ Ⅲ C2 累及主动脉旁淋巴结，伴有 / 或不伴有盆腔淋巴结受累
Ⅳ肿瘤侵犯膀胱和（或）肠黏膜，和（或）远处转移
● ⅣA 肿瘤侵犯膀胱和（或）肠黏膜
● ⅣB 远处转移，包括腹腔内转移和（或）腹股沟淋巴结

a. 引自 Int Gynecol Obstet 2009；105；103-104.
b. 宫颈内膜腺体受累只是Ⅰ期
c. 阳性细胞学结果单独报告，不改变分期

并且其下级的分期名称已取消。

- 因为刮宫组织的标本中会混有正常的宫颈内膜组织，这使通过游离的子宫内膜刮宫碎片组织来诊断子宫内膜癌累及宫颈黏膜变得更复杂。在这种情况下，诊断为"游离的破碎腺癌组织，宫颈受累尚不确定"比较合适。
  - 偶尔子宫内膜样癌侵犯至宫颈间质的深层，使宫颈内肿瘤的体积和深度超过子宫肌层内的肿瘤，这可能会导致误诊为原发宫颈腺癌，特别是浅表受累的浸润性腺体被误认为宫颈内的原位腺癌时。
  - 在这种情况下，宫颈内的肿瘤成分可以高度分化，呈现弥漫性浸润或恶性腺瘤的侵袭模式。在某些病例中，小的管状腺体衬覆立方细胞，温和的核特征和嗜酸性的腺腔内分泌物，模拟中肾增生的形态（Tambouret 等，见第 4 章）。
  - 意识到这些发现，证明肿瘤在宫颈和宫体之间的连续性，以及各部位肿瘤的子宫内膜样的免疫表型，有助于正确的解释和诊断。
- 肿瘤累及宫颈黏膜的鉴别诊断包括宫颈内膜上皮

的反应性非典型性（见第 4 章），可出现细胞的复层和微乳头结构。Ⅱ期肿瘤的鉴别还包括同步的子宫内膜和宫颈的宫内膜样癌的鉴别（见第 6 章）。在我们的经验中，这样的病例非常罕见。

分子学表现

- 子宫内膜样癌的分子学改变与非宫内膜样癌不同，可分为以下几类。
  - 由于缺乏 DNA 错配修复酶，导致 RPI22、KRAS 和 PTEN（伴 PTEN 的缺失表达）的高突变率、低拷贝数改变和频发突变，MSI 高突变组的特点是微卫星不稳定（MSI）。Lee 等发现伴 MSI 的子宫内膜样癌的突变是不伴 MSI 的 2 倍，最常见的突变基因是 PTEN、PIC3CA、ATM 和 FLT3。
  - 低拷贝数组的特征是微卫星稳定的肿瘤，伴低突变率、低拷贝数，常伴 CTNNB1 突变（导致 β-catenin 核表达）。
  - 高拷贝数组。
  - POLE（超）突变组（见"分化不明确的癌"）。
- 肿瘤抑制基因 ARID1A 突变在 MSI 导致的子宫内膜样癌发生中起着重要作用。
  - Guan 等发现与非子宫内膜样癌不同，26% 和 40% 的低级别子宫内膜样癌分别出现了 ARID1A 的表达丢失及 ARID1A 突变。
  - Mao 等在 25% 的低级别和 40% 的高级别子宫内膜样癌中发现了 ARID1A 染色的完全缺失。Allo 等发现 ARID1A（BAF250a）在 46% 高级别子宫内膜样癌中出现缺失（对应的浆液性癌为 9%），且与 MMR 蛋白缺失和正常 p53 表达相关。
  - Nelson 等发现 45% 的高级别子宫内膜样癌发生 MMR 缺失，这一现象与 ARID1A、PTEN 的缺失及野生型 TP53 的表达相关。
  - Bosse 等（2013 年）发现，在散发性而非林奇综合征相关 EEC 中，ARID1A 的丢失与 MSI 之间存在很强的相关性，并通过 MLH1 基因的表观沉默得出 ARID1A 是 MSI 的致病基因的结论。
  - Huang 等（2015 年）发现，与卵巢相比，高水平的 MSI 和 ARID1A 或 PTEN 的缺失表达在子宫内膜样癌中更常见，暗示具有不同的肿瘤发生途径。

- Suemori 等发现，伴随 MSI 增加的 TIL 和伴随 COX-2 表达而减少的 TIL 都与较差的预后相关。

- Xiong 等（2016 年）发现，67% 的伴有显著黏液分化的子宫内膜样癌存在 KRAS 突变，而经典的子宫内膜样癌仅有 25% 存在 KRAS 突变（见"黏液性癌"）。Hong 等发现在 60% 的微腺性的子宫内膜样癌中存在 KRAS 突变。

- Kurnit 等发现，在子宫内膜样癌中，尽管 CTNNB1（β-catenin）突变或 TP53 突变与低级别肿瘤相关（译者注：原文献的结论应仅指 CTNNB1 突变常见于低级别肿瘤，不包括 TP53 突变），深肌层浸润和 LVI 的概率也低，但这些突变与复发的高风险相关。

- Geels 等（2015 年）发现起源于萎缩性子宫内膜的子宫内膜样癌比起源于增生性子宫内膜的子宫内膜样癌更少表达 E-cadherin，KRAS 突变也更少。

- Van Gool 等（2016 年）发现在 > 50% 高危的（高级别、深肌层侵犯）子宫内膜样癌和其他子宫内膜癌中表达 L1CAM，与 p53 突变和远处转移的高风险相关。同样，Dellinger 等发现 L1CAM 的表达是子宫内膜癌生存率差的独立预后因子，并与高分期相关。

- Lynch 相关的研究结果见后述。

13. 治疗的影响（图 8-62 至图 8-67）

- 偶尔，子宫内膜样癌（尤其是那些发生在息肉中

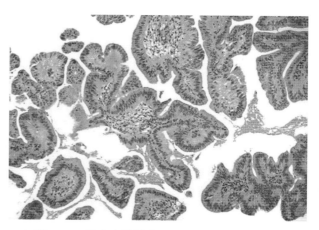

▲ 图 8-63　子宫内膜样癌，FIGO 1 级，孕酮治疗后
可见明显的乳头状结构伴有低级别的细胞学特征；肿瘤细胞含丰富的嗜酸性胞质，这是治疗后病例的另一个偶见特征

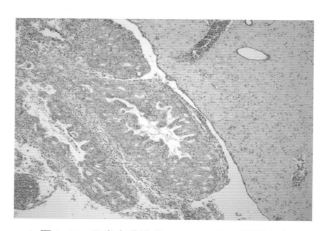

▲ 图 8-64　子宫内膜样癌，FIGO 1 级，孕酮治疗后
虽然可见局灶性筛状结构，但由于上皮细胞的分化性质，在缺乏适当的病史情况下，很难做出明确的癌的诊断；注意右侧丰富的蜕膜间质改变，如果没有良好的临床病史，将影响对其的解释

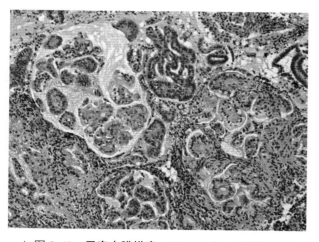

▲ 图 8-62　子宫内膜样癌，FIGO 1 级，孕酮治疗后
常见的特征包括乳头状、黏液化生和温和的细胞学特征

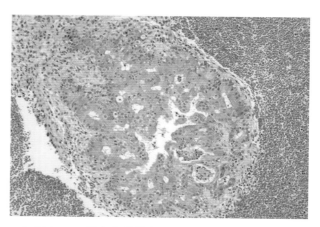

▲ 图 8-65　子宫内膜样癌，FIGO 1 级，孕酮治疗后
图 8-64 的高倍镜观察，正如孕酮治疗后经常看到的那样细胞形态温和

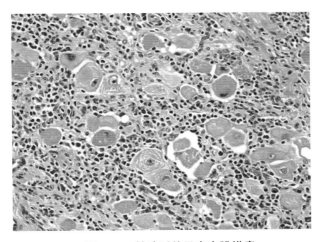

▲ 图 8-66　放疗后的子宫内膜样癌

在一些这样的病例中，只能看到局灶含有明显角蛋白的相对成熟鳞状细胞巢

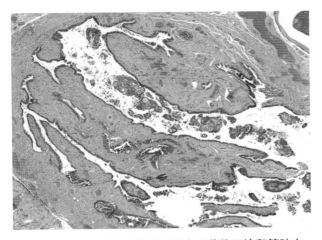

▲ 图 8-67　子宫内膜样癌组织人工移位至输卵管腔内

的）可通过刮除术完全清除，且在随后的子宫切除标本中无残留肿瘤发现。

- 常用孕酮治疗，特别是对伴有高分化肿瘤的年轻患者。
  - 结构异常通常是持续存在的，但在低倍镜下和大部分未经治疗的癌相比，其特点往往是含丰富的嗜酸性胞质。
  - Wheeler 等一项随访研究结果显示，58% 的患者存在持续性疾病，而其余的患者在治疗后得到了缓解。在开始治疗后 7～9 个月，如果标本中仍见细胞非典型性和（或）腺体拥挤或融合，提示治疗失败，需要进一步行子宫切除术。Mentrikoski 等也报道了类似的结论。
  - Gunderson 等观察了 46 例使用孕酮治疗的患者

（37% 为复杂性非典型增生、63% 为子宫内膜样癌，中位治疗时间为 6 个月），65% 得到完全缓解（CR）、28% 为持续性或进展性肿瘤、23% 在 CR 后复发。只有"腺体细胞减少"与 CR 显著相关。
  - GOG 的一项研究（Zaino 等，2014 年）发现，59 例患者中只有 1 例完全缓解，63% 部分缓解。与无反应者不同，后一组的肿瘤细胞具有淡嗜酸性的胞质和腺腔分泌。治疗反应与治疗前的低 Ki-67 指数相关，而与 ER、PR 的阳性率无关。

- 放疗引起的改变不太一致，可能因不同肿瘤的反应不同、辐射的剂量水平以及治疗和子宫切除之间的间隔时间不同而异。
  - 改变可能包括肿瘤消失，肿瘤坏死，胞质体积增大和空泡变，奇异的、固缩的核或核碎裂，核仁增大。
  - 肿瘤的分化可能更好，治疗前标本中未见的鳞状成分可能会变得更明显。

- 与机器人辅助子宫切除术相关的人为改变。一些研究已经描述了腹腔镜或机器人辅助子宫切除术治疗子宫内膜癌时，会存在人工导致的肿瘤组织出现在组织间隙、肌层血管（假血管侵犯）和输卵管腔内的假象。

14. 与 HNPCC/Lynch 综合征和其他错配修复蛋白缺陷相关的癌

- 20%～25% 的子宫内膜癌存在错配修复缺陷，但其中只有一小部分与 HNPCC/Lynch 综合征（以下简称 Lynch syndrome，LS）相关（Segura 等）。
- 患有 LS 的女性占子宫内膜癌患者的 2%～6%，其一生中的患病风险为 40%～70%，且内膜癌通常是其前哨肿瘤。
- LS 与错配修复（MMR）基因（*MLH1*、*MLH2*、*MSH6*、*PMS2*）突变相关，导致高水平的 MSI 和 DNA MMR 蛋白缺陷。
  - Downes 等在一篇关于 LS 相关子宫内膜癌的文献综述中提到，56% 的突变涉及 *MSH2*、26% 涉及 *MLH1*、7% 涉及 *MSH6*、3.5% 涉及 *PMS2*。
  - 接近 50% 的伴有 MMR 缺陷的子宫内膜癌患

者无胚系突变（Lynch 样的肿瘤）或与散发的 MLH1 启动子超甲基化（MLH1 Promoter hypermethylation, *MLH1hm*）相关（Mas-Moya 等；Mills 等，2016 年；Sloan，Ring 等）（见后述）。由于单独的 PMS2 表达缺失可能是由于 *MLH1hm* 导致，因此在进一步的 *PMS2* 基因检测之前需要先对 *MLH1hm* 进行分析（Dudley 等，Kato 等）。

- Segura 等发现，约 2/3 的 *MLH1hm* 的子宫内膜样癌为 1 级或 2 级（其余为 3 级），并且发病年龄大于那些 LS 相关的子宫内膜样癌患者，约 6% 出现 MLH1 免疫组化假阳性反应。罕见的病例同时伴发卵巢癌；22% 的患者在最后一次随访时为 AWD 或 DOD。

- Watkins 等（2017 年）发现，在 7.2% 的子宫内膜癌（所有的子宫内膜样癌）中，MMR 的表达存在散在亚克隆缺失，不伴有胚系突变，可能与甲基化和体细胞事件相关。

- Al-Nourhji 等在大多数 MMR 缺陷的子宫内膜癌中发现了能抑制 T 细胞活性的 PD-L1，包括所有与 LS 相关的病例和 55% 的 *MLH1hm* 病例。PD-L1 存在于 100% 的透明细胞癌、49% 子宫内膜样癌和 33% 浆液性癌中。

- Sloan、Ring 等也发现，PDL1 的表达在 LS 相关的子宫内膜癌（未指定组织类型）中比在 *MLH1hm* 和 MMR 正常的肿瘤中更常见，MMR 缺陷可能比肿瘤分级更能预测 PD-1/PD-L1 抑制剂治疗的反应。

- 在另一项研究中，Sloan、Moskaluk 等比较了散发性 *MLH1hm* 子宫内膜癌与 LS/LS 样的子宫内膜癌特征。前者比后者的发病年龄平均晚 8 年，更多见的是子宫内膜样癌，表现出黏液分化和 TIL。

- 大多数与 LS 相关的子宫内膜癌发生在 45—55 岁年龄组（比散发的子宫内膜癌年轻 10 岁），有些甚至更年轻。

  - 在小于 50 岁的子宫内膜癌中 18% 的患者已被证实为 LS，另一项研究中的结论是占小于 40 岁的子宫内膜癌患者的 16%。Chu 等发现，1/3 的年龄≤ 45 岁子宫内膜癌病例中至少有一种 MMR 蛋白表达缺失，且最常见的是 MSH6。Ring 等在未筛选的子宫内膜癌患者人群中发

现，5.8% 的女性存在 LS 基因致病突变。

  - 在 LS 患者预防性子宫切除标本中，约 8% 发现存在子宫内膜样癌，10%～25% 的病例中伴有非典型增生。

  - 预防性子宫切除标本中没有明显肿物时，Downes 等建议将子宫内膜包括子宫下段全部取材，宫颈每象限各取一块，输卵管及卵巢按照 SEE-FIM 法全部取材（见第 11 章）。

- 大多数研究表明，LS / LS-like 的子宫内膜癌中，子宫内膜样癌与非子宫内膜样癌的比例类似于散发肿瘤，但子宫内膜样癌可能具有更多的侵袭性特征，包括级别更高、深肌层浸润、更易见 LVI 和淋巴结转移、伴有未分化的成分（见书中相关介绍）、分期更高以及预后更差。

  - 其他研究发现，更高比例的 LS 相关性癌是浆液性癌、透明细胞癌以及具有浆液性 - 透明细胞或宫内膜样 - 透明细胞不确定的交叉特征癌，罕见情况下是 MMMT。

  - 其他更常见的特征包括 LUS 起源、瘤旁和肿瘤浸润淋巴细胞（Garg, Shih 等，2009 年定义为≥ 40 个 /10HPF）、ER/PR 表达降低和同步的卵巢癌（通常为子宫内膜样癌或透明细胞癌）。

  - Ruiz 等发现子宫内膜样癌中 MMR 表达缺陷与预后无关。然而，Chu 等发现，MLH1 和 MSH2 的表达缺失分别与较高的淋巴结转移率和较高的 LVI 发生率相关，MSI 稳定的肿瘤和 H-MSI 肿瘤之间无差异。

- Mills 等（2014 年）发现 41% 伴 MMR 蛋白缺陷的癌临床和病理特征均未检出，提示对所有新诊断的子宫内膜癌（和 MMMT）均需进行 MLH1、MLH2、MSH6、PMS2 的检测。MLH1 和 PMS2 表达的丢失可能与 MLH1 启动子的异源甲基化有关，因此需要对 MLH1/PMS2 阴性的肿瘤进行 MLH1 启动子的超甲基化分析（Najdawai 等，Pai 等）。

- Kobayashi 等发现，在 53% 子宫内膜样癌和 31% 同步的卵巢子宫内膜样癌中，至少有一种 MMR 蛋白表达缺失，但只有 12.5% 的病例是相同类型的 MMR 蛋白缺失。他们认为大多数同步发生的子宫内膜癌和卵巢癌是散发性的，而不是胚系突变引起的。

鉴别诊断

- 复杂性非典型增生（见书中相关介绍）。
- 非典型息肉样腺肌瘤（见第 9 章）。
- 微腺性增生与伴有微腺性结构的子宫内膜样癌（见后述）。
- 浆液性癌与典型的子宫内膜样癌，绒毛管状子宫内膜样癌和伴有小的非绒毛状乳头的子宫内膜样癌（见书中相关介绍）。
- 透明细胞癌与伴有透明细胞的子宫内膜样癌（见透明细胞癌）。
- 未分化癌（单纯的或混有子宫内膜样癌成分的与 3 级的子宫内膜样癌）（见"未分化癌"）。
- MMMT 与伴有梭形细胞的子宫内膜样癌。少数的病例，尤其在一些老年患者中，含有高级别腺癌成分，后者具有子宫内膜样或混合性的子宫内膜样 - 浆液性的特征，应该通过对组织充分取材明确有无肉瘤样的成分，如果有的话就应该诊断至少是局部区域为 MMMT。
- 宫颈腺癌。
  - 由于宫颈的子宫内膜样癌非常罕见，且宫颈普通型腺癌（见第 6 章）与子宫内膜样癌的组织学形态不同，这些对鉴别诊断是有帮助的。从结构上看，高分化的肿瘤，尤其是宫颈的腺癌，与宫内膜样癌相比，前者往往更易见核的多形性、核分裂活性和凋亡的核碎片。
  - 肿瘤组织在分段诊刮标本中的分布以及是否可见非典型子宫内膜增生或宫颈内原位腺癌，这些有助于鉴别诊断。肿瘤内的桑葚状化生和间质内的泡沫细胞出现更倾向于子宫内膜原发病变。
  - 与子宫内膜样癌不同，普通型的宫颈腺癌为 p16 阳性 /CEA 阳性 /vimentin 阴性 /ER 阴性(有些可能有弱的 ER 染色）；常见的强 / 弥漫性 p16 染色提示伴 HR-HPV 感染。这些不同的免疫表型，有助于对子宫下段 / 宫颈上段的肿瘤进行分类。需要注意的是，在大多数非普通型的宫颈腺癌中不伴有 HR-HPV 感染和 p16 阳性（见第 6 章）。
  - Jiang 等发现，累及宫颈和子宫内膜的肿瘤有可能是双原发性，特别是表现出不同的组织学形态和（或）免疫表型时。
  - 转移性腺癌（见第 10 章）。

复发

- Soslow 等（2012 年）发现 54% 的子宫内膜样癌复发后形态不一致，包括出现透明细胞的特点、PR 表达减少以及 MLH1 和（或）PMS2 表达缺失。如果计划进行激素治疗，那么有必要对复发的肿瘤进行取样检查。
- 只在阴道内复发的子宫内膜样癌往往是低级别的，仅浅肌层的侵犯且不伴有发生阴道外复发的高危因素（深肌层浸润、LVI、宫颈受累）（Roma 等）。

临床和组织学预后因素

- 分期是最重要的预后影响因素（见表 8-2，FIGO 分期系统）。
  - 1988 年版 FIGO 分期为 Ⅰ A 期（无肌层侵犯）、Ⅰ B 期（内 1/2 肌层侵犯）和 Ⅰ C 期（外 1/2 肌层侵犯）。2008 版 FIGO 分期（表 8-2）为 Ⅰ A 期(无肌层侵犯或内 1/2 肌层侵犯）和 Ⅰ B 期(外 1/2 肌层侵犯)。Abu-Rustum 等发现，1988 版 FIGO 分期中的 Ⅰ A、Ⅰ B 和 Ⅰ C 三组具有不同的生存率，而 Wen 等则发现 2008 版中的 Ⅰ A 和 Ⅰ B 期间存在预后差异，而 1988 版的 Ⅰ A 和 Ⅰ B 期间并无差异。Geels 等（2013 年）发现肌层浸润＞4mm 与复发和生存的相关性比浸润深度＞50% 的更明显。
  - Barlin 等尝试对 Ⅰ 期肿瘤进行新分期以达到比 2008 版 FIGO 分期更好的预后判断效果。在他们的方案中，低级别肿瘤为 1 级和 2 级的子宫内膜样癌，高级别肿瘤为 3 级的子宫内膜样癌、浆液性癌和透明细胞癌以及癌肉瘤。
    - Ⅰ A：低级别肿瘤伴＜50% 的肌层侵犯；Ⅰ B：高级别肿瘤，无肌层侵犯；Ⅰ C：低级别肿瘤伴≥50% 肌层侵犯；Ⅰ D：高级别肿瘤伴任意层次的肌层侵犯。各亚期又进一步按无淋巴结转移（如 Ⅰ A1）和未切除淋巴结（如 Ⅰ A2）划分。
    - 5 年生存率具有统计差异，Ⅰ A1 为 96.7%、Ⅰ A2 为 92.2%，Ⅰ B1 为 92.2%、Ⅰ B2 为

76.4%，ⅠC1 为 83.9%、ⅠC2 为 78.6%，ⅠD1 为 81.1%、ⅠD2 为 68.8%。

- 宫颈间质侵犯（Ⅱ期）：在一些研究中，宫颈间质侵犯已成为一个不良预后因素（Euscher 等），而宫颈黏膜受累则没有影响；不同的是，Zaino 等（2013 年）发现 1988 版 FIGO 分期中ⅡA 期（宫颈黏膜受累）肿瘤或ⅡB 期（宫颈间质受累）肿瘤与Ⅰ期肿瘤患者的生存期无明显差异；在一些研究中，那些Ⅱ期肿瘤预后较差的原因是可能存在更多其他不良预后特征。

- 附件受累（ⅢA 期）：附件受累与生存率降低相关，但通常也与其他不良预后因素有关。Connell 等发现，附件受累的患者 5 年 DFS 为 37%，而没有宫外受累的患者则为 71%；关于卵巢的转移性子宫内膜样癌和原发性卵巢子宫内膜样癌之间的重要鉴别诊断我们在第 14 章中进行讨论。

- 子宫浆膜受累（ⅢA 期）：Ashman 等发现，子宫浆膜受累与较高的复发率相关，其 5 年生存率仅 30%。

- 阴道受累（ⅢB 期）：虽然阴道复发很常见，但初诊时ⅢB 期的肿瘤很少，且大部分情况下更多见淋巴道转移而不是直接侵犯，5 年生存率约 25%。

- 淋巴结受累（LNI）（ⅢC 期）。
  - ◆ Chi 等发现 9% 接受了淋巴结清扫术的子宫内膜癌患者伴有 LNI。无论肌层侵犯深度如何，1 级的肿瘤都没有 LNI，而ⅠA、ⅠB 和ⅠC 期的 2 级肿瘤发生 LNI 的概率分别为 4%、10% 和 17%，3 级肿瘤发生 LNI 的概率分别为 0、7%、和 28%。
  - ◆ Cox Buer 等发现肿瘤直径＞ 5cm 和肌层侵犯＞ 33% 与 LNI 相关。
  - ◆ 一些研究认为经 CK 染色证实的淋巴结微转移是一种不良预后因素，而其他人（Amezcua 等，Gonzalez Bosquet 等，McCoy 等，Todo 等）的结论则不这样认为。Plante 等也得到了类似的研究结论，他们发现淋巴结中孤立的肿瘤细胞（ITC）没有不良预后意义。Espinosa，Serrat 等（2017 年）发现淋巴结的 ITC 对 1～2 级子宫内膜样癌的预后无

影响，但对 3 级的肿瘤有不良预后影响。
  - ◆ 一些研究中发现，阳性淋巴结数量多、阳性淋巴结占总淋巴结数量的比例高、阳性淋巴结内的促结缔组织增生以及向淋巴结周围脂肪内浸润是不良预后的特征。
  - ◆ 盆腔 LNI 的患者的 5 年生存率为 70%～80%，而腹主动脉旁 LNI 患者的 5 年生存率为 30%～40%。

- 如前所述，腹膜角蛋白肉芽肿的出现并不改变分期（图 8-68）。
- 分级：见"分级"的相关部分（镜下特征）。
- 血管淋巴管侵犯（LVI）。
  - 通常指淋巴管侵犯（LI）和（或）血管侵犯（BVI），两者在常规染色的切片上很难区分。LVI 的鉴别诊断包括假血管侵犯，这在腹腔镜子宫切除术的标本中更为常见（见第 7 章）。
  - Nofecch-Mozes，Ackerman 等在 22% 的子宫内膜样癌中发现了 LVI，这是远处复发的唯一独立预后因素。Narayan 等发现 LVI 与 5 倍的复发风险相关，当伴有淋巴结转移时其复发风险增加到 8.8 倍。Simpkins 等发现伴有 LVI 的ⅠB–ⅡA 期肿瘤（1988 年 FIGO 分期）复发率为 23%，辅助性放疗并不能提高总生存率。
  - Weinberg 等的一项研究发现，当Ⅰ期和Ⅱ期的子宫内膜样癌伴有以下一种或多种危险因素包括 2 级或 3 级的组织学特征、LVI 和外 1/2 肌

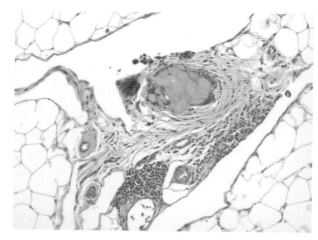

▲ 图 8-68 腹膜角蛋白肉芽肿

网膜表面有一小团被巨细胞包围的"鬼影样"鳞状细胞，未见活性的肿瘤细胞

层浸润时，LVI 是总复发率和远处复发的唯一的独立危险因素，而且是 PFS、OS 和 DFS 的一个重要的危险因素。

- Han、Lim 等在多因素分析中发现 LVI 是唯一与淋巴结转移显著相关的因素。

- Jorge 等利用国家癌症数据库分析发现，LVI 与 I 期子宫内膜样癌淋巴结转移存在独立相关性，即使在发现淋巴结转移并调整分期后，LVI 仍能独立预测生存率。

- Weber 等发现 D2-40 免疫组化染色能提高 LVI 的检出率（从 18% 提高到 30%）。81% 的伴有 LNI 的癌中可见 LVI，说明 LVI 对预测 LNI 很敏感，而且是一个独立的预后因素。

- 有两项研究探讨了淋巴管侵犯（LI）和血管侵犯（BVI）的区别。Alexander-Sefre 等发现只有 LI 有预后意义，有 LI 和无 LI 的患者 5 年无复发生存率分别为 53% 和 93%。Mannelqvist 等发现，在无 BVI 和 LI、仅有 LI、有 BVI（伴或不伴 LI）这几组患者中生存率逐渐下降。

- 肌层浸润模式。

  - MELF：Kojiro-Sanada 等 和 Kihara 等 认 为 MELF 和非 MELF 浸润模式的肿瘤有相似的生存率，Kihara 等推测 MELF 的细胞处于生长停滞或退变阶段；然而，Sanci 等发现 MELF 模式与 OS 降低显著相关。

  - Quick，May 等发现，伴侵袭性浸润（不同于推挤性或宽前沿的浸润模式）的 1 级肿瘤更常见 I B 期或 II 期、LVI 和复发。

  - 同样，Winham 等发现伴有侵袭性浸润模式的 2 级肿瘤常与 LVI、宫颈间质侵犯、淋巴结转移和复发相关。

  - Euscher 等发现单个细胞 / 细胞簇的肌层浸润是低级别子宫内膜样癌发生淋巴结转移或子宫外转移的重要预测因素。

- 腹膜细胞学阳性结果（positive peritoneal cytology，PPC）：尽管 Garg 等（2013 年）认为 PPC 与子宫内膜样癌、浆液性癌和透明细胞癌的生存率显著降低相关，Han，Lim 等则发现 PPC 只是非子宫内膜样癌复发（不考虑分期）的一个危险因素；Milgrom 等发现，III 期癌中，PPC 与腹主动脉旁淋巴结和腹膜的高复发率相关，并且增加了复发和死亡的风险；上皮性标记物免疫染色可以帮助提高恶性细胞的检出率（Benevolo 等）。

- 其他组织学的预后因素。

  - 黏液分化：Abdulfatah 等发现，低级别子宫内膜样癌中黏液分化（≥ 10%）是一种好的预后指征，尽管可能存在潜在的不良预后因素，包括年龄大、乳头状结构和 MELF 浸润模式。

  - 子宫下段受累：这可能与 LVI、深肌层侵犯、2 级的组织学特征和 DFS 降低有关。

  - 促结缔组织增生间质反应：Wei 等的多因素分析结果认为这是一种不良预后因素。

  - 同时伴有子宫内膜增生：这是一个好的预后因素，因为提示可能是一种低级别的增生相关性子宫内膜样癌。

  - 肿瘤与浆膜的距离：Lindauer 等发现无肿瘤间距（从肿瘤浸润的最深处到浆膜）< 1cm 是一个不利的预后因素。

- 非整倍体：几项研究均发现这一特征能帮助我们将一些高危的肿瘤从那些根据分期和分级判定为低危型的肿瘤中鉴别出来。

- 阴道和非阴道复发：Krystel-Whittemore 和 Oliva 发现，阴道（对比非阴道）复发在非破坏性肌层浸润的子宫内膜样癌中更为常见，这提示前者的侵袭性较弱，可能与具有破坏性肌层浸润的子宫内膜样癌具有不同的分子结构。

15. 免疫组化和分子预后因素

- 基因突变。

  - p53：Köbel，Atenafu 等（2017 年）发现 p53 突变型的 3 级子宫内膜样癌与 p53 野生型的 3 级的子宫内膜样癌相比，预后更差，与浆液性癌相似；Alvarez 等发现 p53 过表达的子宫内膜样癌往往为高分期；Kurnit 等发现，13% 的低级别子宫内膜样癌中存在 p53 突变，且与高风险的复发相关。

  - PIK3CA：Matrai 等通过全外显子测序发现，复发的低分期低级别子宫内膜样癌有多个基因的拷贝数增加，且 PIK3CA 突变率升高；McIntyre 等发现 PIK3CA 错义突变与 3 级子宫内膜样癌的不良预后相关，但在浆液性癌中无关。

- *CTNNB1*（β-catenin）：Kurnit 等发现，尽管 *CTNNB1*（β-catenin）突变的子宫内膜样癌更倾向为 1 级或 2 级，且深肌层浸润和 LVI 的概率都较低，但复发的风险会升高。

- *PTEN-PI3K*：Garg，Broaddus 等（2012 年）发现对子宫内膜样癌（和非子宫内膜样癌）中的 PTEN 免疫表达情况进行病理评分可以预测靶向治疗的反应。

- Bosse 等（2018 年）将 3 级的子宫内膜样癌分为以下几种分子亚型，即 36% MMR 缺陷型、30% 无特异性分子改变、20% p53 突变型、13% POLE。POLE 和 MMR 是预后较好的独立预后因素，而 p53 突变提示无复发生存率降低。

- 增殖标记：Alkushi 等（2002 年）发现分裂象多和高 MIB1 指数是低级别子宫内膜样癌重要的独立不良预后因素，两者都与 p53 表达密切相关。

- 激素标记物。

 - Köbel，Atenafu 等（2016）发现 PR 在高级别子宫内膜样癌中的表达与较好的 OS 相关。同样，Huvila 等发现，在 Ⅰ～Ⅱ 期子宫内膜样癌中，PR 表达缺失是肿瘤复发的一个重要的危险因素。

 - Zannoni 等（2013）发现 ERα/ ERβ1 或 ERα/ ERβ2 的比值 ≤ 1 是一个不良预后因素。Backes 等认为 ERα 阴性的子宫内膜样癌更倾向高级别和高分期。

 - Mahdi 等发现 AR 表达与无 LVI、LNI 降低、DFS 升高和疾病的晚期复发显著相关。

- 微卫星不稳定：这是一个不良预后因素，且与其他不良预后因素（高分级、深肌层侵犯、LVI、高分期）相关；Crumley 等发现，在微卫星稳定的 2 级子宫内膜样癌中，PD-L1 的阳性表达与 LVI 和（或）肌层侵犯、进展期和 PTEN 表达缺失相关。

- 其他标记物。

 - L1 细胞黏附分子（L1CAM）和 Her2：Dellinger 等发现 L1CAM 的高表达是肿瘤进展期、高级别和淋巴结转移的重要预测因子；Azim 等发现 L1CAM 和 Her-2 的表达（同后述）都与复发相关，特别是这两种标记物同时表达时。

- Alvarez 等发现，高级别子宫内膜样癌中，p16、cyclin D1 和 Her-2 的弥漫表达率分别为 30%、36% 和 12%。过表达 p16 或 Her2 的肿瘤常是高分期，而过表达 cyclin D1 或罕见情况下 MLH1/MSH2 表达缺失的肿瘤则常是 Ⅰ 期。

- Li 等在少数子宫内膜癌中发现了程序性死亡 1-配体（PD-L1）的免疫组化表达（大多数是子宫内膜样癌），这与 MMR 蛋白的缺失、LVI 和淋巴结转移密切相关。

- Steinbakk 等发现，p21 低表达和 survivin 高表达是 Ⅰ 期肿瘤的不良预后因素，尤其是与高 MSI 相关时。bcl-2 和 cyclin A 的免疫表达也是潜在的不良预后因素。

- Ervine 等发现，在 2% 的低级别、11% 的 3 级子宫内膜样癌中，见 TTF-1 免疫表达，且在这两组病例中均为不良预后因素。

- Miyamoto 等发现，核心 2β1，6-N- 乙酰氨基葡萄糖转移酶 1（C2GnT1）的免疫组化表达是多因素分析中的一项不良预后因子。

（二）浆液性癌

临床特征

- 浆液性癌约占子宫内膜癌的 10%，一些研究显示这一比例在近年来有所增加。患者年龄比子宫内膜样癌平均大 10 岁；肿瘤相关易感因素（见后述）可能见于更年轻的患者中。

- 与子宫内膜样癌相比，浆液性癌的雌激素刺激和肥胖因素并不常见；偶尔可见长期他莫昔芬治疗史或盆腔放射史。Pothuri 等发现放射相关的子宫内膜癌中 40% 为浆液性癌。

- 浆液性癌中存在乳腺癌和 *BRCA1* 胚系突变的患者比例增加，特别是年龄 ≤ 55 岁的患者。年轻患者可能与 HNPCC/ 林奇综合征相关。

- 常见症状是绝经后出血，或偶见血性阴道排液。高分期患者可出现腹水等腹部症状。患者就诊时可有血清 CA125 水平升高及宫颈涂片查见恶性肿瘤细胞。少见症状包括副肿瘤高钙血症、副肿瘤小脑变性及腋窝或颈部淋巴结转移。

- 一些患者无症状，或出现与该肿瘤无关的症状，如出现子宫内膜息肉相关的症状，而仅是在镜检时才发现息肉内浆液性癌的成分。

- 输卵管、卵巢、腹膜浆液性癌可与子宫内膜浆液性癌同时发生。克隆性分析（实际工作中极少用）能够帮助判断这些肿瘤是多原发的或是来源于一个原发灶伴多处转移的。实际上根据肿瘤的分布及各受累部位的侵袭方式，原发灶通常比较明显。

- 与其他类型的子宫内膜癌相比，浆液性癌更常见在就诊时出现宫外播散，高达 60% 患者的临床分期至少为 Ⅲ 期，常见附件、盆腔、腹主动脉旁淋巴结和腹膜包括上腹部受累。即使镜下无肌层浸润的肿瘤，也可经过输卵管发生宫外播散。

病理学特征　（图 8-69 至图 8-78）

- 大体无明显特征。一些肿瘤在宫腔内呈息肉样生长或累及子宫内膜息肉，部分病例在宫腔内病变很小但伴有广泛的肌层浸润，有些肿瘤局限于子宫内膜息肉内生长或仅在显微镜下可见。子宫大体上可以很小呈萎缩样，但镜下却出现广泛的肌层浸润及肌层内淋巴管侵犯。

- 典型的镜下特征如下。
  - 常见复杂的乳头结构，典型的小的出芽样乳头，有时伴纤维血管轴心，被覆复层上皮细胞及细胞簇，常见肿瘤细胞从乳头上脱落形成细胞芽。约 1/3 的病例可出现砂砾体。
  - 其他常见的生长方式（有时会很明显）包括不规则裂隙样腺体（常为锯齿状腺腔）、宫内膜样腺体、实性巢片状以及微囊状。

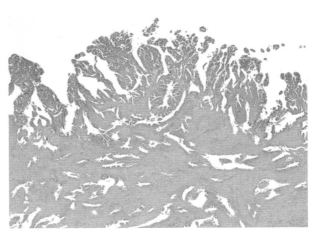

▲ 图 8-70　浆液性癌

该肿瘤变现为典型的微乳头结构，深部浸润癌部分显示典型的不规则裂隙样腺体

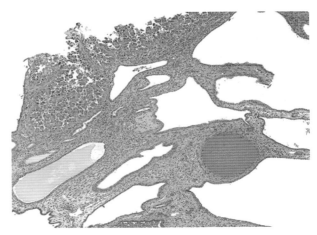

▲ 图 8-71　浆液性癌累及息肉

萎缩性的息肉表面可见片状的浆液性癌

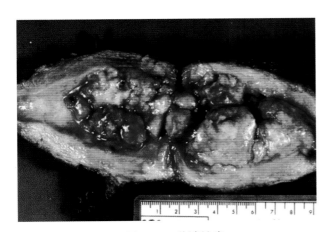

▲ 图 8-69　浆液性癌

大体上肌层似未受累，但镜下可见广泛的脉管侵犯

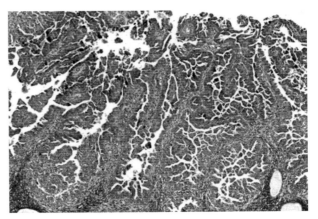

▲ 图 8-72　浆液性癌

典型的复杂乳头结构伴锯齿状腔缘

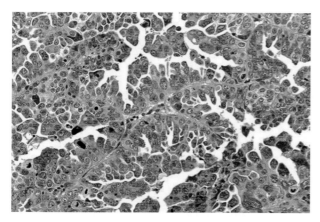

▲ 图 8-73　浆液性癌

显著的细胞复层及核的多形性

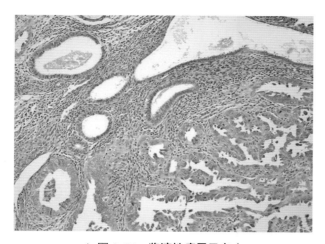

▲ 图 8-74　浆液性癌累及息肉

癌（右下）和邻近的息肉内良性腺体在结构和细胞形态上均有显著的差异；该息肉间质细胞轻度增生

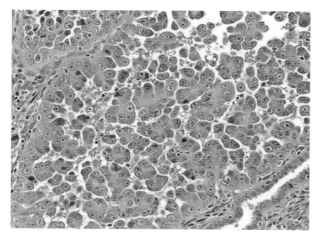

▲ 图 8-75　浆液性癌

图 8-74 病例的高倍镜显示典型的细胞特征包括明显的樱桃红核仁，这些特点与右下方良性的腺体明显不同

- 肿瘤细胞胞质少，但可以出现明显的嗜酸或透明的胞质。肿瘤细胞核常为广泛的高级别核型，核的多形性明显，深染，大核仁，核分裂象多。常见靴钉样细胞及巨细胞 [多核和（或）奇异核]。

- 一部分子宫浆液性癌可出现在萎缩的子宫内膜息肉中，对这些息肉应仔细检查有无合并浆液性癌。息肉内的淋巴管可能受累。罕见情况下浆液性癌发生在子宫内膜腺纤维瘤或腺肉瘤中。

- 肌层浸润及肌层淋巴管侵犯（LVI）常见，肌层内单个浸润性腺体相互分开且缺少促间质反应。但绝大多数肿瘤可见纤维或纤维黏液样间质（有时呈现假肉瘤样），容易误认为 MMMT。注意识别不同形态的间质，辨认有无恶性特征，有助于诊断。

- 淋巴管侵犯，包括宫颈或附件部位的 LVI 常见（Winer 等报道的一组病例中有 56% 存在），即使仅有局限的肌层侵犯，LVI 也可能很广泛。20%病例中输卵管管腔内出现肿瘤细胞簇，这与腹膜转移有很强的相关性。

- 浆液性癌可与其他类型子宫内膜癌混合存在，常见为宫内膜样癌，少数是透明细胞癌，罕见合并神经内分泌癌或局灶存在滋养叶细胞分化。当次要成分≥ 10% 时，归为混合细胞类型（见"混合性癌"）。浆液性癌的比例不论多少都要注明，这与预后密切相关。

- 90% 病例的背景子宫内膜常是萎缩性，可见浆液性上皮内癌（serous endometrial intraepithelial carcinoma，SEIC），被认为是浆液性癌的前驱病变。SEIC 常累及息肉，罕见存在于腺肌病中。对于 SEIC 是癌前病变还是浸润性浆液性癌的黏膜内播散仍有争议。

  - SEIC 的特点是子宫内膜表面和（或）腺上皮被一层或多层高级别的恶性细胞所替代，这些细胞具有与浸润性浆液性癌相同的形态特点。

  - SEIC 可单独发生，与高分期和致命的不良预后相关，可能与经输卵管播散有关，提示 SEIC 可以与浸润性浆液性癌具有同样的分期。

  - Zheng 等（2011 年）将与 SEIC 相似但异型性较低的病变称为"子宫内膜腺体异型增生（endometrial glandular dysplasia，EGD）"，认为

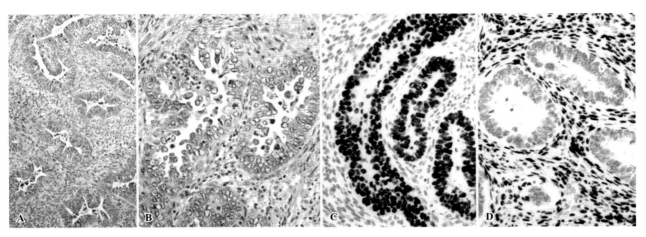

▲ 图 8-76　子宫内膜样的浆液性癌

A. 浆液性癌中局部呈子宫内膜样腺体，可能与 1 级子宫内膜样癌混淆；B. 高倍镜下，浆液性癌的这些腺体有高级别核特征、细胞复层化；C. 肿瘤细胞表现典型的浆液性癌的免疫表型即 p53 弥漫强阳性表达；D. 该肿瘤 ER 阴性（ER 阳性的子宫内膜间质细胞作为阳性内对照）

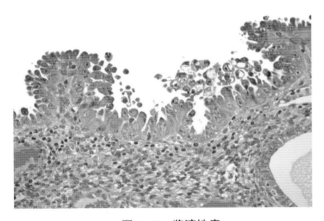

▲ 图 8-77　浆液性癌

子宫内膜表面有小灶的浆液性癌，注意这些脱落的肿瘤性上皮细胞

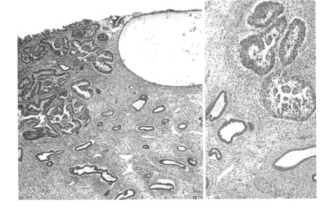

▲ 图 8-78　子宫内膜息肉中的浆液性癌，低倍及中倍镜观察

EGD 是 SEIC 的癌前病变。Jia 等发现 43% 的 EGD 及 72% 的 SEIC 存在 p53 突变，而典型的浆液性癌中这一比例为 96%。在作者的临床实践中，通常将具有高度异型的浆液性细胞诊断为 SEIC 或 "微小浆液性癌"。

– Wang 等发现罕见情况下 SEIC 与普通型的（子宫内膜样）子宫内膜异型增生同时发生。

• 高达 50% 的病例存在附件受累。Kommoss 等发现对输卵管进行充分检查后，有 20% 的病例存在输卵管受累（包括 STIC 样病变）。他们认为如果输卵管肿瘤 WT-1 弱表达 / 阴性，并且输卵管及子宫肿瘤均为 p53 突变的染色模式，可提示为子宫内膜浆液性癌转移到输卵管。因此在子宫内膜浆液性癌中，输卵管的全面检查能够帮助进行合理的临床分期和制定治疗对策。

免疫组化

• 约 80% 的浆液性癌（包括 SEIC）显示 "全或无" 的 p53 染色模式，提示为 *TP53* 突变（见后述）：约 60% 的病例为 p53 弥漫强表达（> 75%），约 20% 的病例完全阴性表达（p53 无义突变）。正常组织和其他类型肿瘤无 *TP53* 突变的，p53 免疫组化为异质性着色特点（野生型模式）。

• p16 弥漫强阳性表达（与 HPV 无关），PTEN、

IMP2、IMP3、HMGA2 均阳性。WT-1、ER 和 PR 均阴性或弱表达，但 ER 或 WT-1 出现异常阳性表达的也不少见（Hedley 等发现 44% 的病例存在 WT-1 阳性）。与子宫内膜样癌相反，β-catenin 和 TFE3 常表达缺失。

- Chen 等发现联合应用 p53、PTEN 和 CDKN2A 在鉴别浆液性癌和内膜样癌中的敏感性为 94%、特异性为 88%；联合应用 Napsin-A 和 ESR1 在鉴别浆液性和透明细胞癌中的敏感性为 98%、特异性为 72%；同时，WT-1 失表达在鉴别子宫内膜和卵巢的浆液性癌中敏感性为 66%、特异性为 98%。

- 不同于子宫内膜样癌，浆液性癌中有较高的 MIB1 表达率（> 75%），在 p53 全阴性的肿瘤中这一特点可提示浆液性癌的诊断。

- Hecht 等（2014 年）发现 10% 的浆液性癌中 BRCA1 蛋白表达缺失，这与 BRCA 基因胚系突变及乳腺癌病史相关。

- 浆液性癌中罕见出现 AFP 阳性，可能与血清中的 AFP 水平升高有关。

分子学表现

- 与子宫内膜样癌不同，浆液性癌（包括 SEIC）TP53、PTEN、KRAS、PIK3CA、FBXW7、PPP2R1A 呈现高频突变，p16 失活，一些染色体出现杂合性缺失，MSI 频率减低。

- Pennington 等发现 5% 的子宫内膜浆液性癌有 BRCA1、CHEK2 和 TP53 胚系突变，而 Ring 等发现 BRCA2、BRIP1 和 RAD51C 有突变。

- Kuhn，Bahadirli-Talbott 等发现 CCNE1 扩增分别存在于 45% 的浆液性癌和 41% 的 SEIC 中。

- 20%~40% 的浆液性癌存在 HER2 过表达（Buza 等，Mentrikoski 和 Stoler，Singh 等），但在后两项研究中，仅 13% 存在 HER2 基因扩增。

- 少见的分子学改变包括 EGFR 突变、bcl-2、叶酸结合蛋白、clandin3-4 和 EpCAM 过表达。

- Ritterhouse 等发现具有同源重组信号通路突变的浆液性癌更易（6 倍概率）出现非经典的 SET 形态（实性、假宫内膜样、移行细胞样）或不确定的形态，并且对铂类药物更敏感，无进展生存期更长。

- Jones 和 Lin 发现高级别浆液性癌中常出现 NSD3-

CDH8-BRD4 信号轴扩增，这与总生存期和无进展生存期变差相关。这类肿瘤可能对 BRD4、BET 小分子抑制剂的治疗有反应。

生物学行为和预后因素

- 浆液性癌是一种具有侵袭性生物学行为的子宫内膜癌亚型。

- 最重要的预后因素是临床分期。
  - 早期研究发现同样是 I 期患者，浆液性癌的生存率明显低于子宫内膜样癌。然而，最近的研究显示，由于采取详尽的临床分期和（或）激进的辅助治疗手段，I 期浆液性癌的生存率可达到 70%~100%。
  - 1988 年 FIGO 分期中各期的预后有显著差别。Fader 等发现 I A、I B、I C、II A 和 II B 期的复发率分别为 11%、14%、30%、30% 和 40%。Seward 等发现 I A、I B 和 I C 期的 3 年生存率分别为 93%、75% 和 60%。2008 年 FIGO 分期中各期生存率的差别还不清楚。
  - 与子宫内膜样癌相比，浆液性癌中脉管侵犯并不是重要的预后因素。然而 Winer 等发现广泛的脉管侵犯（≥ 3 个脉管受累）对预后不利，并与肌层侵犯、宫颈受累、淋巴结受累及 III /IV 分期相关。Qian 等也发现脉管侵犯和宫颈间质浸润与淋巴结受累显著相关；广泛脉管侵犯（≥ 3 个脉管受累）与 90% 的淋巴结转移风险相关。
  - Hanley 等（2016 年）发现浆液性癌，即使只是局限于内膜息肉中的浆液性癌，腹腔细胞学（PPC）阳性都是不良的预后因素。Han，Park 等发现不论临床分期如何，在非宫内膜样的子宫内膜癌中 PPC 都是独立的预后因素。

- 其他可能的预后因素。
  - Pradhan 等发现在 I 期和 II 期患者中，DNA 倍体可作为预后因素，双倍体、非整倍体及四倍体肿瘤的 5 年复发率分别为 10%、38% 和 53%。
  - 一些研究发现 p53 过表达与不良预后相关。Hedley 等发现 WT-1 阳性与无病生存期缩短相关。Köbel，Atenafu 等（2016 年）发现 PR 表达与生存期延长显著相关。
  - Beirne 等发现 BRCA1 免疫组化低表达是好的

预后因素。

– Diaz-Montes 等发现 HER-2/neu 阳性与临床高分期和不良预后相关。

鉴别诊断　（表 8-3）

- 宫内膜样子宫内膜癌。
  – 与绒毛腺管状子宫内膜样癌和伴有小的非绒毛状乳头的子宫内膜样癌的鉴别诊断在相应章节已经讨论过了，但以下特征还要再强调一下。
  – 宫内膜样的浆液性癌。
    ◆ 与子宫内膜样癌不同，这类肿瘤通常有以下一个或多个特点，包括腺腔轮廓呈锯齿状（不光滑）、明显的细胞复层化、小的细胞簇伴高级别核型、弥漫的高级别核、无鳞状或黏液分化。并常见典型的浆液性癌区域。

表 8-3　子宫内膜癌及具有乳头状结构的非肿瘤性病变

癌
● 子宫内膜样
■ 绒毛腺管样（具有纤维轴心的纤细乳头；无上皮细胞簇；通常为 1 级或 2 级）
■ 具有小的非绒毛状乳头（无纤维轴心的出芽状到丝状乳头；常见嗜酸性胞质；通常为 1 级，罕见 2 级或 3 级）
● 浆液性（出芽状的乳头，上皮经常脱落；通常为 3 级）
● 黏液性（通常为绒毛状；绝大多数为 1 级，偶见 2 级，罕见 3 级）
● 透明细胞（小而圆的乳头，轴心透明变性、中空或含胶样物，靴钉样细胞；通常为 2 级或 3 级）
● 移行细胞（乳头高而宽；任何级别，绝大多数为 2 级）
● 鳞状细胞（宽大的乳头，可伴过度角化；任何级别，细胞学良性特征；罕见 3 级）
非肿瘤性病变
● 乳头状增生（具有纤维轴心的乳头被覆化生性细胞；核温和；经常在息肉内或表面）
● 合体细胞改变 局限于表面或浅表腺体；无间质的乳头；细胞嗜酸性变、鳞化，核温和，核仁及核分裂象可见；中性粒细胞浸润，核碎片，常见密集间质）
● Arias-Stella 反应（无间质的乳头，透明及靴钉样细胞；总与怀孕或激素治疗有关）

- 这类肿瘤具有典型的浆液性癌免疫表型，包括 p53 突变表达模式、MIB1 高表达（＞75%）、p16 阳性 /PTEN 阳性 /IMP3 阳性 /PR 阴性 /ER 阴性。要注意的是，高级别宫内膜样癌也可以有 p53、p16、IMP3 阳性（但经常为局灶阳性而不是浆液性癌的弥漫阳性）及 ER/PR 失表达。浆液性癌可以 ER 阳性。

  – 浆液性癌通常显示 β-catenin 为膜阳性，而子宫内膜样癌为核阳性。

  – Alvarez 等发现浆液性癌中存在 WT-1 表达、cyclin D1 扩增和 HER-2 过表达 / 扩增，而这些在子宫内膜样癌中很少见。

  – 子宫内膜样癌中 IMP2 表达缺失的比例为 25%～95%，而浆液性癌中 IMP2 弥漫强阳性表达。

- 透明细胞癌和伴有透明细胞的浆液性癌的鉴别（Hariri 等）：支持透明细胞癌的形态特征包括小而圆的乳头，伴轴心透明变性、中空或含有胶样物；至少局部存在管囊状结构；缺少明显的细胞复层、细胞簇及微乳头结构；大量胞质丰富透明（或嗜酸）的细胞；靴钉样细胞；胞质内嗜酸性小球；缺乏弥漫的高级别核型；免疫组化 Napsin 阳性 /HNF 阳性 /ER 阴性。

- 未分化癌（UC）：浆液性癌中出现实性区域要除外未分化癌，前者可找到典型的乳头和腺管结构。

- 伴有明显浆液性癌成分的 MMMT：子宫切除标本经充分检查后，即使只发现极少的肉瘤样区域，也应诊断为 MMMT。

- 浆液性癌从输卵管、卵巢或腹膜经输卵管播散到子宫内膜的途径可能非常隐蔽（Bagby 等）。

  – 子宫内膜标本中少量脱落的肿瘤碎片，伴 WT1 阳性 /ER 阳性 /PR 阳性，HER-2 失 / 弱表达时，倾向于子宫内膜为继发性病灶，但这些特征还不足以确诊。

  – 浆液性癌根治性切除标本（TAHBSO）的多个病灶中，主体病灶所在部位常提示为原发灶，但一些病例可能为多原发。子宫深肌层浸润、没有浆膜受累的特征常提示子宫为原发灶。

  – 低级别浆液性癌累及子宫内膜很可能是来源于其他部位的转移灶，因为该肿瘤在子宫内膜极其罕见。

－ 一些病例很难或几乎无法判断原发灶（与多原发相比），但这样的病变范围并不影响临床治疗或预后。

- 非肿瘤性病变：乳头样合体细胞变中出现反应性上皮非典型性，或刮宫、宫内节育器、息肉梗死或放射治疗等出现反应性上皮非典型性，都需要与浆液性癌或 SEIC 鉴别。

    － 与浆液性癌 /SEIC 不同，这些反应性不典型增生的细胞散在分布于正常细胞中，核分裂象罕见或无。

    － p53 非突变模式、低 Ki-67 表达（＜ 50%）倾向良性病变；但有时一些反应性病变也可以出现 p53 强表达。

（三）透明细胞癌

临床特征

- 在我们的经验中，透明细胞癌仅占子宫内膜癌的 1%～2%，其他报道中这一比例要高些。

- 透明细胞癌患者平均年龄 65 岁，与子宫内膜样癌有相似的特征，但在非裔美国人更多见。绝大多数肿瘤是 I 期或 II 期。

- 一些病例存在盆腔放射治疗史、他莫昔芬或合成类孕激素使用史，或与 HNPCC 相关。

- 少数患者有副肿瘤高钙血症（因肿瘤产生甲状旁腺激素相关多肽所致）或血栓形成，可能与肿瘤组织产生某些因子有关。

病理学特征 （图 8–79 至图 8–82）

- 大体无明显特征。极少数肿瘤局限于子宫内膜息肉内，或位于子宫肌层内，可能起源于子宫腺肌病。

- 具有和子宫外透明细胞癌相同的镜下特征。

    － 乳头状、实片状、管囊状结构（一种或几种结构共存），由 1～5 种类型的细胞组成，包括胞质丰富透亮、富含糖原、核常偏位的多角形细胞，靴钉样细胞，嗜酸性胞质的多角形细胞，扁平细胞，立方细胞。

    － 与浆液性癌相比，透明细胞癌缺乏弥漫的高级别核型及活跃的核分裂象。

    － 近 50% 的病例可见管腔内黏蛋白，胞质内见嗜酸透明变性黏液小球（印戒样或"靶心"样细胞）。

    － 间质出现透明变性及基底膜样物，特别在乳头轴心内明显。有些乳头轴心似中空的或充满液体的。10% 的病例可见砂砾体形成，且常出现在乳头区域。间质内可见明显的中性粒细胞或

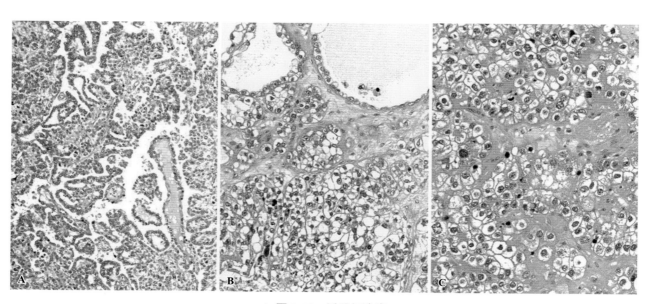

▲ 图 8–79 透明细胞癌

A. 乳头结构，乳头轴心中空或充满胶样物；B. 囊状结构，衬覆透明及扁平细胞，实性结构由透明细胞组成；C. 玻璃样变间质分隔高核级的透明细胞巢

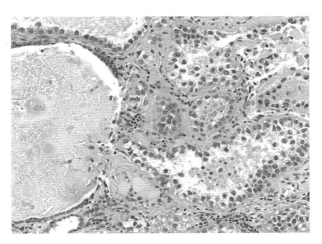

▲ 图 8-80　子宫内膜透明细胞癌

该例显示典型的管囊状结构，可见透明细胞，偶见靴钉样细胞

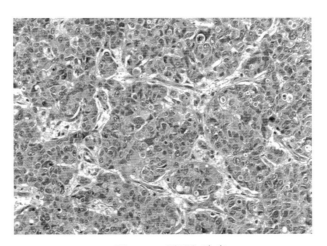

▲ 图 8-81　透明细胞癌

嗜酸性细胞形成的实性结构，有些细胞因胞质内含透明小球而呈现印戒样特点

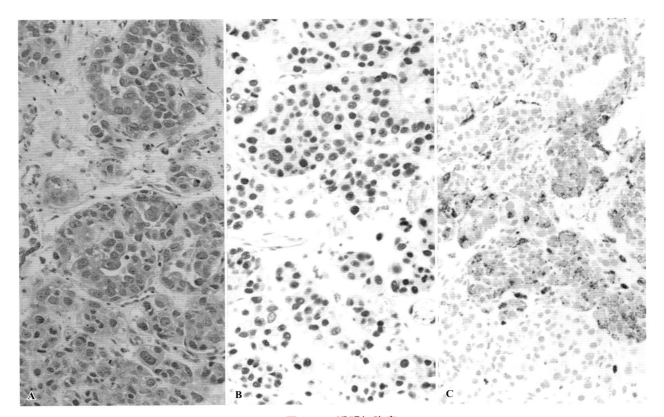

▲ 图 8-82　透明细胞癌

透明细胞形成管囊状结构（HE，A），典型的免疫组化表达特点 HNF-1β 阳性（B）和 Napsin A（C）

淋巴细胞及浆细胞浸润。

- 约 80% 的病例有肌层浸润，25% 的病例见淋巴管血管侵犯。

• 免疫组化特征。

- 透明细胞癌常见 Napsin 阳性 /HNF1beta 阳性 /ER 阴性 /PR 阴性。Ju 等发现子宫内膜透明细胞癌的 Napsin 阳性率没有卵巢高（分别为 56%、91%）。少数病例 ER 阳性和（或）PR

阳性。NapsinA 的特异性好于 HNF，因为子宫内膜浆液性癌、宫内膜样癌（包括子宫内膜样癌伴透明细胞改变）和类似透明细胞癌的良性病变中 HNF 也可阳性（Fadare 等，2012 年；Lim 等，2015 年）。然而 Hoang 等（2014 年）发现，在鉴别透明细胞癌与子宫内膜样癌和浆液性癌的时候，HNF 阳性 /ER 阴性更倾向透明细胞癌的诊断阳性。

- 与浆液性癌相同，透明细胞癌 Ki-67 高表达，且 25% 的病例 p16 阳性，但通常为局灶性及弱阳性表达。HNPCC 相关的透明细胞癌存在 MMR 异常表达。

- Willis 等发现无论有无 MMR 缺陷，约 75% 的子宫内膜透明细胞癌呈现 PD-L1 阳性表达，但仅 MMR 缺陷的肿瘤（MSH6 表达缺失）可出现 PD-L1 广泛表达（＞ 50%）。这一发现提示针对 PD-1/PD-L1 免疫治疗的可能性。

- Fadare 等（2018 年）发现 82% 的透明细胞癌至少局灶表达 L1CAM，其中 35% 的病例 ＞ 50% 肿瘤细胞表达 L1CAM。L1CAM 阳性的透明细胞癌淋巴结转移率升高，L1CAM 表达 ＞ 50% 时病例与无病生存期下降相关，但与总生存期无关。

- 透明细胞癌可能的前驱病变是腺体或表面上皮细胞出现胞质透明或嗜酸性变，具有不同程度的核非典型性，p53/MIB1/ER/PR 的表达介于癌和正常上皮的特点之间（Fadare 等，2006 年）。

- 分子特征。
  - DeLair 等（2017 年）发现子宫内膜样癌和浆液性癌的所有分子改变也都存在于透明细胞癌中，包括 POLE 超突变、MMR 缺失、高拷贝 /p53 突变型（浆液样）、低拷贝 /p53 野生型（宫内膜样），提示具有遗传学的异质性。Le Gallo 等利用全外显子及靶向基因检测技术同样发现透明细胞癌的分子亚型既可以类似于宫内膜样癌，又可以类似于浆液性癌。
  - 多达 1/3 的透明细胞癌存在 p53 突变，与不良预后相关（Fadare，Gwin 等，2013 年；Bae 等，Ju 等）。
  - Hoang 等（2015 年）发现较易出现在浆液性癌

而非宫内膜样癌的基因突变更多存在于透明细胞癌中，但 PTEN、CTNNB1 或 POLE 未发现突变。

- 其他研究发现透明细胞癌中 PTEN 突变和 MSI 发生率比浆液性癌高，但低于子宫内膜样癌。少数病例存在 ARID1A 突变（导致 BAF250a 蛋白表达缺失）和 PIK3CA 突变（Bashir 等，Bae 等，DeLair 等，2017 年）。

- Huang 等（2015 年）发现 20% 的子宫内膜透明细胞癌中存在端粒酶逆转录酶启动子（TERT），但缺少与其他临床病理特征的相关性。

生物学行为和预后因素

- 2006 版 FIGO 分期中透明细胞癌的 5 年生存率为 62.5%（子宫内膜样癌为 83.2%）。Fadare 等（2013 年）报道了 50 例严格归类为透明细胞癌的研究结果，5 年生存率为 78%，但近期的一项研究中，这一比例仅为 58%（Daaboul 等）。一项研究显示，＞ 65 岁和非裔美国人的生存率更低，仅为 12.5%（高加索人为 39%）。

- 临床分期是最重要的预后因素。病理 I 期的患者 5 年生存率为 59%～94%。Hamilton 等发现 III 期和 IV 期患者 5 年生存率为 40%（浆液性癌为 33%，3 级的子宫内膜样癌为 54%）。Fadare 等（2013 年）报道的 5 年生存率更理想，从 I 期到 IV 期分别为 94%、87.5%、66.7% 和 42.8%。

- 绝大多数研究发现老龄、深肌层浸润、附件受累、进展的分期是不良预后因素。透明细胞癌合并子宫内膜样癌对预后没有显著影响。

- 透明细胞癌通常不像浆液性癌那样伴腹膜播散，但可累及区域淋巴结。与其他类型子宫内膜癌相比，盆腔外复发及远处转移（肺、骨）更常见。

鉴别诊断 （表 8-4）

- 浆液性癌（见书中相关介绍）。

- 分泌性癌及其他伴有透明细胞的子宫内膜样癌：这些肿瘤缺乏透明细胞癌特征性的乳头状及囊状结构、高核级的靴钉样细胞和透明变间质；另外，分泌性癌有胞质内的核上或核下空泡，并且与透明细胞癌不同，常有鳞化区域，ER 阳性 /PR 阳性。

- 具有透明细胞的间叶性肿瘤（罕见鉴别诊断）。

表 8-4 伴有透明细胞的子宫内膜样癌和非肿瘤性的子宫内膜病变

癌
• 分泌性子宫内膜样癌中的分泌细胞
• 伴鳞状分化的子宫内膜样癌中糖原化的鳞状细胞
• 子宫内膜样癌伴水肿改变
• 子宫内膜样癌，透明细胞，非特指
• 子宫内膜样癌中富于脂质的细胞
• 透明细胞癌中的透明细胞
• 转移性肾细胞癌及其他可能的转移性肿瘤
非肿瘤性病变
• Arias-Stella 反应
• 妊娠期透明细胞变

- 上皮样平滑肌肿瘤和 PEComa：支持这些诊断的特征包括肌层内生长、极少 / 无黏膜侵犯、缺乏乳头及腺管分化、局部有梭形细胞、平滑肌标记及 HMB-45 和 MelanA 阳性。
- 腺泡状软组织肉瘤：局灶可有透明细胞，但其他形态与透明细胞癌无相似性。
- 良性病变：良性病变不像透明细胞癌形成肿块，但偶尔可发生在息肉内。
  - 透明细胞化生（见第 7 章）：缺少透明细胞癌的典型结构及高级别核。
  - 反应性不典型性：可出现靴钉样细胞，但没有透明细胞癌的其他特征。
  - 孕激素治疗后的 Arias-Stella 及 Arias-Stella 样反应可出现透明细胞及靴钉样细胞。注意临床病史，无肿块形成，保持子宫内膜腺体结构而没有透明细胞癌典型结构，缺乏核分裂象，有蜕膜反应，ER 阳性 /PR 阳性有助于诊断。另外，Arias-Stella 反应的细胞质常呈泡沫样而非完全透明。

（四）黏液性癌

临床特征

- 子宫内膜黏液性癌罕见，文献中诊断标准不同，但由于典型的子宫内膜样癌中也可出现不同比例的黏液细胞，我们认为该类肿瘤应该指那些完全或几乎完全由黏液细胞组成的肿瘤。
- 患者年龄范围与子宫内膜样癌相似，几乎都是 I 期的病例。Dallenbach-Hellweg 等发现在合成类孕激素或他莫昔芬治疗后的子宫内膜癌中，黏液性癌占有较高的比例。

病理学和分子学特征 （图 8-83 至图 8-86）

- 大体上，肿瘤可以呈现黏液样外观，但通常没有什么特殊的特征。
- 典型的镜下特征。
  - 2014 年版 WHO 分类中，该类肿瘤定义为具有"融合或筛状结构、可能仅有轻度异型性的"黏液性增生性病变。定义上明确为胞质富含黏液的宫颈管型肿瘤细胞（消化后 PAS 或黏液卡

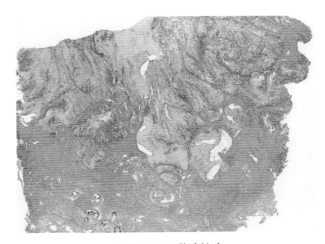

▲ 图 8-83 黏液性癌
高分化的腺癌组织在浅肌层内广泛浸润

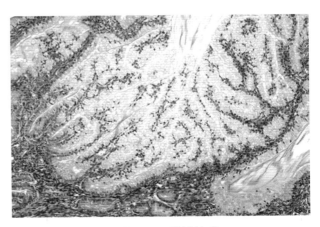

▲ 图 8-84 黏液性癌
肿瘤具有复杂的绒毛管状结构

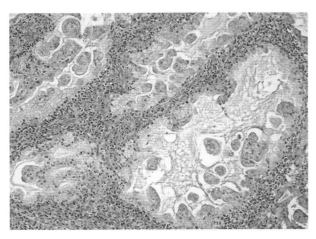

▲ 图 8-85　黏液性癌

大部分肿瘤细胞具有明显的黏液的特征，这类肿瘤中偶见局灶肿瘤细胞胞质出现嗜酸性改变，如图所示

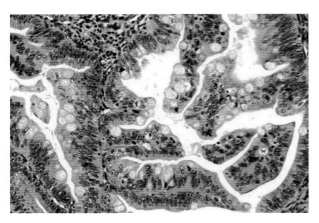

▲ 图 8-86　黏液性癌伴肠型（杯状细胞）分化

红染色阳性），有时可混有嗜酸细胞成分。

- 结构具有复杂性，包括腺样、筛状、绒毛腺管状、绒毛状结构，且常混合存在，衬覆复层上皮细胞，实性结构罕见。充满黏液的腺体可呈囊性扩张，可伴有明显的中性粒细胞浸润。

- 小的紧密排列腺体可形成微腺性增生样形态，可能与雌、孕激素治疗相关。

- 黏液性癌绝大多数为 1 级，少数为 2 级。即使有肌层浸润，大部分肿瘤细胞核也较温和（可能模拟宫颈恶性腺瘤形态），但局灶也常见中度异型的核。出现重度异型的核较罕见或几乎不可见，核分裂象也不常见。由于细胞核形态常较温和，所以前面提到的结构的复杂性在诊断中就显得十分重要了。

- 少数子宫内膜腺癌会出现胃型黏液分化，类似胃型的宫颈腺癌（Abiko 等，Hino 等）或伴有杯状细胞、潘式细胞、肠嗜铬样细胞、嗜银细胞和印戒细胞的肠型黏液分化。有报道 1 例肠型黏液腺癌显示明显的假黏液瘤样肌层浸润（Rubio 等）。

- 50% 的病例有子宫肌层浸润，这一比例与子宫内膜样癌相似。

- 黏液腺癌可与子宫内膜上皮非肿瘤性黏液化生共存，后者与高分化黏液腺癌鉴别困难，接下来会详述。

- 黏液腺癌的病因学研究中发现存在 KRAS 突变。
  - Xiong 等（2013 年）发现 80% 的子宫内膜黏液腺癌有 KRAS 突变（有显著黏液分化的子宫内膜样癌为 67%，而典型的子宫内膜样癌为 25%）。
  - Alomari 等发现 86% 黏液腺癌存在 KRAS 突变，在复杂性非癌性的黏液病变中这一突变比例为 55%。
  - He 等发现 15 例非典型黏液增生性病例中，10 例存在 KRAS 突变，其中 6 例之后诊断为癌（类型未说明）。

生物学行为

- 虽然 Musa 等发现与子宫内膜样癌相比，黏液性癌与淋巴结转移的相关性更高（分别为 3%、17%），在他们和其他人的研究中，当两者的病理分级和浸润深度相当时，子宫切除术后的复发率并无显著差异。

鉴别诊断

- 原发宫颈黏液腺癌（子宫内膜刮宫标本中的部分组织）。
  - 这类肿瘤大部分是胃型腺癌，与那些胞质内无或仅含极少黏液的普通型宫颈腺癌相比要少见得多。因此，从宫腔内获得的黏液性癌碎片更有可能是内膜的病变而非宫颈黏液性癌。发现局灶的子宫内膜样癌或非典型增生强烈提示子宫内膜原发。
  - 宫颈黏液腺癌的侵袭性较强，结合临床和病理特征，宫颈原发的特征常会非常明显。
  - 子宫内膜和宫颈黏液性癌的免疫表型非常相似，有时会难以区分（可能都会有 p16 阳性），ER 强阳性时更倾向是子宫内膜来源。

- 混合性子宫内膜样 – 黏液性癌。
  - 这种类型往往比单纯的子宫内膜黏液性癌更常见，约 40% 的子宫内膜样癌中存在黏液性的成分。
  - 子宫内膜样癌中出现 < 10% 或 ≥ 10% 的黏液分化时，应分别诊断为子宫内膜样癌或混合性子宫内膜样 – 黏液性癌（见混合性癌）。
- 转移性黏液性癌（直接蔓延或生殖道外部位转移到子宫内膜）。
  - 支持这种罕见诊断的证据包括子宫肌层受累范围大于内膜受累的程度、胶样或印戒样成分、明显的间质反应、在子宫内膜间质内浸润以及显著的 LVI。
  - 其他有助于诊断的特征包括子宫外原发黏液性癌病史及肿瘤的分布，原发子宫内膜黏液性癌的肿瘤分布会提示临床高分期（高分期的子宫内膜黏液性癌十分罕见）。
  - 宫颈黏液性癌的直接蔓延可以完全或主要局限于子宫黏膜层，这可能会让人误以为是原发的子宫内膜肿瘤。
- 非典型黏液腺体增生（atypical mucinous glandular proliferation，AMGP）。
  - 区分 AMGP 和黏液性癌通常很困难且主观性强，前者结构的复杂性和（或）非典型性要低于黏液性癌（可能有肌层浸润）。虽然少数肌层浸润的黏液性癌仅有非常温和的核，但黏液性癌常见融合或筛状的复杂结构形成，以及上皮细胞的复层化，极向消失和细胞核的非典型性。
  - Rawish 等（2017 年）发现 41 例刮宫标本诊断为 AMGP 的病例中，13 例在子宫切除标本中发现了癌，11 例仅有 AMGP，5 例无残余病变。合并癌的病例均为 1 级 Ⅰ 期，分别为子宫内膜样（8 例）、黏液性（3 例）和子宫内膜样伴黏液分化（1 例），仅有 3 例伴肌层浸润。刮宫标本诊断的 AMGP 无法通过形态学判断是否合并有癌。
  - 当发现子宫内膜黏液增生性病变伴有复杂结构时，应高度怀疑黏液性癌的可能，特别是如果局灶还有中度的核非典型性。当出现令人担心却又不能确切诊断为癌性病变的情况时，诊断为 "AMGP，黏液性癌不能除外" 是合理的。

- 微腺性增生（MGH）：参考子宫内膜样癌鉴别诊断相应部分。
- Müllerian 黏液性交界性肿瘤：Kawamura 等报道了 1 例起源于子宫腺肌症或浆膜下子宫内膜异位症的病例。
- 正常宫颈组织或宫颈管息肉。
  - 刮宫标本中良性或反应性宫颈管上皮或宫颈管息肉组织，若被人为破碎或挤压后，可能出现复杂的腺样或乳头状结构。
  - 正确辨别有些病例中息肉的背景，聚集组织的高度碎片化特性以及明显正常的宫颈管上皮，有助于我们做出正确的解释。

（五）鳞状细胞癌

临床特征

- 单纯的鳞状细胞癌占子宫内膜癌不到 0.5%，目前只报道过 70 例。2/3 的病例为绝经后女性（平均年龄 67 岁）。1/3 的病例为临床 Ⅲ 期或 Ⅳ 期。Ⅰ 期患者生存率为 70%～80%，而 Ⅲ 期患者仅为 20%～25%。
- 诱发因素包括慢性子宫积脓、宫颈狭窄、子宫脱垂或扭转、子宫鱼鳞癣（见第 7 章）和盆腔放射史。有些肿瘤可检出 HPV。

诊断标准

- Fluhmann 诊断标准：①无其他共存的腺癌成分；②肿瘤不与宫颈鳞状上皮相连；③无同时存在或之前发生过浸润性宫颈鳞状细胞癌，若同时存在 HSIL，那其与子宫内膜癌之间必须无联系。
- Dalrymple 和 Russell 曾质疑 Fluhmann 诊断标准的第 3 条，因为难以确定是否存在宫颈和子宫内膜多中心发生鳞状细胞癌的可能。

病理学特征　（图 8-87 和图 8-88）

- 肿瘤大体无特殊表现。偶见发白及湿疣样外观。
- 绝大多数肿瘤呈明显的恶性组织学形态，少数肿瘤为高分化（见后述）。
  - 罕见的子宫内膜疣状癌（Stockinger 等）需要与常见的高分化鳞状细胞癌鉴别，后者可成疣状外观，但在深部为浸润性边界（疣状癌则呈

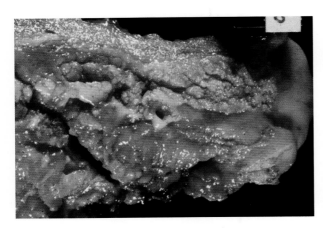

▲ 图 8-87　鳞状细胞癌
肿瘤表面呈疣状外观

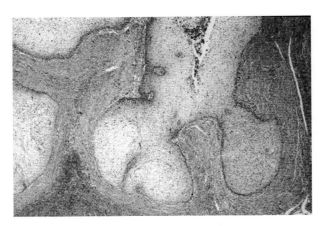

▲ 图 8-88　鳞状细胞癌
高分化的肿瘤侵犯子宫肌层

推挤式的边界），且至少局灶有高级别核特征，例外的情况会在下面讲到。

— 活检标本中极少数情况下能见到高分化鳞状细胞癌，有时见肌层浸润，因为活检中碎片化的组织形态常近乎正常，多是糖原化鳞状上皮而缺乏细胞异型性。如果在子宫内膜标本中，尤其是在绝经后女性的子宫内膜标本中出现大量鳞状上皮，且整个标本中都没有见到能够提示为子宫内膜样癌伴鳞状分化的肿瘤性内膜样腺体时，应考虑子宫内膜鳞状细胞癌的可能。

— 有些病例伴有显著的梭形鳞状细胞成分（肉瘤样鳞状细胞癌）。

• Horn，Richter 等在 8 例子宫内膜鳞状细胞癌中发现有 4 例为 p16 阳性，但仅 1 例检出伴有 HPV 感染。Bures 等在他们所报道的 5 例鳞状细胞癌中，

均无 ER/PR 表达、HPV DNA 扩增及 BRAF 突变。

鉴别诊断

• 活检标本中仅见到子宫内膜样癌伴广泛鳞状分化肿瘤中的鳞状成分：这种情况下，通常需要在子宫全切标本上才能得到明确诊断。

• 宫颈鳞状细胞癌累及子宫：临床上一般容易识别，除非少见情况下 HSIL 或微小浸润性鳞状细胞癌播散到子宫体；诊断子宫内膜原发鳞状细胞癌应十分谨慎，只有当病理评估确定宫颈无病变之后，才可认为是内膜原发。

• 子宫鱼鳞癣（见第 7 章）与高分化鳞状细胞癌：活检标本中两者难以区分，但如果在宫腔标本中发现大量鳞状上皮，尤其是绝经后、无子宫鱼鳞癣易感因素的患者，更倾向高分化鳞状细胞癌的诊断。绝大多数这样的病例需要行子宫全切来明确诊断。

• 中间型滋养细胞疾病（特别是上皮样滋养细胞肿瘤）：有时需要与鳞状细胞癌进行鉴别。缺乏明显的鳞状分化及滋养细胞免疫标记物（inhibin、hCG、hPL）可帮助鉴别。

（六）移行细胞癌（图 8-89）

• 移行细胞癌（TCC）罕见，发病年龄 41—84 岁，常表现为异常的子宫出血。1/3 的肿瘤为 Ⅱ 期或更高分期。1 例肿瘤与卵巢良性 Brenner 肿瘤相关，2 例复发，1 例死亡。

• 典型的移行细胞癌呈息肉状，与 2 级或 3 级的尿路上皮乳头状癌相似，有些肿瘤出现肌层浸润。

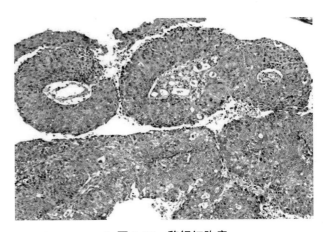

▲ 图 8-89　移行细胞癌

其经常与其他类型的子宫内膜癌并存（鳞状细胞癌、子宫内膜样癌、浆液性癌），并存的移行细胞癌成分在 5%～95%。

- 肿瘤的免疫表型为 Müllerian 的表型（绝大多数 CK7 阳性 /CK20 阴性，少数 CK7 阴性 /CK20 阴性）。大多数移行细胞癌 p16 阳性，仅极少数病例检出有 HPV（且一般为 HPV16）。

鉴别诊断

- 子宫内膜移行细胞癌或混合性移行细胞 – 鳞状细胞癌主要需与单纯的乳头状子宫内膜鳞状细胞癌鉴别，对两者的区分有一定主观性。移行细胞癌的诊断标准更像典型的尿路移行细胞癌。
- 但如果尿路系统存在原发肿瘤，且移行细胞样的子宫内膜癌伴有的免疫表型为 CK7 阳性 /CK20 阳性 /uroplakin 阳性 /ER 阴性，需要考虑尿路的移行细胞癌伴子宫内膜转移，尽管作者至今还未观察到这一现象。鉴别诊断还应包括女性生殖道（卵巢或宫颈）的移行细胞癌累及子宫内膜，临床信息和肿瘤的分布可帮助鉴别。

（七）混合性癌

- 混合性癌由两种不同类型的子宫内膜癌组成，最少的成分也应≥ 10%，但正如之前所说，我们认为这一标准并非一成不变，且不适用于子宫内膜样癌伴有黏液分化。

- 最有临床意义的混合性癌是子宫内膜样癌伴有其他侵袭性强的肿瘤亚型，如浆液性癌、透明细胞癌或未分化癌。混合性子宫内膜样 – 未分化癌（又称去分化癌）在未分化癌部分进行论述。
- 少数情况下，子宫内膜样癌还可混合神经内分泌癌、肝样癌、卵黄囊瘤或肉瘤样成分（MMMT，癌肉瘤）。
- 病理报告应注明肿瘤中出现的各种成分及各自所占比例，因为即使是很小比例的高侵袭性亚型也很重要，这些是不良预后和影响治疗效果的重要因素。
- Köbel 等（2017 年）发现近 90% 的混合性癌为单克隆性，其不同成分具有相同的分子改变。有些具有浆液性癌分子特征的肿瘤，局部形态上模拟了子宫内膜样癌或透明细胞癌，而其他肿瘤表型的异质性则是由于 DNA 核苷酸修复缺陷导致的突变。还有一些混合性癌是因为早期的分子分化起源同一个克隆或者是不相关的碰撞瘤。

1. 混合性子宫内膜样癌和浆液性癌（图 8–90）

- 3 项研究报道显示在混合性子宫内膜样 – 浆液性癌中，若浆液性癌成分＞ 25%，该肿瘤的生物学行为与单纯的浆液性癌相同。而 Lim 等（2001 年）发现即使浆液性癌的成分＜ 10%，其生物学行为也与单纯浆液性癌相同。但是，Coenegrachts 等发现该型混合性癌的预后介于单纯的子宫内膜

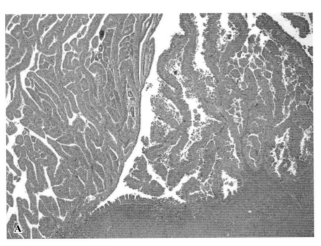
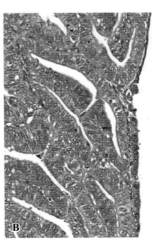
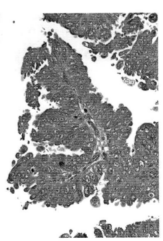

▲ 图 8-90　混合性子宫内膜样 – 浆液性癌

A. 低倍镜可见典型的子宫内膜样癌区域（左）和浆液性癌区域（右）；B. 浆液性癌成分具有高度的细胞异型性（右），与子宫内膜样癌（左）不同

样癌和单纯的浆液性癌之间。

- Coenegracts 等发现混合性子宫内膜样癌 – 浆液性癌中的浆液性癌成分，*PTEN* 和 *KRAS* 突变率高于单纯的浆液性癌，而其中子宫内膜样癌成分的 *TP53* 突变率高于单纯的子宫内膜样癌。这一发现提示在某些病例中存在肿瘤的异质性或为双克隆起源。

- 如前文所述的研究结论，SEIC 可能与肿瘤高分期相关，这意味着任何成分的浆液性癌都是潜在的不良预后因素，如果发现了就应该在病理报告中体现出来。

- Espinosa 等（2016 年）报道了 2 例特殊的混合性癌，含有绒毛管状子宫内膜样癌和低级别浆液性癌（子宫罕见）的成分，该肿瘤伴有 *KRAS* 突变。

2. 混合性子宫内膜样癌和透明细胞癌

- 这种类型的肿瘤罕见，要除外伴有透明胞质的典型的子宫内膜样癌。但是鉴别这两者很困难且主观性强，特别是当子宫内膜样癌的成分为高级别和（或）标本量少时。免疫组化染色（见前述）在区分混合性癌中的这两种成分时可能有帮助。

- Köbel 等（2017 年）发现 66% 的混合性子宫内膜样癌 – 透明细胞癌存在 MMR 蛋白缺失，其中 59% 同时存在 MLH1 和 PMS2 缺失、33% 同时存在 MSH2 和 MSH6 缺失、4% 仅有 PMS2 或 MSH6 缺失。

- 目前有限的此类病例报道显示混合性子宫内膜样 – 透明细胞癌的预后与单纯的透明细胞癌相似，Köbel 等（2017 年）发现该类肿瘤的 DSS 比单纯的透明细胞癌要好。

（八）普通型（非小细胞）未分化癌，包括混合性子宫内膜样 – 未分化癌（去分化癌）

- 未分化癌（undifferentiated Carcinoma，UC）绝大多数发生于绝经后女性，但最近发现在年轻女性中也并不少见。Garg，Leitao 等（2009 年）发现 40 岁以下的子宫内膜癌患者中，7% 为未分化癌。Tafe 等发现 45% 的未分化癌患者年龄＜ 50 岁，且 35% 的患者＜ 40 岁。

- 约 30% 的未分化癌中合并有 1 级或 2 级的子宫内膜样癌（去分化子宫内膜样癌，dedifferentiated

endometrioid carcinoma，DDEC）。未分化癌和去分化癌都被推测可能与 HNPCC（MMR 蛋白缺失）相关，下文中将详述。

- 未分化癌和去分化癌都是侵袭性肿瘤，50% 为临床 III 期或 IV 期，常见淋巴结转移，生存率明显低于 3 级的子宫内膜样癌（分别为 25% 和 60%）。

组织学特征 （图 8–91 和图 8–92）

- 单一的、黏附性差的、大小不一的卵圆形上皮样肿瘤细胞成片分布，胞质通常较少，偶尔胞质较丰富，核常呈空泡状，核仁明显，有大量的核分裂象，间质成分少，有些肿瘤细胞呈组织细胞样。常见大片坏死，仅血管周围见存活的肿瘤细胞。

- 少见形态包括局灶的角化、多形性的核、梭形细胞和横纹肌样细胞，有时可见黏液性间质。

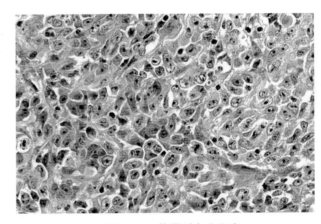

▲ 图 8–91 普通型未分化癌

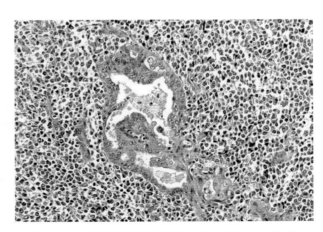

▲ 图 8–92 1 级子宫内膜样癌和未分化癌混合性肿瘤（去分化癌）

- 50% 的病例中存在明显的肿瘤相关的淋巴细胞浸润（Tafe 等定义为＞ 40 个 /10HPF）。
- Joehlin–Price 和 Rabban 发现由于取材有限，在活检中能明确诊断为去分化癌的病例仅占 50%。在其他病例中则常见少量 1 级或 2 级的子宫内膜样癌与少许的以下一种或多种成分混合，包括坏死组织、局灶实性的失黏附性的单形性细胞、横纹肌样细胞、黏液样间质或非特殊类型的高级别癌，这些形态提示有去分化癌的可能，应在病理报告中注明。

免疫组化和分子特征

- Ramalingam 等（2016 年）发现未分化癌一般不表达 PAX8（87% 不表达）、ER（83% 不表达）、PR（82% 不表达）、CK5/6（89% 不表达），77% 表达广谱角蛋白和 CK8/18，34% 弥漫表达 p16，31% 表达 p53（＞ 75% 细胞阳性）。
- Hoang 等（2016 年）同样发现，与去分化癌中的子宫内膜样癌成分不同，BRG1/INI1 缺失的去分化癌中，未分化癌的成分都不表达 PAX8 和 ER，且 p53 为野生型模式，而在 BRG1/INI1 无缺失的肿瘤中常见 p53 突变模式表达。
- 一些未分化癌局灶表达神经内分泌标记，但大细胞神经内分泌癌（见书中相关介绍）的诊断则需要见弥漫强阳性表达 chromogranin 和（或）synaptophysin。Gan 和 Ramalingam 发现绝大多数未分化癌可表达 SALL4。
- Tafe 等发现 58% 的未分化癌免疫组化中有 MMR 蛋白表达缺失，绝大多数为 MLH1 和 PMS2。去分化癌中的两种成分也同样都有 MMR 蛋白的缺失。Ramalingam 等（2016 年）同样发现 50% 的病例不表达 MLH1。Stewart 和 Crook（2015 年）在 22 例去分化癌中发现 4 例为 SWI/SNF 复合体缺失，65% 的病例有 MMR 的异常表达。未分化癌可能与 hMLH1 启动子甲基化有关（Broaddus 等）。
- Kuhn，Ayhan 等发现未分化癌存在 *PIK3CA*（50%）、*CTNNB1*（30%）、*TP53*（30%）、*FBXW7*（20%）及 *PPP2R1A*（20%）的体细胞突变。在混合性子宫内膜样癌 – 未分化癌中，子宫内膜样癌成分中检出的所有体细胞突变均见于未分化癌成分中，42% 的未分化癌成分检出了其他不同基因的体细胞突变。未分化癌和子宫内膜样癌成分在 β–catenin（所有病例）和 PTEN（大多数病例）的表达上显示出高度一致性。

- Romero–Pérez 等发现 62% 的未分化癌过表达 E-cadherin 抑制因子 ZEB1，同时低表达或不表达 E-cadherin，因此，如果见到 ZEB1 阳性 / E-cadherin 阴性这样的结果，更倾向于未分化癌的诊断而不是 3 级子宫内膜样癌。
- Karnezis 等（2016 年）发现 50% 的去分化癌中未分化癌的成分同时存在 SMARCA4（BRG1）和 SMARCA2 表达缺失（37%）或 SMARCB1（INI1）和 SMARCA2 表达缺失（13%），且这两组中分别有 73% 和 50% 同时伴 MMR 缺失。Ramalingam 等（2017 年）发现 1/3 的去分化癌不表达 SMARCA4，这其中绝大部分同时不表达 SMARCA2。有些肿瘤具有横纹肌样形态。
- Coatham 等研究子宫内膜（和卵巢）去分化癌时发现，50% 的 BRG1/INI1 无缺失的肿瘤中同时存在 *ARID1A* 和 *ARID1B* 失活突变，而在 INI1 缺失或 BRG1 缺失的肿瘤中则没有。未分化癌成分中，所有 *ARID1A/ARID1B* 共突变的肿瘤都不表达 ARID1A，而子宫内膜样癌成分中有一个例外。ARID1B 在所有未分化癌成分中均失表达，而在子宫内膜样癌成分都有表达。与 *BRG1* 或 *INI1* 失活的肿瘤一样，*ARID1A/ARID1B* 共突变肿瘤也具有侵袭性生物学行为。
- Rosa–Rosa 等也发现绝大多数去分化癌分子分型为超突变（MMR 缺失，MSI），而单纯的未分化癌分子改变为高拷贝数或低拷贝数肿瘤。
- Espinosa，Lee 等发现具有 *POLE* 突变的未分化癌和去分化癌与缺乏外切酶区域突变的肿瘤相比，临床 I 期的比例更高，且比那些没有 *POLE* 突变的预后更好。

（九）神经内分泌癌

1. 小细胞（神经内分泌）癌（图 8-93）

- 这类肿瘤又叫"小细胞癌"（small cell carcinoma，SCC），因为可能向神经内分泌分化的特点很不明显。与宫颈小细胞癌相比，子宫内膜的小细

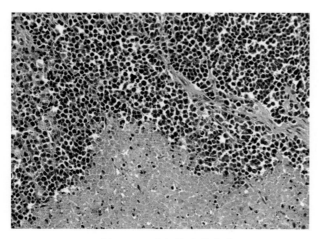

▲ 图 8-93　小细胞未分化癌

典型的弥漫性生长的小细胞肿瘤，胞质稀少，见大片坏死

胞癌很少见。平均年龄 60 岁，少数病例伴有 Cushing 综合征及副肿瘤性的视网膜或肾脏综合征。

- 小细胞癌通常体积较大，有时呈息肉样，且常伴深肌层浸润。

- 小到中等大小的肿瘤细胞呈圆形或梭形，胞质少，核深染（偶见核仁），排列成片状、梁索状、巢状、菊形团样，核分裂象多。常见单个细胞和片状坏死（存活的瘤胞呈袖套状分布在血管周围），脉管侵犯多见。

- 将近 50% 的小细胞癌混合有子宫内膜样癌（或其他非常罕见的亚型）成分（见混合性癌），如果把小细胞癌成分当成肉瘤的话，可能就会被误诊为 MMMT，然而在 MMMT 中极少会出现小细胞癌成分。罕见肿瘤中合并有大细胞神经内分泌癌（见后述）。

- 典型的小细胞癌表达广谱角蛋白、NSE，部分表达 synaptophysin、chromogranin、CD56、p16 和 p53。

- 这类肿瘤侵袭性强，罕见仅局限于息肉内的肿瘤预后较好。约 2/3 的患者为 Ⅱ～Ⅳ 期，随访中 DOD 和 AWD 的比例相当。

- 需要与淋巴瘤进行鉴别，小细胞癌表达角蛋白标记而不表达淋巴细胞标记。

2. 大细胞神经内分泌癌

- Pocnich 等发现大细胞神经内分泌癌（large cell neuroendocrine carcinoma，LCNC）比小细胞癌（见前述）更常见，两者也可以混合出现。像小细胞癌一样，大细胞神经内分泌癌也可以合并子宫内膜样癌（混合性癌）。

- 肿瘤细胞可弥漫分布，或排列成岛状、梁索状，细胞大小是小细胞癌的 2 倍，胞质中等到丰富，高核级，核分裂象活跃，常见地图样坏死。

- 肿瘤细胞胞质弥漫强阳性表达角蛋白和神经内分泌标志物。Pocnich 等发现约 1/3 的肿瘤表达 p16（弥漫）、PAX8 和 CD117，有些肿瘤表现为 MSI。

- 生物学行为与小细胞癌相似，息肉样生长的肿瘤预后较好。

- 不同的生长模式和弥漫表达神经内分泌标记物，这些特点可帮助与局灶伴神经内分泌表达的未分化癌相鉴别。

3. 普通型未分化癌和神经内分泌癌鉴别诊断

恶性肿瘤

- 高级别子宫内膜样癌和去分化癌：与高级别子宫内膜样癌的实性区不同，未分化癌与子宫内膜样成分（通常为低级别）间边界清晰，无腺样或鳞状分化（极少数见局灶角化），由黏附性差的细胞组成，通常不表达子宫内膜样癌的标记物，包括 PAX8 和 ER。

- 淋巴瘤和粒细胞肉瘤：传统的细胞学标准适用于癌和淋巴瘤的鉴别，还可使用免疫组化，包括淋巴瘤 CD45 阳性和不表达上皮性的标记，都有助于鉴别。

- 宫颈的未分化癌或神经内分泌癌累及子宫内膜：宫颈有肿物时，肿瘤在刮宫标本中的分布、前驱病变的存在都能提示宫颈是原发灶；大细胞神经内分泌癌常会弥漫强表达神经内分泌标记物，这与未分化癌也不同。

- MMMT 和分化差的肉瘤，包括高级别子宫内膜间质肉瘤、上皮样平滑肌肉瘤和 PEComa。

  - MMMT 的活检小标本中可能只有未分化的小细胞或大细胞癌成分，而子宫全切标本经过充分取材一般能发现肉瘤的成分，哪怕只是很小灶。

  - 单纯性的肉瘤缺乏任何上皮的分化，至少局灶出现梭形细胞的形态，与未分化癌相比，细胞更有黏附性，异型性也更明显。可表达 actin、desmin 和（或）h-caldesmon（在 PEComa 中，表达 HMB-45 和 melan-A），不表达上皮性的标记。但有些上皮样平滑肌肉瘤可见 CK 和（或）EMA 的表达，反而不表达平滑肌的标记。

- 低级别子宫内膜间质肉瘤（LGESS，见第 9 章）：细胞核形态温和，无坏死，核分裂活性低，具有特征性的肌层浸润方式和血管结构，这些特点可与未分化小细胞癌鉴别。免疫组化也有帮助，可见书中相关介绍。Shah 和 McCluggage 发现未分化癌常有 cyclin D1 表达，因此这个标记物无法用来鉴别 YWHAE-NUTM2 高级别子宫内膜间质肉瘤。

- 胎盘部位滋养细胞肿瘤（PSTT）和上皮样滋养细胞肿瘤（ETT）（见第 10 章）：ETT 具有巢状和（或）条索状结构，提示为肌层浸润性的肿瘤，而 PSTT 常弥漫浸润肌层。
  - 与未分化癌相比，这些肿瘤常发生在较年轻的女性，部分有妊娠史。血清 hCG 水平可升高。
  - 肿瘤细胞类似正常的中间型滋养细胞，见纤维蛋白样基质，明显的血管侵犯（PSTT）和地图样坏死（ETT）可提示诊断。
  - Inhibin 阳性，部分病例表达其他的滋养细胞标记物（hPL、Mel-CAM、hCG）有助诊断。

- 原始神经外胚层肿瘤（PNET）：出现真菊形团、Homer-Wright 菊形团、血管周围假菊形团及局灶伴神经胶质、室管膜、髓上皮分化支持 PNET 的诊断。免疫组化也有帮助，PNET 表达 GFAP 和其他标记物（CD99、FLI1）。

- 转移性肿瘤：包括转移性乳腺癌、恶性黑色素瘤，罕见的有转移的恶性间皮瘤。当怀疑转移瘤时，临床病史、镜下特征性表现（如黑色素颗粒）及免疫组化染色可帮助诊断。

良性病变

- 月经期子宫内膜：月经期子宫内膜中那些被挤压的退变的内膜间质细胞可能被误认为是小细胞癌，特别是当这些细胞出现在肌层淋巴管内时；其他月经期的改变包括良性内膜上皮碎片和（或）乳头状合体细胞改变，这些都缺乏恶性的核特征

且核分裂指数低，有助于鉴别诊断。

- 旺炽性反应性淋巴样增生（淋巴瘤样病变）：常见不同类型的淋巴样细胞（免疫母细胞、成熟的淋巴细胞、浆细胞）混合，加上免疫组化染色（如必要）可帮助做出正确诊断，证实是一种淋巴样病变。

- 软斑病：少数病例需要与软斑病进行鉴别；出现特征性的 von Hansemann 组织细胞和 Michaelis-Gutmann 小体，必要时借助组织细胞染色，均可帮助诊断。

（十）其他少见类型的癌

- 这些肿瘤经常会伴有多种分化成分（最常见的是子宫内膜样癌），当各种成分都 ≥ 10% 时被归为混合性了。

1. 淋巴上皮瘤样癌

- 目前报道的 4 例都发生在绝经后女性，临床分期分别为 Ⅰ A、Ⅰ B、Ⅲ C 和 Ⅳ B，Ⅲ C 期的患者确诊后 1 年内死亡。

- 肿瘤的组织形态类似于发生在其他部位的淋巴上皮瘤样癌，但肿瘤中均未检出 Epstein-Barr 病毒。

- 鉴别诊断包括淋巴瘤样病变和恶性淋巴瘤。角蛋白的染色可以很好地勾勒出淋巴上皮瘤样癌中的癌性成分，在与淋巴瘤进行鉴别时十分有用。

2. 巨细胞癌（图 8-94）

- 绝大多数发生在绝经后女性，一些病例为 Ⅲ 期或

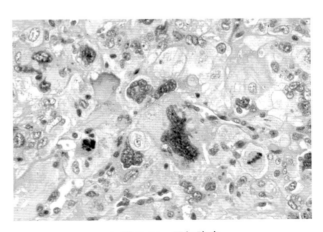

▲ 图 8-94　巨细胞癌

Ⅳ期。随访结果显示几乎 50% 的病例死于肿瘤或带病生存。

- 最重要的组织学特征是由奇异型的多核巨细胞与单核样肿瘤细胞混合而成的缺乏黏附性的片状和巢状结构，这些巨细胞都表达上皮性标记物。
- 常见明显的肿瘤周围及肿瘤内炎细胞浸润（淋巴细胞、浆细胞、嗜酸性粒细胞）及伸入现象（肿瘤细胞胞质内见淋巴细胞）。
- 常见混有子宫内膜样癌、透明细胞癌或浆液性癌和（或）肉瘤样癌成分。
- 鉴别诊断。
  - MMMT：与巨细胞癌相比，MMMT 有明确的癌和肉瘤成分相混合，且在巨细胞癌中出现的巨细胞成分在 MMMT 中并不常见。
  - 伴有破骨样巨细胞的子宫肉瘤：可见明显的肉瘤成分（通常为平滑肌肉瘤），这些破骨样巨细胞的核很温和，容易进行鉴别。

3. 毛玻璃样细胞癌

- 这种罕见类型的肿瘤与宫颈的毛玻璃样细胞癌类似（见第 6 章）。发生在子宫体的毛玻璃样细胞癌仅见 12 例报道，由于病例数过少，尚无法判断其生物学行为是否不同于其他分化差的子宫内膜癌。
- 鉴别诊断为伴有大细胞的未分化癌，非特指型，区分这两者具有主观性。如果能看到形态典型的肿瘤细胞，具有丰富的毛玻璃样胞质时，可诊断此病，但作者至今为止还未遇见过此类病例。

4. 肝样癌（图 8-95）

- 这种罕见肿瘤发生在绝经后女性，临床症状有阴道出血，血清 AFP 水平升高，该指标可用来监测疾病进程。约半数的肿瘤具有致死性。
- 与肝细胞癌相同的是 AFP 阳性表达，罕见 HNF-4α 表达。肝样癌常混有子宫内膜样癌（AFP 也为阳性）成分，罕见浆液性癌或 MMMT 成分。
- 鉴别诊断包括其他由具有嗜酸性胞质的多角形细胞构成的子宫内膜癌，如嗜酸性子宫内膜样癌和嗜酸性透明细胞癌。在有疑问的病例中，用 AFP 染色可帮助鉴别。

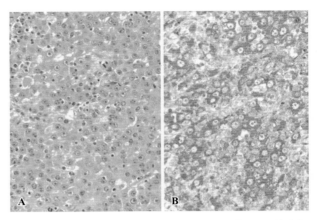

▲ 图 8-95 肝样癌（A 为 H&E 染色，B 为 AFP 染色）

5. 伴滋养细胞分化的癌（图 8-96 和图 8-97）

- 这类罕见的肿瘤通常发生在围绝经期或绝经后女性，伴有血清 hCG 水平升高，子宫切除后 hCG 水平下降。罕见情况下，只有在复发病例中才见到滋养细胞成分。约 80% 的患者就诊时已出现子宫外播散。
- 这类肿瘤常合并子宫内膜样癌（或子宫内膜样癌混合浆液性或透明细胞癌），少见合并浆液性癌或去分化癌、MMMT 或非特指型腺癌。
- 滋养细胞成分常类似于绒毛膜癌。Ashton 等利用全基因组检测技术发现子宫内膜样癌和混合的滋养细胞成分间具有克隆性。
- 此类肿瘤侵袭性强。Rawish 等（2018 年）总结病例及复习文献发现，54% 的患者死于肿瘤、17% 为带瘤生存、21% 为无病生存（8% 失访）。
- 年龄大、常与其他腺癌合并等特点可帮助与妊娠期绒毛膜癌或罕见的生殖细胞源性卵巢绒癌鉴别。

6. 伴卵黄囊瘤成分的癌

- 这类肿瘤可单独存在或与其他体细胞型的肿瘤，如子宫内膜样癌、MMMT（见第 9 章）并存，有 1 例肿瘤伴有明显的内胚层 - 肠的分化，模拟为转移性结直肠癌的形态。

（十一）分化不明确的癌

- 高级别子宫内膜癌可以出现不明确的分化方向，导致诊断困难，仅看常规染色切片进行诊断时病

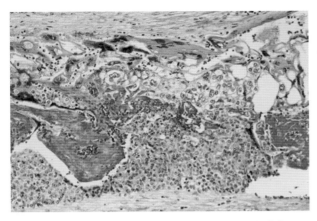

▲ 图 8-96　伴滋养细胞分化（上）的低分化子宫内膜癌（下）

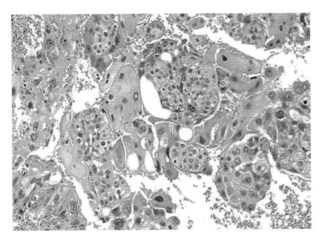

▲ 图 8-97　绒毛膜癌，该成分与低分化子宫内膜样癌相关联（未显示）
注意这些典型的单核细胞滋养细胞和多核的合体滋养细胞

理医生间的诊断可重复性变差，特别是 3 级的子宫内膜样癌与浆液性癌、透明细胞癌与浆液性癌的鉴别。

- 这种情况下，免疫组化染色可帮助诊断。Espinosa 等（2016 年）报道的肿瘤均具有腺管结构，高级别核型，与子宫内膜样癌和浆液性癌都有形态上的重叠，但 p53 和 p16 过表达，所有病例（除 1 例外）ER 阴性，最终支持浆液性癌的诊断。
- Hussein 等（2016 年）研究显示，利用癌症基因组图谱（TCGA）诊断为 FIGO 3 级子宫内膜样癌的高级别子宫内膜样癌，经形态学和基因表型均可诊断为子宫内膜样癌。他们发现在四种 TCGA 整合的基因组群（POLE 超突变、微卫

星高度不稳定、低拷贝数、高拷贝数）中，病理医生之间通过组织形态学诊断的可重复性各不相同。

- POLE 突变型的癌。
  - 10% 的子宫内膜癌存在 POLE（多聚酶 ε）核酸外切酶结构域突变及超突变表型，它们常伴有形态学上的异质性和不明确性。
  - Bakhsh 等发现其组织学亚型与对照组无法区分（79% 子宫内膜样癌、14% 混合性癌、5% 浆液性癌、2% 透明细胞癌），但核级和分裂象指数更高（63% 的子宫内膜样癌为 3 级）。具有 POLE 突变的肿瘤可见更多的肿瘤内和（或）肿瘤周围淋巴细胞浸润。Bellone 等（2017 年）同样发现，相比野生型 POLE 的子宫内膜癌，POLE 突变型肿瘤中有更多 CD4 和 CD8 阳性的肿瘤内淋巴细胞浸润。
  - Van Gool 等也发现在 POLE 突变型肿瘤内有更多的肿瘤内和肿瘤旁浸润淋巴细胞及瘤巨细胞（是与 POLE 野生型的子宫内膜样癌而不是与 POLE 野生型的浆液性癌相比）。绝大多数 POLE 突变的子宫内膜癌为 p53 野生型、p16 阴性 / 局灶表达、MMR 蛋白无缺失。
  - Hussein 等（2015）发现存在 MSI（65%）、TP53 突变（25%）和 PTEN（94%）、FBXW7（82%）、ARID1A（76%）、PIK3CA（71%）突变。
  - 此类肿瘤预后较好。Hussein 等（2015 年）发现即使临床高分期，随访中也无死亡或复发病例。Meng 等也发现这类肿瘤的无病生存期较长。通过对 POLE 突变型肿瘤中 CD4 阳性 T 细胞的进一步认识，提示其预后好可能与提高免疫性相关（Bellone 等）。

（十二）基于基因组学的子宫内膜癌分型

- Talhouk 等建立了一个新的分子分型体系，称为 ProMisE（proactive molecular risk classifier for endometrial cancer，子宫内膜癌的前瞻性分子风险因素分类法），它提供了一种非决策分类的分类体系，能将所有子宫内膜癌分为四个预后组，且具有不同的整体疾病特异性和无进展存活率。
  - 这四组从预后最好到预后最差分别为 POLE（多聚酶 ε）核酸外切酶结构域突变癌、p53 野生

型癌、MMR 表达缺失癌、p53 突变（无义或错义突变）癌。

- 这项研究结果表明与肿瘤生物学行为相关的分类体系能将患者分层，对于临床实践和（或）靶向治疗都有帮助，同时可预测患者是否为 Lynch 综合征高危人群，从而指导临床管理。

- Karnezis 等（2017 年）评估了 ProMisE 各分子亚型中具有预后价值的免疫组化标记物：

- 肿瘤过表达 L1CAM 与不良预后和 p53 突变相关。

- PR 阳性的肿瘤与年轻患者、高 BMI 指数、低临床分期、子宫内膜样癌的组织学类型、低核级、无脉管侵犯 / 淋巴结转移、ER 阳性、p53 野生型和预后好相关。绝大多数 PR 阴性的肿瘤为 p53 突变型。

- ER 阳性的肿瘤与低分期、子宫内膜样癌组织学类型、低核级、疾病特异性生存期延长相关。

- 他们得出的结论是 ProMisE 分子分型与患者的

预后（总体生存期、疾病特异性生存期、无进展生存期）相关，免疫标记物的预后意义源于它们与 ProMisE 分子亚型有相关性。

- Bosse 等（2018 年）将 358 例 3 级子宫内膜的子宫内膜样癌分成四组。

- MMR 缺陷型（MMRd）占 38.5%，无特异分子特征型（NSMP）占 28.5%，p53 突变型占 19.8%，POLE 突变型占 13.1%。

- 5 年整体生存率大概为 POLE 突变型 91%，MMR 缺陷型 79%，无特异分子特征型 65%，p53 野生型 55%。多因素分析中，POLE 突变和 MMR 缺失状态仍是总生存期和无病生存期长的独立预后因素。

- 作者得出结论，3 级子宫内膜样癌是由不同分子亚型组成的异质性肿瘤，使用分子标记物可进行预后分组，也具有潜在的治疗意义。

（十三）继发性肿瘤

- 见第 10 章。

缩略语		
AH	atypical hyperplasia	非典型增生
aka	also known as	又称为
AMGP	atypical mucinous glandular proliferation	非典型黏液腺增生
AR	androgen receptor	雄性激素受体
ASR	Arias–Stella reaction	Arias–Stella 反应
AWD	alive with disease	带病生存
CAH	complex atypical hyperplasia	复杂性非典型增生
CCC	clear cell carcinoma	透明细胞癌
CEA	carcinoembryonic antigen	癌胚抗原
CHEC	corded and hyalinized endometrioid carcinoma	透明变小梁状子宫内膜样癌
DDEC	dedifferentiated endometrioid carcinoma	去分化子宫内膜样癌
DFS	disease–free survival	无病生存期
DOD	dead of disease	死于疾病
DPE	disordered proliferative endometrium	子宫内膜不规则增殖

DSS	disease-specific survival	疾病相关存活率
ECC	endocervical curettage	颈管刮除术
EEC	endometrial endometrioid carcinoma	子宫内膜样子宫内膜癌
EGFR	epidermal growth factor receptor	表皮生长因子受体
EIC	endometrial intraepithelial carcinoma（as in serous EIC）	子宫内膜上皮内癌（如浆液性 EIC）
EIN	endometrial intraepithelial neoplasia	子宫内膜上皮内瘤变
ESS	endometrial stromal sarcoma	子宫内膜间质肉瘤
FGT	female genital tract	女性生殖道
FIGO	Fédération Internationale de Gynécologie et d'Obstétrique（International Federation of Gynecology and Obstetrics）	国际妇产科联合会
HNPCC	hereditary nonpolyposis colonic cancer syndrome（Lynch syndrome）	遗传性非息肉结肠癌综合征（Lynch 综合征）
HPV	human papillomavirus	人乳头瘤病毒
HSIL	high-grade squamous intraepithelial lesion	高级别鳞状上皮内病变
ISGyP	International Society of Gynecological Pathologists	国际妇科病理学家协会
ITC	isolated tumor cell	孤立的肿瘤细胞
LCNC	large cell neuroendocrine carcinoma	大细胞神经内分泌癌
LNI	lymph node involvement	淋巴结受累
LS	Lynch syndrome	林奇综合征
LUS	lower uterine segment	子宫下段
LVI	lymphovascular invasion	淋巴血管侵犯
MGH	microglandular hyperplasia	微腺性增生
MMR	mismatch repair	错配修复
MMMT	malignant müllerian mixed tumor	恶性苗勒混合瘤
MSI	microsatellite instability	微卫星不稳定
NOS	not otherwise specified	非特指
OS	overall survival	总体生存率
PFS	progression-free survival	无进展生存
ProMisE	Proactive Molecular Risk Classifier for Endometrial Cancer	子宫内膜癌的前瞻性分子风险分级
SC	serous carcinoma	浆液性癌
SCC	small cell carcinoma	小细胞癌
SEC	surface epithelial change	表面上皮改变

SqCC	squamous cell carcinoma	鳞状细胞癌
S-EIN	secretory endometrial intraepithelial neoplasia	分泌性子宫内膜上皮内瘤变
TAHBSO	total abdominal hysterectomy and bilateral salpingo-oophorectomy	全经腹子宫切除术及双侧输卵管卵巢切除术
TCC	transitional cell carcinoma	移行细胞癌
TCGA	The Cancer Genome Atlas	癌症基因组图谱
TIL	tumor infiltrating lymphocyte	肿瘤浸润淋巴细胞
UC	undifferentiated carcinoma	未分化癌
UTROSCT	uterine tumor resembling ovarian sex cord tumor	类似卵巢性索肿瘤的子宫肿瘤
VGEC	villoglandular endometrioid carcinoma	绒毛管状子宫内膜样癌
WHO	World Health Organization	世界卫生组织

（王　昀　杨　丽 **译**　江庆萍 **校**）

一、平滑肌肿瘤

（一）普通型平滑肌瘤

临床特征

- 平滑肌瘤是最常见的子宫肿瘤，见于多达 75% 的子宫切除标本。平滑肌瘤最常见于年龄 40—50 岁的女性；仅约 1/3 的病例有症状。某些病例绝经后肿瘤消退。

- 临床表现与肿瘤数目、大小和部位有关，通常包括盆腔疼痛、异常阴道出血和子宫增大。有蒂的黏膜下肿瘤可以出现在宫颈外口。大的肿瘤可以引起盆腔邻近器官（肠、膀胱）的压迫症状或使妊娠或分娩复杂化。

- 少见的表现包括 Meigs 样综合征、肿瘤产生促红细胞生成素（erythropoietin）所致红细胞增多症，以及作为与延胡索酸水合酶突变相关的遗传性平滑肌瘤病 – 肾细胞癌（HLRCC）综合征的组成部分（见"伴有罕见表现的平滑肌瘤"）。

大体特征　（图 9–1 至图 9–3）

- 约 75% 的平滑肌瘤病例为多发性。肿瘤一般局限于子宫体，< 2% 的肿瘤位于子宫颈。罕见的肿瘤（通常为显微镜下可见）局限于子宫内膜。

- 大多数平滑肌瘤大体上明显可见，但一些显微镜下（"幼苗"）平滑肌瘤可能会很多。当在肌瘤性子宫内出现平滑肌肉瘤时，几乎总是那个最大的肿块，故如果存在几个肿瘤，切片不仅应该取自与普通大体表现不同的平滑肌瘤，而且也应从最大的肿瘤取材。

- 一般为圆形，界限清楚，没有包膜，（可以被剜出），切面白色，呈旋涡状，隆起，实性。肿瘤可位于肌壁内、黏膜下或浆膜下。

- 黏膜下平滑肌瘤与子宫内膜相连或靠近子宫内膜。
  - 表面的子宫内膜可能变薄，腺体与子宫内膜肌层交界处平行（相对于垂直）。
  - 黏膜下肌瘤可为非息肉样或息肉样；后者可以无蒂或有蒂。有蒂肿瘤偶尔可从宫颈口脱出和

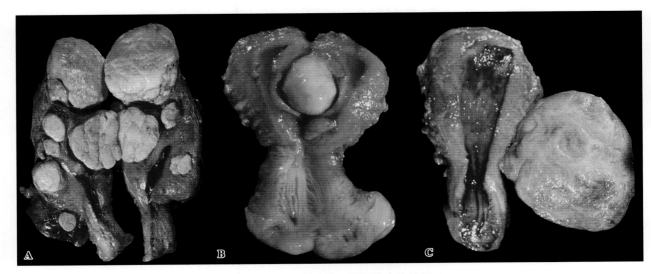

▲ 图 9-1 平滑肌瘤，不同的大体特征

A. 经典型，主要位于肌壁内的平滑肌瘤；B. 不常见的宫腔内的平滑肌瘤；C. 浆膜下平滑肌瘤；注意左右侧典型的白色旋涡状切面和中间的光滑表面

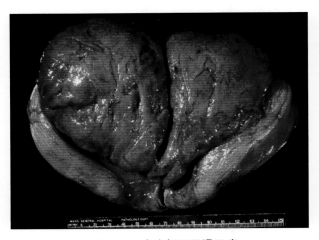

▲ 图 9-2 完全梗死平滑肌瘤

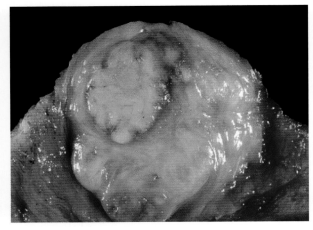

▲ 图 9-3 平滑肌瘤

在典型的平滑肌瘤背景中可见一个边界清楚的黄色梗死区域

（或）伴有扭转。

- – 某些黏膜下肌瘤表面偶尔可见溃疡性坏死（见后述）。
- 浆膜下平滑肌瘤与浆膜相连或靠近浆膜。肿瘤偶尔有蒂，蒂扭转可能导致梗死。在少数情况下，浆膜下平滑肌瘤表面扩张的静脉破裂而导致腹腔积血。与子宫失去连接可以形成"寄生性平滑肌瘤"（见书中相关介绍）。

镜下特征 （图 9-4 至图 9-11）

- 细长的梭形细胞，可见嗜酸性胞质和位于中心

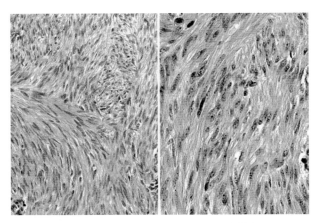

▲ 图 9-4 典型平滑肌瘤，中倍和高倍视野

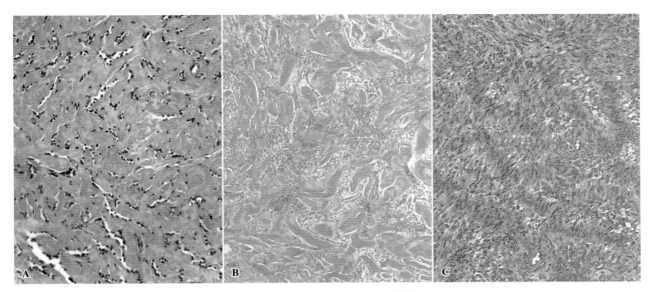

▲ 图 9-5　平滑肌瘤中的不同模式

A. 玻璃样变和条索样生长方式；B. 玻璃样变斑块；C. 神经鞘瘤样模式

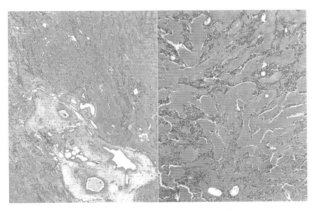

▲ 图 9-6　宫颈旁的平滑肌瘤

明显的条索、玻璃样变和局灶显著的血管形成让人困惑的图像

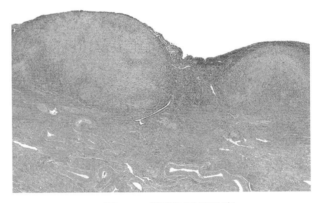

▲ 图 9-7　黏膜下平滑肌瘤

2 个边界清楚的小肌瘤紧邻子宫内膜

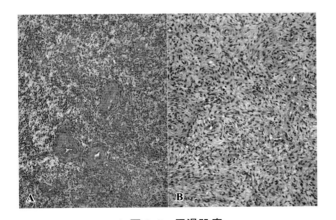

▲ 图 9-8　平滑肌瘤

这些肿瘤可能有明显的厚壁血管（A）和较少见的小动脉（B），后者可能造成与子宫内膜间质肿瘤混淆

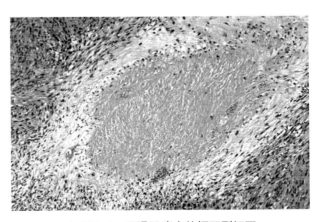

▲ 图 9-9　平滑肌瘤中的梗死型坏死

坏死灶中可见鬼影坏死细胞轮廓；坏死区域由疏松到透明变性的结缔组织与周围存活的平滑肌分开

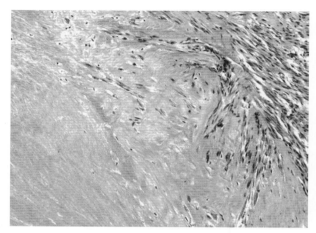

▲ 图 9-10　平滑肌瘤中的梗死型坏死

在视野中央，玻璃样变的纤维组织将梗死型坏死（左）和存活的肿瘤（右上）分开

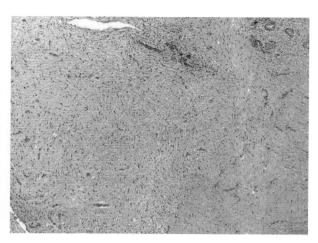

▲ 图 9-11　黏膜下平滑肌瘤

表面黏液样变，可能继发于表面糜烂

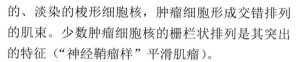

的、淡染的梭形细胞核，肿瘤细胞形成交错排列的肌束。少数肿瘤细胞核的栅栏状排列是其突出的特征（"神经鞘瘤样"平滑肌瘤）。

- 胶原纤维将肿瘤细胞分开，其含量不同，一般随着年龄增加而增加（因此术语"纤维肌瘤"可见于一些旧文献）。玻璃样变性常见，表现为无细胞的同质性胶原，可能形成胶原束或斑块，或肿瘤大部分被胶原取代。某些肿瘤被胶原分隔成细胞巢或细胞条索，形成假上皮样结构。

- 某些平滑肌瘤富于血管，包括大的肌性动脉、小动脉和静脉。罕见的平滑肌瘤（"血管平滑肌瘤"）含有大量均匀分布的、具有厚肌壁的小动脉样血管以及血管周围旋涡状分布的 HMB45 阴性肿瘤细胞。有些肿瘤可以体积较大并与子宫外受累有关（Muller 和 Lagstein）。

- 多数平滑肌瘤与周围子宫肌层分界清楚，但是偶尔肿瘤局部可向邻近的子宫肌层轻微浸润。这种表现在富于细胞性平滑肌瘤更为常见（见后述）。

- 平滑肌瘤坏死在大体可能见到，为梗死型坏死，而平滑肌肉瘤的坏死则为肿瘤细胞坏死。

  - 梗死型坏死由坏死的木乃伊状平滑肌细胞组成，常伴有出血。该区域的血管可能出现纤维素样改变、血管周围炎和管腔闭塞。与肿瘤细胞坏死不同的是，坏死周围出现肉芽组织和纤维组织是梗死型坏死的典型特征，但也可能缺乏或不明显。

  - 早期的梗死可能仅由单个坏死或凋亡细胞与存活的肿瘤细胞混合构成。

  - 梗死周围存活的平滑肌细胞核分裂活性可能增加，这一现象在梗死型坏死比肿瘤细胞坏死更常见（Yang 和 Mutter）。

  - 三色染色有时可显示梗死周围的纤维化。Yang 和 Mutter 发现梗死型坏死周围的网状纤维随着时间的推移而消失，但在肿瘤细胞坏死周围仍保留着网状纤维。

  - Ip 等发现，在平滑肌瘤中，p16 在梗死型坏死周围呈斑片状阳性，偶尔出现弥漫阳性会考虑到平滑肌肉瘤可能，因为在平滑肌肉瘤中 p16 通常阳性表达。

  - 第三种类型的坏死（溃疡性坏死）见于黏膜下平滑肌瘤，由大量的炎细胞和坏死碎屑组成，部分肿瘤伴有水肿，偶见黏液样变。坏死周围的肿瘤组织可见核分裂。

- 水肿很常见，至少是轻微的水肿。外观可以没有特异性改变，也可出现所谓的"水肿样变"特征（见后述）。一种我们称为"肺泡样水肿"被认为属于伴有奇异性核的平滑肌瘤。

- 营养不良性钙化可以很广泛，特别是在绝经后的女性，放射学检查可以发现。

- 典型的平滑肌瘤表达 desmin 和 h-caldesmon 和一些较新的平滑肌标记，包括催产素受体（oxytocin receptor，OR），平滑肌肌球蛋白重链（smooth muscle myosin heavy chain，SMMHC），以及组蛋白脱乙酰酶（histone deacetylase，HD）；与大多数生殖道外平滑肌瘤不同的是，也可表达 WT1。诊断通常不需要行免疫组化，但偶尔形态不典型的肿瘤免疫组化有助于诊断。

1. 激素和妊娠相关性改变（图 9-12）

- "红色变性"（red degeneration）一般发生在妊娠女性，或少数情况下发生于口服避孕药的女性，导致牛肉红色外观，这是由于梗死和出血随后发生溶血所致。

- 以下为使用促性腺激素释放激素激动剂（GnRHa）治疗肿瘤的研究中的发现，但这些发现并不见于所有使用该药物治疗的肿瘤。

  - 不规则的边界，局灶富于细胞，局灶梗死和（或）透明变性，以及偶见大量淋巴样细胞浸润。

  - 血管改变包括血管数目减少、血管口径变小、血管壁平滑肌增生、黏液样变、纤维素样坏死及血管炎。

  - 细胞增殖指数下降。但 GnRHa 撤退后核分裂活性可能增加。

  - ER 和 PR 表达降低。

- 称为"卒中性"平滑肌瘤的特征性表现见后述相应标题下。

2. 继发于子宫动脉栓塞和抗纤溶药物的改变（图 9-13 和图 9-14）

- 偶尔应用乙醇聚乙烯化合物（PVA）的微粒或微球或丙烯酸缓血胶明胶小球（tris-acryl gelatin microspheres，TGM）进行子宫动脉栓塞（UAE）治疗平滑肌瘤。

- 镜下改变随着子宫动脉栓塞后的间隔时间不同而不同，但梗死型坏死为其典型特征。

  - 主要的所见是血管内或血管外出现栓塞物质，常常伴有异物肉芽肿性反应，某些病例有血栓形成以及部分性到完全性血管破坏。这些变化可以发生在平滑肌瘤内、平滑肌瘤周围或远离平滑肌瘤的部位，包括宫颈、子宫内膜、输卵管和卵巢。

  - PVA 在 H&E 染色切片上表现为淡灰蓝色的纤维网格状（微粒）或卵圆形结构（微球）；PAS/

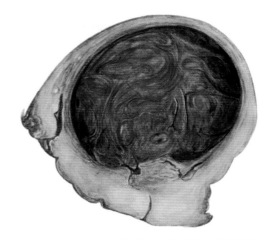

▲ 图 9-12　妊娠期"红色变性"平滑肌瘤

图片由 Cuthbert Lockyer，MD 馈赠

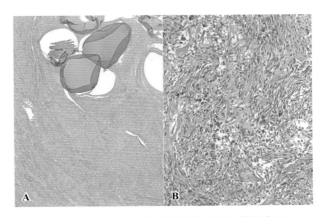

▲ 图 9-13　子宫动脉栓塞相关平滑肌瘤的表现

A. 平滑肌瘤伴有栓塞物质；B. 平滑肌瘤中局部呈现反应性异型性和不规则结构，可能引起误诊

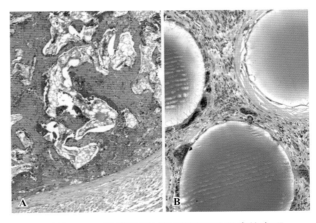

▲ 图 9-14　子宫动脉栓塞相关平滑肌瘤的表现

A. 子宫肌层的血管腔内充满了栓塞物质（聚乙烯醇）和血栓；B. 在平滑肌瘤中，血管外的 TGM 被异物巨细胞所包围

PASD 染色呈阳性，而弹力纤维（EVG）染色为黑色。TGMs 表现为小球，H&E 染色为红色，EVG 染色为棕黄色，小球边缘 PAS 染色阳性。

- UAE 出现并发症时可能需要切除子宫，包括出血、坏死性子宫内膜炎及子宫体、宫颈或阴道梗死。罕见情况下，由于卵巢梗死导致永久性闭经。

- 用于治疗月经过多和（或）平滑肌瘤的抗纤溶药物如氨甲环酸，也可导致血栓形成和平滑肌瘤梗死。

  - 这种梗死可能类似于肿瘤细胞坏死或不能确定类型的坏死，可能误诊为平滑肌肉瘤或恶性潜能未定的平滑肌肿瘤。

  - Kudose 和 Krigman 描述了氨甲环酸治疗后发生于平滑肌瘤内、类似于急性动脉粥样化的血管病变。

（二）平滑肌瘤亚型

1. 富于细胞性和高度富于细胞性平滑肌瘤（图 9–15 至图 9–21）

- 这些肿瘤大体可以类似于典型的平滑肌瘤，但是富于细胞性平滑肌瘤，尤其是高度富于细胞性平滑肌瘤的边界可能不清，切面常常呈鱼肉样，质软，黄色或棕色，有时伴有出现和（或）坏死。

- 富于细胞性平滑肌瘤（cellular leiomyomas，CL）的定义是平滑肌瘤的细胞明显比正常子宫肌层的

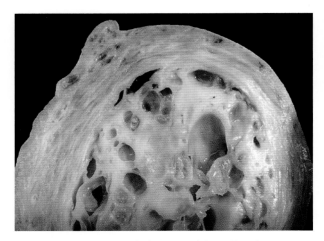

▲ 图 9–16　高度富于细胞性平滑肌瘤
切面见黄色的肿瘤，伴有显著的囊性变

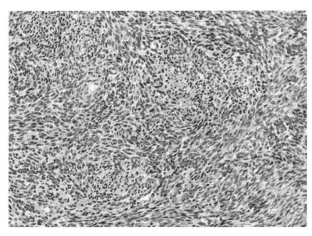

▲ 图 9–17　高度富于细胞性平滑肌瘤
肿瘤由密集的增生性梭形细胞构成，排列成束状结构

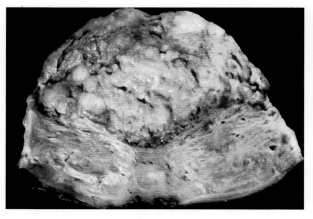

▲ 图 9–15　高度富于细胞性平滑肌瘤
切面黄色，鱼肉样

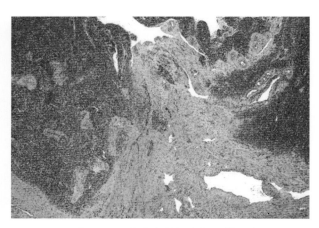

▲ 图 9–18　高度富于细胞性平滑肌瘤
肿瘤与肌层的交界不规则，肿瘤内有明显的厚壁血管

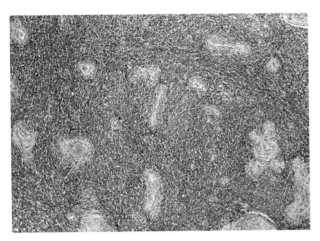

▲ 图 9-19　高度富于细胞性平滑肌瘤
显著的厚壁血管在这种亚型很常见

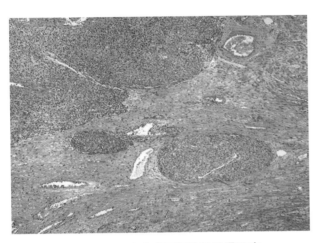

▲ 图 9-20　高度富于细胞性平滑肌瘤
2 个小结节从主瘤体中分离出来，可能与子宫内膜间质肉瘤的舌状生长方式相混淆

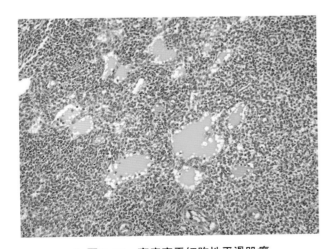

▲ 图 9-21　高度富于细胞性平滑肌瘤
此例显示的滤泡样腔隙是该肿瘤罕见的特征，注意典型的胞质稀少的小细胞

细胞丰富。

- 高度富于细胞性平滑肌瘤（highly cellular leiomyomas，HCL）的细胞结构与子宫内膜间质肿瘤（endometrial stromal tumor，EST）相似，并可能具有类似于后者的明显的小血管。
  - 当 HCL 界限清楚时这些特征的出现可能被误诊为子宫内膜间质结节。
  - HCL 的其他可能类似于肌层浸润和子宫内膜间质肉瘤的特征包括不规则的边界，同一肿瘤中富于细胞区域与正常细胞区域交错分布，或邻近肌层中的卫星结节。
  - 罕见情况下，HCL 可表现出滤泡样的腔隙（也可发生在平滑肌肉瘤中）。
- 提示为 HCL 而非 EST 的特征（表 9–1）包括束状生长方式、梭形肿瘤细胞、厚壁肌性血管、裂隙样间隙及 desmin 和 h–caldesmon 阳性表达。
  - Desmin 和 h–caldesmon 阳性，CD10、IFITM1 和 β–catenin 阴性提示为平滑肌瘤，尽管平滑肌瘤偶尔会表达 CD10 和 IFITM1。
  - 其他最近文献描述的新的平滑肌标记也有助于鉴别诊断（见"普通型平滑肌瘤"）。
- 其他鉴别诊断。
  - 平滑肌肉瘤：缺乏细胞非典型性和肿瘤细胞坏死以及通常较低的核分裂率可排除平滑肌肉瘤。
  - 子宫肌层局灶细胞过多：这种表现较常见于绝经后的女性，倾向于累及紧邻子宫内膜的浅表子宫肌层；缺乏肿块，有时呈带状排列，以及与正常子宫肌层混合存在支持此诊断。

2. 伴有奇异性核的平滑肌瘤（leiomyoma with bizarre nuclei，LBN）（图 9–22 至图 9–28）

- LBN 又称为合体细胞性、奇异性或非典型平滑肌瘤。此处所总结的 LBN 的特点主要基于三项大型研究的数据（Downes 和 Hart，Ly 等，Croce 等，2014 年）。
- LBN 主要发生在生育期。三项研究的年龄范围为 21—75 岁（平均 43.3 岁）。Croce 等（2014 年）发现，近 50% 的患者处于围绝经期或绝经后。少数 LBN 患者具有遗传性平滑肌瘤病 – 肾细胞癌综合征（the hereditary leiomyomatosis–renal cell carcinoma syndrome，HLRCC 综合征；见相应标

表 9-1 高度富于细胞性平滑肌瘤和子宫内膜间质肿瘤的鉴别特征

	高度富于细胞性平滑肌瘤	子宫内膜间质肿瘤
边界	清楚到不规则	清楚，某些病例伴有局灶舌样突起（ESN）或有明显浸润（ESS）
结构	成束	弥漫
细胞	主要是梭形细胞	主要是卵圆形到梭形细胞
血管	常见厚壁动脉	主要是薄壁小动脉
裂隙样间隙	常见	缺乏到罕见
CD10	40% 阳性	一般阳性
Desmin/h-caldesmon	一般阳性	一般阴性，除了某些伴平滑肌分化的区域

ESN：子宫内膜间质结节；ESS：子宫内膜间质肉瘤

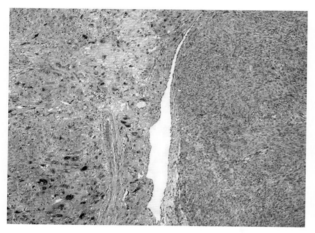

▲ 图 9-22 伴有奇异性核的平滑肌瘤

伴有奇异性核的区域（左）和典型的富于细胞性平滑肌瘤（右）形成鲜明的对比

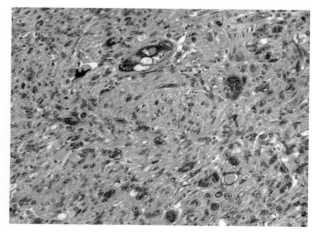

▲ 图 9-23 伴有奇异性核的平滑肌瘤

可见典型的深染污秽的核，大小和形状不一；多核细胞并不少见（上）；嗜酸性假包涵体也很常见；注意缺乏核分裂象

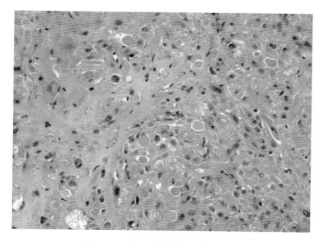

▲ 图 9-24 伴有奇异性核的平滑肌瘤

许多肿瘤含有致密的圆形嗜酸性小体

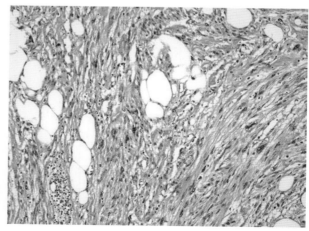

▲ 图 9-25 伴有奇异性核的脂肪平滑肌瘤

可见脂肪，偶尔可见奇异性核，尽管不如前面的图像明显

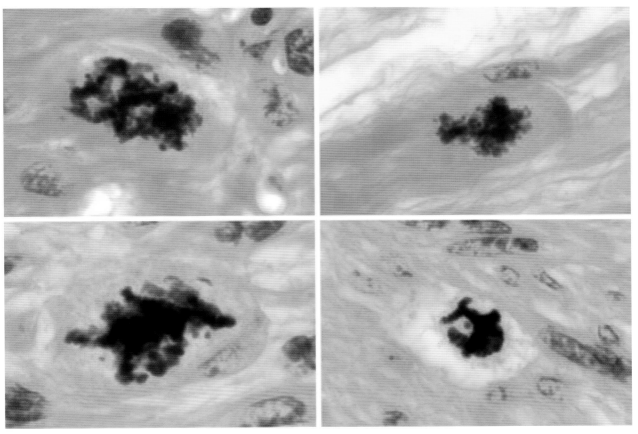

▲ 图 9-26　伴有奇异性核的平滑肌瘤

奇异性细胞核和核碎裂，类似于异常核分裂象

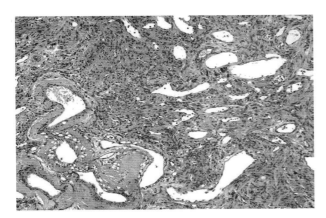

▲ 图 9-27　伴有奇异性核的平滑肌瘤

可能有很醒目的大血管，有些呈鹿角状

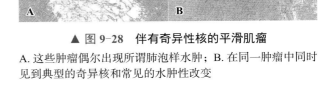

▲ 图 9-28　伴有奇异性核的平滑肌瘤

A. 这些肿瘤偶尔出现所谓肺泡样水肿；B. 在同一肿瘤中同时见到典型的奇异核和常见的水肿性改变

题下）。

- 肿瘤的平均大小为 6.5cm，大体表现通常类似典型的平滑肌瘤，但有时质地较软，可呈黄色，可见囊性变、出血和梗死。

- LBN 主要的显微镜下特征是出现伴有嗜酸性胞质和奇异核、多叶核和多核的大细胞，核深染，因为含有胞质假包涵体和显著的、有时伴嗜酸性的核仁，而显得核"污秽"。

257

- 伴有奇异核的细胞可以为单灶性，但更常见的是在典型平滑肌瘤、偶尔在富于细胞或高度富于细胞平滑肌瘤的背景中呈多灶性或偶尔弥漫性分布。
- 一组研究者（Ubago 等，Zhang 等，2018 年）辨别出两种类型的 LBN，并认为它们可能具有不同的组织起源。
  - Ⅰ型：肿瘤呈弥漫性异型性，细胞核大，圆形到卵圆形，核膜光滑，核仁显著伴有空晕，染色质开放。它们通常与延胡索酸水合酶（fumarate hydratase，FH）突变相关（见后述）。
  - Ⅱ型：肿瘤往往位于典型平滑肌瘤背景中，异型性比较局灶，拉长到梭形的核，核膜不规则，核仁小或无核仁，染色质深且模糊。常常 p16 ＋、p53 ＋ 和 HMGA2 ＋，通常伴有 *MED12* 突变。
  - 目前我们不区分Ⅰ型和Ⅱ型，因为它们之间有一些形态上的重叠，区分两者具有一定主观性。此外，两组肿瘤均可发生 *FH* 突变。
- 许多 LBN 具有伴球状嗜酸性胞质的细胞，有时细胞外也有类似的物质。自从 Parker 等首次描述以来，我们经常会在 LBN 中看到这个特征。
- 除了下述罕见的例外，LBN 核分裂活性低（≤ 5 个 /10HPF）。可疑的 LBN 应彻底切开，以确保始终有低的核分裂活性并排除肿瘤细胞坏死（见"平滑肌肉瘤"）。
  - 核分裂计数比较困难和复杂，深染的、固缩的、核碎裂的核可类似于典型或非典型核分裂。
  - 应用最高计数方法核分裂为每 10 个高倍视野 0～7 个（平均 1～2 个）。一组研究 134 个肿瘤中 4 个的核分裂≥ 5 个 /10HPF，为 6 或 7 个 /10HPF。
- LBN 可表现为水肿，包括水肿亚型。Croce 等（2014 年）在 6% 的病例中发现"肺泡样"水肿，这种形态在 LBN 中更为常见，表现为水肿液被线状残留的平滑肌细胞分割。
- 非特异性镜下表现为血管壁纤维素样变、鹿角形血管、血管周围炎症细胞浸润（淋巴细胞、嗜酸性粒细胞）。
- 常见的免疫组化和分子特征。
  - Ki-67 指数不定，在一项研究中从 0 到 25%（平均 2%）不等（Mills 等，2013 年），但在另一项研究中（Chen，Yang），14% 的病例 Ki-67 指数 ＞ 25%。p16 阳性率为 25%～100%，偶尔弥漫强阳。Mills 等（2013 年）发现 7% 的 LBN 中存在弥漫性 p53 表达；Chen 和 Yang 发现，60% 的病例中 ＞ 25% 的细胞 p53 染色强阳性。
  - 在一些 LBN 中，发生在具有非典型细胞的突变在同一肿瘤的无非典型性的细胞或同时存在的典型平滑肌瘤中均未发现。
- FH 突变相关的免疫组化和分子特征：
  - LBN 常表现出 *FH* 突变，导致 S-（2- 琥珀酸）- 半胱氨酸（2SC）形成，与 HLRCC 相关的平滑肌瘤重叠（见后述）。
  - Miettinen 等发现，37% 的 LBN（'非典型平滑肌瘤'）存在 FH 缺陷，而在典型平滑肌瘤和富于细胞型平滑肌瘤中分别为 1.6% 和 1.8%。在 50% 的不伴非典型的平滑肌瘤中也发现了功能缺失的 *FH* 基因突变，但没有一例被证实与 HLRCC 相关。
  - Bennett，Weigelt 等（2017）发现 31 例 LBN 中 17 例（约 55%）有 FH/2SC 的异常表达（16 例 FH 阴性 /2SC 阳性，1 例 FH 阳性 /2SC 阳性）。患者无肾细胞癌或皮肤平滑肌瘤病史；其中 1 例有家族遗传性肾细胞癌。FH/2SC 表达异常的肿瘤中，93% 的肿瘤存在 *FH* 突变 / 缺失，而具有在免疫表型正常的 LBN 中不存在 *FH* 突变 / 缺失 [后者更常见的是 *TP53* 和（或）*RB1* 的改变]。本研究的结论是 LBN 具有遗传学异质性，HLRCC 相关的形态学特征出现在部分散发的 LBN。
  - Zhang 等（2018 年）发现约 50% 的 LBN 存在 2SC/FH 的免疫组化改变，约 20% 的 LBN 存在 *FH* 突变；后一组中 85% 为"Ⅰ型"LBN（见前述）。
- LBN 几乎都是良性的；两项研究（Downes 和 Hart，Croce 等，2014 年）中的 84 例 LBN（包括肌瘤切除术患者）无一复发，平均随访时间分别为 11.2 年和 6 年。
  - 然而，罕见情况下 LBN 出现宫外复发（Bell 等，Kefeli 等，Ly 等，Millset 等，2013 年，Veras

等）。再次肌瘤切除术已成功治疗了宫内复发的 LBN。Ki-67、p16 和 p53 染色结果尚不能预测复发。

- 报道中给出警告，核分裂 > 5 个 /10HPF 的 LBN 非常罕见，需要进行随访。事实上，一些研究者把这类肿瘤归为不能确定恶性潜能的平滑肌肿瘤（smooth muscle tumors of uncertain malignant potential，STUMP）（见相应标题下）。

- 鉴别诊断通常为平滑肌肉瘤（leiomyosarcoma，LMS）。

  - LBN 缺乏 LMS 的主要特性，即肿瘤细胞坏死和高核分裂指数。此外，与 LMS 不同，LBNs 中的奇异细胞通常在无非典型性细胞的背景下呈局灶性或多灶性分布。

  - Ki-67、p16 和 p53 在 LBN 和 LMS 中的表达重叠限制了它们在鉴别诊断中的应用。

  - 其他鉴别诊断（Croce 等，2014 年）包括未分化子宫肉瘤、多形性横纹肌肉瘤、巨细胞瘤和未分化癌。与 LBN 相比，这些肿瘤缺乏温和的平滑肌细胞背景，并表现出 LBN 所没有的特征，包括高核分裂指数和肿瘤细胞坏死。

3. 核分裂活跃的平滑肌瘤（图 9-29）

- 核分裂活跃的平滑肌瘤（mitotically active leiomyoma，MAL）通常为核分裂≥ 5~20 个 /10HPF 的典型平滑肌瘤，大多数核分裂计数在 5~9 个 /10HPF。在一项 49 例的研究中，Wu 等（2017 年）发现中位核分裂计数为 6 个 /10HPF。

- 该研究显示患者年龄在 29—57 岁（中位年龄 39 岁）。所有患者的临床表现均为良性（中位随访时间为 11.7 年），与典型平滑肌瘤相比，再次手术率没有增加。

- 核分裂 > 大于 15 个 /10HPF 的 MAL 通常临床表现为良性，但由于缺乏此类肿瘤的长期随访，一些研究者将它们归为 STUMP（见相应标题下）。

- 细胞量可以变化很大（有些富于细胞），但是核的异型性缺乏或轻微。可以存在梗死型坏死，但缺乏肿瘤细胞坏死。

- 肿瘤常常位于黏膜下。由于孕激素的促有丝分裂作用，一些研究（但不是 Wu 等，2017 年）发现 MAL 与子宫内膜分泌期、妊娠或使用外源性孕激素有关；一些罕见病例与他莫昔芬治疗有关。

- 与平滑肌肉瘤的鉴别在于缺乏或仅有轻微的核异型性，以及缺乏肿瘤细胞坏死。

4. 水肿性平滑肌瘤（图 9-30 至图 9-34）

- 水肿变性（水肿液积聚）是平滑肌瘤的常见表现，常被误认为黏液样变性，但黏液样变性很少见（见后述）。

- 水肿变性通常为局灶性，也可取代大部分或整个肿瘤。肿瘤通常质软，可表现为囊性变。

- 水肿性改变一般发生在胶原形成的区域内，水肿液将胶原分隔成细的条索或球状集聚。平滑肌成分通常萎缩成细条索状，常有明显的厚壁血管。

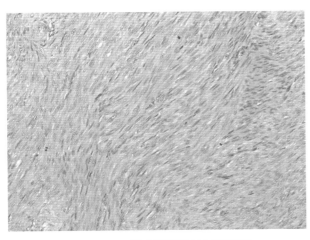

▲ 图 9-29　核分裂活跃的平滑肌瘤

数个核分裂象出现在典型平滑肌瘤的背景中

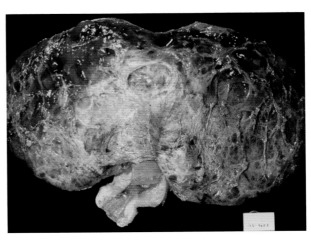

▲ 图 9-30　水肿性平滑肌瘤伴有囊肿形成

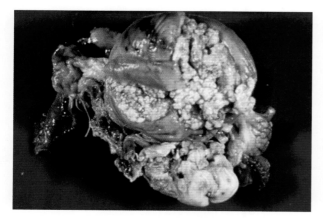

▲ 图 9-31　水肿性平滑肌瘤伴有结节周围水肿变性

平滑肌瘤的切面由多数小结节组成，这种表现可能提示静脉内平滑肌瘤病

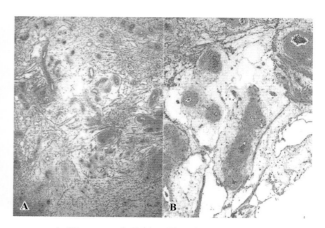

▲ 图 9-32　水肿性平滑肌瘤伴有囊肿形成

A. 低倍镜下可见特征性的淡染水肿液，常可见明显的血管分布，以及线状的平滑肌细胞带；B. 高倍镜下显示水肿液中偶见假性囊肿形成

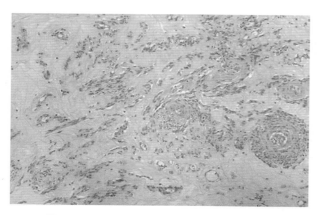

▲ 图 9-33　水肿性平滑肌瘤伴有显著的透明变性

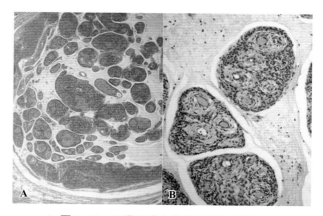

▲ 图 9-34　平滑肌瘤中结节周围水肿性改变

A. 低倍镜下见大量结节，周围可见明显的空隙，易被误认为血管，从而误认为静脉内平滑肌瘤病；B. 高倍镜显示结节周围空隙和平滑肌组织内明显的血管分布

水肿性改变区域可扩展至肿瘤周围的肌层。

- 结节周围水肿变性，即非水肿性肿瘤被水肿性的结缔组织包围，大体和显微镜下可能类似于静脉内平滑肌瘤病（intravenous leiomyomatosis，IVL）。然而，与后者不同的是，结节不在血管内。
- 平滑肌瘤广泛的水肿性改变应怀疑 IVL 的可能。标本应按 IVL 特征的大体表现重新评估（见后述）。水肿性改变在分叶状平滑肌瘤中也很常见（见后述）。

5. 卒中性平滑肌瘤（图 9-35 至图 9-39）

- 出血性富细胞（卒中性）平滑肌瘤可能与激素相关（孕激素或口服避孕药治疗、妊娠），尽管

Bennett 等（2016 年）在他们的 100 例病例中只发现了少数病例与激素相关。以下发现主要是基于他们的研究。

- 虽然最初的报道强调了肿瘤内出血的存在（偶尔有肿瘤破裂和急腹症的迹象），但 Bennett 等（2016 年）发现出血往往不是一个显著的特征，经常出现其他令人担忧的发现。
- 约 75% 的病例为多发性，平均大小为 6cm，表现为局灶的出血、囊肿、变软、变色和坏死。
- 镜下特征。
  - 低倍镜下显示多个星形至卵圆形的区域，通常边缘富于细胞，且有中央出血、坏死、黏液样变或囊性变、玻璃样变。

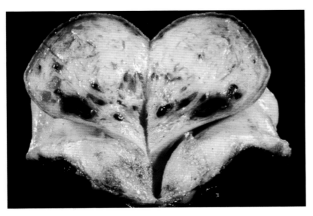

▲ 图 9-35 卒中性平滑肌瘤

切面可见多个新鲜出血灶

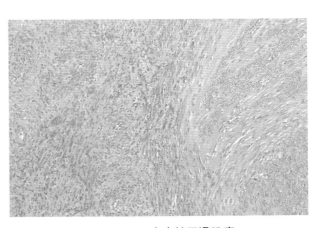

▲ 图 9-38 卒中性平滑肌瘤

伴有典型出血的卒中区域（右）与富于细胞的平滑肌相邻，这些周边区域也可显示核分裂活性增加（未显示）

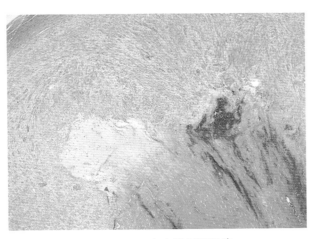

▲ 图 9-36 卒中性平滑肌瘤

多个病例特征性的低倍镜下表现为梗死伴有线性出血和局灶黏液样变

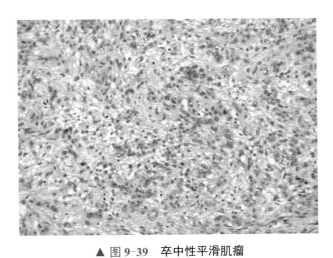

▲ 图 9-39 卒中性平滑肌瘤

早期缺血性改变导致细胞萎缩，细胞质嗜酸性，此为这些病例的共同特征

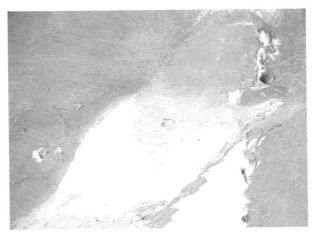

▲ 图 9-37 卒中性平滑肌瘤

持续一段时间的病例常显示透明变性顶部和中央空洞形成

- 水肿存在于约 70% 的肿瘤中，通常表现为典型的水肿样改变（水肿液池）。少见的肺泡样结构是由束状的疏松结缔组织包围着充满水肿液体的空间而形成，表面上看起来像肺泡。

- 富于细胞区域通常含有嗜酸性胞质、核固缩、核分裂 1～14 个 /10HPF（平均 3.2 个 /10HPF）的细胞，由玻璃样变和黏液样物质条带分隔。囊性变见于约 40% 的肿瘤。

- 多数肿瘤在卒中区域没有明显的细胞异型性，约 20% 的肿瘤有轻微的核异型性、6% 的肿瘤有罕见的奇异核。

- 肿瘤内和周围肌层的血管改变可能包括内层黏液样改变和纤维化，中层肥大，纤维素样坏死和血栓形成。

6. 脂肪平滑肌瘤（图9-40和图9-41）

- 肿瘤边界清楚，最大宗研究显示肿瘤的平均大小为4.6cm。伴有大量脂肪的肿瘤通常呈黄色。
- 脂肪含量各不相同，从显微镜下见到少数脂肪细胞到肿瘤大部分被脂肪占据。肿瘤细胞通常缺乏异型性和核分裂象，虽然少数脂肪平滑肌瘤含有奇异性核。罕见的表现包括棕色脂肪和软骨样脂肪瘤样区域。
- 鉴别诊断为血管平滑肌脂肪瘤（见相应标题下）。

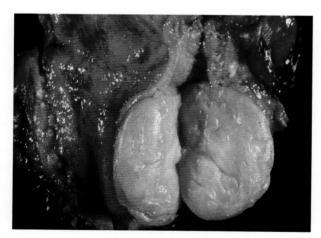

▲ 图9-40 脂肪平滑肌瘤
肿瘤内脂肪丰富，外观呈明亮的黄色

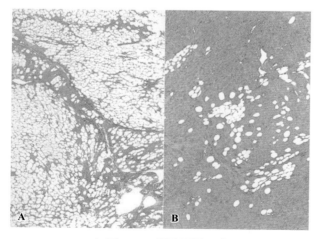

▲ 图9-41 脂肪平滑肌瘤
A. 大量脂肪浸润几乎使平滑肌细胞消失，仅有少量的平滑肌残留；B. 更典型的表现为脂肪细胞分布在明显的平滑肌瘤的背景下

7. 黏液样平滑肌瘤（图9-42）

- 大体检查显示局灶或广泛的胶冻样外观。当出现浸润性的边界时应将边界彻底取材，以排除黏液样平滑肌肉瘤（见相应标题下）。
- 黏液样区域镜下表现为梭形和星形肿瘤细胞被丰富的、弱嗜碱性的、嗜酸性物质分开。细胞核形态通常温和，罕见情况下肿瘤具有奇异核。核分裂象一般罕见。
- 局灶性黏液样区域可能与肿瘤内的非黏液样区域相互交错，如果没有认识到非黏液样区域是肿瘤的一部分，这种表现可能被误认为肌层浸润和黏液样平滑肌肉瘤。
- 鉴别诊断。
  - 黏膜下平滑肌瘤：在溃疡时可表现为反应性间质，偶尔有黏液样改变，但不应被诊断为黏液样平滑肌瘤。
  - 水肿变性（见前述）。
  - 黏液样平滑肌肉瘤（见相应标题下）：与黏液样平滑肌瘤不同，这些肿瘤表现出以下一种或多种特点，包括浸润性生长、核异型性、明显的核分裂活性、肿瘤细胞坏死和血管侵犯。
  - 黏液瘤：这些肿瘤缺乏明显的局部平滑肌分化和平滑肌标志物的表达。
  - 子宫肌层和宫颈间质的黏液样变（见第7章）。

8. HLRCC相关平滑肌瘤（图9-43和图9-44）

- 与延胡索酸水合酶（FH）胚系突变相关的HLRCC相关平滑肌瘤发病更为年轻（分别为30岁和一般人群的45岁），可能发生在兄弟姐妹中，通常是多发的。
- 镜下特征包括富于细胞、鹿角形血管、胞质内玻璃样小体、多核细胞、异型性（有些为LBNs，见前述），以及显著的红色至橙色的核仁伴有清晰的核周空晕。
- 肿瘤特征性的表现为2SC弥漫性颗粒状着色、FH染色缺失以及1q43杂合性缺失（Joseph等，Reyes等，Sanz-Ortega等）。
  - 然而，Harrison等和Miettinen等发现，1%～2%的典型子宫平滑肌瘤具有FH缺陷。Harrison等认为这一现象通常是由体细胞失活导致

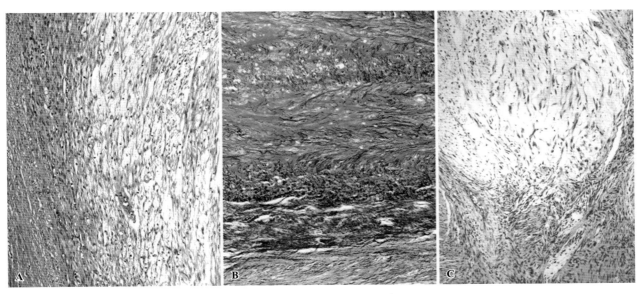

▲ 图 9-42　黏液样平滑肌瘤

A. 黏液样平滑肌瘤，因其体积大，生长迅速，临床表现令人担忧，但与黏液样平滑肌肉瘤不同的是，它与肌层边界清楚（图中最左侧），缺乏异型性、核分裂活性和坏死；B. 同一肿瘤的 AB 染色显示黏液样区域强阳性，而非黏液样区域（图底部）没有染色；C. 另一个黏液样平滑肌瘤，肿瘤的黏液样区域和非黏液样区域相互交错，酷似肌层浸润，易被误认为平滑肌肉瘤

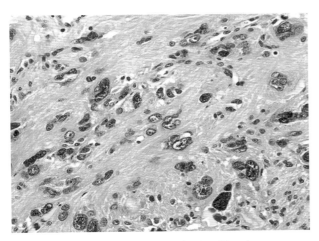

▲ 图 9-43　HLRCC 相关平滑肌瘤

典型的细胞学特征包括奇异形核、显著的樱桃红色核仁，部分核仁周围有空晕

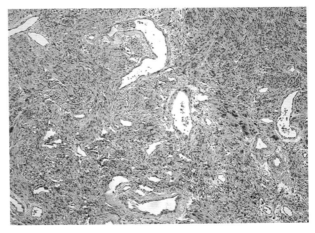

▲ 图 9-44　HLRCC 相关平滑肌瘤

显著的血管分布常为鹿角形，注意局灶有奇异形核

的，前瞻性识别 FH 缺陷性平滑肌瘤在筛选未经选择的患者方面的临床益处有限。同样，Bennett，Weigelt 等（2017 年）在约 55% 的 LBN 中发现了异常的 FH/2SC 表达（见相应标题下），但这些都与 HLRCC 家族史无关。

－ Alsolami 等发现对典型形态识别的一致性不是很好，可以通过 2SC 免疫组化检查对肿瘤进行分流，建议对 < 30 岁或有可疑家族史的平滑

肌瘤患者进行遗传学检测。Martinek 等报道了类似的发现。

9. 伴有罕见表现的平滑肌瘤（图 9-45）

- 平滑肌瘤内罕见的异源性成分包括骨、软骨、骨骼肌细胞、破骨细胞样巨细胞和内衬间皮细胞的小管。

- 罕见情况下，典型平滑肌瘤局灶含有陷入的子宫内膜腺体和间质。

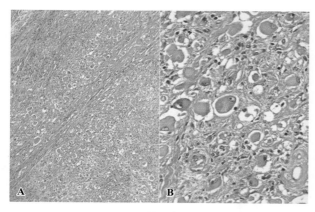

▲ 图 9-45　平滑肌瘤伴骨骼肌分化

A. 典型平滑肌瘤（见左上）中有骨骼肌细胞区域；B. 高倍视野下的骨骼肌细胞，myogenin 阳性（未显示）

- 这些肿瘤可能是由于正常子宫内膜内陷、子宫腺肌症或平滑肌瘤内的浆膜下子宫内膜异位造成的。
- 它们与子宫腺肌瘤的区别在某些情况下是很主观的，尽管后者通常包含更丰富和均匀分布的子宫内膜腺体和间质。
- 少见情况下，在典型平滑肌瘤中可以见到类似于常见于 LBN 的嗜酸性小球，并且可能呈现横纹肌样外观（Dundr 等，Parker 等，Watanabe 等）。在超微结构上，这些小球是中间丝和肌动蛋白丝构成的旋涡状结构或致密的颗粒物质。
- 典型平滑肌瘤内可以出现明显的炎症细胞浸润，包括组织细胞、肥大细胞、嗜酸性粒细胞、中性粒细胞（"化脓性肌瘤"，通常由细菌感染引起），以及大量浸润的淋巴细胞和浆细胞。某些伴有大量淋巴细胞浸润的平滑肌瘤可能与 GnRHa 治疗有关。
  - 伴有大量淋巴细胞浸润的平滑肌瘤与淋巴瘤的鉴别特征是浸润局限于平滑肌瘤内，淋巴细胞浸润呈多种形态，偶尔出现生发中心，以及存在 κ 和 λ 轻链。

（三）平滑肌肉瘤（leiomyosarcoma，LMS）

1. 普通型平滑肌肉瘤

临床特征

- 虽然平滑肌肉瘤（leiomyosarcoma，LMS）占

子宫肉瘤的 80%（如果除外恶性苗勒混合瘤（malignant müllerian mixed tumors，MMMT），但它们仅占子宫恶性肿瘤的 1%。

- 通常发病年龄在 40 岁以上。罕见情况下，LMS 与他莫昔芬治疗和遗传性视网膜母细胞瘤有关。
- LMS 临床表现通常无特异性，伴有异常阴道出血和子宫增大；罕见情况可能破裂伴腹腔积血。约 1/3 的病例扩展到子宫外。一个罕见的相关发现是白细胞增多，可能与副肿瘤性粒细胞集落刺激因子刺激有关。

大体特征　（图 9-46）

- 典型的 LMS 为孤立性病变，但常常与子宫平滑肌瘤同时存在。在这样的病例中，LMS 总是那个最大的肿块（平均直径 10cm）。2/3 位于肌壁内，1/5 位于黏膜下，1/10 位于浆膜下，＜ 5% 的病例发生在宫颈。少数病例可以证实是来源于平滑肌瘤。
- LMS 边界一般不如平滑肌瘤清楚，通常不容易从邻近的子宫肌层内剜出。切面一般隆起、质软、呈鱼肉状、有局灶性坏死和出血，没有平滑肌瘤特征性的旋涡状外观。

典型镜下特征　（图 9-47 至图 9-50）

- 这些肿瘤通常类似于它们的子宫外病变，通常由束状交错排列的核分裂活跃的梭形细胞组成，伴有嗜酸性纤维状胞浆和拉长的细胞核。常见浸润性边界和血管侵犯。有些 LMS 包含类似平滑肌

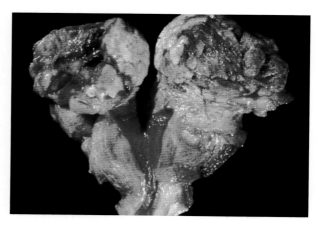

▲ 图 9-46　平滑肌肉瘤

肿瘤界限不清，切面呈鱼肉状，有局灶性坏死和出血

▲ 图 9-47　平滑肌肉瘤

低倍镜下显示邻近肌层浸润和明显的细胞异型性

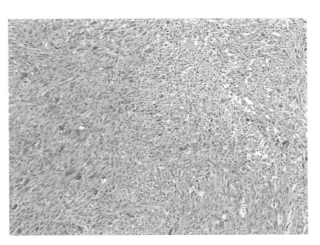

▲ 图 9-48　平滑肌肉瘤

典型特征是高度富于细胞、多形性和核分裂象

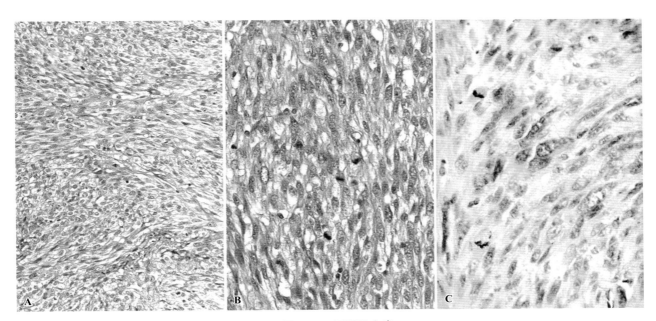

▲ 图 9-49　平滑肌肉瘤

A. 高度富于细胞的肿瘤，由交错束状排列的梭形细胞组成；B. 同一肿瘤高倍镜下显示弥漫重度异型性和核分裂象，异型细胞在大小和形状上仅有轻微的变化（一致的重度异型性）；C. 另一个肿瘤显示弥漫性重度异型性和核分裂象，与中图所示的肿瘤相反，有明显的核多形性（重度多形性异型性）

瘤的区域（见后述）。

- 对比不典型性良性平滑肌瘤，LMS 包含以下特征：①至少中等程度的细胞过多；②弥漫性中 - 重度核异型性，通常在低倍视野下可识别；③核分裂活性高（通常≥ 10 个 /10HPF）；④肿瘤细胞坏死（tumor cell necrosis，TCN）（我们和 Hart 一样，喜欢用"肿瘤细胞坏死"而不用"凝固性肿瘤细胞坏死"，因为后一种术语可能导致与常出现在

平滑肌瘤中的梗死型坏死混淆）。大多数（但不是全部）的 LMS 都具有以上 4 个特征。

- Bell 等发现，以上后 3 个特征中出现任意 2 个都足以诊断 LMS。如果 1 个平滑肌肿瘤在最初的切片中出现即使这 3 个特征中的 1 个，也应该彻底取材以排除其他特征的存在。

- TCN（存在于 80% 的 LMS 中）的特征包括存活细胞向坏死细胞的突然转变（没有中间的肉

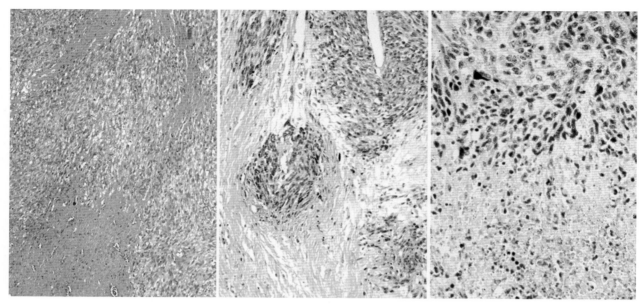

▲ 图 9-50　平滑肌肉瘤伴有肿瘤细胞坏死

在每张图中，坏死的肿瘤与存活的肿瘤相邻，没有中间的结缔组织；注意血管周围的存活的肿瘤（中）和坏死区域的核碎屑（右）

芽组织或纤维组织），鬼影轮廓和残留的坏死细胞的多形性和深染的细胞核，以及血管周围存活的肿瘤细胞。梗死型坏死（ITN）也常可以见到。

- Lim，Alvarez 等（2013 年）发现，即使是经验丰富的妇科病理学家对 TCN 进行评估，观察者间的一致性也很一般。

- Mahler 等发现，在富于细胞区域和沿着肌束（不是肌束的横断面）区域的核分裂活性最高。

• Yang 和 Mutter 发现，平滑肌瘤和 LMS 在网状 / 胶原纤维网以及核分裂的定位方面存在显著差异。

- 正常肌层的蜂窝状网状纤维在约 90% 的 LMS 的非存活区域尚保存，但在 60% 的平滑肌瘤该区域消失。相反，三色染色显示玻璃样变在平滑肌瘤的非存活区域远比在 LMS 中更常见。

- 该研究尚发现，LMS 存活区域的有丝分裂活性向非存活区的交界面方向增加，而在平滑肌瘤中则向交界面方向减少。

罕见镜下特征

• 罕见情况下，原发性或转移性 LMS 含有高度多形性细胞的去分化成分（缺乏平滑肌分化）和（或）异源性成分，包括横纹肌肉瘤、骨肉瘤或脂肪肉瘤。

- Roncati 等发现，在某些这样的病例，横纹肌肉瘤细胞 CDKN2A 启动子甲基化缺失。

- 具有脂肪肉瘤分化的肿瘤（"脂肪平滑肌肉瘤"）可能具有黏液样和上皮样特征和（或）局灶的脂肪平滑肌瘤或 LBN。

• 伴有显著破骨细胞样巨细胞成分的 LMS 可能类似于良性或恶性骨巨细胞瘤，或恶性纤维组织细胞瘤的巨细胞亚型。巨细胞的形成可能是由于肿瘤内核因子 κB 配体的受体激动剂高表达（Terasaki 等）。

• 黄色瘤样 LMS 的特征是具有多量大的黄色瘤细胞，这些细胞伴有丰富的富含脂质的胞质以及有时呈花环样排列的多个或多叶细胞核。

免疫组化和分子特征

• 多数 LMS 具有明显的平滑肌分化，通常不需要免疫组化；而在分化差的肿瘤中，平滑肌标记（desmin，h-caldesmon）对诊断有帮助（见后述）。

• 免疫染色通常表现为 p16 弥漫性表达（> 50%）、p53 弥漫性表达（> 50%）和高的 MIB1 指数（> 10%），而这些表现在普通平滑肌瘤、平滑肌瘤变异型和 STUMP 中少见或缺乏。约 40% 的肿瘤表达 ER 和 PR。

- 有丝分裂特异性标志物 MPM-2 和磷酸组蛋白 H3（PHH3）有助于评估核分裂活性。

- Cornejo 等发现，IMP3 在半数 LMS 中表现出较强的胞质染色，而在平滑肌瘤和平滑肌瘤变异型中（除罕见的例外）不着色。

- Wang 等（2003 年）发现，75% 的肿瘤 c-kit 阳性，尽管还没有发现该基因的突变。据报道在一些肿瘤中 HMB-45 和（或）melan A 阳性，提示与血管周上皮样细胞肿瘤有重叠（见相应标题）。偶有肿瘤出现 DOG1 阳性，可能被误诊为 GIST。

- Mittal 等发现，70% 的 LMS 含有局灶类似于典型平滑肌瘤或平滑肌瘤变异型的区域，它们通常缺乏 Ki-67 和 p53 染色，但与 LMS 有一些共同的基因突变。一些这样的肿瘤可能是有平滑肌瘤转化而来（Yanai 等）。

- 一些子宫平滑肌肉瘤 WT1 阳性，而大多数子宫外平滑肌肉瘤 WT1 阴性。因此，对于不明来源的转移性 LMS，WT1 阳性支持子宫来源，然而 WT1 阴性并不能排除子宫来源。

- Hoang 等（2014 年）在 10% 的子宫 LMS 中发现了异常 MMR 蛋白表达。

- Ravegnini 等在所有 LMS 中发现了 MED12 蛋白的表达，而与 MED12 外显子 2 的突变状态无关。Bertsch 等发现 25% 的 LMS 存在 HMGA2 过表达；在 HMGA2 阳性的 LMS 未发现 MED12 基因突变。Liegl-Atzwanger 等发现，在某些平滑肌瘤（见"伴有奇异核的平滑肌瘤和 HLRCC 相关平滑肌瘤"）中发生的 FH 缺失也存在于少数的 LMS 中。

- Balocchi 等发现约 60% 的 LMS 表达 TOP2A；在 Ⅱ 期以上的肿瘤中有更高水平的表达。所有良性平滑肌肿瘤均低表达 TOP2A。

- Quade 等发现 COL4A5 和 COLA46 的缺失发生在约 20% 的 LMS 中，导致这些基因的表达缺失。

- Slater 等发现 ATRX 和 DAXX 表达的缺失是早期 LMS 预后不良的标志。

- 基因表达谱分析可以区分原发性子宫 LMS 及其转移肿瘤（Davidson 等 2014 年），也可以区分 LMS 与子宫内膜间质肉瘤（Davidson 等，2013 年）。

生物学行为和预后

- 在大多数系列研究中，LMS 生存率为 15%～40%（多数为 20%～30%），中位生存期为 13～43 个月。肿瘤相关的死亡通常是由于远处转移，经常伴有局部复发。

- Bartosch 等研究了 130 例伴有远处转移的 LMS，发现转移部位多种多样，距离首次转移的中位间隔变化范围很大（1 个月至 26 年）。到目前为止，最常见的首次转移部位是肺，其次 6 个最常见的部位（按频率排序）为皮肤 / 软组织、颅 / 颅内、骨、肝、胰腺和腹膜。转移瘤在组织学上与原发肿瘤相同。

- 临床预后因素。
  - 最不利的预后因素是分期大于 Ⅰ 期（表 9-2），尽管高达 76% 的 Ⅰ 期肿瘤复发（Garcia 等）。
  - Zivanovic 等利用多种临床和病理因素发明了一种图表，在预测术后 5 年总生存率方面优于 AJCC 和 FIGO 分期系统。
  - 其他临床不良预后因素包括年龄＞ 50 岁、非洲裔美国种族以及最初没有手术治疗。

- 病理预后因素。
  - LMS 的组织学分级对预后没有帮助，因为几乎所有的 LMS 都是高级别的。Veras 等发现 75% 的最初诊断为低级别 LMS 的肿瘤不符合目前 LMS 的标准，而被重新归类为不能确定恶性潜

表 9-2　子宫肉瘤 FIGO 分期

Ⅰ 期	肿瘤局限于子宫
Ⅰ A	≤ 5cm
Ⅰ B	≥ 5cm
Ⅱ 期	肿瘤超出子宫
Ⅱ A	累及附件
Ⅱ B	累及其他盆腔组织
Ⅲ 期	肿瘤侵犯腹腔组织
Ⅲ A	1 个部位
Ⅲ B	＞ 1 个部位
Ⅲ C	转移至盆腔和（或）主动脉旁淋巴结
Ⅳ 期	
Ⅳ A	肿瘤侵犯膀胱和（或）直肠
Ⅳ B	远处转移

能的平滑肌肿瘤（STUMP）或伴有平滑肌分化的子宫内膜间质肿瘤。

– 不良预后的相关因素包括肿瘤大小≥5cm（表9–2）、边界不清、核分裂＞20 个 /10HPF、上皮样或黏液样成分、广泛的肿瘤细胞坏死、弥漫性高度异型性、淋巴血管浸润、p53 阳性、ER 和 PR 阴性。Davidson 等（2016 年）发现 PR 表达与 I 期 LMS 生存期延长相关。

– Abeler 等根据肿瘤大小和核分裂指数发现了3 个风险组，即低风险组（≤10cm，核分裂≤10 个 /10HPF）、中风险组（＞10cm 或核分裂＞10 个 /10HPF，死亡风险增加 1.9 倍）、高风险组（＞10cm 和核分裂＞10 个 /10HPF，死亡风险增加 5.3 倍）。

– D'Angelo 等（2011 年）发现了较好预后分组（＜10cm，核分裂＜20 个 /10HPF，Ki–67 阴性，bcl–2 表达不一）和较差预后分组（＞10cm，核分裂＞20 个 /10HPF，Ki–67 阳性，bcl–2 阴性）。

– Demicco 等发现，在多变量分析中，desmin 和 CFL2 的表达可以提示预后较好，而在单变量分析中，所有 4 种传统的平滑肌标志物（SMA、desmin、h–caldesmon、smooth muscle myosin）的表达都提示预后较好。

鉴别诊断

• 平滑肌瘤变异型（尤其是核分裂活跃的平滑肌瘤和伴有奇异性核的平滑肌瘤）和外观良性但具有不寻常生长方式和行为的平滑肌肿瘤（见相应标题下）。

• 不能确定恶性潜能的平滑肌肿瘤（见相应标题下）。

• 其他肉瘤：免疫组化通常有助于这些肿瘤的鉴别诊断，这些肿瘤被列在单独的标题下。

– 子宫内膜间质肉瘤伴平滑肌分化：这些肿瘤具有不同于 LMS 的子宫内膜间质成分和独特的平滑肌成分；与 LMS 相比，p16 染色缺失或仅局灶阳性（Babu 等）。

– 未分化子宫肉瘤：这些肿瘤定义为缺乏平滑肌分化。

– 横纹肌肉瘤：这些肿瘤定义为含有横纹肌母细胞，然而一些肿瘤可能与平滑肌肉瘤混合存在。

– 血管周上皮样细胞瘤（PEComa）（见相应标题下）。

2. 黏液样平滑肌肉瘤（图 9–51 至图 9–55）

• 这种罕见的肿瘤只有约 100 例报道。Parra-Herran，Schoolmeester 等（2016 年）最近研究一组 25 例的病例发现，平均年龄为 51.5 岁，80% 的肿瘤为 I 期。

• 在该研究中，大体检查显示肿瘤平均直径为 10.8cm（范围 3～33cm）。大多数肿瘤大体呈胶冻状，边界看似清楚，但镜下表现却并非如此。

• 细胞稀少的黏液样区应占肿瘤的 50% 以上，肿瘤细胞广泛地被嗜 Alcian 蓝的黏液样间质分开。细胞呈卵圆形、梭形或星形，胞质稀少，均匀分布，条

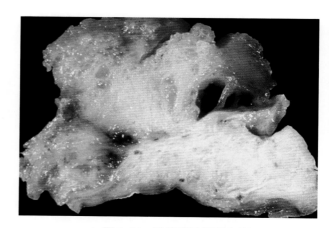

▲ 图 9–51　黏液样平滑肌肉瘤
肿瘤切面呈胶冻样

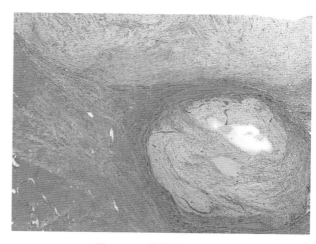

▲ 图 9–52　黏液样平滑肌肉瘤
在主瘤体下方的一个浸润性肿瘤结节

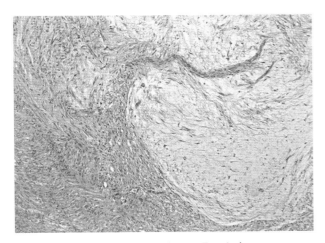

▲ 图 9-53　黏液样平滑肌肉瘤

肿瘤舌状浸润，伴有显著的黏液样基质，细胞稀少；注意有限的细胞异型性

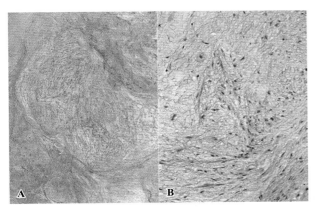

▲ 图 9-54　黏液样平滑肌肉瘤

A. 可见结节状生长方式和明显的黏液样基质；B. 高倍镜下可见黏液样基质和温和的细胞学特征

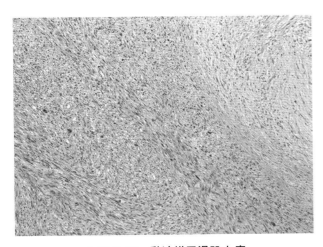

▲ 图 9-55　黏液样平滑肌肉瘤

一些肿瘤的彻底取材可能显示普通型平滑肌肉瘤病灶，如图左 2/3 所示

索状或围绕黏液间隙排列呈滤泡样。这些特征可能会造成一种貌似良性和（或）非特异性的外观，与肿瘤的非黏液性区域形成对比。

- Parra-Herran，Schoolmeester 等发现，浸润性边界（96% 的病例），至少局灶性富于细胞（92%），中至重度的核多形性（48%），核分裂计数 > 10 个 /10HPF（56%），2～10 个 /10HPF（32%），< 2 个 /10HPF（12%），非典型核分裂（28%），坏死（48%），和淋巴管血管侵犯（40%）。罕见的发现包括许多奇异的多核巨细胞和成熟的脂肪细胞。

- Parra-Herran，Schoolmeester 等发现，所有肿瘤均表达平滑肌标志物，30% 表达 ER，均不表达 ALK。Busca 和 Parra-Herran（2017 年）发现约 50% 的肿瘤中出现 p53 和（或）p16 异常表达。

- Lu 等在他们研究的所有肿瘤中发现了弥漫的 HMGA2 免疫染色，认为它是黏液样平滑肌肉瘤的一个高度敏感的标记物。他们还分别在 50% 和 30% 的肿瘤中发现了 p16 和 IMP3 的过表达。

- Parra-Harran，Schoolmeester 等提出黏液样平滑肌肿瘤的亚型分类标准如下。
  - 黏液样平滑肌肉瘤：浸润性边界且满足以下 3 项中的 1 项或以上：2～3 级的核异型性、核分裂 ≥ 2 个 /10HPF、坏死。
  - "考虑为黏液样平滑肌肉瘤"：具有浸润性边界且不满足以上 3 项中任何 1 项，或边界清楚但满足 3 项中的 2 项或 2 项以上。
  - 黏液样 STUMP：肿瘤边界清楚且只满足 3 项中的 1 项。
  - 黏液样平滑肌瘤：边界清楚，无核异型性，核分裂 < 2 个 /10HPF，并且无坏死。

- Parra-Herran 的研究有效随访病例中发现 8 例 DOD，6 例 AWD，4 例 NED；随访 5 年以上的患者生存率为 11%。Lu 等发现高核级和高核分裂活性（中位 12 个 /10HPF）的肿瘤表现为高分期，出现远处转移和（或）死于肿瘤。

- 在某些情况下，复发的肿瘤也可能是黏液样的，术中表现可能与腹膜假黏液瘤相似。

- 鉴别诊断。
  - 上述非典型特征可鉴别黏液样 LMS 与黏液样平滑肌瘤，尽管黏液样 LMS 的典型浸润性边界在刮除标本中通常观察不到。确诊可能需要子宫肌瘤切除术或子宫切除术。

- 水肿性平滑肌瘤：除非做了 Alcian 蓝染色，否则超出肿瘤范围的水肿样改变可提示为黏液样平滑肌肉瘤。
- 黏液样子宫内膜间质肉瘤，特别是伴有 *BCOR* 突变的子宫内膜间质肉瘤（见相应标题下）：这些肿瘤通常表现为局灶明显的子宫内膜间质，包括典型的小动脉、CD10 阳性和缺乏平滑肌标志物表达。此外，在黏液样 LMS 中，ESS 典型的舌状生长方式很少见。
- 炎性肌纤维母细胞肿瘤（见相应标题下）。

3. 上皮样平滑肌肉瘤

（见"上皮样平滑肌肿瘤"）

（四）恶性潜能未定的平滑肌肿瘤

- WHO 分类将这种显微镜下检查不能确定良性或恶性的罕见平滑肌肿瘤命名为"恶性潜能未定的平滑肌肿瘤"（smooth muscle tumors of uncertain malignant potential，STUMP）。本章节仅讨论伴有普通平滑肌分化的 STUMP，上皮样及黏液样 STUMP 分别见相应标题下。
- STUMP 的命名取代了 Bell 等使用的不足以诊断平滑肌肉瘤的多种其他诊断术语，包括"非典型平滑肌瘤，经验有限""低复发风险的非典型平滑肌瘤""低度恶性潜能的平滑肌肿瘤"及"核分裂活跃的平滑肌瘤，经验有限"。
- 具有以下特征伴有普通平滑肌分化的肿瘤，我们会称之为 STUMP，尽管其他令人不安的发现组合也可以提示这一诊断（Ip 等）。
  - 具有局灶性、多灶性或弥漫性，中度至重度异型性，核分裂 6～9 个 /10HPF，但无肿瘤细胞坏死的平滑肌肿瘤。这些肿瘤很少转移（Umphress 等），并与罕见核分裂（6 或 7 个 /10HPF）的 LBN 重叠（见后述）。
  - 核分裂计数或坏死类型不确定，具有中至重度异型性的平滑肌肿瘤。
  - 仅伴有肿瘤细胞坏死的平滑肌肿瘤。据报道，约 25% 的此类肿瘤会复发。
  - 核分裂 ≥15 个 /10HPF，但无异型性和肿瘤细

胞坏死的平滑肌肿瘤。

- 随访和可能的预后参数。
  - 10% 的病例会复发。与平滑肌肉瘤相比，STUMPs 往往在术后较长的时间间隔内复发（平均 51 个月，范围 15～108 个月）。与肿瘤相关的死亡很少见。
  - Ip 等（2009 年）发现，他们研究中唯一复发的 STUMP 具有 p53 和 p16 弥漫强阳性染色；只有局灶性或阴性染色的肿瘤临床表现为良性。同样，Atkins 等发现 STUMP（诊断基于肿瘤细胞坏死）如果 p16 阳性，更有可能具有恶性的临床表现。
  - 通过比较基因组杂交，Croce 等（2015 年）能够将 STUMP 分为有复发和无复发的 STUMP。
  - Slater 等发现，ATRX 和 DAXX 在 STUMP 中的表达缺失与复发或肿瘤相关死亡有关。

（五）上皮样平滑肌肿瘤

一般特征

- 这种罕见肿瘤主要或完全由多角形的细胞组成。在典型梭形细胞肿瘤中，由于出现水肿、玻璃样变性或其他改变，可导致诸如成巢或条索的上皮样结构，这样的肿瘤不能应用"上皮样"这一命名。
- 临床表现与典型平滑肌瘤相似。

病理学特征 （图 9-56 至图 9-61）

- 大体检查可能类似于典型平滑肌瘤，但是某些良性肿瘤和某些上皮样平滑肌肉瘤具有令人担忧的大体特征，包括鱼肉样外观、边界不清以及出血或坏死。肿瘤偶尔发生在宫颈。
- 典型的肿瘤细胞排列成片状、巢状或条索状，可以局灶性排列成丛状结构。完全成丛状排列且小于 1cm（通常为显微镜下所见）的肿瘤，即所谓的"丛状小瘤"（plexiform tumorlet），常常为多发性，较常见于子宫肌层（常发生在子宫内膜和子宫肌层交界处），但是偶尔累及或局限于子宫内膜。
- 肿瘤细胞主要或完全为圆形或多角形，胞质通常为嗜酸性和颗粒状，但是偶尔为透明胞质。在某些上皮样平滑肌瘤或平滑肌肉瘤，透明细胞占主导。

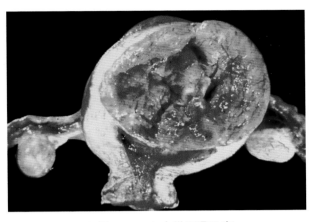

▲ 图 9-56　上皮样平滑肌瘤

肿瘤边界清楚，切面呈鱼肉状

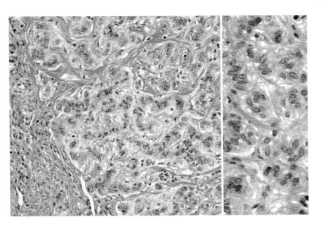

▲ 图 9-57　子宫肌层内的丛状小瘤，中倍和高倍视野

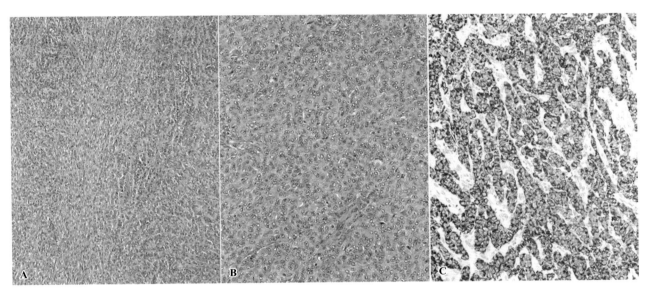

▲ 图 9-58　上皮样平滑肌瘤（3 张图片来自同一病例）

A. 可见明显的条索状结构，但也可见少量梭形细胞成分；B. 肿瘤细胞呈圆形，具有中等量的嗜酸性胞质；C. desmin 染色阳性，注意小梁状结构

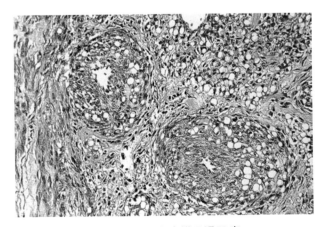

▲ 图 9-59　上皮样平滑肌瘤

这个不寻常的病例具有显著空泡化的印戒样细胞

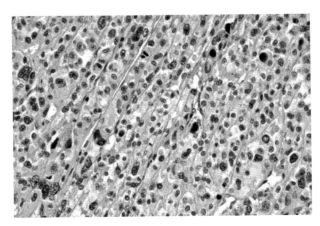

▲ 图 9-60　上皮样平滑肌肉瘤

肿瘤细胞具有嗜酸性胞质和明显的核异型性，核分裂象多见

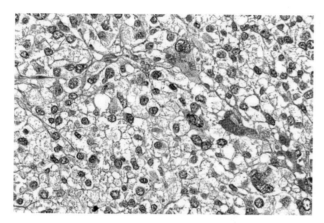

▲ 图 9-61　伴有透明细胞的上皮样平滑肌肉瘤

- 50% 的肿瘤出现梭形平滑肌细胞。在这样的病例中，上皮样细胞可能散在分布于整个主要由梭形细胞构成的平滑肌瘤或 LMS 中，可能被误认为转移癌。

- 圆形或成角的细胞核一般位于中心，但是可以偏心，偶尔形成印戒细胞样表现。细胞核表现出不同程度的多形性，这往往与它们的恶性潜能相平行。

- 罕见的表现包括伴有奇异性核（类似于伴有奇异性核的平滑肌瘤）、破骨细胞型巨细胞、横纹肌样细胞以及脂肪。

- 良性肿瘤的核分裂象罕见（0～1 个 /10HPF）。相反，大多数上皮样 LMS 核分裂至少为 3 或 4 个 /10HPF，但是一些临床恶性的肿瘤核分裂仅 2 个 /10HPF（见后述）。

- 间质玻璃样变可以轻微，局灶性，或明显而弥漫，偶尔肿瘤伴有黏液样间质。

- 少数良性肿瘤和上皮样 LMS 出现血管浸润。极少数静脉内平滑肌瘤病由上皮样细胞构成。

- 免疫组化可能有助于诊断，但是 desmin 和 h-caldesmon 常阴性，而 cytokeratin 偶尔阳性，可能导致误诊为上皮性肿瘤。
  - de Leval 等发现，组蛋白去乙酰化酶（histone deacetylase）是一种新的平滑肌标记物，始终存在于上皮样平滑肌肿瘤中，在鉴别诊断中优于 desmin 和 h-caldesmon。
  - 少数上皮样平滑肌肉瘤含有透明细胞，HMB-45 免疫染色可能阳性，提示与 PEComa 有重叠（见后述）。

上皮样平滑肌肉瘤的诊断标准及其生物学行为

- 临床表现恶性的肿瘤所占比例高于梭形细胞平滑肌肿瘤，在 3 项最大系列研究中（主要为会诊病例）为 12%～40%。一项研究显示，转移性子宫平滑肌肉瘤（包括所有组织学类型）36% 为上皮样型。

- 只有当缺乏或仅有轻度的核异型性（1 级核）（除外具有奇异性核的细胞），核分裂≤ 2 个 /10HPF，且没有肿瘤细胞坏死时才能诊断为良性。Prayson 等（1997 年）尝试将具有 2 级细胞核特征，但是没有核分裂活性增加或肿瘤细胞坏死的肿瘤称为"上皮样平滑肌肿瘤，可能为良性"。

- 满足以下任意 2 项可诊断为上皮样平滑肌肉瘤：核分裂≥ 5 个 /10HPF、2～3 级核、肿瘤细胞坏死。

- 上皮样平滑肌肉瘤的临床经过可能比典型平滑肌肉瘤要长。患者可能在子宫切除后 5 年甚至 10 年以上死于肿瘤，死亡常发生于多次复发后。

鉴别诊断

- PEComa（见后述）

- 条索状和玻璃样变型子宫内膜样癌（见第 8 章）：在有限的病例中，该肿瘤的玻璃样变和偶见的黏液样基质类似于某些上皮样平滑肌肿瘤；经充分取材，腺样分化可排除上皮样平滑肌肿瘤。

- 低分化或未分化癌：这些肿瘤在形态和免疫组化染色上与上皮样平滑肌肿瘤重叠（均可能为 CK 阳性 /EMA 阳性和平滑肌标记物阴性）；癌表现为上皮分化（腺体、乳头、鳞状细胞、黏液）和（或）仅有上皮标记物的染色。

- 恶性黑色素瘤：诊断依据为胞质内黑色素颗粒、黑色素瘤标记物（S100、HMB-45、Mart-1）阳性，并缺乏平滑肌标记。

- 胎盘部位滋养细胞肿瘤（placental site trophoblastic tumor，PSTT）和上皮样滋养细胞肿瘤（epithelioid trophoblastic tumor，ETT）：这些肿瘤通常伴有近期妊娠史、血清 hCG 升高、肌层浸润性生长（PSTT）、取代血管壁（PSTT）、广泛坏死和玻璃样变（ETT），免疫组化不同程度表达 inhibin、hPL、hCG、Mel-CAM，在 ETT 中表达 p63，但不表达平滑肌标志物。

- 类似于卵巢性索肿瘤的子宫肿瘤（见相应标题下）。

- 伴上皮样细胞的子宫内膜间质肿瘤：典型 EST 病灶的存在可指向正确诊断。

- 腺泡状软组织肉瘤：典型的腺泡状模式，PASD 阳性的胞质颗粒和晶体以及 TFE3 阳性提示这种罕见的肿瘤。

（六）具有血管周上皮样细胞分化的肿瘤

1. 普通型血管周上皮样细胞肿瘤

临床、大体和镜下特征（图 9-62 和图 9-63）

- 子宫血管周上皮样细胞肿瘤（perivascular epithelioid cell tumor，PEComa）发病年龄为 9—

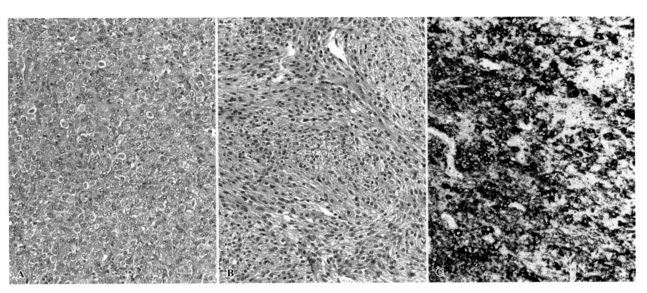

▲ 图 9-62　血管周上皮样细胞肿瘤

A. 部分肿瘤由上皮样细胞组成，胞质嗜酸或透明，注意明显的毛细血管网；B. 同一肿瘤的一个区域，由梭形细胞组成，呈束状分布；C. 肿瘤细胞 HMB-45 阳性

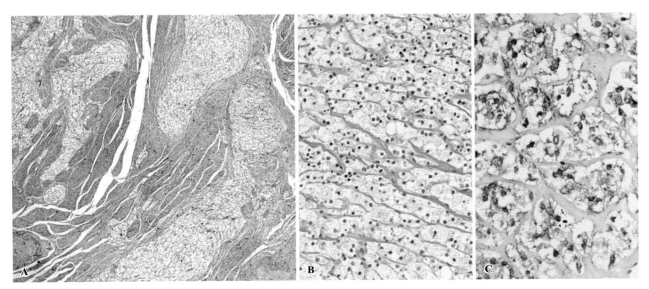

▲ 图 9-63　血管周上皮样细胞肿瘤

A. 胞质透明的上皮样细胞呈不规则舌状浸润子宫肌层；B. 肿瘤细胞胞质透明到泡沫状；C. 肿瘤细胞 HMB-45 阳性（图片由 Richard Kempson，MD 馈赠）

79 岁（平均 49 岁），通常表现为子宫肿块。15% 的病例伴有结节性硬化症和（或）淋巴管平滑肌瘤病（LAM）。

- 肿瘤大小为 1～30cm（平均 6cm）；90% 发生于子宫体，其余发生于宫颈。肿瘤通常位于肌壁内或浆膜下，境界清楚或不清。切面可能类似于平滑肌瘤或质软、鱼肉状、黄色，和（或）有局灶坏死。1 例结节性硬化症相关肿瘤弥漫性累及子宫肌层和卵巢（"PEComatosis"）。

- 肿瘤细胞由上皮样和（或）梭形细胞（通常为两种）组成，胞质透明到淡嗜酸性，排列成片状、巢状和短束状，有时分布于血管周围。典型者有突出的毛细血管网。

- 子宫及子宫外 PEComas 的罕见特征包括多核细胞、"蜘蛛细胞"、横纹肌肉瘤样分化、神经节样细胞、间质微囊、黏液样改变和广泛的间质玻璃样变（"硬化性 PEComa"）。与恶性行为相关的非典型组织学特征见后述。

免疫组化及分子特征

- PEComa 特征性表达平滑肌和黑色素细胞标记。
  - Folpe 等发现其免疫表达包括 HMB-45（92% 的肿瘤）、vimentin（85%）、SMA（80%）、melan-A（72%）、MiTF（小眼转录因子）（50%）和 desmin（36%）呈阳性，其他检测的标志物有 S100（33%）、CK（13%）、CD117（5%）和 CD34（0%）。
  - Schoolmeester 等（2014 年，16 例中 13 例为子宫）发现了更高比例的 MiTF（92%）和 desmin（100%）阳性表达；其他标记包括 h-caldesmon（92%）和 TFE3（38%）。
  - Rao 等发现组织蛋白酶 K（cathepsin K）在所有的 PEComa 都有很强的染色，优于其他所有的标记物。

- TFE3 基因融合发生于部分 PEComa。这些肿瘤发生于更年轻的患者，与结节性硬化症无相关性，主要表现为腺泡状结构、透明上皮样细胞以及 HMB45、组织蛋白酶 K 和 TFE3 的弥漫阳性反应（核染色）。并不是所有 TFE3 阳性的肿瘤都有 TFE3 重排。Melan-A 染色呈局灶性或缺乏，平滑肌标记表现为不同程度的弱阳性（除了任何梭形细胞区）。

- 大多数 PEComa 含有功能缺失的 TSC1/TSC2 突变。Agaram 等在 8% 的子宫 PEComa 中发现了异常的 RAD51B 基因重排。

生物学行为和预后

- 约 40% 有随访的子宫 PEComas 临床表现为恶性。在对所有部位的 PEComas 的研究中，Folpe 等根据组织学特征制定了 3 个预后分组。
  - 恶性：肿瘤满足以下任意 2 点，即大小 > 5cm、浸润性边界、高核级、核分裂 ≥ 1 个 /50HPF、坏死、血管侵犯。
  - 不能确定恶性潜能：肿瘤仅具有上述特征之一。
  - 良性：没有上述组织学特征的肿瘤。

- Schoolmeester 等（2014 年）提出一个妇科 PEComas 分类的改良版，仅使用上述 5 项标准（排除了浸润性边界）：恶性（≥ 4 项特征）、不能确定恶性潜能（1～3 项特征）、良性（无非典型特征）。然而，Bennett 等（2018 年）发现，仅存在其中 3 项特征能更可靠地将 PEComas 归为恶性。

- Schoolmeester，Dao 等（2015 年）发现 50% 的 TFE3 易位相关的 PEComas 临床呈现恶性。

鉴别诊断

- 平滑肌肿瘤（smooth muscle tumor，SMT），尤其是上皮样平滑肌肿瘤：平滑肌肿瘤和 PEComas 都含有梭形和（或）上皮样细胞，不同程度的平滑肌和黑色素瘤相关标记物染色，虽然后者在 PEComa 中通常更弥漫。
  - Folpe 等发现以下特征支持 PEComa 而不是平滑肌肿瘤：胞质淡嗜酸性到透明，缺乏核周空泡，核圆形到卵圆形，显著的毛细血管网，广泛的 Melan-A 和 MiTF 染色。结节性硬化症或淋巴管平滑肌瘤病的存在也支持为 PEComa。Cytokeratin 和（或）EMA 染色可见于平滑肌肿瘤，但不见于 PEComa。
  - HMB-45 阳性表达可出现在 1/3 的被认为符合上皮样平滑肌肿瘤标准的肿瘤中。按照目前的方法，这一现象可提示为 PEComa 的可能以及可能与结节性硬化症和（或）淋巴管平滑肌瘤病的潜在联系。

- 子宫内膜间质肉瘤（endometrial stromal sarcoma，ESS）：虽然某些 PEComa 具有浸润性结构，类似于子宫内膜间质肉瘤，极少数子宫内膜间质肉瘤含有上皮样细胞，但与 PEComa 不同，子宫内膜间质肉瘤通常累及子宫内膜，显示明显的子宫内膜间质分化，以及免疫组化染色 CD10 阳性 / HMB-45 阴性。

- 子宫胃肠外间质瘤（extragastrointestinal stromal tumor，EGIST）：肿瘤由梭形细胞和上皮样细胞混合组成，因此可能类似于 PEComa。CD117 染色阳性和黑色素细胞标记物染色阴性支持 EGIST 的诊断，尽管罕见情况下 PEComa 表现为 CD117 阳性（见前述）。

- 转移性恶性黑色素瘤：除了黑色素瘤标记物外，平滑肌标记物染色阴性和 MUM-1 染色阳性也支持这一诊断；Ferenczi 等在 92.3% 的原发性黑色素瘤和 81.3% 的转移性黑色素瘤中发现了 MUM-1 的表达，而在 25% 的 PEComas 中只有弱阳性。

2. 血管平滑肌脂肪瘤

- 子宫血管平滑肌脂肪瘤已有几例报道。1 例患者伴有结节性硬化症和子宫体的多发局限于浆膜下和壁间略带紫色的病变。1 例肿瘤被认为是上皮样血管平滑肌脂肪瘤，复发表现为淋巴结转移。

- 如同在其他部位一样，这种病变是由不同数量的脂肪、平滑肌细胞和异常的血管混合而成。发生在结节性硬化症患者的肿瘤 HMB-45 染色阳性。

- 应与常见的脂肪平滑肌瘤进行鉴别诊断，脂肪平滑肌瘤如同平滑肌瘤一样，可以含有许多血管。与结节性硬化症有关，出现异常血管，以及 HMB-45 和 melan-A 阳性可确立血管平滑肌脂肪瘤的诊断。

3. 淋巴管平滑肌瘤病

- 子宫淋巴管平滑肌瘤病（lymphangioleiomyo-matosis，LAM）可为散发性或伴有结节性硬化症。区域淋巴结也常常受累。在没有子宫受累的情况下，LAM 偶尔可累及盆腔淋巴结（Rabban 等）（见第 19 章，图 19-79）。

- Hayashi 等（2011 年）发现子宫和肺 LAM 之间

存在很强的相关性，当两个部位同时受累时，提示子宫可能为原发部位。

- 子宫肌层内镜下可见境界不清晰的平滑肌结节，这些结节环绕在淋巴管周围并突出于管腔内。这些平滑肌细胞 HMB-45 和 melan-A 阳性。

- Hayashi 等（2012 年）报道了 1 例伴有结节性硬化症的患者，同时具有子宫血管肉瘤和子宫 LAM。

（七）伴有独特生长方式和行为的良性表现的平滑肌肿瘤

1. 可能多中心来源的低级别平滑肌肿瘤

- 在本文的前一版中，我们使用了"平滑肌瘤病，非特指"一词，用于多中心盆腔平滑肌肿瘤，并且子宫平滑肌瘤与类似的子宫外肿瘤相关。当所有的肿瘤类似于典型的子宫平滑肌瘤时，这个术语仍然适用。

- Posligua 等近期报道 19 例低级别子宫平滑肌肿瘤（low-grade smooth muscle tumors of probable multicentric origin，LGSMT）合并同时期的（3 例）或不同时期的（16 例）低级别腹膜和（或）腹膜后平滑肌肿瘤。大多数子宫肿瘤最初诊断为 STUMP（见相应标题下）或低级别子宫平滑肌肉瘤（LMS）。

- 子宫 LGSMT 大小为 3～19cm（平均 12.9cm），子宫外肿瘤大小为 2～30cm（平均 11.5cm）。

- 没有一例 LGSMT 符合平滑肌肉瘤的镜下诊断标准。

  - 子宫和子宫外肿瘤缺乏细胞异型性或仅有轻度细胞异型性（下文有 1 例除外），原发肿瘤核分裂 5 个 /10HPF（范围为 1～12 个 /10HPF）、子宫外肿瘤核分裂 6 个 /10HPF（范围为 1～14 个 /10HPF）。

  - 肿瘤细胞坏死可见于 30% 的子宫肿瘤和 1 例子宫外肿瘤。1 例子宫外肿瘤具有中度异型性，核分裂 3 个 /10HPF，未见肿瘤细胞坏死。

  - 子宫和子宫外 LGSMT 的 Ki-67 指数较低，ER、PR 和 WT1 呈典型的阳性；仅有 2 例 p53 染色阳性。

- 以下为 LGSMT 和传统型（高级别）平滑肌肉瘤对照组之间的差异。

  - LGSMT 患者的平均年龄较低（分别为 45 岁、

52.8 岁），中位复发时间较长（分别为 42 个月、12 个月），中位生存期较长（分别为 165 个月、41 个月），总生存率较好（分别为 84% 和 13%）。

- 70% 的 LGSMT 子宫外受累部位为骨盆、腹部或腹膜后，只有 30% 的为远处（肺、腋窝、椎骨）；而 70% 的平滑肌肉瘤与肺转移相关。
- 子宫和子宫外 LGSMT 的免疫表型存在一定程度的差异，而子宫和子宫外平滑肌肉瘤的免疫表型无差异。

• Poslugua 等认为，子宫外和子宫肿瘤可能为各自独立的原发灶，与第二苗勒系统起源一致，具有与良性转移性平滑肌瘤（见书中相关介绍）、弥漫性腹膜平滑肌瘤病和 STUMP 相似的一些特征。

2. 弥漫性子宫平滑肌瘤病（图 9-64）

• 弥漫性子宫平滑肌瘤病的特征是子宫均匀增大，子宫肌层内可见无数融合的平滑肌瘤样结节。

• 临床表现与典型的子宫平滑肌瘤相似。不寻常的表现包括卵巢和宫旁受累以及在另一病例中妊娠期间子宫破裂和相关的良性转移性平滑肌瘤转移至骨。

• 这些结节（包括许多肉眼不可见的结节）由细胞形态温和的、特征性富于细胞的、核分裂不活跃的平滑肌组成。结节与邻近的结节及周围的肌层可有细微的融合。结节周围受压的裂隙状血管可能错认为静脉内平滑肌瘤病。

• 一项研究发现，每个结节都有非随机的 X 染色体失活，涉及不同的等位基因，这表明每个结节都有不同的克隆性起源。

3. 分叶状平滑肌瘤，包括胎盘样亚型（图 9-65）

• 这种罕见的平滑肌瘤，包括水肿性平滑肌瘤和静脉内平滑肌瘤病（intravenous leiomyomatosis，IVL）的血管外部分，可能具有分叶状生长方式。大体常常呈分叶状，伴有不规则的境界不清的边缘。镜下检查，肿瘤性平滑肌束插入周围的子宫肌层，或偶尔插入阔韧带。

• 分叶状平滑肌瘤中最常见的类型是胎盘样分叶状平滑肌瘤。发病年龄为 23—73 岁，表现为盆腔肿块（平均直径 15cm）、子宫增大、月经不规则，或上述表现的组合。随访显示除 1 例初次切除后局部复发外，均具有良性的临床经过。

- 特征性的大体表现为红色到紫色的外生性胎盘样肿块，从子宫肌层延伸到阔韧带和盆腔。大体和（或）放射学表现可能提示为恶性肿瘤。
- 少见的特征包括双侧附件受累，有蒂和子宫相连的、不累及肌层的肿块，明显的囊性变，以及伴有静脉内平滑肌瘤病成分。
- 显微镜下检查显示，肿瘤周围有弯曲的分叶状

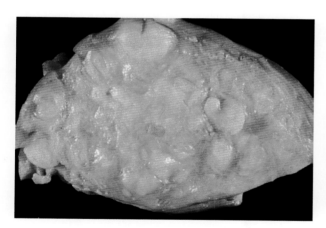

▲ 图 9-64 弥漫性平滑肌瘤病
可见无数局灶融合的小平滑肌瘤

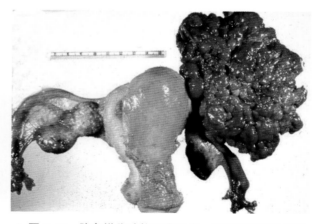

▲ 图 9-65 胎盘样分叶状平滑肌瘤，伴有双侧附件受累
右侧大的肿瘤具有胎盘样外观，左侧较小的肿瘤位于子宫和正常卵巢之间（图片由 Dr. Lawrence Roth 提供。经许可转载，引自 Roth LM, Reed RJ, Sternberg WH. Cotyledonoid dissecting leiomyoma of the uterus: The Sternberg tumor. Am J Surg Pathol 1996;20:1455-1461.)

结构，微小平滑肌结节伴有旋涡样生长方式（而不是束状），明显的血管成分，以及广泛的水肿和透明变性。

4. 伴有血管浸润的平滑肌瘤

- 该术语指典型的平滑肌瘤或平滑肌瘤变异型，镜下出现罕见的局限于肿瘤内的血管内生长。
- 具有这种表现的多数病例可能没有临床意义，虽然没有关于这些肿瘤的大型研究报道。偶尔这些肿瘤可伴有肺的良性平滑肌结节（"良性转移性平滑肌瘤"见书中相关介绍）。
- 某些病例可能代表静脉内平滑肌瘤病的早期阶段（见后述）。

5. 静脉内平滑肌瘤病

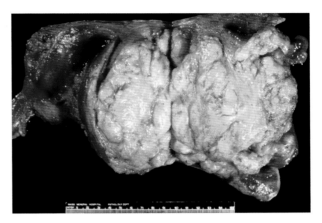

▲ 图 9-66　静脉内平滑肌瘤病
静脉内黄色肿瘤的蠕虫样突起从切面突出

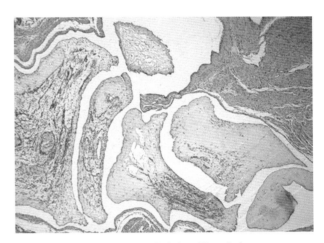

▲ 图 9-67　静脉内平滑肌瘤病
1 个大的扩张静脉内含有几个水肿平滑肌突起

临床特征

- 静脉内平滑肌瘤病（IVL）这种罕见肿瘤的特点是在平滑肌瘤范围之外静脉内出现良性平滑肌增生。罕见的病例局限于阔韧带而没有子宫肿块（Carr 等）。
- 临床表现类似于典型子宫平滑肌瘤。Carr 等发现年龄在 35—64 岁（平均 46 岁），罕见表现包括重复肌瘤切除术后复发的平滑肌瘤、腹膜后肿块或心脏症状（见后述）。
- 30% 的病例发现 IVL 子宫外延伸至阔韧带静脉，或在少数情况下延伸至卵巢和阴道静脉。在术中或大体检查子宫切除标本时可以注意到子宫外延伸。
- 少数病例血管内肿瘤延伸至下腔静脉，某些病例甚至到达右心。这些患者可在最初或在子宫切除多年后由于血管内肿瘤持续生长导致复发后出现心脏症状。
- 罕见的病例伴有孤立性转移（肺、盆腔淋巴结），类似于良性转移性平滑肌瘤（见后述）。

病理学特征（图 9-66 至图 9-70）

- 大体检查显示多结节性坚韧的灰白色子宫肌层肿块，少部分表现为子宫肌层血管内的蠕虫样瘤栓，偶尔出现在子宫旁血管。有时只有在再次检查子宫时才能发现血管内受累。与典型平滑肌瘤相似的继发性改变可能非常明显。

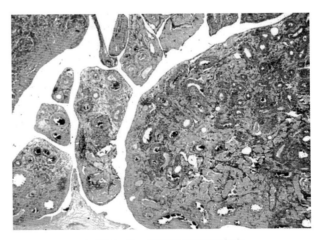

▲ 图 9-68　静脉内平滑肌瘤病
血管内肿瘤具有裂隙样外观并伴有许多厚壁血管，左上角可见静脉壁和子宫肌层

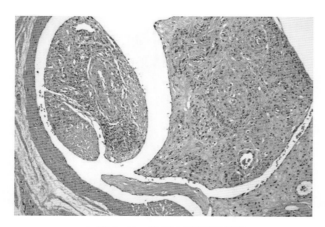

▲ 图 9-69　静脉内平滑肌瘤病

息肉样血管内肿瘤被内皮细胞包绕，肿瘤的指样突起（下）完全玻璃样变，左侧可见静脉壁

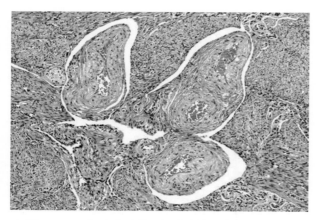

▲ 图 9-70　3 条动脉（或 1 条动脉的 3 个切面）位于一个静脉腔内，外观可能被误认为静脉内平滑肌瘤病

肌层血管内的血管（见正文）

- 显微镜下检查，被覆内皮的良性平滑肌瘤栓子占据了平滑肌瘤外子宫肌层静脉腔。
  - 血管内肿瘤与典型平滑肌瘤或水肿性平滑肌瘤相似，但可能会遇到任何类型的平滑肌瘤。
  - 少数情况下，子宫内膜腺体和间质可能与血管内平滑肌瘤混合（"血管内腺肌瘤病"）。这种情况下也存在典型的子宫腺肌症。
  - 血管内肿瘤的共同特征包括裂隙样或分叶状外观、广泛的水肿变性、玻璃样变、许多厚壁血管或上述特征的组合。这些特征可能会掩盖其平滑肌的本质，但出现这些特征则应该提示为静脉内平滑肌瘤病。
- 通常存在血管外平滑肌瘤，界限常常不清，有时

为分叶状，而且比普通平滑肌瘤水肿明显。少数情况下，血管外肿瘤具有前文描述的分叶状胎盘样平滑肌瘤的大体和显微镜下特征。

- Buza 等发现，静脉内平滑肌瘤病与平滑肌肉瘤中观察到的染色体重复畸变有重叠。Ordulu 等（2016年）发现静脉内平滑肌瘤病与子宫平滑肌瘤具有一些共同的分子细胞遗传学特征，其表达谱与平滑肌肉瘤相似。

鉴别诊断

- 典型平滑肌瘤可能部分被受压的裂隙样间隙围绕，这些裂隙可能是收缩人工假象或受压的血管间隙。在这种情况下，肿瘤并不位于腔内，或不具有静脉内平滑肌瘤病的典型表现。
- 平滑肌瘤伴有结节周围水肿变性（见"水肿性平滑肌瘤"）。
- 子宫内膜间质肉瘤（ESS）：如同 IVL 一样，ESS 以突出的血管内生长为特征；但与 IVL 不同，ESS 典型者累及子宫内膜，具有穿透性肌层浸润，构成细胞是子宫内膜间质细胞，并有小动脉网；有助于鉴别富于细胞性 IVL 和 ESS 的其他特征与区分高度富于细胞性平滑肌瘤和子宫内膜间质肿瘤的特征相同（表 9-1）。
- 平滑肌肉瘤（与伴有奇异性核的 IVL 鉴别）：高核分裂活性和肿瘤细胞坏死提示平滑肌肉瘤；此外，平滑肌肉瘤很少有肉眼可见的静脉侵犯。
- 黏液样平滑肌肉瘤（与黏液样 IVL 鉴别）：如果血管外肿瘤有浸润性边界、异型性、核分裂或肿瘤细胞坏死，则应诊断为前者。
- 上皮样平滑肌肉瘤（与上皮样 IVL 鉴别）：异型性、核分裂和肿瘤细胞坏死提示前一诊断。
- 伴有血管浸润的平滑肌瘤（见前述）。
- 血管内的血管：在 50% 的子宫切除标本中，偶尔显微镜下可见动脉突出入子宫肌层静脉，这可能是月经过多的原因之一（Merchant 等）；这一独特的表现有助于与 IVL 鉴别。

生物学行为

- 残留的静脉内肿瘤继续生长可能引起复发，发生于子宫切除后数月到数年。三个机构报道的病例中有 10% 复发（Carr 等，Du 等，Mulvanyet 等，

1994 年）。

- 复发可发生在盆腔静脉，下腔静脉，甚至右心，有时可导致死亡。少数情况下，复发病灶为良性转移性平滑肌瘤（见后述），累及淋巴结或肺。

- GnRH 激动剂和他莫昔芬已被成功用于治疗不能切除的肿瘤。

- 子宫切除术后的扫描可能有助于检测和监测残留的血管内肿瘤的存在和生长。

6. 良性转移性平滑肌瘤（图 9–71）

- 良性转移性平滑肌瘤（benign metastasizing leiomyoma，BML）这种罕见疾病的特征是通常存在多个组织学上良性的子宫外平滑肌结节，患者通常患有典型子宫平滑肌瘤，或者罕见的静脉平滑肌瘤或伴有血管浸润的平滑肌瘤。

- 大多数病例有肺部受累，由常规 X 线检查或因肺部症状而发现。Kayser 等发现，子宫切除和发现肺部结节的平均间隔是 14.9 年。少数肺外部位（腹膜后和纵隔淋巴结、骨、软组织）受累的病例已有报道。

- 肺部病灶通常为多发，有时为双侧，边界清楚，平均直径 1.8cm。有些可能呈局部或完全囊性，类似于囊性肺疾病。这些病例的病理表现可与淋巴管平滑肌瘤病相混淆。

- 显微镜下检查通常显示类似于典型子宫平滑肌瘤的表现。肺内结节常常有陷入的支气管肺泡上皮。1 例患者子宫为脂肪平滑肌瘤，肺内结节也含有脂肪。

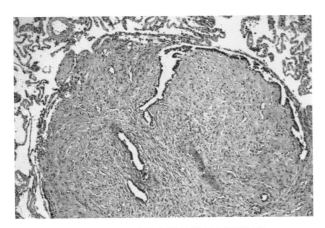

▲ 图 9–71　肺的良性转移性平滑肌瘤

注意陷入的支气管肺泡上皮

- 肿瘤细胞通常是 ER 和 PR 阳性，MIB1 指数很低，与淋巴管平滑肌瘤病不同的是 HMB–45 阴性。

- 肺部和子宫肿瘤的雄激素受体等位基因失活和 X 染色体失活模式相同，提示存在克隆性（Lin 等，Patton 等，Tietze 等）。Nucci 等在 3% 的子宫平滑肌瘤中发现了与良性转移性平滑肌瘤一致的细胞遗传学特征，而在其他肿瘤中没有发现。

- 肺内结节通常生长缓慢，但偶尔会引起严重疾病。结节切除或激素治疗（GnRH 激动剂、他莫昔芬、孕激素）通常有效。

- 该诊断仅适用于子宫平滑肌瘤已充分取材，除外 LMS 或 STUMP 后才恰当；同样，也应排除子宫外 LMS。

7. "寄生性" 平滑肌瘤

- 这一术语是指附着于盆腔腹膜的，其他方面无异常的，通常为孤立性的（1 个或偶尔为几个）的平滑肌瘤或平滑肌瘤变异型，患者通常有子宫平滑肌瘤。

- 这些肿瘤可能表现为附着于盆腔腹膜并具有来自盆腔腹膜血供的浆膜下有蒂的平滑肌瘤，最终失去与子宫的连接。一些寄生性和腹膜后的盆腔平滑肌瘤可能起源于阔韧带内的平滑肌。

- 腹腔镜子宫肌瘤切除术中可能出现腹膜播散（特别是如果使用粉碎术），可能导致腹膜平滑肌瘤，并在随后的手术中表现为类似于腹膜平滑肌瘤病（见第 19 章）或恶性肿瘤。子宫平滑肌瘤的特征性细胞遗传学表现在子宫肿瘤和腹膜肿瘤中，这两个部位的平滑肌瘤具有相同的非随机的 X 染色体失活模式。

8. 弥漫性腹膜平滑肌瘤病

- 见第 19 章。

二、子宫内膜间质和相关性肿瘤

- 子宫内膜间质和相关性肿瘤（endometrial stromal tumor，EST）多数或完全由类似于增殖期子宫内膜间质细胞的细胞组成。

  – 5%～10% 的肿瘤界限清楚，称为子宫内膜间质结节（endometrial stromal nodular，ESN）。

其余的肿瘤多数表现为肌层浸润且常常累及其脉管，伴有 *JAZF1-SUZ12* 基因融合，称为低级别子宫内膜间质肉瘤（low grade endometrial stromal sarcoma，LGESS）。

- 刮除标本通常不能确定 ESN 和 ESS，因为肿瘤的边界无法评估。可诊断为子宫内膜间质肿瘤（EST），并备注要区分 ESN 和 ESS，通常需要切除子宫再判断。

• 高级别子宫内膜间质肉瘤（high grade endometrial stromal sarcoma，HGESS）所指如下：

- 肿瘤由高级别圆形细胞组成，有时伴有低级别的、通常纤维黏液样的梭形细胞成分，以及 *YWHAE-NUTM2A/B* 基因融合。

- 伴有 *ZC3H7B-BCOR* 融合的肿瘤（Chiang 等，2017 年；Hoang 等，2017 年；Lewis 等）

- 典型的低级别子宫内膜间质肉瘤伴有非特异性的高级别肉瘤样成分。

• 未分化子宫肉瘤（undifferentiated uterine sarcomas，UUS）缺乏 LGESS 和 HGESS 的特异性的组织学、免疫组化和细胞遗传学特征。有些可能与 LGESS 有关（或起源于 LGESS）（"去分化" LGESS）。其他可能表现为伴有肉瘤过度生长的 MMMT 未知的组织起源。

（一）子宫内膜间质结节和伴有有限浸润的子宫内膜间质肿瘤

临床和常见病理学特征 （图 9-72 至图 9-75）

• 典型的 ESN 发病平均年龄为 53 岁，具有非特异性的表现（阴道出血，子宫增大）或为偶然发现。

• 大体检查表现为边界清楚，无包膜，通常是孤立性的，圆形到椭圆形的，位于内膜和肌层（或完全在肌层）的肿块（平均直径 7cm）。切面通常质软，鱼肉状，褐色到黄色，可见局部坏死、出血和囊性变。

• 显微镜下检查肿瘤通常边界清楚，但是允许偶尔出现 3mm 以内的指样突起。

- Dionigi 等描述了罕见的类似肿瘤，偶尔出现舌样突起或卫星结节，离开肿瘤主体边缘可达 9mm，称为"子宫内膜间质肿瘤伴有有限浸润"（endometrial stromal tumor with limited

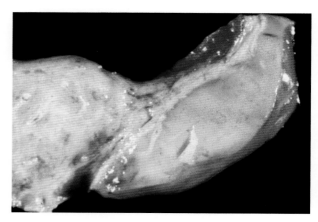

▲ 图 9-72　子宫内膜间质结节
切面显示黄色的鱼肉状肿瘤，边界清楚

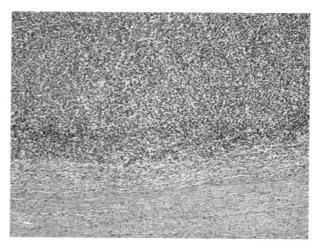

▲ 图 9-73　子宫内膜间质结节
肿瘤与子宫肌层界限分明

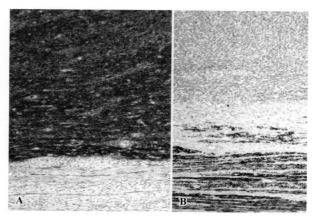

▲ 图 9-74　子宫内膜间质结节（图 9-73 肿瘤的免疫染色）
A. 肿瘤细胞 CD10 染色强阳性，其下子宫肌层 CD10 阴性；
B. Desmin 染色肿瘤细胞阴性，子宫肌层阳性

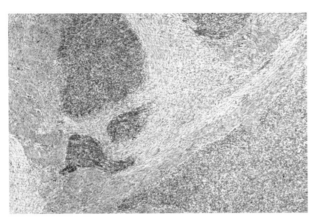

▲ 图 9-75　子宫内膜间质肿瘤伴有有限的浸润

不规则的肿瘤细胞岛（左和上）延伸到肿瘤主体以外（右下），其余部分界限清楚

infiltration，EST–LI）。

- ESN 和 EST–LI 缺乏血管浸润。
- 典型的 ESN 和 EST–LI 是富于细胞的肿瘤，但约 20% 的肿瘤细胞减少，这是由于纤维化、水肿或黏液样变造成的（见"子宫内膜间质肉瘤"少见的病理学特征）。
- 构成肿瘤的子宫内膜间质型细胞具有温和的细胞核形态，核分裂通常 < 5 个 /10HPF，但较高的核分裂象能排除这一诊断。
- 典型的肿瘤含有小动脉网，动脉壁可能玻璃样变。与高度富于细胞性平滑肌瘤（HCL）（表 9–1）不同，大的厚壁肌性血管少见，如果出现也是倾向于在肿瘤的周围。ESN 也无 HCL 的裂隙样间隙特点。
- 局灶性平滑肌和性索样分化分别见于 1/2 和 1/4 的病例，少数病例有上皮样细胞，胞质嗜酸性或泡沫样（见"伴不常见病理特征的子宫内膜肉瘤"）。
- 免疫组化和分子特征与 ESS 相同（见后述）。
- ESN 为良性肿瘤，通过子宫切除治疗已经足够。少数情况下，如果刮宫标本考虑 ESN 的诊断，患者希望保留子宫，而影像学诊断又证实病变非常局限，有时局部切除能够治愈。
- Dionigi 等报道可能是由于有限的侵袭性生长，ESTs–LI 临床经过是良性的。然而，在随后报道的 2 例肿瘤中，1 例与转移有关（Su 等），另 1 例与可能转移有关（Kim 等）。

鉴别诊断

- 非肿瘤性子宫内膜间质碎片。
  - 腺体萎缩（尤其是绝经后）可导致活检或刮除标本中相当大的致密的非肿瘤性间质碎片。
  - Stemme 等发现，≥ 5mm 的无腺体子宫内膜型间质碎片提示 EST。此外，这种碎片通常与正常间质碎片不同，并可能表现出不常见的分化类型（参见"EST 不常见的病理学特征"）。
- 子宫内膜息肉伴有富于细胞的间质（见第 7 章）。
- 高度富于细胞平滑肌瘤（表 9–1）。
- 低级别子宫内膜间质肉瘤（LGESS）。
  - 这些肿瘤与 ESN 和 EST–LI 不同，具有广泛的穿透性子宫肌层浸润，而且常有子宫肌层血管浸润，这种特征通常只能在子宫切除标本中评估。
  - 在具有平滑肌化生的 ESN 中（见 EST 的不常见病理学特征），如果肿瘤性平滑肌被误认为肌层，那么由平滑肌和子宫内膜间质成分的不规则混合可能类似于 LGESS 的肌层浸润。辨认出肿瘤真正的清晰的边界有助于诊断。
- 类似于卵巢性索肿瘤的子宫肿瘤（与伴有性索样成分的 ESN 鉴别）：这些肿瘤具有明显的性索或性索样结构，虽然可以出现局灶性子宫内膜间质分化。

（二）低级别子宫内膜间质肉瘤

临床特征

- 低级别子宫内膜间质肉瘤（LGESS）约占子宫肉瘤的 20%，是具有明显的子宫内膜间质分化和温和的细胞核特征的单纯性间质肿瘤。罕见的伴有高级别 ESS 的 LGESS 也在这里讨论。
- 3/4 的 LGESS 患者年龄 < 50 岁，偶尔发生于青少年和儿童。罕见的病例与长期的雌激素刺激、他莫昔芬治疗或盆腔放疗有关。
- 临床表现为异常阴道出血、盆腔或腹部疼痛，偶尔没有症状。子宫通常增大，在某些病例中肿瘤突出于宫颈外口。子宫外（卵巢、肺）转移是罕见的表现。
- 这些肿瘤的 FIGO 分期见表 9–2。80% 的肿瘤为 I 期。

常见的病理学特征 （图 9-76 至图 9-82）

- 大体检查一般显示宫腔内和肌壁间的肿块，常常伴有结节状或弥漫性子宫肌层浸润，包括子宫肌层或宫旁静脉内的蠕虫样瘤栓。肿瘤切面一般质软，鱼肉状，隆起，褐色到黄色，有时伴有囊性变和坏死灶。罕见的肿瘤以囊性为主。

- 在少见情况下，LGESS 伴有腹腔内扩散时，最初的原发肿瘤大体上可能不明显或类似于平滑肌瘤。在这种情况下，应重新检查子宫，并对任何可疑的区域取材。

- 显微镜下检查，肿瘤通常累及子宫内膜，并呈不规则舌样浸润子宫肌层。大体上边界清楚的肿瘤经充分取材可能显示局灶浸润。

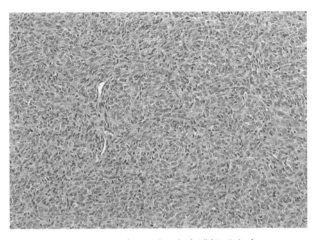

▲ 图 9-78 低级别子宫内膜间质肉瘤

这张图显示典型的梭形细胞，局部形成模糊的旋涡状结构；肿瘤典型小动脉并不明显

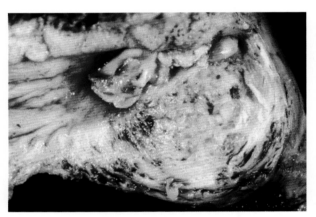

▲ 图 9-76 低级别子宫内膜间质肉瘤

黄色鱼肉样肿瘤形成宫腔内息肉样肿块，并浸润子宫肌层；子宫肌层外的某些肿瘤结节是静脉内瘤栓

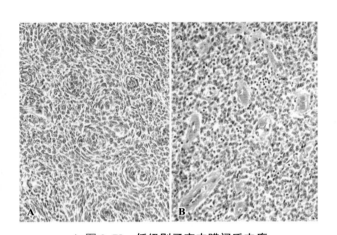

▲ 图 9-79 低级别子宫内膜间质肉瘤

A. 肿瘤细胞围绕小动脉形成旋涡，在这个放大倍数下勉强可以辨认；B. 这个视野中的小动脉管壁玻璃样变

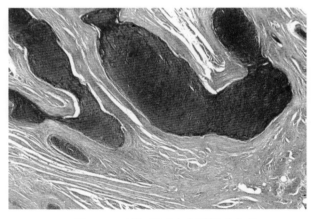

▲ 图 9-77 低级别子宫内膜间质肉瘤

肿瘤呈不规则舌状浸润子宫肌层

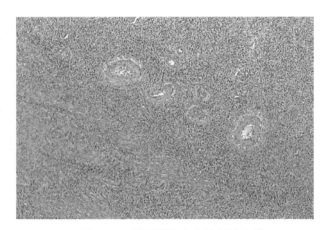

▲ 图 9-80 低级别子宫内膜间质肉瘤

这张图显示了几个厚壁血管，此为平滑肌肿瘤的特征，但也有例外

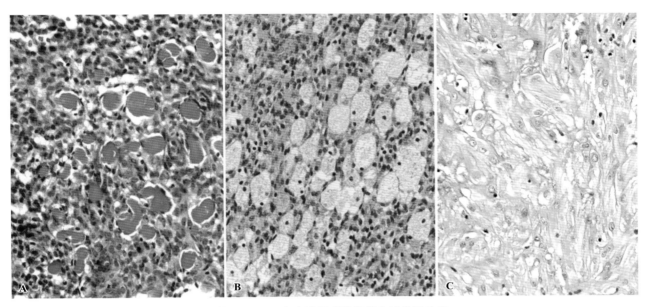

▲ 图 9-81　子宫内膜间质肿瘤伴有继发性改变

A. 子宫内膜间质肉瘤（ESS），伴有明显的玻璃样斑块；B. 伴有许多泡沫组织细胞的 ESS；C. 妊娠期女性子宫内膜间质结节伴有明显的蜕膜样变（右图由 J. Irving，MD 惠赠）

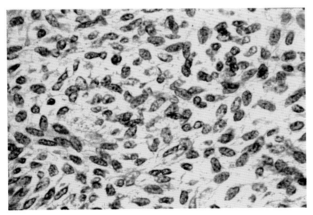

▲ 图 9-82　低级别子宫内膜间质肉瘤

形态温和的梭形到卵圆形的子宫内膜间质型细胞核

- 肿瘤常累及子宫肌层和子宫外的静脉和淋巴管。典型的血管内的肿瘤被内皮细胞包绕，并与子宫外肿瘤连续。

- 典型肿瘤富于细胞，肿瘤细胞一致，卵圆形到梭形，胞质稀少，类似于增殖期子宫内膜间质细胞。可见小动脉网，血管壁可能玻璃样变。肿瘤细胞常围绕小动脉排列，形成旋涡状结构。核分裂通常较低（＜ 3 个 /10HPF），但较高的核分裂计数并不能排除这一诊断。

- 不常见及罕见的表现包括蜕膜样形态（有时是对

孕激素治疗或妊娠的反应）和胞质透明的细胞（Albores-Saavadra 等）。

- 常见的继发性改变包括灶状泡沫样组织细胞和玻璃样斑块（很少出现钙化）。

免疫组化特征

- 典型表现为肿瘤细胞 CD10 染色阳性，但也可以呈局灶性、弱阳性甚至阴性。Parra-Herran 等（2014 年）发现，干扰素诱导的跨膜蛋白 1（IFTM1）是子宫内膜间质分化的一个敏感和更特异的标记物，要优于 CD10。

- 其他相对特异的阳性标记物包括 vimentin、MSA、SMA（胞质和核染色）、WT1（核）和 β-catenin（核）。β-catenin 不表达于平滑肌瘤，因此在鉴别诊断中有效。一个潜在的令人困惑的发现是 cytokeratin 在 50% 的 ESS 中表达。CD34 染色通常为阴性。

- 根据我们的经验，在纯粹 EST 中，desmin 和 h-caldesmon 通常是阴性的，而其他人发现局灶性 desmin 阳性、h-caldesmon 阴性。在有疑问的情况下，CD10/desmin/h-caldesmon 的组合是最佳选择。新近描述的平滑肌标志物在 EST 通常为阴性，包括催产素受体（oxytocin receptor）、平

283

滑肌肌球蛋白重链和组蛋白去乙酰基酶（histone deacetylase）。

- 大多数 LGESS 表达激素受体，可能有潜在的治疗意义。染色的范围和强度变化很大。这些激素受体包括 ER、PR、AR、GRHR 和 EGFR。大多数肿瘤也表达芳香化酶（它能将循环中的雄激素转化为雌激素）。

- 其他免疫组化特征。

  – Albores–Saavedra 等发现，约 25% 的典型的 LGESS 为 HMB45 阳性。因此单独存在这一现象或出现透明细胞（见前述）不能提示为 PEComa。

  – 罕见的 LGESS 出现 *MDM2* 扩增和 MDM2 的免疫染色阳性。

  – 与未分化子宫内膜肉瘤相比，LGESS 通常为 p53 阴性（见书中相关介绍）。

分子特征

- t（7；17）（p21；q15）易位导致的 *JAZF1–SUZ12* 基因融合是典型 EST 中最常见、最特异的遗传学改变，但在伴有少见分化类型的 EST 中不是很常见（见后述）。它见于 75% 的典型 ESN，32%～55% 的典型 ESS，偶见于未分化子宫肉瘤。少数情况下，LGESS 含有 *JAZF1/PHF1* 融合。

- Aisagbonhi 等报道了 1 例典型的 LGESS 伴 *YWHAE* 重排，并随时间推移转化为 HGESS 伴 t（10；17），提示可以对所有 LGESS 进行分子检测以识别具有较高风险进展为 HGESS 的患者。

- 伴有少见分化类型 ESS 的细胞遗传学特征见相应标题下。

子宫内膜间质肿瘤少见的病理学特征 （图 9–83 至图 9–95）

- ESS 和 ESN 可以显示少见类型的分化，可能显著地改变肿瘤的外观，引起鉴别诊断的困难。转移性 ESS 也可以显示异向分化，可能类似于或不同于原发肿瘤。

1. 纤维化和黏液样改变

- 细胞间出现丰富的胶原和（或）黏液样物质可能导致肿瘤内局灶性到弥漫性细胞减少，甚至形似

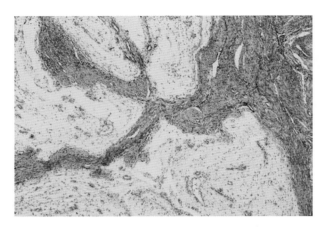

▲ 图 9–83　黏液样子宫内膜间质肉瘤

黏液样肿瘤不规则舌状浸润子宫肌层；肿瘤内有许多小动脉

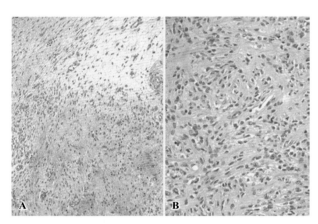

▲ 图 9–84　子宫内膜间质肉瘤伴有黏液样和纤维性改变（**A**）；某些肿瘤细胞形似成纤维细胞，被胶原分开（**B**）

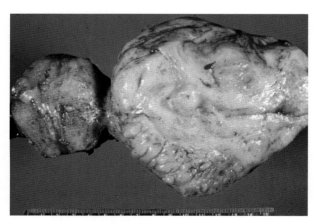

▲ 图 9–85　子宫内膜间质肉瘤伴有平滑肌瘤分化

肿瘤形成息肉样肿块，附着于子宫浆膜（宫颈已切除）；白色组织（平滑肌成分）与鱼肉样黄色肿瘤（子宫内膜间质成分）混合存在

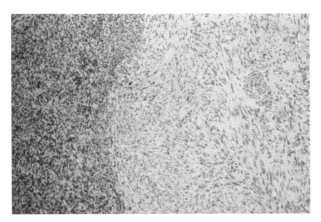

▲ 图 9-86　子宫内膜间质肉瘤伴有平滑肌分化

肿瘤的间质成分（左）毗邻界限清楚的平滑肌分化灶

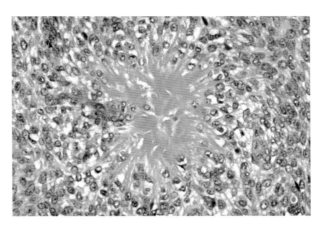

▲ 图 9-89　子宫内膜间质肉瘤伴有平滑肌分化

平滑肌成分中的玻璃样变表现为放射状的胶原纤维，形成"星爆状"外观

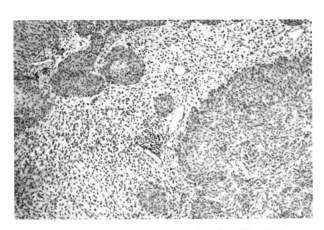

▲ 图 9-87　子宫内膜间质肉瘤伴有平滑肌分化

平滑肌成分形成不规则的细胞岛，散在分布于水肿性子宫内膜间质成分中；高倍镜下（没有显示）平滑肌成分是由上皮样细胞组成的，被玻璃样变的胶原分开

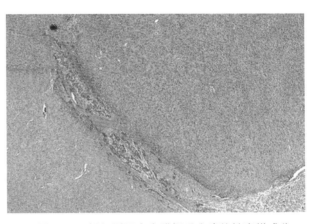

▲ 图 9-90　低级别子宫内膜间质肉瘤伴性索样成分

这张图显示两种改变，即纤维母细胞形态（左下）和性索样分化（在 2 个肿瘤结节之间）

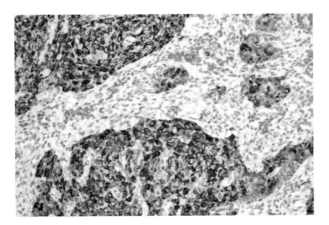

▲ 图 9-88　子宫内膜间质肉瘤伴有平滑肌分化，desmin 染色

这个视野的图像类似于图 9-87，与子宫内膜间质成分不同，平滑肌分化灶 desmin 免疫染色强阳性

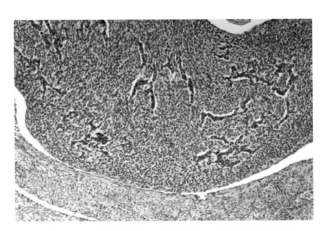

▲ 图 9-91　低级别子宫内膜间质肉瘤伴性索样成分

静脉内的肿瘤中出现细胞条索

285

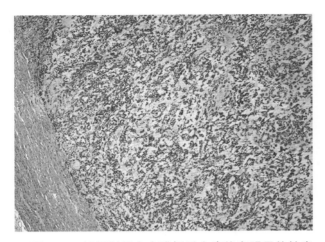

▲ 图 9-92　低级别子宫内膜间质肉瘤伴有明显的性索样分化

这种形态（尤其当出现在转移部位时）容易造成困惑

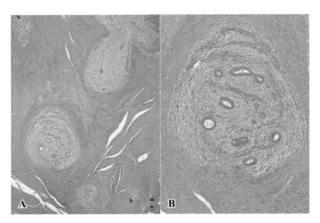

▲ 图 9-93　低级别子宫内膜间质肉瘤伴有子宫内膜样腺体分化

A. 肿瘤性间质细胞背景中分布着腺体，舌状浸润肌层；B. 高倍镜显示腺体的子宫内膜样特征

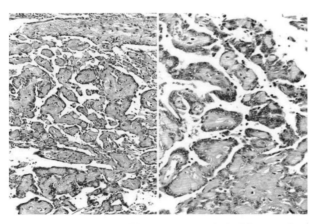

▲ 图 9-94　低倍和中倍视野下显示子宫内膜间质肉瘤伴有局灶假乳头成分

肿瘤的其他区域（未显示）具有典型的形态

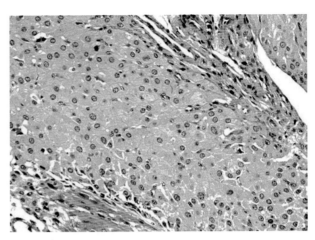

▲ 图 9-95　子宫内膜间质肉瘤伴有局灶上皮样细胞成分，细胞具有丰富的嗜酸性颗粒状胞质

胚胎性横纹肌肉瘤。但这种病例的肿瘤细胞可能更梭形，并具有成纤维细胞或肌成纤维细胞表型。纤维黏液样区域在伴有 *YWHAE-NUTM2A/B* 融合的 HGESS 中很常见（见相应标题）。

- 与平滑肌肿瘤和其他肿瘤的鉴别在于出现典型的子宫内膜间质肿瘤病灶，伴有其特有的血管分布、ESS 中典型的舌样肌层浸润模式和上述的免疫表型。

2. 平滑肌分化

- ESN 和 ESS 都可表现出平滑肌分化（smooth muscle differentiation，SMD），但在 ESN 中更常见。
- 有时候这两种成分在大体上是可以区分的，表现为坚硬的白色旋涡状区域和质软的黄褐色区域相交替。
- 平滑肌分化表现如下。
  - 梭形细胞排列成杂乱长短不一的束状、结节状或不规则巢状结构。
  - 结节中心常伴有玻璃样变，有时伴放射状"星爆状"（starburst）结构。
  - 肌样细胞形成独立于血管的旋涡状结构，形成脑膜皮样外观。
- 免疫组化有助于区分这两种成分，平滑肌分化成分为 desmin 阳性 /h-caldesmon 阳性 /CD10 阴性，而子宫内膜间质成分的免疫表型相反。
- Oliva 等（2007 年）在 EST 和平滑肌分化成分中都发现了高频的 *JAZF1-SUZ12* 基因融合，这一特征可能在伴有显著平滑肌分化时有助于 EST 的诊断。

- 转移或复发的 ESS 可能会或不会显示出原发灶的平滑肌分化成分。

3. 性索样成分

- 典型的 EST 可以出现小灶的性索样成分（sex cord–like element，SCLE），和发生于子宫的类似于卵巢性索肿瘤的子宫肿瘤（UTROSCT）相似（见相应标题下）。性索样成分应与平滑肌分化灶相鉴别，可用性索标记的免疫染色进行区分。

- 构成性索样成分的细胞常常呈上皮样，具有不等量嗜酸性或泡沫状的富于脂质胞质，排列成小巢状、条索状、小梁状，以及实性或中空小管状结构。有些细胞可能类似于黄素化的间质细胞或 Leydig 细胞。

- 性索样成分常常表达 cytokeratin、平滑肌标记物和性索标记物，虽然后者阳性表达不如 UTROSCTs 常见。性索标记物中，calretinin 表达于 2/3 的肿瘤，CD99 和（或）inhibin 表达较少见，1 例肿瘤表达催乳素（prolactin）。

- D Angelo 等（2013 年）发现 PHF1 重排与性索样成分之间存在相关性。

4. 腺体

- EST 罕见含有子宫内膜腺体，通常为局灶性，偶尔为弥漫性。它们通常排列稀疏，但可能增生和（或）出现细胞异型性，偶尔类似于 1 级子宫内膜样腺癌。

- 这些病例的鉴别诊断包括腺癌、腺肌症，如果出现在子宫外部位还应与子宫内膜异位症鉴别。

5. 乳头和假乳头

- 罕见情况下，ESS 含有乳头（有纤维轴心）或假乳头（无纤维轴心），可出现在肿瘤的典型或性索样区域。

6. 上皮样细胞

- 罕见情况下，EST 含有局灶的卵圆形到多角形的上皮样细胞，通常具有中等量到多量的嗜酸性胞质，有时胞质呈颗粒状。

- 一项研究发现典型的间质细胞和上皮样细胞为 CD10 阳性。1 例上皮样细胞也呈 desmin 阳性，提示局灶性平滑肌分化。

7. 其他罕见特征

- 包括局灶的透明细胞、类似于肾外横纹肌样瘤的横纹肌样细胞、异源性成分（良性脂肪、骨骼肌、骨、横纹肌母细胞）、具有奇异性核的细胞和破骨细胞型巨细胞。

8. 伴有高级别成分

- 典型的 LGESS 可能含有高级别肉瘤，并可能伴有 YWHAE–NUTM2A/B 基因融合。这种肿瘤现在被认为是高级别子宫内膜间质肉瘤（HGESS），并在相应标题下讨论。

9. 肺转移的特征

- ESS 的肺转移病灶可以表现出少见的形态学特征，可能造成诊断困难。

- 转移瘤往往比原发肿瘤大体上更易表现为囊性。可能具有误导性的镜下特征（Park 等），包括非特性的组织学形态、囊性变、血管外皮瘤样血管、缺乏典型的螺旋小动脉、明显的黏液样变、纤维化、泡沫细胞和平滑肌分化。

- 这些特征可导致误诊为淋巴管平滑肌瘤病、囊性错构瘤或良性纤维性病变。免疫组化 CD10 和 ER 可有帮助。

鉴别诊断

- 子宫内膜间质结节、HGESS、未分化子宫肉瘤、高度富于细胞性平滑肌瘤、高度富于细胞变异型的静脉内平滑肌瘤病（均见书中相关介绍）。

- 腺体稀疏的腺肌症（见第 7 章）：支持这个诊断的特征包括绝经后年龄、没有肿块、同心圆状分布（中心淡染区由间质细胞构成，周围绕以染色较深的平滑肌）、间质细胞萎缩、子宫其他部位有典型的腺肌症及缺乏明显的血管浸润。

- 腺肉瘤（与伴有腺体的 ESS 鉴别）：与伴有腺体的 ESS 相比，腺肉瘤的腺体通常遍布整个肿瘤，具有腺体周围袖套样肉瘤性间质，腺体内息肉样间质突起，并且很少出现 ESS 的子宫肌层和血管浸润。

- MMMT（与伴有非典型腺体的 ESS 鉴别）：MMMTs 几乎总是由高级别的腺癌和高级别的肉瘤组成，后者通常缺乏典型的子宫内膜间质分化。
- 典型的腺肌症（与伴有腺体的 ESS 相比）：与腺肌症不同，伴有腺体的 ESS 通常累及子宫内膜，腺体仅呈局灶性分布，缺乏子宫肌层肥厚，而且常常有明显的血管受累。
- 子宫内膜异位症（与伴有腺体的 ESS 宫外复发鉴别）：与典型的子宫内膜异位症不同，大多数伴有腺体的 ESS 以间质成分为主，并可能显示血管侵犯；有子宫 ESS 病史显然是有帮助的，腺体很少只出现于复发性肿瘤；当类似于子宫内膜异位症的病变形成较大肿块或表现出侵袭性行为时，应怀疑是否为伴有腺体的 ESS；息肉样子宫内膜异位症可形成肿块，但缺乏 ESS 的浸润。
- 上皮样平滑肌肿瘤（与伴有上皮样细胞的 EST 鉴别）：支持或提示 EST 的特征是有局灶典型的间质肿瘤，ESS 内有典型的子宫肌层浸润；免疫组化 CD10 阳性 /desmin 阴性支持 EST 的诊断，尽管上皮样平滑肌肿瘤可以有类似的免疫表达。
- 类似于卵巢性索肿瘤的子宫肿瘤（UTROSCT，见书中相关介绍）（与伴有性索样成分的 EST 鉴别）：与 UTROSCT 不同，EST 中的性索样成分是在典型 ESN 或 ESS 背景中的局灶发现。
- 平滑肌肉瘤（与伴有平滑肌分化的 ESS 鉴别）：平滑肌肉瘤缺乏完整的子宫内膜间质成分，通常相比 ESS 中的平滑肌分化成分具有更高的异型性和核分裂活性。
- 软组织肿瘤：当 ESS 发生在子宫外部位时，可能需要与血管周细胞瘤、孤立性纤维性肿瘤以及滑膜肉瘤鉴别；其中一些可能表达 CD10，但 CD10 阳性 /ER 阳性 /CD34 阴性免疫表达支持 ESS。
- 胃肠外间质瘤：这些肿瘤通常是 DOG1 阳性 /c-kit 阳性，而 ESS 虽然通常 ckit 阳性，但 DOG1 阴性。

生物学行为和预后特征

- 多达 50% 的患者会出现盆腔或腹部复发，有时是在子宫切除术多年后。附件转移约占 15%，多达 1/3 的患者出现盆腔或腹主动脉旁淋巴结转移。

- 血行播散有时在子宫切除很多年后出现，最常见于肺，但偶尔见于其他部位（肠、肝）。罕见情况下，转移病灶是存在隐匿性子宫（或卵巢）病变的证据。
- 预后因素。
  - 分期是最重要的预后因素。Chang 等发现 I 期肿瘤的复发率为 36%、生存率为 92%，而 III 期和 IV 期肿瘤的复发率为 76%、生存率为 66%。
  - Wu 等（2013 年）发现，分期高于 I 期、残余肿瘤、高 Ki-67 指数是无进展生存和肿瘤特异性生存的重要预后因素。
  - 在大多数研究中，肿瘤大小、核分裂活性、核异型性和肿瘤细胞坏死并不能预测≥ I 期肿瘤的复发。然而，Feng，Hua 等（2013 年）发现核分裂> 3 个 /10HPF 的肿瘤和与卵巢保留者相同，具有增高的复发风险。
  - 可能影响预后的临床因素包括年龄> 53 岁，绝经后，非洲裔美国人种族，产次增加。
  - Wu 等（2013 年）发现，低 Ki-67 指数和 ER 阳性 /PR 阳性完全切除的 I 期 ESS 可以通过保留生育能力的手术治疗治愈。
  - 伴有 HGESS 成分的肿瘤可能具有与单纯 HGESS 和未分化肉瘤相似的侵袭性行为。罕见情况下，典型 ESS 可能复发为未分化肉瘤。
- 卵巢复发与原发性卵巢 ESS 鉴别较难。广泛的腹腔内病灶和双侧受累支持复发，而伴有卵巢子宫内膜异位症则支持卵巢原发性肿瘤。卵巢转移性 ESS 在第 18 章详细讨论。

（三）高级别子宫内膜间质肉瘤

- 高级别子宫内膜间质肉瘤（HGESS）这一术语曾经用于伴有非特异性高级别肉瘤样成分的典型 LGESS，但现在用于伴有 *YWHAE-NUTM2A/B*（之前为 *FAM22A/B*）（Lee，Mariño-Enriquez 等，2012 年）或 *ZC3H7B-BCOR* 基因融合的子宫内膜间质肉瘤。（Chiang 等，2017 年，Hoang 等，2017 年，Lewis 等）。

临床和病理学特征 （图 9-96 和图 9-97）

- 患者年龄为 28—67 岁（平均 50 岁），通常表现为阴道异常出血、子宫增大或子宫肿块。超过

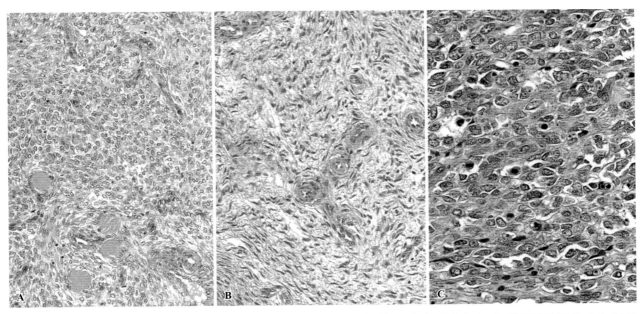

▲ 图 9-96　伴有 WHAE-FAM22 突变的子宫内膜间质肉瘤，具有典型间质肉瘤区域（**A**）、纤维黏液样模式（**B**）以及未分化的小圆细胞成分（**C**）

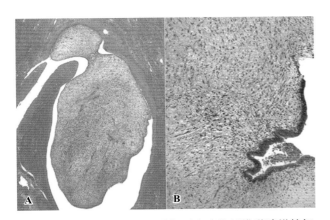

▲ 图 9-97　高级别子宫内膜间质肉瘤伴纤维黏液样特征
A. 位于血管内的中到高级别肉瘤的大结节；B. 纤维黏液样形态明显；注意缺乏低级别子宫内膜间质肉瘤中的典型的小动脉

80% 的患者为 Ⅱ 期或 Ⅲ 期（LGESS 为 25%）。

- 大体表现为息肉样的黏膜或肌壁间肿块，最大径可达 9cm，切面褐色到黄色、鱼肉状、可有出血和坏死。

- 其生长模式可能与 LGESS 相似，但更常见浸润性、破坏性，通常较深的肌层侵犯。淋巴管血管侵犯常见。

- 高级别成分通常由圆形细胞组成，伴有少量至中等量的嗜酸性胞质，细胞核大，形状不规则，核

仁明显，核分裂＞ 10 个 /10HPF，伴局灶性肿瘤坏死。精细的分支状的毛细血管网可能形成巢状结构。

- 2/3 的肿瘤含有低级别成分，由温和的核分裂不活跃的梭形细胞构成，伴有类似纤维黏液样 LGESS 的纤维性和纤维黏液样间质。罕见的特征包括菊形团以及假腺体、假乳头和性索样成分。

- Lee，Ali 等（2012 年）发现高级别的圆形细胞呈弥漫性（≥ 70%）中等到强的 cyclin D1 细胞核染色（ESS 所特有的基因融合），但 ER、PR 和 CD10 染色呈阴性。Croce 等（2013 年）也发现 cyclin D1 是 HGESS 最敏感的标记物。

- 相比之下，低级别成分中的梭形细胞呈 ER 阳性 /PR 阳性 /CD10 阳性，cyclin D1 在＜ 50% 的细胞中呈现不同的胞质染色。

- Lee 等（2014 年）在高级别的圆形细胞成分中发现了中等到强的胞膜 / 胞质 c-kit 染色，但没有 *KIT* 热点突变。所有肿瘤 DOG1 均为阴性。

- 伴有 *ZC3H7B-BCOR* 融合的 HGESS。

    - 肿瘤细胞丰富而一致，由轻到中度异型的束状梭形细胞构成，核分裂活性高（平均 19 个 /10HPF）。80% 的肿瘤出现黏液样基质。

    - 这些肿瘤通常为 CD10 阳性，约 50% 的肿瘤

呈弥漫性 BCOR 染色阳性，并显示有限或缺失的平滑肌标记物染色。虽然与伴有 *YWHAE NUTM2A/B* 融合的 HGESS 相比，CD10 染色阳性，但它们同样显示 cyclin D1 染色增加。ER 和 PR 染色不定。

– 该肿瘤的高级别特征和缺乏平滑肌标记物表达，可分别与 LGESS 和黏液样平滑肌肉瘤相鉴别。

– Chiang 等（2017 年）发现 BCOR 也是伴有 *YWHAE -NUTM2* 融合 HGESS 的一个很好的标记物，无论是伴有经典的还是不寻常的形态学特征。

生物学行为

- 与 LGESS 相比，HGESS 变更具侵袭性，更容易复发和进展，但其预后优于未分化子宫肉瘤（见后述）。
- Hemming 等发现，在转移性疾病患者中，基于蒽环类药物的治疗可延长疾病控制时间。

（四）未分化子宫肉瘤（图 9-98）

- 未分化子宫肉瘤（undifferentiated uterine sarcoma，UUS）这些罕见的肿瘤缺乏上述 LGESS 和 HGESS 的组织学、免疫组化和细胞遗传学特征。大多数病例组织起源未知，但一些 UUS 与 LGESS 相关，并可能来源于 LGESS（去分化 LGESS）。其他可能表现为 MMMT 伴肉瘤过度生长。
- UUS 通常发生在绝经后女性，表现为出血、子宫增大和（或）与高分期疾病相关的症状。
- 典型的大体表现为息肉样或斑块样、鱼肉状、灰白色到灰黄色子宫内膜肿块，常伴有出血和坏

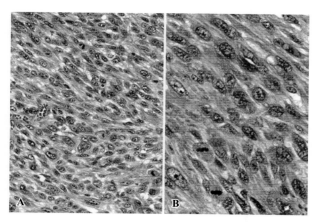

▲ 图 9-98　未分化子宫肉瘤，中倍（A）和高倍（B）视野，后者显示显著的核多形性和核分裂象

死。破坏性的肌层和淋巴血管浸润常见。

- 镜下表现为未分化的卵圆形至梭形细胞，中度至重度异型性，核分裂活性高（> 10 个 /10HPF，通常更高），呈实性、席纹状或鲱鱼骨样结构。罕见情况伴有包括横纹肌母细胞在内的异源性成分。
- Cyclin D1 染色可能阳性，通常合并 CD10 阳性（因此排除了 *YWHAE -NUTM2AB* 基因融合的 HGESS）。ER 和 PR 染色通常较弱或阴性。一些肿瘤可能表达平滑肌标记，甚至是上皮标记（EMA，keratin）。Schoolmeester，Sciallis 等（2015 年）在 1 个肿瘤中发现了 MDM2 扩增。
- 大多数 UUS 为高分期，通常在 2 年内死亡。Tanner 等（2012 年）发现 PFS 和 OS 分别为 7.3 个月和 11.8 个月。Hardell 等发现 1/3 的患者生存期超过 5 年。IA 期肿瘤预后较好。
- Gremel 等和 Hardell 等发现，根据核分裂计数，UUS 可分为两个预后不同组，核分裂 > 25 个 /10HPF 的肿瘤预后明显较差。

鉴别诊断

- LGESS：与 UUS 不同的是，LGESS 的特征是舌状肌层浸润模式，蠕虫样淋巴血管瘤栓，与正常增殖期子宫内膜间质细胞相似的温和的肿瘤细胞，以及 *JAZF1-SUZ12* 突变。
- HGESS：与 UUS 不同，HGESS 的特征是高级别的圆形细胞成分、低级别纤维黏液样成分以及 *YWHAE-NUTM2AB* 或 *ZC3H7B-BCOR* 融合。
- 伴有肉瘤过度生长的 MMMT 和腺肉瘤：UUS 缺乏这些肿瘤所必需的腺体成分，尽管它们可能只是前两种肿瘤的局灶表现。
- 平滑肌肉瘤和横纹肌肉瘤：UUS 分别缺乏这两种肿瘤的显著平滑肌和骨骼肌分化。

（五）类似于卵巢性索肿瘤的子宫肿瘤

临床特征

- 这些罕见肿瘤的典型临床表现为异常阴道出血、子宫增大或盆腔肿块，迄今为止仅发生于成人。有些患者没有症状。罕见的病例与他莫昔芬治疗有关。
- 曾报道 1 例肿瘤可能产生雌激素，另一例伴有因

肿瘤产生的甲状旁腺激素相关蛋白而引起的高钙血症。

- 这些肿瘤在发现时几乎总是 I 期。

病理学特征（图 9-99 至图 9-109）

- 类似于卵巢性索肿瘤的子宫肿瘤（UTROSCT）一般为实性、圆形、界限清楚的子宫肌层肿块（平均直径 5.7cm）。少数肿瘤位于黏膜下或浆膜下，可能呈息肉样。以囊性为主的肿瘤罕见。切面通常为黄色、灰色或褐色，质软，鱼肉样。

- 主要的镜下特征为全部或大部分为上皮样结构，类似于卵巢性索肿瘤，特别是粒层细胞瘤和 Sertoli 细胞瘤。性索样成分（SCLEs）常常与间

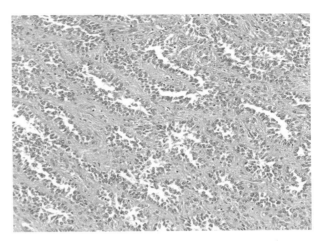

▲ 图 9-101　类似于卵巢性索肿瘤的子宫肿瘤

图 9-100 的高倍视野下的小管

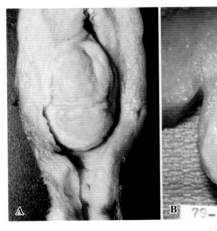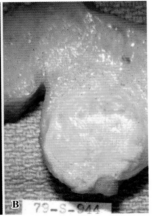

▲ 图 9-99　类似于卵巢性索肿瘤的子宫肿瘤

显示 2 个不同的肿瘤，均为黄色鱼肉样；A. 肿瘤形成宫腔内息肉样肿块；B. 切面显示肿瘤与子宫肌层边界清楚，但是不如典型的平滑肌瘤规则

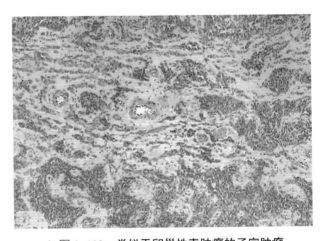

▲ 图 9-102　类似于卵巢性索肿瘤的子宫肿瘤

小叶状生长方式和局灶的条索，与 Sertoli–Leydig 细胞瘤相似

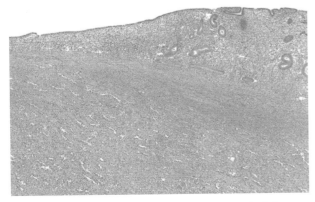

▲ 图 9-100　类似于卵巢性索肿瘤的子宫肿瘤

黏膜下边界清楚的结节，显示明显的管状结构

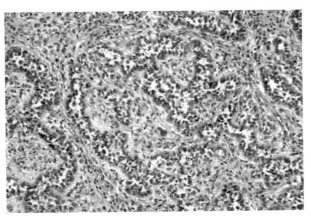

▲ 图 9-103　类似于卵巢性索肿瘤的子宫肿瘤

肿瘤由细胞丰富的小梁组成，排列成丛状结构，类似于粒层细胞瘤

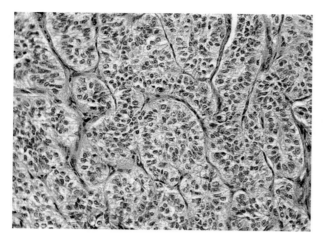

▲ 图 9-104　类似于卵巢性索肿瘤的子宫肿瘤

类似于 Sertoli 细胞瘤的实性管状结构

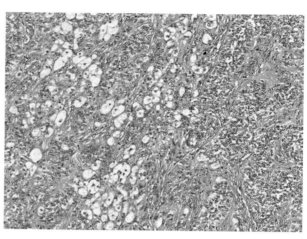

▲ 图 9-107　类似于卵巢性索肿瘤的子宫肿瘤

可见胞质富含脂质的泡沫样细胞（左），注意实性的性索样成分（右）

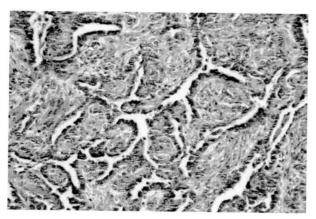

▲ 图 9-105　类似于卵巢性索肿瘤的子宫肿瘤

胞质稀少的肿瘤细胞排列成分枝的裂隙样间隙，形成网状结构

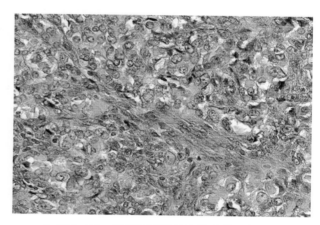

▲ 图 9-108　类似于卵巢性索肿瘤的子宫肿瘤

许多肿瘤细胞含有胞质嗜酸性小球，呈现横纹肌样外观

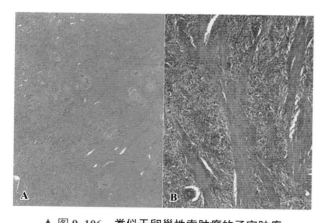

▲ 图 9-106　类似于卵巢性索肿瘤的子宫肿瘤

A. 显示平滑肌中穿插的小管结构；B. 另一病例显示平滑肌内的肿瘤细胞巢；这张切片来自一个边界清楚的肿块，这种镜下特征不应被误认为侵袭性肌层浸润，而是与肌层的融合

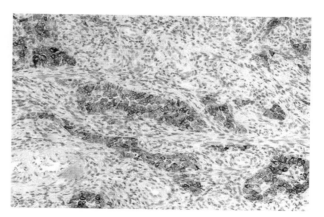

▲ 图 9-109　类似于卵巢性索肿瘤的子宫肿瘤

性索样成分 inhibin 染色阳性

质成分混合。肿瘤外观各异，取决于各种成分的种类和比例。

- 肿瘤形态包括互相吻合的条索或较宽的小梁、小巢、典型的 Sertoli 形小管结构，以及伴有玻璃样变的乳头和裂隙样间隙的网状结构。
- 细胞形态从胞质稀少的小圆形细胞到伴有丰富嗜酸性、透明或泡沫样胞质的上皮样大细胞，通常富含脂质。可见横纹肌样外观的细胞。
- 细胞核一般小而规则，核仁不明显，核沟罕见或缺乏，核分裂象一般稀少。
- 性索样成分可以密集，无或仅有少量间质，也可能被稀少至丰富的间质所分隔，间质细胞成分中等至细胞稀少，并有玻璃样变。一些肿瘤含有子宫内膜间质型细胞和（或）良性表现的平滑肌。

- 镜下肿瘤的边界通常很清楚。一部分肿瘤与成熟的平滑肌密切混合，类似并可能代表合并的肌层，这一现象不应被解读为具有重要临床意义的肌层浸润。血管侵犯罕见。

- UTROSCT 的免疫组化表达不同，反映了不同程度的上皮、平滑肌、子宫内膜间质及性索分化。
  - 上皮标记物（cytokeratin、EMA）和 vimentin 通常阳性。平滑肌标记通常阳性，最常见的是 SMA、desmin 和组蛋白脱乙烯基酶 8，少见的是 h-caldesmon 和平滑肌肌球蛋白重链。
  - 大多数肿瘤至少有一种性索标记物免疫染色阳性（尽管阴性染色不能排除诊断），包括 calretinin、抑制素、SF1 和 WT1，少见的有 melan-A、CD99、CD56、FOXL2 和 CD10（CD10 也可能表达与子宫内膜间质成分）。Stewart 等发现 SF1 在 50% 的 UTROSCT 中阳性，但在所有形态相似的肿瘤（伴有性索样成分的 EST、伴有性索样成分的腺肉瘤）中阴性，而 FOXL2、inhibin、calretinin 在这些肿瘤中阳性。
  - ER 和 PR 通常阳性，AR 偶尔阳性，部分肿瘤 CD117 染色阳性。
  - UTROSCT 缺乏以下遗传学特征，包括 *JAZF1-SUZ12* 易位（存在于 EST 中）、FOXL2 突变（即使 *FOXL2* 染色阳性）、*DICER1* 体细胞突变（存在于 Sertoli–Leydig 细胞瘤）和 *PHF1* 基因重排（存在于伴有性索样成分的 ESS）。

鉴别诊断

- 伴有性索样成分的子宫内膜间质肿瘤：与 UTROSCT 不同的是，这些肿瘤是典型的 ESN 或 ESS 含有局灶的（通常稀少的）性索样成分。
- 上皮样平滑肌肿瘤。
  - 这些肿瘤被归类为上皮样是根据肿瘤细胞的性质而不是排列方式，尽管可以看到例如条索状的上皮样排列方式。
  - 它们的外观很少与 UTROSCT 相似，特别是在缺乏小管、网状结构和黄素化细胞的情况下。虽然罕见的肿瘤 CD99 和 CD56 染色阳性，但均未见 inhibin 或 calretinin 染色。
  - Nogales 等（2009 年）提出丛状小瘤是具有肌样特征的小 UTROSCT，但我们继续将丛状小瘤归类为一种特殊的上皮样平滑肌肿瘤。
- 腺癌：UTROSCT 的上皮样结构可能导致误诊为子宫内膜或宫颈腺癌，尤其是活检或诊刮标本；性索样结构和标记物、间质成分和细胞核缺乏明显的恶性特征有助于诊断。

生物学行为

- UTROSCT 通常归入具有低度恶性潜能的肿瘤，因为偶尔会复发，尽管没有大规模的随访研究。
- 最近，Moore 和 McCluggage 报道了 34 例 UTROSCT，其中 8 例复发、3 例死亡。
  - 复发部位包括腹膜、卵巢、淋巴结、骨、肝和肺。
  - 与复发显著相关的只有坏死和核分裂≥ 2 个 /10HPF。在恶性肿瘤中较为常见的非显著性表现为较大的年龄、较大的体积、核异型性、LVI 和宫颈受累。
  - 作者认为没有可靠的标准预测恶性行为，这些肿瘤应该被视为具有"不确定但明确的"恶性潜能。

三、混合性上皮 – 间叶肿瘤

（一）恶性苗勒混合瘤

命名与组织发生

- "癌肉瘤"是 WHO/ISGyP 分类中对这些肿瘤的首选术语，尽管最近有证据表明它们的特征更类似于癌而不是肉瘤。我们更倾向于使用"恶性苗勒混合瘤（MMMT）"这一替代术语，因为它是专门用于生殖道肿瘤的。

- 大多数 MMMT 似乎是单克隆的，其肉瘤成分可能由癌演变而来。这种组织发生的依据是偶尔可在典型的腺癌中发现小灶的肉瘤，以及明显的单纯性子宫内膜癌复发病灶为 MMMT。非单克隆的肿瘤可能表现为碰撞瘤。

临床特征

- MMMT 占子宫恶性肿瘤的 5% 以下，通常发生于绝经后女性，平均年龄 71 岁（范围 28—101 岁）（Wilson 和 Cordell）。

- 其危险因素（肥胖、应用外源性雌激素、未经产）与子宫内膜腺癌相似。SEER 数据显示非裔美国女性的发病率增加。

  - Wilson 和 Cordell 发现，有 22.5% 的 MMMT 患者在 10～20 年前患有乳腺癌，1.6% 的 MMMT 发生在乳腺癌之前。这两种肿瘤之间的联系与之前的激素治疗无关。

  - 罕见的关联包括之前的盆腔放疗和 HNPCC/Lynch 综合征。

- 最常见的表现包括异常阴道出血、子宫增大、盆腔或腹部疼痛。血清 CA125 常升高，尤其是在伴有子宫外播散的 40% 的病例中。MMMT 的分期与子宫内膜癌相同（见第 8 章表 8-2）。

大体特征（图 9-110）

- 典型者为充满宫腔的质软、宽基的息肉样肿块，而且可以突出于宫颈外口。大体常常可见明显的子宫肌层浸润。少数肿瘤发生于宫颈、子宫内膜息肉、腺肉瘤或平滑肌瘤中。

- 肿瘤切面通常呈鱼肉状，常伴有出血、坏死和囊性变区域。

镜下特征（图 9-111 至图 9-115）

- MMMT 的特征是同时存在癌和肉瘤成分，这两种成分通常（至少是局部地）密切混合。在刮除标本中，可能以一种成分为主或只有一种成分。

- 癌的成分通常是高级别的子宫内膜样、浆液性或

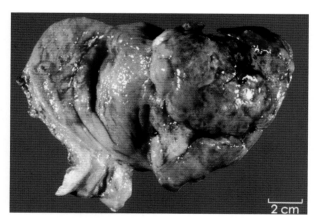

▲ 图 9-110 恶性苗勒混合瘤 / 癌肉瘤
鱼肉状的息肉样肿瘤充满宫腔

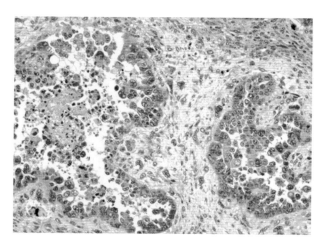

▲ 图 9-111 恶性苗勒混合瘤
高级别浆液性癌成分与高级别同源性肉瘤成分混合

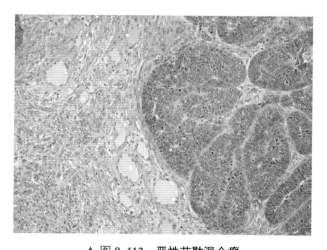

▲ 图 9-112 恶性苗勒混合瘤
间质成分（左）在这张图中不是明显的恶性，但显示了大量的玻璃样小体，在 MMMT 中是一个相对常见的现象

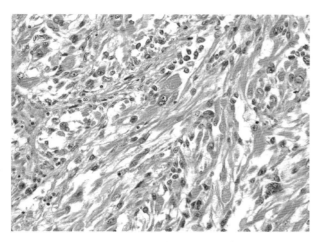

▲ 图 9-113　恶性苗勒混合瘤

肿瘤的间质成分中可见横纹肌母细胞分化

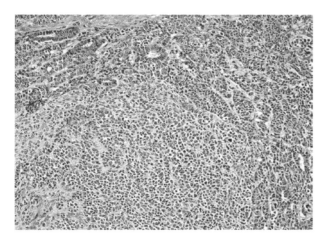

▲ 图 9-114　恶性苗勒混合瘤

这些肿瘤可能含有类似神经内分泌成分的非特异性高级别癌灶；此例该区域神经内分泌标记物呈阴性

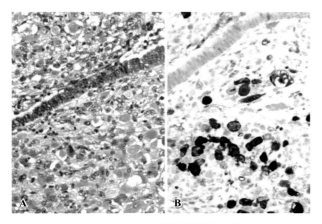

▲ 图 9-115　恶性苗勒混合瘤

恶性苗勒混合瘤伴有横纹肌肉瘤成分（A）、myoglobin 免疫染色阳性（B），在这两个区域都有一癌性上皮条索

非特异性腺癌。

- 活检标本中的高级别腺癌，特别是形态各异和（或）不明确的腺癌和发生于老年女性的腺癌，可能在子宫切除标本中发现为 MMMT 的一部分。

- 不常见到罕见的癌成分包括鳞状细胞癌、透明细胞癌、黏液性癌、神经内分泌癌、未分化癌（小细胞或大细胞）和肝样腺癌。

- 宫颈 MMMT 常与宫颈高级别鳞状上皮内病变（HSIL）相关，主要的或唯一的癌成分通常与子宫体 MMMT 不同，包括鳞状细胞癌（角化性、非角化性或基底样）、腺样囊性癌或腺样基底细胞癌，最后一种通常与 MMMT 相邻，而不是位于 MMMT 内部。

- 肉瘤成分可为同源性或异源性，通常为高级别。

- 同源性肉瘤通常为非特异性高级别肉瘤，类似于未分化子宫肉瘤。Uchiyama 等报道了伴有血管肉瘤成分的 MMMT。

- 异源性肉瘤成分（发生于 50%～70% 的病例中），按发生频率降序排列依次为横纹肌肉瘤、软骨肉瘤、骨肉瘤和脂肪肉瘤，通常存在于同源性肉瘤的背景中。

- 宫颈 MMMT 中的肉瘤成分通常是同源性的，类似于纤维肉瘤或子宫内膜间质肉瘤。可能有明显的黏液样变。

- 常出现细胞内和细胞外嗜酸性玻璃样小体，特别是在肉瘤成分中。

- 不常见到罕见的特征包括腺肉瘤样病灶、神经外胚层（包括神经胶质）组织、卵黄囊瘤、恶性横纹肌样肿瘤和黑色素细胞。

- 通常出现超过子宫肌层内 1/3 的肌层浸润，40% 的病例浸润深肌层。肌层淋巴管和血管侵犯常见。

- 在多达半数的病例中，在子宫内膜的其他部位发现了子宫内膜非典型增生、子宫内膜样癌或浆液性癌。

- 转移性和复发性肿瘤通常是单纯的癌，但也可以是单纯的肉瘤或癌肉瘤。Sreenan 和 Hart 发现，单纯的肉瘤性转移常见于容易发生息肉样生长的部位如腹膜和阴道。

免疫组化

- 诊断时很少需要免疫组化染色，但免疫组化可以突出这两种成分，并有助于与肉瘤样癌的鉴别（见"鉴别诊断"）。
  - 癌成分通常表达上皮标志物（CK、EMA）、PAX8、vimentin（也表达于大多数子宫内膜腺癌），某些病例 CD10 染色阳性。
  - 肉瘤成分通常表达 vimentin、CD10、CD34，actin 和（或）desmin，PAX8 很少阳性。肉瘤区域可出现局灶上皮标记物阳性，可能为孤立癌灶。
  - Myogenin 和 MyoD1 有助于识别横纹肌肉瘤，而 SATB2 是鉴别骨肉瘤（相对于非骨样基质）的敏感而有用的标记物，S-100 可以显示软骨肉瘤和脂肪肉瘤。
- p16 和 p53 染色通常出现在癌和肉瘤成分中，p16 染色通常更强而弥漫（Buza 和 Tavassoli，Chen 等）。子宫颈 MMMT 也存在 p16 染色阳性，但与子宫内膜 MMMT 不同之处在于此源于 HPV DNA 的存在。
- Hoang 等（2104 年）在 6% 的 MMMT 中发现了 MMR 蛋白异常表达。
- 在 MMMT 中，常见 VEGF、her2、WT1、AKT、EGFR 和 GHRHR 的高表达，这为靶向治疗提供了可能。Saglam 等发现 AKT 在上皮成分中的表达与低分期和更高的生存率相关。
- c-kit 在 MMMT 中的表达在不同的研究中差异很大（从 0 到 83%）。在一项研究中，c-kit 阳性肿瘤的 PFS 有所提高。ER 和 PR 的表达不常见，如果表达，通常在上皮成分中。
- Jones 等（2017 年）发现大多数 MMMT 中存在 PD-L1 和 GHRH-R 的强而弥漫的表达，提示可以应用 PD-L1 通路和 GHRH 受体进行靶向治疗。

分子学特征

- Biscuola 等在 44% 的 MMMT 中发现了 9 种不同的癌基因中的 23 种突变；PI3K/AKT 是最常见的通路改变，在 32% 的肿瘤中存在。Bashir 等在 15% 的 MMMT 中发现了 PIK3CA 突变。
- McConechy 等在 90% 的 MMMT 中发现了 TP53 突变，在 2/3 的病例中发现了 PIC3CA、PTEN、PIK3R1 和（或）PIC3R2 突变，少数病例中发现

了 FBXW7、PPP2R1A、ARID1A 和 KRAS 突变。大多数突变在两种成分中都存在。具有子宫内膜样突变表型的肿瘤与具有浆液性突变表型的肿瘤预后相似。

- Geyer 等利用基因组特征发现，MMMT 是单克隆的，MMR 缺陷和 TP53 失活先于这两种成分出现。他们认为 MMMT 可能是一种通过克隆性演变发生间叶转化的癌。
- Chui 等在与肌源性分化（横纹肌肉瘤、平滑肌肉瘤）相关的 MMMT 中发现了 GPC5 的异常扩增。

鉴别诊断

- 肉瘤样癌，包括具有梭形细胞的子宫内膜癌（通常为子宫内膜样癌）和宫颈肉瘤样鳞状细胞癌（与宫颈 MMMT 鉴别）：支持肉瘤成分（即 MMMT）的特征包括梭形细胞和明显的上皮成分之间界限分明，异源性成分，以及 actin 或 desmin 染色强阳性且 cytokeratin 染色阴性的梭形细胞。
- 条索状和玻璃样变型子宫内膜样癌（见第 8 章）：这些肿瘤缺乏 MMMT 中真正的肉瘤成分。
- 伴有未分化癌（UC）成分的子宫内膜癌（去分化癌）（见第 8 章）：这些肿瘤虽然具有与 MMMT 相似的双相生长模式，但与 MMMT 不同的是它们通常由低级别子宫内膜样癌和未分化癌组成。虽然未分化癌可能含有横纹肌样细胞，但不存在肉瘤成分。
- 伴有异源性成分的子宫内膜癌：罕见，是指典型的腺癌伴有少量的良性异源性成分（软骨、类骨质、脂肪），但缺乏肉瘤成分。
- 伴有假肉瘤样间质反应的浆液性癌：在小活检标本中，这一现象可能很难与 MMMT 区分，但在彻底取材后反应性的间质特征会更加明显。
- 苗勒腺肉瘤：与 MMMT 不同的是，腺肉瘤由完全或主要为良性的腺体成分和通常为低级别的肉瘤成分组成，肉瘤成分环绕腺体周围或突入腺腔内；伴有肉瘤性过度生长的腺肉瘤通常具有高级别肉瘤成分，但在充分取材的肿瘤中也存在典型的腺肉瘤病灶。
- 恶性混合性中肾肿瘤（见第 6 章）。
- 未分化子宫肉瘤和纯粹的异源性肉瘤：对这些肿瘤彻底取材以排除癌的成分有助于诊断。

生物学行为和预后因素

- MMMT 比单纯子宫内膜腺癌的预后不良亚型更具侵袭性，5 年生存率为 40%～60%（Ⅰ 期和 Ⅱ 期）和 15%～25%（Ⅲ 期）。1988 年 FIGO 分期 Ⅰ A 期或浅表型 Ⅰ B 期肿瘤预后较好，但有些是致命的。黑人种族预后较差（Erickson 等）。

- Comert 等在一项关于宫颈 MMMT 的研究中发现，2 年的 DFS 和 OS 分别为 49% 和 60%。2 年的 DFS 和 OS 在 Ⅰ 期肿瘤比 ≥ Ⅱ 期肿瘤更高，DFS 为 73% 和 22%，OS 为 82% 和 33%。

- 死亡通常是由于盆腹腔播散，血行播散（肺、肝、骨和脑）也可能存在。

- 浆液性癌和横纹肌肉瘤成分对 3 年 OS 有不良影响。

- 在一些研究中，肿瘤中肉瘤的比例可以预测预后。

    - Abdulfatah 等发现在原发肿瘤中有 ≥ 50% 的肉瘤成分或在复发病灶中存在肉瘤成分与更短的 DFI 有关。

    - Podoll 等发现，肉瘤成分 < 30% 与较低的分期和较长的生存期有关，虽然后者没有统计学意义。

    - 另一项研究发现，5 年生存者（38% 为 > Ⅰ 期肿瘤患者）原发肿瘤中肉瘤的比例较低，并且复发肿瘤中出现肉瘤的可能性更低。

- Djordjevic 等发现，息肉样 MMMT（与非息肉样 MMMT 相比）通常分期更低，肌层和淋巴管血管侵犯更少，生存期更长。

- 大多数研究（如 Zhang 等，2015 年）未发现同源性 MMMT 和异源性 MMMT 存在生存差异，而 Ferguson，Tornos 等（2007 年）发现同源性和异源性 MMMT 的 3 年总生存期（OS）分别为 93% 和 45%。

- Sukur 等发现，淋巴结受累是最重要的预后因素。Seagle 等发现，切除至少 15 个淋巴结的淋巴结阴性的 MMMT、阴道近距离放疗和多药化疗与提高生存率有关。

- 其他与不良预后相关因素包括年龄、浆液性癌或透明细胞癌成分、淋巴管血管侵犯和腹水细胞学阳性。Zhang 等（2016 年）发现存在 HB-EGF 阳性的浆液性癌成分易在 Ⅰ 期肿瘤中发生复发 / 转移。

（二）苗勒腺纤维瘤（图 9-116）

- 这些肿瘤占腺纤维瘤 – 腺肉瘤肿瘤的 5%，其临

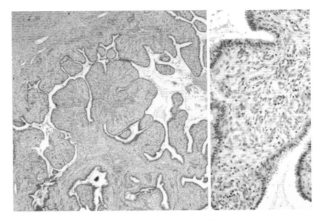

▲ 图 9-116　苗勒腺纤维瘤

宫颈乳头状腺纤维瘤，低倍和高倍视野；该肿瘤缺乏苗勒腺肉瘤所特有的腺周细胞袖套样结构、间质细胞异型性和间质细胞核分裂象

床表现和大体特征与腺肉瘤相似。由于腺肉瘤可伴有腺纤维瘤成分，肿瘤应该被充分取材以确保为纯粹的腺纤维瘤。

- 腺体或绒毛腺管的上皮成分类似于腺肉瘤。

- 良性间质成分由不同的细胞构成，类似于成纤维细胞或子宫内膜间质细胞，与腺肉瘤不同的是几乎没有核的多形性，核分裂象稀少或缺乏，并且通常缺乏间质细胞集中在腺体周围现象，除了少数病例有少量的脂肪，一般缺乏异源性成分。

- 肿瘤通常为非浸润性，但是少数病例浸润宫颈壁，子宫肌层或子宫肌层血管。

- 术后经过通常平稳，虽然在局部切除后肿瘤可能复发。

- 与苗勒腺肉瘤的鉴别诊断见后述。

（三）苗勒腺肉瘤

1. 经典型

临床特征

- 腺肉瘤占子宫肉瘤和混合性肿瘤的 5% 以下。大多数发生在绝经后女性中，但 30%～40% 发生在绝经前女性中（比例高于 MMMT 患者）；1 例宫颈腺肉瘤发生在 10 岁女孩。

- 常表现为异常阴道出血、盆腔疼痛和子宫增大，半数病例肿瘤突出于宫颈外口。

- 偶尔表现为复发性子宫内膜或宫颈内膜"息肉"，

经回顾性显微镜下检查发现为腺肉瘤。部分病例有雌激素过多症（包括他莫昔芬治疗）或盆腔放疗病史。

- 典型的腺肉瘤几乎总是 I 期（表 9–3）。少数子宫腺肉瘤伴有子宫外腺肉瘤（卵巢、子宫直肠陷窝），子宫外腺肉瘤很可能是多中心来源而不是转移性肿瘤，尤其当伴有子宫内膜异位症时。

大体特征 （图 9–117 和图 9–118）

- 典型的肿瘤是位于黏膜的息肉样肿块，约 90% 为子宫内膜、10% 为宫颈内膜。少数病例在宫体和宫颈有独立的原发性肿瘤，或肿瘤局限于子宫肌层。1 例肿瘤起源于浆膜下腺肌瘤。
- 切面可能显示充满水样或黏液样液体的囊性间隙，周围绕以白色到褐色的组织，可向间隙内形成息肉状或乳头状的突起。只有少数病例大体可见显著的子宫肌层浸润。

表 9–3 腺肉瘤 FIGO 分期

I 期	肿瘤局限于子宫
I A	肿瘤局限于子宫内膜 / 宫颈内膜，无子宫肌层浸润
I B	≤ 1/2 肌层浸润
I C	≥ 1/2 肌层浸润
II 期	肿瘤超出子宫
II A	累及附件
II B	累及其他盆腔组织
III 期	肿瘤侵犯腹腔组织
III A	1 个部位
III B	多个部位
III C	转移至盆腔和（或）主动脉旁淋巴结
IV 期	
IV A	肿瘤侵犯膀胱和（或）直肠
IV B	远处转移

同时发生的子宫体腺肉瘤和子宫内膜异位症相关子宫外盆腔部位（如卵巢）腺肉瘤应归为独立的原发性肿瘤；FIGO 分期系统并不适用于罕见类型的发生于子宫内膜的腺肉瘤，包括涉及子宫腺肌症或局限于子宫腺肌症的腺肉瘤；针对这种不寻常的肿瘤，Clarke 等提出了一种描述性报告策略和命名法，以确保概要性报告模式的标准化

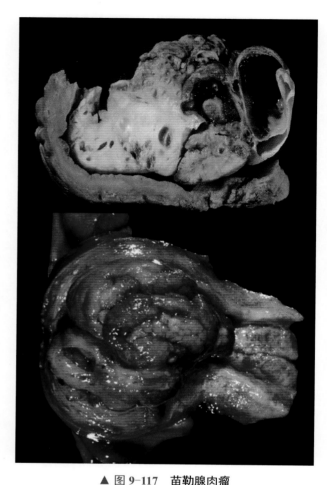

▲ 图 9–117 苗勒腺肉瘤

上：巨大的宫腔内肿块，切面呈囊实性；下：另一例为典型的结节状至息肉样宫腔内肿块

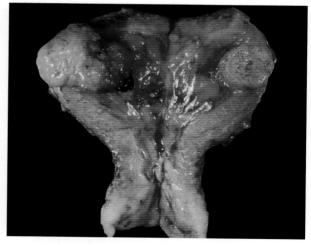

▲ 图 9–118 苗勒腺肉瘤伴有类似于卵巢性索肿瘤的子宫肿瘤

亮黄色区域为类似于卵巢性索肿瘤的子宫肿瘤，左侧界限不清的结节状淡红色肿瘤为腺肉瘤

镜下特征（图 9–119 至图 9–127）

- 低倍镜检查显示为双相性肿瘤，囊性腺体散在分布于间质成分中。后者形成细的乳头或宽的息肉样分叶，突入腺腔或突出于肿瘤表面。
- 腺体内衬各种良性或非典型苗勒上皮，最常见的是伴有核分裂象的增生期子宫内膜样型上皮，还可见到宫颈内膜（黏液性）、输卵管（纤毛）、分泌期子宫内膜样（伴有核下空泡）、靴钉样细胞或未分化上皮。化生的鳞状上皮可以内衬或充满腺腔，典型者为非角化性鳞状上皮。
- 1/3 的病例出现腺上皮局灶性结构或细胞异型性，

典型的腺肉瘤中偶尔可见小灶腺癌成分。在这样的病例中，其他部位的子宫内膜可能有非典型增生或腺癌。
- 间叶性成分通常为低级别肉瘤，类似于子宫内膜间质肉瘤，纤维肉瘤，非特异性肉瘤，或它们的组合，很少为高级别（Hodgson 等，见后述）。偶尔可出现少量平滑肌分化，罕见广泛的平滑肌瘤分化。
  - 典型者腺体周围的肉瘤富于细胞，形成特征性的腺体周围细胞袖套，虽然偶尔是均匀一致的细胞，不形成袖套状结构。

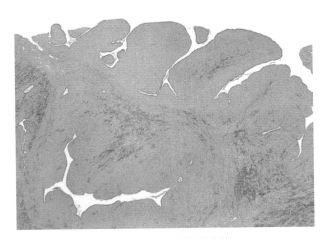

▲ 图 9–119　苗勒腺肉瘤
这里显示了两个典型的结构特征，即裂隙状的腺体（叶状结构）和息肉样的分叶

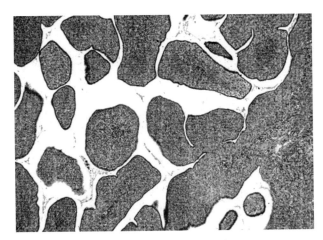

▲ 图 9–120　苗勒腺肉瘤
肉瘤成分形成腺管内乳头状结构

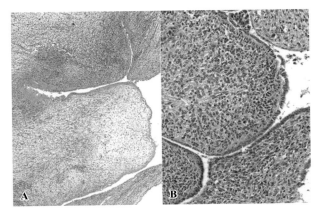

▲ 图 9–121　苗勒腺肉瘤
A. 可见两个大的息肉样分叶，在顶部上皮下方可见明显致密的间质，而在底部则分布更均匀、呈现水肿样外观，注意嗜酸性化生的表面上皮；B. 息肉样分叶的高倍视野，显示细胞丰富致密均匀的间质

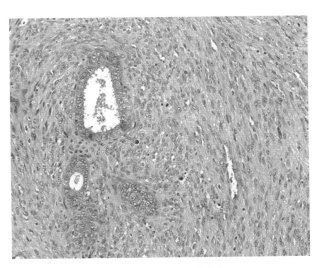

▲ 图 9–122　苗勒腺肉瘤
最大的腺体附近有数个核分裂象

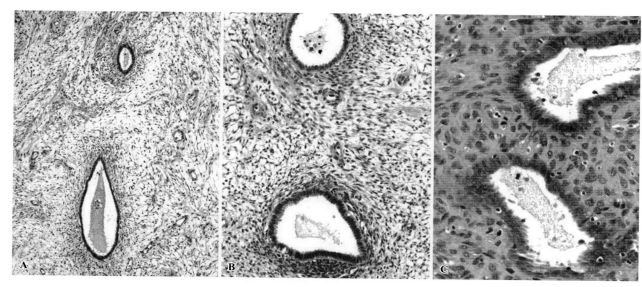

▲ 图 9-123　苗勒腺肉瘤

A. 由于水肿性肉瘤成分和轻微的腺体周围袖套，肿瘤呈现貌似良性的外观；B. 同一肿瘤的另一区域，可见明显的腺体周围袖套；C. 一个不同的肿瘤，间质细胞弥漫分布，缺乏腺体周围袖套

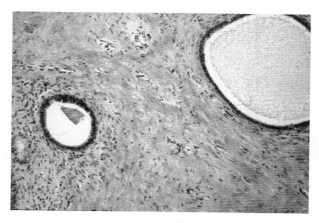

▲ 图 9-124　苗勒腺肉瘤

广泛的纤维性间质导致类似于良性子宫内膜息肉的表现，但腺体周围轻微的间质袖套提示腺肉瘤的诊断，并促使寻找肿瘤其他部位比较有说服力的肉瘤区域

▲ 图 9-125　苗勒腺肉瘤伴有性索样成分
这个肿瘤的间质显示明显的条索

- 80% 的肿瘤在富于细胞区域核分裂≥ 4 个 /10HPF，其余区域核分裂活性较低或几乎看不到核分裂象。Aggarwal 等发现，无论间质细胞核分裂计数如何，相比其他地方的间质细胞，腺体周围 Ki-67 阳性的细胞增加（分别为 20%、< 5%）。

- 在远离腺体的区域，由于细胞间水肿、黏液样变或玻璃样变的纤维组织，肉瘤成分可以细胞稀少，造成一种欺骗性的良性外观。

- 异源性成分见于 20% 的肿瘤，其表现不同，从小灶的脂肪、软骨或横纹肌母细胞到广泛的横纹肌肉瘤。

- 少数肿瘤的肉瘤成分中可出现灶状性索样成分，并且生长超过典型肿瘤区域。这些成分由良性表现的上皮型细胞组成，通常具有丰富的嗜酸性或泡沫状、富含脂质的胞质，排列成实性巢、小梁及实性中空的小管。

- 约 15% 的肿瘤发生肌层侵犯（通常局限于内 1/2 肌层）。肿瘤的浸润边界通常清楚，但偶尔呈不

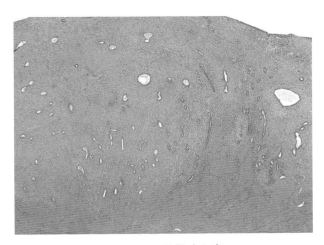

▲ 9-126　苗勒腺肉瘤

表面肌层可见结节状浸润

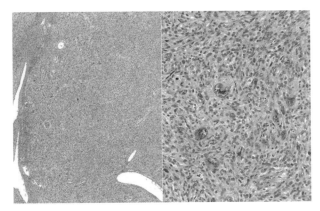

▲ 图 9-127　复发性苗勒腺肉瘤

肿瘤表现为非特异性高级别肉瘤，具有明显的多形性

规则舌状浸润。血管侵犯罕见。少数肿瘤起源于子宫腺肌症，没有真正的肌层浸润。

- 诊断不需要免疫染色。腺上皮为典型的 ER 阳性 / PR 阳性，肉瘤细胞为 CD10 阳性 /WT1 阳性 /ER 阳性 /PR 阳性，肌源性标志物表达程度不一。高级别的肉瘤成分可能缺乏这些标记。性索样成分具有与 UTROSCT 相同的免疫表型。

- 复发肿瘤 70% 为单纯性肉瘤，近 30% 为腺肉瘤，少数为 MMMT。复发性肿瘤很少含有原发肿瘤中不存在的异源性成分。罕见的血行转移为单纯性肉瘤。

分子特征

- Piscuoglio 等发现腺肉瘤的体细胞遗传改变局

限于间叶成分，而上皮和间叶成分没有克隆性关联。

- Howitt 等（2017 年）研究了 20 例受试者的 21 例腺肉瘤样本，发现 2 例存在复杂的克隆性畸变（极端非整倍体，存在大量重排）；在 7 例非复杂的克隆性畸变中，71% 的克隆性畸变包括 8 号染色体异常；5 例具有正常的 46，XX 核型。

- Bean 等发现，无论是否存在横纹肌肉瘤成分，肿瘤经常发生 DICER1 突变。也发现了抑癌基因 FBXW7 和 TP53 的致病性变异和 BAP1 的深度缺失。

- Hodgson 等在一项研究中发现，具有高级别肉瘤成分的腺肉瘤（其中只有 1 例不伴有肉瘤性过度生长）存在频繁的 *TP53* 通路改变；免疫组化 p53 表达与突变状态高度相关。拷贝数改变最常涉及 *CDK4*、*MDM2*、*GNAS*、*SGK1* 和 *DICER1*。

- Yuan 等描述了 3 例 *MED12* 突变的腺肉瘤，其独特的特征包括与子宫腺肌症密切相关、成簇的厚壁血管、局灶性玻璃样变、淋巴血管受累和深部肌层侵犯。典型的腺肉瘤特征不明显。作者认为这些肿瘤可能是需要进一步研究的独特实体。

鉴别诊断

- 腺纤维瘤。

  - 支持腺纤维瘤的特征包括弥漫性细胞稀少的间质，没有腺体周围间质细胞袖套，间质细胞无异型性，核分裂象缺乏或少见。

  - 腺纤维瘤只有在肿瘤完全切除且取材良好，并缺乏以下所有特征时才能诊断：间质细胞丰富（包括腺体周围袖套），间质细胞异型性，以及并不罕见的核分裂象。任何这些特征的存在都可以被诊断为腺肉瘤。

- 良性子宫内膜（或宫颈内膜）息肉。

  - 偶然出现的息肉（包括与他莫昔芬治疗有关的）伴有丰富的间质细胞（有时为腺体周围）和（或）核分裂象（见第 7 章），可能提示腺肉瘤。缺乏间质异型性和腺管内间质乳头状突起有助于诊断。

  - Howitt 等回顾了伴有局部非典型表现的子宫内膜息肉，包括腺体周围间质改变、叶状结构以及罕见的局灶间质异型性；核分裂的范围从

0～11 个 /10HPF。Han 等在接受他莫昔芬治疗患者的息肉中发现了类似的特征。

- 体积大、弥漫性和（或）明显的间质异型性、广泛的分叶状结构、异源性成分和肌层浸润都支持或提示腺肉瘤。在罕见的情况下，可能无法在活检标本做出明确诊断时，病灶的完全切除或在围绝经期 / 绝经后女性的子宫切除术可能是必要的。

- 一些罕见的复杂病例，我们将其解释为典型子宫内膜息肉内的局灶性腺肉瘤样转化。

- 非典型息肉样腺肌瘤：支持这种肿瘤的特征包括突出的富于细胞的平滑肌成分和腺体成分，与腺肉瘤相比，这些腺体很少呈囊性，通常异型性更明显，并伴有显著的桑葚样化生；腺体周围袖套和腺腔内乳头罕见或缺如。

- 普通类型的腺肌瘤：这些肿瘤缺乏腺肉瘤的结构特征，与典型的腺肉瘤不同，它们含有显著的成熟平滑肌成分；腺体周围间质如果存在，是由温和的子宫内膜间质细胞组成，无异型性。

- MMMT：虽然罕见的 MMMT 可能包含局灶的腺肉瘤样区域，但大多数或所有的腺体成分都是腺癌；腺肉瘤中的小灶腺癌成分应被解释为腺肉瘤而不是 MMMT。

- 子宫内膜间质肉瘤（ESS）：与腺肉瘤不同的是，ESS 表现为典型的舌样生长方式，缺乏腺肉瘤的完整的腺体成分，尽管周边可能伴有偶然陷入的腺体；罕见的 ESS 可有局部显著的子宫内膜样腺体分化，但通常缺乏腺体周围袖套和腺腔内乳头状突起；ESS 与大多数腺肉瘤不同，典型表现为显著的肌层侵犯和频繁的血管侵犯。

- 胚胎性横纹肌肉瘤（见书中相关介绍）。

- 腺肉瘤伴有肉瘤性过度生长（见后述）。

生物学行为

- 25% 的典型腺肉瘤病例有阴道或盆腹腔复发，常常出现在子宫切除后 5 年或 5 年以上。一些复发病例经局部切除已成功治愈。

- Clement 和 Scully 发现肌层侵犯是最常见的不良预后因素，无肌层浸润的肿瘤复发风险约 13%，伴有肌层浸润的肿瘤复发风险增加到 46%。

- 小于 5% 的病例发生血行播散。Machida 等在

SEER 研究中发现，淋巴结转移率约为 3%，并且对 PFS 的影响最大。

- 在典型腺肉瘤（不包括伴有肉瘤性过度生长）中发现的其他预后不良因素包括高级别肉瘤成分（尽管 Hodgson 等报道的此类肿瘤中，除 1 例外，其余均有肉瘤性过度生长）和肿瘤细胞坏死（Abeler 等）。

- 分期（见表 9-3）和间质核分裂计数尚未被证实具有预后意义。

2. 伴有肉瘤性过度生长（图 9-128）

- 伴有肉瘤性过度生长（MASO）的肿瘤在组织学和预后上不同于典型的腺肉瘤，占腺肉瘤的比例为 10%（Clement）、16%（Tanner 等）和 47%（Bernard 等）。诊断阈值的差异可能是造成比例不同的原因。当典型的腺肉瘤具有显著的肉瘤成分，但在整个肿瘤中保留双相结构，不应被诊断为 MASO。

- 定义上的特征是典型的腺肉瘤中出现局灶单纯性同源性或异源性肉瘤过度生长，大体上这一部分可能比肿瘤的其余部分切面更呈具有鱼肉状外观。单纯性肉瘤通常比伴随腺肉瘤的肉瘤成分级别更高，核分裂更多。

 - 肉瘤性过度生长通常至少累及肿瘤的 25%，但较小的病灶也可能具有预后意义，应予以注意。未经充分取材的肿瘤中出现大量的肉瘤性过度生长，可能导致误诊为单纯性肉瘤。

 - Wu 等（2014 年）报道了一种不常见的 MASO，伴有低级别肉瘤性过度生长，明显的水肿变性，性索样成分，以及伴有"星爆状"模式的平滑肌分化。

 - 肌层浸润，特别是深肌层浸润比典型的腺肉瘤常见。

 - 在一些病例中发现 p53 和 MIB1 染色强阳性，以及 ER、PR 和 CD10 表达缺失。有些可能表现出 EGFR 染色强阳性，与 EGFR 扩增或拷贝数增加相关。

 - Hodgson 等发现 TP53 通路改变在高级别腺肉瘤中很常见，9 例肿瘤的 8 例具有肉瘤性过度生长。

- MASO 比典型的腺肉瘤更具侵袭性。复发率范围从 36%（对应的典型腺肉瘤复发率为 15%）（Bernard 等）到 77%（对应的典型腺肉瘤复发率为 22%）（Carroll 等）。复发性肿瘤通常是致命的。

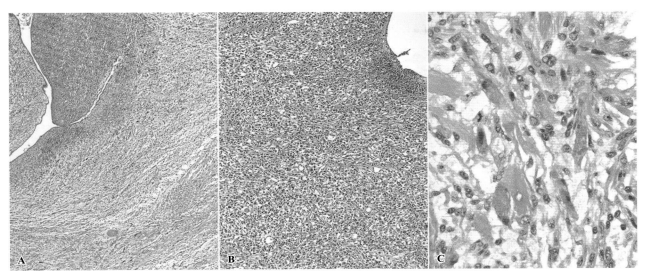

▲ 图 9-128 苗勒腺肉瘤伴有肉瘤性过度生长

A. 可见典型的腺肉瘤成分（左上），但弥漫性间质过度生长占据了大部分视野；B. 肉瘤性过度生长区域显示横纹肌母细胞分化；C. 横纹肌母细胞区域的高倍视野

（四）苗勒癌纤维瘤和癌间叶瘤

- 这些罕见的子宫肿瘤具有腺癌性的上皮成分和良性的间叶成分。

- 癌纤维瘤的间叶成分为丰富的纤维瘤性组织，尽管确定后者是肿瘤性而不是反应性可能比较主观。"癌间叶瘤"是由腺癌和良性平滑肌、软骨和脂肪组织组成的。

（五）腺肌瘤

1. 宫颈内膜型腺肌瘤（图 9-129 至图 9-131）

- 这些肿瘤发生于生育年龄或绝经后女性（平均年龄40 岁），通常为偶然发现。表现为黏膜息肉样肿物，通常直径＜ 8cm。少数情况下，表现为宫颈壁间肿物导致宫颈增大，而不累及黏膜。

- 大体检查显示肿瘤边界清晰，呈灰白色至黄褐色，半数病例伴有充满黏液的囊肿。显微镜下显示肿瘤边界清晰，由常呈分叶状排列的良性宫颈内膜型腺体和肌瘤性平滑肌组成。也可能出现小灶的输卵管型或子宫内膜样腺体。

- 随访显示为良性经过，但如果切除不完全，肿瘤有时会持续存在或复发。

- 鉴别诊断：

  - 微偏腺癌（见第 6 章）：以下特征可以排除微

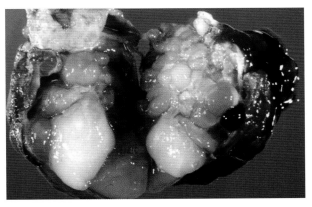

▲ 图 9-129 宫颈内膜型腺肌瘤，切面肿瘤形成一个壁内肿块，伴有多发性充满黏液的囊肿

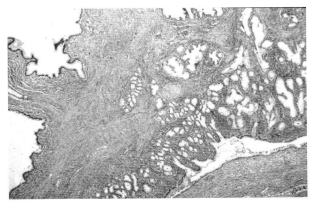

▲ 图 9-130 宫颈内膜型腺肌瘤

良性宫颈内膜型腺体被良性平滑肌瘤性间质包围；某些腺体形成分叶状结构，围绕着较大的囊性腺体

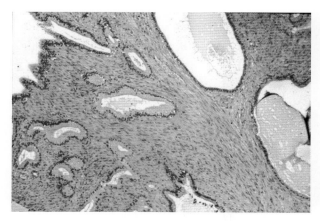

▲ 图 9-131　宫颈内膜型腺肌瘤
良性宫颈内膜型腺体被良性表现的平滑肌分开

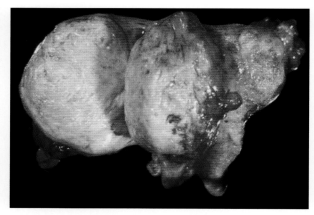

▲ 图 9-132　普通型腺肌瘤
子宫肌层切面可见一平滑肌瘤样巨大肿块

偏腺癌，如非浸润性边界，分叶状排列的腺体，肌瘤性平滑肌背景，缺乏促纤维组织增生的浸润性腺体，缺乏甚至局灶的异型性。

- 分叶状宫颈内膜腺体增生（见第 4 章）：通常为偶然的显微镜下发现，缺乏明显的平滑肌成分。

2. 典型子宫内膜样型腺肌瘤（图 9-132 和图 9-133）

- 这些肿瘤发生于生育年龄或绝经后的女性，通常表现为异常阴道出血。某些病例有子宫增大和（或）宫颈外口有息肉样肿块。某些肿瘤伴有腺肌症，或可能来源于腺肌症。
- Gilks 等（2000 年）发现，90% 的肿瘤位于子宫体，其余位于宫颈。3/4 位于黏膜下（某些肿瘤有蒂），其余位于肌壁内或浆膜下。肿瘤界限清楚，大小为 0.3~17cm（平均 3.8cm）。切面以实性为主，但有时有局灶囊性改变。
- 典型的腺肌瘤是由良性、间隔较宽的子宫内膜样腺体或囊肿组成的，腺体周围通常有子宫内膜间质细胞套，位于明显的成熟的平滑肌成分中，后者通常类似于典型的平滑肌瘤。腺体或间质 / 平滑肌成分偶见核分裂象。
- 不常见的特征包括偶见腺体内衬输卵管上皮或良性到非典型性黏液性上皮，富于细胞性或含有奇异性细胞核、灶状脂肪（腺脂肪平滑肌瘤、腺肌脂肪瘤）骨骼肌的平滑肌成分，以及淋巴细胞浸润。1 例肿瘤（Raj 等）有穿透性肌层累及并渗透浆膜。
- Kito 等在约 20% 的腺肌瘤间质成分中发现了

MED12 突变，均发生在 131 密码子中。

- 肿瘤临床上呈良性，除了罕见情况下发生的子宫内膜样腺癌以及伴有多灶盆腹腔复发的腺脂肪平滑肌瘤。
- 鉴别诊断。
  - 腺肌症（见第 7 章）：这种病变与腺肌瘤不同，一般不形成孤立的肿块，典型者呈多灶性，常常为显微镜下所见；另外，腺肌症病灶被子宫肌层的平滑肌分开，而不是肌瘤性平滑肌。
  - 非典型性息肉样腺肌瘤（atypical polypoid adenomyomas，APA，见后述）：APA 不同于典型的腺肌瘤，表现为腺体结构和细胞学异型性，显著的鳞状化生以及富于细胞的平滑肌瘤性成分。
  - 腺肉瘤：与典型的腺肌瘤不同，这些肿瘤有恶性的（通常为低级别）肉瘤成分，常常呈现腺体内息肉样突起；平滑肌成分通常缺乏或不明显。
  - 伴有少数陷入腺体的平滑肌瘤：黏膜下平滑肌瘤偶然含有陷入的正常子宫内膜腺体；腺体呈局灶性和浅表性分布，不同于腺肌瘤的腺体。

3. 非典型性息肉样腺肌瘤

临床和大体特征 （图 9-134）

- 这些肿瘤（APA）大部分发生在生育年龄组，在两个最大的研究中，平均年龄为 30 岁和 39 岁，偶有绝经后患者。有些病人有不孕症或长期雌激

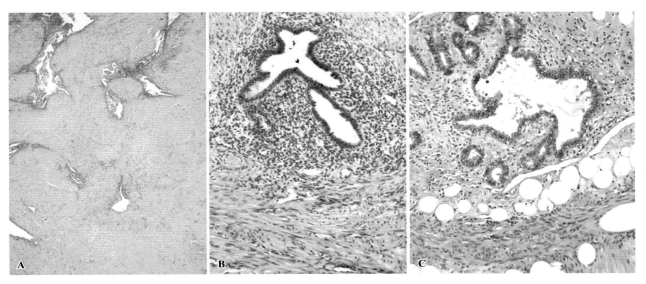

▲ 图 9-133 普通型腺肌瘤

A. 岛状子宫内膜腺体和间质被良性表现的肿瘤性平滑肌分开；B. 高倍镜下显示良性表现的子宫内膜腺体，子宫内膜间质和平滑肌瘤；C. 伴有脂肪的普通型腺肌瘤（"腺肌脂肪瘤"）

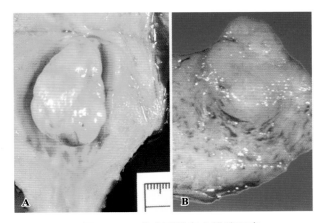

▲ 图 9-134 非典型性息肉样腺肌瘤

A. 息肉样肿块突入宫腔；B. 另一肿瘤的切面显示浅表子宫肌层浸润

素治疗史。1 例肿瘤发生于患有 Cowden 综合征的女性。

- 典型表现为异常阴道出血。盆腔检查一般阴性，虽然偶尔息肉样肿物可突出于宫颈外口。
- APA 通常累及子宫下段，也可发生于宫颈和宫体。肿瘤通常为孤立性，界限清楚，有蒂或无蒂，通常最大径＜ 2cm。切面黄褐色、灰色到白色，实性，质硬到质韧。
- 少数 APA 有浅表肌层浸润，或局限于浅表肌层，没有明显的黏膜累及。

镜下、免疫组化以及分子特征 （图 9-135 至图 9-137）

- APA 的特征为子宫内膜样腺体伴有不同程度的结构和细胞学异型性及核分裂活性，混有富于细胞的肌纤维瘤性间质。
- 腺体通常相对均匀地分布在背景间质内，尽管少见情况下可见小叶样分布。
    - 90% 的 APA 含有桑葚样化生，有时伴有中央

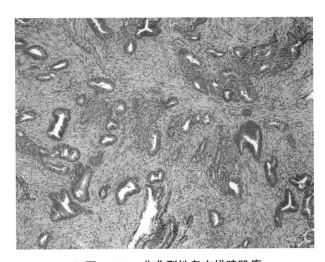

▲ 图 9-135 非典型性息肉样腺肌瘤

典型的低倍镜下表现为子宫内膜样腺体，部分伴有桑葚样化生，背景为富于细胞的肌瘤性间质

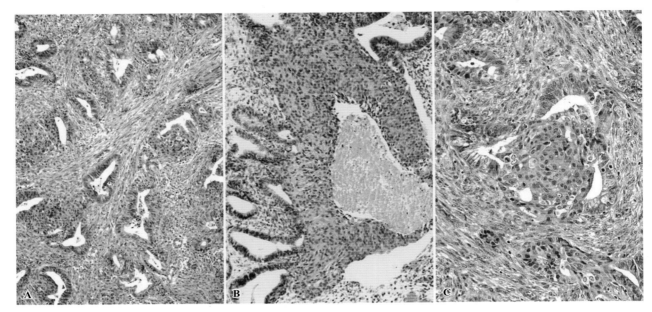

▲ 图 9-136　非典型性息肉样腺肌瘤

A. 拥挤的非典型子宫内膜样腺体，伴有桑葚样化生，位于富于细胞的纤维肌性间质中；B. 桑葚样化生上皮内见明显的坏死；C. 子宫内膜样腺体，部分伴有桑葚样化生，腺体上皮中度异型，由富于细胞的纤维肌性间质分隔

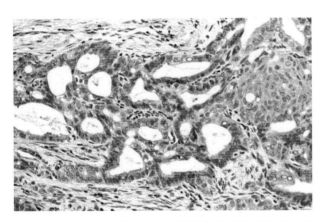

▲ 图 9-137　非典型性息肉样腺肌瘤伴局灶类似于 1 级子宫内膜样腺癌（"低度恶性潜能的 APA"），见正文

坏死和（或）角化，可以取代腺腔。少数情况下，角蛋白可播散种植在腹膜，形成角蛋白肉芽肿（见第 20 章）。

- 腺体成分可表现为筛状结构，重度细胞异型性，或两者兼有。Longacre 等发现约 50% 的 APA 具有类似于 1 级子宫内膜样腺癌（EEC）的病灶（"低度恶性潜能的 APA"，APA-LMP）。Fukunaga 等（2012 年）也报道了类似的发现。这种 APA 内的病灶应该与 APA 相邻或与相距较远的相关子宫内膜样腺癌区分。

- 腺体细胞通常 ER 和 PR 阳性。

- 间质成分通常富于细胞，由束状的平滑肌细胞和（或）成纤维细胞交织排列而成（因此 Longacre 等更倾向于"非典型的息肉样腺肌纤维瘤"）。

- 间质细胞通常具有温和的细胞核特征，但偶有轻度至中度异型性。核分裂象通常可见，典型为 2～10 个 /10HPF，但少数高达 5～10 个 /10HPF。

- 间质细胞通常 SMA 阳性，约半数 desmin 阳性，但通常 caldesmon 阴性。

- APA 一般为非浸润性，在子宫切除标本中边界清楚，尽管部分肿瘤累及浅表肌层。在 Longacre 的研究中，普通型 APA 均为非浸润性，而 12 例 APAs-LMP 中有 2 例浸润浅表肌层。

- 未受累的子宫内膜通常显示雌激素性改变（正常增殖期，子宫内膜增生），但少数为正常分泌期子宫内膜。少数 APA 与可能伴有肌层浸润的子宫内膜样腺癌相邻。

- 其他免疫组化和分子特征。

- Nemějcova 等发现桑葚样区域表达 β-catenin，腺体表达 HNF-1β、mTOR 和 GLUT1。所有肿瘤均表达野生型 p53，约 30% 的肿瘤 PTEN 表达缺失（其中 1 例 PTEN 基因缺失），KRAS 突变比例与之相似。所有病例 MMR 表达完整。

– Takahashi 等在所有病例中都发现了 β–catenin（*CTNNB1*）突变，单个核苷酸替换只出现在上皮成分中。

- 子宫内膜或宫颈腺癌：支持或提示为腺癌的特征包括绝经后、大肿块、缺乏 APA 典型双相模式、融合的腺体、明显的恶性特征、促纤维增生性间质（与肌纤维瘤样间质对比）以及在子宫切除标本中超过浅表肌层浸润。刮宫标本中，正常增生或分泌型子宫内膜与肿瘤碎片混合存在支持为 APA。

- MMMT 或腺肉瘤（如果 APA 富于细胞的间质被误认为肉瘤）：与 APA 的鉴别特征包括通常缺乏大量桑葚样化生，缺乏显著的肌瘤性间质成分（MMMT 和腺肉瘤），腺体周围间质细胞密集和腺体内间质乳头状突起（腺肉瘤），腺体成分常常以囊性为主，与 APA 相比异型性不明显（腺肉瘤），以及明显的恶性上皮和间质成分（MMMT）。

- 典型的息肉样腺肌瘤：与 APA 鉴别特征包括腺体通常缺乏结构和细胞异型性、腺体周围子宫内膜间质袖套及细胞稀少的平滑肌成分。

- 若采取保守治疗（刮宫术、息肉切除术、激素治疗），宫内病变持续存在或复发的比例在两个最大的研究中分别为 38% 和 45%。Longacre 等发现，经保守治疗的 APA–LMP 的局部持续 / 复发率高于常见类型的 APA（60% vs. 33%），但两者均与临床恶性行为无关。

- 其他研究发现，一些 APA 伴有同时或异时性的子宫内膜样腺癌，并可能伴有肌层浸润。Heatley 估计 APA 进展为子宫内膜样癌的风险为 8.8%。这些发现表明，保守治疗的患者需要继续随访。

四、罕见的肉瘤

（一）胚胎性横纹肌肉瘤（葡萄状肉瘤）（图 9–138 至图 9–142）

- 多数子宫胚胎性横纹肌肉瘤来源于宫颈。少数病

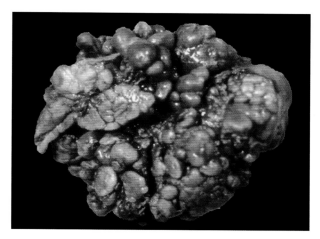

▲ 图 9–138　宫颈胚胎性横纹肌肉瘤（葡萄状肉瘤）
葡萄状特征明显，形成许多息肉样的分叶

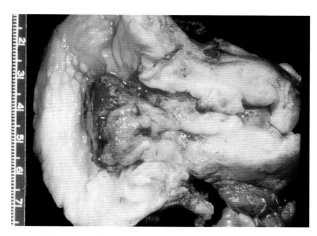

▲ 图 9–139　宫颈胚胎性横纹肌肉瘤（葡萄状肉瘤）
肿瘤形成息肉样肿块

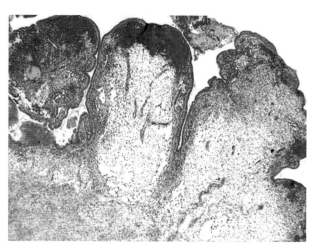

▲ 图 9–140　宫颈胚胎性横纹肌肉瘤
上皮下富于细胞的生发层与其下细胞稀少的肿瘤形成对比

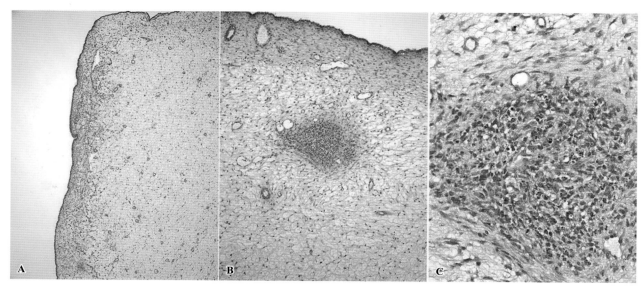

▲ 图 9-141　胚胎性横纹肌肉瘤

A. 虽然可见生发层的细微迹象，但水肿特征可能导致误诊为息肉；B. 在水肿的背景中发现少数富于细胞区域；C. 富于细胞区域的高倍视野，显示恶性特征

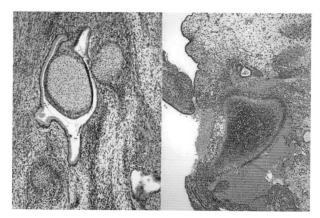

▲ 图 9-142　胚胎性横纹肌肉瘤

两个不同的病例局灶显示软骨分化

例局限于子宫体或累及宫体和宫颈。

- 最高发病率年龄在 10—20 岁（两项研究的平均年龄为 12.4 岁和 18 岁），但也有一些发生在老年女性中（Ditto 等，Li 等）。典型的表现是阴道出血和（或）阴道前庭肿瘤。

- 偶见宫颈肿瘤与胸膜肺母细胞瘤肿瘤及发育不良综合征（dysplasia syndrome）相关。除了胸膜肺母细胞瘤、卵巢性索间质肿瘤和甲状腺结节性增生外，该综合征的患者可能还有其他症状。

- 大体检查肿瘤通常为息肉样，直径通常＜ 5cm，少数为浸润性的非息肉样肿块，一些肿瘤具有明

显的葡萄状外观。

- 这些肿瘤在组织学上与阴道同名肿瘤相似（见第 3 章），除了更经常出现（约 50% 的肿瘤）透明软骨结节，以及表面上皮下和内陷宫颈腺体周围的生发层。

- 可能导致诊断不足的特征包括水肿相关的细胞稀少、出血、缺乏典型横纹肌母细胞以及缺乏横纹。肿瘤细胞同时表达 desmin 和 myogenin 有助于诊断。

- 罕见的发现包括混合性 PNET、横纹肌瘤、腺泡状横纹肌肉瘤、多形性横纹肌肉瘤或平滑肌肉瘤。曾报道 1 例梭形细胞型胚胎性横纹肌肉瘤。

- 可能出现宫颈壁或肌层浸润，但并不常见。

- 预后良好，保守手术和化疗后有 85% 的生存率。伴有局灶类似腺泡状横纹肌肉瘤和（或）深部浸润的肿瘤可能更具侵袭性。罕见的 EGFR 阳性的肿瘤可用靶向治疗。

鉴别诊断

- 良性宫颈内膜息肉（见第 4 章）或子宫内膜息肉（见第 7 章）：这类息肉在 20 岁以前罕见，缺乏生发层，更罕见核分裂象以及横纹肌母细胞。

- 横纹肌瘤（见第 3 章）：这类肿瘤缺乏生发层、核分裂和间质浸润。

- 纤维上皮性息肉伴间质异型性（见第 3 章）：这

类病变缺乏生发层、具有核分裂活性的恶性小细胞和横纹肌母细胞。

- 苗勒腺肉瘤：胚胎性横纹肌肉瘤内陷入的非肿瘤性腺体可形成局灶性的腺肉瘤样外观，但缺乏腺肉瘤的弥漫性腺体分布和腺体内间质突起。

- 多形性横纹肌肉瘤（见后述）：这些肿瘤通常发生于老年女性，缺乏生发层，肿瘤细胞通常弥漫分布，伴有许多奇异细胞和横纹肌母细胞。

- 未分化子宫内膜和宫颈间质肉瘤：这些肿瘤通常发生于老年女性，缺乏横纹肌母细胞。

（二）炎性肌纤维母细胞瘤（图 9-143 和图 9-144）

- 据报道患者年龄为 8—78 岁，表现为下述一种或多种症状，包括腹部不适、精神萎靡、发热和子宫肿块。

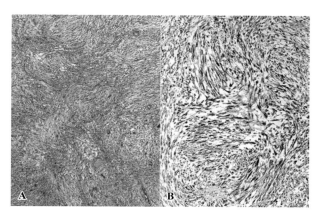

▲ 图 9-143　炎性肌纤维母细胞瘤

HE（A）和 ALK-1 免疫染色（B），梭形细胞呈不明显的旋涡状排列，伴有散在水肿

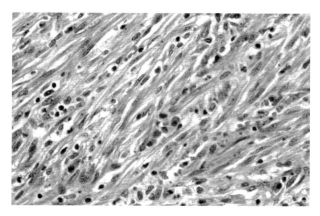

▲ 图 9-144　炎性肌纤维母细胞瘤

肿瘤由富于细胞的增生性肌成纤维细胞和散在的炎细胞（包括浆细胞）组成

- 炎性肌纤维母细胞瘤（inflammatory myofibroblastic tumor，IMT）形成息肉状或肌壁间肿块，大小可达 20cm，通常位于子宫体，少数也可位于宫颈。切面白色、褐色到黄色，呈纤维性、鱼肉样或胶冻样。一些肿瘤边界清楚，而另一些则有不规则的推挤性边界，一些子宫体肿瘤延伸至宫颈或宫旁。

- 镜下检查可见梭形细胞和上皮样细胞，多为单个散在分布，呈筋膜炎或组织培养样外观（Parra-Herran 等，2015 年）。

- Bennett 等在对 13 例病例的研究中，发现了两种主要的组织学结构即致密型和黏液型。
  - 致密型结构按出现频率排序包括平滑肌样、席纹状、束状、胶原性、结节状、子宫内膜间质样和片状。
  - 黏液样结构（占肿瘤的 1%～100%，平均 65%）按出现频率依次为束状、结节状、假囊性、细胞稀少型和平滑肌样。
  - 核异型性轻度 5 例，中度 5 例，重度 3 例。8 例出现神经节样细胞。核分裂计数范围为 0～41 个 /10HPF（平均 8 个 /10HPF）。
  - 所有肿瘤均有浸润性边界、扩张的薄壁血管和弥漫性淋巴浆细胞浸润。8 例见坏死，2 例见淋巴管血管侵犯。
  - 免疫染色显示 CD10（75%）、desmin（73%）和 ALK（70%）阳性。Lee 等在 10 例中发现 9 例 ALK 阳性。

- 在两项研究中（Bennett 等，Fuehrer 等）约 50% 的病例发现了 ALK 基因重排，而 Haimes 等使用基于 RNA 测序的融合试验发现所有 ALK 免疫染色阳性的 IMT 中均有 ALK 融合转录，而在黏液样平滑肌肿瘤中未发现。

- 11 例患者经过 1～132 个月（平均 35 个月）的随访，Bennett 等发现 5 例 NED、2 例 AWD、4 例 DOD。通过单变量分析，直径＞ 7cm，中到重度异型性和坏死与侵袭性行为相关，这些特征在所有恶性 IMT 中都会出现。

- 鉴别诊断通常包括伴有大量淋巴细胞浸润的平滑肌瘤、典型平滑肌肉瘤或黏液样平滑肌肉瘤。
  - Pickett 等在 0.26% 的先前诊断为平滑肌瘤和 2.3% 的先前诊断为平滑肌肉瘤的病例中发现了 IMT。

所有病例至少显示出轻微或局灶的 IMT 特征。

- 与 IMT 相比，平滑肌肿瘤通常 ALK 阴性。
- Schaefer 等发现，与 IMT 不同，约 50% 的典型和黏液样平滑肌肉瘤表现出 p53 突变模式。他们也发现 p16 染色缺失出现于 50% 的黏液样平滑肌肉瘤和 18% 的典型平滑肌肉瘤（与 *CDKN2A* 缺失相关），而在 IMT 中未发现。

（三）宫颈间质肉瘤

- 这一术语曾被用于描述罕见的不能分类的宫颈肉瘤，通常为高级别，由梭形到星形细胞组成，胞质稀少，呈片状、束状或席纹排列，核多形性程度不一，核分裂活性高（> 10 个 /10HPF），并具有侵袭性。
- 根据目前的免疫组化和分子特征，大多数宫颈肉瘤可被归类为一种特定类型的软组织肉瘤，如纤维黏液样肉瘤或神经纤维肉瘤（见恶性周围神经鞘膜瘤）。

（四）恶性横纹肌样瘤

- 恶性横纹肌样瘤（malignant rhabdoid tumor, MRT）这种罕见的肿瘤已被报道发生于 39—71 岁的女性，其中几例在就诊时已有腹腔内转移，多数患者死于本病。
- 每个病例均有子宫内膜和（或）子宫肌层受累。显微镜下所见与其他部位的 MRT 相似。1 例肿瘤与子宫内膜样腺癌相邻。
- 与横纹肌肉瘤不同，MRT 为 CK 阳性 /Myo–D1 阴性 /myogenin 阴性。与其他肾外 MRT 不同，子宫 MRT 缺乏 *INI1* 基因突变，因此为 INI1 阳性。
- 鉴别诊断包括其他偶尔具有横纹肌样细胞的子宫恶性肿瘤，如子宫内膜间质肉瘤、MMMT 和 UTROSCT。

（五）腺泡状软组织肉瘤（图 9–145）

- 腺泡状软组织肉瘤（alveolar soft part sarcoma, ASPS）的特征是 *TFE3* 基因重排和 *ASPSCR1-TFE3* 基因融合。已有约 35 例子宫病例报道，其中至少一半起源于子宫颈、子宫下段，或两者皆有，其余发生于子宫体。
- 这些患者的年龄为 8—68 岁（一项最大宗研究的平均年龄为 34 岁），通常表现为异常阴道出血和

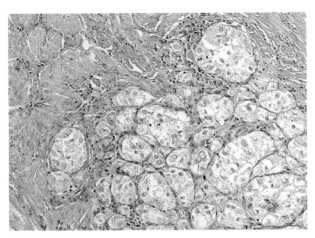

▲ 图 9–145　宫颈腺泡状软组织肉瘤
腺泡状上皮样细胞巢伴有絮状的胞质

（或）宫颈肿块，有时呈息肉样。

- 大体检查通常表现为境界清楚的黄色、褐色、灰色或白色的实性肿块，直径可达 7cm，通常位于浅表宫颈间质、子宫内膜或子宫肌层。
- 肿瘤镜下表现类似于其他部位的 ASPS，包括 TFE3 染色细胞核强阳性。鉴别诊断包括 PEComa，它与 ASPS 的不同之处在于其平滑肌和黑色素瘤标志物的表达和缺乏 TFE3 染色。
- 1 例患者在子宫切除时发现有盆腔淋巴结转移。虽然多数病例随访时间有限，但是具有良好的预后。

（六）恶性巨细胞瘤

- 这些罕见的肿瘤与骨的同类肿瘤相似，发生于围绝经期和绝经后女性，通常表现为异常阴道出血和子宫增大。大多数患者死于肿瘤或在最后一次随访时带瘤生存。
- 大体检查表现为大的鱼肉状子宫内膜肿块，伴有明显的出血和坏死。
- 镜下表现为良性破骨细胞样巨细胞与核分裂活跃的非典型单核细胞混合，核分裂计数可超过 20 个 /10HPF。两种类型的细胞都为典型的 CD68 阳性 /cyclin D1 阳性。2 例肿瘤与平滑肌肉瘤相邻。
- 这些肿瘤应该与更少见的此类良性肿瘤相鉴别（见后述）。

（七）血管肉瘤

- 子宫血管肉瘤发生于 35—81 岁的女性（大多数

为围绝经期或绝经后），表现为以下一种或多种症状，包括异常子宫出血、盆腔肿块和贫血。1 例肿瘤与结节性硬化症和子宫淋巴管平滑肌瘤病相关。

- 肿瘤通常体积较大，浸润深肌层，形态与其他部位的血管肉瘤相似。数例上皮样血管肉瘤发生于子宫平滑肌瘤内，1 例与卵巢和输卵管血管瘤病有关。以梭形细胞成分为主的肿瘤可能被误认为平滑肌肉瘤。

- 内皮细胞标志物（CD31、Ⅷ因子、CD34、Erg）阳性，平滑肌标志物和 ER 阴性有助于诊断。有些肿瘤特别是具有上皮样细胞的肿瘤，可能为 CK 阳性。

- Suzuki、Tanioka 等在 *YWHAE*、*NUTM2A*（*FAM22A*）和 *NUTM2B*（*FAM22B*）位点上发现了断裂。Roma 等报道了 1 例（X；12）（p22.1；q15）易位的肿瘤。

- 大部分肿瘤临床为恶性，由于局部及远处复发，预后较差。

（八）恶性周围神经鞘膜瘤（图 9-146）

- 这种罕见的子宫肿瘤（又称恶性神经鞘瘤或神经纤维肉瘤）通常发生在子宫颈，部分患者年龄< 35 岁。约 40% 的肿瘤复发，1 例死亡。

- 束状排列的丰富的梭形细胞具有恶性细胞核特征和核分裂活性。其他特征包括旋涡状、鱼骨样、不明显的席纹状结构及细胞稀少的纤维瘤样和黏液样区域。通常不出现 Verocay 小体。

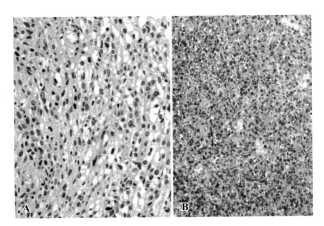

▲ 图 9-146　子宫恶性周围神经鞘膜瘤（MPNST）
A. 梭形细胞与胞质透明的上皮样细胞混合；B. 肿瘤细胞 S100 染色强阳性

- S100 和 vimentin 阳性以及 CK、HMB-45、desmin 阴性有助于诊断。部分肿瘤 CD34 阳性（Mills 等，2011 年）可能与 CD34 阳性宫颈管间质纤维细胞有关。

- 鉴别诊断包括平滑肌肉瘤、宫颈间质肉瘤和具有双相结构的 MMMT。少数具有色素的肿瘤可能与恶性黑色素瘤混淆。

（九）上皮样肉瘤

- 2 例发生于年轻女性的宫颈近端型软组织上皮样肉瘤，1 例最初被误诊为玻璃细胞癌，另 1 例被误诊为血管内皮细胞瘤。

（十）胃肠外间质瘤

- 胃肠外间质瘤很少形成子宫肌层或浆膜下肿物，或道格拉斯窝肿物。典型的组织学特征包括 c-kit（CD117）、DOG1 阳性和 c-kit 第 11 外显子内的点突变。

（十一）罕见的异源性肉瘤

- 这些肿瘤包括横纹肌肉瘤（多形性和腺泡状）、软骨肉瘤（包括间叶性软骨肉瘤）、骨肉瘤和脂肪肉瘤（包括多形性亚型），有些起源于脂肪平滑肌瘤。这些肿瘤的混合（恶性间叶瘤）或与平滑肌肉瘤成分混合可发生。

- 患者通常为老年女性，表现为异常阴道出血、子宫增大，偶尔伴有宫外扩散。1 例宫颈多形性脂肪肉瘤患者伴有 Li-Fraumeni 综合征和卵巢高钙血症小细胞癌（Tandon 等）。

- 通常表现为较大的息肉样肿物充满宫腔，常脱出于宫颈外口，并浸润肌层。少数肿瘤局限于子宫肌层或宫颈。

- 肿瘤的切面和镜下所见与子宫外同类肿瘤相似。

- 这些肿瘤与含有异源性成分的 MMMT 的区别在于缺乏腺癌成分。多形性横纹肌肉瘤与胚胎性横纹肌肉瘤（见前述）鉴别很重要，因为前者预后较差，即使在 I 期肿瘤中也是如此。

- 大多数病例与恶性临床经过有关，伴有局部复发和血行播散。罕见的 EGFR 阳性肿瘤可用靶向治疗。

五、其他良性间叶性肿瘤

- 这一分类包括单纯的脂肪瘤、横纹肌瘤（见"阴道"，第 3 章；罕见的宫颈病例已有报道）、血管肿瘤（普通型、梭形细胞、上皮样和肾小球样血管瘤；普通型和海绵状淋巴管瘤）、神经源性肿瘤（神经纤维瘤、神经鞘瘤、节细胞神经瘤）（图 9-147）、血管球瘤及"纤维骨软骨瘤"。一些神经纤维瘤与神经纤维瘤病相关和（或）为丛状亚型。

- 子宫体或宫颈的孤立性纤维性肿瘤（SFT）罕见。1 例肿瘤伴有低血糖，由副肿瘤性胰岛素样生长因子 Ⅱ 所致。

    - 有助于将 SFT 和其他相似肿瘤鉴别的典型组织学特征包括细胞稀少和富于细胞区域、胶原化的间质、血管外皮细胞瘤型血管及 STAT6 核阳性（SFT 敏感又特异的标记物）。CD34 阳性和平滑肌标记阴性染色也有助于诊断。

    - Strickland 等报道了伴有肺转移的子宫 SFT。

- 罕见的子宫肌层黏液瘤常合并复合性黏液瘤（通常为心脏、皮肤及乳房）及原发色素性结节性肾上腺皮质疾病（"Carney 综合征"）。鉴别诊断为黏液样平滑肌瘤（见书中相关介绍）。

- 曾有报道 1 例 inhibin、CD56 和其他性索标记物阳性的子宫肿瘤，与卵巢富于细胞性纤维瘤难以区分。

- 2 例良性的骨巨细胞瘤表现为息肉样的子宫内膜病变，由破骨细胞型巨细胞和上皮样至梭形的单核细胞混合构成，单核细胞异型性不明显，核分裂可达 5 个 /10HPF。两种细胞均为 CD68 和 vimentin 强阳性。这些肿瘤应与恶性巨细胞瘤相鉴别（见书中相关介绍）。

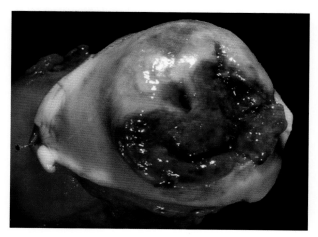

▲ 图 9-147　**宫颈血管瘤**
可见明显的出血性肿物

缩略语		
APA	atypical polypoid adenomyoma	非典型息肉样腺肌瘤
AR	androgen receptor	雄激素受体
ASPS	alveolar soft part sarcoma	腺泡状软组织肉瘤
AWD	alive with disease	无病生存
BML	benign metastasizing leiomyoma	良性转移性平滑肌瘤
CL	cellular leiomyoma	富于细胞性平滑肌瘤
DFI	disease-free interval	无病间隔期
DOD	dead of disease	死于疾病
EEC	endometrial endometrioid carcinoma	子宫内膜样癌
EGFR	epidermal growth factor receptor	表皮生长因子受体

ER	estrogen receptor	雌激素受体
ESN	endometrial stromal nodule	子宫内膜间质结节
ESS	endometrial stromal sarcoma	子宫内膜间质肉瘤
EST	endometrial stromal tumor	子宫内膜间质肿瘤
EST–LI	endometrial stromal tumor with limited infiltration	子宫内膜间质肿瘤伴有有限浸润
ETT	epithelioid trophoblastic tumor	上皮样滋养细胞肿瘤
FH	fumarate hydratase	延胡索酸水解酶
FIGO	Fédération Internationale de Gynécologie et d'Obstétrique（International Federation of Gynecology and Obstetrics）	国际妇产科联合会
GnRHa	gonadotropin–releasing hormone agonist	促性腺激素释放激素拮抗剂
GHRHR	growth hormone–releasing hormone receptor	生长激素释放激素受体
GRHR	gonadotropin releasing hormone receptor	促性腺激素释放激素受体
HCL	high cellular leiomyoma	高度富于细胞性平滑肌瘤
HGESS	high–grade endometrial stromal sarcoma	高级别子宫内膜间质肉瘤
HLRCC	hereditary leiomyomatosis and renal cell carcinoma syndrome	遗传性平滑肌瘤病和肾细胞癌综合征
HNPCC	hereditary nonpolyposis colonic cancer syndrome（Lynch syndrome）	遗传性非息肉病结肠癌综合征（Lynch 综合征）
HSIL	high–grade intraepithelial squamous lesion	高级别鳞状上皮内病变
IFITM1	interferon–induced transmembrane protein–1	干扰素诱导的跨膜蛋白 –1
IMT	inflammatory myofibroblastic tumor	炎性肌纤维母细胞瘤
ITN	infarct–type necrosis	梗死型坏死
IVL	intravenous leiomyomatosis	静脉内平滑肌瘤
LAM	Lymphangioleiomyomatosis	淋巴管肌瘤病
LBN	leiomyoma with bizarre nuclei	伴奇异性核的平滑肌瘤
LGESS	low–grade endometrial stromal sarcoma	低级别子宫内膜间质肉瘤
LGSMT	low–grade smooth muscle tumor	低级别平滑肌肿瘤
LVI	lymphovascular invasion	淋巴管血管侵犯
LMS	Leiomyosarcoma	平滑肌肉瘤
MAL	mitotically active leiomyoma	核分裂活跃的平滑肌瘤
MASO	müllerian adenosarcoma with sarcomatous overgrowth	伴有肉瘤性过度生长的苗勒管腺肉瘤
MMR	mismatch repair	错配修复
MMMT	malignant müllerian mixed tumor	恶性苗勒管混合瘤
NED	no evidence of disease	无疾病证据

NOS	not otherwise specified	非特指
OC	oral contraceptives	口服避孕药
OLGC	osteoclastic-like giant cell	破骨细胞样巨细胞
OS	overall survival	总生存率
PEComa	perivascular epithelioid cell tumor	血管周上皮样细胞肿瘤
PFS	progression-free survival	无进展生存
PPC	positive peritoneal cytology	腹膜细胞学阳性
PR	progesterone receptor	孕激素受体
PSTT	placental site trophoblastic tumor	胎盘部位滋养细胞肿瘤
PVA	polyvinyl alcohol	乙醇聚乙烯化合物
RCC	renal cell carcinoma	肾细胞癌
SCLE	sex cord-like element	性索样成分
SFT	solitary fibrous tumor	孤立性纤维性肿瘤
SMD	smooth muscle differentiation	平滑肌分化
SqCC	squamous cell carcinoma	鳞状细胞癌
STUMP	smooth muscle tumor of uncertain malignant potential	恶性潜能未定的平滑肌肿瘤
TGM	tris-acryl gelatin microsphere	微球或丙烯酸缓血栓明胶小球
TCN	tumor cell necrosis	肿瘤细胞坏死
UAE	uterine artery embolization	子宫动脉栓塞
UC	undifferentiated carcinoma	未分化癌
UTROSCT	uterine tumors resembling ovarian sex cord tumor	类似卵巢性索肿瘤的子宫肿瘤
UUS	undifferentiated uterine sarcoma	未分化肉瘤

（李雨濛　江庆萍 **译**　胡　丹 **校**）

第 10 章　滋养细胞病变、其他原发子宫肿瘤、子宫淋巴造血肿瘤和子宫转移性肿瘤

Trophoblastic Lesions, Miscellaneous Primary Uterine Neoplasms, Uterine Hematolymphoid Neoplasms, and Metastatic Neoplasms to the Uterus

一、滋养细胞病变

- 妊娠滋养细胞疾病（GTD）的 WHO 分类以及妊娠滋养细胞肿瘤的 TNM 和 FIGO 分期见表 10-1 至表 10-4。

（一）水泡状胎块

- 水泡状胎块可分为部分性水泡状胎块（partial hydatidiform mole，PHM）或完全性水泡状胎块（complete hydatidiform mole，CHM），几乎都发生在育龄期女性，罕见病例发生在绝经后女性。

- 危险因素包括妊娠滋养细胞肿瘤个人史或家族史、2 次或多次自然流产史、不孕、吸烟和高龄妊娠。

- 水肿性流产（hydropic abortus，HA）、PHM 和 CHM 的组织学诊断，观察者之间和观察者自身均存在显著差异。

  - 对于疑难病例，检查所有剩余组织，回顾最近刮宫标本，并进行 p57（母体基因组的替代标记）免疫组化染色，有助于诊断。

  - 当 p57 染色不能解决诊断问题时，荧光原位杂交（FISH）分子分型可作为辅助诊断手段，在非水泡胎块标本中显示双亲二倍体，在 PHM 中显示双雄性三倍体，在 CHM 中显示雄性二倍体。Kunesh 等得出结论当 FISH 不能开展时，显色原位杂交（CISH）可以代替 FISH。

  - Colgan 等（2016 年）发现水泡状胎块的发生率（3.3/1000 次分娩）高于先前的研究，这归因于通过分子基因分型进了 PHM 的检测（分

表 10-1　妊娠滋养细胞疾病分类

有绒毛
● 水泡状胎块
■ 完全性水泡状胎块
■ 部分性水泡状胎块
■ 侵袭性水泡状胎块
■ 持续性水泡状胎块
● 绒毛膜血管瘤
无绒毛
● 胎盘部位结节和斑块
● 胎盘部位滋养细胞肿瘤
● 上皮样滋养细胞肿瘤
● 绒毛膜癌

表 10–2　妊娠滋养细胞肿瘤 WHO 分类

水泡状胎块
● 完全性
● 部分性
● 侵袭性
绒毛膜癌
胎盘部位滋养细胞肿瘤
瘤样病变
● 超常胎盘部位
● 胎盘部位结节和斑块
未能分类的滋养细胞病变

表 10–3　妊娠滋养细胞 FIGO 分期

I	肿瘤局限于子宫
II	肿瘤转移或直接侵犯生殖道其他部位（阴道、卵巢、阔韧带或输卵管）
III	肺转移
IV	其他远处转移，伴或不伴肺转移

FIGO 分期可进一步划分为 A（无风险因素）、B（1 项风险因素）、C（2 项风险因素）；危险因素：①血清 hCG ＞ 100 000mU/ml；②妊娠终止后病程＞ 6 个月

表 10–4　修订版 WHO 预后评分系统

预后因素	评　分			
	0	1	2	4
年龄（岁）	＜ 40	＞ 39	—	—
妊娠史	水泡状胎块	流产	足月	—
间隔（月）	＜ 4	＞ 3，6～7，＜ 13	＞ 12	—
预处理前血清 hCG（mU/ml）	＜ 10^3	10^3～10^4	10^4t～10^5	＞ 10^5
包括子宫在内的最大肿瘤的大小（cm）	—	3～5	＞ 4	
转移部位	肺	脾、消化道	脑	
		肾脏	肝脏	
转移灶的数量	—	1～4	5～8	＞ 8
既往化疗失败	—	—	单药	双药

子基因分型提高了 PHM 的检出率）。在他们的研究中，PHM 几乎是 CHM 的 2 倍。

– Ronnett 等已经开发出一种诊断水泡状胎块的算法（图 10–1）。

1. 完全性水泡状胎块

临床和细胞遗传学特点

● 完全性水泡状胎块（complete mole，CHM）传

统上被认为是最常见的水泡状胎块妊娠，如前 Colgan 等所述，CHM 发生率只有 PHM 的一半。在美国，CHM 发生率约为 1∶1500，在世界其他地区，特别是远东地区发生率显著增高。Gockley 等发现青少年和高龄产妇发病的风险增加。

● CHM 的典型表现是妊娠中期阴道出血，子宫大小超过孕周，有时还可排出水泡状囊泡。高水平的 hCG（＞ 100 000mU/ml）和超声检查也提示

第 10 章　滋养细胞病变、其他原发子宫肿瘤、子宫淋巴造血肿瘤和子宫转移性肿瘤

Trophoblastic Lesions, Miscellaneous Primary Uterine Neoplasms, Uterine Hematolymphoid Neoplasms, and Metastatic Neoplasms to the Uterus

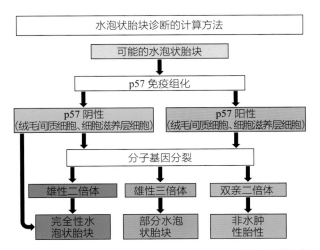

▲ 图 10-1　利用 p57 免疫组织化学和分子基因分型诊断水泡状胎块（hydatidiform mole，HM）的计算方法

可疑的水泡状胎块病例首先用 p57 染色进行分类，如果 p57 呈阴性，且形态符合，可以诊断为 CHM 或早期 CHM；如果 p57 呈阳性或表达异常，则无论其形态如何，均进行分子基因分型，根据所获得的特定基因分型结果，将水肿性胎块标本与非水肿性胎块标本进行分型（图片由 BM. Ronnett，MD 提供，详见参考文献 Ronnett BM，Descipio C，Murphy KM. Hydatidiform moles：Ancillary techniques to refine diagnosis. Int J Gynecol Pathol 2011；30：101-116）

了该诊断。罕见的临床表现包括妊娠早期先兆子痫、妊娠剧吐、甲亢、黄体过度反应（见第 12 章）和转移（肺、阴道）。

- 通过妊娠早期常规超声检查，大部分 CHM 在妊娠早期就会被清宫。超声诊断为疑似水泡状胎块，或稽留流产更常见。

- 大多数 CHM 是二倍体和双雄性（伴有两套父系染色体）或四倍体。罕见家族性、复发性的病例以父母两系染色体为特征，与 NLRP7 和 C6orf221 的母体突变有关（Brown 等）。

病理学特征 （图 10-2 至图 10-7）

- 大体表现以绒毛水肿（绒毛水泡）为特征，但在早期 CHM，或者刮宫引起绒毛碎裂和塌陷可能造成水泡不明显。

- 发育成熟的 CHM 主要组织学特征是不同程度的弥漫性绒毛水肿和滋养细胞增生。

- 水肿的绒毛形状不规则，大小不一。尤其是在妊娠早期，绒毛表现为特征性的出芽结构，并继发杵状或趾状突起。较大的绒毛中央可见水肿池（空腔），随着胎龄的增加而增多，但在早期

CHM 中可能不存在这一表现。

- 增生的绒毛滋养细胞通常呈环状排列（包绕整个绒毛），且通常累及成熟 CHM 的大多数绒毛。然而，滋养细胞增生的程度和范围存在很大的差异，退行性改变可导致绒毛滋养细胞的局灶性丢失。

  - 细胞滋养层细胞（cytotrophoblast，CT）可表现出明显的核多形性。合体滋养层细胞（syncytiotrophoblast，ST）常含胞质空泡，并在绒毛表面形成花边样突起。

  - 绒毛内可出现滋养细胞包涵体，但不如 PHM 常见。

  - 绒毛间隙和着床部位的中间滋养细胞也增生，常伴有明显的核异型性。

- 发育成熟的 CHM，绒毛中通常看不到血管，但

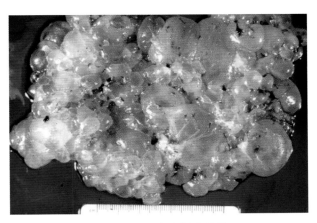

▲ 图 10-2　完全性葡萄胎

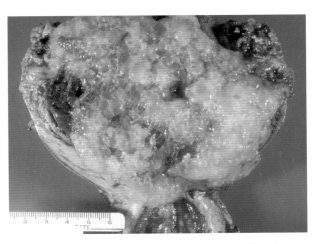

▲ 图 10-3　完全性水泡状胎块的子宫切除标本
注意典型的水泡样半透明囊泡

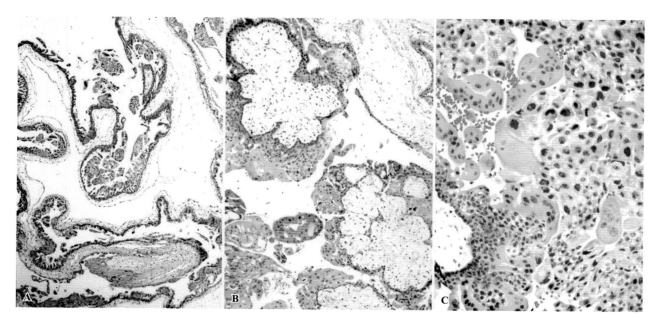

▲ 图 10-4　完全性水泡状胎块

A. 一个巨大的水肿绒毛和中央池，周围滋养细胞明显增生；B. 早期完全性水泡状胎块，注意杵状绒毛；C. 明显的细胞滋养细胞和合体滋养细胞的增生（左下）；绒毛外滋养细胞的显著增生伴有核异型性

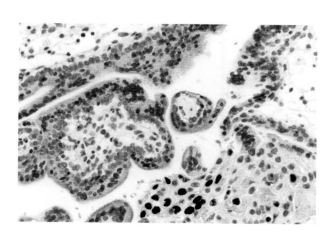

◀ 图 10-5　早期完全性水泡状胎块的 p57 免疫组化染色

常规 HE 染色难以做出完全性水泡状胎块的诊断，但如果绒毛细胞滋养细胞和间质细胞 p57 完全阴性，则可以诊断为完全性水泡状胎块；绒毛外滋养细胞 p57 阳性可以作为阳性内对照（底部中央）

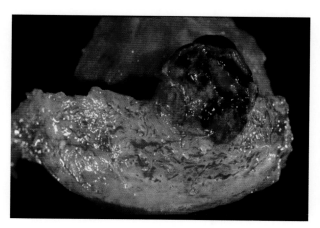

▲ 图 10-6　侵袭性水泡状胎块

肿瘤侵犯浅肌层

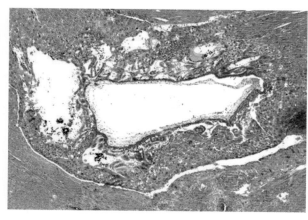

▲ 图 10-7　侵袭性水泡状胎块

子宫肌层内有一个明显的水肿的绒毛，周围滋养细胞显著增生

第 10 章　滋养细胞病变、其他原发子宫肿瘤、子宫淋巴造血肿瘤和子宫转移性肿瘤

Trophoblastic Lesions, Miscellaneous Primary Uterine Neoplasms, Uterine Hematolymphoid Neoplasms, and Metastatic Neoplasms to the Uterus

CD34 染色显示的血管数目与 8～12 周胎龄正常绒毛相似。含有胎儿组织（血管内有核红细胞、羊膜）CHM ＜ 2%，胎儿成分的出现并不能完全排除 CHM，但通常提示为 PHM 或可能是双胎妊娠，其中一个胎儿为 CHM。

- 绒毛间质内核碎片是 CHM 的特征性表现，核碎片在早期 CHM 中比在相同胎龄的正常胎盘中更常见；血管内核碎片对诊断没有帮助，因为它也发生在 PHM 和非水泡状胎块流产中。
- 早期 CHM（胎龄 ＜ 12 周）。
  - 由于仅存在轻度的局灶性绒毛水肿、罕见的水肿池、仅有局灶性绒毛增生，这些特征可能更提示 PHM 甚至 HA，因此诊断困难。绒毛血管和有核红细胞可能比典型的 CHM 更常见。
  - 诊断线索包括特征性蓝染黏液样绒毛间质，伴有小星芒状间质细胞，迷宫样间质小血管网，显著的杵状突起（见前述），至少部分绒毛可见包绕性滋养细胞增生，绒毛核碎裂，中间滋养细胞显著增生和异型性。
- 与 PHM 和 HA 相比，大多数 CHM（包括早期 CHM）中的细胞滋养层和绒毛间质细胞对 p57 表达缺失或有限（＜ 10% 的细胞）核染色阴性。蜕膜细胞和绒毛外滋养细胞 p57 细胞核染色阳性，可作为可靠的内对照。
- Ronnett 等发现约 10% 的可疑为水泡状胎块妊娠中 p57 表达不确定、异常、离散或不一致，需要分子分型才能确诊。
  - 不能明确的 p57 染色：定义为 10%～50% 的细胞滋养层 / 绒毛间质细胞的 p57 染色，均证实为 PHMs。
  - 异常 p57 染色：与形态学和基因分型结果相矛盾。这些是罕见的 CHM，由于母体 11 号染色体的保留导致 p57 弥漫染色。
  - 不一致染色：被定义为单个绒毛的阴性或阳性结果的混合：p57 表达在绒毛间质细胞或细胞滋养细胞中，但不是两者都有，可能是由于细胞中存在或不存在母体遗传物质。嵌合体 / 嵌合概念，即在单个绒毛内混合有雄性二倍体和双亲二倍体细胞（也可见于 PHM，鉴别诊断）。
  - 离散式染色：定义为两组绒毛，一组为阴性染色，另一组为阳性染色，例如在由 CHM 和非水泡状胎块流产组成的双胎妊娠中。

鉴别诊断

- PHM 和 HA：鉴别特征见表 10–5，绒毛杆状突起和间质核碎片是区分早期 CHM 和 PHM 的最有价值的组织学特征。
- 极早期伴明显滋养细胞增生的非水泡状胎块性流产：这些病例可能出现滋养细胞环周增生，但至少有一些绒毛滋养细胞是具有极性的（仅限于绒毛尖），细胞滋养细胞通常更均匀，与 CHM 相比无核异型性。
- 在 PHM 的鉴别中列出的一些胎盘异常（见书中相关介绍）也出现在 CHM 中，例如镶嵌 / 嵌合体（雄激素 / 双亲二倍体）胚胎中，可在细胞滋养细胞和绒毛间质细胞中显示滋养细胞增生和 p57 表达缺失。
- 捐赠卵子妊娠：Buza 和 Hui（2014 年）描述了 1 例卵子捐献者妊娠期的绒毛膜绒毛显示独特的等位基因，其在母亲蜕膜组织中不存在，提示为双雄性父系基因组，但 p57 显示正常染色模式，排除 CHM。

生物学行为

- 持续性妊娠滋养细胞疾病发生在 15%～20% 的 CHM 中。早期清宫并不能降低持续性妊娠滋养细胞疾病的发生率（Sun 等）。
- 持续性水泡状胎块。
  - 特征是首次清宫后 hCG 水平持续高于正常水平，并且在再次诊刮时可见胎块绒毛残留。
  - 风险因素包括母亲年龄 ＞ 40 岁、水泡状胎块妊娠史、清宫前 hCG 水平 ＞ 100 000mU/ml、子宫大小大于孕周、出现黄体过度反应、先兆子痫、甲状腺功能亢进或滋养细胞栓子。
- 侵袭性水泡状胎块（恶性葡萄胎）。
  - 5%～10% 的 CHM 具有侵袭性，清宫术后 hCG 持续高水平和（或）再次刮宫未见胎块绒毛残留，提示可能为侵袭性水泡状胎块。
  - 尽管在之前文献中已经报道了侵袭性水泡状胎块，但关于侵袭性水泡状胎块的分子检测情况我们还未知。
  - 诊断需要在子宫肌层和（或）血管（通常需要

表 10-5　完全性水泡状胎块、部分性水泡状胎块和水肿性流产的病理鉴别 [a]

	完全性水泡状胎块	部分性水泡状胎块	水肿性流产
与正常胎龄相比胎盘组织的量	显著增加（增加 5～10 倍）；弥漫性水肿 [b]	中度增加（2 倍）；局部水肿	组织稀少，远少于正常
绒毛种类	大小不一（大大小小）	两种	大部分大小相似，呈气球状
绒毛形状	圆到球状	很不规则	圆且光滑
绒毛杵状突起	早期 CHM 多见	罕见	罕见
扇贝样绒毛轮廓	少见	常见	罕见
滋养细胞假包涵体	常见，形状不规则	常见，圆形	罕见，除了单细胞包涵体
绒毛滋养细胞增生	中等到明显；经常围绕绒毛环周增生；在 CHM 早期通常轻微	轻度，仅偶伴有围绕绒毛环周增生	滋养细胞稀少，只出现在绒毛一端
水肿池	常见，特别是在妊娠中期	局灶，可能在妊娠早期不明显	缺失（或罕见，且 < 3mm）
绒毛间质中的核碎片	妊娠早期常见	缺失或不明显	缺失或不明显
绒毛间质	黏液样，水肿，无纤维化	一些绒毛纤维化；20% 的妊娠中期 PHMs 中有血管瘤样血管	大部分水肿，少部分绒毛纤维化
胎儿组织	通常无	大部分有但出现异常	通常无
羊膜，胎儿红细胞绒毛外滋养细胞	罕见	常见	可能存在
细胞滋养细胞和绒毛	通常增生且具有异型性；超常胎盘部位	通常正常	通常正常
间质细胞的 p57 核染色	缺失或稀少（< 10% 的细胞）	显著	显著
细胞滋养细胞 Ki-67 染色 [c]	高表达（> 70%）	高表达（> 70%）	低表达（< 25%）
DNA 含量	二倍体 [d]（单亲）	三倍体 [e]	二倍体（双亲）
染色体数量	46 [f]	69 [g]	46± 少量

CHM：完全性水泡状胎块；PHM：部分性水泡状胎块

a. 由于没有特异性的单一形态学特征，诊断通常需要综合分析各种特征表现；如文中所述，许多 CHM 的发现在早期（< 12 周妊娠）通常不太明显；早期 PHM 和 HA 之间的鉴别尤其困难，而且在组织很少时甚至无法区分

b. 妊娠早期的 CHM 除外

c. 基于对中等大小绒毛的检查（占据一个 200× 视野）（Schammel DP, Bocklage T. p53, PCNA, and Ki-67 staining in hydropic molar and nonmolar placentas: An immunohistochemical study. Int J Gynecol Pathol 1996；15：158-66）

d. 少数为单倍体、三倍体、四倍体或多倍体。罕见情况下 CHM 是双亲的

e. 罕见的 PHM 是单倍体、二倍体、四倍体、非整倍体或多倍体

f. 通常是 46，XX；约 20% 是 46，XY

g. 通常 69，XXY；其次为 69，XXX；很少情况下为 69，XYY

全子宫切除才能发现）见到胎块绒毛浸润，或存在胎块绒毛的转移灶（肺、阴道、外阴、阔韧带）。需要鉴别的包括非常罕见情况下正常妊娠终止后的绒毛栓塞。

- Bynum 等发现一些侵袭性 CHM 与同时伴有滋养细胞非典型增生有关，与绒毛膜癌难以鉴别。他们还发现，侵袭性 CHM 中杂合子 / 分散性的频率高于非侵袭性 CHM。

• 2%～3% 的病例会发生绒毛膜癌（见绒毛膜癌）。

• 复发性 GTD（化疗后完全缓解后的再复发的 GTD），

第 10 章 滋养细胞病变、其他原发子宫肿瘤、子宫淋巴造血肿瘤和子宫转移性肿瘤

Trophoblastic Lesions, Miscellaneous Primary Uterine Neoplasms, Uterine Hematolymphoid Neoplasms, and Metastatic Neoplasms to the Uterus

证据如下，连续 3 周正常值后血清 hCG 再升高。

- 无转移或"预后好"的转移性 GTD（肺或阴道转移，hCG 水平）患者的治愈率为 100%，< 40 000mU/ml，病程短）。
- 即使是"预后差"的转移性 GTD（脑、肝、肾）；hCG 水平 > 40 000mU/ml；以及足月妊娠后出现的患者，治愈率也超过 80%。

2. 部分性水泡状胎块

临床和细胞遗传学特征

- 据文献报道，部分性水泡状胎块（partial hydatidiform mole，PHM）的发生率从类似于 CHM 到约是 CHM 的 3 倍或更高。
- 几乎所有的 PHM 均为三倍体（一套来自母系和两套来自父系染色体）。少数四倍体（三套来自父系染色体，一套来自母系染色体）。约 80% 的三倍体是双雄性，其中大部分或全部是 PHM。病例报道有二倍体 PHM 可能被误诊为 CHM 或 HA。
- PHM 通常表现为妊娠第一阶段后期或第二阶段早期出血，常被误诊为稽留流产或不全流产，子宫小于孕周或与孕周相符，hCG 水平通常正常或低于正常孕龄，但很少达到 CHM 的水平。

病理学特征 （图 10-8 和图 10-9）

- 大体检查显示外观正常的未成熟胎盘组织混有囊泡，囊泡比 CHM 小且数量少。胎盘组织体积介于 HA 和 CHM 之间。可能存在妊娠囊和（或）胎儿成分。
- PHM 通常具有以下全部或几乎全部的特征表现。
  - 存在两种不同绒毛，即增大的水肿绒毛和正常大小或小绒毛，后者通常纤维化；早期 PHM 的绒毛大小较一致，仅伴有个别水肿绒毛，甚至没有水肿绒毛。
  - 明显不规则的绒毛具有扇贝样边缘，绒毛间质内可见滋养细胞包涵体。
  - 具有中央腔隙（水池）的绒毛，直径常 ≥ 3～4mm，但比 CHM 少见。
  - 绒毛滋养细胞增生通常比 CHM 更温和，且为局灶性增长。至少一些绒毛通常呈环周滋养细胞增生，罕见情况在早期 PHM 可能缺乏滋养细胞增生。ST 占优势，ST 出芽或指节样 ST 杂乱排列于绒毛表面，类似分离的绒毛间乳头。ST 显著的空泡化，可形成花边样外观。
  - 缺乏常见于 CHM 的 IT 增生和非典型性增生。
- 胚胎发育的证据很常见，包括间质血管内出现有

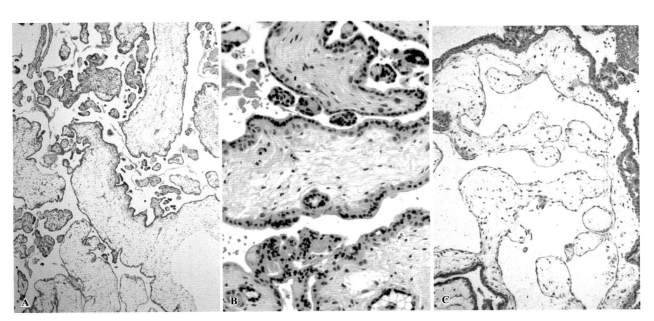

▲ 图 10-8 PHM

A. 有两组绒毛，由小的纤维化绒毛和大的水肿样绒毛组成，有扇贝样轮廓；注意绒毛有水肿池（右下角）；B. 注意滋养细胞假包涵体和合体滋养层细胞指节样结构；C. 可见扩张吻合的绒毛血管

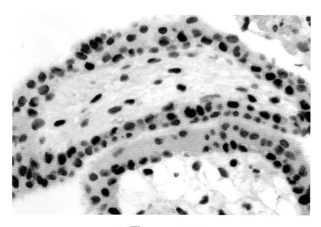

▲ 图 10-9　PHM
大多数细胞滋养层细胞和绒毛间质细胞的细胞核 p57 阳性

核红细胞。妊娠中期的 PHMs，20% 出现扩张的网状"血管瘤样"绒毛血管。其他胚胎组织包括绒毛膜板、羊膜、脐带和可能畸形的胎儿成分。

- 与 CHM 相比，大部分或全部的绒毛细胞滋养细胞和绒毛间质细胞显示 p57 的核染色。罕见的 PHM 母系 11 号染色体缺失的病例可能会 p57 阴性。

- 如前所述，分子基因分型可以确认有问题的病例的双雄三倍体。

　　- Fisher 等对 251 例非诊断性绒毛异常患者进行分子表型分析，发现 49% 为三倍体，其中 85% 为原发性 PHM，32% 为非水肿性流产。

　　- 作者得出结论，虽然分子基因分型具有诊断性意义，但它比实际 hCG 监测方法要昂贵的多。

鉴别诊断

- CHM 和 HA 是最常见的鉴别对象（鉴别特征常见表 10-5）：Buza 和 Hui（2014 年）发现，水肿池的存在和绒毛大小≥ 2.5mm 对 PHM 有 90% 的预测价值；后两种特征、两种绒毛或圆形至椭圆形假包涵体均提示应做 DNA 分型。

- 有两套母系染色体的三倍体妊娠：这些占三倍体妊娠 1/3，是双卵受精，缺乏 PHM 典型的大体和显微特征，但可能表现出异常的绒毛形态，一些绒毛水肿伴大小形状不规则，而且有假包涵体和杵状 ST；胎盘往往很小且胎儿发育迟缓。

- 非三倍体遗传异常胎盘的绒毛形态异常：对这类疾病的明确诊断通常需要分子基因分型。

　　- 三倍体妊娠：在一组 PHM 和三倍体妊娠中，

Wilson 等发现在 93% 的病例中，发现超过以下 2 个特征就能对 93% 的 PHM 进行正确的诊断，即水肿池、多灶性滋养细胞增生和大的滋养细胞内包涵体。绒毛增大组和扇贝样绒毛轮廓两组间无明显差异。Colgan 等（2017 年）发现在绒毛形态异常的非水肿性妊娠中非整倍体发生率约为 20%，其中 11/15 为三倍体，4/4 为单倍体 X。这些发现有助于后续遗传学咨询或体外受精。

- 镶嵌 / 嵌合体概念，是雄性遗传 / 双亲二倍体，可能有不同的形态学提示 PHM 或 CHM，包括一些胎盘间充质发育不良的特征（见后述）。有两种类型绒毛混合，一种绒毛水肿增大，无滋养层细胞增生，伴 p57 ＋细胞滋养层细胞和 p57- 绒毛间质细胞，另一种绒毛间质和细胞滋养层细胞均 p57- 并伴滋养层细胞增生。其中一些被 FISH 证明含有 CHM 的成分，并具有持续的 GTD（Lewis 等）。

- 胎盘间质发育不良（假性水肿性胎块）（Paradinas 等，2001 年）。这些胎盘可显示绒毛水肿和动脉瘤样绒毛血管，伴有绒毛血管瘤样改变，但通常没有假包涵体或滋养细胞增生。胚胎可能是正常的，仅表现为宫内生长迟缓，或贝克维思 – 威德曼综合征（Beckwith–Wiedemann）的特征。

- Dillon 等发现对绒毛形态不典型的非水肿性流产（包括一些自然流产）进行分子分析，发现染色体异常改变（包括复杂核型和非整倍体）的检出率为 59%。

- 与双胎妊娠相关的 CHM。这些病例正常绒毛（p57 染色阳性）和水肿绒毛（p57 染色阴性）混合。所有的绒毛都是二倍体（部分为双雄性，部分为双亲）。除非对异常绒毛进行显微切割分析，否则基因分型可能不能够确诊。

生物学行为

- 持续性病变的发生率＜ 1%。Niemann 等发现在 196 例 PHM（均为三倍体）均无持续性疾病发生。持续性病变发生率较高的报道可能是将 CHM 误诊为 PHM 所致。

- 罕见的 PHM 相关并发症包括侵袭性水泡状胎块、

第 10 章　滋养细胞病变、其他原发子宫肿瘤、子宫淋巴造血肿瘤和子宫转移性肿瘤

Trophoblastic Lesions, Miscellaneous Primary Uterine Neoplasms, Uterine Hematolymphoid Neoplasms, and Metastatic Neoplasms to the Uterus

转移性水泡状胎块，继发的绒毛膜癌或胎盘部位滋养层肿瘤（见书中相关介绍）。

（二）水肿性流产（图 10-10）

- 水肿性流产（HA）清宫组织通常很少，对绒毛膜组织的完整检查（所有疑似病例都应进行检查）只需要 1~2 个蜡块。

- 绒毛显示不同程度的水肿性改变，较小的绒毛可发生纤维化。绒毛很少达到 PHM 或 CHM 的大小，并且与 PHM 和 CHM 相比，绒毛形状更规则，呈气球样外观。中央水肿池很少或缺如。

- 多数绒毛血管较少或无。血管中空、塌陷或含有胎儿红细胞。

- 滋养细胞显著减少，尽管一些绒毛可见正常极向以及由细胞滋养细胞和（或）中间滋养细胞构成的绒毛顶冠。绒毛滋养细胞增生可发生在异常核型流产中，特别是双卵性三倍体和三体性流产。

- 与 PHM 的鉴别诊断（表 10-5）因观察者主观性，差异较大。在不能对两种病变进行明确的组织学鉴别情况下，分子基因分型可用于诊断；与 PHM 相比，大多数 HA 表现为双亲二倍体或很少表现为双亲三倍体。

（三）绒毛膜癌

临床和遗传学特征

- 在美国，妊娠绒毛膜癌的发生率约为 1∶25 000；

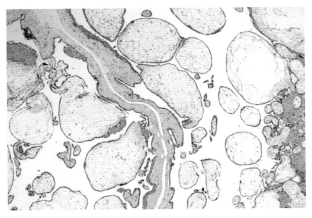

▲ 图 10-10　水肿性流产
注意伴有弥漫衰减的滋养细胞的气球状绒毛

黑人和其他人种的发病率是白人的 2 倍。在亚洲、非洲和拉丁美洲，绒毛膜癌的发病率则高出 20~40 倍。一项 SEER 研究发现，在 1973 年至 1999 年，美国的绒毛膜癌年发病率下降了 50%。

- 约 50% 的绒毛膜癌继发于 CHM，25% 发生于流产，22.5% 发生于正常妊娠，2.5% 发生于异位妊娠；个别罕见的绒毛膜癌发生于 PHM 后。绒毛膜癌与前次妊娠的间隔时间从几个月到多年不等。罕见情况下，绒毛膜癌是由非妊娠引起的（见第 8 章）。

- 最常见的表现是阴道出血和血清 hCG 升高。如果肿瘤局限于子宫肌层，患者可能无临床症状。若发生血行播散 hCG 水平可非常高。

- 罕见的表现和并发症如下。
  - 足月胎盘中的绒毛膜癌，通常大体正常（Jiao 等）：在这种情况下，肿瘤漏诊则被误认为绒毛膜癌发生于"正常"足月妊娠后。
  - 有报道妊娠 8~11 周阴道出血刮宫标本中发现显微镜下绒毛膜癌：这例患者同时有肺转移，在这项研究中 Fukunaga 提出绒毛膜癌可以发生在妊娠的任何阶段。
  - 出现在婴儿：在这些病例中，可能由于肿瘤消退而没有发现母体肿瘤。
  - Sisti 等发现绒毛膜癌后出现第二种原发性肿瘤的频率增加，包括急性髓系白血病、非霍奇金淋巴瘤和甲状腺癌。

- 在基因分型研究中，Savage 等发现 22 例绒毛膜癌中 19 例有妊娠史、3 例无妊娠史。
  - 19 例有妊娠史者中 14 例是纯雄性 / 纯合子 XX：6 例子宫肿瘤同时发生或先前有基因相关的 CHM；4 例子宫肿瘤无绒毛成分；1 例子宫角肿瘤与遗传上不同的妊娠中期宫内胎盘分离；1 例异位卵巢肿瘤与遗传上不同的妊娠晚期宫内胎盘分离；2 例异位输卵管肿瘤。
  - 5 例妊娠肿瘤为双亲性：3 例与胎盘内绒毛膜癌胎盘遗传相关；2 例为足月分娩后无胎盘组织的子宫肿瘤。3 例无妊娠史的肿瘤均为 XX 等位基因不平衡。
  - 本研究得出结论：①纯合子 XX CHM 与 GTD 的风险相关；②由于胎盘内绒毛膜癌是双亲性的，并且在基因上与胎盘相关，产后子宫样本

中的双亲性绒毛膜癌提示未被发现的胎盘内绒毛膜癌；③同位或异位雄激素性绒毛膜癌与同时发生的宫内胎盘分离，不是由后者衍生而来，而是一种弥散双胎妊娠或起源于先前的水泡状胎块；④虽然输卵管肿瘤通常是妊娠相关的，但其他部位的肿瘤（卵巢，骨盆）可能是非妊娠性的，可能是从退行性或隐匿性宫内或胎盘内妊娠肿瘤转移的。

病理学特征（图 10-11 至图 10-15）

- 肿瘤通常为红色至棕色，肉质样，广泛出血、坏死和破坏性肌层侵犯。肿瘤的表面可为息肉样。罕见情况下原发于宫颈。部分转移性绒毛膜癌

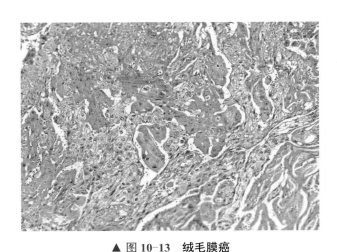

▲ 图 10-13 绒毛膜癌

经典的双相表现，由单核细胞滋养细胞分离出大量多核滋养巨细胞

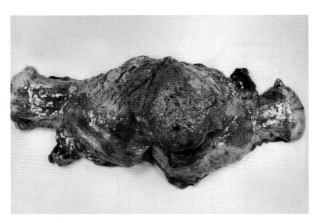

▲ 图 10-11 绒毛膜癌

息肉样出血块累及大部分子宫内膜腔

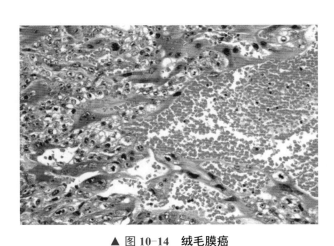

▲ 图 10-14 绒毛膜癌

注意典型的细胞滋养细胞和合胞体滋养细胞的混合物及局灶性出血

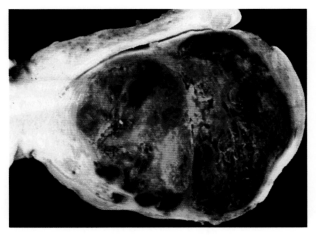

▲ 图 10-12 绒毛膜癌

出血性肿块扩张并取代子宫壁

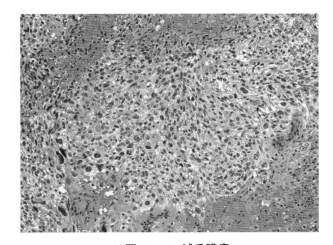

▲ 图 10-15 绒毛膜癌

主要以所谓的单相型为主，几乎完全由细胞滋养细胞组成，伴有罕见的可疑细胞滋养巨细胞

患者子宫内无残留肿瘤，可能是原发肿瘤消退所致。

- 在足月胎盘中发生的绒毛膜癌通常在大体检查中未被发现，仅在显微镜下发现。肉眼可见的病灶通常很小（＜3cm），类似于梗死。胎盘绒毛膜癌偶尔与绒毛膜血管瘤（"绒毛膜血管癌"）有关。

- 组织学诊断要点是见到混合存在的合体滋养细胞（ST）、细胞滋养细胞（CT）及中间滋养细胞（IT），通常呈丛状。每种成分的比例是可变的。

- ST 细胞有强的嗜酸性细胞质（常伴有含红细胞的腔隙），大而空泡状、染色质聚集的多核；hCG和抑制素表达阳性。

- 单核滋养细胞（IT 和 CT）由卵圆形到多角形的细胞组成，胞浆透明到嗜酸性，核卷曲，大核和核分裂象增多。与 CT 相比，IT 细胞体积更大，胞质更丰富，细胞核更多形。IT 细胞具有 Mel-CAM 阳性 / ß-catenin 阴性免疫特征，而 CT 细胞具有相反的特征。

- 少见的表现如下。
  - 绒毛膜绒毛：绒毛可见于与同步 CHM 相关的绒毛膜癌，与远处妊娠的玻璃样变绒毛相关的绒毛膜癌，或与足月胎盘（双胎妊娠）和足月胎盘中的绒毛膜癌分离（见前述）。在最后一种情况下，病变可能包括由梗死绒毛组成的中央坏死区，周围绒毛间隙有活的绒毛膜癌。
  - CT 或 IT 为主要组成部分，伴有少量 ST（"非典型绒毛膜癌"）：这种模式可能出现在原发性或转移性肿瘤及一些化疗病例后。
  - 胎盘部位滋养细胞肿瘤或上皮样滋养细胞肿瘤（见"中间滋养层细胞病变"）的一个组成部分：这一发现应在报道中详细说明，因为它们的治疗可能不同于纯绒毛膜癌。

- 肌层和肌层血管通常有侵犯。广泛坏死和出血性肿瘤需要广泛取材才能找到存活的肿瘤细胞，而活的肿瘤细胞往往局限于一个很薄的外围区域。

- 通常 hCG、HLA-G、Mel-CAM（CD146）、SALL4和抑制素染色阳性。

鉴别诊断（图 10-16）

- 在刮宫标本中获得的非绒毛膜癌滋养组织：绒毛滋养细胞、单纯的滋养细胞、怀疑为绒毛膜癌的

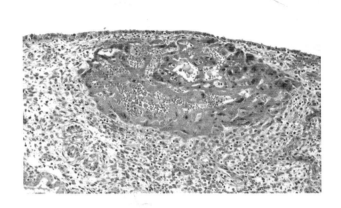

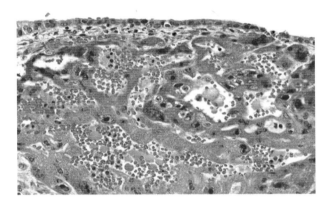

▲ 图 10-16　妊娠早期滋养层细胞
"非典型"细胞学特征（下）可能会联想到绒毛膜癌

滋养细胞和中间滋养细胞。

- 绒毛滋养细胞：解释取决于相关绒毛（正常、HA、PHM 或 CHM）的评估；自然流产或部分性水泡状胎块的排出可能会留下残留无绒毛的滋养层细胞，这些滋养层细胞可能在以后的操作中被清宫；了解病史和既往标本中绒毛的存在将避免误诊为绒毛膜癌。

- 单纯的滋养细胞：是指缺少绒毛结构的少量未分化滋养细胞，这类滋养细胞包括妊娠极早期常出现的具有令人担忧外观的侵袭性未发育成绒毛的滋养细胞；单纯滋养细胞的诊断需要对全部标本进行取材，并且滋养细胞数量稀少，只有极轻微的向 CT 和 ST 方向分化；血管侵犯不能排除此诊断。

- 疑为绒毛膜癌的滋养细胞：表现为大量向 ST、CT 和（或）IT 分化的滋养细胞伴有浸润，未见绒毛；正常妊娠后的刮宫标本中出现单纯或

可疑的滋养细胞很可能继发恶性滋养细胞疾病，而在既往有水泡状胎块的患者中，只有 50% 的患者有类似发现。

- 正常或过度植入部位的中间滋养细胞、胎盘部位结节 / 斑块、胎盘部位滋养细胞肿瘤或上皮样滋养细胞肿瘤（见书中相关介绍）：虽然 IT 的增生过程中偶尔包含类似 ST 的多核细胞，但缺乏典型的绒毛膜癌 ST 和 CT 的混合存在。
- 无妊娠史的绒毛膜癌：包括生殖细胞来源的绒毛膜癌（见第 15 章）转移到子宫、子宫内膜腺癌伴滋养细胞分化（见第 8 章）。
- 绒毛膜血管癌（见后述）。
- 其他恶性肿瘤：包括上皮性（如未分化癌）和间叶性（如上皮样平滑肌肉瘤），可能与典型或非典型绒毛膜癌相似；近期妊娠史或水泡状胎块史、全面取材发现 ST 及血清学和免疫组化检测到 hCG 升高对诊断有帮助。

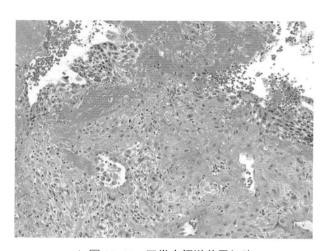

▲ 图 10-17　正常中间滋养层细胞

中间滋养细胞融合生长，其细胞具有典型的丰富嗜双色性细胞质；左上和右上还可见 2 个细胞滋养细胞灶

生物学行为

- 化疗后总生存率约为 90%。死亡通常是由转移瘤内出血或肺功能不全（肿瘤负荷或治疗反应）引起。
- 在足月胎盘中发生的绒毛膜癌可能病程平缓，或伴有母体或婴儿的转移性疾病。

（四）中间滋养层细胞病变

1. 正常中间滋养细胞（图 10-17 和图 10-18）

- 根据 Shih 等的研究，中间滋养细胞（intermediate trophoblast，IT）分为三种具有不同形态及免疫组化特征的亚群，分别为绒毛 IT、种植部位 IT 和绒毛膜型 IT。
- 超常胎盘部位及其对应肿瘤（胎盘部位滋养细胞肿瘤），病变细胞均来源于种植部位 IT，胎盘部位结节及其对应肿瘤（上皮样滋养细胞肿瘤）来源于绒毛膜型 IT。
- 在缺少绒毛膜绒毛和胎儿组织时，刮宫标本发现 IT 即可诊断为宫内妊娠，从而除外异位妊娠。此类病例中，最重要的是要区分 IT 细胞与蜕膜细胞，两者可非常相似。
  - 与蜕膜细胞核不同，IT 细胞核的大小和形状更

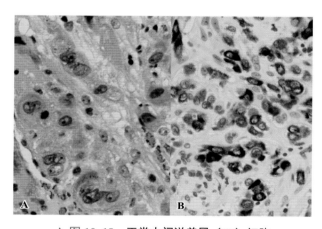

▲ 图 10-18　正常中间滋养层（IT）细胞

A. 与混合的蜕膜细胞（右下）相比，其细胞核更大、更不规则、颜色更深，并有多核；B. 细胞角蛋白染色显示 IT 细胞免疫反应，而背景中蜕膜细胞染色呈阴性

加多样，染色质更加浓染且轮廓更加扭曲，而且 IT 的细胞质几乎总是嗜双色性的。

  - 与蜕膜细胞不同，种植部位 IT 呈现 CK、hPL、inhibin-α 和 Mel-CAM（CD146）免疫组化染色阳性。

2. 超常胎盘部位（图 10-19 至图 10-21）

- 超常胎盘部位（EPS）这个术语是指种植部位 IT 过多累及胎盘部位，其同义词包括"合体细胞性子宫内膜炎"和"超常胎盘部位反应"。通过病例复习，Shih 和 Kurman 发现在妊娠早期自然流

第 10 章　滋养细胞病变、其他原发子宫肿瘤、子宫淋巴造血肿瘤和子宫转移性肿瘤

Trophoblastic Lesions, Miscellaneous Primary Uterine Neoplasms, Uterine Hematolymphoid Neoplasms, and Metastatic Neoplasms to the Uterus

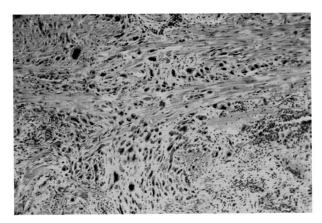

▲ 图 10-19　超常胎盘部位
中间滋养层显著累及肌层

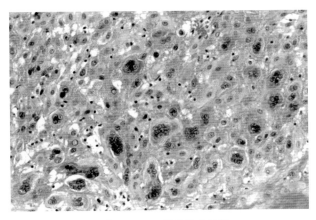

▲ 图 10-20　超常胎盘部位
有大量多核中间滋养细胞

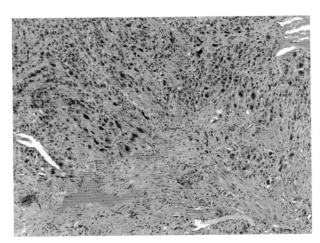

▲ 图 10-21　超常胎盘部位
在图像大部分区域的 IT 融合增生可能导致误诊为恶性肿瘤

产和选择性流产病例，1.6% 诊断为 EPS。EPS 在水泡状胎块妊娠中更常出现。

- 由于缺少特异性诊断标准，"正常"胎盘部位与"超常"胎盘部位的组织学鉴别存在明显的主观性。EPS 可能为一种正常的生理学变异，基于病理医师既往的经验，当胎盘部位过于显著时选择使用这一诊断术语。
  - 与正常种植部位相比，子宫内膜及浅肌层中的 IT 细胞数量增加，且经常显示超常的核非典型性和多核细胞。
  - 细胞通常呈单个或小巢状分布，有时也可见到融合成片的细胞。如正常胎盘部位一样，血管受累是典型表现，缺少坏死。
  - 细胞免疫表型与正常种植部位 IT 相同。
- EPS 可自然消退，无不良预后。与胎盘部位滋养细胞肿瘤（PSTT）无遗传关系，缺乏后者恒定的 XX 基因组。
- 与 PSTT 的鉴别诊断。
  - 支持 PSTT 的特征包括无近期妊娠、增生活跃的细胞融合成片并形成瘤块、伴有破坏性肌层浸润和坏死、Ki-67 指数＞ 10%。由于细胞核非典型性在 EPS 中非常显著，因此对鉴别没有帮助。蜕膜、绒毛的出现以及低 Ki-67 指数（＜ 1%）支持 EPS。
  - 在少数刮宫标本中，无法明确鉴别 PSTT 与 EPS，借助影像学检查、血清 hCG 检测及再次刮宫会有帮助。
- 与上皮样滋养细胞肿瘤的鉴别诊断见书中相关介绍。

3. 胎盘部位结节和斑块

临床表现

- 胎盘部位结节和斑块（PSNP）由绒毛膜型 IT 组成，多在育龄期意外发现，偶见于绝经早期女性。其中 1 例为 72 岁的女性。PSNP 是非肿瘤性病变并且随访无较大变化，典型案例没有恶性潜能。
- 与末次妊娠（少数为水泡状胎块）的间隔为很多年（平均间隔 3 年），部分患者有输卵管结扎史。

病理学表现　（图 10-22 至图 10-27）

- PSNP 通常在刮宫或在子宫切除标本中偶然发现。

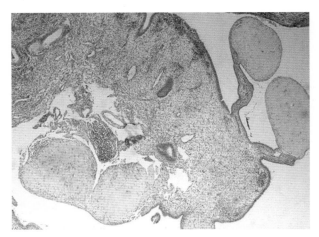

▲ 图 10-22　胎盘部位结节
这个良性的过程可以是多灶的

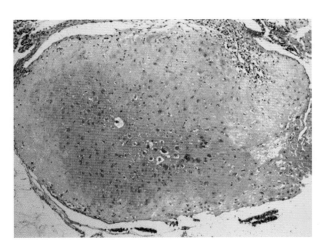

▲ 图 10-23　胎盘部位结节
注意边界清楚和广泛的玻璃样变

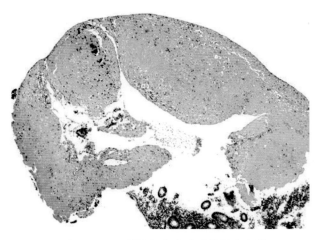

▲ 图 10-24　刮除标本中发现的胎盘斑块

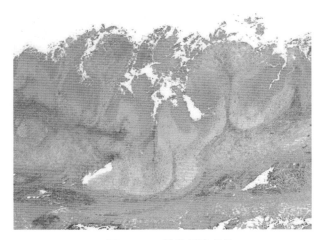

▲ 图 10-25　胎盘部位斑块
在子宫下段可见中层滋养细胞的带状增生

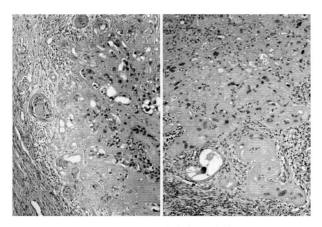

▲ 图 10-26　胎盘部位结节
病变的周围可能呈伪足样扩展，提示浸润

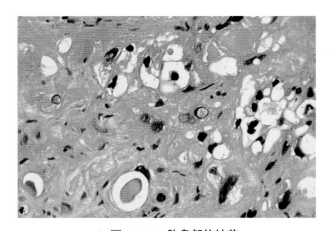

▲ 图 10-27　胎盘部位结节
滋养细胞含有胞质空泡、嗜酸性玻璃样小体，细胞核深染，
其大小和形状变化较大

第 10 章　滋养细胞病变、其他原发子宫肿瘤、子宫淋巴造血肿瘤和子宫转移性肿瘤

Trophoblastic Lesions, Miscellaneous Primary Uterine Neoplasms, Uterine Hematolymphoid Neoplasms, and Metastatic Neoplasms to the Uterus

最常见受累部位为子宫下段，子宫内膜或宫颈内膜直接覆盖于此区域表面。只有 25% 的病变大体可见，通常表现为黄褐色黏膜或浅肌层病变，通常＜ 2.5cm。

- 显微镜下检查显示单个或多个典型的界限清楚结节或斑块，有时边缘呈分叶状，位于子宫内膜或宫颈内膜表面或深部，子宫肌层或宫颈间质中。病变边缘可伸出小圆形伪足。

- 中间滋养细胞单个分布或形成不规则簇状、束状或小圆形细胞巢状分布，常位于大量嗜酸性到透明变性的间质中。可见局灶坏死，少见囊性变或钙化。部分病例可见坏死或透明变性的绒毛膜绒毛。

- 病变细胞通常伴有胞质变性，胞质稀疏或丰富，嗜双色性，透明或空泡状，可见圆形嗜酸性玻璃样小体。细胞核通常不规则，呈分叶状（有时可见多核），染色质深浅不一，甚至呈空泡状，通常看不到核分裂象。

- 细胞显示 CK、EMA、p63、p40、CD10 和 inhibin-α 免疫组化弥漫强阳，着床部位中间滋养层细胞的标志物较少或较集中，包括 hPL 和 Mel-CAM（CD146）。Ki-67 平均指数很低（＜ 5%）。

- "非典型胎盘部位结节"（APSN）。

 – Shih 和 Kurman（2001 年）对大小为 5mm、组织学特征介于典型 PSNP 和上皮样滋养层肿瘤之间的 PSN 采用了这一名称（见书中相关介绍），这些 APSN 都没有复发。

 – 随后，Kaur 等（2015 年）将 APSN 一词用于 PSNP 具有以下一种或多种特征时，包括细胞非典型性、小而紧密的巢状或束状分布的细胞、有丝分裂、坏死和增殖指数升高。21 例患者中有 3 例在诊断后 16 个月内发生同步或继发恶性 GTD；无一例 hCG 水平升高。

 – Mirkovic 等在他们的研究中发现，22% 病例为非典型性，非典型性定义为细胞异型性 ++～+++ 或临界的增殖指数（约 10%）。没有病例发展到 ETT。

鉴别诊断

- 透明变蜕膜：蜕膜细胞和中间滋养层细胞之间的区别已经上面讨论过（见"正常的中间滋养层细胞"）。

- 超常的胎盘部位：PSN 与之不同之处在于其清晰的界限、透明变、通常与同期或近期的妊娠无关，以及通常对 p63 和 p40 的阳性反应。

- 胎盘部位滋养细胞肿瘤：有助于或提示为 PSNP 诊断特征包括体积小、范围狭窄、多样性、明显的透明变、细胞退化、有丝分裂不活跃、p63 反应性和 Ki-67 指数＜ 5%。

- 上皮样滋养细胞肿瘤（见书中相关介绍）。

- 剖宫产术后 PSNP 样病变：Liang 等报道了 2 例此类病例，并发现了 2 例以前报道的病例。病变位于子宫前壁，在剖宫产瘢痕的位置，以浆膜下囊肿为特征，并与子宫内膜腔形成瘘管连接。囊肿和瘘管周围排列有与 PSNP 相似的中间滋养层细胞，可能来源于在剖宫产瘢痕内植入的中间滋养层细胞。

- 透明化的鳞状细胞癌（可能是由于上面提到的 PNSP 的嗜酸性细胞质和伪足引起）。提示 PSNP 的特征包含典型的界限、有丝分裂不活跃、没有鳞状分化、CD10 阳性 /inhibin-α 阳性 /CK18 阳性 /p16 阴性表达谱和 ki-67 指数＜ 5%。

4. 胎盘部位滋养细胞肿瘤

临床特征

- 胎盘部位滋养细胞肿瘤（placetal site trophoblatic tumor，PSTT）通常发生于育龄女性（平均年龄 32 岁），个别病例可发生于绝经后。闭经和子宫增大为常见表现，类似于正常妊娠。上述表现合并异常阴道出血时类似于稽留流产。

- 约 75% 的患者出现血清 hCG 轻度升高。自由 β 亚基是 PSTT 患者 hCG 的主要形式，与其他形式的 GTD 不同。

- 通常有正常妊娠、非水泡性流产或水泡状胎块病史，从妊娠期开始到发病平均间隔 18 个月。Zhao 等（2016 年）发现 78% 的孕妇前次妊娠为女性胎儿。

- 在一项 55 个病例的研究中，Baergen 等发现 84% 的 PSTT 为 Ⅰ 期，而文献综述中相应数字为 67%，这表明高级别和致命病例更有可能被报道。

- 少见的初始临床表现包括转移、自发性子宫穿

孔、卵巢间质卵泡膜细胞增生（hCG 水平升高所致）引发的男性化和副肿瘤综合征（红细胞增多症、高泌乳素血症、肾病综合征）。

- 有报道 PSTT 罕见发生于阴道（见第 3 章）和输卵管（见第 11 章）。

（图 10–28）

- 通常可见子宫内膜呈息肉样改变和（或）内生性

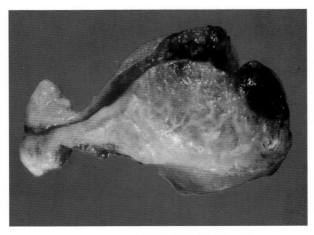

▲ 图 10-28　胎盘部位滋养细胞肿瘤

肿瘤有部分出血，但也含有一种模糊的黄色病变成分，混合在邻近的肌层

肿物（平均大小 5cm），除非大部分肿物已通过刮除术切除。肿瘤可局限生长或边界不清，切面通常呈肉质样外观、黄褐色，常见灶状出血和坏死，约 10% 累及宫颈。

- 约半数肿瘤浸润至子宫肌层外 1/3，部分达浆膜层甚至累及阔韧带。这种肿瘤可因自发或刮宫导致的子宫穿孔而复杂化。

（图 10–29 至图 10–31）

- 仅个别肿瘤边界清晰，多数肿瘤至少存在局部浸润，单个或成片的细胞特征性地分隔子宫肌壁平滑肌束。
- 典型的肿瘤包括相对单一的多角形中间滋养细胞群和适量的嗜双色性或嗜酸性的细胞质，或偶见肿瘤中有少量或主要的透明细胞群。梭形细胞（特别是在肌层浸润性肿瘤中）也可能存在。
- 多数肿瘤细胞为单核，部分为双核或多核，个别细胞与合体滋养细胞型巨细胞相似。细胞核扭曲，有不同程度非典型性，可见胞质内包涵体，偶尔可见大核仁。Baergen 等发现核分裂象为 0～20 个 /10HPF（平均 5 个 /10HPF），常见不典型核分裂象。
- 典型病例可见纤维素样物质围绕肿瘤细胞巢并取

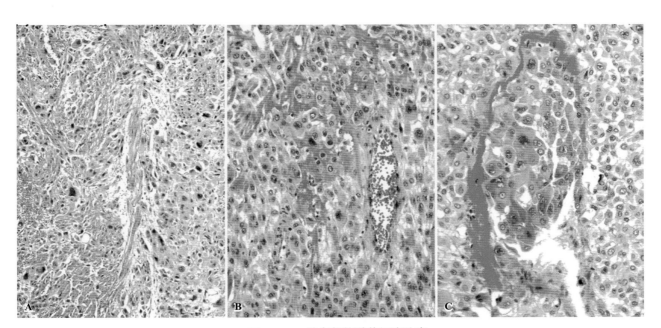

▲ 图 10-29　胎盘部位滋养细胞肿瘤

A. 肿瘤细胞呈片状或簇状分布，具有丰富的嗜双色性细胞质，浸润肌层平滑肌；B. 肿瘤细胞被纤维蛋白样沉积物局灶分离；C. 肿瘤细胞充满了肌层血管的腔，其壁已被纤维蛋白取代

第 10 章　滋养细胞病变、其他原发子宫肿瘤、子宫淋巴造血肿瘤和子宫转移性肿瘤

Trophoblastic Lesions, Miscellaneous Primary Uterine Neoplasms, Uterine Hematolymphoid Neoplasms, and Metastatic Neoplasms to the Uterus

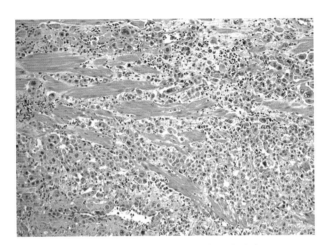

▲ 图 10-30　胎盘部位滋养细胞肿瘤
肿瘤细胞具有特征性的分裂肌层纤维方式

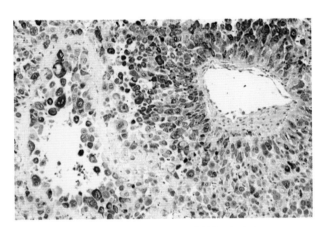

▲ 图 10-31　胎盘部位滋养细胞肿瘤
肿瘤细胞对人胎盘催乳素具有免疫反应性

代血管壁。血管浸润形态特殊，即肿瘤细胞浸润并取代血管壁，线样排列并填充血管腔。常见广泛坏死。

- 偶见 PSTT 含有类似绒毛膜癌或上皮样滋养细胞肿瘤的成分（见书中相关介绍）。
- 子宫内膜呈现蜕膜样改变或 Arias–Stella 反应。仅在极少数病例中可见正常或水泡状绒毛。
- 几乎所有肿瘤均呈现 CK、hPL、Mel–CAM（CD146）、inhibin–α、HLA–G 和 CD10 免疫组化强阳性。hCG 染色是局灶性的，通常局限于多核细胞。Ki–67 指数通常 > 10%。在 PSTT 病例中，PD–L1 明显的膜性染色提示免疫检查点抑制剂治疗可能起作用（Mirkovic 等，Veras 等）。
- PSTT 似乎总是包含父亲的 X 染色体，也就是说，

在其之前的妊娠总是女性胎儿。

鉴别诊断

- 超常胎盘部位、胎盘部位结节和上皮样滋养细胞肿瘤（见书中相关介绍）。
- 绒毛膜癌（CCA）。
  - 倾向 CCA 的鉴别特征包括高血清 hCG、出血性肿块、CT 和 ST 双相生长、hCG 弥漫性染色、SALL4 染色。CCA 通常缺乏 PSTT 的纤维蛋白样物质和独特的血管侵犯模式。CCA 的 Ki–67 增殖指数明显高于 PSTT。
  - 低分化 PSTT 有时与不典型 CCA 难以鉴别。有些 CCA 有类似于 PSTT 的区域，可能提示混合型滋养细胞肿瘤。只有在子宫切除标本且取材满意时才能明确诊断单纯性 PSTT。
- 上皮样平滑肌肉瘤（见第 9 章）：PSTT 的临床特征及相关症状与平滑肌肉瘤不同，PSTT 具有子宫肌层和血管浸润以及纤维素样物质等形态特征，免疫组化染色 hCG、抑制素和 hPL 阳性，SMA 阴性。
- 癌（透明细胞癌、鳞状细胞癌）与转移性恶性黑色素瘤。
  - PSTT 的临床特征（低龄、闭经、有妊娠史、hCG 升高）及组织学特征（特征性的肌层和血管浸润、hPL/hCG/ 抑制素免疫反应性和孕前子宫内膜改变）有别于大多数子宫癌和转移性黑色素瘤。黑色素瘤标志物染色阴性可帮助除外后者。
  - 出现典型浸润性鳞状细胞癌、角蛋白和鳞状上皮内病变（SIL）均有助于玻璃样变鳞状细胞癌的诊断。与 PSTT 不同，大多数鳞状细胞癌和腺鳞癌的免疫组化呈现 CEA 阳性，p16 弥漫强阳性（注意：PSTT 可能表现出较弱的局灶性 p16 阳性）。此外，上述癌 HLA–G、hCG 和 CD10 阴性。

生物学行为

- Baergen 等的研究认为 30%PSTT 为恶性，其中一半为致死性病变。Zhao 等（2016 年）在中国最近的一个大型系列研究中发现，中国的病死率为6.5%。

- 最常见的转移部位为肺、骨盆、阴道和肝脏。6% 的病例转移到淋巴结。转移性和复发性 PSTT 通常对化疗不敏感。

- 大多数临床恶性肿瘤满足下列一条或数条因素：年龄 > 35 岁，与末次妊娠时间间隔 > 2 年，末次妊娠足月产（有别于其他类型的妊娠史），子宫肌层浸润超过内侧 1/3，临床 Ⅲ 期或 Ⅳ 期，最高 hCG 水平 > 1000mU/ml，广泛坏死，> 核分裂象 5 个 /10HPF，胞质透明的肿瘤细胞。

5. 上皮样滋养细胞肿瘤 ETT（图 10-32 至图 10-35）

- Shih 和 Kurman 将上皮样滋养细胞肿瘤（epithelioid trophoblastic tumor，ETT）这一术语用于罕见的滋养细胞肿瘤，通常与 PSTT 不同，肿瘤起源于绒毛膜型 IT。

- 临床特征（阴道出血、hCG 轻度升高）与 PSTT 相似，但 ETT 更常见于围绝经期女性，多发生于宫颈或子宫下段（占所有病例的 50%），与末次妊娠（正常，流产，葡萄胎）间隔时间较长（平均 6 年）。和 PSTT 一样，前次妊娠多为女性胎儿。

- 罕见的表现包括肺部（Lewin 等）和腹壁 ETT（Hsiue 等），没有明显的子宫病变。

- 大体检查肿瘤边界清楚，实性，肉质样，褐色或黄色附壁包块，表面可呈息肉状。可见灶状出血和（或）坏死。

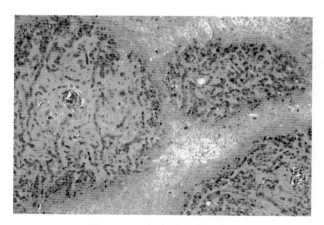

▲ 图 10-32　上皮样滋养细胞肿瘤

成活的肿瘤细胞巢周围有大面积坏死

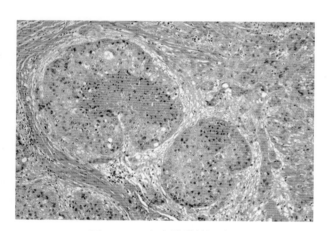

▲ 图 10-33　上皮样滋养细胞肿瘤

2 个癌巢含有中央嗜酸性坏死物质，其外观可被误认为是角化的鳞状细胞癌

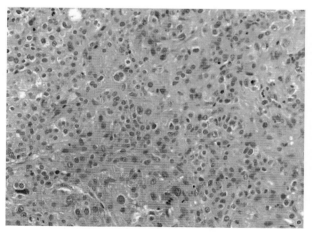

▲ 图 10-34　上皮样滋养细胞肿瘤

或多或少呈片状生长的细胞，具有多灶巢状模式

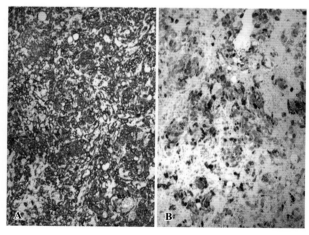

▲ 图 10-35　上皮样滋养细胞肿瘤

CK18（A）和抑制素（B）的特征性免疫反应

第 10 章　滋养细胞病变、其他原发子宫肿瘤、子宫淋巴造血肿瘤和子宫转移性肿瘤

Trophoblastic Lesions, Miscellaneous Primary Uterine Neoplasms, Uterine Hematolymphoid Neoplasms, and Metastatic Neoplasms to the Uterus

- ETT 一般呈结节状膨胀性边界，但局灶常可见到明显浸润。部分肿瘤沿上皮表面扩散，取代正常的宫颈管腺上皮，模仿 HSIL 样生长。
- 组织学检查可见圆形的巢状和少见的索状均匀的圆形单核细胞，胞质嗜酸性或透明，细胞膜清晰，0～10 个 /10HPF（平均值，2）。
- 肿瘤广泛坏死（"地图样"坏死），仅在血管周残留少量活的肿瘤组织。可见特征性的嗜酸性透明或纤维样物质，有时会被误认为角化物。血管浸润不明显，缺少 PSTT 的特征性血管浸润。
- 罕见 ETT 伴有绒毛膜癌或 PSTT 成分；1 例 ETT 与子宫内膜样腺癌密切相关。
- 细胞对 CK（包括 CK18/19）、EMA、CD10 弥漫阳性，对 p63、p40 和 cyclinE 细胞核着色，通常 hPL、hCG、抑制素、Mel-CAM（CD146）和 HLA-G 只有局灶阳性。Ki-67 增殖指数 10%～25%。
- 与上述 PSTT 相似，ETT 可呈现 PD-L1 着色。所以对于这种病变免疫检查点抑制剂疗法也可能发挥作用（Mirkovic 等，Bolze 等，Veras 等）。
- ETT 的生物学行为与 PSTTs 相似，包括耐药性。约 25% 的肿瘤临床表现是恶性，其中一半是致命性的。子宫外播散通常为血源性，但很少侵犯盆腔淋巴结。

- 鳞状细胞癌（squamous cell carcinoma，SqCC）。
  - 由于 ETT 常位于宫颈，细胞呈鳞状上皮样，其透明物质与角化物相似，故而需要与 SqCC 鉴别。此外，累及宫颈管腺体的 ETT 与高级别鳞状上皮内病变（HSIL）很相似。
  - 提示 SqCC 的特征包括血清 hCG 正常、存在明确的鳞状细胞分化、角化物和同时性 HSIL、p16 和 CK5/6 免疫组化染色阳性，以及抑制素、CK18、HLA-G 和 hPL、hCG、GATA-3 和 CD10 阴性。
- PSTT。
  - 该肿瘤肌层浸润更加显著，呈片状生长（而非巢状或条索状），细胞较大，细胞核多形性更加显著，多核细胞较常见，血管浸润显著且具有特征性表现，hPL 和 Mel-CAM 免疫组化染色弥漫阳性，p63 和 p40 阴性。

- 一些中间滋养细胞肿瘤，尤其是绒毛膜癌治疗后的肿瘤，可能很难细分为 PSTT 或 ETT。
- 绒毛膜癌：ETT 缺乏典型的 CT 和 ST 的混合，明显的出血和绒毛膜癌的 SALL4 反应性。
- 胎盘部位结节：与 ETT 不同，PSN 通常较小，细胞少，弥漫透明变性。肿瘤细胞核分裂不活跃，表现出退行性变，cyclinE 染色阴性，低 Ki-67 指数（< 5%，ETT 为 10%～25%）。罕见病变（"非典型 PSN"，"非典型剖宫产后上皮样滋养细胞病变伴囊肿形成"）的形态介于典型的 PSN 和 ETT 之间。
- 超常胎盘部位：与 ETT 相比，该过程是微观的，由胎盘种植部位滋养细胞组成，通常是多核的，hPL 阳性 / p63 阴性，Ki-67 指数较低（< 1%）。
- 上皮样平滑肌肿瘤：这些肿瘤通常含有典型的平滑肌细胞，表达肌源性标志物，不表达 Inhibin-a、hCG、hPL 和 GATA-3。
- 子宫内膜癌伴性索和透明样改变（见第 8 章）：偶见 ETT 呈广泛的索状和透明样改变，但发生于绝经前年龄、缺少典型的子宫内膜样腺癌区域、滋养细胞标记物局灶阳性有助于诊断。

（五）胎盘的肿瘤样异常

1. 胎盘息肉（图 10-36 和图 10-37）

- 这一名称指产后刮宫或子宫切除标本中见到的残留的息肉样胎盘组织碎片。这种残留可能是由于胎盘

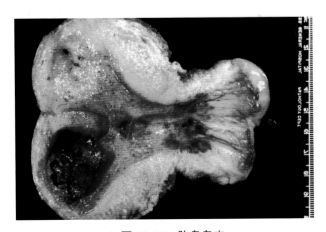

▲ 图 10-36　胎盘息肉
出血性肿块可能提示肿瘤

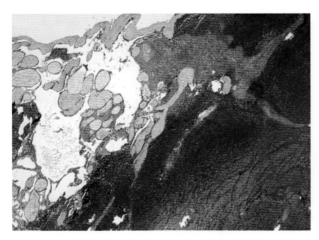

▲ 图 10-37　胎盘息肉
注意绒毛和明显出血

床局部复旧不全或延迟所致。显微镜下可见残留绒毛混合出血、纤维素和子宫胎盘血管。

2. 胎盘粘连、胎盘植入和穿透性胎盘（图 10-38）

- 胎盘与子宫壁的异常黏附可导致正常产后胎盘不能分离。胎盘绒毛可黏附而不侵犯子宫肌层（胎盘粘连，placenta accreta），或侵入子宫肌壁（胎盘植入，plecenta increta），或侵犯子宫肌壁全层（穿透性胎盘，placenta percreta）。后者可因子宫穿孔和腹腔积血而致命。

- 易感因素包括胎盘前置、剖宫产史、需要人工剥离的胎盘残留史以及清宫术史。

- 显微镜下检查（子宫切除标本或胎盘）显示绒毛直接与子宫平滑肌粘连或浸润，其间没有蜕膜。

二、其他原发性肿瘤

（一）腺瘤样瘤

大体特征

- 腺瘤样瘤（adenomatoid tumor，AT）是间皮来源的良性肿瘤，大体检查时通常被误诊为平滑肌瘤，甚至在显微镜下也会误诊。

- 患者多为育龄女性，肿瘤通常在病理检查时偶然发现。肿瘤较大时可产生临床症状。其中 1 例子宫内膜刮宫标本中出现印戒细胞样肿瘤细胞（Carlier 等）。

- 免疫功能低下的女性患子宫 AT 的风险增加。在这种情况下，多发性结节或弥漫性子宫受累似乎比非免疫缺陷女性更常见。

病理学特征　（图 10-39 至图 10-45）

- 大体检查见肿瘤多为孤立性，位于浆膜下，子宫肌层内，常接近子宫角。直径< 4cm，切面实性，灰褐、灰红或黄色，条纹状，与平滑肌瘤相比边界欠清。

- 少见的大体特征包括肿瘤大小＞5cm、弥漫取代子宫肌层、肿瘤多发、双侧子宫角肿瘤、透壁浸润并累及子宫内膜、广泛囊性变（形成充满液体

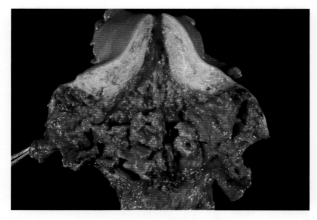

▲ 图 10-38　穿透性胎盘
出血性胎盘组织渗透整个肌层

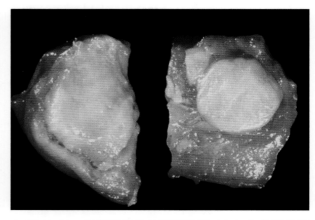

▲ 图 10-39　子宫肌层内的腺瘤样瘤（左）与典型的子宫平滑肌瘤（右）对比
腺瘤样瘤位于浆膜下，边界不如平滑肌瘤清晰

第 10 章 滋养细胞病变、其他原发子宫肿瘤、子宫淋巴造血肿瘤和子宫转移性肿瘤

Trophoblastic Lesions, Miscellaneous Primary Uterine Neoplasms, Uterine Hematolymphoid Neoplasms, and Metastatic Neoplasms to the Uterus

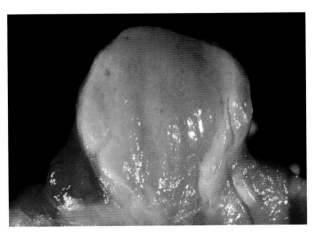

▲ 图 10-40 腺瘤样瘤

从浆膜突出的肿瘤呈黄褐色，质软

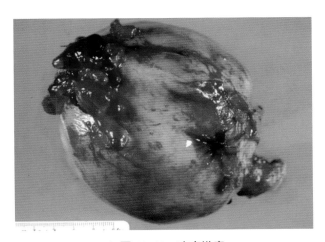

▲ 图 10-41 腺瘤样瘤

本例显示大量腺瘤样瘤累及子宫，并以息肉样出血灶的方式延伸至浆膜

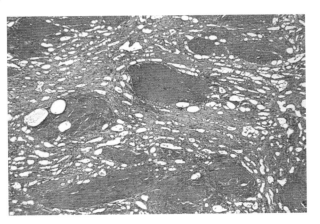

▲ 图 10-42 腺瘤样瘤

腺瘤样结构特征性地分离肌层肌束

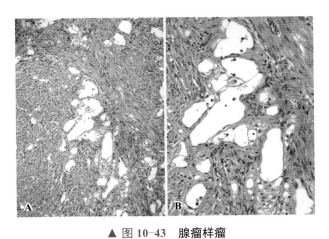

▲ 图 10-43 腺瘤样瘤

A. 增生性肌层平滑肌内被覆扁平细胞的扩张血管样间隙；
B. 同一区域的高倍镜显示了几个线样桥索结构（见正文）穿过管腔

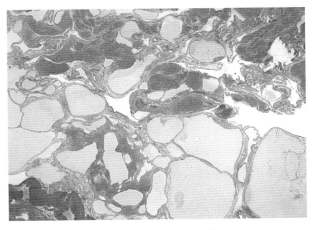

▲ 图 10-44 腺瘤样瘤

本例中囊状结构异常明显，注意特征性的介于囊肿之间的肌间肌束

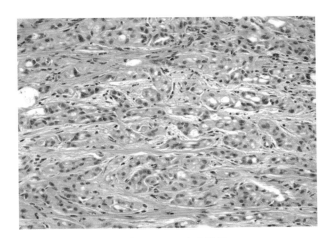

▲ 图 10-45 腺瘤样瘤

本例中可以看到实心管状模式，注意散在的空泡

335

的薄壁囊腔）。外生性浆膜肿物伴发输卵管腺瘤样瘤。

- 镜下检查可见由间皮细胞构成的独特形态，细胞温和，圆形或卵圆形，几乎没有核分裂象，病变通常边界不清。

- 按照出现频率排列，这些独特的结构如下。
  - 腺样结构：腺体排列错综复杂，被覆立方形细胞，常含有胞质空泡。
  - 血管瘤样结构：较大腔隙被覆扁平细胞，类似于血管肿瘤。
  - "实性"结构：胞质红染且见空泡的多角形细胞呈片状、柱状或丛状排列。
  - 囊样结构：被覆扁平细胞的大囊腔被薄层纤维间隔分开。

- Hes 等发现所有腺瘤样瘤均会出现"线样桥索"（thread-like bridging strands）结构，由横跨腺腔的细长的肿瘤细胞胞质形成，这可能是一个有用的诊断性发现。

- 肿瘤"间质"通常由增生的子宫平滑肌构成。部分病例平滑肌过多，容易漏诊腺瘤样瘤。有时可见纤维间隔，呈疏松水肿状或伴发玻璃样变性，肿瘤中偶见淋巴滤泡。

- 肿瘤可局灶累及子宫浆膜层，或表现为乳头状间皮细胞增生、间皮包含囊肿、输卵管内膜异位、纤维性粘连。

- 黏液染色见肿瘤空泡及腔隙内存在酸性黏液（主要为透明质酸）。典型的肿瘤细胞免疫组化染色为 CK、vimentin、WT1、D2-40 和 Calretin。

鉴别诊断

- 平滑肌瘤：虽然 AT 通常边界欠清，但通常在大体（和镜下）被误诊为平滑肌瘤；血管瘤样 AT 可被误诊为血管平滑肌瘤。

- 血管肿瘤：与腺瘤样瘤不同，此类肿瘤的内皮标志阳性，但 CK 阴性。

- 转移性腺癌，特别是印戒细胞型：与腺瘤样瘤不同的是此类肿瘤含有中性黏液，且显示恶性细胞核特征，典型的是 claudin 阳性 /D2-40 阴性。

- 腹膜包含囊肿（与囊性腺瘤样瘤鉴别）：腹膜包含囊肿（见第 20 章）可黏附于子宫浆膜，但与腺瘤样瘤不同的是并不累及子宫肌层。

（二）生殖细胞肿瘤

1. 卵黄囊瘤（YST）

- 这些罕见的肿瘤发生在婴儿的宫颈（或宫颈和阴道）或育龄女性的宫体。通常表现为阴道出血、盆腔疼痛、血清 AFP 水平升高。

- 2/3 患者可经肿瘤切除（通常需要进行子宫切除）和化疗治愈。

- 大体可见肿瘤通常为质软，易碎，灰褐色息肉样肿物，常累及宫颈间质或子宫肌层，有时出现深层浸润。

- 镜下观察肿瘤通常为典型的单纯 YST。1 例子宫内膜肿瘤表现出内胚层 – 肠的分化，类似于患者结直肠腺癌的转移。子宫旁 YST 有子宫内膜样模式，并伴有畸胎瘤。

- 罕见的子宫 YST 可与癌（见第 8 章）或 MMMT 混合（见第 9 章）。

2. 畸胎瘤

- 子宫成熟性畸胎瘤罕见，发生于育龄女性，通常表现为阴道出血和息肉样，实性或囊性宫颈管或子宫内膜肿物。肿瘤由多种成熟的异位的组织混合组成。其中 1 例完全由肺组织组成。

- 有文献报道罕见的子宫内膜或宫颈未成熟畸胎瘤。
  - 1 例子宫内膜肿瘤（Panesar 等）具有少突胶质细胞瘤成分，并与卵巢胶质种植相关。
  - 另 1 例子宫内膜肿瘤（Stolnicu 等）与成熟卵巢畸胎瘤和腹膜胶质瘤病以及随后的多个子宫颈和宫旁实性成熟畸胎瘤有关。这些发现提示了生长畸胎瘤综合征的一种变体（见第 15 章）。

- 有人提出，大部分或全部成熟的子宫"畸胎瘤"来自胎儿组织的残余。然而，Lim 等发现，一例成熟的子宫颈畸胎瘤与患者正常组织的 DNA 相似，这表明它不是胎儿起源的。Wang 等总结，子宫畸胎瘤可能起源于多潜能干细胞或减数分裂之前的原始生殖细胞。

（三）神经外胚层肿瘤

1. 原始神经外胚层肿瘤（图 10-46）

- Ewing 肉瘤（EWS）/ 外周原始神经外胚层肿瘤

第 10 章 滋养细胞病变、其他原发子宫肿瘤、子宫淋巴造血肿瘤和子宫转移性肿瘤

Trophoblastic Lesions, Miscellaneous Primary Uterine Neoplasms, Uterine Hematolymphoid Neoplasms, and Metastatic Neoplasms to the Uterus

▲ 图 10-46　原始神经外胚层肿瘤，周围型

片状生长提示未分化癌或恶性淋巴瘤

（pPNET）具有 EWSR1 重排，但只有少数子宫 PNET 呈阳性。Euscher 等认为，未发生 EWSR1 重排（通常为 fli–1 阴性）的子宫肿瘤被称为中心型 PNET 或 "具有神经外胚层分化的子宫肿瘤"，以将其与 pPNET 区分开来。

- 子宫 PNET 的年龄范围很广（12—81 岁，平均 51 岁）（Chiang 等）。宫体肿瘤（约 80% 的病例）通常发生于绝经后，而宫颈肿瘤通常是在生育年龄。

- 典型症状为异常出血、子宫增大、盆腔肿物或肉眼可见的宫颈病变。约 70% 的肿瘤属于 Ⅱ 期以上。

- 大体检查通常可发现最大直径（中位 5.7cm，Chiang 等）达 20cm 的息肉样肿物，常伴有肌壁浸润及质嫩、灰白色、局灶性出血。

- 显微镜检查显示有丝分裂活跃的小圆细胞，常伴有纤维样背景和（或）大多数肿瘤（Chiang 等的研究中 7 或 8 例）也表现出神经外胚层分化，包括神经母细胞、胶质细胞、星形细胞（包括胶质母细胞瘤、室管膜、髓上皮细胞和髓母细胞瘤）分化。常见广泛坏死。

- 约 1/3 的肿瘤会与另一种成分混合，最常见的是子宫内膜样癌，但偶尔也有非子宫内膜样癌、肉瘤（包括横纹肌肉瘤）、MMMT 或腺肉瘤。

- 免疫染色可突出神经外胚层分化，并有助于识别那些需要进行 EWSR1 重排的肿瘤（见前述）。

　　- Euscher 等发现，神经外胚层成分通常被突触

素、神经丝和 CD99 染色。

　　- Chiang 等发现 CD56、Syn、NSE、S100 和 CgA 的染色频率依次递减。

　　- Magro 等发现，在儿童 EWS/pPNET 中，cyclin D1 呈一致的强弥漫性（＞ 50%）染色，而在该年龄组中其他小蓝圆细胞肿瘤（Wilms 瘤，DSRCT）呈阴性或局灶性（5%）染色。

- 除大部分高级别肿瘤患者死亡外，偶尔有 Ⅰ 期患者死亡。只有 1 例子宫颈 PNET 患者死亡，尽管大多数病例的随访时间都很短。

鉴别诊断

- 小细胞癌：其组织学与免疫组化特征可能与 PNET 存在交叉。明确的神经外胚层分化（例如神经胶质）、CD99 阳性，检测到 EWS/FLI 融合转录均倾向于诊断 PNET。

- 淋巴瘤：与 PNET 相比，淋巴瘤对 LCA 和其他 B 或 T 细胞标记物染色，而对 Cyclin D1 不染色。

- MMMT 伴神经外胚层分化（见第 9 章）：此类肿瘤含有癌或肉瘤成分，且通常都是高级别肿瘤。

2. 婴儿色素性神经外胚层肿瘤

- 子宫婴儿色素性神经外胚层肿瘤只有两例报道（又称为视网膜原基瘤或黑色素性突变瘤），其中 1 例发生于 57 岁女性，表现为息肉样浸润性宫颈管肿物，子宫切除后随访 5 年未见肿瘤复发。另 1 例息肉样子宫内膜肿物患者 69 岁，于诊断 2 个月后死亡。

- 镜下观察，宫颈管肿瘤富于细胞，由胞质稀少的无色素小细胞（神经母细胞）和伴有轻度核多形性的充满黑色素的立方细胞（黑色素细胞）构成，肿瘤细胞呈巢状、条索状、片状、管状或假乳头样排列。子宫内膜肿瘤为 MMMT 伴灶状黑色素性神经外胚层肿瘤。

3. 子宫神经胶质瘤（图 10-47 和图 10-48）

- 共有 2 例报道，其中 1 例发生于 15 岁女孩，表现为阴道出血。子宫切除标本检查可见息肉样子宫内膜肿瘤浸润肌层，显微镜下可见低级别纤维星形细胞瘤，随访 6 年肿瘤无复发。另 1 例缺少相关细节描述，在子宫浆膜发现转移灶。

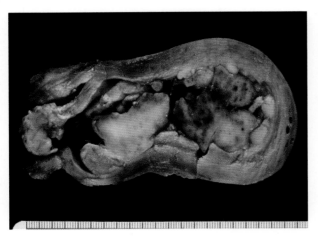

▲ 图 10-47　子宫神经胶质瘤

质嫩白色肿块累及整个子宫腔

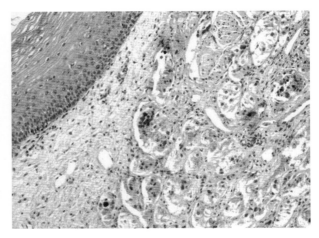

▲ 图 10-49　子宫颈黑色素细胞副神经节瘤

注意肿瘤细胞巢内的色素

能是由同步高级别间变性卵巢室管膜瘤转移而来。

（四）Wilms 瘤（图 10-50 和图 10-51）

- 至今共有 15 例子宫 Wilms 瘤病例报道，患者年龄 2—77 岁（多数＜ 40 岁），通常表现为阴道出血和（或）肿物。
- 临床和大体检查可见位于宫颈管、子宫下段或子宫内膜的息肉样肿物。部分肿瘤可见子宫肌壁浸润和（或）阴道、附件受累。
- 显微镜下可见典型的 Wilms 瘤。在少数病例中还发现了异源性成分（平滑肌和骨骼肌、软骨、鳞状上皮、AFP 阳性内胚层组织、神经外胚层成分）。
- 3 例肿瘤在息肉切除术后复发，2 例患者死于肿瘤。

（五）恶性黑色素瘤

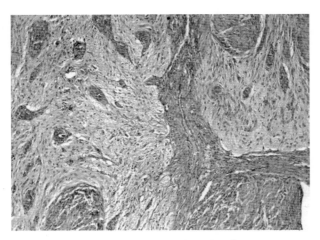

▲ 图 10-48　子宫神经胶质瘤

纤维性物质浸润肌层

- 神经胶质瘤可根据其单一性神经胶质增生，缺少恶性小圆细胞成分而与子宫 PNET 鉴别。

4. 其他神经外胚层肿瘤（图 10-49）

- 这些肿瘤包括累及子宫的神经纤维瘤病（见第 9 章），经典型和黑色素型良性副神经节瘤、恶性副神经节瘤、节细胞神经瘤、颗粒细胞瘤以及良恶性神经鞘瘤（见第 9 章）。
- "色素性肌瘤性神经嵴瘤"（pigmented myomatous neurocristoma）形成灶状色素性子宫肌层肿物，直径约 4cm，由色素性和无色素性黑色素细胞分布于变异的平滑肌细胞间质中构成。
- 有 1 例子宫内膜乳头状室管膜瘤的报道，尽管它可

临床特征

- 宫颈原发或疑似宫颈原发的恶性黑色素瘤约有 100 例报道。3% 的女性宫颈上皮内可见含有黑色素的细胞（推测是黑色素细胞），这一所见符合宫颈来源。
- 肿瘤发病年龄广泛（26—83 岁），但绝大多数年龄在 50—70 岁。常见症状包括阴道出血、阴道排液，偶尔出现宫颈涂片异常或远处转移征象。
- 约半数病例可见棕色或蓝黑色色素沉积。部分病例还可见到连续性或非连续性阴道受累。

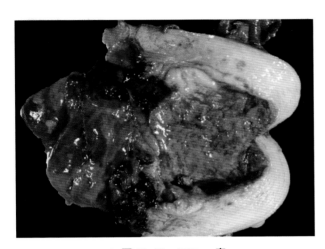

▲ 图 10-50　**Wilms 瘤**
出血性肿块充满子宫内膜腔

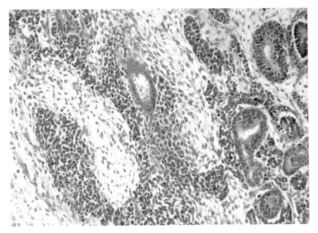

▲ 图 10-51　**Wilms 瘤**
囊胚、基质和管状细胞均可见

- 随访发现 90% 死于肿瘤（通常在 2 年内）。Ⅰ 期患者 5 年生存率相对较高（25%）。Ⅰ A 期与Ⅰ B 期患者的中位生存时间存在差异（分别为 48 个月和 14.5 个月）。

病理学表现

- 镜下表现与其他部位的黑色素瘤相似，由巢状、片状分布的多角形或梭形细胞构成，细胞核具有多形性，核分裂活跃，可见细腻的棕色胞质内色素。约 25% 肿瘤不含黑色素。
- 仅 1/3 的病例在周围黏膜内可见原位黑色素瘤（通常为雀斑样型），提示肿瘤为原发性而非转移性。缺少原位改变（或者个别病例如黑变病）的病例

与转移性黑色素瘤的镜下鉴别非常困难，甚至是不可能的。

鉴别诊断

- 与其他部位一样，宫颈黑色素瘤与多种肿瘤相似。在遇到分化较差的肿瘤时，一定要考虑到黑色素瘤。
- 未分化癌：黑色素瘤标记物（S100、HMB-45、Melan-A、SOX-10）免疫组化染色阳性，细胞角蛋白阴性则支持黑色素瘤；出现原位黑色素瘤、胞质内色素颗粒也是支持黑色素瘤的特征。
- 平滑肌肉瘤（需要与梭形细胞为主的黑色素瘤鉴别）：支持梭形细胞黑色素瘤诊断的特征包括黑色素、原位黑色素瘤的出现、黑色素瘤标记物免疫组化染色阳性以及 desmin 和 h- caldesmon 阴性。
- 腺泡状软组织肉瘤（见第 9 章）：与黑色素瘤不同，此肿瘤细胞形态一致，核分裂不活跃，且胞质含有耐淀粉酶的 PAS 阳性颗粒和结晶。
- 良性黑色素病变（见第 4 章）。

（六）Brenner 肿瘤

- 仅有 2 例子宫 Brenner 肿瘤报道，均发生于绝经后女性。其中 1 例是偶然发现的 1.3cm 的肌层结节；另 1 例为 6cm 的宫腔内息肉样肿块，伴阴道出血。

三、造血和组织细胞疾病

（一）淋巴瘤

1. 子宫原发性淋巴瘤

- 结外淋巴瘤中来源于子宫者不足 1%，约 90% 发生于子宫颈。大多数病例经局部治疗治愈支持子宫原发，虽个别病例可为隐匿性播散的淋巴瘤累及子宫。
- 由于子宫淋巴瘤非常罕见，容易诱导病理医师将其误诊为其他恶性肿瘤或炎症性病变。

临床特征

- 发病年龄广泛（15—90 岁），多数为生育期或绝

经后女性。最常见症状是阴道出血，较少疼痛。全身症状（发烧、体重减轻）很少。在无症状患者中，肿瘤罕见在巴氏涂片中被发现或偶然在显微镜下发现。有些患者 HIV 阳性。

- 盆腔检查通常显示宫颈肿物或弥漫性增大的桶状宫颈，有时向宫颈外扩张至阴道、宫颈旁组织、盆腔侧壁、膀胱和输尿管的一个或多个部位。盆腔肿块或增大的子宫可在宫体肿瘤中触及。Ann Arbor 分期通常是 I E 或 II E。

大体特征 （图 10-52 和图 10-53）

- 宫颈肿瘤通常导致宫颈环周增大，个别情况可见

一处或多处无溃疡的息肉样或内生性局部包块。常见局部播散（宫旁组织、阴道）。子宫体肿瘤表现为子宫内膜息肉样肿物，子宫内膜弥漫增厚，也可表现为一个或多个子宫肌层或内膜肌层的浸润性肿块。

- 切面肉质样，质韧或质硬，呈白色、褐色或黄色。可见出血、坏死。

镜下特征 （图 10-54 至图 10-57）

- 多数为弥漫大 B 细胞淋巴瘤，其次为滤泡性淋巴瘤。三个级别均已有报道。
- 罕见淋巴瘤包括伯基特淋巴瘤、血管内淋巴瘤、

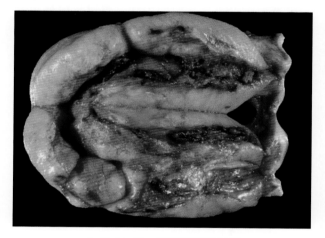

▲ 图 10-52　子宫恶性淋巴瘤
淋巴瘤累及子宫颈及子宫体，切面质嫩；出血和坏死也很明显

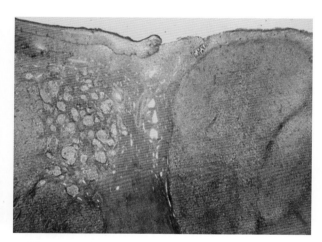

▲ 图 10-54　宫颈恶性淋巴瘤，弥漫性大细胞型伴局灶性滤泡区（左）

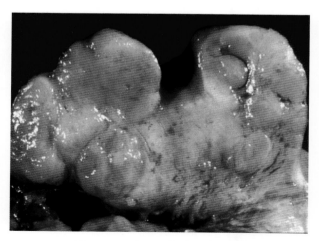

▲ 图 10-53　宫颈恶性淋巴瘤（切面）
均质性质嫩肿瘤累及宫颈壁全层

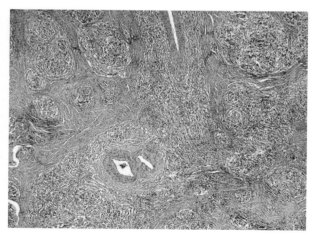

▲ 图 10-55　子宫颈恶性淋巴瘤
注意明显的滤泡生长模式

第 10 章 滋养细胞病变、其他原发子宫肿瘤、子宫淋巴造血肿瘤和子宫转移性肿瘤

Trophoblastic Lesions, Miscellaneous Primary Uterine Neoplasms, Uterine Hematolymphoid Neoplasms, and Metastatic Neoplasms to the Uterus

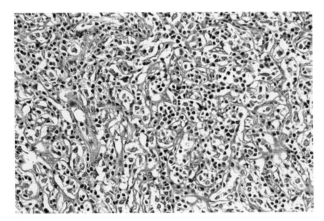

▲ 图 10-56 宫颈恶性淋巴瘤，弥漫性大细胞型
注意围绕肿瘤细胞巢纤细的纤维小梁

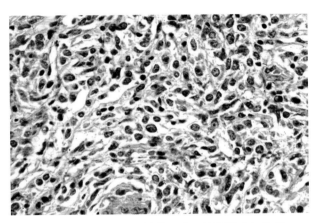

▲ 图 10-57 宫颈恶性淋巴瘤，弥漫性大细胞型
有些肿瘤细胞呈卵圆形到梭形

边缘区 B 细胞 MALT 淋巴瘤、B 细胞淋巴母细胞淋巴瘤、ALK 阳性大 B 细胞淋巴瘤、B 细胞浆母细胞淋巴瘤、外周 T 细胞淋巴瘤、NK/ T 细胞淋巴瘤、富于 T 细胞的 B 细胞淋巴瘤、肉瘤样 B 细胞淋巴瘤、淋巴细胞衰减型霍奇金淋巴瘤、移植后淋巴增殖性疾病和淋巴瘤样肉芽肿病。

- 在宫颈肿瘤，常见上皮下未受累的带状间质，颈管腺体内陷以及完整的被覆上皮。通常可见界限清楚的结节状深部浸润，滤泡性淋巴瘤常见血管周蔓延。
  - 硬化明显的弥漫性大 B 细胞和滤泡性淋巴瘤常形成上皮样形态，包括单个细胞、细胞条索、细胞团被纤维组织或致密胶原带分开。硬化区

域的肿瘤细胞通常为梭形，类似于成纤维细胞。
  - 良性淋巴细胞和浆细胞常紧贴于上皮之下或位于肿瘤周边。
- 子宫内膜淋巴瘤类似于其他器官见到的淋巴瘤，往往缺乏宫颈淋巴瘤中常见的硬化。

鉴别诊断

- 良性反应性淋巴组织浸润，特别是宫颈（见第 4 章）或子宫内膜（见第 7 章）旺炽性反应性淋巴组织增生（淋巴瘤样病变）和伴有大量淋巴细胞浸润的平滑肌瘤（见第 9 章）。
- 播散性淋巴瘤累及子宫（见后述）。
- 如果组织受到挤压、固定与处理欠佳，小细胞癌（SCC）与淋巴瘤很难鉴别，特别是在小的活检标本中。
  - SCC 一般会破坏间质，而淋巴瘤往往不会破坏正常腺体和上皮下间质。
  - SCC 的细胞核互相嵌合，含细颗粒或污点状染色质。淋巴瘤细胞核通常无挤压变形，且含有较粗糙的团块状染色质。肿瘤中出现菊形团结构或出现鳞状上皮或腺上皮分化提示 SCC，有时并存原位癌。
  - 上皮性标志物（细胞角蛋白）和 p16 免疫组化染色阳性及 LCA 和 B、T 细胞标志物阴性提示 SCC 诊断。
- 宫颈淋巴上皮瘤样癌（见第 5 章）：上皮细胞（细胞角蛋白阳性）聚集成巢或呈梁状排列，并且淋巴细胞呈良性外观可除外淋巴瘤。
- 肉瘤（包括子宫内膜间质肉瘤）与伴有硬化和梭形细胞核的淋巴瘤的鉴别。
  - 支持淋巴瘤的诊断特征包括混合性小裂细胞和大无裂细胞，局灶结节样排列，局灶血管周围浸润，B、T 细胞标志物免疫组化阳性。
  - 支持子宫内膜间质肉瘤的诊断特征包括一致的小血管网、细胞与正常子宫内膜间质细胞相似、vimentin 和 actin 免疫组化阳性。

生物学行为

- 预后良好。无论是否切除子宫，各种放化疗组合对大多数病例有效。Harris 和 Scully 发现总体 5 年生存率和无复发 5 年生存率分别为 77% 和

70%（包括各期患者），而 I E 期患者的总体 5 年生存率和无复发 5 年生存率分别为 93% 和 84%。接受局部根治治疗的 I E 期患者均无复发。Vang 等的研究结果与之相似。

- 子宫内膜淋巴瘤以及宫颈少见类型淋巴瘤（见前述）非常罕见，尚无法进行预后总结。

2. 播散性淋巴瘤累及子宫

- 与子宫原发淋巴瘤相比，播散性淋巴瘤子宫继发受累相对常见，且预后较差。通常缺少与子宫受累相关的临床表现，但少数病例会出现阴道出血或流液。

- 播散性淋巴瘤类型比原发子宫淋巴瘤更多样，弥漫性大 B 细胞淋巴瘤的优势不明显。在 1 例子宫内复发的病例中有明显的印戒细胞表型，而在原发肿瘤则缺乏。

- 其他类型包括滤泡性淋巴瘤、慢性淋巴细胞白血病（罕见伴有 Richter 转化）、淋巴母细胞白血病/淋巴瘤、NK/T 细胞淋巴瘤/白血病、伯基特淋巴瘤、嗜血管性淋巴瘤和霍奇金淋巴瘤。

- 与子宫原发淋巴瘤的鉴别需要依靠子宫外淋巴瘤病史和（或）广泛播散性病变的临床证据。子宫颈、子宫体同时受累提示属于继发性病变。

（二）白血病累及子宫

1. 子宫原发白血病（图 10–58）

- 20 例髓细胞性白血病表现为子宫髓细胞肉瘤，通常为成人。表现为异常阴道出血、疼痛，偶尔宫颈涂片中可见恶性细胞。

- 多数病例累及宫颈，少数只累及子宫体。约半数病例累及生殖道其他部位（阴道、外阴、宫旁组织、输卵管、卵巢）。有时也会累及生殖系统外（骨髓、淋巴结、胃肠道）。

- 大多数患者最初外周血中并无白血病细胞，但最终发生急性髓细胞性白血病。早期的随访资料显示，90% 的患者死于肿瘤。在近期一项关于妇科髓细胞肉瘤的研究中（Garcia 等）发现，其生存率达 72%。

- 宫颈大体检查可见结节、溃疡或大肿物，通常蔓延至阴道或宫旁组织。切面灰褐色、灰蓝色或绿色。

- 镜下可见不成熟粒细胞包绕正常结构，与其他部位的髓细胞肉瘤相似。氯乙酸酯酶染色阳性，髓过氧化物酶和溶菌素免疫组化染色阳性可进一步明确诊断。

- 需要与恶性淋巴瘤鉴别，偶尔也要与小细胞癌或

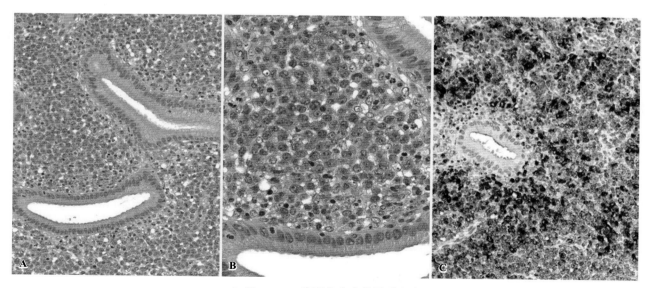

▲ 图 10–58　宫颈息肉内的髓系肉瘤

A. 低倍镜显示间质完全被髓样肉瘤浸润替代；B. 高倍镜显示髓样细胞，部分可见嗜酸性颗粒状胞浆；C. 髓细胞 MPO 阳性

第 10 章　滋养细胞病变、其他原发子宫肿瘤、子宫淋巴造血肿瘤和子宫转移性肿瘤

Trophoblastic Lesions, Miscellaneous Primary Uterine Neoplasms, Uterine Hematolymphoid Neoplasms, and Metastatic Neoplasms to the Uterus

肉瘤鉴别。不借助于上述特殊染色，粒细胞肉瘤很难甚至无法与淋巴瘤鉴别。B、T 细胞标志物的缺失可除外淋巴瘤。

2. 已确诊的白血病累及子宫

- 约 30% 白血病患者的宫颈阴道涂片可见白血病细胞。子宫受累时通常无相关症状，但有时可见异常出血、疼痛、宫颈肿物或上述症状并存。复发性疾病的首要表现很少是宫颈受累。

- 40% 的白血病死亡女性尸检可见子宫受累。尸检研究发现对于不同类型的白血病，其子宫受累概率分别为 25%（急性淋巴母细胞性白血病）、11%（急性髓细胞性白血病）、14%（慢性淋巴细胞性白血病）和 4%（慢性粒细胞性白血病）。

（三）浆细胞瘤

- 多发性骨髓瘤累及子宫者 < 1%。少数骨髓瘤经宫颈涂片和（或）宫颈管、子宫内膜活检而确诊。
- 鉴别诊断包括浆细胞性宫颈炎（见第 4 章）。

（四）组织细胞疾病累及子宫（图 10-59 和图 10-60）

- 朗格汉斯细胞组织细胞增生症（LCH、组织细胞增生症 X、嗜酸性肉芽肿）累及子宫者共有 3 例报道。其中 1 例为 38 岁女性，患者子宫内膜和外阴受累，外阴局部切除术后 6 年无复发：1 例为 29 岁女性，病变累及外阴、阴道、宫颈和子宫内膜，患者接受宫颈切除术及放疗后失访：第

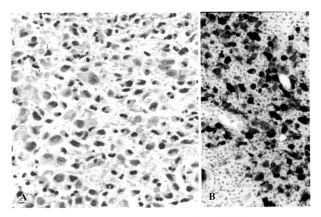

▲ 图 10-60　宫颈嗜酸性肉芽肿

A. 组织细胞和嗜酸性粒细胞的混合物；B. 组织细胞对 S100 有免疫反应

3 例为 33 岁女性，患者宫颈受累，宫颈切除术后随访 3 年无复发。

- Rosai-Dorfiman 病（窦组织细胞增生伴巨大淋巴结病，SHML）累及宫颈 2 例，累及子宫 1 例，累及子宫肌层 1 例。

- 鉴别诊断包括肉芽肿性炎、脂质肉芽肿性炎和软斑病（见第 4、7 章）。LCH 和 SHML 的特征性显微镜下表现有别于此类炎症性病变。

四、子宫转移癌

（一）来自生殖道的癌（图 10-61）

- 阴道或输卵管的癌可以直接蔓延到子宫，或者是

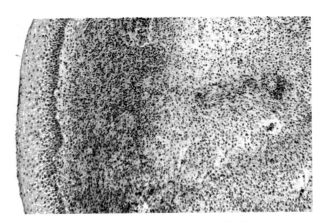

▲ 图 10-59　宫颈嗜酸性肉芽肿

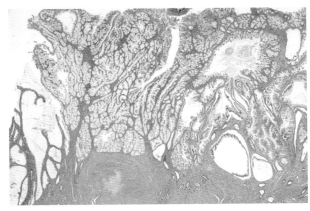

▲ 图 10-61　宫颈胃型腺癌向子宫内膜继发转移

残留的子宫内膜伴囊性萎缩，但大部分被黏液腺癌所取代

卵巢癌种植到子宫浆膜层或子宫直肠陷窝伴肌层浸润。这种情况下，原发肿瘤通常十分明显。

- 宫颈鳞状细胞癌、腺癌和腺鳞癌通过直接蔓延或经淋巴管传播至子宫体，具有不良预后（Amyes 等）。Reyes 等（2015 年）描述了 16 例此类病例，均侵犯子宫内膜，其中 10 例伴肌层侵犯。
- 子宫内膜腺癌可种植于宫颈黏膜，有时为 D&C 分段诊刮的并发症。
- 偶尔显微镜下检查刮宫标本，能够发现隐匿性播散的卵巢癌，输卵管癌或腹膜癌，可能会被误认为子宫原发癌。

（二）来自生殖道以外的癌（图 10-62 至图 10-64）

- 子宫转移癌当伴发于系统性播散且诊断明确的原发癌时，通常不难诊断。生殖道外原发癌如果以子宫肿瘤为主要表现时，容易误诊。
    - 最常见转移到子宫的原发性癌依次为乳腺（通常是小叶型）、结肠和胃（通常是印戒型）。罕见的低级别阑尾黏液性肿瘤伴腹膜假性黏液瘤可扩散至子宫内膜或子宫颈（McVeigh 等）。
    - 不同部位的癌和恶性黑色素瘤可能会扩散到子宫，但在已知原发肿瘤的情况下很少会造成诊断困难。
- Takeda 等发现子宫切除标本中的转移癌 60% 累及子宫颈、21% 累及子宫体，其余为子宫颈和子

宫体均受累。Kumar 和 Hart 发现，除 1 例外，转移癌均局限于肌层。罕见的受累部位包括平滑肌瘤和子宫内膜息肉（包括子宫内膜息肉内的转移性乳腺小叶癌）。

- 提示可能为转移癌的形态学特征包括如下。
    - 临床或大体表现不像原发癌。
    - 肿瘤局限于子宫肌层或宫颈间质，表面被覆上皮正常。
    - 多结节状生长。
    - 肿瘤在子宫内膜或宫颈间质中弥漫生长，包绕正常腺体。
    - 淋巴管或血管显著受累。
    - 缺乏相关的癌前病变或原位癌，特别是已经具有上述表现时。
    - PAX8 呈阴性染色（肾细胞癌除外，其通常为 PAX8 阳性）。
- 当显微镜下特征不符合子宫原发癌时，需要考虑生殖道外原发癌的可能性。例如以印戒细胞为主时（乳腺、胃）；肿瘤细胞呈细条索样排列时（乳腺）；肿瘤腺腔内可见大量坏死碎屑（dirty necrosis）时（结肠）；高分化黏液上皮取代正常子宫内膜时（阑尾）。
- 尽管列举了上述鉴别特征，少数转移性腺癌累及子宫（特别是宫颈）时酷似原发性原位癌和（或）浸润癌。
    - McCluggage 等报道了 6 例宫颈受累的病例，

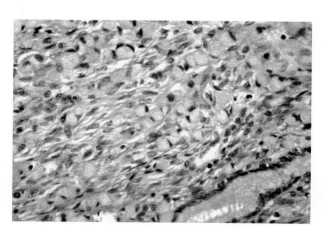

▲ 图 10-62 阑尾来源的印戒细胞腺癌转移至子宫颈（右下可见正常宫颈管腺体）

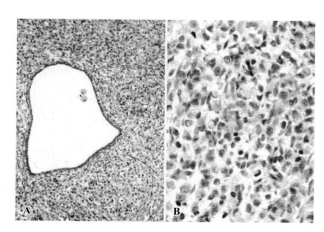

▲ 图 10-63 乳腺小叶癌转移侵犯子宫内膜

A. 肿瘤细胞弥漫性取代子宫内膜间质，使正常子宫内膜腺体陷入其中，低倍镜检查会误以为正常；B. 部分肿瘤细胞呈印戒样外观

第 10 章　滋养细胞病变、其他原发子宫肿瘤、子宫淋巴造血肿瘤和子宫转移性肿瘤

Trophoblastic Lesions, Miscellaneous Primary Uterine Neoplasms, Uterine Hematolymphoid Neoplasms, and Metastatic Neoplasms to the Uterus

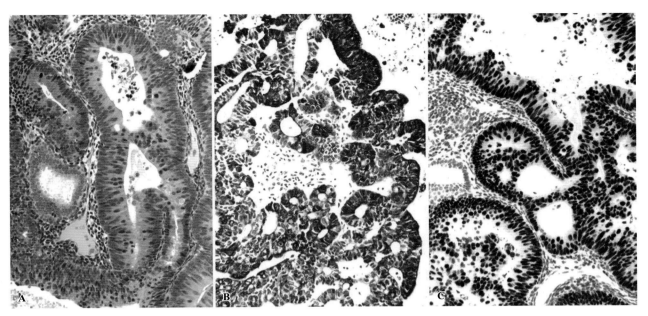

▲ 图 10-64　子宫内膜转移性结肠腺癌

癌的腺体与良性子宫内膜腺体（A）对比，CK20（B）和 CDX2（C）表现出免疫反应性；CK7 染色阴性（未显示）

其中原发肿瘤通常是卵巢或腹膜浆液性癌，很可能通过输卵管播散到达子宫。WT1 阳性 /p53 阳性 /ER 阳性免疫表型和 HPV 阴性有助于诊断。

– Van der Linden 等报道了直肠腺癌向宫颈的 Paget 样播散（以及外阴阴道受累）。

● 有助于鉴别诊断的免疫组化标志物与鉴别卵巢原发癌、转移癌的标志物相同（见第 18 章），诊断陷阱包括罕见的 TTF1 阳性宫颈内膜腺癌和子宫内膜腺癌（可能提示转移性肺腺癌），以及 mammaglobin 阳性的宫颈管和子宫内膜癌，尽管子宫肿瘤缺乏乳腺癌中常见的弥漫性强阳性染色。

● 鉴别诊断还包括子宫内膜间质细胞罕见的外观改变，这种改变可能类似于转移性癌（Jacques 等）。局部细胞呈上皮样外观，部分呈条索状或印戒样外观。

缩略语		
APSN	atypical placental site nodule	非典型胎盘结节
AT	adenomatoid tumor	腺瘤样瘤
CHM	complete hydatidiform mole	完全性葡萄胎
CT	cytotrophoblast	细胞滋养层细胞
DSRCT	desmoplastic small round cell tumor	结缔组织增生性小圆细胞肿瘤
EPS	exaggerated placental site reaction	胎盘部位超常反应
ESS	endometrial stromal sarcoma	子宫内膜间质肉瘤
ETT	epithelioid trophoblastic tumor	上皮样滋养层细胞肿瘤

FIGO	Fédération Internationale Gynécologie Obstétrique（International Federation of Gynecology and Obstetrics）	国际妇产科联合会
GTD	gestational trophoblastic disease	妊娠滋养层细胞疾病
HA	hydropic abortus	水样流产
HM	hydatidiform mole	葡萄胎
IT	intermediate trophoblast	中间滋养层
LCH	Langerhans' cell histiocytosis	朗格汉斯细胞组织细胞增生症
MMMT	malignant müllerian mixed tumor	恶性苗勒混合瘤
PHM	partial hydatidiform mole	部分葡萄胎
PNET	primitive neuroectodermal tumor	原始神经外胚层肿瘤
PSNP	placental site nodule and plaque	胎盘部位结节和斑块
PSTT	placental site trophoblastic tumo	胎盘部位滋养层肿瘤
SCC	small cell carcinoma	小细胞癌
SHML	sinus histiocytosis with massive lymphadenopathy	窦组织增生症和巨大淋巴结病
SqCC	squamous cell carcinoma	鳞状细胞癌
ST	syncytiotrophoblast	合胞体滋养层细胞
YST	yolk sac tumor	卵黄囊瘤

（王 瑜 译 胡 丹 校）

一、输卵管瘤样病变

（一）炎性病变

1. 普通细菌性输卵管炎（图 11-1 至图 11-6）

- 细菌性输卵管炎是不孕症的一个重要原因，大多源于性交引起的上行性感染（淋病奈瑟菌、沙眼衣原体、支原体）。其他一些细菌可能会通过淋巴管或血管进入输卵管，尤其是在流产后或妊娠期间，如链球菌、葡萄球菌、大肠埃希菌和厌氧菌。

- 急性输卵管炎。
  - 大体检查可能显示输卵管红肿、管腔内和（或）浆膜有脓性渗出和纤维性粘连。卵巢受累可导

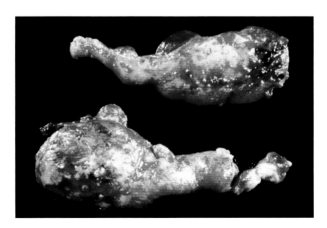

▲ 图 11-1　急性输卵管炎

双侧输卵管肿胀，呈暗红色，浆膜面可见局灶性脓性渗出物附着

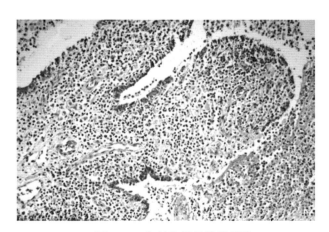

▲ 图 11-2　急性和慢性输卵管炎

输卵管皱襞和输卵管管腔中可见密集的急性和慢性炎性细胞浸润

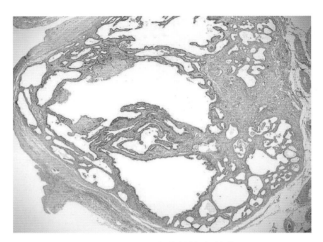

▲ 图 11-3 滤泡性输卵管炎
输卵管的正常组织学消失，取而代之的是内衬输卵管型上皮的网状不规则扩张的腔隙

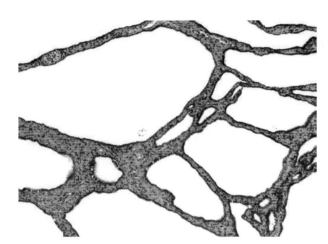

▲ 图 11-4 滤泡性输卵管炎
输卵管皱襞纤维化，融合并扩张形成滤泡样腔隙

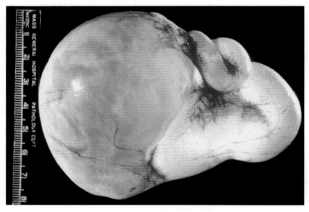

▲ 图 11-5 输卵管积水
注意其烧瓶样外观

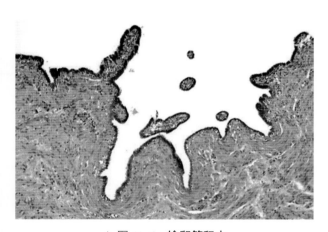

▲ 图 11-6 输卵管积水
仅极少量输卵管皱襞残留

致输卵管 – 卵巢脓肿。

- 显微镜检查显示黏膜层嗜中性粒细胞浸润，管腔内见纤维素性及化脓性渗出；重者炎细胞浸润可贯穿管壁，并扩展到输卵管浆膜层。慢性炎症细胞也可能存在。

- 鉴别诊断包括月经期和增生早期常见的生理性输卵管内膜炎，这可能是由于反流的月经血和碎屑对输卵管内膜的刺激所致。在这种情况下，在输卵管腔和黏膜中可见稀疏的中性粒细胞浸润。

- 慢性输卵管炎。

- 大体检查可能显示出输卵管周围和输卵管 – 卵巢纤维性粘连，偶见输卵管积水。输卵管伞端闭合，输卵管口闭锁和（或）输卵管扭转都可导致

输卵管积水。在这种情况下输卵管可能呈烧瓶样形状，其游离端呈囊性扩张，内含清亮液体。

- 镜下病变中的炎性细胞主要是淋巴细胞和浆细胞，但随病情发展，病变中炎性细胞数量减少，黏膜皱襞数量减少、变短和纤维化。皱襞融合和扩张可能会导致滤泡样腔隙（滤泡性输卵管炎）。

- 输卵管上皮可能呈现反应性改变（见"上皮增生，普通型"）。

- 在术中所见或病理大体检查中，积水的输卵管紧密黏附在卵巢上，可被误认为卵巢囊肿或囊腺瘤。但在镜下，偶有的输卵管皱襞、滤泡性输卵管炎病灶和（或）很薄的输卵管肌层，都有助于正确的诊断。

2. 放线菌性输卵管炎

- 以色列放线菌是一种厌氧革兰阳性菌，是输卵管炎的一种罕见病因，可能与宫内节育器有关。卵巢受累可导致卵巢或输卵管－卵巢脓肿。

- 放线菌菌落（"硫黄颗粒"）通常在嗜中性粒细胞的渗出液中发现。硫黄颗粒应与假放线菌颗粒（见第 7 章）区分开，后者也会发生于输卵管－卵巢脓肿。

- 包括组织细胞在内的慢性炎细胞也会存在，长期感染可能会伴有肉芽组织增生和纤维化。

3. 结核性输卵管炎（图 11-7）

- 这种病变通常为双侧，在生殖器结核病例中很常见，并且是世界某些地区不孕症的重要病因。

- 大体外观可能不具特异性，但在管腔或浆膜偶尔可见干酪样物质可提示诊断。病变晚期，可能会出现严重的输卵管－卵巢纤维性粘连。

- 镜下常可发现典型结核性肉芽肿伴灶状干酪样坏死，病变可以是透壁性的。黏膜皱襞的融合可形成多个腺样腔隙，有时会形成筛状结构；黏膜上皮可呈轻至中度非典型性，甚至可能出现核分裂象。结核病变中存在肉芽肿和细胞核没有明显的恶性特征，有助于与癌的鉴别。

4. 其他原因所致的肉芽肿性和组织细胞性输卵管炎（图 11-8 至图 11-11）

- 肉芽肿性输卵管炎的罕见病因包括寄生虫 [血吸

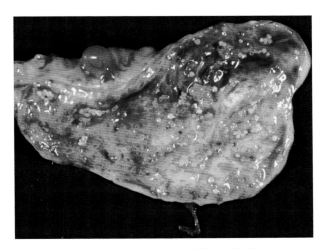

▲ 图 11-8　黄色肉芽肿性输卵管炎
注意输卵管黏膜黄色变

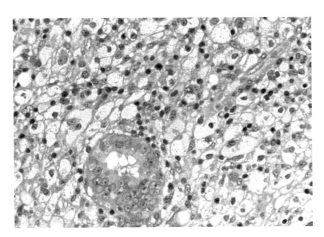

▲ 图 11-9　黄色肉芽肿性输卵管炎
密集的炎性细胞浸润，主要是泡沫状组织细胞

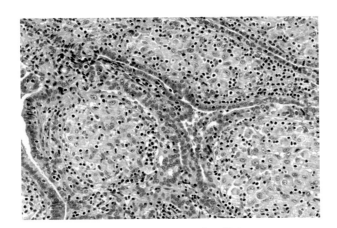

▲ 图 11-7　结核性输卵管炎

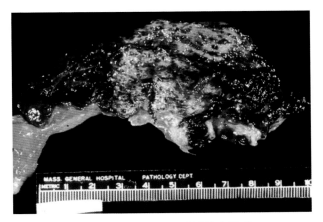

▲ 图 11-10　假黄色瘤样输卵管炎
该患者患有盆腔子宫内膜异位症，其输卵管黏膜有褐色色素沉着

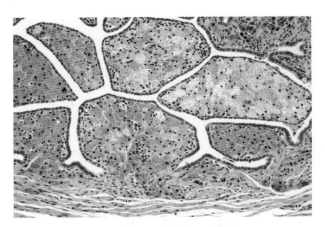

▲ 图 11-11　假黄色瘤样输卵管炎
输卵管皱襞间质有大量含色素的和泡沫状的组织细胞浸润

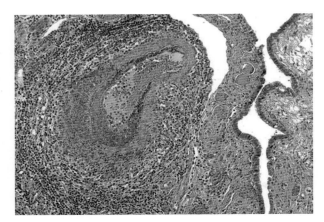

▲ 图 11-12　结节性多动脉炎累及输卵管伞端
该病变是组织学的偶然发现

虫病（大都是埃及血吸虫），蛲虫病（蠕形住肠线虫）]、异物（润滑剂，矿物油，淀粉颗粒）及结节病或克罗恩病累及输卵管。

- 长期的慢性细菌性输卵管炎可引起泡沫状组织细胞浸润（黄色肉芽肿性输卵管炎）或实性肿块（黄色肉芽肿）。

- 由于出现大量含有脂褐素的组织细胞，盆腔子宫内膜异位症可导致输卵管黏膜变黄（假黄色瘤样输卵管炎）。在这种情况下，子宫内膜异位症通常不累及输卵管本身。

- 脉冲肉芽肿可发生在输卵管直肠瘘后的输卵管中。这些肉芽肿是对蔬菜残渣的不寻常反应，表现为小到中等大的透明环。

- Michal 等描述了 1 例输卵管浆液性癌患者的输卵管腔内见大量聚集的组织细胞。

- Tran 等报道了 1 例腹膜原发性高级别苗勒腺癌患者，其输卵管（和阑尾）的淋巴管内见组织细胞增生。该例淋巴管内组织细胞增生症的一个不寻常特征是存在多核巨细胞。

5. 木样输卵管炎

- 木样输卵管炎病例报道罕见，有时与女性生殖道（the Female Genital Tract，FGT）（见第 4 章）其他部位或腹膜的受累有关。

6. 动脉炎（图 11-12）

- FGT 中，巨细胞动脉炎最常见于子宫颈（见第 4 章），但在附件已有报道，包括输卵管。结节性

多动脉炎也可以累及附件。在这两种类型中，动脉炎可以是孤立的，也可是全身性疾病的表现之一。

（二）上皮增生

1. 普通型，包括假癌样改变（图 11-13 至图 11-16）

- 输卵管上皮增生的发病率、诊断标准和意义尚不明确。输卵管上皮的轻度增生很常见，在某些情况下可能与雌激素的无抵抗刺激有关。

- 输卵管上皮增生可能在卵巢浆液性交界性肿瘤（serous borderline tumor，SBT）和癌的患者以及携带 BRCA 突变但尚无肿瘤形成的患者中更为常见。但是，Wolsky 等发现低级别浆液性肿瘤（囊腺瘤，SBT，低级别浆液性癌）的女性中，输卵管上皮增

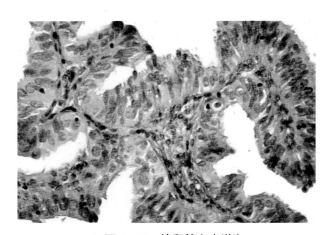

▲ 图 11-13　输卵管上皮增生
上皮细胞局灶呈复层排列，但细胞核温和，部分保留纤毛

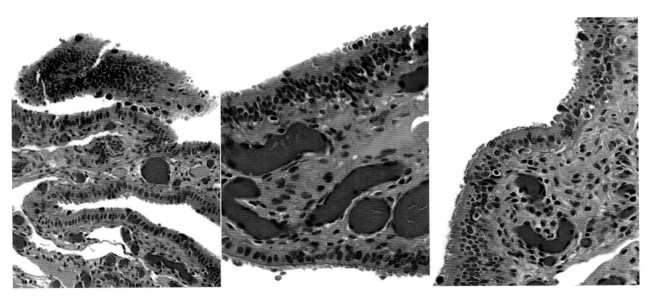

▲ 图 11-14 输卵管上皮非典型性，非特殊类型

偶尔遇到意义不明的各种输卵管上皮异常；本例中零星的输卵管上皮细胞染色深，位于顶端，似乎要脱落

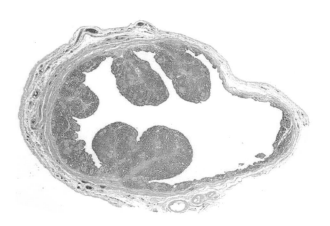

▲ 图 11-15 慢性输卵管炎

融合和扩张的褶皱在管腔内叶状增生，可酷似癌

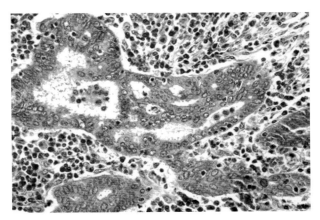

▲ 图 11-16 输卵管黏膜假癌性增生，伴有慢性输卵管炎

注意筛状模式和炎性细胞浸润

生的频率并没有增加。

- 严重的非结核性和结核性输卵管炎可引起上皮复层化、乳头状或筛状，以及反应性细胞非典型性和核分裂（Cheung 等）。
- 其他可能误诊为癌的发现包括同时发生的结节性峡部输卵管炎、间质反应性改变、人为造成的血管内上皮细胞和（或）砂砾体，以及输卵管浆膜的反应性间皮增生并伴腺样腔隙。
- 转移到输卵管固有层的肿瘤可导致上皮显著的反应性增生，这可能会错误地提示肿瘤起源于输卵管。

鉴别诊断

- 组织学上区分反应性输卵管上皮增生和早期输卵管癌包括浆液性输卵管上皮内癌（STIC），变得越来越重要。因为目前对 BRCA 携带者预防性输卵管卵巢切除术标本进行完整取材的组织学检查已成为常规操作规范。BRCA 相关病变（包括 STIC 及其潜在的前体）的组织学和免疫组化特征将单独章节介绍。
- 支持增生（相对于癌）的证据包括存在重度输卵管炎（尽管输卵管癌偶尔可能伴有输卵管炎）、缺乏核分裂、缺乏重度核非典型性或病理性核分裂、纤毛的存在、MIB1 染色弱或缺失、野生型 p53 染色模式及细胞结构和免疫特征证实任何浆膜增生都是来自间皮细胞（见第 20 章）。

2. 输卵管上皮乳头状增生（图 11-17 和图 11-18）

- Kurman 等将 "输卵管上皮乳头状增生" 描述为输卵管上皮细胞呈小圆形簇状和小乳头状增生，伴或不伴有砂砾体。75% 的输卵管上皮乳头状增生病例与 SBT（许多伴有腹膜种植）有关。
  - 作者从他们的发现中得出结论，输卵管上皮细胞可能会种植在卵巢和腹膜表面，这可能代表了卵巢 SBT、非浸润性上皮腹膜种植和输卵管子宫内膜异位症的前驱病变。
  - 上述观点目前认识有限，仍需更多研究以明确。

我们和其他人（请参见前面 Wolsky 等）尚未注意到输卵管乳头状上皮增生与 SBT 相关。

- Laury 等已经描述了输卵管分泌细胞增生（secretory cell outgrowth，SCOUT），且发现它们在 SBT 患者中更为常见。SCOUT 的形态学范围是从单层低柱状或假复层 PAX2- 的分泌细胞增生到分泌和纤毛上皮细胞乳头状增生，伴或不伴有砂砾体。SCOUTs 需进一步研究（请参阅 "BRCA 相关病变"）。

（三）妊娠相关发现

1. 异位妊娠（图 11-19 至图 11-21）

- 约 50% 的输卵管妊娠位于壶腹部，常导致壶腹部扩张、壁变薄、浆膜呈暗红色，偶有破裂。峡

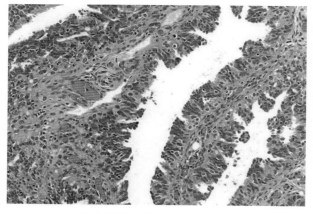

▲ 图 11-17　乳头状输卵管上皮增生，伴有分泌细胞过度增生

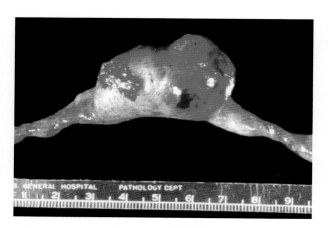

▲ 图 11-19　输卵管妊娠
出血块使输卵管扩张

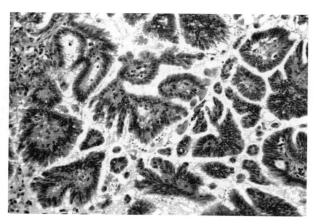

▲ 图 11-18　乳头状输卵管上皮增生

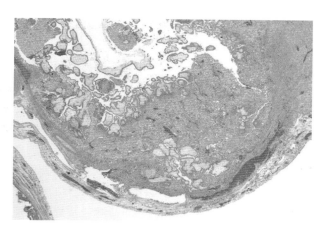

▲ 图 11-20　异位妊娠
输卵管管腔内含绒毛和滋养细胞的聚集

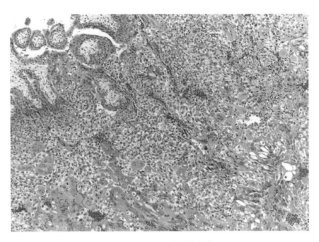

▲ 图 11-21　异位妊娠

可见到明显的细胞滋养细胞和合体滋养细胞，左上方可见绒毛

部、间质部或伞端较少受累。出血至阔韧带甚至对侧附件时可误认为肿瘤。

- 镜下至少应该见到下述一项表现，即通常在血凝块内可以看到有活性或坏死的绒毛、滋养细胞或较少见的胎儿成分，但可能需要对血凝块进行彻底取样才能发现诊断性组织。Erol 等发现滋养细胞对浆膜的侵入与输卵管破裂的增高有关。

- 在某些病例中，可能会发现某种基本因素性病变（慢性输卵管炎、结节性输卵管炎、子宫内膜异位症、肿瘤）。

- 在输卵管切除术的标本中可能会发现临床上尚未发现的陈旧性异位妊娠残留物如中间滋养细胞（包括胎盘部位结节，见后述）；或在输卵管腔内、黏膜、肌层，甚至输卵管旁软组织内可见纤维化的绒毛。

2. 水泡状胎块

- 输卵管水泡状胎块（hydatidiform mole，HM）少见，其诊断标准同子宫同类病变。非水泡状胎块输卵管妊娠由于存在水肿绒毛、成片的绒毛外滋养细胞及在某些病例有输卵管管壁浸润，可能会被误诊为输卵管 HM。
  - Sebire 等在 132 例被认为是输卵管 HM 病例中，仅证实 8 例输卵管 HM（5 例完全性，2 例部分性，1 例 HM，NOS）。Lu 等报道了 1 例输卵管完全性 HM 患者同时伴有正常子宫内妊娠。

  - 与输卵管 HM 不同，非水泡状胎块性输卵管妊娠的绒毛滋养细胞和绒毛外（中间）滋养细胞具有正常极性，很少或几乎没有非典型性。

- 尚不清楚输卵管水泡状胎块引起持续性妊娠滋养细胞疾病（persistent gestational trophoblastic disease，PGTD）的风险与子宫同类病变是否存在差异。

3. 胎盘部位结节

- 胎盘部位结节（见第 10 章）偶见于输卵管。典型者累及黏膜，有时伴有输卵管管腔闭塞。在部分病例病变可扩展到固有肌层甚至输卵管旁组织。

4. Arias-Stella 反应（图 11-22）

- 输卵管黏膜的 Arias-Stella 反应可见于 15% 输卵管异位妊娠患者，并偶见于宫内妊娠。其组织形态类似子宫内膜的同类改变（见第 7 章）。

- 罕见的原发性输卵管透明细胞癌的鉴别特征，与子宫同类病变的适用标准相同（见第 7 章）。

5. 透明细胞改变

- 有个别报道称，输卵管上皮透明细胞改变与输卵管妊娠有关。该病变应与透明细胞癌相鉴别，应用的标准与子宫内膜透明细胞改变相同（见第 7 章）。

6. 异位蜕膜（图 11-23）

- 镜下，在输卵管固有层可以发现灶状的蜕膜组织，

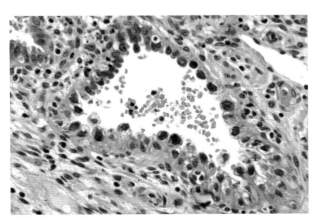

▲ 图 11-22　输卵管黏膜呈 Arias-Stella 反应

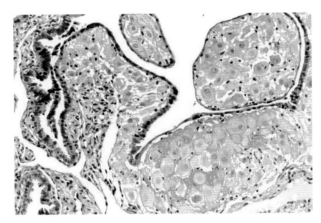

▲ 图 11-23　输卵管皱襞间质内的异位蜕膜

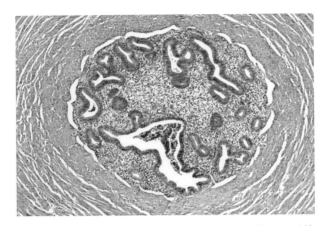

▲ 图 11-24　阻塞近端输卵管管腔的子宫内膜组织（输卵管管腔内子宫内膜异位症）

它在足月妊娠女性中的检出率为 5%～8%，在异位妊娠中占 1/3，而在接受过黄体酮治疗的女性中罕见。灶状异位蜕膜还可见于 5% 的产后输卵管结扎标本，大多位于浆膜结缔组织。

- 正如其他章节所讨论的（见第 7 章），蜕膜细胞在胞浆内出现明显的空泡时可能与印戒细胞癌相混淆。

（四）化生和异位

1. 子宫内膜异位症（图 11-24 和图 11-25）

- 浆膜（和浆膜下）输卵管子宫内膜异位症常常伴有盆腔其他部位的子宫内膜异位症，这类患者的输卵管肌层和黏膜层大都不会受累，但可能会存在假黄色瘤细胞。

- 输卵管黏膜子宫内膜异位症，因其是由子宫角子宫内膜延伸而来，故可能取代输卵管间质部和峡部黏膜，偶可阻塞输卵管管腔。这种现象（输卵管管腔内子宫内膜异位症）可能累及双侧输卵管，在不孕症患者中占 15%～20%，而且还可能是输卵管妊娠的病因。

- 输卵管切除术后的子宫内膜异位症好发于近端输卵管残端的顶部，大都发生在术后 1～4 年，而且可能伴有结节性峡部输卵管炎。子宫内膜腺体和间质从输卵管内膜层向肌层扩展，还常会扩展至浆膜。输卵管腹膜瘘可能会导致结扎术后的异位妊娠。

2. 黏液性化生（图 11-26）

- 输卵管上皮的黏液性化生在显微镜下不常见。在约

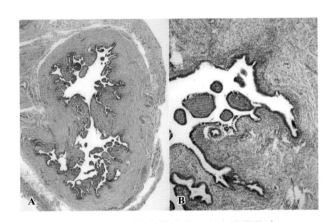

▲ 图 11-25　输卵管黏膜子宫内膜异位症

低倍（A）和高倍（B）视野显示输卵管黏膜乳头状结构，由显著的子宫内膜间质引起输卵管固有层膨胀所致；注意典型子宫内膜异位症相关性出血

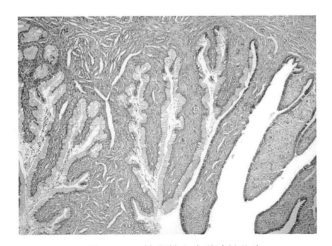

▲ 图 11-26　输卵管上皮黏液性化生

从化生性高柱状黏液上皮细胞突然转变到正常的输卵管上皮

一半的情况下，它与输卵管或生殖道其他部位或胃肠道的化生性或肿瘤性黏液性或非黏液性病变共存。一些病例发生在 Peutz-Jeghers 综合征女性中。

- 输卵管上皮通常被单层温和的宫颈管型细胞所替代，尽管偶尔会出现类似于卵巢黏液性交界性肿瘤的不典型性。
- 在某些病例中相关的输卵管表现包括慢性输卵管炎和其他形式的上皮化生（移行细胞、透明细胞）。
- 鉴别诊断包括来自生殖道其他部位或肠道（例如子宫颈和阑尾）的分化良好的黏液性肿瘤累及输卵管黏膜，这些与输卵管黏膜黏液性化生可能很难鉴别。

3. 移行细胞和鳞状化生（图 11-27）

- 在一般人群中，输卵管上皮的移行细胞化生（transitional cell metaplasia，TCM）是一种罕见的偶然显微镜下发现的现象，但在约 25% 的预防性输卵管卵巢切除术（risk-reducing salpingo-oophorectomy，RRSO）标本中发生。它可能是一些输卵管移行细胞癌的起源。
  - 输卵管 TCM 在组织学上类似于子宫颈 TCM（见第 4 章）。
  - 在 RRSO 标本中，移行细胞化生可累及伞端，这一现象不应与早期输卵管癌相混淆。移行细

胞外观、核温和的特征、低 MIB-1 表达和 p53 阴性有助于正确诊断。
  - 代表输卵管浆膜 TCM 的 Walthard 巢将在第 19 章中讨论。
- 输卵管浆膜鳞状化生（卵巢更常见，见第 12 章）可罕见地发生于腹膜透析患者。

4. 化生性乳头状肿瘤（图 11-28）

- 这种罕见的病变通常是在产后输卵管节段切除标本中偶然镜下发现，尽管偶尔会出现在未孕女性中。
- 这种病变以输卵管管腔内乳头状上皮细胞伴有芽突为特征，两者均由富含嗜酸性胞浆的上皮细胞以及细胞内、外黏液构成。可见极少量核分裂象。

5. 罕见异位（图 11-29 至图 11-31）

- 镜下的性索细胞增生罕见地发生于输卵管（或输卵管旁囊肿），特别是在伞端或伞端附近的组织，其组织学和免疫组织化学特征类似于成人型粒层细胞瘤、SCTAT 和支持细胞瘤。1 例中可见增生的支持细胞与输卵管伞端异位的卵巢样间质相融合。
- 在输卵管切除术标本中，输卵管黏膜（通常在伞端）和输卵管旁结缔组织及偶尔可见门细胞巢。偶尔可见位于神经内。

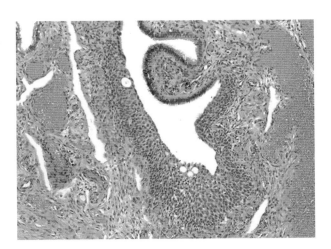

▲ 图 11-27　输卵管上皮移行细胞化生
少量的输卵管上皮残留（右），其他输卵管上皮被移行细胞替代

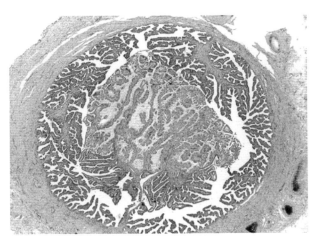

▲ 图 11-28　1 例孕妇的输卵管内化生性乳头状肿瘤
输卵管腔内典型的乳头状增生，其细胞具有丰富的嗜酸性细胞浆

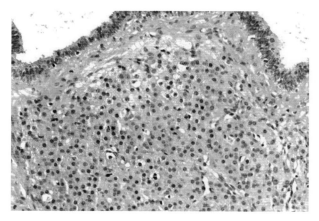

▲ 图 11-29 输卵管黏膜中的异位 Leydig 细胞

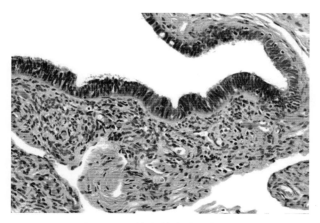

▲ 图 11-30 输卵管伞端卵巢样间质

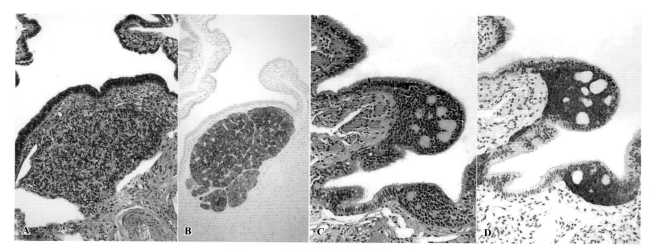

▲ 图 11-31 输卵管黏膜内性索样细胞增生

输卵管中可能会出现性索样细胞增生，可累及输卵管黏膜下（A）或黏膜表面（B）；这些增生的细胞表现各不相同，有些呈条索状（A），而有些呈 Call-Exner 样小体（C）；性索标记物如抑制素（B 和 D）突显了这些细胞增生

- 镜下约 5% 的输卵管中发现灶性卵巢型基质，通常在伞端 – 腹膜连接处。

- 报道称 1 例输卵管中可见异位胰腺组织。

（五）杂类肿瘤样病变

1. 结节性峡部输卵管炎（图 11-32 至图 11-34）

- 这种病因不明的病变通常发生在年轻女性（平均年龄为 26 岁），可能导致不孕或易患异位妊娠。

- 约 80% 病例为双侧输卵管受累，典型病变为黄白色结节状肿物，直径可达 2cm，病变通常累及输卵管峡部，但不尽然；偶尔大体检查不明显。切面实性、质韧有弹性，常伴有小囊肿。

- 典型增厚的输卵管肌层内可见大小不等腺体，有

些呈囊状，内衬输卵管上皮。这些腺体实际上是憩室，与输卵管腔相通。

- 腺体分布规律，缺乏明显的细胞异型性，且不存

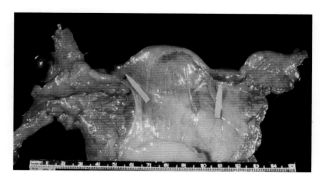

▲ 图 11-32 结节性峡部输卵管炎
2 个输卵管峡部均显示结节状扩张

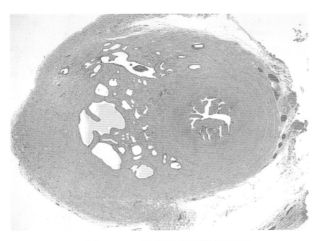

▲ 图 11-33　结节性峡部输卵管炎

右侧可见输卵管腔，左侧可见腺体不规则浸润肌层，注意"错位"腺体缺乏间质反应

（有时以砂砾体形式），而无输卵管炎的病例仅有 5% 发现微钙化。鉴别诊断是卵巢浆液性交界性肿瘤扩散至输卵管引起的钙化。

- Seidman 等（2016 年）在 9% 的浆液性输卵管癌高危女性中发现微钙化，而在非高危女性中只有 1.8%。

4. 人为假象（图 11-35 至图 11-37）

- 烧灼引起输卵管上皮的热损伤导致细胞假复层化和明显的核伸长。这种独特的现象有助于其与上皮内癌鉴别。
- 在解剖或组织处理过程中，非输卵管肿瘤的脱落的肿瘤细胞可能会污染输卵管管腔。

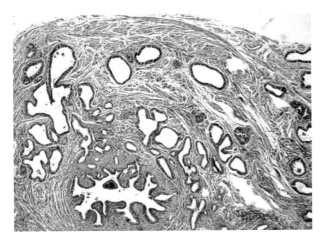

▲ 图 11-34　结节性峡部输卵管炎

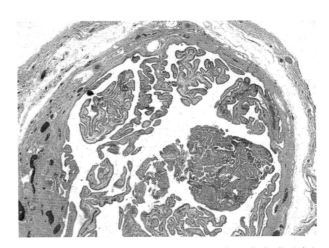

▲ 图 11-35　外科手术可以使部分正常子宫内膜（右）进入输卵管腔

在纤维组织增生性反应，这些有助于和癌鉴别；但如果输卵管炎伴有上皮反应性非典型增生（参见"上皮增生"），将使得诊断具有挑战性。

2. 扭转

- 输卵管扭转可以是一种孤立现象，但通常伴有同侧卵巢扭转。大体上，输卵管大都肿胀，伴有出血。双侧输卵管扭转偶可同步抑或不同步地发生。

3. 微钙化

- Seidman 等（2002 年）分别在 29% 急性和 26% 慢性输卵管炎病例中，发现管腔或黏膜微钙化

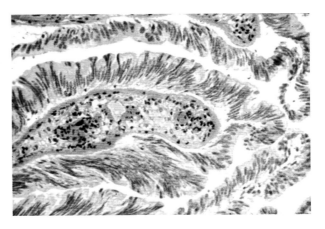

▲ 图 11-36　输卵管上皮显示人为烧灼痕迹

细胞核具有独特的"拉长"现象

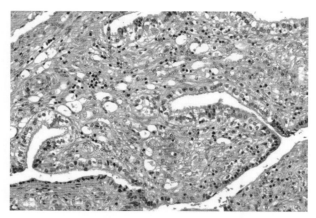

▲ 图 11-37　输卵管固有层内的气泡与输卵管充气有关（假脂肪瘤病）

- 正常的颗粒细胞可被人为地带入输卵管管腔中。此类细胞聚集，并伴有挤压的深染细胞核，可能会被误认为小细胞癌。意识到这一发现和免疫组化抑制素反应有助于正确诊断。
- 输卵管黏膜可以是假脂肪瘤病的部位，假脂肪瘤病是一种类似于脂肪浸润的人为显微镜下改变。脂肪状间隙是在气体吹入过程中进入黏膜的空气或气泡。

5. 输卵管脱垂入阴道（见第 3 章）

二、输卵管肿瘤

（一）良性和交界性上皮肿瘤

1. 子宫内膜样息肉

- 这种病变也称为"腺瘤样息肉"，是输卵管最常见的良性肿瘤。息肉可能阻塞输卵管腔，导致不孕或异位妊娠。
- 子宫输卵管造影术发现的输卵管息肉发生率从 2.5% 到 18% 不等，后一数据来自一项对不孕女性的研究。
- 息肉通常位于输卵管间质部（"输卵管 - 宫角息肉"），通常与黏膜子宫内膜组织有关，并可能起源于此（详见"子宫内膜异位症"）。
- 虽然大多数病变肉眼不能识别，但大小也可达几厘米。这些息肉广基附着于输卵管黏膜，镜下类似于典型的子宫内膜息肉。

2. 乳头状瘤，腺瘤和囊腺瘤

- 这些病变（其中一些发生在伞端）罕见。乳头状瘤最大径可达 3cm，疏松地附着在输卵管黏膜上，由纤细分支状的纤维血管轴心构成，内衬未分化或输卵管型上皮。已经有 1 例输卵管黏膜透明细胞腺瘤的报道。

3. 腺纤维瘤和囊腺纤维瘤（图 11-38）

- 已报道的输卵管这类肿瘤病例类似于卵巢相应肿瘤，包括罕见累及双侧的病例。
- Bossuyt 等在经过完整组织学检查的 30% 输卵管中发现腺纤维瘤。全部位于伞端，大多数 < 3mm。罕见的特征包括多中心性、双侧性和（或）伴有卵巢腺纤维瘤。
- Seidman 等（2016 年）在约 10% 浆液性输卵管癌高危女性中发现了腺纤维瘤，而在非高危女性中则为 2.5%。
- 大多数肿瘤是浆液型，其他则是子宫内膜样型。

4. 交界性肿瘤

- 输卵管交界性肿瘤罕见，类似于卵巢浆液性或子宫内膜样交界性肿瘤。部分发生于输卵管伞端。由于输卵管旁 SBT 的发生率通常高于输卵管，因此在诊断输卵管起源之前需要认真的大体检查。
- 已报道了 4 例输卵管"黏液性交界性肿瘤"，其中 3 例与腹膜假性黏液瘤有关。这些肿瘤可能起源于输卵管上皮黏液性化生病灶（见书中相关介绍）或是未发现的阑尾黏液性肿瘤扩散至输卵管。

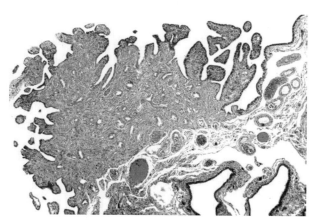

▲ 图 11-38　输卵管伞端腺纤维瘤

（二）癌

- 以往认为输卵管癌（tubal carcinoma，TC）很少见，但最近对具有和不具有 *BRCA* 突变女性的研究表明，许多非子宫高级别浆液性癌（high-grade serous carcinoma，HGSC）可能起源于输卵管。我们认为这个问题需要进一步研究才能得出明确的结论，我们中的一些人和其他人都不相信输卵管起源可以解释如报道所称的众多卵巢癌（Prat，Young）。

- *BRCA1* 或 *BRCA2* 胚系突变的携带者具有发生 TC 的风险，该风险最早可始于 40—50 岁，并且随着随访时间延长，风险可能达到 60%。现在，许多基因突变携带者和那些未知基因突变状态的患者都接受了预防性输卵管卵巢切除术（RRSO），并按 SEE-FIM（切成薄片和广泛检查输卵管伞端）规程对标本进行了检查。

- 在 SEE-FIM 标本中的发现表明，许多 BRCA 相关的和散发性非子宫 HGSC 起源于输卵管伞端。

  - 在 BRCA 女性携带者以及伴有良性疾病或非相关盆腔肿瘤的女性患者中，发现了浆液性输卵管上皮内癌（serous tubal intraepithelial carcinoma，STIC）或小的浸润性 HGSC（通常位于伞端）（Gilks 等，Morrison 等，Rabban 等，2014 年）。

  - 在 ≥ 40% 散发性盆腔非子宫 HGSCs 中发现了 STIC（通常位于伞端），按传统标准会将其认为是卵巢或腹膜起源的（Meserve，Mirkovic 等）。此类 STIC 部分具有输卵管异型增生病变背景和（或）与输卵管外肿瘤相同的 *TP53* 突变（Kindelberger 等，Przybycin 等）。

  - Lessard-Anderson 等发现，接受 RRSO 后，患者卵巢和腹膜 HGSC 的发病风险降低了 64%。

  - Singh 等（2018 年）发现，在 95% 低临床分期 HGSC 中可见输卵管黏膜受累；卵巢的双侧（提示转移）发病率（35%）高于输卵管（9%）。他们还发现，所有病例都有输卵管或卵巢受累，这质疑了原发性腹膜浆液性癌的存在。

- 有人提出，一些与输卵管病变无关的卵巢和腹膜 HGSC 可能间接起源于输卵管上皮细胞，但尚需进一步研究才能得出明确的结论。

  - Kurman 和 Shih 提出正常的输卵管伞端上皮细胞（或乳头状输卵管上皮细胞增生和分泌细胞过度增生，SCOUT）可能会种植在卵巢和腹膜表面，分别导致卵巢上皮包涵囊肿和输卵管内膜异位症，并由此分别产生卵巢和腹膜 HGSC，这种现象被 Meserve 和 Crum 称为"前体逃逸"。

  - 支持该理论的其他发现包括输卵管分泌细胞、卵巢包涵囊肿（见第 12 章）和 HGSC 中可见 PAX8 和激素受体染色，但在卵巢和腹膜间皮细胞中则没有。

- 遗传性非子宫盆腔癌综合征在第 13 章中有更详细的论述。

临床特征和分期

- 有症状的 TC 通常发生在绝经后（平均年龄为 57—64 岁），表现为异常阴道出血或分泌物、腹痛和血清 CA125 升高。罕见表现包括阳性的子宫颈涂片细胞学检查、诊刮标本中见肿瘤、淋巴结肿大和副肿瘤性小脑变性。

- 在 2014 年 FIGO 分期系统之前的一系列分期系统中，TC 分期的分布差异很大，Ⅰ 期 21%～57%、Ⅱ 期 9%～20%、Ⅲ 期 16%～55%、Ⅳ 期 4%～12%。Alvarado-Cabrero 等（2013 年）发现，Ⅰ ～Ⅳ 期的生存率分别为 57%、15%、22% 和 6%。相比之下，目前在接受 RRSO 和 SEE-FIM 检查的 BRCA 和非 BRCA 女性携带者中发现的 TC，通常是显微镜下发现的无症状 Ⅰ 期肿瘤。

- 目前，TC 患者使用单一的 2014 年 FIGO 分期系统进行分期，该系统适用于卵巢癌、输卵管癌和腹膜癌（表 11-1）。该分期系统的潜在问题如下。

  - TC 的 Ⅰ A 期没有亚分期，从而掩盖了 Alvarado-Cabrero 等（1999 年）提出的亚分期之间的潜在预后差异，即 Ⅰ A-0（未扩散至固有层）、Ⅰ A-1（扩散至固有层）、Ⅰ A-2（扩散至肌层）和 Ⅰ -F（伞端）。

  - 该系统未包括浆液性输卵管上皮内癌（STIC，见书中相关介绍）。一些作者得出结论，鉴于 STIC 具有转移潜力，应考虑将其视为 Ⅰ A 期。但是，如果对 STIC 使用的标准不够严格，可能导致 STIC 的恶性潜能被高估，从而导致将小的明显的浆液性癌包括在 STIC 中。

- AJCC 第 8 版卵巢癌、输卵管癌和腹膜癌临床分期，将输卵管癌分期纳入与卵巢癌和腹膜癌相同的分期系统。与 AJCC 第 8 版中的其他妇科癌症类似，添加了为 N0i（阳性）的孤立肿瘤细胞报告。

表 11-1　卵巢癌、输卵管癌和腹膜癌的 FIGO 分期

I 期	肿瘤仅限于卵巢或输卵管
I A	肿瘤仅限于一侧卵巢（包膜完整）或输卵管，腹水或腹膜冲洗液中无恶性细胞
I B	肿瘤仅限于双侧卵巢或输卵管，腹水或腹膜冲洗液中无恶性细胞
I C	肿瘤限于一侧或双侧卵巢或输卵管，并具有以下任何一项
I C1	手术导致肿瘤破裂
I C2	术前包膜破裂或卵巢、输卵管表面出现肿瘤
I C3	腹水或腹膜冲洗液中发现癌细胞
II 期	肿瘤累及一侧或双侧卵巢或输卵管，并伴盆腔扩散，或原发性腹膜癌
II A	扩散和（或）植入至子宫和（或）输卵管和（或）卵巢
II B	扩散和（或）植入至其他盆腔组织
III 期	肿瘤累及一侧或双侧卵巢或输卵管，或原发性腹膜癌；并在镜下确认盆腔外腹膜转移和（或）转移到腹膜后 [盆腔和（或）腹主动脉旁] 淋巴结
III A1	仅腹膜后淋巴结阳性（组织学确认）
III A1（i）	转移灶最大径 ≤ 10mm
III A1（ii）	转移灶最大径 > 10mm
III A2	镜下盆腔外（盆腔边缘上方）腹膜受累，伴或不伴阳性腹膜后淋巴结
III B	肉眼可见盆腔外腹膜转移灶，最大径 ≤ 2cm，伴或不伴腹膜后淋巴结转移
III C	肉眼可见盆腔外腹膜转移灶，最大径 > 2cm，伴或不伴腹膜后淋巴结转移（包括肿瘤扩散至肝和脾被膜，未累及其实质）
IV 期	远处转移，不包括腹膜转移
IV A	胸腔积液细胞学阳性
IV B	肝或脾实质转移；转移至腹外器官（包括腹股沟淋巴结和腹腔外淋巴结）；累及肠壁全层

大体特征（图 11-39 和图 11-40）

- 在某些研究中，多达 20%TC 呈双侧，尽管在一项大型研究中（Alvarado-Cabrero 等，1997）只有 3%TC 呈双侧。壶腹部与峡部肿瘤比为 2∶1。所有 TC 中，约 8% 局限在伞端。而在预防性输卵管卵巢切除术（risk-reducing salpingo-oophorectomy，RRSO）标本中，大多数 *BRCA* 相关性 TC 位于伞端。
- 输卵管内的水状液体或血液引起的输卵管膨胀可导致类似输卵管积水或输卵管积血的外观。可见浆膜肿瘤或邻近结构的浸润。
- 打开输卵管，常可见局灶或弥漫、质软、灰色至粉红色、易碎的黏膜肿瘤；罕见呈多灶性。切面

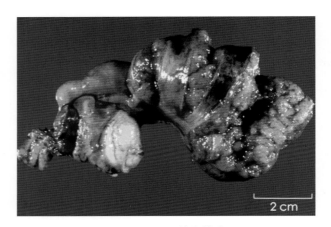

▲ 图 11-39　输卵管癌

这是 1 例浆液性癌，输卵管腔扩张，内为鱼肉样分叶状肿瘤

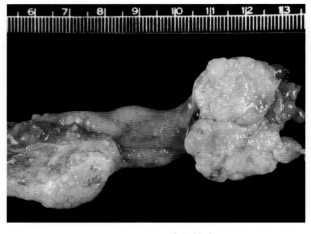

▲ 图 11-40　输卵管癌

结节状肿块使输卵管腔扩张

常呈实性，常伴局部出血和坏死。部分肿瘤可呈游离的质硬肿块。

- 部分肿瘤形成的肿块完全取代了远端输卵管和卵巢（"输卵管 - 卵巢癌"，参照"鉴别诊断"）。

(1) RRSO 标本中的发现

- SEE-FIM 操作规程要求以 2～3mm 的间隔（伞端纵切面）对整个输卵管取材切片，进行组织学检查。某些研究显示多层深切片增加了 STIC 检出率，但其他研究中则无明显差异（Mahe 等，Rabban，Krasik 等）。

- 5 项针对 BRCA 突变患者 RRSO 标本的研究发现，癌（包括 STIC）分别占标本的 3.62%、5.4%、7.1%、8.6% 和 9.1%。输卵管癌与卵巢癌比例约为 4 : 1。分别仅在 2%（Wethington 等）和 4%（Conner 等，Poon 等）的标本中发现 STIC。

- 相反，Seidman 等（2016 年）在 111 例高危女性（具有 BRCA 突变，乳腺癌或卵巢癌的个人 / 家族史）的 RRSO 标本中未发现 STIC，但在 277 例非高危病例中发现了 3 例 STIC（0.8%）。Meserve 和 Mirkovic 等在非高危女性中仅发现 0.1% 的 STIC。

- 在 RRSO 标本中，BRCA 相关性癌的发生率与年龄有关，在 50 岁以上的女性中高得多。由于目前推荐女性在 40 岁接受 RRSO，预计该发生率将下降。

- 通常在 BRCA1 携带者中，TC 的发生率较 BRCA2 携带者高。Walts 等发现 85.7% 含隐匿性癌 RRSO 标本是 BRCA1 突变患者。Conner 等发现 BRCA1 和 BRCA2 突变患者癌症发生率分别为 9.2% 和 3.4%。

- 与 BRCA 突变相关的 TC 几乎都位于伞端，且 STIC 常位于输卵管 - 腹膜连结处（Seidman）。肿瘤在壶腹部和近端输卵管中罕见。在 RRSO 标本中发现的大多数 TC 是 STIC，或镜下浅表浸润性 HGSC。同时发生的双侧肿瘤罕见（Gurda 等）。子宫内膜样癌罕见。

- Wong 等发现在提交术中检查且具有恶性肿瘤的 RRSO 标本中，1/3 病例可见肉眼病灶，并可经冰冻切片检查诊断。

(2) STIC 组织学特征（图 11-41 至图 11-46）

- 如上所述，STIC 通常位于输卵管 - 腹膜连结处 1～2mm 内（Schmoeckel 等，Seidman）。

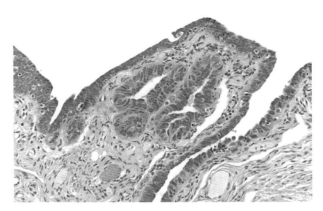

▲ 图 11-41　浆液性输卵管上皮内癌（STIC）

表面上皮细胞和表面上皮下方的腺体显示出深染和核轮廓不规则，在形态上可疑为 STIC 病变，并通过异常的 p53 和 Ki-67 染色得到证实（无显示）

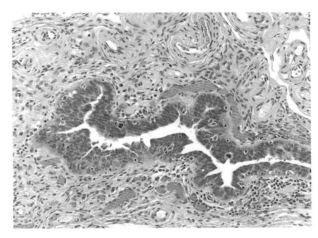

▲ 图 11-42　浆液性输卵管上皮内癌（STIC）

该例具有显著的核分裂活性和分散的凋亡小体

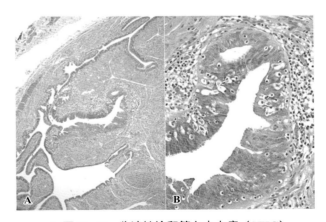

▲ 图 11-43　浆液性输卵管上皮内癌（STIC）

低倍镜下异常上皮与正常输卵管上皮形成鲜明对比（A），高倍镜下示细胞复层、核仁明显和核分裂象（B）

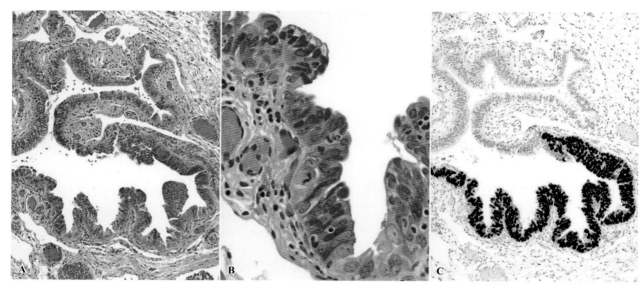

▲ 图 11-44 浆液性输卵管上皮内癌（STIC）

上皮内瘤变常表现为核深染和局灶明显复层（A）；高倍更清楚地显示出核不规则性，局部核仁明显和突出的核分裂象（B）；该病变异常过表达 p53（C），并具有高增殖指数（未显示）

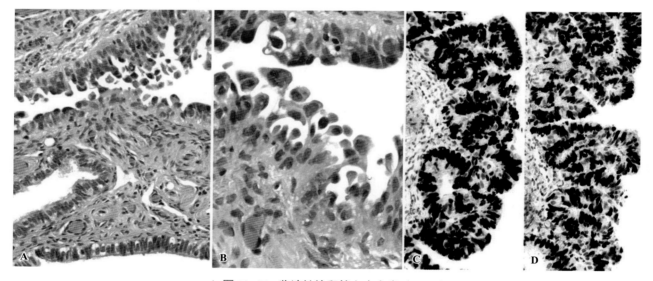

▲ 图 11-45 浆液性输卵管上皮内癌（STIC）

A. STIC 复层细胞与正常细胞形成对比（底部）；B. 癌细胞显示出显著的核多型性和复层；C. p53 在癌细胞中呈强烈和弥漫表达；D. Ki-67 在癌细胞中呈强烈和弥漫表达

- 低倍镜示上皮常由复层的深染细胞组成，细胞极性消失，高 N／C（核／浆）比，中度至重度核异型和显著核仁，未见纤毛细胞，上皮可增厚。
- STIC 病例中，可在输卵管腔内发现脱落的肿瘤细胞，但应警惕小的浆液性癌的可能，特别是如果累及的上皮异常增厚，且有簇状乳头并伴脱落。

（3）STIC 免疫组化和分子特性

- 大多数 STIC 都显示出与 p53 突变一致的"全或无"的 p53 染色模式：＞75% 的分泌细胞核阳性，或在 10%～15% 病例呈完全阴性。两种模式均与野生型（斑驳状）p53 染色不同。
- Kuhn 等（2012 年）发现 STIC 的 Ki-67 指数较

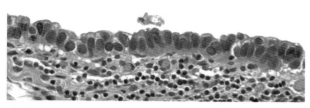

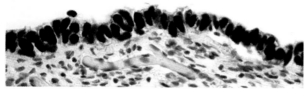

▲ 图 11-46　1 例 RRSO 标本中输卵管伞端上皮 HE（顶部）显示可疑 STIC（但没有明显细胞复层），并表现出强烈弥漫性 p53 染色（底部）

Ki-67 指数（未显示）很低（＜10%）。该病变被认为是浆液性输卵管上皮内病变（STIL）或过渡期输卵管上皮内病变（TILT）（见正文）

高，范围从 11.7% 至 71.1%，平均为 35.6%（相比之下，正常输卵管上皮为 2%）。

- Novak 等发现将 p16 和 stathmin 1（STMN1）与 p53 和 Ki-67 联合使用可提高 STIC 的诊断准确性，并弥补 p53 和 Ki-67 的实际局限性。

- STIC 中常见的其他标记是 p16、WT1、HMGA2、β-catenin（细胞质）、LEF1（干细胞标记）和 EZH2。大多数 STIC 对 PAX2 和 ALDH1 至少有局灶性染色丢失。

- Kuhn 等（2012 年）在 STIC 中发现了强烈弥漫的层粘连蛋白 γ1 表达（在 HGSC 中也发现表达的一种标记），包括那些由于无义突变而导致 p53 阴性的细胞。在正常的输卵管上皮中，层粘连蛋白 γ1 局限在基底膜和纤毛细胞的顶端表面表达。

- STICs 上调表达与高级别浆液性癌相关的标志物，包括 Rsf-1，cyclin E 和脂肪酸合酶。

- Kuhn 等（2016 年）发现 22% 的 STIC 和 28% 的 HGSC 中 *CCNE1* 拷贝数增加 / 扩增；同一患者 STIC 和 HGSC 中的 *CCNE1* 拷贝数相关。他们得出结论，*CCNE1* 拷贝数增加 / 扩增发生在肿瘤进展的早期，并先于中心体扩增。后一发现在 STIC 中不如在 HGSC 中常见，表明 STIC 的发病进展先于许多 HGSC。

(4) 建议 STIC 诊断标准

- Visvanathan 等设计了一种算法，在他们最初的研

究中该算法的可重复性为 95%，在随后的验证研究中该算法的可重复性为 93%（Vang 等）。

　　- STIC：病灶表现出 STIC 或可疑的形态特征，p53 突变模式（见前述），且 Ki-67 指数＞10%。

　　- STIL（浆液性输卵管上皮内病变）：①形态学特征为 STIC 或疑为 STIC，p53 突变型或 Ki-67 指数＞10%；②形态特征是 STIC，但存在野生型 p53 染色和 Ki-67 指数＜10%；③形态特征并不疑为 STIC，但存在 p53 突变型和 Ki-67 指数＞10%。

　　- p53 印记：形态学特征不明显，但有 p53 突变模式和 Ki-67 指数＜10%。

　　- 正常 / 反应性：①正常：形态特征并不疑为 STIC，且具有野生型 p53 模式和 Ki-67 指数＜10%；②反应性：形态特征并不疑为 STIC，具有野生型 p53 模式和 Ki-67 指数＞10%。

- Singh 等（2016 年）已经发现，STIC 的诊断通常是明确的（但最好有第二个病理医生的支持），无须免疫染色，后者仅用于有问题的病例并排除潜在的误诊（请参见"鉴别诊断"）。

- Chan 和 Rabban 发现与化疗相关的改变，包括黏膜剥脱 / 肉芽组织和治疗引起的细胞学改变，使残留 STIC 的检测和原发灶的确定复杂化。

(5) RRSO 标本中 STIC 和隐匿性浆液性癌的生物学行为

- 尽管 RRSO 标本中大多数与 BRCA 相关的 TC 都局限于输卵管中，但某些病例（包括 STIC）的腹膜细胞学检查阳性，或伴有播散性腹膜疾病（Bijron 等）。

- Powell 等（2011 年）发现，在中位随访 5 年后，RRSO 标本中隐匿性浆液性癌复发率为 10%。Powell 等（2013 年）随后一项研究中位随访 88 个月后，发现 47% 的隐匿性浸润癌复发，而只有 6% 的 STIC 复发。

- Conner 等发现，9% 的 STIC 在 RRSO 后平均间隔 4 年复发。然而，Wethington 等发现，尽管他们的研究随访时间相对较短（16～44 个月），但 12 例 STIC 患者没有证据显示肿瘤转移或复发（除 1 例腹膜细胞学阳性）。

(6) 潜在 STIC 前体的组织学特征

- 越来越多的证据发现了 STIC 的前驱病变（或危

险因素），即浆液性输卵管上皮内病变（STIL）和 p53 印记，其中 90% 的病例位于伞端。

- p53 印记（被认为是 SCOUTS 的一个子集，见后述）由 ≥ 12 个连续出现的正常形态的分泌细胞伴 p53 核阳性的离散病灶组成；分泌细胞可以被 p53 阴性纤毛细胞插入间隔。p53 印记细胞的 Ki-67 指数范围是 0～30%。

- β-catenin 通常在细胞浆染色（Schmoeckel 等）。Ning 等在 80% 的 p53 印记细胞中发现 PAX2 和 ALDH1 一致性丢失。

- 在约 60%p53 印记病例中存在 p53 突变，在某些病例中其邻近的 STIC 中也存在相同 p53 突变。

- 在 1/3 的 BRCA 阳性女性 RRSO 标本和 1/3 的对照组中存在 p53 印记，但其在 STIC 输卵管中更常见（53%）且多灶性（67%）。

- p53 印记可能与 STIC 和（或）非典型病变连续出现，后者形态介于两者之间（见后述）。

- Staff 等发现，*BRCA1* 或 *BRCA2* 阳性女性输卵管上皮中的 p53 和 γ-H2AX 核染色水平明显高于其在同一患者卵巢上皮和对照输卵管上皮中的表达。在另一项研究中，2/3 的 *BRCA* 阳性病例中 p53 印记可通过 γ-H2AX 定位来显示 DNA 损伤的证据。

- SCOUT 也可能在浆液性输卵管癌变中起作用。Quick 等发现它们随着年龄增长而增加，且与浆液性癌的存在相关。
  - Chen 等（2010 年）将 SCOUT 定义为输卵管上皮内单个或多发病灶，每个病灶中 ≥ 30 个分泌细胞。在 12% 对照组，18%BRCA 阳性健康女性和 83%HGSC 中存在 SCOUT。89%SCOUT 呈 PAX2 丢失；25%PAX2 丢失的 SCOUT 具有 p53 印记。同一系列中所有 HGSC 和 92%STIC 也都丢失了 PAX2。
  - 然而 Schmoeckel 等发现，与 STIC 不同，SCOUT 位于非伞端，且 β-catenin 强烈表达在核中（相对于 STIC 和 p53 印记呈细胞质表达），这表明 SCOUT 的发病机制与后两种病变不同。

- 在表型和免疫学特征介于 p53 印记和 STIC 之间的非典型输卵管病变被称为输卵管非典型增生、浆液性输卵管上皮内病变（STIL）和输卵管上皮内病变转化（TILT）。由于这些"小于 STIC"病变的诊断重复性欠佳，并且其临床意义尚不确定，因此，目前不建议在病理报告中使用这些诊断术语。

- Mingels 等在 41.6% 的 BRCA 突变携带者和 58.1% 对照组中，在输卵管不同部位发现了输卵管上皮增生和"微小上皮非典型增生"。作者得出结论，这些上皮变化代表正常输卵管上皮的变化，而不是癌前改变。

(7) STIC 的鉴别诊断

- 正如 Kaur 等最近所总结，各种输卵管上皮非典型性病变都需与 STIC 鉴别诊断。大多数病变在本章已讨论，包括反应性非典型增生 NOS、放射后非典型增生、热损伤、Arias-Stella 反应、移行细胞和其他化生、黏膜子宫内膜异位症（包括偶发的乳头状合体改变）、STIL 和 TILT。所有这些病变均缺乏定义 STIC 的特征，如纤毛细胞丢失、弥漫高级别非典型增生、高 Ki-67 指数和"全或无" p53 染色。

- STIC 可能被误认为输卵管外浆液性癌（Tang 等在 14% 的子宫内膜 HGSC 中发现 STIC）和输卵管外非浆液性癌，包括生殖器外癌（见 Singh 和 Cho，以及继发性肿瘤）的伞端植入。同时存在的低级别输卵管上皮内病变（低于 STIC，见前述），则支持其为输卵管原发。

(8) 浸润性输卵管癌的镜下特征（图 11-47 至图 11-60）

- 虽然显微镜下各种输卵管癌（TC）的报道率有

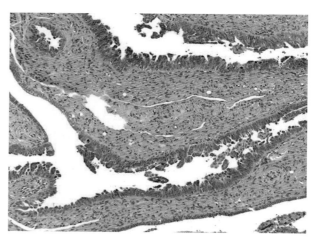

▲ 图 11-47 早期浆液性癌

输卵管上皮明显异常，尤其是右下角在输卵管腔内游离的小乳头，表明是浆液性癌而非上皮内病变在形成

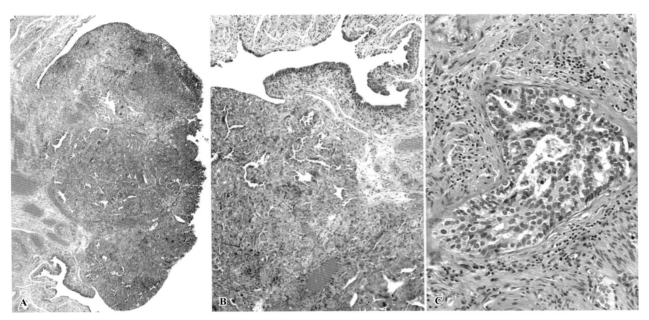

▲ 图 11-48 BRCA 携带者的输卵管伞端浆液性癌

A 和 B. 3mm 浸润性浆液性癌累及输卵管伞端；C. 另一病例中仅显微镜下可见的浆液性癌是 RRSO 标本中唯一发现

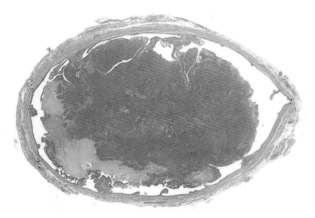

▲ 图 11-49 输卵管管腔内的浆液性癌

大部分输卵管管腔被癌填塞，注意缺乏对输卵管壁的浸润

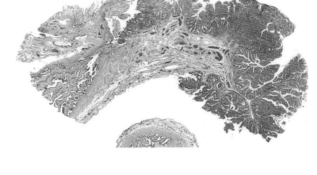

▲ 图 11-50 输卵管伞端浆液性癌

伞端上皮大部分被显著外生性乳头状增生的浆液性癌所取代

相当大的差异，但根据我们的经验，浆液性输卵管癌占 70%、子宫内膜样输卵管癌占 10%，其余为其他类型（见后述）。卵巢中常见的黏液性和透明细胞癌在输卵管中罕见。一项大样本研究中（包括所有亚型），8% 为 1 级、20% 为 2 级、72% 为 3 级。

• 浆液性癌。

－ 几乎都是高级别（HGSC），与传统上认为是卵巢起源的那些浆液性癌相似（见第 13 章），有乳头、细胞出芽、裂隙样腔隙、实性呈片，偶

尔还有瘤巨细胞和砂砾体；常见坏死和血管间隙浸润。

－ 肿瘤可以完全或部分在输卵管腔内，浸润固有层或更深组织结构。

－ 在同侧或对侧输卵管中可发现同步相邻或不相邻的 STIC（见书中相关介绍）。

－ Howitt 等发现与典型 HGSC 相比，那些 > 50% 的肿瘤呈实性（Solid），假子宫内膜样（pseudoendometrioid）或移行细胞型（Transitional）（经常三种形态共存，故统称为

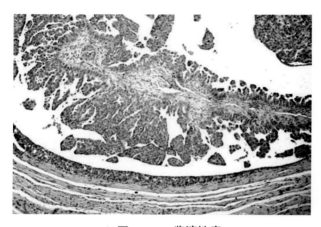

▲ 图 11-51 浆液性癌

与浆液性输卵管上皮内癌（STIC）相反，尽管该肿瘤是非浸润性的，但形成肿块向输卵管腔内突出

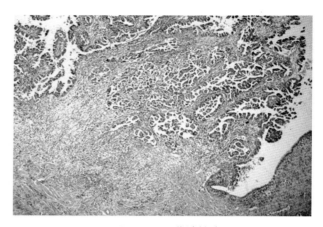

▲ 图 11-52 浆液性癌

肿瘤浸润输卵管固有层

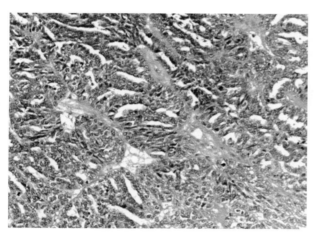

▲ 图 11-53 浆液性癌

注意裂隙状间隙

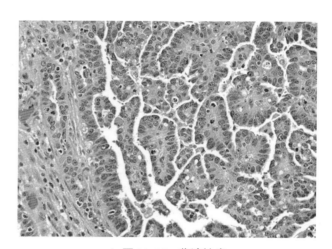

▲ 图 11-54 浆液性癌

典型的乳头状结构

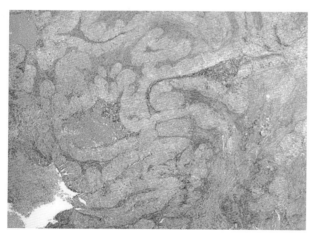

▲ 图 11-55 浆液性癌

此病例是完全实性，呈移行细胞样模式

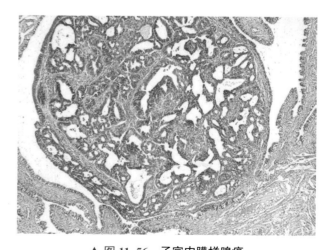

▲ 图 11-56 子宫内膜样腺癌

由典型的低度恶性子宫内膜样腺体组成的圆形结节伸入并替代了输卵管腔，注意缺乏对固有层的浸润

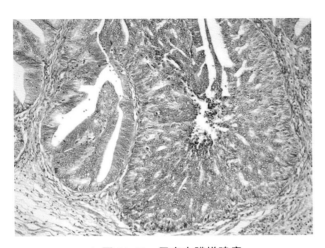

▲ 图 11-57　子宫内膜样腺癌
可以看到典型的子宫内膜样腺体（左）毗邻更紧密排列的腺体呈筛孔状结构（右）

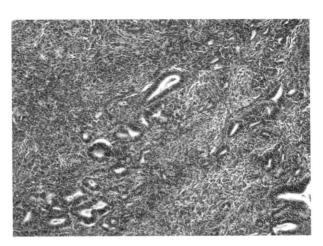

▲ 图 11-58　子宫内膜样腺癌
在大量实性梭形细胞增生背景下，小的肿瘤性子宫内膜样腺体穿插其中类似双相分化模式

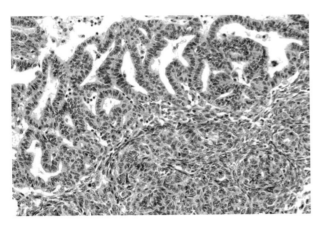

▲ 图 11-59　子宫内膜样腺癌
子宫内膜样腺体结构（上）毗邻上皮样和梭形实性细胞巢，伴模糊的旋涡状结构（下），反映了不成熟鳞状细胞化生

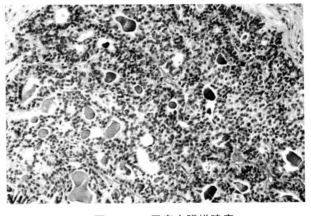

▲ 图 11-60　子宫内膜样腺癌
小腺体腔内嗜酸性物质，形态类似 wolffian 附件肿瘤

SET 形态）的 HGSC 更常见于 BRCA 阳性患者（分别为 50%、28%），发生于更年轻的年龄段（分别为 56.2、64.8 岁），并且预后更好。与具有 SET 形态的患者相比，STIC 更常见于具有典型形态的 BRCA 阴性女性患者。

• 子宫内膜样癌。

－ 与输卵管 HGSC 不同，许多输卵管子宫内膜样癌完全位于管腔内，无或仅有微小浸润固有层。

－ 组织学特征通常类似伴有腺管形成的子宫腔的子宫内膜样癌（EEC）。Navani 等发现，26 例肿瘤中有 5 例呈 1 级、11 例呈 2 级、10 例呈

3 级。一些肿瘤具有明显的间质透明变性。在 EEC 中遇到各种形式的鳞状化生也可见于输卵管子宫内膜样癌。

－ 梭形细胞的实性圆形病灶，有时呈旋涡状，可能代表着不成熟鳞状分化。实性区域可能会有小的子宫内膜样腺体，内含嗜酸性分泌物，形态可能会误认为 FATWO（见"鉴别诊断"）。在其他情况下，梭形上皮细胞以肉瘤样方式生长，其内夹杂腺体时可能极其类似双相分化结构。

－ 偶尔出现的罕见特征包括性索样结构、明显的嗜酸性细胞以及伴有子宫内膜异位症。

– 某些肿瘤可同步出现子宫内膜的子宫内膜样腺癌（EEC）。Culton 等发现后者大多数是低临床分期，1 级或 2 级，且输卵管肿瘤和子宫内膜肿瘤的级别常不同。所有的输卵管肿瘤都有原位癌成分，且有些仅是原位癌。这些发现且通常良好的预后提示输卵管肿瘤是独立的原发肿瘤。

- 罕见的亚型包括移行细胞癌和未分化癌。罕见黏液性癌、透明细胞癌、鳞状细胞癌、淋巴上皮瘤样癌，肝样癌和玻璃状细胞癌以及混合性浆液 – 神经内分泌癌也已有报道。

鉴别诊断

- 输卵管外的浆液性癌播散至输卵管。

  – 卵巢、腹膜和子宫内膜 HGSC 可以直接扩散或植入到输卵管黏膜（尤其是伞端），可能会被误认为 STIC、输卵管腔内体积小的 HGSC 或输卵管显著浸润性 HGSC。

  – Roh 等不出所料地发现，盆腔浆液性癌中，肿块主体在卵巢且缺乏 STIC 则支持卵巢起源、相反的则支持输卵管起源；而这两个发现都缺失则支持起源于卵巢或腹膜的表面上皮。

  – 为了使病理学家保持一致，Singh 等（2014 年、2015 年、2016 年）和 McCluggage 等（2015 年）提出了根据肉眼和镜下形态来确认原发灶的评估标准（表 11–2）。

  – 2014 年 FIGO 分期建议在无法确定原发灶时，将原发灶表示为"未指定"。Singh 等建议在这种情况下，应添加额外的描述词"输卵管 – 卵巢"，以区分子宫内膜源性肿瘤（"输卵管 – 卵巢"一词最早于 1962 年由 Green 和 Scully 首次用于无法明确分类为输卵管或卵巢的肿瘤）。

- 假癌样增生（见"上皮增生"）。

- MMMT：某些子宫内膜样癌的双相模式（见前述）可能提示 MMMT，但前者几乎总是在梭形细胞成分背景上有秩序地排列着明显的上皮成分，而且这两种成分通常不如 MMMT 那样高级别；异源性成分的存在强烈支持 MMMT。

- 可能 Wolffian 起源的女性附件肿瘤（Female adnexal tumor of probable wolffian origin，FATWO）与伴 FATWO 样结构的子宫内膜样癌鉴别：与

表 11–2 输卵管、卵巢和腹膜源性高级别浆液性癌（HGSC）原发灶的评估指南 [a, b, c]

输卵管（FT）原发   ● 浆液性输卵管上皮内癌（STIC）和（或）浸润性 HGSC 侵犯输卵管黏膜   ● FT（或其伞端末端）合并到附件包块中
卵巢原发   ● 卵巢 HGSC；SEE–FIM 显示输卵管黏膜未受累
腹膜原发   ● 腹膜 HGSC；镜检全部输卵管和卵巢均呈正常或伴其他良性病变
输卵管 – 卵巢   ● HGSC 可通过小活检、腹膜 / 大网膜活检或细胞学 [d] 确诊，或化疗后无肿瘤残留

a. 摘自 Singh N，et al. Histopathology 2015；67：331–337；Singh N，et al.Int J Gynecol Pathol 2016；35：230–237，and McCluggage WG，et al.Mod Pathol 2015；28：1101–1122

b. 要求将伞端全部取材（SEE–FIM 规程）

c. 适用于化疗前后的病例

d. 得到包括免疫组化在内的临床病理学发现的支持，排除类似病变，主要是子宫内膜浆液性癌

FATWO 不同，后者是基于黏膜的肿瘤，通常至少局部显示典型的子宫内膜样腺体，在某些情况下可见明显的鳞状上皮化生和（或）管腔内黏液；EMA 阳性也支持子宫内膜样癌。

生物学行为

- TC 最常扩散到腹膜、邻近器官和淋巴结（主动脉旁和盆腔淋巴结，偶尔腹股沟淋巴结）。腹膜外扩散比卵巢癌更普遍。复发通常发生在术后 2～3 年内，但可长达 9 年。

- 临床分期是最重要的预后因素（表 11–1）。

  – Singhal 等研究发现，Ⅰ、Ⅱ、Ⅲ 和 Ⅳ 期肿瘤的 5 年生存率分别为 64%、42%、32% 和 17%。晚期输卵管和卵巢浆液性癌的生存率相似。

  – 将 ⅠA 期肿瘤分为 ⅠA-0（无浸润）、ⅠA-1（仅浸润固有层）和 ⅠA-2（深部浸润，但无浆膜受累），表示生存率随浸润深度的增加而降低。

  – Ⅰ（F）肿瘤（局限于伞端）的预后与 ⅠC 期肿瘤（浆膜受累的浸润性肿瘤）相似。

- 其他不利的预后因素还包括年龄偏大、级别增加、开放的输卵管口、淋巴血管浸润、淋巴结扩散、残留肿瘤量大以及化疗反应评分低（见第

13 章）。

- 子宫内膜样癌的预后要好于其他类型（Navani 等）。

（三）恶性上皮 – 间质混合性肿瘤

1. 恶性苗勒混合瘤（癌肉瘤）

- 尽管恶性苗勒混合瘤（malignant müllerian mixed tumor，MMMT）在输卵管比子宫和卵巢少见，但却是输卵管癌重要组成部分。患者通常是绝经后女性（平均年龄为 60 岁），通常表现为水样或血性阴道排液、腹痛，或两者兼有。剖腹探查通常会见输卵管肿块，并且在大多数情况下会播散至盆腔和（或）腹腔。
- 大体检查时，出血和坏死性肿瘤通常充满输卵管腔。肿瘤罕见起源于伞端。镜下组织形态特征与子宫 MMMT 相同。
- 患者 5 年生存率约为 15%，平均生存期仅为 16～20 个月。
- MMMT 必须与具有梭形细胞上皮成分的子宫内膜样癌鉴别。后者通常是 1 级或 2 级（相对于 MMMT 中的 3 级特征），表现出癌细胞与肉瘤样细胞融合，并且后者缺乏 MMMT 常见的异源性成分。
- 鉴别诊断还包括罕见的输卵管肿瘤，根据其他章节讨论的标准与 MMMT 鉴别，包括腺肉瘤和未成熟畸胎瘤。
- 与其他部位一样，一些恶性输卵管肿瘤多为局灶性转化为 MMMT 的癌。

2. 腺肉瘤

- 输卵管腺肉瘤类似于子宫和卵巢腺肉瘤，罕有病例报道，包括 1 例伞端来源的复发性肿瘤。

（四）纯间叶性肿瘤

1. 良性肿瘤

- 平滑肌瘤在该组中最常见。多数体积小。位于黏膜下，肌壁间的或浆膜下，并且与子宫平滑肌瘤有相同的镜下特征。它们可能会导致输卵管妊娠。
- 输卵管其他间叶性肿瘤罕见，包括多种见于其他部位的良性软组织肿瘤，如炎性肌成纤维细胞瘤

（见第 9 章）和钙化性纤维瘤。

- 在输卵管脱垂的病例中，可见活跃的血管肌纤维母细胞瘤样间质反应（见第 3 章）。

2. 肉瘤

- 原发性输卵管肉瘤很少见。几乎全部是平滑肌肉瘤，见于所有年龄段（中位年龄为 47 岁）。症状与其他输卵管癌相似。
- 输卵管平滑肌肉瘤体积通常较大，在大体和镜下均类似于子宫平滑肌肉瘤。在已报道的病例中，存活率低，多在诊断后的 2 年内发现转移。
- 其他罕见类型的肉瘤，包括胚胎性横纹肌肉瘤、恶性纤维组织细胞瘤和滑膜肉瘤。1 例输卵管胃肠道外间质瘤起初被误诊为平滑肌肉瘤（Foster 等）。

（五）腺瘤样瘤

一般特征

- 这是最常见的良性输卵管肿瘤，通常在中年或老年女性中偶然发现。

病理学特征　（图 11–61 至图 11–64）

- 肿瘤通常 ≤ 2.0cm，界清、实性，呈灰色、白色或黄色的管壁肿块。罕见病例累及双侧输卵管，子宫也见同类肿瘤。
- 镜下特征与子宫的同类病变相似（见第 10 章），只是输卵管病变的界限清晰，缺乏明显的相关平滑肌，而且很少为囊性。
- 肿瘤可与间皮相通，间皮可能是该肿瘤的起源，尽管尚未被普遍证实。

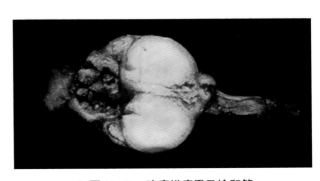

▲ 图 11-61　腺瘤样瘤累及输卵管
输卵管中央部分已被界限清楚均质的实性黄白色肿块所代替

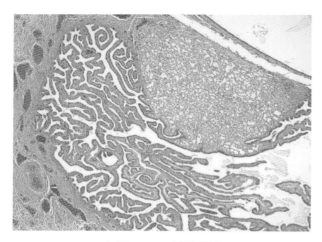

▲ 图 11-62　腺瘤样瘤
固有层（右上）被典型的互相吻合小管所代替

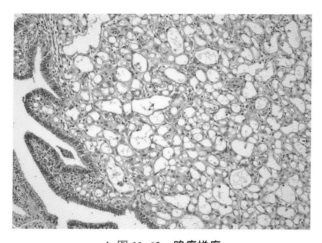

▲ 图 11-63　腺瘤样瘤
高倍镜显示典型的腺瘤样结构，其中一些到达了输卵管上皮（左）；少数腺腔内含线样桥索

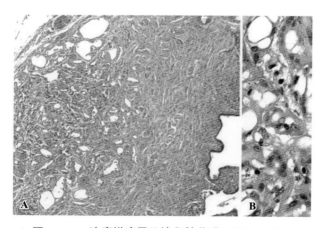

▲ 图 11-64　腺瘤样瘤累及输卵管浆膜和外侧肌层（A）
注意少数腔内含线样桥索（B 图顶部）

- 其他良性肿瘤（尤其是淋巴管瘤和平滑肌瘤）：仔细检查肿瘤细胞，应能与内皮细胞区分，并且 CK 和内皮标记物的染色有助于对疑难病例的鉴别诊断。
- 恶性间皮瘤和腺癌（特别是印戒细胞型的恶性间皮瘤和腺癌）：腺瘤样瘤清楚的大体界限，温和的细胞学和核分裂不活跃，可排除这些恶性肿瘤。

（六）生殖细胞肿瘤

- 输卵管畸胎瘤已报道约有 50 例，通常通过蒂部附着在黏膜上，直径可达 20cm。它们大多数是皮样囊肿，但也有实性成熟或未成熟畸胎瘤的报道。
- 已报道 2 例完全由甲状腺组织组成的肿瘤（输卵管甲状腺肿）。其中 1 例对侧卵巢中有一微小的甲状腺肿病灶。

（七）滋养细胞肿瘤

1. 绒毛膜癌

- 输卵管绒毛膜癌发生在年龄 16—56 岁（平均 33 岁）的患者中，占所有绒毛膜癌 < 5%。
- 术中和大体检查可见出血、易碎的肿块，常有腹腔积血。镜检显示妊娠绒毛膜癌的典型特征。Buza 等报道了累及输卵管和阔韧带的绒毛膜癌，基因分型显示属于非妊娠性的。
- 鉴别诊断包括正常异位妊娠。后者通常具有明显的滋养细胞增生并累及输卵管肌层，绒毛的存在有助于排除绒毛膜癌。
- 除极少数例外，化疗可治愈。

2. 胎盘部位滋养细胞肿瘤和上皮样滋养细胞肿瘤

- 这些肿瘤罕见发生于输卵管。患者通常表现为盆腔疼痛和输卵管肿块。组织学特征与子宫同类肿瘤相似。
- 已报道的肿瘤无恶性临床表现。

（八）恶性淋巴瘤和白血病

- 当女性生殖道（尤其是卵巢）被恶性淋巴瘤或白

血病累及时，通常会累及输卵管。

- 仅有 4 例局限于输卵管的淋巴瘤病例报道，2 例是滤泡性淋巴瘤，1 例是 MALT 型边缘区 B 细胞淋巴瘤（与输卵管炎相关），第 4 例是双侧外周 T 细胞淋巴瘤。

（九）继发性肿瘤

1. 来自其他女性生殖道部位和腹膜（图 11-65）

- 直接扩散或转移引起的继发性输卵管受累最常见于卵巢肿瘤：一般认为浆液性癌最常见，但要指出的是，许多病例的原发灶仍充满争议。对于其他亚型，卵巢原发可能性也最大。
- 卵巢浆液性交界性肿瘤（SBT）通常播散至输卵管腔和黏膜：在这种情况下，经常发现输卵管腔内和黏膜钙化，通常为砂砾体。
- 子宫内膜癌可通过直接蔓延和管腔内播散继发累及输卵管：子宫内膜浆液性癌尤为常见输卵管腔内播散。
- 罕见的子宫颈鳞状细胞癌和腺癌通过子宫内膜延伸至输卵管上皮内（有时还包括卵巢）：在这种情况下，腺癌可能被误诊为 STIC。
- 宫颈 SIL 也可以在输卵管黏膜内播散：在这种情况下的鉴别诊断包括在使用子宫内气囊操作的腹腔镜子宫切除术中宫颈 SIL 的人为移位。
- 子宫肉瘤和腹膜间皮瘤经常累及输卵管：但很少引起诊断困难。

2. 来自生殖器外部位（图 11-66 和图 11-67）

- 约有 5% 的转移性输卵管肿瘤起源于生殖器外部位，最常见的是乳房、胃肠道和膀胱。Rabban 等（2015 年）发现，在 95% 的此类病例中卵巢也受累。Liang 等报道了 1 例转移性肾细胞癌病例，其在输卵管黏膜中呈 Paget 样播散。
- 镜下特征取决于原发肿瘤特征以及输卵管受累的程度和分布。黏膜皱襞中淋巴血管浸润常见。在某些病例，轻微的黏膜浸润可误认为 STIC，错误地提示原发性输卵管癌（Singh 和 Cho）。
- 当转移性肿瘤细胞形态温和时，如果是黏液性的

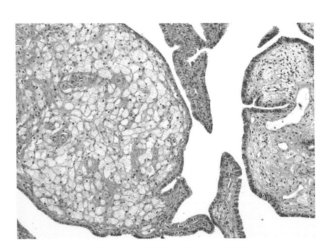

▲ 图 11-66　转移性印戒细胞腺癌
1 个黏膜皱襞的间质充满印戒细胞，相邻的黏膜皱襞中也可见些许印戒细胞

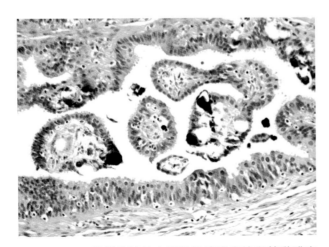

▲ 图 11-65　卵巢浆液性交界性肿瘤患者输卵管黏膜内钙化灶

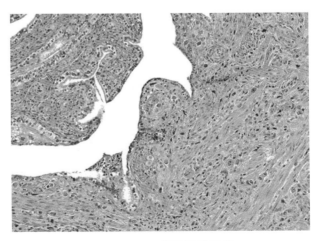

▲ 图 11-67　转移性乳腺癌
许多具有相对温和特征的小肿瘤细胞不规则地侵入输卵管固有层

（如腹膜假黏液瘤）则会误认为是输卵管的黏液性化生，如果不是则会误认为是非黏液性输卵管上皮增生。

- 临床表现、手术和镜下特征有助于鉴别诊断。免疫组化染色也可能有所帮助。

三、阔韧带瘤样病变

（一）胚胎残留（图 11-68 和图 11-69）

- 中肾残件在阔韧带非常常见，表现为小的空心小管，内衬无纤毛立方状细胞，周围有平滑肌束袖套。

- Singh 等已报道在女变男的变性患者中出现睾丸激素诱导的中肾管改变，包括结构良好的附睾。

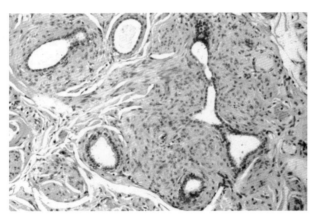

▲ 图 11-68　阔韧带中的中肾残件
注意输卵管周围的平滑肌束袖套

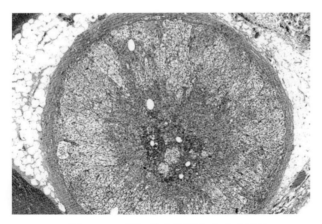

▲ 图 11-69　阔韧带中的肾上腺皮质残件

- 经过仔细切片检查的阔韧带标本中，多达 25% 的患者发现肾上腺皮质残件。罕见情况下，这些残留物会对分泌 ACTH 的垂体瘤发生反应而增生（尼尔森综合征）。

- 如前所述，在阔韧带中偶尔会碰到门细胞聚集。

（二）囊肿（图 11-70）

- 根据它们可能的起源而分为苗勒囊肿，间皮囊肿或中肾管囊肿。诊断一般不存在问题，苗勒囊肿存在纤毛，间皮囊肿不存在纤毛，中肾管囊肿通常细胞扁平。但内衬上皮，特别是在大囊肿中，可无诊断性形态。囊肿的大小可从镜下到 20cm 或更大。并发症包括扭转、梗死和感染。

- 苗勒囊肿可呈附着在伞端的带蒂小囊肿（Morgagni 囊肿），或内衬输卵管型上皮的大小不等输卵管旁或卵巢旁囊肿。在某些囊肿中，存在类似于输卵管黏膜皱襞的皱褶和平滑肌壁。罕见的输卵管旁囊肿含有 Liesegang 环。

- 中肾管囊肿通常内衬无纤毛立方状细胞，并可能伴有明显的基底膜。

- 间皮囊肿（单房或多房腹膜包涵囊肿）在第 20 章讨论。

（三）其他肿瘤样病变

- 子宫内膜异位症常累及阔韧带，通常伴有其他盆腔病灶。输卵管子宫内膜异位症（见第 19 章）也很常见。

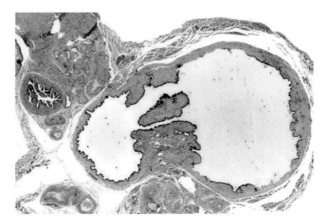

▲ 图 11-70　输卵管旁囊肿
注意内衬输卵管型上皮，偶有皱襞样结构和平滑肌壁，可能误诊为输卵管积水；左侧可见正常的输卵管

- 由细菌（通常从邻近盆腔器官扩散而来）或异物或软化斑引起的炎性假瘤可能累及阔韧带。这种病变（Stolnicu 和 Soslow）具有成纤维细胞样梭形细胞（平滑肌标记阴性）呈束状 / 车辐状排列，伴明显的血管增生和淋巴细胞（罕见淋巴滤泡）和浆细胞浸润。
- 累及阔韧带或圆韧带的罕见肿瘤样病变包括结节性筋膜炎、子宫样肿块以及与肾上腺性腺综合征的睾丸肿瘤相同的肿块。Stolnicu 等报道了 1 例 51 岁女性的"腹膜"完全性水泡状胎块。

四、阔韧带肿瘤

（一）苗勒型上皮肿瘤（图 11-71 和图 11-72）

- 这些肿瘤比在卵巢中少见。交界性或浸润性肿瘤

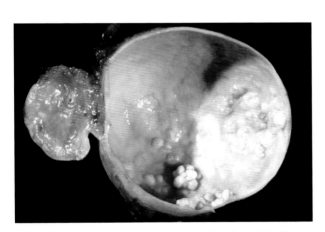

▲ 图 11-71　阔韧带浆液性囊腺瘤毗邻正常卵巢

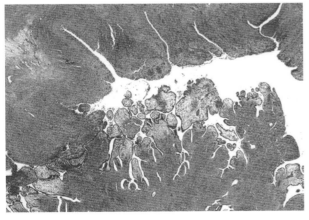

▲ 图 11-72　阔韧带子宫内膜样乳头状囊腺瘤
注意明显的乳头至息肉状结构伴间质水肿

仅占阔韧带肿瘤的 2%，而在卵巢肿瘤中占 25%。它们的大小范围是 3～40cm，其中 70% 肿瘤为 5～12cm；约 15% 的肿瘤是双侧性。

- 浆液性囊腺瘤最常见，可有富于细胞的卵巢型间质组成的囊壁。
- 浆液性交界性肿瘤是该组肿瘤中第二常见肿瘤。女性发病年龄 19—67 岁（平均 33 岁），并且都是单侧的，无扩散证据。
- 其他良性或交界性上皮肿瘤包括肠型黏液性肿瘤、子宫内膜样肿瘤、Brenner 瘤和混合性上皮肿瘤。罕见肿瘤包括与 Proteus 综合征相关的双侧交界性子宫内膜样肿瘤及 von Hippel–Lindau 病患者的良性乳头状瘤伴有子宫内膜样和浆液性分化。
- 按发生率排序，苗勒癌包括子宫内膜样癌、透明细胞癌、浆液性癌、黏液性癌和移行性细胞癌。
  - 这些肿瘤的临床表现和病理特征类似于卵巢同类肿瘤。其中一些肿瘤伴有阔韧带外播散。
  - 某些子宫内膜样癌和透明细胞癌与子宫内膜异位症有关，并且可能来源于子宫内膜异位症。
  - 子宫内膜样癌的鉴别诊断包括罕见的中肾腺癌伴假子宫内膜样形态（见后述）。

（二）确定或可能 Wolffian 起源的上皮肿瘤

1. 乳头状囊腺瘤（图 11-73 至图 11-74）

- 这些罕见的阔韧带肿瘤中至少有 2/3 与 von Hippel–Lindau 病（VHLD）有关，可能是首发表现。患者年龄为 20—56 岁。
- 肿瘤已是 Ⅰ 期，临床上良性，只有少数例外。1 例肿瘤（与 VHLD 不相关）伴网膜种植。另 1 例引发具有假子宫内膜样外观的中肾腺癌；两种成分都呈现 GATA3 阳性 /ER 阴性 /PR 阴性有助于诊断。
- 肿瘤＜ 6cm，通常部分囊性，有实心褐色区域和局灶性出血；罕见肿瘤为双侧。
- 典型的乳头状形态常伴有实性和管状区域。无纤毛立方形肿瘤细胞通常具有透明或嗜酸性细胞质及温和的细胞核。间质通常有明显血管生成。
- 肿瘤细胞表达 CK7、CAM5.2、EMA、CA125、vimentin、calretinin、CD10（顶端）和 PAX2

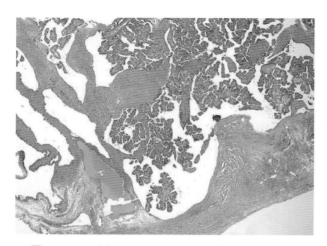

▲ 图 11-73　1 例 von Hippel–Lindau 病患者的乳头状
囊腺瘤
低倍镜下显示该肿瘤典型纤细丰富的乳头

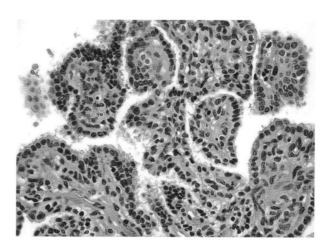

▲ 图 11-74　1 例 von Hippel–Lindau 病患者的乳头状
囊腺瘤
高倍镜下显示乳头被覆形态温和的特征性立方状细胞

（核），这种免疫谱有助于诊断但不足以证明中肾
（Wolffian）起源（Brady 等）。GATA3 的阳性表
达（如上例所示）或许是将来病例中更特异性标
记物。

2. 中肾癌

- Moerman 等描述了 1 例由乳头状囊腺瘤引发的假
子宫内膜样外观的中肾腺癌（见前述）。

3. 可能 Wolffian 起源的女性附件肿瘤（图
11–75 至图 11–81）

- 据报道可能 Wolffian 起源的女性附件肿瘤
（female adnexal tumor of probable Wolffian origin,
FATWO）的年龄范围很广。它们通常单侧，最大
径达 18cm，位于阔韧带内或通过蒂部附着在阔
韧带或输卵管上。它们的典型位置和与 müllerian
肿瘤的组织学差异极大支持 Wolffian（中肾）
起源。

- 切面呈实性或以实性为主伴小囊肿。实性组织为
灰白色至棕褐色或黄色，通常质韧，有弹性，偶
有出血和坏死。

- 低倍镜下，从以囊状或筛状（伴有腔内嗜酸性分
泌）为主，到以实性结构为主伴散在囊肿，再到
实性结构。实性区域包括成片的纺锤形到梭形细
胞（偶尔占优势），致密的实心小管或不常见的中
空小管，这些小管能被网状纤维或 PAS 染色突出

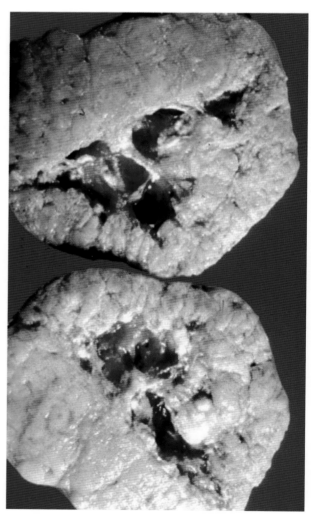

▲ 图 11-75　可能中肾起源的女性附件肿瘤（FATWO）
大体外观切面可见典型的分叶状实性结构伴散在囊肿

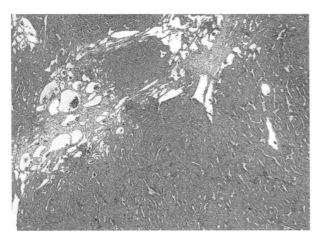

▲ 图 11-76 可能中肾起源的女性附件肿瘤（FATWO）
低倍镜下显示两种典型的生长模式 - 实性和囊状（筛状）

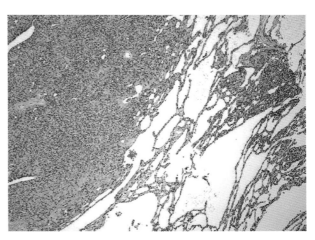

▲ 图 11-77 可能中肾起源的女性附件肿瘤（FATWO）
实性成分（左）细胞呈弥漫生长模式毗邻筛状模式（右）

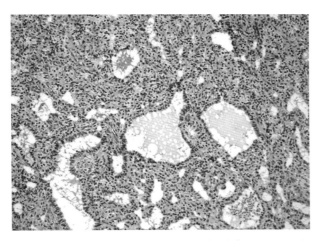

▲ 图 11-78 可能中肾起源的女性附件肿瘤（FATWO）
管腺状结构含有腔内分泌物，内衬温和的立方细胞

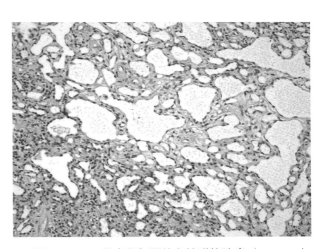

▲ 图 11-79 可能中肾起源的女性附件肿瘤（FATWO）
FATWO 偶见腺瘤样小管病灶

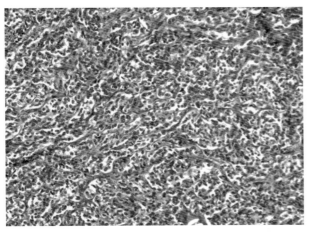

▲ 图 11-80 可能中肾起源的女性附件肿瘤（FATWO）
肿瘤细胞呈实性小管状生长模式

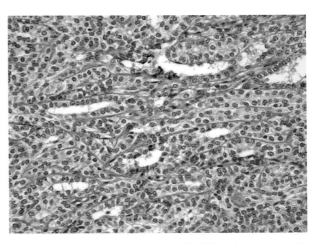

▲ 图 11-81 可能中肾起源的女性附件肿瘤（FATWO）
伴管腔的小管有些类似 Sertoli 小管

显示。还可见到明显的纤维间质。

- 典型的上皮样细胞（但偶尔为纺锤形至梭形）含很少的嗜酸性细胞质。罕见双相模式（Zhang 等）。细胞核常单一且苍白，无或仅有很少核分裂。罕见有显著非典型性肿瘤细胞，伴核分裂活性增加（见后述）。

- 非特异性免疫表达谱包括 CK7、EMA、vimentin、calretinin、CD10、FOXL2 和 inhibin 通常呈阳性。PAX8 在一些研究中很少呈阳性反应，但 Goyal 等发现 PAX8、PAX2、SF-1 和 GATA3（一种中肾标志物）呈阴性染色，尽管其他人描述 GATA3 呈片状弱阳性。部分肿瘤 c-kit 阳性。

- Howitt 等发现缺乏 *KRAS/NRAS* 突变（中肾癌的特征）以及 *DICER1* 突变（SLCT 的特征），但存在频繁的 *KMT2D* 突变。Cossu 等通过 NGS 在不同基因中发现了错义突变，但没有最常见的致癌通路持续参与其中。

- 临床上偶有恶性肿瘤，表现明显或复发，有时在术后数年复发。这类肿瘤某些病例呈局灶非典型性（见前述），但某些则形态温和。因此，建议长期随访。部分 c-kit 阳性肿瘤对伊马替尼治疗有反应。

- 鉴别诊断主要是子宫内膜样癌伴有 FATWO 样模式，以及卵巢外性索 - 间质肿瘤。PAX2 阳性 /PAX8 阳性 /FOXL 阴性免疫表达谱有利于前者诊断，而 SF-1 阳性则支持后者诊断。

（三）室管膜瘤和原始神经外胚层肿瘤

- 室管膜瘤。
    - 已报道在年龄 13—48 岁女性中，阔韧带、子宫骶骨韧带或盆腔其他部位发现了罕见的室管膜瘤。某些肿瘤存在播散和（或）多年的复发。1 例肿瘤对 GnRH 类似物疗法有反应。
    - 肿瘤大小从 1cm 至充满盆腔。镜下其结构变异比中枢神经系统室管膜瘤明显，通常伴混合性的乳头状、腺管状、囊性和实性区域。还有 1 例为黏液性乳头状室管膜瘤。
    - 囊肿伴乳头和砂砾体可能提示浆液性癌，出现血管周玫瑰花结，GFAP 反应性，或两者兼而有之，则可排除浆液性癌。部分肿瘤呈 ER 阳性。

- 原始神经外胚层肿瘤（PNET）：Euscher 等在他们的研究中发现了与卵巢 PNET 相似的 3 个卵巢旁 PNET。

（四）上皮 - 间叶混合性肿瘤（图 11-82）

- 腺肌瘤是这一组中最常见的肿瘤，由子宫内膜样腺体（伴或不伴子宫内膜样基质）和平滑肌构成。罕见的发现包括具有奇异核的平滑肌细胞及由子宫内膜样腺体成分进展而来的透明细胞癌。

- 1 例圆韧带高级别 müllerian 腺肉瘤在发现后 1 年内死亡。

（五）软组织肿瘤

1. 良性

- 平滑肌瘤是本组中最常见的阔韧带和圆韧带肿

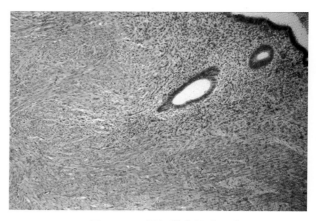

▲ 图 11-82　阔韧带内的腺肌瘤
子宫内膜腺体和间质毗邻平滑肌

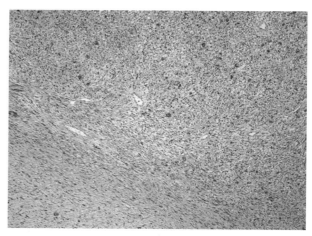

▲ 图 11-83　阔韧带平滑肌肉瘤
典型的梭形细胞结构，伴明显的多形性

瘤。但仅当肿瘤与输卵管和子宫肌层明确分开时才能确定为韧带起源。1 例平滑肌瘤由上皮样细胞组成，胞浆透明。另 1 例双侧肿瘤具有独特血管成分，被认为是血管平滑肌瘤。脂肪瘤可能是该组中第二常见的肿瘤。

- 该组中，罕见肿瘤包括具有异源性成骨的纤维瘤、伴有少量性索成分的纤维瘤、孤立性纤维性肿瘤、血管肌纤维母细胞瘤以及由脂肪、平滑肌细胞和薄壁血管组成的"间叶瘤"。后者与脂肪平滑肌瘤的鉴别具有主观性。

2. 恶性（图 11-83）

- 平滑肌肉瘤是阔韧带中最常见的肉瘤，预后差。1 例肿瘤中含有破骨细胞样巨细胞和横纹肌细胞。
- 罕见的肉瘤包括胚胎性横纹肌肉瘤（2 例发生在儿童并为致命性）、多形性横纹肌肉瘤、子宫内膜异位症引起的子宫内膜样间质肉瘤、恶性纤维组织细胞瘤、黏液样脂肪肉瘤、尤因肉瘤（Ewing 肉瘤）和 1 例恶性 PEComa。

（六）杂类和继发性肿瘤

- 阔韧带可发生各种杂类肿瘤，大多是卵巢型。其中一些可能起源于副卵巢。

- 生殖细胞肿瘤包括皮样囊肿、卵黄囊瘤和绒癌。
- 阔韧带已报道罕见的性索 - 间质肿瘤，包括粒层细胞瘤，其中一些伴有雌激素症状。该诊断应谨慎，因为其他肿瘤可能与之类似，例如伴有性索样结构的子宫内膜样肿瘤（癌和间质肉瘤）及 FATWO。
- Wang 等报道 1 例阔韧带"性索—间质纤维肉瘤"。诊断的线索是原发肿瘤 inhibin 阳性以及复发肿瘤中典型的性索成分。
- 阔韧带原发类固醇细胞瘤可能起源于该部位常见的肾上腺皮质残件。可能会出现荷尔蒙症状（性早熟、男性化）。Chen 等（2017 年）报道了一组 9—15 岁男性化的女性患者，在卵巢周围发现肾上腺皮质残件肿瘤，这些患者患有先天性肾上腺增生，且对肾上腺激素替代疗法无反应。
- 发生于阔韧带的其他罕见肿瘤包括：腺瘤样瘤（我们有一例位于卵巢旁）、嗜铬细胞瘤（1 例伴高血压）、副神经节瘤、类癌、神经母细胞瘤和上皮样滋养细胞肿瘤。
- 子宫、输卵管或其他部位原发的各型癌都可能通过直接蔓延、淋巴管或血管转移至阔韧带。子宫的静脉内平滑肌瘤病和子宫内膜间质肉瘤可能在术中表现为阔韧带肿块。

缩略语

EEC	endometrial endometrioid carcinoma	子宫内膜样腺癌
FATWO	female adnexal tumor of probable wolffian origin	可能中肾起源的女性附件肿瘤
FGT	female genital tract	女性生殖道
FIGO	Fédération Internationale Gynécologie Obstétrique（International Federation of Gynecology and Obstetrics）	国际妇产科联合会
GFAP	glial fibrillary acidic protein	胶原纤维酸性蛋白
HGSC	high-grade serous carcinoma	高级别浆液性癌
HM	hydatidiform mole	水泡状胎块
MMMT	malignant müllerian mixed tumor	恶性苗勒混合瘤
NGS	next-generation sequencing	二代测序
PEComa	perivascular epithelioid cell tumor	血管周上皮样细胞肿瘤

PNET	primitive neuroectodermal tumor	原始神经外胚层肿瘤
RRSO	risk–reducing salpingo–oophorectomy	预防性输卵管卵巢切除术
SBT	serous borderline tumor	交界性浆液性肿瘤
SCOUT	secretory cell outgrowth	分泌细胞过度增生
SCTAT	sex cord tumor with annular tubules	性索细胞瘤伴环状小管
SEE–FIM	sectioning and extensive examination of the fimbria	输卵管伞端切成薄片和广泛检查
SET	solid, pseudoendometrioid, transitional	实性、假子宫内膜样和移行细胞样
SLCT	Sertoli–Leydig cell tumor	Sertoli–Leydig 细胞瘤
STIC	serous tubal intraepithelial carcinoma	浆液性输卵管上皮内癌
STIL	serous tubal intraepithelial lesion	浆液性输卵管上皮内病变
SqCC	squamous cell carcinoma	鳞状细胞癌
TC	tubal carcinoma	输卵管癌
TCM	transitional cell metaplasia	移行细胞化生
TILT	tubal intraepithelial lesion in transition	输卵管上皮内病变转化
VHLD	Von Hippel–Lindau disease	Von Hippel–Lindau 病

（付鑑江　彭　娟　**译**　胡　丹　**校**）

第 12 章   卵巢肿瘤样病变
Tumor–Like Lesions of the Ovary

一、滤泡性病变

（一）滤泡囊肿

临床特征

- 孤立性滤泡囊肿（solitary follicle cysts，FC）最常见于育龄期非妊娠女性，尤其是在月经初潮和绝经期前后，可能是由于垂体促性腺激素分泌异常，例如 FSH 分泌性垂体腺瘤（Kawaguchi 等）。少数情况下，可发生于绝经后，但很少引起绝经期后出血。

- 滤泡囊肿可表现为可触及的肿块或月经失调（由于产生雌激素）。罕见情况下，囊肿破裂可导致急腹症和腹腔积血，甚至贫血。然而，大多数滤泡囊肿没有症状。

- 滤泡囊肿儿童罕见，但儿童滤泡囊肿可引起同性假性性早熟，在囊肿切除或穿刺后假性性早熟消退，或偶尔也可能发生自行消退。这些滤泡囊肿可能是自主性的，因为在诊断时不伴有促性腺激素水平升高。

- 有些儿童滤泡囊肿可能是 McCune–Albright 综合征的一种成分，在这种病例中，可能有 1 个或多个囊肿，偶尔呈双侧。罕见情况下可发生排卵，并有妊娠的可能。与孤立性滤泡囊肿不同，McCune–Albright 综合征相关滤泡囊肿在切除后可能复发，而且伴有性早熟复发。

- 罕见情况下滤泡囊肿可发生在子宫（由于母体激素的刺激），妊娠时或新生儿期即可表现明显；并且可能会发生扭转、出血或破裂。如果处理得当，它们几乎总是在出生后几个月内消退。

- 滤泡囊肿可为垂体腺瘤患者的罕见并发症，典型者表现为双侧巨大囊肿。大体外观形态类似妊娠相关的滤泡囊肿（高反应性黄体，见后述）。
- 自身免疫性卵巢炎也可诱发滤泡囊肿（见后述）。

病理学特征　（图 12-1 至图 12-8）

- 除伴有妊娠期、产褥期或垂体腺瘤相关外，孤立性滤泡囊肿几乎总是 < 8cm（一般约为 4cm）。表面通常光滑，壁薄，内含水样液体或偶尔为血性液体。
- 滤泡囊肿一般内衬一层至多层均匀一致的颗粒细胞，通常伴有黄素化。颗粒细胞周围是一层不同

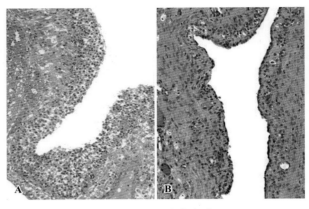

▲ 图 12-3　滤泡囊肿

A. 囊壁内衬颗粒细胞可见丰富的嗜酸性细胞质；B. 本例中颗粒细胞明显减少，但周围可见卵泡膜细胞，因此归类为滤泡囊肿

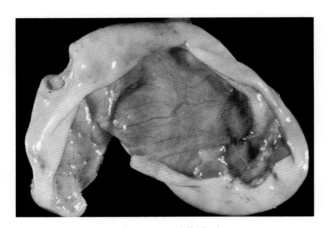

▲ 图 12-1　滤泡囊肿

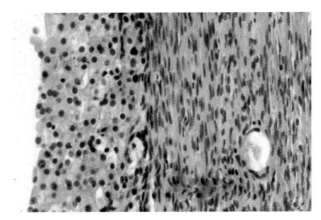

▲ 图 12-4　滤泡囊肿，囊腔（最左侧）内壁衬覆黄素化的颗粒细胞

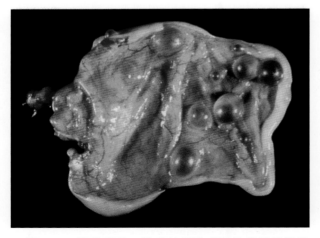

▲ 图 12-2　滤泡囊肿，该病灶是造成同性假性性早熟的原因

该囊肿主要是单房，壁内可见少量小囊腔

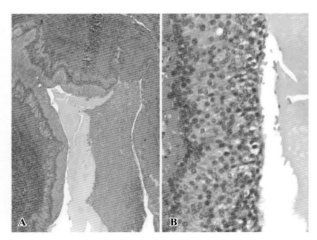

▲ 图 12-5　滤泡囊肿

该例颗粒细胞下方见一层显著的卵泡膜细胞（A）；内衬细胞（B）显示分化不太成熟，胞质少于常见的滤泡囊肿，会联想到幼年型颗粒细胞瘤的可能

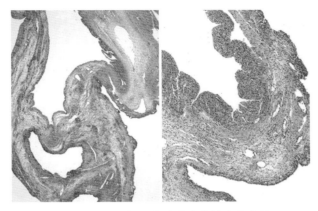

▲ 图 12-6　1 例垂体腺瘤患者的滤泡囊肿

该患者的 2 个卵巢均呈囊性增大，一侧囊肿切除显示多个典型的滤泡囊肿，为垂体腺瘤患者的偶然发现

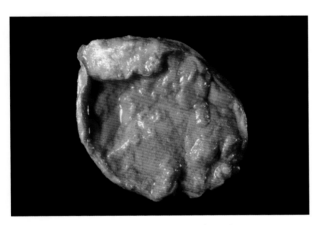

▲ 图 12-7　新生儿滤泡囊肿

该囊肿广泛梗死，出生后几个月才被发现

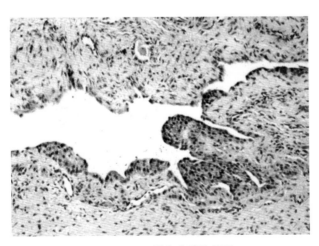

▲ 图 12-8　新生儿滤泡囊肿

囊肿内衬一层至多层颗粒细胞

程度黄素化的卵泡膜细胞。内衬颗粒细胞可呈灶状或广泛脱落。

- 有时滤泡囊肿（或囊状滤泡）会在取材或组织处理过程中塌陷或碎裂，而人为表现为多囊性病变，这时可能会被误诊为囊性颗粒细胞瘤。意识到上述人为假象，以及局灶见到典型的滤泡囊肿衬覆细胞（与 GCT 衬覆细胞截然不同）将有助于诊断。

鉴别诊断

- 单纯性囊肿：当滤泡囊肿的内层细胞脱落后，可通过外层卵泡膜细胞的存在来区分单纯性囊肿；此病理学表现也可将滤泡囊肿从浆液性囊肿区别开来，两者偶尔会引起误诊。
- 卵巢囊性闭锁囊泡：通常比滤泡囊肿小，呈多房性；其内衬颗粒细胞也会脱落，但缺乏大多数滤泡囊肿内衬颗粒细胞存在的嗜酸性细胞质。
- 卵巢子宫内膜异位囊肿：少数滤泡囊肿内衬细胞缺失，可类似子宫内膜异位囊肿的改变，但滤泡囊肿周围持续存在的卵泡膜细胞以及子宫内膜异位囊肿周围子宫内膜间质改变有助于将两者鉴别。
- 单房性颗粒细胞瘤：与滤泡囊肿一样，囊壁由颗粒细胞及卵泡膜细胞构成，但颗粒细胞瘤几乎总是比滤泡囊肿大，两种细胞类型混合存在，排列杂乱，囊壁内常存在颗粒细胞聚集。
- 单房性成年型颗粒细胞瘤：颗粒细胞通常缺乏滤泡囊肿那样的黄素化，其核类似于典型颗粒细胞瘤的核。
- 单房性幼年型颗粒细胞瘤：鉴别较困难，因为其肿瘤细胞常常也有丰富的嗜酸性细胞质，但囊肿内衬或囊壁通常可见局灶性滤泡结构，对于颗粒细胞瘤具有诊断性意义。

（二）黄体囊肿（图 12-9 和图 12-10）

- 本术语指直径＞ 2cm 的囊性黄体。这种囊肿可能伴有月经失调，包括闭经，并可能破裂导致腹腔内出血。罕见绝经后病变持续存在，发病率较滤泡囊肿低。文献报道 1 例胎儿发生。
- 囊壁和内衬通常呈黄色，典型囊肿囊内充满血液。囊壁由增厚的呈脑回状较大的黄素化颗粒细胞层组成，周围为楔形较小的黄素化卵泡膜细胞。

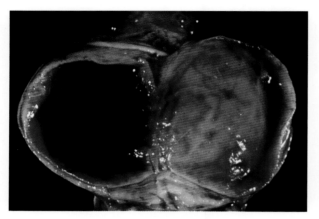

▲ 图 12-9　黄体囊肿，囊肿已被切开

注意黄色囊壁呈脑回状

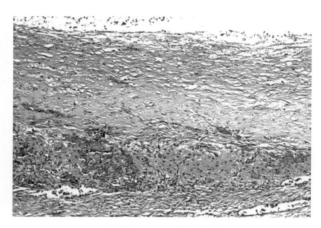

▲ 图 12-10　黄体囊肿

囊腔（顶部）内层为纤维组织，外层为黄素化颗粒细胞

（三）多囊卵巢综合征（stein–leventhal 综合征）

临床特征

- 多囊卵巢综合征（polycystic ovarian syndrome，PCOS）常发生于年轻女性，表现为因长期无排卵而引起的阴道不规则出血、多毛和（或）不孕症，伴随表现可能包括肥胖和糖尿病。

- 病因不明，但有促性腺激素异常（促卵泡素低，促黄体素高）、高雄激素血症、血清雌激素水平升高，有些病例出现高胰岛素血症。

- 多囊卵巢综合征患者的子宫内膜从不活跃至增生不等。偶见患者有子宫内膜样腺癌，几乎均为低级别子宫内膜样癌。

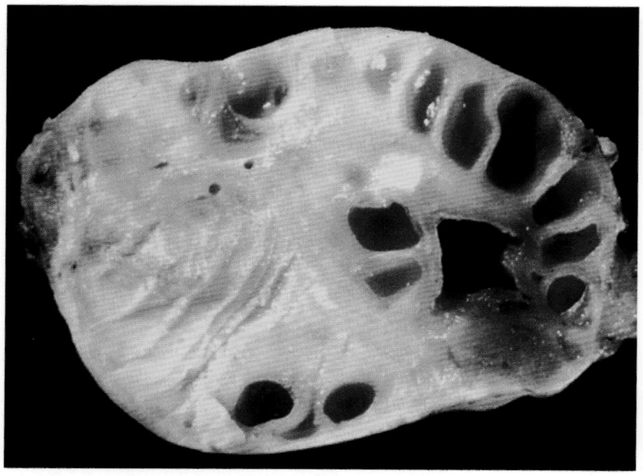

病理学特征 （图 12-11 至图 12-13）

- 因双侧卵巢楔形切除已不再用于治疗这种疾病，所以病理医生很少遇到这些患者的卵巢组织。

- 典型表现可见双侧卵巢增大，呈圆形，增厚的白色浅层皮质下可见多发性小的滤泡囊肿；偶尔，卵巢大小正常。

- 切面显示大小几乎均等的多发性皮质囊肿，髓质为均匀的间质，黄体和白体缺乏或稀少。

- 滤泡囊肿内衬一层薄的非黄素化颗粒细胞，而且通常有一层厚的黄素化卵泡膜内层细胞，这些细胞也可以显著围绕着闭锁卵泡（"卵泡膜细胞增生症"，follicular hyperthecosis）。

- 多数病例可见少许黄素化的间质细胞，提示是间

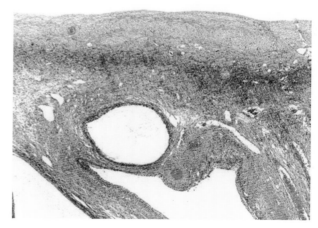

▲ 图 12-11　多囊卵巢综合征，卵巢切面

多发性囊性滤泡主要位于皮质内，由白色间质组织分隔

▲ 图 12-12　多囊卵巢综合征

注意浅层皮质纤维化和多发性囊性滤泡

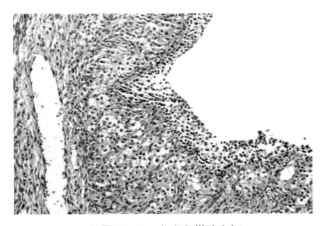

▲ 图 12-13　多囊卵巢综合征

滤泡囊肿的内层为非黄素化颗粒细胞，外层为厚的黄素化卵泡膜内层细胞

质卵泡膜细胞增生症的一种成分（见后述）。皮质外层细胞稀少和纤维化。

<u>鉴别诊断</u>

- 类似于多囊卵巢综合征的多囊卵巢可见于正常青春期前和围青春期的儿童、原发性甲状腺功能低下的青春期女性、接受睾酮治疗的女变男的变性患者，偶尔见于正常生育的成年女性。

二、间质病变

（一）表面间质增生（图 12-14）

- 卵巢表面常见间质息肉状或乳头状增生，但在肉眼

大体检查中很少出现疣状赘生物，大多数情况下是在育龄晚期或绝经后女性显微镜下的意外发现。

- 增生由纤维间质组成，有时伴不同程度的玻璃样变，表面覆盖单层表面上皮细胞。将间质增生与浆液性表面乳头状瘤区别开来的大小阈值人为规定为＜ 1cm（见第 13 章）。与后者不同，表面间质增生总是多发性的。

（二）间质卵泡膜细胞增生症

<u>临床特征</u>

- 绝经后女性一般无明显的临床表现，但在病理检查中常见雌激素水平升高的表现（子宫内膜息肉、子宫内膜增生、子宫内膜样癌）（Zhang 等），在这个年龄组中也有罕见的男性化病例报道（Guerrero 等）。
- 绝经前女性可有类似多囊卵巢综合征的临床表现，但间质卵泡膜细胞增生症常常表现为渐进式的，或在少数情况下突然出现男性化（伴有血清睾酮升高）。患者常表现肥胖、高血压、糖耐量下降。有些病例为家族性。
- 小部分间质卵泡膜细胞增生症或多囊卵巢综合征的女性可出现胰岛素抵抗，有时伴有糖尿病、黑棘皮病和雄激素过多症（HAIR–AN 综合征）。

<u>病理学特征</u>　（图 12–15 至图 12–19）

- 双侧卵巢（罕见情况下仅一侧）可增大至 8cm，不同程度地被实性白色至黄色的间质所替代，有

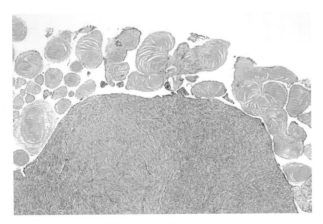

▲ 图 12-14　表面间质增生

大量小而玻璃样变的乳头覆盖于卵巢表面，该例如此显著的玻璃样变并不常见

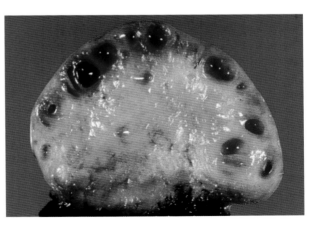

▲ 图 12-15　间质卵泡膜细胞增生症

注意切面以实性为主，均质、黄色，也存在一些囊性滤泡

▲ 图 12-16　间质卵泡膜细胞增生症

卵巢富于细胞的间质内可见大量灰白至嗜酸性细胞质的圆形间质细胞

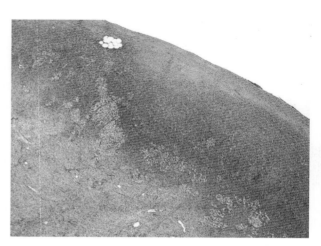

▲ 图 12-17　间质卵泡膜细胞增生症

可见大量间质细胞，胞质灰白，并形成大而明显的聚集灶

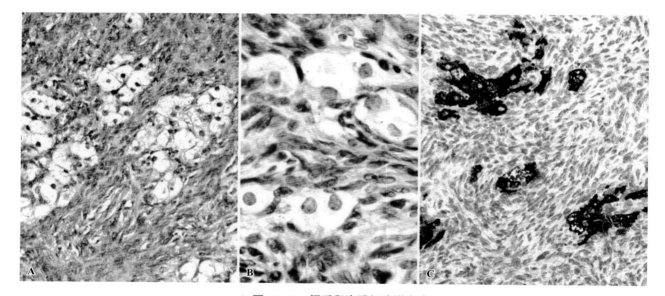

▲ 图 12-18　间质卵泡膜细胞增生症

中倍镜（A）和高倍镜（B）显示黄素化的间质细胞巢，细胞质透明（富含脂质），免疫组化 inhibin 呈强阳性（C）

时类似于双侧卵巢肿瘤。然而在大多数情况下，卵巢轻微增大或基本没有增大。

- 显微镜下，脂质稀少或富于脂质的黄素化间质细胞单个散在、呈小巢或结节状（结节状卵泡膜细胞增生症）分布，特征性地位于间质增生的背景中，但偶尔缺乏间质增生。黄素化细胞 inhibin 和 calretinin 免疫染色阳性。

- 在绝经前女性中，也可出现类似多囊卵巢综合征的硬化性囊性改变（外表面白色不透明和多发性浅表滤泡囊肿）。

- 罕见同时伴发卵巢肿瘤，最常见的是小的类固醇细胞瘤（间质黄体瘤）；卵巢单侧或双侧门细胞增生，或门细胞瘤。

- HAIR-AN 综合征患者几乎总是伴有多发滤泡囊肿的间质卵泡膜细胞增生症，而且可能伴有浅表皮质硬化以及间质水肿和纤维化。

鉴别诊断

- 小的类固醇细胞瘤（间质黄体瘤）：人为规定的大小标准（＞1cm）可将该肿瘤与结节状间质卵

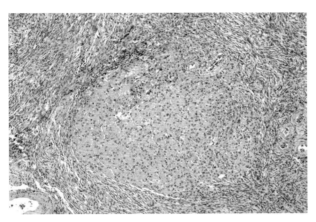

▲ 图 12-19 结节性间质卵泡膜细胞增生症

黄素化间质细胞结节位于卵巢间质内

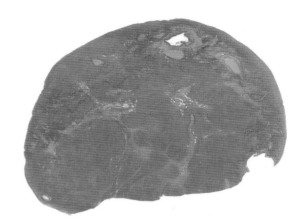

▲ 图 12-20 卵巢间质增生

富于细胞的间质细胞结节状增生，局部融合

泡膜细胞增生症的结节区分开来。

（三）间质增生

临床特征

- 虽然传统上认为，卵巢间质增生是围绝经期或绝经后女性卵巢在显微镜下的意外所见，但仔细检查卵巢通常会发现极少许黄素化细胞，甚至间质卵泡膜细胞增生症。在没有黄素化细胞的情况下，可能会发现抑制素阳性的间质细胞，提示有黄素化细胞的前体。
- 偶尔有雄激素或雌激素样表现及肥胖、高血压和糖代谢异常，虽然这些表现比间质卵泡膜细胞增生症少见得多或不明显。

病理学特征 （图 12-20 和图 12-21）

- 卵巢大小正常或轻度增大，髓质、皮质或皮髓质内可见界限不清的白色或淡黄色的结节，结节偶尔融合。
- 显微镜下，髓质以及较少部分的皮质被结节状或弥漫致密增生的小间质细胞所取代，细胞胞质稀少，非黄素化。

鉴别诊断

- 卵巢纤维瘤（见第 16 章）。
- 低级别子宫内膜间质肉瘤（见第 17 章）：支持或诊断这种病变而不是间质增生的特征，包括卵巢明显增大、细胞呈卵圆形而不是梭形，可见核分

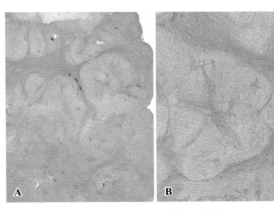

▲ 图 12-21 卵巢间质增生

A. 卵巢的皮质和髓质区见富于细胞的间质细胞脑回状聚集；B. 高倍镜下可见小而密集排列的梭形细胞，局部呈旋涡状排列

裂象和不规则分布的小动脉，免疫组化 CD10 阳性表达。

（四）巨块性水肿

临床特征

- 卵巢巨块性水肿罕见，患者年龄为 6—33 岁（平均 21 岁）。主要临床表现为腹痛和腹胀，也可以是急腹症。其他症状包括异常月经出血、雄激素过多，或两者兼有。
- 剖腹探查可见卵巢增大，10%～30% 病例为双侧，半数病例卵巢蒂部分或完全扭转，提示扭转是其发病机制。一例同时伴发同侧一个大的韧带平滑肌瘤，可能影响其淋巴或静脉引流。

病理学特征（图 12–22）

- 卵巢直径可达 35cm（平均 11.5cm），表面为不透明的白色，可见小囊肿。切面呈水肿性或胶样，通常渗出大量的水样液体。
- 显微镜下，水肿性、细胞稀少的间质围绕滤泡而不是取代滤泡及其衍生物。周围的皮质一般由致密的非水肿性胶原组织组成。少见的表现包括小灶性纤维瘤性间质增生和黄素化的间质细胞。
- 如果在临床上或术中怀疑存在卵巢巨块性水肿，可对一侧卵巢行楔形切除送冰冻切片检查以明确诊断，从而进行保守治疗。

鉴别诊断

- 水肿性纤维瘤和 Krukenberg 瘤：冰冻切片诊断时会想到这两者，是个棘手的问题，但肿物完全切除，诊断一般不存在困难；与 Krukenberg 瘤的鉴别在于水肿组织中没有印戒细胞。
- 罕见的转移性癌阻塞卵巢淋巴管：可导致典型的卵巢重度水肿外观。

（五）皮质纤维瘤病（图 12–23）

- 临床上常见卵巢皮质的间质局灶性纤维瘤性转

化，并且缺乏纤维瘤的离散边界。大体检查可见卵巢呈环状改变。

（六）纤维瘤病

临床特征

- 该疾病与软组织病变无关，发病率比卵巢巨块性水肿更为罕见，患者年龄 13—39 岁（平均 25 岁），通常表现为月经失调或闭经，极少数表现为男性化。
- 手术中发现 20% 的病例为双侧性，受累的卵巢偶尔蒂部有扭转。

病理学特征（图 12–24 和图 12–25）

- 卵巢增大，最大径可达 14cm，表面光滑或呈分叶状。切面一般坚硬，白色或灰色，可见小囊肿。
- 增生的梭形细胞和丰富的胶原围绕滤泡衍生物。纤维瘤性增生通常呈弥漫性。
- 黄素化间质细胞，灶状间质水肿和灶状成巢的性索样细胞可见于少数病例。

鉴别诊断

- 纤维瘤：这种肿瘤通常更加富于细胞，缺乏纤维

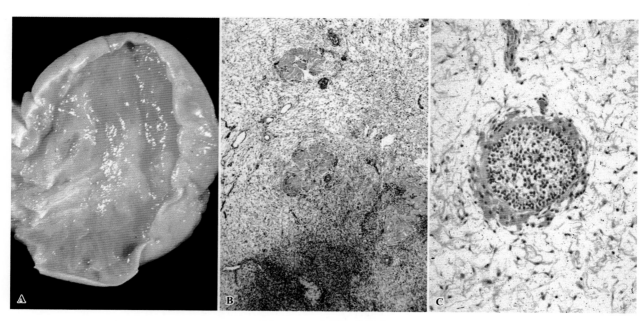

▲ 图 12-22　卵巢巨块性水肿

A. 卵巢切面；B. 水肿性卵巢间质分隔皮质主体的纤维，与底部正常卵巢间质形成对比；C. 伴有中心颗粒细胞巢和外层黄素化卵泡膜细胞的滤泡被水肿性间质所包绕

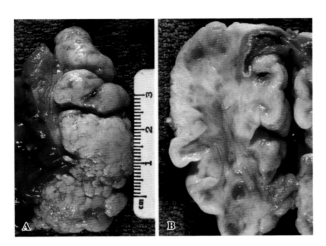

▲ 图 12-23　皮质纤维瘤病

卵巢外表面呈不规则的结节状（A），切面显示皮质呈脑回样的白色外观（B）

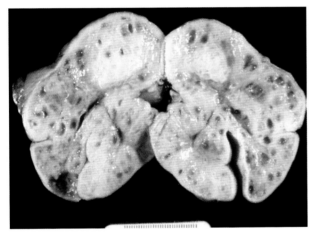

▲ 图 12-24　卵巢纤维瘤病，切面

实性白色组织围绕囊性滤泡

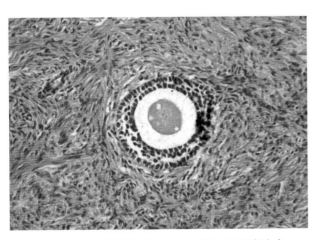

▲ 图 12-25　卵巢纤维瘤病，纤维组织围绕滤泡

瘤病特征的内陷滤泡衍生物；浅表活检无法鉴别这两种病变，但仍然要铭记纤维瘤病十分罕见。

- Brenner 瘤与伴有性索样细胞巢的纤维瘤病鉴别：性索样细胞巢在数目、形状和细胞核特征上易与 Brenner 瘤进行鉴别。

- 软组织类型的纤维瘤病（见第 17 章）。

三、妊娠相关病变

（一）妊娠黄体瘤

临床特征

- 患者多为 30—40 岁的女性，80% 是多胎妊娠。病变通常为剖宫产或产后输卵管结扎偶然发现。少数情况下，可触及盆腔肿物或阻塞产道。

- 25% 的病例在妊娠后期出现多毛征和男性化，男性化母亲所生的女婴中有 70% 也表现为男性化。男性化患者包括睾酮在内的血浆雄激素水平升高，偶然也见于非男性化患者及其婴儿。

- 该病变在产后会自然消退，在几周之内卵巢大小和血清雄激素水平会恢复正常。

病理学特征　（图 12-26 至图 12-28 及图 12-36）

- 妊娠黄体瘤直径从显微镜下可见至 > 20cm（一项研究的中位数为 6.6cm）不等，切面呈实性，鱼肉样，界限清楚，红色至褐色，常见点灶状出血。至少半数病例为多发性，1/3 为双侧性。

- 显微镜下，结节边界清楚，偶尔含有充满灰白色

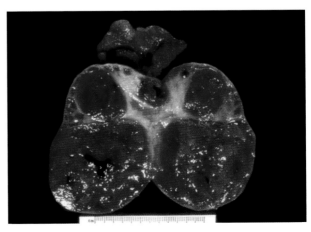

▲ 图 12-26　妊娠黄体瘤，切面显示大小不一的棕色结节

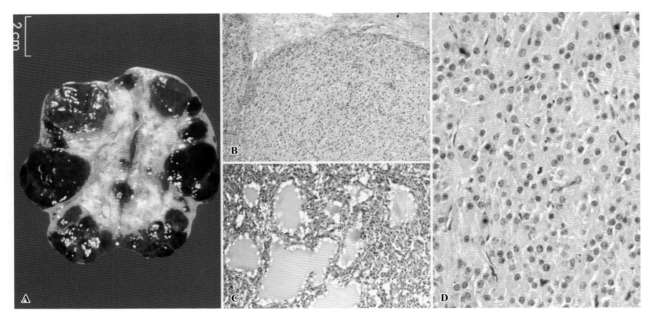

▲ 图 12-27　妊娠黄体瘤

A. 卵巢对切，可见多发红褐色结节；B. 2 个相邻结节的部分区域由片状黄素化细胞组成；C. 滤泡样腔隙充满嗜酸性物质，形成甲状腺肿样表现；D. 高倍镜显示结节内的片状黄素化细胞

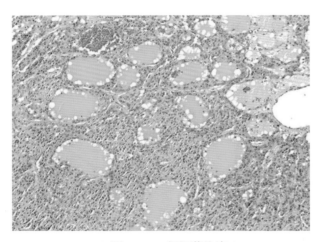

▲ 图 12-28　妊娠黄体瘤

大量滤泡样腔隙内充满嗜酸性分泌物，类似甲状腺滤泡

液体或胶样物质的滤泡，结节由大的胞质嗜酸性的黄素化细胞组成，其中可能含有罕见的透明小球。

- 细胞核位于中心，呈轻度多形性和深染，核仁明显。通常可见核分裂象（多达 7 个 /10HPF），可能为异常核分裂象。病变细胞对 inhibin 和 calretinin 免疫染色呈阳性。间质稀少，网状纤维围绕成团的细胞。还可见到胞质灶性气球样退变

和细胞内出现胶样小滴。

- 妊娠黄体瘤会在分娩后数天至数周退化，最终转变为褐色皱缩的瘢痕。显微镜下检查显示变性充满脂质的黄体细胞巢皱缩，伴有核固缩、淋巴细胞浸润和纤维化。

鉴别诊断

- 转移性肿瘤 [当术中检查显示多发性和（或）双侧结节时]：通过冰冻切片检查通常可以排除转移性癌。
- 脂质稀少的类固醇细胞瘤（见第 16 章）：在妊娠后 3 个月遇到完全由缺乏脂质的类固醇样细胞组成的卵巢肿块，应该考虑妊娠黄体瘤的诊断，除非有充分的证据除外该诊断；滤泡样腔隙和胞质丰富的细胞更加支持妊娠黄体瘤。
- 幼年型颗粒细胞瘤（见第 16 章）。

（二）黄体过度反应（多发性黄素化滤泡囊肿）

临床特征

- 黄体过度反应（hyperreactio luteinalis，HL）通常与伴有 hCG 水平升高的病变有关，如水泡状胎块、绒毛膜癌、胎儿水肿和多次妊娠。患有妊娠

滋养细胞疾病（gestational trophoblastic disease，GTD）的女性高反应黄体发病率从 10%（临床检查）到 40%（超声检查）不等。半数与妊娠滋养细胞疾病无关的病例伴有正常的单胎妊娠。

- 在妊娠任何期间、剖宫产时或少数在产褥期间，通常表现为无症状的盆腔肿物。出现并发症可引起腹痛，包括囊肿内出血、扭转、破裂和可能致命的腹膜积血。

- 在继发于 GTD 的黄体过度反应病例，诊断性刮宫或术后随访期间可见卵巢增大。

- 在不伴有 GTD 的病例中，15% 患者可出现男性化，但女婴没有男性化。这些患者以及伴有 GTD 的无男性化患者血浆睾酮水平升高。

- 在产褥期，黄体过度反应通常可以消退，但偶尔直到产后 6 个月还没完全恢复。少数情况下高反应黄体在妊娠期间自发消退。在伴有 GTD 的病例中，消退常常发生于子宫排空后的 2～12 周，偶尔高反应黄体囊肿也会持续较长时间。

- 卵巢刺激过度综合征（ovarian hyperstimulation syndrome，OHS）是一种医源性的黄体过度反应。
  - OHS 多发生在应用 FSH 和 hCG 或克罗米芬诱导排卵的女性。这种综合征发生在排卵后，在受孕的患者会更严重。
  - 严重的 OHS 可导致卵巢巨大，可伴有腹水和胸腔积液。常发生血清雌激素、孕激素和睾酮升高。血液浓缩伴有继发性少尿和血栓栓塞现象是危及生命的并发症。

- 对于 HL 和 OHS 的病例，手术治疗仅需要切除梗死组织、控制出血或减少男性化患者雄激素的产生。

病理学特征 （图 12-29 至图 12-32）

- 多发性薄壁囊肿造成卵巢增大，几乎总是双侧发病，有时卵巢巨大，囊肿充满透明或血性液体。

- 显微镜下显示多发性大小不一的滤泡囊肿，其中卵泡膜内层细胞增生、增大和黄素化，颗粒细胞也有轻度的改变。卵泡膜内层和滤泡间质常水肿，而后者几乎总是含有黄素化的细胞。

- OHS 的改变相当于另外出现一个或多个黄体。

鉴别诊断

- 在剖腹手术中，高反应黄体可能被误诊为卵巢囊

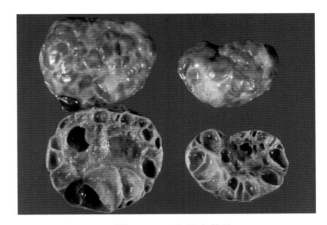

▲ 图 12-29　高反应黄体
显示 2 个卵巢的浆膜和切面

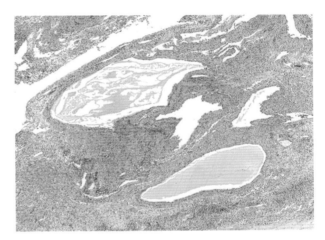

▲ 图 12-30　高反应黄体
大小形态各异的滤泡囊肿

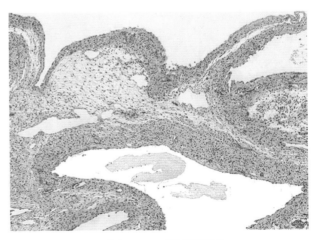

▲ 图 12-31　高反应黄体
滤泡囊肿被覆明显黄素化的卵泡膜细胞，间质可见局灶性水肿

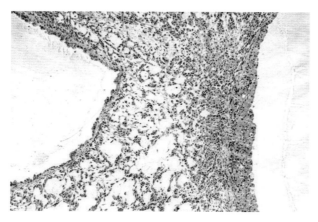

▲ 图 12-32　高反应黄体

2 个滤泡囊肿内衬黄素化细胞（颗粒细胞和卵泡膜细胞），分隔 2 个囊肿的水肿性间质内可见黄素化间质细胞

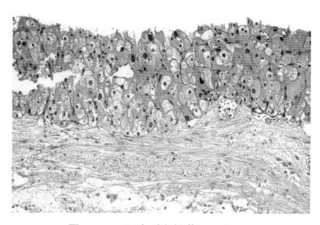

▲ 图 12-34　巨大孤立性黄素化滤泡囊肿

囊肿内壁衬覆特征性的黄素化细胞，胞质丰富、嗜酸，局灶空泡状，灶状非典型性的细胞核

性肿瘤，偶尔导致不必要的双侧卵巢切除术。在少数情况下，共存的妊娠黄体瘤更加怀疑为肿瘤性病变。对囊壁进行冰冻切片检查有助于诊断，但临床表现对于正确诊断尤为重要。

- 垂体腺瘤患者也可出现多发性黄素化滤泡囊肿，大体和显微镜下检查与妊娠期的卵巢相似。而临床病史可资鉴别。

（三）妊娠和产褥期巨大孤立性黄素化滤泡囊肿（图 12-33 至图 12-36）

- 与高反应黄体相比，妊娠和产褥期巨大孤立性黄素化滤泡囊肿通常为单侧和单房。囊肿可引起腹部肿

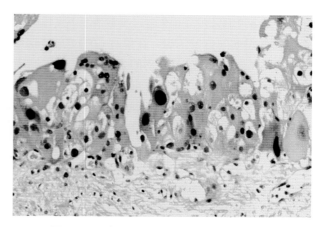

▲ 图 12-35　妊娠期巨大孤立性黄素化滤泡囊肿

黄素化细胞显示明显的灶状非典型性细胞核

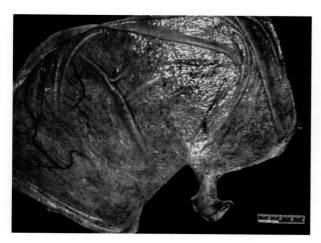

▲ 图 12-33　妊娠期巨大孤立性黄素化滤泡囊肿

肉眼可见单房性囊肿直径超过 20cm，囊壁光滑

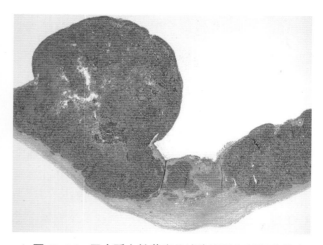

▲ 图 12-36　巨大孤立性黄素化滤泡囊肿和妊娠黄体瘤

镜下可见一巨大的滤泡囊肿，囊肿壁内见胞质丰富的嗜酸性细胞膨胀性结节，提示合并妊娠黄体瘤

胀，但通常是在剖宫产术或在产后第一次就诊体格检查时偶然发现的。未见有内分泌紊乱的报告。

- 这种囊肿可达 55cm，为单房性薄壁囊肿，囊内含有水样液体。
- 囊肿内衬一层至数层黄素化细胞，细胞可以在纤维性囊壁内不同程度地扩展。
- 细胞具有丰富的嗜酸性胞质，少数为空泡状胞质，几乎总是出现明显的局灶性核的多形性和深染的细胞核，缺乏核分裂象。
- 所有患者的术后经过良好。

鉴别诊断

- 单房性囊性粒层细胞瘤，成年或幼年型（见第 16 章）：这些肿瘤大体上与黄素化囊肿几乎无法区别，但是具有不同的显微镜下特征，与典型的滤泡囊肿和这些肿瘤的鉴别特征相同（见"滤泡囊肿"）。

（四）妊娠期囊性黄体（图 12-37）

- Harper 和 Tiltman 描述了在 12 例输卵管妊娠中遇到的黄体囊肿。囊肿直径可达 10cm，内壁光滑，黄色的环状边缘，与未怀孕患者的囊肿相似。

（五）异位蜕膜（图 12-38 和图 12-39）

- 卵巢内蜕膜反应是对妊娠激素微环境的最常见反应，早在妊娠第 9 周即可发生。异位蜕膜几乎见

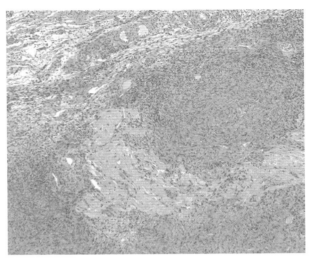

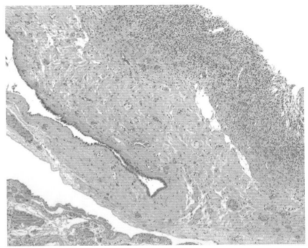

▲ 图 12-38　卵巢间质内的异位蜕膜
在卵巢浅表间质中可见典型的蜕膜细胞

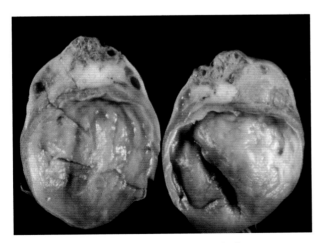

▲ 图 12-37　妊娠期黄体囊肿
注意在光滑的囊肿内壁的外围有特征性的黄色边缘

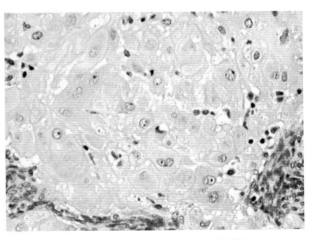

▲ 图 12-39　卵巢间质内的异位蜕膜

于所有足月妊娠的卵巢。

- 少数情况下，卵巢蜕膜与 GTD、有激素活性的卵巢或肾上腺病变、附近的黄体、孕酮治疗或先前的盆腔照射有关，偶尔是特发性的。
- 在显著的病例，卵巢蜕膜可表现为卵巢表面肉眼可见的褐色至出血的结节，少数情况下可以形成大而软的出血性肿物。但通常是偶然的显微镜下所见。
- 卵巢蜕膜常常发生于浅表皮质间质内和卵巢周围的粘连带中，但也可以见于髓质内及卵巢肿瘤的间质内。
- 在子宫内膜异位症的间质中也可以出现这种蜕膜改变（见第 19 章）。

（六）卵巢妊娠（图 12-40）

- 卵巢妊娠仅占异位妊娠的 1%～3%，只有当输卵管没有明确妊娠时才能诊断卵巢妊娠。应用宫内节育器（IUD）的女性发生率增高。
- 典型表现为严重的腹痛伴有腹腔积血。剖腹手术和大体检查通常可见卵巢增大出血，可能类似于卵巢肿瘤。大体见到胚胎可以证实诊断，其他病例显微镜下检查具有诊断意义。
- 卵巢胎盘部位结节（见第 10 章）已有 1 例描述，发生在一位 61 岁的女性中，可能是卵巢陈旧妊娠的残留。
- 以和子宫相同的标准（见第 10 章），可将卵巢妊娠与少见的原发性卵巢妊娠滋养细胞疾病鉴别开来。

四、Leydig 细胞、Leydig 样细胞及性索细胞的增生

（一）颗粒细胞增生（图 12-41）

- 通常是偶然发现，大多数发生于妊娠女性的卵巢中，少数情况下见于非妊娠女性和新生儿。
- 这种增生通常为多发性，位于闭锁卵泡内，通常被一层厚的黄素化卵泡膜细胞包裹。卵泡结构消失，被增生的颗粒细胞占据。颗粒细胞可以排列成实性、岛屿状、微滤泡或小梁状结构，胞质稀少，可见核沟。
- 少数情况下，细胞呈实性小管状生长，胞质中等、含有细小空泡状脂质，形态类似于小的 Sertoli 细胞肿瘤。
- 另一种罕见情况可见颗粒细胞排列成结节状，细胞黄素化，核大小不等、圆形、无核沟。这种表现类似于妊娠黄体瘤，但起源于颗粒细胞。
- 应与小的颗粒细胞瘤和 Sertoli 细胞瘤进行鉴别诊断。但颗粒细胞增生常见于妊娠期，仅见于显微镜下，多灶性生长并局限于闭锁卵泡，提示为非肿瘤性激素反应。

（二）Sertoli 细胞增生

- Taylor 等描述了 4 例偶然发现的卵巢门 Sertoli 细胞增生，年龄在 35—62 岁；认为是非肿瘤性胚胎残件，而不是 Sertoli 细胞瘤。

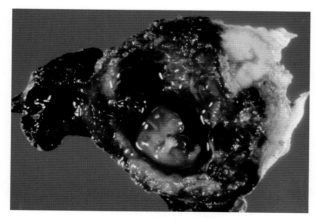

▲ 图 12-40　卵巢妊娠
可见含有胚胎的出血性肿物

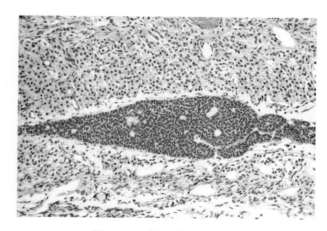

▲ 图 12-41　妊娠期颗粒细胞增生
非黄素化颗粒细胞巢伴有 Call-Exner 体，占据了闭锁卵泡的中心，周围是一层厚的黄素化卵泡膜内层细胞

- 增生灶多为几毫米大小，由实心或空心小管组成，内衬有胞质嗜酸至透明的细胞。其中 1 例合并卵巢网 Sertoli 细胞增生，2 例为双侧性。

- 增生的细胞对多种性索标记物（inhibin、calretinin、CD56、SF-1、WT1、CD99）免疫染色阳性。

（三）卵巢门和非卵巢门 Leydig 细胞增生（图 12-42）

- 卵巢门细胞（卵巢门 Leydig 细胞）增生最常见于妊娠期或绝经后。有时与雄激素（血清睾酮水平升高）或雌激素表现有关，这可能是某些妊娠女性常见的多毛症的原因。

- 通常表现为 Leydig 细胞结节状增生，核多形、深染，多核细胞形成。Reinke 晶体可见或未见。

- 门细胞增生常伴有间质的增生、间质卵泡膜细胞增生症、门细胞瘤，或沿着卵巢肿瘤或囊肿卵巢门的边缘分布，尤其是卵巢网囊肿。少数情况下，可伴有抗卵巢综合征或性腺发育不全，与促黄体激素水平升高有关的病变。

- 显微镜下鉴别大的门细胞增生结节和门细胞瘤是人为规定的。当结节直径 > 1cm 时，我们诊断门细胞瘤。

- 间质（或非门细胞）Leydig 细胞增生比卵巢门 Leydig 细胞增生少见得多，其中卵巢间质内可见含有 Reinke 结晶的 Leydig 细胞，而其他成分为间质卵泡膜细胞增生。报道 1 例绝经后女性，表现为男性化，双侧卵巢切除术后症状缓解。

（四）肾上腺生殖器综合征的卵巢"肿瘤"

- 1 例患有肾上腺生殖器综合征的 36 岁女性检查出了卵巢病变，表现为突然出现的男性化症状，通过双侧输卵管卵巢切除术后症状得到缓解。

- 每侧附件均含有卵巢或卵巢旁质软的褐色肿物，显微镜下所见与肾上腺生殖器综合征的睾丸肿瘤相同。

五、感染性病变

（一）细菌感染（图 12-43 至图 12-45）

1. 常见的细菌感染

- 盆腔炎症性疾病（pelvic inflammatory disease, PID）累及卵巢几乎总是继发于输卵管炎，一般表现为输卵管卵巢脓肿，常为双侧性。仅 50% 病例

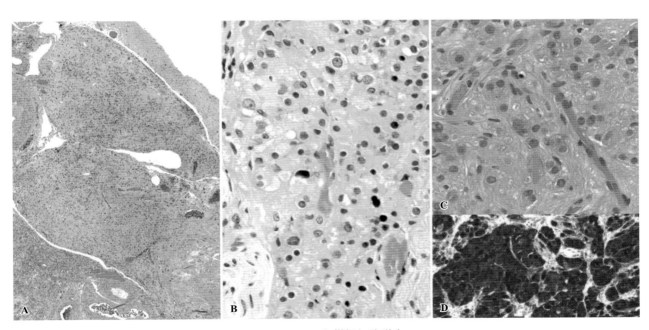

▲ 图 12-42　卵巢门细胞增生

A. 卵巢门内可见数个门细胞结节；B. 增生的门细胞呈轻度异型性；C. 高倍镜下可见几个 Reinke 晶体；D. 门细胞对 calretinin 免疫染色呈强阳性表达

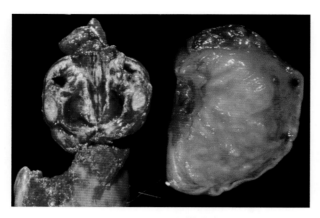

▲ 图 12-43　卵巢感染

左侧为输卵管卵巢脓肿，切面可见多个脓肿囊腔；右侧为克罗恩病患者伴发卵巢脓肿；切面可见一界限不清的黄色结节状肿块，镜下主要为慢性炎合并轻度急性炎

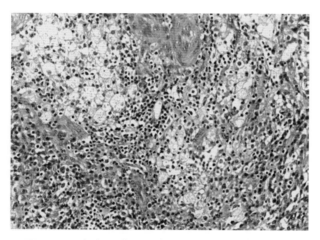

▲ 图 12-44　慢性卵巢脓肿伴大量泡沫样组织细胞浸润（黄色肉芽肿性反应）

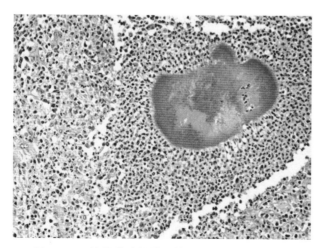

▲ 图 12-45　放线菌病性输卵管卵巢脓肿内的硫黄颗粒

发现有 PID 病史，提示常存在亚临床感染。某些病例，PID 是应用宫内节育器的并发症。

- 患者临床表现包括腹部或盆腔疼痛、附件肿物、发热、阴道排液或出血，偶尔出现尿路症状。卵巢或输卵管卵巢脓肿破裂可导致继发性腹膜炎或形成通向直肠、膀胱或阴道的瘘管。

- 少数没有输卵管炎的单侧或双侧卵巢脓肿通常是由于肠道感染（憩室炎、阑尾炎）或术后盆腔感染的直接或淋巴管播散引起的，在少数情况下为血行感染。这些病例可能直到卵巢被切除才能诊断。

- 输卵管卵巢纤维性粘连是常见的后遗症，偶尔脓肿愈合形成输卵管卵巢囊肿，可能与其他囊性病变混淆，例如单纯性囊肿或子宫内膜异位囊肿。

- 少数情况下，慢性脓肿可形成实性黄色肿块（黄色肉芽肿、黄色肉芽肿性卵巢炎），镜下由泡沫样组织细胞、多核巨细胞、浆细胞、中性粒细胞、灶状坏死和纤维化组成。有时候类似的病变可弥漫累及附件组织。

2. 放线菌病

- 盆腔放线菌病通常是宫内节育器（IUD）的并发症，虽然大多数宫内节育器相关性 PID 为非放线菌病性。这种疾病常发生于放置宫内节育器 3 年以上的女性。

- 脓肿常为多发性，累及输卵管及卵巢，通常为单侧性，很少累及腹膜后。大体检查脓肿腔内一般很少见到诊断性的放线菌病（硫黄）颗粒。

- 典型但并非特异性的炎症反应由嗜中性粒细胞和泡沫样组织细胞组成，可能混有淋巴细胞和浆细胞。

- 确诊需要在炎性渗出物内发现硫黄颗粒，但很少见到。硫黄颗粒由界限清楚的圆形团块组成，嗜碱性，在分支状的细丝内可见革兰阳性细菌，颗粒周围具有特征性的放射状或栅栏状结构。

- 在子宫内膜刮宫或宫颈阴道涂片发现硫黄颗粒的女性，几乎 90% 患有输卵管卵巢脓肿。

3. 结核病

- 女性生殖道结核病几乎总是累及输卵管，而卵巢受累仅占 10% 的病例。当出现卵巢增大和卵巢外腹膜肉芽肿时，术中表现可能类似于转移性卵巢癌。

- 卵巢通常黏附至输卵管伞端。大体上明显的干酪样坏死少见。典型的病变常常局限于皮质。

4. 软斑病

- 女性生殖道软斑病累及卵巢的病例不足 10%。肿块脆而易碎，黄色，有灶状出血和坏死，发生于一侧或双侧卵巢、输卵管，或在少数情况下累及附近的小肠或大肠，这种表现可能类似于卵巢癌。显微镜下特征与其他部位软斑病相同。
- 鉴别诊断包括由具有丰富嗜酸性胞质的细胞组成的肿瘤，例如类固醇细胞瘤。确定病变细胞为组织细胞（必要时免疫染色），常见急性和慢性炎症细胞成分，以及出现 Michaelis–Guttman（MG）小体有利于诊断。

（二）寄生虫感染

1. 血吸虫病

- 在流行地区，血吸虫病是卵巢仅有的常见寄生虫感染，输卵管也常常受累。患者通常有下腹部疼痛、盆腔肿块，偶尔出现月经不规则和不孕症。
- 术中可见输卵管、卵巢或两者均增大，散在的腹膜结节可能类似于恶性肿瘤。显微镜下检查可见肉芽肿，血吸虫卵周围常含有嗜酸性粒细胞，疾病晚期常见致密的纤维化。

2. 蛲虫病

- 蛲虫病累及卵巢多为蛲虫从会阴向腹膜迁移所导致的结果。
- 蛲虫病累及卵巢通常是术中偶然发现的，常见于卵巢表面，罕见于卵巢内。病变同时累及盆腔腹膜，类似于转移性肿瘤。
- 成年雌虫和虫卵周围为肉芽肿，可能伴有干酪样坏死，而且可含有嗜酸性粒细胞。

3. 包虫病

- 已有累及卵巢的罕见病例报道，可造成卵巢囊性增大，类似肿瘤。

4. 丝虫病

- 已有报道卵巢丝虫病在囊性畸胎瘤的囊壁、滤泡

液中出现，是在卵巢切除标本中显微镜下的偶然发现。

（三）真菌感染

- 卵巢真菌感染极其罕见，即使在播散性疾病的患者。
- 皮肤芽生菌感染可导致输卵管卵巢脓肿。其中 1 例输卵管卵巢脓肿为双侧性，伴有累及盆腔腹膜的粟粒结节。
- 上生殖道球孢子菌病多累及输卵管、卵巢和腹膜。形成的卵巢肿物和腹膜病变可类似于晚期的卵巢癌。
- 应用宫内节育器的女性感染曲霉菌引起输卵管卵巢脓肿已有 1 例报道，脓肿破裂导致弥漫性腹膜炎。

六、非感染性炎性病变

（一）特发性皮质肉芽肿（图 12–46 和图 12–47）

- 最常见的卵巢肉芽肿，多达 40% 的患者 > 40 岁。
- 肉芽肿通常是在显微镜下偶然发现，数量较少，散在分布于卵巢皮质内，由小簇的组织细胞（偶尔为多核细胞）和淋巴细胞组成。
- 鉴别诊断包括以下各节所述的其他类型的肉芽肿。

（二）异物肉芽肿（图 12–48）

- 多种物质（异物、角化物）可引起卵巢和卵巢外腹膜表面的肉芽肿反应（见第 20 章），在手术时

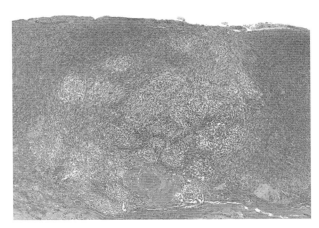

▲ 图 12–46　特发性皮质肉芽肿
局部融合的数个肉芽肿，广泛散布于卵巢皮质

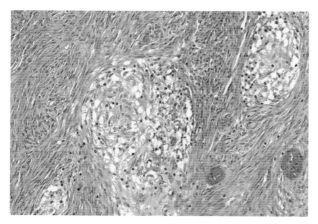

▲ 图 12-47 特发性皮质肉芽肿
高倍镜下显示肉芽肿内典型的上皮样组织细胞

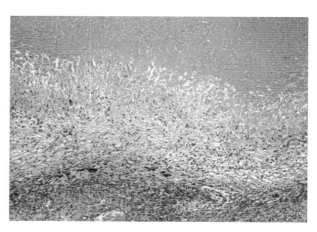

▲ 图 12-49 孤立的卵巢内栅栏状肉芽肿
组织细胞和纤维组织围绕中心坏死区域

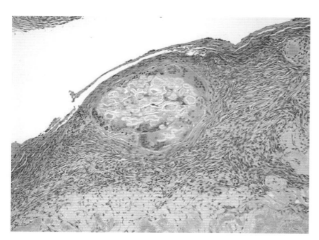

▲ 图 12-48 异物肉芽肿
卵巢皮质可见明显的多核巨细胞围绕在异物周围

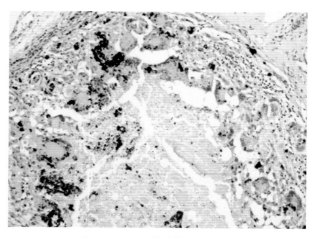

▲ 图 12-50 卵巢烧灼后的肉芽肿
注意褐色和黑（碳）色素

可类似恶性肿瘤。

– 结肠 – 卵巢瘘管（常与憩室炎有关）可导致卵巢内肠内容物的肉芽肿性反应。

– 皮样囊肿内的皮脂腺物质可累及周围卵巢组织，引起脂质肉芽肿反应。

• 某些卵巢肉芽肿可能含有来源不明的折光晶体物质。

• Gao 等报道氧化再生纤维素（Surgicel TM）可产生显著的肉芽肿性反应形成 8cm 的肿物，类似于原发性卵巢肿瘤。

（三）栅栏状肉芽肿（图 12–49 和图 12–50）

• 通常是偶然显微镜下所见。多数病例是对数月至

数年前卵巢手术的反应。

• 肉芽肿一般为多发性，偶尔为双侧。纤维素样坏死或玻璃样变的中心区域通常被呈栅栏状排列的细胞包绕，有时为多核细胞、组织细胞及其他炎症细胞（淋巴细胞、浆细胞、嗜酸性粒细胞），某些病例可见纤维性假包膜。

• 类似的卵巢肉芽肿伴有黑色（碳）色素沉着，可能是灼烧引起的反应。

• 鉴别诊断包括其他卵巢肉芽肿、子宫内膜异位症的坏死性假黄色瘤性结节（见第 19 章）。

（四）继发于系统性疾病的肉芽肿

• 在少见的结节病累及卵巢的病例，肉芽肿通常为

显微镜下偶然发现。大多数病例中，患者有系统性结节病，伴有其他妇科部位和主动脉旁淋巴结受累。

- 克罗恩病可引起肉芽肿性卵巢炎，通常是由肠道炎症性病变直接蔓延而来，同侧输卵管也常受累。

（五）动脉炎

- 女性生殖道的巨细胞动脉炎和其他类型动脉炎最常见于子宫颈（见第 4 章），但偶有报道发生于附件，包括卵巢。其中某些病变似乎是孤立性所见，而其他病例则是系统性动脉炎的一种表现。

（六）嗜黏液卡红性组织细胞增生症（见第 20 章）

- 当嗜黏液卡红性组织细胞增生症有明显的卵巢受累时，与 Krukenberg 瘤鉴别的特征包括缺乏肿物，细胞核温和、均匀一致，印戒样细胞 PASD 染色阴性。组织细胞标记物免疫组化染色阳性和细胞角蛋白阴性也可能也有帮助。

- 一种类似于嗜黏液卡红性组织细胞增生症的反应已被描述为氧化再生纤维素（一种局部止血剂）的继发性反应。镜下见组织细胞有丰富的、颗粒状的、嗜碱性和嗜黏液卡红的细胞质。

（七）自身免疫性卵巢炎（图 12-51）

- 约有 25 例经组织学证实的自身免疫性卵巢炎（原发性卵巢衰竭的一种亚型）发生于育龄女性。典型症状为月经稀少或出现与多发性滤泡囊肿相关的症状，包括盆腔疼痛和附件扭转。

- 有些病例存在抗各种类型类固醇细胞的血清抗体、Addison 病、桥本甲状腺炎和各种其他自身免疫性疾病。

- 大体检查，卵巢可能变小或正常，但 1/3 的病例由于多发性滤泡囊肿而造成一侧或双侧卵巢增大。囊肿较常见于疾病的早期，可能是由于垂体促性腺激素升高引起。

- 淋巴细胞、浆细胞、嗜酸性粒细胞和少见的结节病样肉芽肿累及发育的卵泡，炎症细胞的数量随着卵泡成熟程度而增加。卵泡膜内层炎细胞的浸润一般比颗粒层明显，并且可能有局灶性破坏。门细胞也可被炎症性病变破坏。

（八）IgG4 相关性卵巢炎

- Sekulic 等报道了 1 例 IgG4 相关性卵巢炎，包括大量的淋巴浆细胞浸润、嗜酸性粒细胞、闭塞性静脉炎及显著 IgG4 免疫反应细胞成分。

七、非滤泡性囊肿

（一）皮质包涵囊肿（图 12-52 和图 12-53）

- 皮质包涵囊肿（cortical inclusion cysts，CIC）是卵巢皮质包涵腺体对应的囊性病变。发生率随着年龄增长而增加，常见于育龄后期和绝经后的女性，罕见发生于月经初潮前。

- 囊肿常常是大体和（或）显微镜下检查偶然发现。

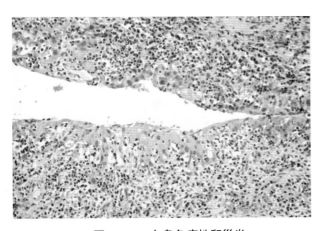

▲ 图 12-51　自身免疫性卵巢炎
淋巴细胞浸润囊状滤泡的黄素化细胞

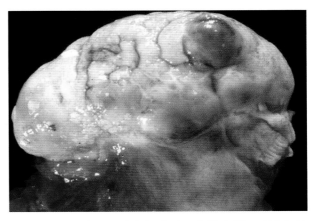

▲ 图 12-52　表面上皮包涵囊肿，卵巢表面可见隆起的紫色结节

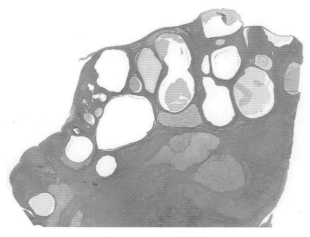

▲ 图 12-53　囊性包涵囊肿，卵巢皮质可见大量包涵腺体，大部分囊性扩张

通常数量较少，有些病例数目多（见后述）。通常散在分布于皮质内，极少累及髓质。按照惯例其直径＜ 1cm，较大的病变如果伴有间质增生，应考虑囊腺瘤或小的囊腺纤维瘤。

- 在某些多发性囊肿的病例中，可能存在含有砂砾体的表面纤维化，偶尔可伴有相关的腹膜浆液性肿瘤（通常为交界性或低级别的癌）。

- 包涵囊肿一般内衬至少是局灶性的良性输卵管型（纤毛）或输卵管子宫内膜样柱状上皮，其他区域可具有非特异性立方或扁平上皮内衬。偶尔囊肿内衬黏液性上皮。囊肿或附近的间质内可见砂砾体。

- Kurman 及其同事（Banet，Kurman）提出了两种不同种类的 CIC。
  - 最常见的类型是仅在初潮后女性中发现（Banet 和 Kurman，Blaustein 等），内衬输卵管型纤毛柱状上皮，PAX8 阳性，PR 常有阳性，ER 偶尔阳性。他们推测这些囊肿可能是排卵时脱落的陷入卵巢皮质的输卵管上皮，并可能导致卵巢浆液性肿瘤。
  - 少见的类型是由一层扁平上皮细胞衬覆，其免疫表型是 calretinin 阳性 /PAX8 阴性 /ER 阴性 /PR 阴性，可能起源于卵巢表面上皮 / 间皮。Banet 和 Kurman 只在绝经后的女性中发现这类囊肿，而 Blaustein 等在绝经前的女性中也发现了这些囊肿。
  - Park 等发现在接受预防性卵巢切除术（RRSO）

的绝经后（与绝经前相比）女性卵巢中，PAX8 阳性 CIC 比 calretinin 阳性的比例增加。

- CIC 的鉴别诊断最常见的是卵巢表面或附近的微小子宫内膜异位症；后者镜下腺体旁可见薄的袖套状子宫内膜间质（CD10 阳性）、局灶性出血、含色素的组织细胞以及明显的小血管；另外，从表面突出的苗勒腺体也进一步支持子宫内膜异位症。

（二）单纯性囊肿

- 单纯性囊肿来源不明，因为内衬细胞萎缩，或在切除之后由于干燥或摩擦而被破坏。有些囊肿内衬一薄层未分化的细胞，类似于上皮细胞或间皮细胞。囊壁由纤维组织组成。

- 在单纯性囊肿的囊壁上发现卵泡膜细胞时，可能会考虑为滤泡性囊肿，内衬细胞的 inhibin 阳性有助于确诊为后者。如果忽视囊壁内不明显的滤泡，即使罕见的囊性卵巢甲状腺肿（见第 15 章）也有可能被误诊为单纯性囊肿。

炎症来源的输卵管卵巢囊肿

- 见"常见的细菌感染"。

（三）类似卵巢囊肿的输卵管积水

- 见第 11 章。

（四）卵巢网囊肿（囊腺瘤）

- 见第 17 章。

八、其他杂类病变

（一）间皮增生

- 卵巢表面、卵巢周围纤维性粘连以及子宫内膜异位或肿瘤性囊壁内的间皮增生，显微镜下检查可与肿瘤性病变混淆（见第 20 章）。

（二）卵巢残余综合征

- 患有卵巢残余综合征的女性有双侧卵巢切除术病史，其中一些卵巢组织未被完全切除。这种病例多数因为致密的纤维性粘连而难以手术，而纤维性粘连通常是由于盆腔炎性疾病或子宫内膜异位症引起。

- 卵巢切除术后数周至数年，患者可出现盆腔疼痛，这可能是周期性的，约半数病例可触及肿块。少数患者有输尿管或小肠梗阻。
- 病理检查发现卵巢组织的残留，包括囊性滤泡、黄体或子宫内膜异位症，通常嵌于纤维组织内。

（三）卵巢扭转和梗死（图 12-54 和图 12-55）

- 卵巢或附件扭转是卵巢或卵巢旁病变最常见的并发症，通常为非肿瘤性囊肿或良性肿瘤，但偶尔是癌。正常卵巢扭转少见，但在婴儿和儿童较常见，并可能是双侧性的。
  - 临床表现类似于急性阑尾炎或有反复的腹痛，

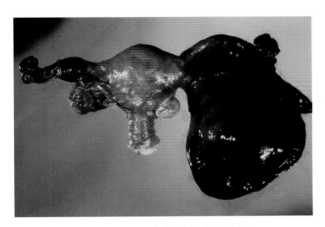

▲ 图 12-54　附件扭转伴出血性梗死
扭转的卵巢中存在良性囊肿

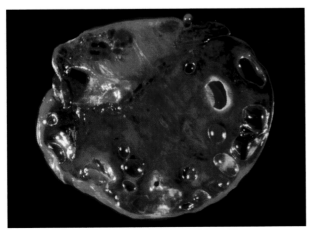

▲ 图 12-55　卵巢扭转
卵巢切面可见显著出血，继发于扭转

偶尔可触及附件肿物。剖腹手术显示输卵管卵巢肿物扭转、肿胀、出血，有些病例还可出现输卵管卵巢肿物梗死。

  - 少数没有症状的扭转和梗死以及自行离断的病例可能形成肿物，偶尔钙化，游离于腹腔内或黏附于附近的器官。
  - 任何出血性梗死的卵巢肿物均应充分取材显微镜下检查，以除外肿瘤。存活的病灶多半见于病变的周围。但在少数情况下整个肿物坏死，不可能给出明确的诊断。
- 子宫动脉栓塞物质到达卵巢动脉引起的卵巢梗死可能是子宫动脉栓塞治疗平滑肌瘤的并发症（见第 9 章）。

（四）继发于代谢性疾病的改变

- 卵巢淀粉样变性少见，通常是系统性淀粉样变性的女性组织学偶然所见。但是，已有报道继发于系统性或明显的局部淀粉样变性的几例瘤样卵巢增大。
- 系统性贮积性疾病继发累及引起卵巢增大的少数病例也已有报道。在这种病例中，贮积物质一般位于组织细胞内，可以与类固醇细胞瘤鉴别开。

（五）抵抗性卵巢综合征（图 12-56）

- 抵抗性卵巢综合征罕见，又称为 Savage 综合征，约见于 20% 的卵巢功能早衰的女性。其特征是原发性或继发性闭经、内源性高促性腺激素血症及

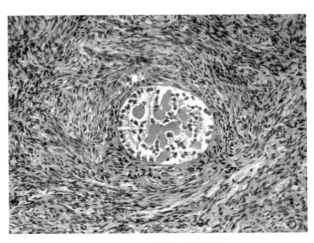

▲ 图 12-56　抗卵巢综合征
这种情况下偶尔可见显著的卵巢滤泡内玻璃样变

抗外源性促性腺激素。抗促性腺激素可能是部分性或完全性，阵发性或长期性。

- 卵巢通常具有正常青春前期或成年卵巢的大体表现。显微镜下检查显示原始卵泡数量正常，但缺乏或缺少发育中的卵泡。可见闭锁卵泡（有时含有钙化物质）和先前排卵的表现。
- 滤泡中可能含有玻璃样变物质，少数情况下可见类似性索间质肿瘤环形小管的改变（见第 16 章）。
- 本病的发病机制尚不清楚，但可能与卵巢 FSH 和 LH 受体不足，出现抗这些受体的自身抗体，或受体后缺陷有关。有些病例还伴有半乳糖血症。
- 类似于抗卵巢综合征的组织学表现还可能发生于病理性肥胖、库欣综合征和继发于下丘脑垂体功能失调的促性腺激素过低性卵巢衰竭的患者中。

（六）特发性钙化（图 12-57）

- 广泛的特发性钙化可导致正常大小的卵巢如石头样坚硬。文献报道的 1 例卵巢特发性钙化，显微镜下检查可见大量球形、分层的钙化灶，不伴有上皮细胞。
- 肿瘤上皮细胞的缺失排除了伴有融合性砂砾体的浆液性肿瘤。"燃尽的"钙化性性腺母细胞瘤也应予以鉴别，性腺发育异常，存在 Y 染色体以及同一或对侧性腺残留典型的性腺母细胞瘤提示性腺母细胞瘤的诊断。

（七）卵巢网增生

- 该病例发生于一位 43 岁的女性，在卵巢门中形成 3mm 的结节。结节由界限不清楚的增生性小

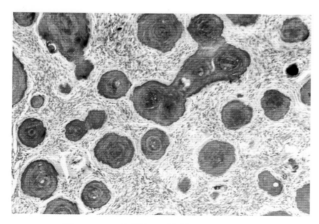

▲ 图 12-57　卵巢间质的特发性砂砾体钙化

管组成，混有正常的卵巢网，而且似乎起源于卵巢网。小管内衬单层良性表现的柱状和立方上皮，由稀少的纤维肌性间质分隔。

- 该病变需与卵巢网腺瘤鉴别（见第 17 章），卵巢网腺瘤是一种界限比较清楚的病变，典型者缺乏纤维肌性间质。

（八）血管滤泡性淋巴结增生（Castleman 病）

- 该疾病累及卵巢的唯一文献报道是一名 72 岁的女性，其卵巢增大，显示受累于透明血管型血管滤泡性淋巴结增生。

（九）先天性畸形和异位

1. 子宫样附件肿块

- 子宫样附件肿块表现为 11—40 岁女性的附件肿物。少数患者血清 CA125 升高。
- 这种病变位于卵巢内或卵巢部位，由内衬子宫内膜的中心空腔组成，周围是厚壁的平滑肌。
- 大多数病变似乎是由于卵巢子宫内膜异位症明显的平滑肌化生（子宫内膜异位症）引起的（见第 19 章）。其余病变可见同侧上泌尿道异常，提示这种病变可能是先天性 Müller 管异常所导致的。

2. 脾组织

- 卵巢内或附着于卵巢上的脾组织通常归因于胚胎发育过程中的脾 – 性腺融合。患病女性通常是新生儿，可有部分未下降的卵巢和其他先天性异常。在这些病例中可见条索样结构连接脾和左侧卵巢，也可出现卵巢内脾结节。
- 卵巢脾组织也可能是由于创伤性脾组织植入累及卵巢引起的。

3. 前列腺组织

- 卵巢异位前列腺组织已有 1 例报道，患者为 70 岁女性，起源于卵巢门部中肾残留。

（十）其他非肿瘤表现

1. 表面上皮包涵腺体的水肿性改变（图 12-58）

- 表面上皮包涵腺体的内衬细胞偶尔显示明显的水

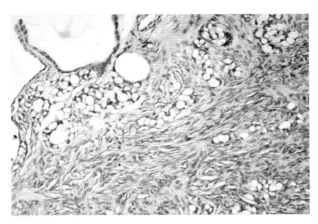

▲ 图 12-58　表面上皮包涵囊肿和腺体伴有局灶水肿变性
类似的水肿细胞在附近的卵巢间质内形成实性细胞巢

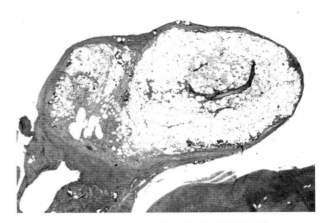

▲ 图 12-59　梗死的肠脂垂附着于卵巢

肿肿胀，形成透明的细胞质和偏心的细胞核。这种表现可能类似于印戒细胞癌，尤其是当细胞增生形成实性细胞巢时。

- 认识这种现象及其与包涵腺体的关系，以及黏蛋白染色阴性有利于诊断。

2. 腹膜透析相关的表面鳞状上皮化生和表面下皮质纤维化

- Hosfield 等描述了在长期腹膜透析的女性中偶然发现的卵巢表面上皮广泛鳞状上皮化生，被一层纤维组织包被。而在另一病例中，输卵管表面也出现类似的情况。

3. 肠脂垂或胆囊结石植入卵巢（图 12-59）

- 梗死的肠脂垂或胆囊结石偶尔可植入卵巢表面，这两种病变都将在第 20 章中讨论。

（十一）类似肿瘤的正常表现和人工假象

1. 正常表现（图 12-60 至图 12-65）

- 正常滤泡的颗粒细胞、卵泡膜内层细胞和卵泡膜外层细胞常显示活跃的核分裂活性，如果滤泡其他部分不在切片中的同一层面，则可能会被误诊为微小癌。

- 有时候在冰冻切片时，甚至石蜡切片中，黄体会被误诊为类固醇细胞瘤，甚至是性索间质肿瘤，尤其是在出血性中心不明显的情况下。

- 妊娠晚期和产褥期的黄体可能含有大量钙化沉积，

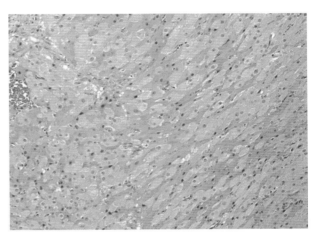

▲ 图 12-60　与类固醇细胞瘤形态相似的卵巢黄体
此高倍镜视野下的图像与类固醇细胞瘤难以区分，但在低倍镜下的组织结构（无图）提示是卵巢黄体

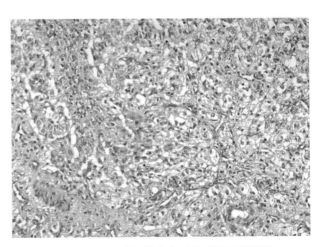

▲ 图 12-61　类似性索间质肿瘤的卵巢黄体
高倍镜下可见富含脂质的细胞形成模糊的管状，初诊提示性索间质肿瘤，但在低倍镜下的结构特征可诊断为卵巢黄体

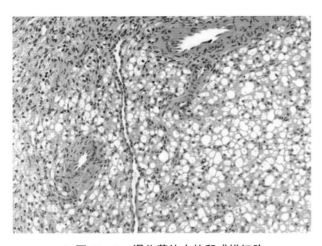

▲ 图 12-62　退化黄体中的印戒样细胞

退化黄体中的细胞表现为明显的空泡化形成印戒样结构；但注意细胞中缺乏黏液，故排除印戒细胞癌

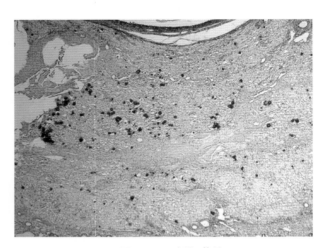

▲ 图 12-63　妊娠黄体

妊娠黄体退化的一个正常特征是发现大量钙化灶，注意不能与肿瘤性病变混淆

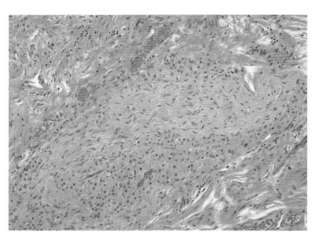

▲ 图 12-64　神经周围和神经内的门细胞增生

在神经组织周围，甚至神经内发现门细胞并不少见，这一特征不要误认为是肿瘤

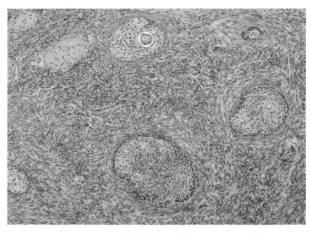

▲ 图 12-65　卵巢皮质中的 Walthard 巢

常在输卵管或输卵管旁软组织中发现，但偶尔可在卵巢中看到

可被误诊为浆液性交界性肿瘤复发或转移。

- 在神经周围可出现门细胞增生围绕，尤其数量众多时，容易误诊为肿瘤。
- Walthard 巢常见于输卵管浆膜上，偶尔可见于卵巢实质。

2. 颗粒细胞的人为移位（图 12-66 和图 12-67）

- 来源于正常滤泡的颗粒细胞被带入组织间隙或血管腔是一种罕见的显微镜下所见，多发生在人为造成的移位或排卵时。颗粒细胞可黄素化或非黄素化，通常为后者，并且可含有核分裂象。

- 明显的血管受累可能误诊为卵巢转移癌。当移位的颗粒细胞皱缩或受到挤压时，这种表现可出现与小细胞癌相似的外观。
- 认识这种人工假象，细胞具有良性的细胞核特征，而且与附近滤泡的内衬细胞相似，均有助于排除肿瘤性诊断。
- 在滤泡破裂后颗粒细胞可沉积在卵巢表面，可被误诊为间皮细胞。这种表现可能会考虑为间皮瘤或某些其他类型肿瘤。
- 输卵管切除标本中见到移位的颗粒细胞可能会被误诊为颗粒细胞瘤播散，导致不必要的卵巢

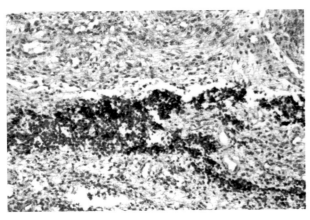

▲ 图 12-66　移位并受挤压的颗粒细胞占据卵巢间质内人工裂隙
这一发现可能提示小细胞癌的诊断

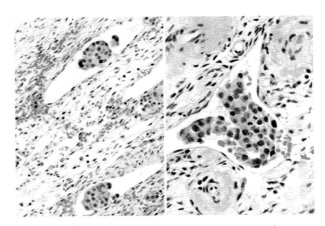

▲ 图 12-67　卵巢淋巴管内移位的颗粒细胞

切除。

- 在上述每种情况下，如果对细胞的性质存在怀疑，inhibin 和（或）calretinin 的免疫染色有助于确认它们的性索本质。

缩略语

aka	also known as	又称为
CIC	cortical inclusion cyst	皮质包涵囊肿
FC	follicular cyst	滤泡囊肿
GCT	granulosa cell tumor	颗粒细胞瘤
GTD	gestational trophoblastic disease	妊娠滋养细胞疾病
HAIR-AN	hyperandrogenemia, insulin resistance, acanthosis nigricans	高雄激素血症，胰岛素抵抗，黑棘皮病
HL	hyperreactio luteinalis	黄体过度反应
IUD	intrauterine device	宫内节育器
OHS	ovarian hyperstimulation syndrome	卵巢过度刺激综合征
PCOS	polycystic ovary syndrome	多囊卵巢综合征
PID	pelvic inflammatory disease	盆腔炎性疾病

（陈锐超　陈辉 **译**　胡丹 **校**）

第 13 章

卵巢上皮性肿瘤：浆液性肿瘤、黏液性肿瘤和卵巢肿瘤的诊断方法
Epithelial Ovarian Tumors: Serous Tumors, Mucinous Tumors, and the Approach to Ovarian Tumor Diagnosis

一、卵巢上皮性肿瘤的一般特征

（一）卵巢肿瘤的诊断方法（表 13-1 和表 13-2）

作为卵巢肿瘤的第 1 章，首先应该讨论卵巢肿瘤诊断评估的相关要素。其中大部分内容对有经验的病理学家来说都是基本的和熟悉的，但有时可能会被遗忘，以至于无法做出正确的鉴别诊断。许多诊断相关的要素，诸如完整的病史，也同样适用于普通外科病理和其他妇科肿瘤的诊断。表 13-1 以及其后针对强调卵巢肿瘤相关因素的表格（表 13-2）有助于诊断评估，这部分内容均来源于已故 Scully 教授基于肿瘤结构模式和细胞形态（Young 和 Scully）评估卵巢肿瘤论文中的表格。我们依据自己的经验进行了扩充，对各种问题给予了适当的讨论。

尽管有些肿瘤可发生于任何年龄（例如皮样囊肿），但其他的肿瘤更常见于特定年龄组。表面上皮的癌很少发生于 30 岁之前，而在 30 岁后呈递增趋势。相反，卵巢原始生殖细胞肿瘤则常见于 30 岁之前，之后罕见。年龄差异有助于鉴别诊断形态学偶尔存在交叉重叠的肿瘤，如卵黄囊瘤和透明细胞癌。另外一个至关重要的临床因素是既往肿瘤史。即使缺乏既往病史，病理医生在面对不完

表 13-1　有助于卵巢肿瘤诊断的临床及病理特征

临床特征
<ul><li>患者年龄</li><li>内分泌或旁分泌改变或相关综合征</li><li>病史或同时性其他肿瘤</li></ul>
实验室数据
手术所见
大体特征：大小、两侧差距及相关特征（表 13-2）
镜下特征：结构、细胞形态及相关特征
复查大体标本并补充取材
常规特殊染色
免疫组织化学
电镜

表 13-2　其他辅助诊断的特征

与以下因素相关：
<ul><li>皮样囊肿或其组成部分（比如卵巢甲状腺肿）</li><li>未成熟性畸胎瘤</li><li>腺纤维瘤</li><li>子宫内膜异位症，子宫内膜异位囊肿，子宫内膜样癌</li><li>黏液性囊性肿瘤</li><li>Brenner 瘤，Sertoli-Leydig 细胞瘤</li></ul>确认肿瘤发生在卵巢，而非卵巢旁

整的病史时，仍需要通过病例记录、临床医生甚至患者本人，发现尽可能多的细节。例如，嗜酸细胞的恶性肿瘤伴胞质内含黑色素颗粒的，现实中会做出转移性恶性黑色素瘤的考虑。有些肿瘤，诸如恶性黑色素瘤、乳腺癌及子宫内膜间质肉瘤，由于病史太过久远，以致临床医生不了解，甚至患者也会认为与当前疾病无关而不曾告之。同样，术中所见卵巢外的同时性肿瘤对正确的诊断也非常重要。卵巢的黏液性癌若存在卵巢外的病变，则首先考虑卵巢转移性癌。输卵管浆膜面的微小肿瘤具有重要的诊断价值，但常被忽略，特别是在卵巢存在更大肿瘤的情况下。有些病例通过大体检查即可做出明确诊断，例如皮样囊肿。双侧卵巢肿瘤（特别是具有原发性肿瘤不常见的形态学改变时），或者当具有黏液性或子宫内膜样的形态特征时，应该考虑到转移瘤的可能性。认识到卵巢肿瘤生长方式和细胞类型的多样性，以及哪些特征可能出现在不同类型的肿瘤中，对鉴别诊断显然是至关重要的（Young 和 Scully）。例如相对比其他表面上皮性肿瘤，性索样结构更常见于子宫内膜样癌，甚至个别情况下几乎完全类似性索 - 间质肿瘤。另一个关于细胞类型的例子，除了透明细胞癌，其他许多肿瘤中也可出现透明细胞，但不存在透明细胞癌的结构特征，诊断应当谨慎。

经过全面详尽的显微镜下检查依然无法明确诊断的病例，需要补充取材。在子宫内膜样癌和性索 - 间质肿瘤的鉴别诊断中，补取标本中局灶的鳞状分化就可以直接排除性索 - 间质肿瘤。常规特殊染色如糖原、黏液、网织纤维及脂肪染色，虽然现在不常用但仍具有诊断意义。鉴于粒层细胞瘤与卵泡膜细胞瘤形态学上有重叠，网织纤维染色特别有助于确定性索 - 间质肿瘤中是否存在粒层细胞成分。黏液染色、糖原染色和脂肪染色对于透明细胞肿瘤的诊断仍具有价值。免疫组织化学在诊断中起着至关重要的作用，如下章节所述，但其染色结果应结合临床、大体检查及显微镜检查。电镜检查基本被免疫组化所替代，但对于有限的样本，明确是否为癌或淋巴瘤，或有无神经内分泌分化时仍有帮助。

表 13-2 列出有助于卵巢肿瘤鉴别诊断的各种重要的大体检查及镜下检查的项目。例如我们所知的一个病例，数位有经验的病理医师忽略了皮样囊

肿的细微大体证据，这些证据有助于诊断嗜酸性甲状腺肿及提示可确诊的免疫组化染色。而另 1 例报道为皮样囊肿伴粒层细胞瘤的病例被质疑，鉴于一些甲状腺肿具有类似粒层细胞瘤的可能，对该病例重新评估发现"粒层细胞瘤"表现为甲状腺球蛋白阳性。卵巢肉瘤，特别是发生在年轻女性者，有时只有局灶的畸胎瘤或 Sertoli-Leydig 成分，可能需要经过严格取材才能明确肿瘤的组织发生。如上所述，如果补取标本发现提示性索样子宫内膜样癌的子宫内膜样腺纤维瘤成分，则有助于鉴别性索样子宫内膜癌和性索间质肿瘤。子宫内膜异位症（例如内膜样囊肿）可能是卵巢肿瘤最有意义的诊断线索，可提示子宫内膜异位症相关肿瘤的存在。低级别子宫内膜样癌或低级别黏液性囊性肿瘤可以进展为高级别或未分化的卵巢癌，发现这些基础病变可解释卵巢未分化癌的组织发生。Brenner 瘤和 Sertoli-Leydig 细胞瘤偶尔伴有显著的黏液成分，发现 Brenner 瘤或 Sertoli-Leydig 细胞瘤的次要成分可以明确其组织来源。最后，卵巢与卵巢旁肿块的鉴别诊断通常是不同的，尽管有些肿瘤可以发生在两个部位。若能确定肿瘤发生于卵巢或卵巢旁，将有可能提高诊断的准确性。对于附件部位的大肿块，临床医生和病理医生通常考虑卵巢来源，但如果在大体检查时有任何质疑，都应重新评价其原发部位。

（二）组织学发生和分类（表 13-3）

- 卵巢上皮性肿瘤由上皮成分和起源于卵巢间质的纤维性间质成分组成，通常认为来源于卵巢表面上皮（或其衍生物上皮包涵腺体和囊肿）和卵巢间质，然而，其中一些肿瘤有其他不同的组织学发生。

  - 最近的研究采用 SEE-FIM 方案（见第 11 章）的检测方法，发现"卵巢"浆液性癌起源于输卵管，尽管目前尚不能确定起源于输卵管的浆液性癌的比例。

  - 大部分透明细胞肿瘤和子宫内膜样肿瘤起源于子宫内膜异位症的上皮或腺纤维瘤。

  - 某些黏液性肿瘤发生于畸胎瘤的黏液成分。

  - 鳞癌通常来源于畸胎瘤的鳞状成分或内膜异位囊肿内的鳞状化生上皮。

- 肿瘤分类依据包括①上皮细胞的类型；②上皮和

表 13-3　表面上皮 - 间质肿瘤的组织学分类

浆液性肿瘤
- 良性
  - 囊腺瘤
  - 表面乳头状瘤
  - 腺纤维瘤和囊腺纤维瘤
- 交界性（具有低度恶性潜能）
  - 囊性肿瘤
  - 表面乳头状肿瘤
  - 腺纤维瘤和囊腺纤维瘤
- 恶性
  - 腺癌和囊腺癌
  - 表面乳头状腺癌
  - 恶性腺纤维瘤和恶性囊腺纤维瘤

黏液性肿瘤，宫颈内膜型和肠型
- 良性
  - 囊腺瘤
  - 腺纤维瘤和囊腺纤维瘤
- 交界性（具有低度恶性潜能）
  - 囊性肿瘤
  - 腺纤维瘤和囊腺纤维瘤
- 恶性
  - 腺癌和囊腺癌
  - 恶性腺纤维瘤和恶性囊腺纤维瘤

子宫内膜样肿瘤
- 良性
  - 囊腺瘤
  - 腺纤维瘤和囊腺纤维瘤
- 交界性（具有低度恶性潜能）
  - 囊性肿瘤
  - 腺纤维瘤和囊腺纤维瘤
- 恶性
  - 腺癌和囊腺癌
  - 恶性腺纤维瘤和恶性囊腺纤维瘤
  - 上皮 - 间质和间质
    - 腺肉瘤，同源性和异源性
    - 中胚层（Müller）混合瘤（癌肉瘤），同源性和异源性
    - 间质肉瘤

透明细胞肿瘤
- 良性
  - 囊腺瘤
  - 腺纤维瘤和囊腺纤维瘤
- 交界性（具有低度恶性潜能）
  - 囊性肿瘤
  - 腺纤维瘤和囊腺纤维瘤
- 恶性
  - 腺癌
  - 恶性腺纤维瘤和恶性囊腺纤维瘤

移行细胞肿瘤
- Brenner 瘤
- 交界性 Brenner 瘤
- 恶性 Brenner 瘤

鳞状细胞肿瘤

混合性上皮肿瘤（注明类型）
- 良性
- 交界性（具有低度恶性潜能）
- 恶性

未分化癌

间质成分的相对比例；③上皮成分的位置：表面（外生性），囊性（内生性），或者两者兼有；④生长方式和细胞核的特征。

- 良性肿瘤没有或仅有最低限度的复层上皮细胞或非典型性，并且缺乏浸润。
- 交界性肿瘤（低度恶性潜能肿瘤）具有复层上皮细胞和非典型性，其非典型性程度不如卵巢癌，但存在上皮内癌。后者这一概念常应用于黏液性癌，其他类型卵巢癌特别是浆液性癌应慎用（我们避免使用）。交界性肿瘤无明显浸润但可出现微浸润灶，通常限定范围是单个病灶 < 3mm 或 < 10mm²。
- 癌通常表现为明显且广泛的浸润，尽管有些囊内癌缺乏囊壁的浸润，但因其囊内壁间质浸润可以导致恶性过程，这类肿瘤应被诊断为癌。浆液性癌的表面外生性病变（伴或不伴卵巢间质浸润），因为部位的缘故，相较之于囊性肿瘤，更容易表现为临床恶性行为。

- 除了包含显著间质成分的 Brenner 瘤之外，如果肿瘤组织中间质所占面积超过腺体时，命名应以"纤维瘤"为后缀（例如浆液性腺纤维瘤）；大体检查若存在明显囊性成分，尽管没有临床意义，诊断囊腺纤维瘤更合适。

- 表面上皮性肿瘤常有混合性肿瘤成分，包括有两种或更多种类型的肿瘤性上皮，或者由多少不等的良性、交界性及癌性成分组合而成的肿瘤。仔细的大体检查和充分的取材方能确保准确的肿瘤分类。取材的多少因肿瘤的分类而有所不同，黏液性肿瘤相对于其他类型肿瘤更具异质性。

（三）临床和预后特征

- 在西方国家，上皮性肿瘤占所有卵巢肿瘤的 50%、占卵巢癌的 90%。

- 临床症状常表现为盆腔、腹部疼痛或者腹胀。有时表现为不明确的腹部症状、全身乏力或因转移播散而出现的胃肠道症状。一些罕见肿瘤可能出现副肿瘤、旁内分泌或者内分泌症状（Clement 等）。

- 检查通常发现附件一个或多个肿块，交界性肿瘤或者癌的患者常出现腹水或其他腹膜播散的证据，卵巢癌患者更常见。血清 CA125 常升高，黏

液性肿瘤则 CA19.9 升高。

- 肿瘤间质分泌雌激素或雄激素，导致内分泌症状（见第 18 章 "具有功能性间质的肿瘤"）。
  - 产生类固醇的间质细胞常常黄素化，免疫组化染色显示 inhibin 和 calretinin 阳性。那些表型正常且可以产生激素，并且表达 inhibin 和 calretinin 的间质细胞被称之为 "具有酶活性的间质细胞"（Scully 和 Cohen）。
  - 雌激素临床表现可包括子宫内膜非典型增生，出现在约 1/4 的卵巢上皮性癌（所有类型）和 1/2 的子宫内膜样癌（Mingels，Masadah 等）。

- 临床分期是最重要的预后因素。
  - 2014 年卵巢癌、输卵管癌和腹膜癌的 FIGO 分期系统（表 13-4）要求尽可能明确原发部位（卵巢、输卵管、腹膜）。
  - Singh 等（2014 年，2015 年，2016 年 ）和 McCluggage 等提出了高级别浆液性癌（high-grade serous carcinomas，HGSC ）的原发部位判定指南（见表 11-2），其依据是采用输卵管检查的 SEE-FIM 方案所得出的大体和镜下检查结果（见第 11 章）。
  - Kulkarni 等采用这些指南，将非子宫 HGSC 归类为输卵管（72%）、卵巢（20%）、腹膜（8%），与相同病例按部位以传统标准分类对比存在明显差异，后者分别为输卵管（40%）、卵巢（59%）、腹膜（1%）。
  - 然而，我们和其他人均认为，对于临床表现为卵巢肿块的大多数肿瘤，其输卵管或卵巢起源在得到确切结论之前，尚需要进一步的研究。

- 分级同样是重要的预后因素。
  - 分级标准根据组织结构特征，有时需结合细胞核的特点。浆液性癌目前采用 2 级分级系统。我们对于每个主要亚型的分级方法将分别给予说明。
  - 虽然分级对早期卵巢癌有预后意义，但 Kommoss 等发现尚没有任何分级系统对高分期癌有预后价值。

- 其他不良预后因素包括老年人、肉眼可见残余肿瘤、腹水、腹膜细胞学阳性和非整倍体。

- Sassen 等发现，进展期卵巢癌新辅助化疗后，无肿瘤残留或残余肿瘤灶大小 ≤ 5mm 是唯一预后

表 13-4　卵巢癌、输卵管癌和腹膜癌 FIGO 分期

I 期	肿瘤局限于卵巢或输卵管
I A	肿瘤局限于一侧卵巢（被膜完整）或输卵管，腹水或腹腔冲洗液无恶性肿瘤细胞
I B	肿瘤局限于双侧卵巢或输卵管，腹水或腹腔冲洗液无恶性肿瘤细胞
IC	肿瘤累及一侧或双侧卵巢或输卵管，有如下情况之一
I C1	手术导致肿瘤破裂
I C2	术前包膜破裂；或者卵巢或输卵管表面有肿瘤
I C3	腹水或腹腔冲洗液有恶性肿瘤细胞
II 期	肿瘤累及一侧或双侧卵巢或输卵管，伴盆腔扩散或原发腹膜癌
II A	扩散和（或）种植于子宫和（或）输卵管和（或）卵巢
II B	扩散和（或）种植于其他盆腔组织
III 期	肿瘤累及一侧或双侧卵巢或输卵管，或原发腹膜癌，伴显微镜下证实的盆腔外腹膜转移和（或）腹膜后 [盆腔和（或）主动脉旁] 淋巴结转移
III A1	仅有腹膜后淋巴结转移（经组织学证实）
III A1（1）	转移灶最大径 ≤ 10mm
III A1（2）	转移灶最大径 > 10mm
III A2	显微镜下可见盆腔外腹膜累及（盆腔缘之上），伴 / 不伴腹膜后淋巴结转移
III B	肉眼可见盆腔外腹膜转移，最大径 ≤ 2mm，伴 / 不伴腹膜后淋巴结转移
III C	肉眼可见盆腔外腹膜转移，最大径 > 2mm，伴 / 不伴腹膜后淋巴结转移（包括肿瘤累及肝脏和脾脏被膜，但未累及两者实质）
IV 期	远处转移，不包括腹膜转移
IVA	胸腔积液细胞学阳性
IVB	肿瘤转移至肝脏或脾脏实质；转移至腹腔外脏器（包括腹股沟淋巴结和腹腔外淋巴结）；肠壁受累

良好的指征。最近 Said 等详细列出了高级别浆液性癌的化疗反应评分（chemotherapy response score，CRS）（见书中相应介绍）。

（四）遗传性卵巢癌

- 家族史是卵巢上皮性癌最突出的危险因素，至少10% 卵巢上皮性癌是遗传性的，遗传性卵巢癌的发病平均年龄比散发性病例年轻。

- 三种综合征已经得到公认，即"部位特异性"卵巢癌、乳腺 – 卵巢癌综合征（两者均与 BRCA 异常有关），以及遗传性非息肉病结直肠癌（hereditary nonpolyposis colorectal cancer，HNPCC，Lynch）综合征，后者与 DNA 错配修复基因的突变有关，特别是 MLH1、MSH2 和 MSH6。

- 此外，Kang 等报道了盆腔 HGSC 患者存在多种其他基因的胚系突变，提示需要进行多基因检测来评估遗传性卵巢癌的风险。

1. BRCA 相关性癌

- 大部分"部位特异性"卵巢癌以及乳腺和卵巢癌综合征的卵巢癌是高级别浆液性癌（high–grade serous carcinoma，HGSC），遗传性 HGSC 多为BRCA 异常。

  - McAlpine 等（2012 年）发现 50%HGSC 存在BRCA 异常，其中 BRCA1 或 BRCA2 胚系突变或体细胞突变占 30%（20% BRCA1，10% BRCA2），BRCA2 甲基化占 20%。一生中，BRCA1 突变携带者发生 HGSC 的危险性为40%～50%，BRCA2 突变携带者发生 HGSC 的危险性是 20%～30%。

  - 同一项研究发现，虽然在单变量分析中，HGSC 中 BRCA 突变、TP53 异常和宿主免疫浸润与存活率提高有关，但这些特征并不能作为独立因素评估预后。

  - 然而，Alsop 等在一项针对 1001 例患者的研究中发现，胚系 BRCA 突变与 PFS 和 OS 的"显著"改善相关，即使是那些在初次治疗后出现早期复发的患者也是如此。

- 许多 BRCA1 和 BRCA2 携带者接受预防性输卵管卵巢切除术（RRSO），最理想的手术年龄是 40岁，这一操作极大地降低了随后发生 HGSC 的风险。对这些标本应该进行全部组织学检查（见第11 章，SEE–FIM 方案）。

  - Finch 等在（risk–reducing salpingo–oophorectomy，

RRSO）标本中发现，6.4% 的 BRCA1 携带者和 1.5% 的 BRCA2 携带者存在 HGSC。Powell等的研究显示，BRCA1 和 BRCA2 携带者中HGSC 的检出率均为 17%。而 Carcangiu 等仅在 16% 的 BRCA1 携带者的标本中发现了HGSC，但在 BRCA2 携带者中未发现。

  - RRSO 标本中的大部分 HGSC 位于输卵管伞端，虽然常是显微镜下所见，但它们可能伴有转移。Ayres 等认为，单纯双侧输卵管切除术可能不能阻止伞端 HGSC 的进展，因为他们在15%RRSO 标本中，在显微镜下发现输卵管伞端病灶黏附于卵巢。

  - BRCA 相关的输卵管癌及其癌前病变在第 11章进一步讨论。本章将讨论有关卵巢的 BRCA相关 HGSC 的组织学特征。

2.HNPCC 相关卵巢癌

- 患有 HNPCC（Lynch 综合征）的女性一生中罹患子宫内膜癌的风险为 40%～60%（见第 8 章），而罹患卵巢癌的风险高达 20%（Ryan 等）。有时卵巢癌和子宫内膜癌会同时发生。

- 虽然在 MSH2 突变携带者中发现了同时性子宫内膜癌和输卵管癌，但似乎没有增加发生输卵管癌的风险（Palma 等）。

- HNPCC 相关卵巢癌以子宫内膜样癌（endometrioid carcinoma，EC）和透明细胞癌（clear cell carcinoma，CCC）为主，在一组病例研究中分别占此类肿瘤的 35% 和 17%（Ketabi 等），而文献报道的比例为 26% 和 13%（Downes 等）。

  - Chui 等发现，90% 被证实存在胚系突变的HNPCC 卵巢癌为 EC（单纯或混合）、10% 为CCC。

  - Chui 等历时 1 年多时间在他们的研究机构中发现，21% 的非浆液性卵巢癌患者存在 MMR 缺失，所有患者均为 EC 或 CCC，这一结果支持对所有新诊断的此类肿瘤进行 MMR 和（或）MSI 检测。

- Downes 等在 HNPCC 相关卵巢癌的 MMR 检测研究中发现，48% 为 MSH2 突变、38% 为 MLH1 突变、14% 为 MSH6 突变。

- 早期的临床分期是 HNPCC 相关卵巢癌有利的预

后因素（5 年存活率 80%），而高分期肿瘤存活率低（5 年存活率 40%）（Ryan 等）。

二、浆液性肿瘤

（一）良性浆液性肿瘤

- 这组肿瘤占浆液性肿瘤的 60%，可发生于任何年龄，但最常见于生育期。

大体特征（图 13-1 和图 13-2）

- 浆液性囊腺瘤由一个或多个伴有水样液体的薄壁囊肿组成，内壁光滑或伴有质软到质硬的、几乎完全由间质组成的息肉样赘生物。20% 的肿瘤为双侧性。

- 浆液性表面乳头状瘤表现为一侧或双侧卵巢表面的息肉样赘生物。

- 浆液性腺纤维瘤或囊腺纤维瘤一般质硬，白色到黄白色，以实性为主的纤维瘤样肿瘤，可含有腺体或充满液体的囊腔，囊内壁见质地软或硬的息肉样赘生物。

- 赘生物和质硬的间质成分可能给出大体为癌的错误印象。

镜下特征（图 13-3 至图 13-5）

- 囊肿和息肉样的间质赘生物（可以是致密的胶原

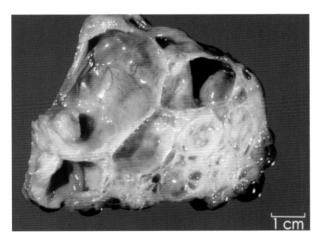

▲ 图 13-1　浆液性囊腺纤维瘤，切面

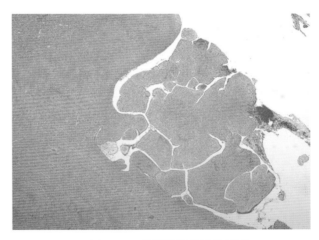

▲ 图 13-3　表面浆液性乳头状瘤

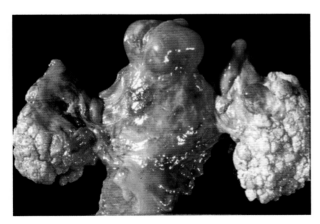

▲ 图 13-2　双侧浆液性表面乳头状瘤（子宫底部可见浆膜下平滑肌瘤）

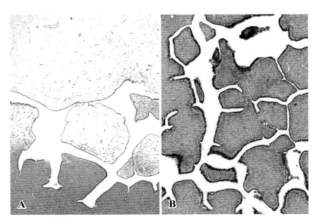

▲ 图 13-4　乳头状浆液性囊腺瘤

A. 伴显著水肿的间质呈乳头状突入囊腔（大体检查表现为水肿的外观）；B. 细胞疏密程度不等的纤维性乳头被覆单层柱状上皮细胞，高倍镜下局部可见纤毛

409

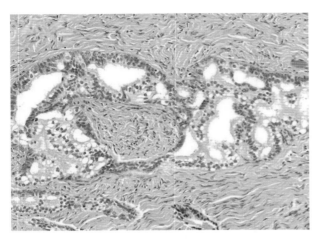

▲ 图 13-5　浆液性腺纤维瘤

此例具有不常见的显著呈筛状小腺体排列模式，但纤毛和温和的细胞形态特点明显

性或伴显著的水肿）一般被覆类似输卵管的上皮，包括纤毛细胞和少量无纤毛的分泌细胞。

- 通常是单层细胞，当囊壁为纤维性时，良性腺体可内陷于囊壁，甚至呈筛状。
- 完全被覆非特异性的立方或柱状、非纤毛上皮的肿瘤也被归类为浆液性，但有些可能实际上属于子宫内膜样亚型，这种区分在某些情况下具有主观性，通常局灶存在的子宫内膜异位症提示其本质为子宫内膜样类型。
- 可见局灶有限增生的病灶，其增生程度较交界性肿瘤轻微，可注明"伴局灶非典型性"或"伴局灶增生"。
- 可见砂砾体，但通常不明显。
- 一些肿瘤间质出现组织细胞，可能与囊壁剥脱有关。

鉴别诊断

- 具有浆液性特征的上皮包涵囊肿：两者人为地根据大小进行鉴别，如果病变直径＞ 1cm，则诊断为肿瘤。
- 表面间质增生（见第 12 章）：与表面乳头状瘤相比，一般为多灶性，而且常在显微镜下发现。
- 子宫内膜囊肿：泡沫细胞和（或）吞噬色素的组织细胞聚集可能会提示子宫内膜囊肿，但缺乏子宫内膜上皮和内膜间质。
- 子宫内膜样腺纤维瘤：这类肿瘤通常表现为复层

的以非纤毛性上皮细胞为主的子宫内膜样特征，常出现鳞状分化。

- 卵巢网囊腺瘤（见第 17 章）：鉴别特征包括位于卵巢门、囊壁有门细胞或平滑肌、内壁具有裂隙结构及肿瘤细胞几乎没有纤毛。
- 卵巢囊性甲状腺肿（见第 15 章）：囊壁内存在少量含有胶质的滤泡，缺乏纤毛，TTF-1 和甲状腺球蛋白免疫组化染色阳性可以明确诊断。

（二）浆液性交界性肿瘤

- 浆液性交界性肿瘤（serous borderline tumor，SBT）约占浆液性肿瘤的 10%，最常发生于生育期，在最大的一项研究中，年龄范围为 12—89 岁（平均 42 岁，中位年龄 50 岁）。
- 约 70% 的 SBT 临床分期为 FIGO Ⅰ 期，其余多数为 Ⅱ 期（盆腔内播散）或 Ⅲ 期（播散至腹腔或淋巴结），Ⅳ 期肿瘤（包括颈部淋巴结受累的病例）罕见（＜ 1% 的病例）。
- Gru 等报道了 2 例高分期卵巢 SBT（其中 1 例进展为低级别浆液性癌），由于肿瘤栓子进入肺血管，导致肺血栓性微血管病。

大体特征　（图 13-6）

- 25%～40% 的 SBT 为双侧性，通常为单房或多房囊性肿物，平均直径为 10cm。囊内液通常是水样的，但也可以是黏液样，存在提示黏液性肿瘤的可能。1/3 的 SBT 的实性区为纤维瘤样成分（交界性浆液性腺纤维瘤或囊腺纤维瘤）。

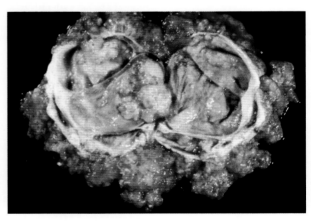

▲ 图 13-6　浆液性交界性肿瘤，切面

多发的天鹅绒样乳头覆盖了浆膜和局部囊壁

- 息肉状至乳头状赘生物（呈天鹅绒般外观）通常占据部分甚至大部分囊肿内壁和卵巢表面（交界性浆液性表面乳头状肿瘤），或者两者兼有。表面受累出现在 30%（Ⅰ期）至 50%（所有分期）的肿瘤。
- 偶有交界性浆液性表面乳头状肿瘤，表面呈天鹅绒样，覆盖了下方正常卵巢组织。
- 推荐以下取材规范。
  - 原发肿瘤：按照肿瘤直径计算，< 10cm 的肿瘤至少每 1cm 取一块组织，>10cm 的肿瘤至少每 1cm 取两块组织。不同的大体特征（实变、坏死、出血）需要分别取材，以排除浆液性癌的可能。外生性（表面性）肿瘤和破裂的部位应该单独取材并予以标注。
  - 网膜（如果大体检查阴性）：按最大径计算，每 2cm 至少取一块组织。

1. 原发性肿瘤常见显微镜下特征（图 13-7 至图 13-19）

- 低倍镜下典型表现为囊内和浆膜面的乳头形成，乳头伴有纤维性或水肿性轴心，常伴乳头及腺体在纤维间质内规则的内陷。
- 乳头具有典型的复杂多级分支状结构，纤维性轴心逐级变细，分支状乳头被覆复层上皮细胞，形成细胞簇或细胞芽，有些肿瘤细胞脱落或呈游离状态，这是因为它们的附着点不在切片的同一

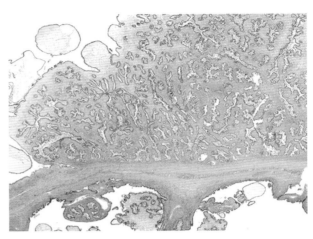

▲ 图 13-8　浆液性交界性肿瘤
显著的纤维性间质，伴上皮成分内陷

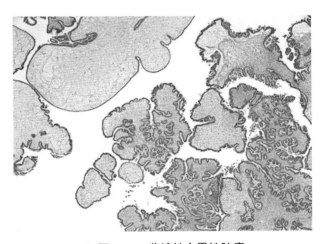

▲ 图 13-9　浆液性交界性肿瘤
乳头大小明显不等，局灶形成小的乳头状细胞簇

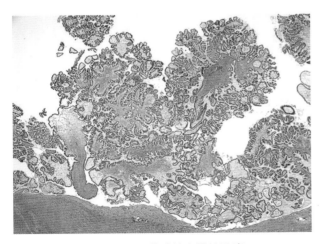

▲ 图 13-7　浆液性交界性肿瘤
该例显示了普通型 SBT 的典型的多级分支结构

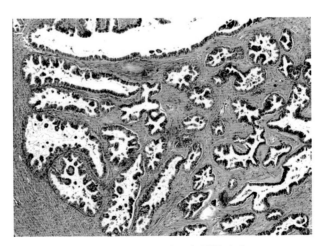

▲ 图 13-10　浆液性交界性肿瘤
可见规则的内陷结构，小腺体之间被纤维瘤样的间质分隔，不要误以为间质浸润

411

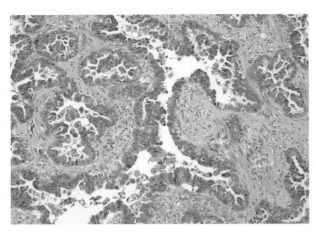

▲ 图 13-11 浆液性交界性肿瘤

高倍镜下可见典型的乳头状细胞簇，表面的细胞具有丰富的嗜酸性胞质

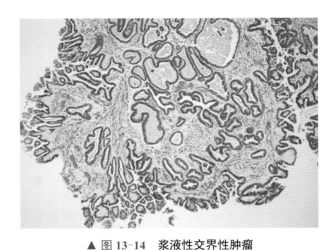

▲ 图 13-14 浆液性交界性肿瘤

扩张的管状腺体类似子宫内膜样，这一特征在浆液性交界性肿瘤中并不少见

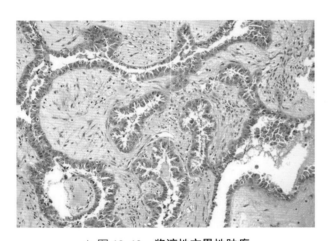

▲ 图 13-12 浆液性交界性肿瘤

另一高倍镜下见间质内内陷的上皮，此例间质疏松水肿，不应误认为是浸润时发生的促结缔组织增生

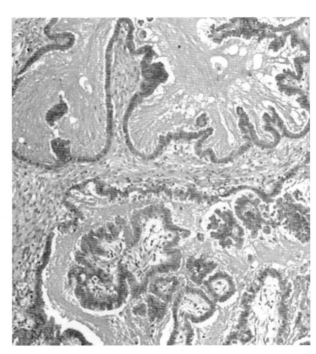

▲ 图 13-15 浆液性交界性肿瘤伴丰富的腔内黏液

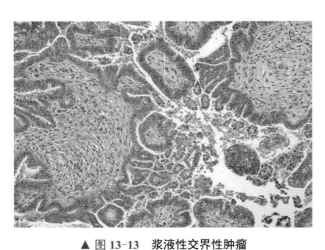

▲ 图 13-13 浆液性交界性肿瘤

肿瘤细胞和组织结构的典型特征，细胞形态较浆液性乳头状癌相对温和

平面。

- 肿瘤细胞多呈柱状，中等量胞质；有些细胞（特别是乳头表面的细胞）常含有丰富的嗜酸性胞质；通常可见纤毛细胞和靴钉样细胞。有些腺体可能类似子宫内膜样。腔内可有明显的黏液，而细胞内黏液则局限于细胞的顶端。

- 细胞核的非典型性由轻度至中度不等，极少数细胞表现为重度非典型性，核分裂象罕见，核仁仅

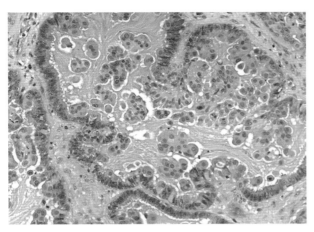

▲ 图 13-16　浆液性交界性肿瘤

可见腔内黏液，肿瘤细胞含丰富的嗜酸性胞质

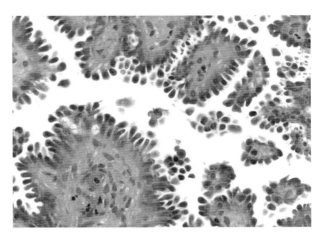

▲ 图 13-19　浆液性交界性肿瘤

核位于细胞的顶端，即所谓的靴钉样细胞，非常明显

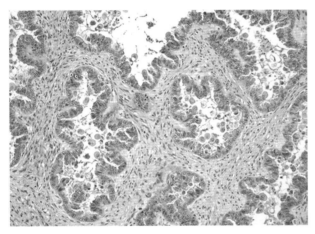

▲ 图 13-17　浆液性交界性肿瘤

可见典型的腔内细胞簇，间质细胞密度中等

偶尔可见。

- 腔内或间质中常可见砂砾体，而且可能很多。间质出现的泡沫样组织细胞浸润，有时是对脱落的内衬上皮细胞的反应，不应误认为起源于子宫内膜异位症，SBT 很少与之相关。

- 可见具有纤维轴心的乳头发生梗死，因此导致的肿瘤细胞内陷和促结缔组织增生，可能会类似自身种植（见后述）或间质浸润的形态。

- 典型的浆液性囊腺瘤可出现小灶交界性肿瘤，可以是局灶性或多灶性。

  - 肿瘤中交界性成分＜ 10%，在一些随访研究显示这类患者病程预后良好，故而采用"局灶增生性"或"局灶非典型性"浆液性囊腺瘤的诊断名称。Allison 等发现交界性成分＜ 20% 且局限在囊内的浆液性肿瘤，不会发生肿瘤种植。

  - 然而，Ramalingam 等发现，罕见的具有这些特征的肿瘤与卵巢外种植相关。而 Longacre 等则发现部分交界性成分＜ 10% 的肿瘤，随后在同侧或对侧出现了典型的 SBT。

  - 描述性诊断，如"伴有局灶性增生的浆液性囊腺瘤"，建议同时注明增生性（交界性）成分的比例。有些人可能倾向于将这类肿瘤称为"伴有少量交界成分的良性浆液性肿瘤"。

  - 无论采用什么术语来描述这些肿瘤，都应该注明交界性病变所占肿瘤的比例，以及后者是否累及卵巢表面。无论选择何种特定的术语，与

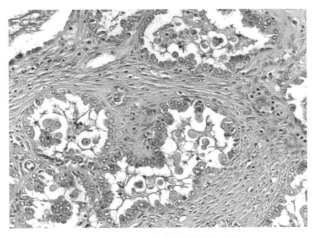

▲ 图 13-18　浆液性交界性肿瘤

肿瘤细胞具有丰富的嗜酸性胞质，这一特征在浆液性癌中很少见

临床医师的沟通才是最重要的。

- SBT 的间质通常是少细胞纤维性的，但可呈疏松水肿样改变，伴 / 不伴有炎症细胞。富细胞性的间质（在子宫内膜样肿瘤中最常见）仅偶见，罕见情况下可能提示粒层细胞瘤，尽管有 1 例类似病例，其中的富细胞成分为 FOXL2 阴性。
- 肿瘤囊壁和表面偶尔可见到旺炽性间皮增生（见第 20 章）。

2. 原发性肿瘤少见的显微镜下特征（图 13-20 至图 13-25）

- 微乳头（包括筛状）结构。
  - 5%～10% 的 SBT 可出现微乳头结构，2014

版 WHO 将此类结构归为"非浸润性低级别浆液性癌"，由于细胞学检查无法明确诊断为癌，我们和其他人更愿意并继续使用（此处也是如此）微乳头型 SBT（micropapillary SBT，MSBT）来表示这类结构。

- 最初提出的诊断 MSBT 的微乳头病灶的大小要求 ≥ 5mm，尽管 Vang 等（2017 年）在随后的一项长期随访研究中发现，即使是 1mm 的微乳头病灶也具有显著的预后意义。
- 与经典型的 SBT 相比，MSBT 更经常表现为双侧性、表面病灶、微浸润、伴有卵巢外种植而导致 Ⅱ 期或 Ⅲ 期（甚至完全是囊内肿瘤）、浸润性种植和可能代表转移或独立原发的淋巴结

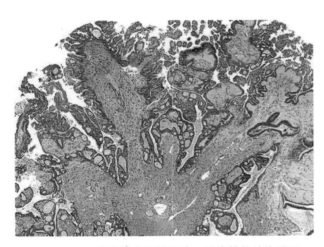

▲ 图 13-20　浆液性交界性肿瘤，肿瘤筛状结构明显，除此之外还可见典型的乳头结构（见右上）

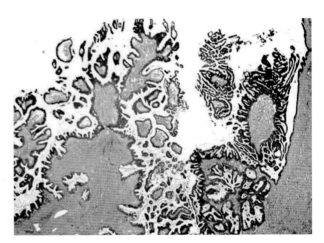

▲ 图 13-22　低倍镜下微乳头型浆液性交界性肿瘤的形态（右），对比经典型的浆液性交界性肿瘤（左）

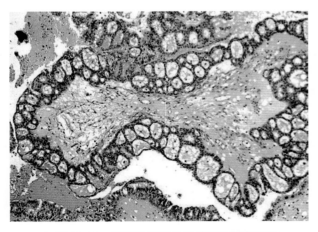

▲ 图 13-21　浆液性交界性肿瘤伴有筛状结构

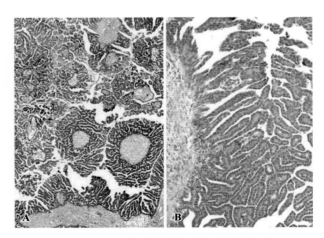

▲ 图 13-23　微乳头型浆液性交界性肿瘤

A. 典型的"水母头"样外观；B. 细长的无间质轴心的上皮性乳头

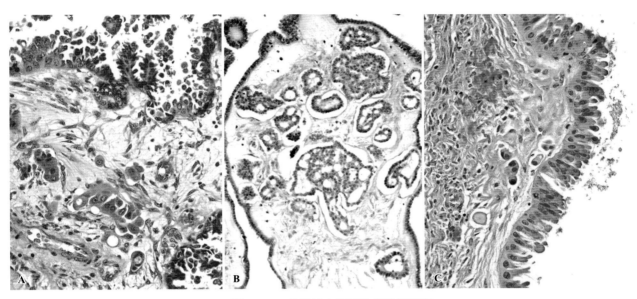

▲ 图 13-24　浆液性交界性肿瘤伴微浸润

A. 乳头间质内可见腺体、乳头聚集；B. 微浸润的细胞具有明显的嗜酸性细胞质；C. 微浸润的细胞呈单个细胞或小簇状分布

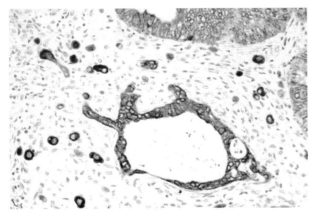

▲ 图 13-25　浆液性交界性肿瘤伴微浸润

细胞角蛋白染色勾勒出多灶单个分布的浸润性上皮细胞，但在 HE 染色切片上并不明显

累及。

- 长的（人为规定长是宽的 5 倍）丝状乳头直接从大而光滑的、具有间质轴心的乳头或从囊肿内壁分出，形成无分支的丝状结构。

- 筛状结构可以单独存在，也可与微乳头结构共存，大多数研究者将其归入 MSBT 的范畴。

- 具有微乳头和筛状结构的肿瘤细胞比经典型的 SBT 细胞更单一，多呈圆形，无纤毛，细胞质稀少，轻至中度核非典型性，通常有 1 个小的、

偶尔突出的核仁，除在罕见细胞中，一般缺乏重度异型性。若后者超过最小限度，必须谨慎除外非浸润性浆液性癌。

- 个别 MSBT 伴有侵袭性浆液性癌，通常为低级别浆液性癌（LGSC，见书中相关介绍），因此 MSBT 应该进行充分的取材。May 等研究发现，MSBT 和 LGSC 具有相似的基因表达谱。

- 实性结构：少数 SBT 细胞具有明显的复层结构，以至于肿瘤细胞填满甚至覆盖了囊腔，形成了实性片状结构。

- 自身种植：这种表现类似于发生在卵巢外的腹膜的非浸润性促结缔组织增生性种植（见后述），通常为境界清楚的纤维组织增生灶，一般发生在卵巢表面，偶尔出现在囊性肿瘤的内侧；在某些情况下，乳头梗死可能表现为类似自身种植的形态。

- 在 90% 的病例中，自身种植伴有卵巢外种植，通常为非浸润性的。

- 自身种植内出现促结缔组织增生性反应提示浆液性癌的可能，以下特征更支持自身种植，包括出现在乳头之间或卵巢表面、局限性、间质成分明显超过上皮、上皮细胞具有典型的 SBT 特征。

- 微浸润（发生在 5%～10% 的 SBT）。
  - 微浸润灶通常为多发性，肿瘤细胞具有丰富的嗜酸性胞质，呈单个散在或小簇状、筛状排列，并可形成小乳头状结构。
  - 一般没有或仅轻微的间质反应，浸润细胞周围可见空隙，后者可能是由肿瘤细胞分泌液体形成或者是淋巴管（详见后述）。
  - 微浸润的每个病灶最大径＜ 3mm 或 5mm，或面积＜ 10mm²，尽管 McKenney 等（2016 年）发现微浸润病灶超过这些上限并非预后不良的因素（见"预后因素"）。
  - Maniar 等发现，微浸润灶（及淋巴结）中的嗜酸性细胞出现 ER、PR、WT1、Ki-67 的表达缺失，M30 表达阳性（凋亡标记物），提示这些细胞发生了退变，而在 SBT 的非嗜酸性立方 / 柱状细胞和 LGSC 中结果相反。
  - 多项研究发现淋巴结受累与微浸润相关。
- 局灶非浸润性癌：大多数 SBT 具有同质性，但偶见局灶肿瘤细胞呈高度异型性，提示向癌转化；我们见到过这种类型的肿瘤出现卵巢外浸润，证实其原发的局灶病变是明确的癌。
- 浸润性浆液性癌。
  - 偶见 SBT 混有浸润性浆液性癌，后者通常为低级别，或者是微乳头型癌和离散的小而圆的癌巢，缺乏微浸润癌的嗜酸性细胞，细胞具有更明显的异型性。罕见 SBT 伴有浸润性 HGSC。肿瘤中癌组织的比例以及是否累及表面应予以注明。
  - 一些 SBT 随后发展为浆液性癌，至少在某些情况下可能是 SBT 直接进展的结果（Xing，Zeppernick 等）。

3. 浆液性交界性肿瘤种植的显微镜下特征（图 13-26 至图 13-35）

- 与 SBT 相关的卵巢外腹膜病变包括输卵管内膜异位（见第 19 章，存在输卵管内膜异位并不影响分期）、非浸润性种植、浸润性种植、低级别或高级别浆液性癌，特别最后一类病变常表现为独立的原发性肿瘤。如前所述，种植出现在约 30% 的 SBT 中，在某些研究中，发生率可能更高。
- 大多数病例卵巢外的种植是转移性的，这是因为它

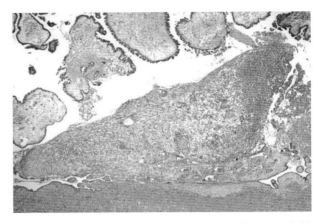

▲ 图 13-26　自身种植，其外观类似于卵巢外非浸润性促结缔组织增生性种植

视野上方可见典型的浆液性交界性肿瘤

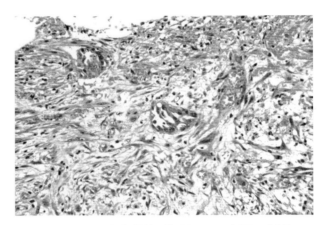

▲ 图 13-27　自身种植（与图 13-26 为同一病例）

仅见 2 个小灶肿瘤上皮巢，位于丰富的促结缔组织增生性间质内

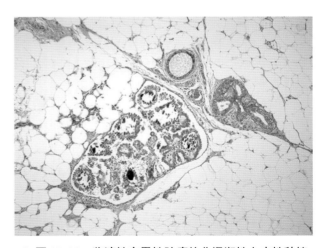

▲ 图 13-28　浆液性交界性肿瘤的非浸润性上皮性种植

典型的乳头状细胞簇，乳头与周围网膜的脂肪组织界限分明，无间质反应；周围形态温和的腺体可能是输卵管内膜异位，也可能是分化成熟的腺体的种植

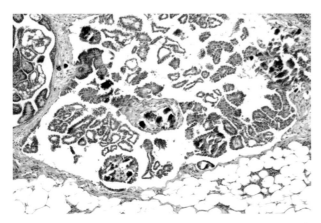

▲ 图 13-29　浆液性交界性肿瘤的网膜非浸润性上皮性种植

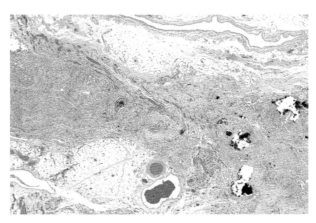

▲ 图 13-32　浆液性交界性肿瘤的非浸润性促结缔组织增生性种植

上皮细胞和反应性间质使网膜脂肪小叶之间的间隔增宽

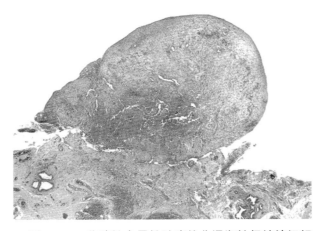

▲ 图 13-30　浆液性交界性肿瘤的非浸润性促结缔组织增生性种植

多数病例表现为图中孤立的结节，显著的间质成分超过上皮成分，基底部界限清楚

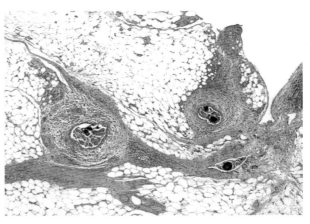

▲ 图 13-33　浆液性交界性肿瘤的非浸润性促结缔组织增生性种植

反应性间质在种植上皮周围形成明显的袖套结构

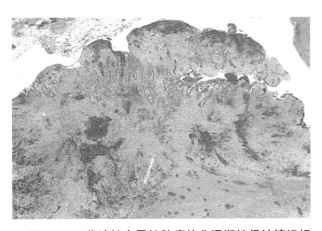

▲ 图 13-31　浆液性交界性肿瘤的非浸润性促结缔组织增生性种植

可见明显的反应性间质和出血

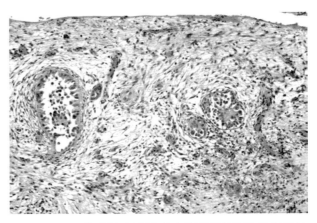

▲ 图 13-34　浆液性交界性肿瘤的网膜非浸润性促结缔组织增生性种植

这个视野不能确定是否存在浸润，因为没有看到种植与其下方正常组织的边界

417

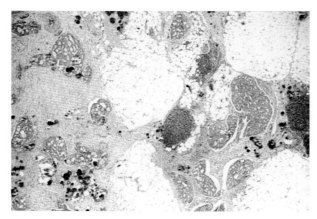

▲ 图 13-35　浆液性交界性肿瘤的浸润性种植

肿瘤病灶细胞丰富，部分呈筛状结构，浸润网膜脂肪；局部见纤维组织反应性增生（左）、淋巴细胞聚集（右）以及许多砂砾体

们在伴有表面成分的 SBT 中比在完全局限在囊内的浆液性交界性肿瘤中的发生率更高，分别为 62% 和 4%（Segal 和 Hart）、69% 和 16%（Longacre 等）。不伴有表面病变的 MSBT 种植发生率高达 35%。

- 种植在大体检查中可能见到，表现为小结节或斑块，但常是显微镜下所见。

- 非浸润性种植约占种植的 90%，以肿瘤性上皮细胞为主（上皮性种植），或以纤维组织增生性间质为主（促结缔组织增生性种植）。砂砾体可以缺乏、偶见或者明显。累及腹膜表面，包括内陷于网膜脂肪小叶间的种植，可能被误认为浸润。

  - 非浸润性上皮性种植形态类似于卵巢原发肿瘤，缺乏或仅有轻微的间质反应，包括粘连。偶尔由于肿瘤细胞的分化成熟，种植的腺体与输卵管内膜异位难以区分。

  - 非浸润性促结缔组织增生型种植形成界限清楚的腹膜斑块或结节，小的细胞巢、腺管、乳头或单个散在的肿瘤细胞，位于促结缔组织增生性或肉芽组织样的间质中，间质成分通常超过上皮成分，甚至为种植灶的大部分。常见明显的纤维素和急性炎症细胞，尤其在种植灶表面。

  - 如果活检样本不包括其下方深部的组织，该病变认为"符合非浸润性种植"，因为这种情况会让人觉得病变表浅，很容易被剥除。

  - 非浸润性种植可以出现微乳头结构或小巢状细胞，周围伴透明带或空隙。微乳头结构可以为外生性（如同在原发性肿瘤中所见一样）或内生性，内生性微乳头相互融合形成间隙不规则的复杂网状结构。Bell KA 等认为即使其下组织没有出现浸润，微乳头和巢状结构也是"浸润"。McKenney 等（2016 年）发现这种结构更常见于那些按照常规标准诊断为浸润性种植的病例中，但并不能作为独立因素判断预后。

- 浸润性种植不超过种植的 5%，在有些研究中这个发生率甚至更低。

  - 2014 年 WHO 将"浸润性种植"（invasive implant）一词改为"低级别浆液性癌"（low-grade serous carcinoma），但有些人更喜欢前者。正如 Prat 所说，"浸润性腹膜种植"这个术语更适合同时存在非浸润性卵巢肿瘤的情况，并恰当地描述了那些几年后有可能进展或不进展为腹膜转移性癌（LGSC）的小的表面病灶。

  - 低倍镜下表现为不规则和杂乱的浸润性生长，并取代其下方的正常组织。上皮成分呈小巢状（有时周围可见间隙）、筛状腺体和微乳头结构分布于促结缔组织增生性的间质中，上皮和间质的比例通常高于非浸润性促结缔组织增生性种植。

  - 肿瘤细胞胞质的嗜碱性和细胞核的异型性可能比非浸润性种植更加明显，有些病例类似于低级别浆液性癌。

- 在某些情况下，有些种植不能明确地划分为浸润性或非浸润性，在 Longacre 的研究中被认为是"不确定"种植。由于浸润性种植相对少见，除非有令人信服的诊断依据，否则倾向于诊断非浸润性种植。

- 鉴别诊断和（或）相关特征。

  - 输卵管内膜异位症（见第 19 章）：这是累及育龄期女性盆腔和网膜腹膜常见的病变，特别是在患有 SBT 的女性中尤其常见；输卵管内膜异位的腺体衬覆良性的输卵管型上皮，缺乏 SBT 种植的复层细胞、乳头、细胞簇和细胞核异型性。

  - 原发卵巢外 SBT（见第 19 章）。

  - 间皮增生（见第 20 章）：SBT 通常伴有间皮增生，这使腹膜活检标本常常难以确定是肿瘤细胞还是间皮，或者两者兼有；肿瘤细胞免疫组化染色表达上皮性标记（我们选择 claudin-4，细胞膜着色为阳性）、不表达 calretinin，间皮细胞则与之相反。

- 组织细胞浸润（见第 20 章）：种植有时引起明显的腹膜组织细胞浸润（有时混杂增生的间皮细胞），可能掩盖种植的肿瘤细胞；组织细胞标记物（例如 CD68）和上皮标记物的免疫组化染色可有所帮助。

- 低级别浆液性癌的肿瘤种植：偶尔表现为非浸润性种植，但其上皮与间质比例，通常较非浸润性促结缔组织增生性种植更高，有典型低级别浆液性癌的形态特征（见后述），包括一致异型性的细胞核。

4. 常见输卵管相关改变（图 13-36）

- 在 SBT 中，常可见砂砾体累及输卵管腔或黏膜层。Seidman 等（2002 年）在 24% 的Ⅰ期 SBT、51% 的Ⅱ期和Ⅲ期病例中发现了砂砾体，Wolsky 等也有类似的结果，并且在 42% 的 I C 至Ⅲ期 SBT 中可见游离的肿瘤细胞在输卵管腔内呈乳头、细胞芽、细胞簇或巢状分布，但在 I A 期或 I B 期肿瘤中没有发现，说明游离的肿瘤细胞可通过播散到输卵管腔。

- 输卵管内膜异位症。Wolksy 等发现 18% 的 I C 至Ⅲ期 SBT 患者有浆膜层的输卵管内膜异位症，而 I A 和 I B 期肿瘤中没有。

5. 免疫组化和分子学表现

- 肿瘤细胞对大多数上皮标记物、ER、PR、WT1 和 p53（野生型）呈阳性，但很少用于诊断。

- Singer 等（2005 年）发现，只有 8% 的 SBT 表现出功能性 p53 突变，相比之下，HGSC 的 p53 突变率高达 51%。

- Ho 等发现，几乎 90% 的 SBT 有 *BRAF* 或 *KRAS* 突变，这些突变也存在于邻近的囊腺瘤上皮细胞中，提示这些突变可能发生在 SBT 之前。

- 大多数腹膜种植具有克隆性（具有与原发 SBT 相同的 *KRAS* 或 *BRAF* 突变），支持转移性扩散（Ardigheiri 等，Horn 等，Sieben 等）（也参见"分子研究结果"）。Zuo 等发现，61% 的浸润性种植与 22% 的非浸润性种植存在 *KRAS* 突变。

6. 浆液性交界性肿瘤的淋巴结受累（图 13-37 和图 13-38）

- 淋巴结受累（lymph node involvement，LNI）在 20%～40% 接受淋巴结切除术的 SBT 患者中被发现。据报道，LNI 患者比无淋巴结受累的患者更年轻。

- Maniar 等发现 LNI 与卵巢表面受累和腹膜种植密切相关，提示 LNI 在某些情况下可能是由于脱落肿瘤细胞的播散，而不是原发肿瘤通过淋巴管的扩散。

- McKenney 等（2006 年）发现受累淋巴结按累及

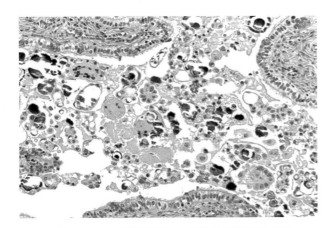

▲ 图 13-36 **卵巢浆液性交界性肿瘤累及输卵管**
腔内可见肿瘤性乳头和大量砂砾体

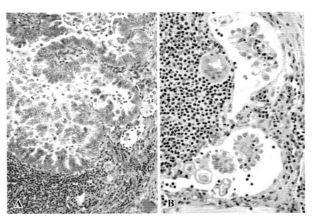

▲ 图 13-37 **浆液性交界性肿瘤累及盆腔淋巴结，2 个病例**

A. 肿瘤组织主要累及淋巴结实质，被膜下可见肿瘤细胞（图像最右侧）；B. 被膜下见乳头状肿瘤细胞簇

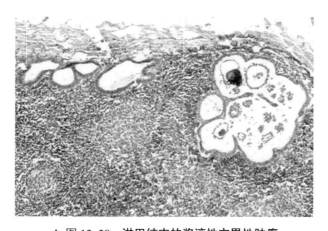

▲ 图 13-38　淋巴结内的浆液性交界性肿瘤

肿瘤病灶（右）伴有结内输卵管内膜异位症（左），肿瘤可能来源于输卵管内膜异位症

频率依次为盆腔、肠系膜 / 网膜、腹主动脉旁和膈上淋巴结。受累淋巴结数目 1～20 不等（平均 3 个）。

- McKenney 等（2006 年）发现四种淋巴结内 STB 模式。
  - 在淋巴窦或淋巴结实质内出现单个细胞、细胞巢和简单的乳头（90% 的病例）。
  - 淋巴结实质的腺腔内模式，包括在衬覆上皮的腔隙内含有复杂分支的乳头（68% 的病例）及有时在邻近出现类似原发 SBT 的微浸润灶。
  - 淋巴窦和（或）实质内的肿瘤细胞含有丰富的嗜酸性胞质（52% 的病例），这些细胞类似于原发性 SBT 及其种植的嗜酸性细胞。
  - 淋巴实质内的微乳头模式（16% 的模式），由纤细的微乳头构成，没有纤维血管轴心和（或）复杂的裂隙样迷路间隙。
- 淋巴结受累与结内输卵管内膜异位症密切相关，淋巴结内的 SBT 可能来源于输卵管内膜异位症，通常表现为上述的第二种模式。以下特征更支持结内 SBT 为转移性病变：缺乏输卵管内膜异位症；淋巴窦累及；结内病变表现为单个细胞、细胞巢或乳头结构；以及原发性肿瘤出现微浸润或者 LVI 时。偶尔，淋巴结受累是同时发生原发肿瘤和转移的结果。
- 多数研究发现，LNI 并非独立于分期的不良预后因素。McKenney 等（2006 年）发现淋巴结内出现融合性肿瘤结节（大小＞ 1mm），其内没有淋巴组织，常伴有微乳头状结构和促纤维组织增生

性间质时，可能是一种不良预后因素，尽管我们认为这种类型的结节代表低级别浆液性癌。

- 浆液性交界性肿瘤的 LNI 的鉴别诊断，除了输卵管内膜异位症和结内原发 SBT，还包括淋巴结内增生的间皮细胞（见第 20 章）。
- 淋巴结可能是肿瘤复发的发生部位（见后述），在这些病例中，受累的淋巴结可位于膈上，结内肿瘤类似原发 SBT、低级别浆液性癌，甚至在罕见情况下表现为高级别浆液性癌。

7. 浆液性交界性肿瘤患者伴淋巴结低级别浆液性癌累及（图 13-39 和图 13-40）

- Djordjevic 和 Malpica（2012 年）报道了 5 例卵巢

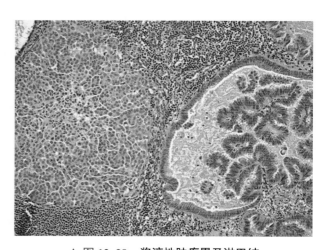

▲ 图 13-39　浆液性肿瘤累及淋巴结

视野左侧显示低级别浆液性癌，乳头结构几乎融合，右侧是浆液性交界性肿瘤

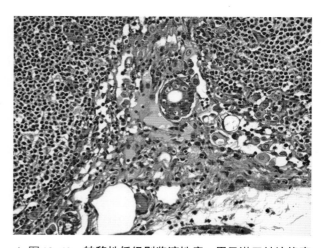

▲ 图 13-40　转移性低级别浆液性癌，累及淋巴结边缘窦

SBT 患者伴低级别浆液性癌累及淋巴结的病例，1 例同时性、4 例异时性，发生在卵巢 SBT 确诊前 7 个月和后 5 个月。

- LGSC 累及锁骨上（2 例）、颈、腹主动脉、腹主动脉旁淋巴结（各 1 例），肿瘤取代淋巴结正常结构或弥漫累及淋巴窦或皮质。2 例患者同时伴有盆腔淋巴结广泛的 SBT 和输卵管内膜异位症。

- 卵巢 SBT 中 4 例有表面赘生物，3 例存在微浸润，但缺乏微乳头 / 筛状结构；均有非浸润性种植，1 例有浸润性种植。

- 2 例局部复发并死亡，另 1 例低级别浆液性癌最初累及膈上淋巴结，进而发展为盆腹腔淋巴结肿大，最后随访结果为带瘤生存。

- 作者认为淋巴结内的 SBT 和低级别浆液性癌可能起源于结内输卵管内膜异位症，其进展与卵巢 SBT 无关。

鉴别诊断

- Müllerian 混合细胞性交界性肿瘤（见第 14 章）：这些肿瘤通常包含类似于 SBT 的病灶，但部分细胞可见胞质内黏液，在某些情况下，还有子宫内膜样和鳞状上皮成分。

- LGSC：两者的鉴别点在于超过 SBT 微浸润程度的间质浸润；此外，与大多数 SBT 相比，LGSC 具有小巢状结构和更一致的乳头状结构、更明显的细胞异型性以及与 SBT 的微浸润不同的表现。

- 缺乏间质浸润的 HGSC：如果忽略高级别浆液性癌显著的细胞异型性，可能会被误诊为 SBT；然而，大多数 HGSC 乳头表面上皮增生活跃、可见裂隙状空隙以及 SBT 不具备的其他典型的浆液性癌的结构。

- 子宫内膜样乳头状交界性肿瘤和子宫内膜样癌以及透明细胞癌（见第 14 章）。

- 网状 Sertoli–Leydig 细胞肿瘤（见第 16 章）。

8. 浆液性交界性肿瘤的预后因素

(1) 手术所见

- FIGO 分期。
  - Longacre 等发现，总体生存率（OS）为 95%（Ⅰ期 98%，Ⅱ期至Ⅳ期 91%），无病生存率（DFS）为 78%（Ⅰ期 87%，Ⅱ期至Ⅳ期 65%）。总体

而言，5% 的患者死于疾病，另有 6% 的患者在最后的随访中带瘤生存。
  - Gilks 等（2003 年）综合文献资料获得的死亡率是Ⅱ期肿瘤 6%、Ⅲ期肿瘤 19%。
  - 长期随访（平均 16 年），Silva 等（2006 年）发现Ⅰ期肿瘤的复发率为 6.8%，死亡率为 5%。令人惊讶的是，唯一提示复发的是输卵管内膜异位症的发生率（72.7% 和 12.5%）。复发时间与卵巢切除术后间隔很长，而且大多数复发的肿瘤是浆液性癌，提示本研究中的某些"复发"可能是新的肿瘤。

- 大体残留的病灶：多数研究认为这是一个重要的复发和生存预测指标。

(2) 原发肿瘤的特征

- 微浸润。
  - 虽然这一特征在早期研究中并非不良预后因素，但 Longacre 等经过多变量分析发现微浸润与生存率下降密切相关，而与分期、微乳头结构和种植类型无关。Buttin 等以及 Prat 和 DeNictolis 也注意到不良预后与微浸润相关。
  - 然而，Maniar 等认为微浸润的不良预后是由于含有他们认为是低级别浆液性癌的筛状和微乳头状病灶，而缺乏这些结构并由嗜酸性细胞构成的微浸润则不具有不良的预后。

- 微乳头结构。
  - 这种表现与不良预后相关，因为它与Ⅱ期或Ⅲ期肿瘤以及浸润性种植有关；在是否存在种植及其类型的进一步研究中，认为它并不是一个显著的预后不良因素。
  - Silva 等（2006 年）发现，伴非浸润性种植的微乳头 SBT，与复发密切相关，尽管它仅出现在 26% 的复发性肿瘤。
  - Vang 等（2017 年）发现 MSBT（Ⅰ期或所有分期）相比较经典的 SBT，继发低级别浆液性癌的风险更高。非浸润性和浸润性种植两者均与继发癌相关，但后者的风险更高。

- 原发肿瘤伴有浸润性癌。
  - Smith Sehdev 等发现，SBT 中浸润性低级别（微乳头型）浆液性癌的成分并不是Ⅰ期 SBT 患者预后不良的因素。尽管我们有理由怀疑，尤其在广泛存在情况下，可能会产生不良影响。

– 罕见 SBT 与 HGSC 混合存在。Silva 等（1997 年）发现混合少量（＜50%）HGSC 的 SBT 具有侵袭性，其预后与单纯 HGSC 相似。

(3) 种植、转移和复发的特征

• 种植类型。

– 尽管非浸润性种植对不良预后的影响小于浸润性种植，但经过长期随访，非浸润性种植可与复发有关。Silva 等（2006 年）发现了 44% 的复发率：5 年以内为 10%，5～10 年为 19%，10～15 年为 10%，＞15 年为 5%。肿瘤复发为 SBT 者没有发生死亡，而 74% 复发为 LGSC 的患者死亡（见后述）。

– Bell 等首先提出浸润性种植与生存率降低密切相关，并在随后的研究中得到证实。Longacre 等发现，50% 伴有浸润性种植的患者死于本病或疾病进展，而伴有不确定类型的种植和非浸润性种植患者的相应数据分别为 21% 和 10%。

– McKenney 等（2016 年）发现浸润性种植是最有意义的不良预后的预测因素（69% 的 OS 和 59% 的 DFS）。

– 自身种植常常伴有高分期疾病，但其本身不是预后不良的因素。

• 淋巴结受累：除了 McKenney 等提出的淋巴结受累的一种特殊结构（有人认为是低级别浆液性癌）与无病生存率降低有关以外，多数研究尚未发现淋巴结受累具有预后意义。

• 低级别浆液性癌转化：几项研究发现，许多在临床呈进行性进展的 SBT 具有向 LGSC 的转化，这种转化是预后不良的显著影响因素，并且在 MSBT 患者中更为常见。

– Ortiz 等发现 LGSC 中 p53 和 KRAS 突变与之前的 SBT 不同，提示在某些情况下，LGSC 是一种新的原发于腹膜的浆液性癌，特别是发生在长时间间隔之后的病例。

– Deavers 等在对高分期 SBTs 的研究中发现，复发病例中有 75% 转化为 LGSC；17 例死于肿瘤的患者中有 16 例发现了 LGSC。同一机构的另一项研究（Shvartsman 等）中，伴有 LGSC 转化的 SBT 的存活率与新诊断的 Ⅱ 期至 Ⅳ 期卵巢低级别浆液性癌相同。

– Longacre 等（包括所有分期）的研究发现，LGSC 转化发生在 5.5% 低临床分期疾病和 8% 高临床分期疾病，且多发生在随访 5 年以后的病例。转化可能与微浸润和（或）浸润性种植有关。

> 在出现显著的上皮增生和正常组织内的破坏性间质浸润这两种情况时诊断 LGSC。肿瘤明显以上皮为主，常伴有融合性、不规则和杂乱排列的细胞巢、条索和微乳头，构成肿瘤的细胞具有轻至中度细胞核异型性和核分裂活性。

> LGSC 与浸润性种植的区别主要根据前者肿瘤体积通常较大，而且更富于细胞，结构比较复杂。对于不能明确区分这两者疾病的病例可以归入浸润性种植。

> 几乎一半的患者在诊断为 LGSC 后平均间隔 21.5 个月死于本病。

• 高级别浆液性癌转化：罕见 SBT 复发后表现为 HGSC 或肉瘤样癌，这种现象可以发生在最初治疗后不久或数年之后，有些病例发生在经过数次低级别肿瘤复发之后。

（三）低级别浆液性癌

临床特征

• 低级别浆液性癌（Low-grade serous carcinoma，LGSC）约占卵巢癌的 3%，占浆液性癌的 5%，其临床和病理特征与 HGSC 不同。

• LGSC 患者的平均年龄比 HGSC 的年轻 10 岁，约 20% 发生在 40 岁以下。超过 90% 的肿瘤为 Ⅱ 期（Ahn 等，Okoye 等）。一些 Ⅳ 期肿瘤有纵隔扩散，奇怪地表现为多房胸腺囊肿。

病理学特征 （图 13-41 至图 13-53）

• 诊断特征

– 损毁性间质浸润，多伴有促纤维结缔组织增生；最常见微乳头和小巢状（位于无上皮衬覆的空隙或间隙中）两种结构模式（常混合存在）；此外还可见巨乳头（伴血管轴心的乳头位于空隙内，即所谓的反转模式）、筛状、腺样和（或）囊性结构，也可表现为片状（可见裂隙状的空隙）和单个细胞的分布。

– 细胞形态一致，核小而均匀（1 至 2 级），可见轻

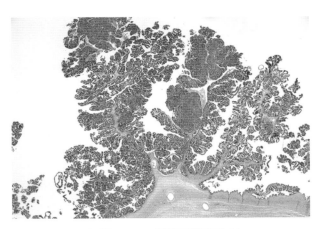

▲ 图 13-41　低级别浆液性癌

虽然大部分结构与浆液性交界性肿瘤一致，但局灶几乎融合为实性分布的病灶值得关注，高倍镜下可见恶性细胞学特征

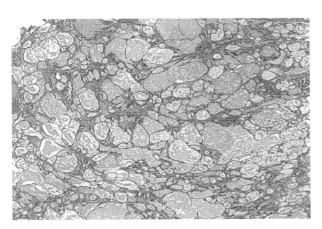

▲ 图 13-44　低级别浆液性癌

罕见的微囊和巨囊结构

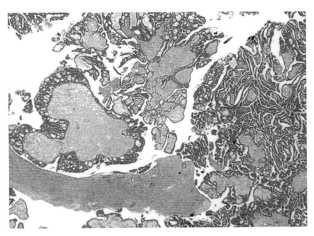

▲ 图 13-42　低级别浆液性癌

低倍镜下可见筛状结构和复杂的分支乳头（右），在高倍镜下细胞学表现为恶性特征

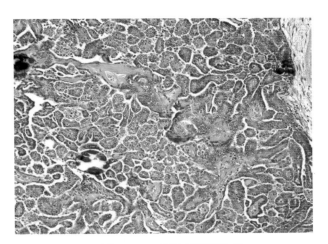

▲ 图 13-45　低级别浆液性癌

典型的小的乳头状细胞簇，伴低级别恶性细胞学特征

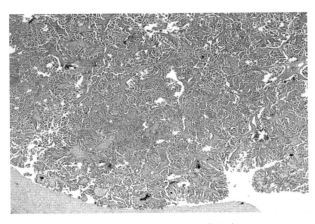

▲ 图 13-43　低级别浆液性癌

特别注意这种异常增生活跃的生长模式，局灶可见微乳头特征

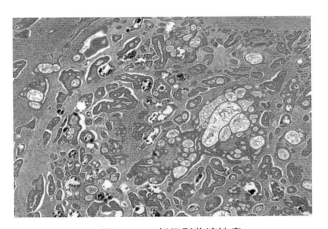

▲ 图 13-46　低级别浆液性癌

显著的乳头状、筛状和囊状结构

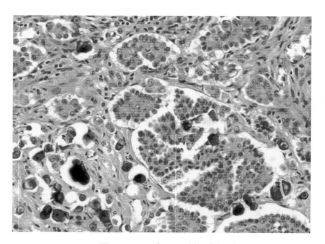

▲ 图 13-47　低级别浆液性癌
典型的细胞学特征，局灶可见明显的核仁和散在的砂砾体钙化

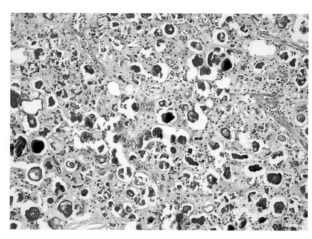

▲ 图 13-50　低级别浆液性癌，砂砾体癌亚型
部分病例有丰富的砂砾体样钙化，上皮细胞相对缺乏

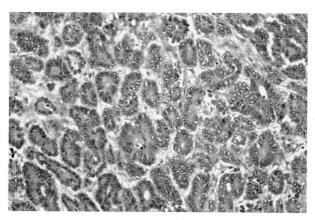

▲ 图 13-48　低级别浆液性癌。小结节样的细胞巢和腺样结构

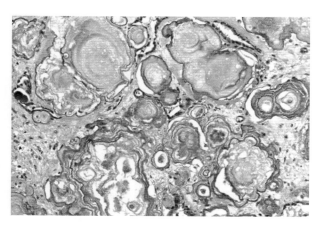

▲ 图 13-51　低级别浆液性癌，砂砾体癌亚型
大部分肿瘤由砂砾体构成，少数肿瘤性腺体位于上部中央和最左侧

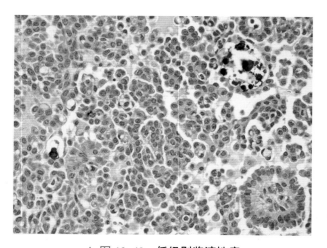

▲ 图 13-49　低级别浆液性癌
由轻至中度核异型性的细胞形成大小不一的乳头，表现为几乎完全融合的增生方式

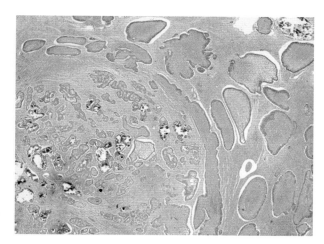

▲ 图 13-52　低级别浆液性癌，伴巨乳头反转模式
大部分的巨乳头（右）位于空隙内，与之相邻的是典型的低级别浆液性癌（左）

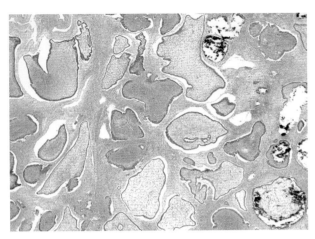

▲ 图 13-53　低级别浆液性癌，伴巨乳头反转模式

至中度（＜ 3 倍）细胞大小的变异，核分裂计数低（≤ 12 个 /10HPF，通常是 5~6 个 /10HPF）。明显的核仁比 SBT 更常见。

- 其他特征。
  - 砂砾体，数量可能很多，但很少是巨大的（见后述）。
  - 坏死，没有 HGSC 常见。
  - 约 85% 的 LGSC 伴有 SBT（LGSC 可能起源于此），常为微乳头型和筛状型。
  - 在近 2/3 的 I C 期至Ⅲ期肿瘤中，肿瘤细胞在输卵管腔内形成游离的细胞簇、细胞芽和乳头状的突起（Wolsky 等）。
- 罕见的伴有大量砂砾体样钙化的 LGSC 被称为砂砾体癌，在我们的经验中，这种肿瘤通常伴有腹膜浆液性肿瘤（Weir 等）。我们将这类肿瘤命名为伴有大量砂砾体样钙化的低级别浆液性癌（即砂砾体癌），常常同时存在良性浆液性卵巢肿瘤（腺纤维瘤或囊腺纤维瘤）和（或）广泛的腹膜输卵管内膜异位症。
  - 肿瘤几乎都是Ⅲ期，但如前所述，其中一部分可能是累及卵巢的原发性腹膜浆液性癌（见第 19 章）。罕见病例肿瘤可扩散至胸膜腔。
  - 显微镜下诊断标准（Gilks 等，1990 年）：细胞核的异型性不超过中度；除外少数直径＜ 15 个细胞的细胞巢，没有实性分布区域；75% 以上的乳头和细胞巢含有砂砾体。
- 罕见 LGSC 同时合并或复发为 HGSC、未分化癌或者恶性中胚叶混合瘤（MMMT）。LGSC 复发为

HGSC 的病例，p53 保留野生型表达模式。
- LGSC 的免疫组化和分子生物学特性将在 HGSC 的相关章节给予描述。

生物学行为

- LGSC 与 HGSC 相比，更为惰性，但更易耐药，5 年生存率更高，而 10 年生存率两者相似。
  - Bodurka 等报道 LGSC 无进展生存期（PFS）为 45 个月（HGSC 为 19.8 个月），Malpica 等（2007 年）发现中位生存时间为 4.2 年（HGSC 为 1.7 年），5 年生存率为 40%（HGSC 为 9%）。
  - Ahn 等发现 5 年 OS 和 DFS 分别为 82%（中位值 72 个月）和 47%（中位值 54 个月）。
  - Gershenson 等（2006 年）发现中位生存时间为 6.8 年（Ⅲ期和Ⅳ期），Seidman 等（2012 年）发现Ⅲ期 LGSC 的 5 年生存率为 71%，而 HGSC 的 5 年生存率为 40%。
  - Köbel 等（2010 年）发现 LGSC 和 HGSC 的 10 年无病生存率相似（56% 和 51%）。Ali 等发现，Ⅱ期至Ⅳ期 LGSC 和 HGSC 的 10 年生存率均为 30%，与 Okoye 等的结果（LGSC 和 HGSC 的 10 年生存率分别为 21.2% 和 22.7%）相似。
  - McIntyre 等发现，PR 阴性和肌层淋巴管浸润提示不良预后。
- 砂砾体癌特别惰性，仅少数病人死于疾病，可能是由于肿瘤细胞被砂砾体所取代所致。
- 与 HGSC、未分化癌或 MMMT 混合或以上述肿瘤形式复发的 LGSC，具有高级别肿瘤的生物学行为。

（四）高级别浆液性癌（图 13-54 至图 13-76）

组织学发生

- 传统上认为大多数 HGSC 来源于卵巢表面上皮或其包涵腺体或囊肿，很少来源于卵巢 SBT 或 LGSC。
- 更多使用 SEE-FIM 方案（见第 11 章）的最新研究结果表明，多达 60% 卵巢散发性高分期 HGSC 伴输卵管黏膜受累，通常为输卵管伞端黏膜受累。一些研究者将这种输卵管受累解释为浆液性输卵管上皮内癌（serous tubal intraepithelial

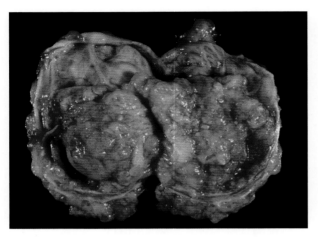

▲ 图 13-54　浆液性癌。不规则结节占据了囊性肿瘤切面的大部分

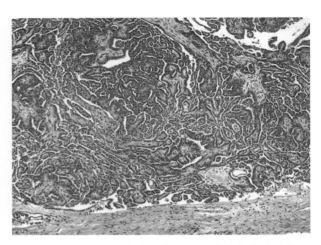

▲ 图 13-57　高级别浆液性癌。显著的复杂乳头结构和恶性细胞学特征

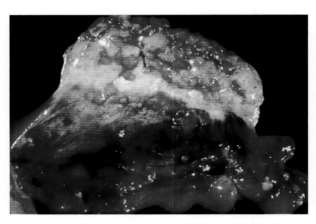

▲ 图 13-55　浆液性表面癌。卵巢大小和形状正常，仅表面可见小灶性融合的结节状病灶，大块肿瘤沉积物广泛累及盆腔和腹腔腹膜

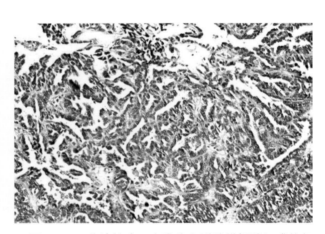

▲ 图 13-58　浆液性癌。由乳头和裂隙样间隙组成的复杂结构

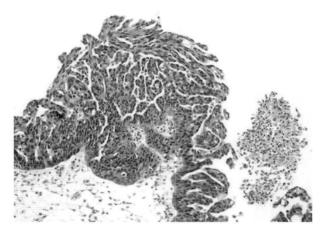

▲ 图 13-56　高级别浆液性癌，非浸润性。虽然没有间质浸润，但癌组织中有明显的不规则迷路样结构以及高级别细胞学特征，符合高级别浆液性癌

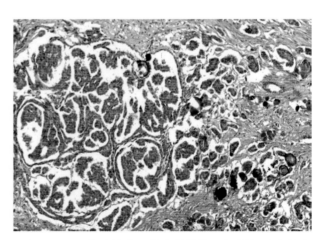

▲ 图 13-59　浆液性癌。乳头状结构，包括间隙内的小结节状的微乳头（右），偶见砂砾体

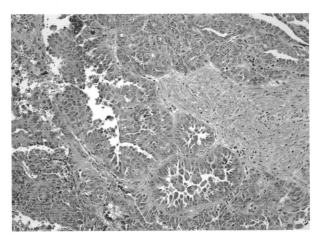

▲ 图 13-60 高级别浆液性癌。除了细胞核多形性、明显的核仁和核分裂象外，还可见典型的裂隙样间隙和乳头状结构

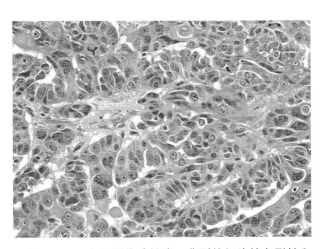

▲ 图 13-63 高级别浆液性癌。典型的细胞核多形性和活跃的核分裂象

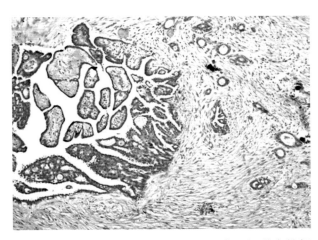

▲ 图 13-61 浆液性癌，伴局灶促结缔组织增生性间质反应

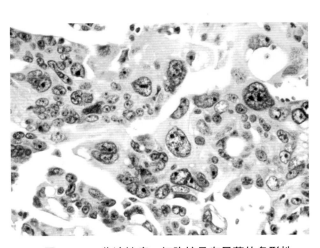

▲ 图 13-64 浆液性癌，细胞核具有显著的多形性

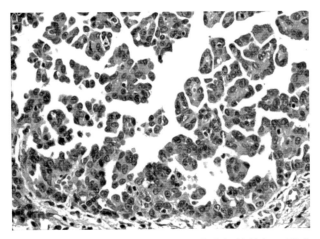

▲ 图 13-62 浆液性癌，瘤细胞具有高级核特征，形成细胞芽和乳头结构

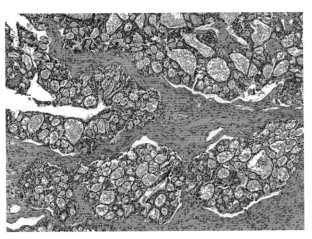

▲ 图 13-65 高级别浆液性癌伴囊性结构。该肿瘤的其他区域表现为典型的高级别浆液性癌

427

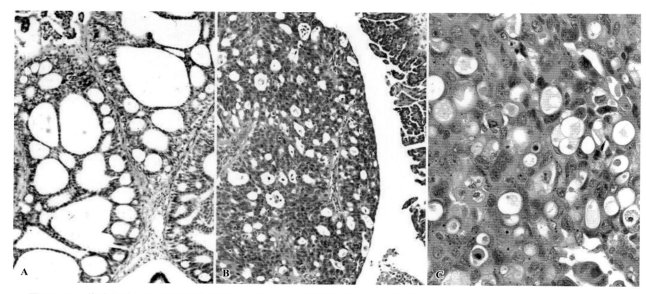

▲ 图 13-66 浆液性癌。三个不同的病例，可见由大小不同的圆形空隙构成的少见形态，若以其中任一形态为主要表现，则存在误诊的可能性。**A.** 较大的囊肿形成腺样囊状结构。**B.** 较小的囊肿，形成微囊或微腺样结构；注意最右侧的典型乳头改变。**C.** 细胞内空泡，有些含有嗜酸性透明滴，形成印戒样细胞

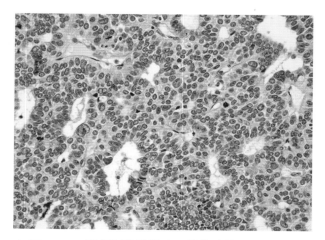

▲ 图 13-67 高级别浆液性癌。管状腺体类似于子宫内膜样肿瘤典型腺体，这一特征在其他典型的浆液性癌中也可见

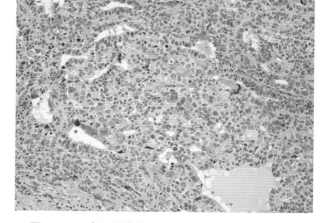

▲ 图 13-68 高级别浆液性癌。明显的嗜酸性透明小体，具有这一特征时，应广泛取材，排除癌肉瘤，嗜酸性透明小体在后者更常见

carcinoma，STIC），并认为它是原发病变。另一些学者则认为，至少在某些情况下，输卵管受累代表了原发性卵巢 HGSC 的黏膜扩散。

- HGSC 由输卵管起源的有力证据包括在因为不相关病因而接受手术的女性中发现散发性输卵管浆液性肿瘤。综合 4 项研究中的 48 例观察结果，其中 47 例存在 STIC，22 例有浸润性输卵管 HGSC（Gilks 等，Morrison 等，Rabban 等，Semmel 等），卵巢浸润性 HGSC 仅 4 例；在所有病例中，没有

一例肿瘤仅局限于卵巢或腹膜。

- Singh 等（2014，2015）采用他们提出的 HGSC 原发部位标准，即卵巢、输卵管或腹膜（表 11-2），发现 80% 的未治疗的非子宫 HGSC 来源于输卵管。相比之下，根据优势部位的标准，73% 的 HGSC 被归类为原发于卵巢。
- 此外，Qiu 等最近采用基因表达谱研究发现，HGSC（以及 LGSC 和浆液性交界性肿瘤）与输卵管上皮具有集群性，提示后者可能是卵巢浆液

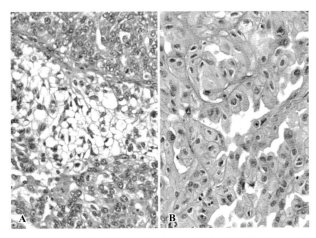

▲ 图 13-69　浆液性癌，具有少见的细胞质特征。A. 视野中央细胞有丰富的透明胞质，与典型的浆液性癌细胞（上和下）形成对比。B. 典型浆液性癌中局灶可见富含嗜酸性胞质的细胞

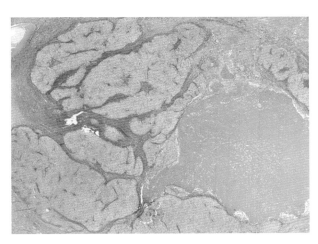

▲ 图 13-72　高级别浆液性癌，伴移行细胞样形态。本例显示实性巢、脑回状轮廓和大量坏死（右）

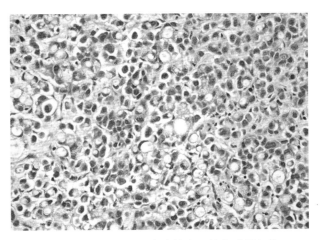

▲ 图 13-70　高级别浆液性癌，伴印戒样细胞

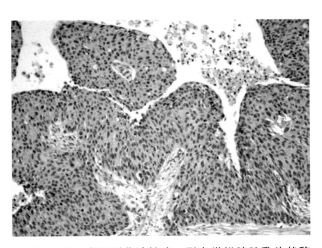

▲ 图 13-73　高级别浆液性癌。形态类似膀胱乳头状移行细胞癌（2 级），无良性 Brenner 瘤成分

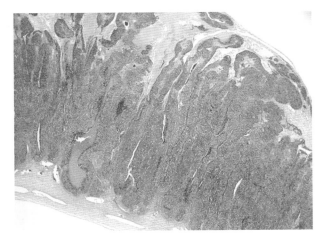

▲ 图 13-71　高级别浆液性癌，伴移行细胞样形态，局灶可见坏死

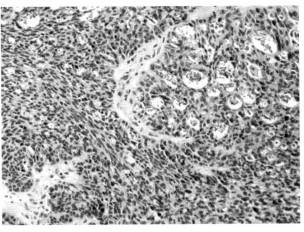

▲ 图 13-74　高级别浆液性癌，伴有腺样腔隙

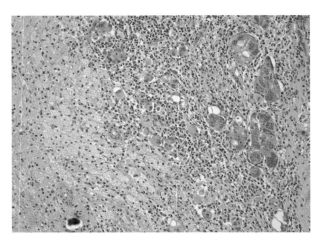

▲ 图 13-75 高级别浆液性癌化疗后。化疗后典型表现为丰富的泡沫细胞（左）、慢性炎性细胞浸润和显著的核非典型性（右）

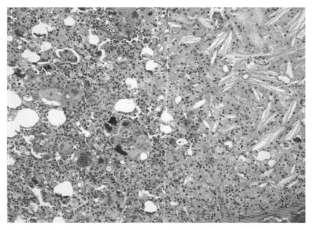

▲ 图 13-76 高级别浆液性癌化疗后。胆固醇结晶（右上角）是化疗后常见的另一个特征，仅残留少量癌细胞

性肿瘤的起源。

- McCluggage 等（2015）提议采用国际癌症报告合作组织（ICCR）推荐的报道卵巢、输卵管和腹膜浆液癌的数据集。
- 尽管有上述发现，一些权威人士（Prat 和 Young）认为大多数表现为卵巢肿块的浆液性癌，是卵巢上皮来源的。

临床特征

- HGSC 约占浆液性肿瘤的 1/3，卵巢癌的 80%，最常见于绝经早期（报道的平均年龄为 57 至 63 岁）。40 岁之前的 HGSC 罕见。

- 临床表现通常与卵巢肿块或腹部肿胀有关。少数病例表现为腹腔外（腹股沟、锁骨上）淋巴结肿大。
- Ⅲ 期和 Ⅳ 期卵巢癌中，HGSC 约占 90%。早期研究发现，16% 的 HGSC 为 Ⅰ 期，11% 为 Ⅱ 期，55% 为 Ⅲ 期，18% 为 Ⅳ 期。基于现代分期技术的最新研究表明，只有 1%～2% 的 HGSC 为 Ⅰ 期。
- 如前所述，少数（约 20%）的 HGSC 患者存在 *BRCA* 突变。

大体特征

- 多数 HGSC 大体检查无法与其他类型的低分化卵巢癌鉴别，其表现从以囊性和乳头状肿瘤为主到完全为实性的质软或质硬的肿块不等。偶尔为完全囊性的肿瘤，具有欺骗性的良性表现。一些实性 HGSC 经显微镜下证实起源于腺纤维瘤，但其腺纤维瘤背景不如子宫内膜样和透明细胞肿瘤常见。
- 少数肿瘤呈完全外生性生长（浆液性表面癌），卵巢表面出现质软、白色到红色的天鹅绒样斑片或质硬斑块。这些也具有欺骗性的外观。
- 偶然的情况下，大体可见明显的混合性良性或交界性浆液性肿瘤成分。
- 2/3 的 HGSC 为双侧性，仅约 1/4 的 Ⅰ 期病例为双侧性。

1. 常见的显微镜下特征

- HGSC 常表现出明显的间质浸润，罕见肿瘤缺乏浸润。
  - 缺乏明显间质浸润的 HGSC 可能位于卵巢表面、囊内或浆液性腺纤维瘤内，此类病例的诊断主要依靠细胞学特征，尽管大部分这类肿瘤的组织结构特征比 SBT 中所见更为复杂。
  - 虽然在 SBT 中偶尔可见少数具有高级别核特征的细胞（与轻至中度异型性的细胞混合存在），但即使缺乏明显间质浸润，超过少数细胞出现具有重度异型性通常提示 HGSC。
  - 非浸润性 HGSC 通常缺乏 SBT 有序的分级乳头状结构，表现出乳头融合和裂隙样腔隙形成迷宫样网状结构，且可见实性病灶。
  - 在系列研究中，伴有局灶类似 SBT 非浸润生长模式的 HGSC，通常存在典型的浸润成分，而非浸润性病灶具有浸润性 HGSC 的免疫组化和分子特征（Imamura 等）。

- HGSC 的结构模式常常混合存在，其中一种可占主导，但它比文献中强调的乳头状和裂隙状的结构更加多样化。通过最近对一系列病例的回顾研究，相对于 HGSC 经典形态特征，我们更强调其多样性。除非有充分的反对证据，> 40 岁女性的卵巢高级别癌应以 HGSC 作为默认诊断。常见的组织结构包括：
  - 乳头：有纤维轴心的乳头，无轴心的微乳头，偶有类似移行细胞癌（transitional cell carcinoma，TCC）的乳头（类似 TCC 样）。
  - 实性（巢状或片状），少数病例至少局部表现为小而一致的细胞，有些病例有模糊的腺泡结构，以及类似 TCC 的实性模式。
  - 厚的波浪状上皮（另一种类似 TCC 的模式）通常围绕一个裂隙或大腔隙。
  - 腺样，包括裂隙状和由圆形的、大小不一的空腔或充满黏液的囊腔形成的微囊，以及少见大囊腔。
  - 单个细胞。
- 肿瘤细胞的特征通常不具有特异性，包括细胞质稀少、高级别细胞核、核分裂象易见。偶尔可能出现提示其他诊断的混淆性特征，诸如靴钉样细胞、富含透明或嗜酸性胞质的细胞、印戒样细胞（可能含有黏液）和嗜酸性透明小体。
- 与其他类型的卵巢癌相比较，奇异性巨细胞（浆液性间变性）在浆液性癌中更常见，而且数量可能很多，尤其在化疗后。
- 常伴有促结缔组织增生性间质反应和坏死，并可见砂砾体或较大的钙盐沉积，尽管不具有特异性，但往往更支持浆液性癌而非其他类型的癌。
- 在典型的 HGSC 中，罕见的其他形态改变包括纤毛细胞、鳞状分化和具有欺骗性类似良性病变的种植，后者在低倍镜下可被误诊为输卵管内膜异位症。
- HGSC 中罕见的恶性成分包括：由同源或异源性肉瘤（证实 MMMT 的诊断）构成的附壁结节或间变性癌、合体滋养层巨细胞和卵黄囊瘤。
- 浆液性（可能还有其他表面上皮）癌的化疗后标

本显微镜下的特征包括：
  - 腺体与间质比率下降，血管增生和肿瘤内淋巴细胞浸润。细胞质改变包括嗜酸性增强、空泡化（包括胞质透明）和泡沫样。细胞核的变化包括奇异的核型，染色质深染、聚集或模糊。
  - 散在分布的肿瘤细胞，纤维化，慢性炎症，泡沫细胞，异物巨细胞，胆固醇结晶，营养不良钙化和砂砾体。
  - 免疫组化特征与未经治疗的肿瘤相似，包括 p53 和 WT1 的表达（见以下免疫组化特征）。
  - 近期研究的详细化疗反应评分在独立标题下总结（见 HGSC 的生物学行为和预后）。

2. BRCA 相关高级别浆液性癌的显微镜下特征

- Soslow 等发现，与 BRCA 相关的 HGSC 更常表现为实性、类似子宫内膜样癌和移行细胞癌样（solid, pseudo endometrioid transitional carcinoma–like，SET）形态、核分裂象，以及淋巴细胞浸润（tumor infiltrating lymphocyte，TIL）和地图样或粉刺样坏死易见。
- Howitt 等研究发现，SET 肿瘤在 BRCA ＋ 患者中更常见，并且与非 SET 肿瘤患者相比，这类患者更年轻且预后较好。然而，在典型形态（non-SET）的 BRCA– 肿瘤中，STIC 更常见。
- Fujiwara 等发现，在 26% 的高级别浆液性癌中，合并未分化的组织形态，或显著的 TILs、明显的细胞核异型性、巨大 / 奇异的细胞核和高核分裂指数，提示 *BRCA1* 突变状态。若纳入输卵管黏膜受累的病例，其预测值提高到 43%；而加入 SET 形态学因素并没有提高预测值。
- McAlpine 等（2012）发现，伴 BRCA 突变的 HGSC 患者（与无 BRCA 突变的患者相比），具有更多的免疫浸润（CD20 和 TIA–1）和 p53 突变的染色模式。
- Reyes 等发现与 BRCA 相关 HGSC 的转移瘤具有推挤性侵袭模式（76% 的病例），其余为浸润性，仅由微乳头组成。相反，non–BRCA 相关 HGSC 的转移瘤表现为乳头状、腺状和罕见的筛状和微乳头状结构的组合模式。Hussein 等也得出类似的结果。
- Han 等（2011）发现，伴或不伴 BRCA 异常的

HGSC 形态交叉重叠过多，无法可靠预测 HGSC 是否存在 BRCA 异常，建议所有子宫外的盆腔 HGSC 患者都进行 BRCA 筛查。

3. 低、高级别浆液性癌的免疫组化和分子学表现

- 大多数浆液性癌（低级别和高级别）表达 CK7、WT1 和 PAX8。2/3 的 HGSC 为 IMP3 +，p16 呈斑块状表达模式。TCC 样的 HGSC 与经典型的 HGSC 具有相同的免疫组化特征（Magrill 等）。

- 几乎所有的 HGSC 都存在 TP53 突变（在 LGSC 中不存在），这一发现被认为是一种标志性的特征，但少数从低级别浆液性肿瘤发展而来的 HGSCs 除外（Vang 等，2016 年）。

  - 散发性 p53 突变与 p53 核染色模式 "全或无" 相关。在前一种模式中（存在于约 70% 的肿瘤），大多数细胞呈阳性（据研究，≥ 60% 至 > 80%），而在后一种模式中（存在于约 30% 的肿瘤），则完全不表达（'null' 表型）。

  - 这些结果与缺乏 p53 突变的 LGSC 的野生型的表达模式相反，野生型 p53 表现为强度不等的局灶阳性。罕见的 HGSC，可以表现为野生型核染色或强度不等核染色合并胞质染色（Köbel 等，2016 年）。

  - Casey 等发现，新辅助化疗后，尽管 WT1 染色强度有所减弱，但治疗前的 p53 突变和 WT1 免疫反应活性仍然保留。

  - Anglesio 等在输卵管 – 卵巢 HGSC 晚期复发的病灶中，发现了相同的 TP53 突变，这为复发肿瘤而非新的腹膜 HGSC 提供了证据。

- 与 LGSC 相比，HGSC 具有较高的 MIB1（约 55% vs 5%）、bcl2、HER2 和 c–kit 的表达，而 ER、PR、E–cadherin 和 PAX2 的表达较低。然而，Escobar 等发现，只有 20% 的 LGSC 有高 ER、PR 表达，其余则表现为与 HGSC 类似的低表达。

- 在 HGSC 与 LGSC 的鉴别中，Altman 等发现野生型 p53 染色和 CDKN2A 阴性 / 斑片状表达的联合检测结果，对 LGSC 的敏感性和特异性分别为 89% 和 93%。

- 大多数 HGSC 缺乏 SBT 和 LGSC 中存在的 BRAF、KRAS 和 ERBB2 突变。然而，罕见伴发 SBT 的 HGSC（可能起源于 SBT）可能存在这些

突变。Xing、Rahmanto 等发现，在 3.6% 的浸润性 LGSC 中存在 NRAS 突变，而 SBT 和非浸润性 LGSC 则无 NRAS 突变。

- 如前所述，20% 的 HGSC 与 BRCA1 和 BRCA2 异常相关，包括胚系突变和体细胞异常。Garg 等（2013）发现，具有 BRCA1 胚系突变的 HGSC 表现为异常 BRCA1 免疫组化染色，从而对患者是否需要胚系遗传学检测进行分层。

- Gottlieb 等发现原发性和继发性 HGSC 在化疗后更常见 PD–L1+ 的肿瘤相关巨噬细胞。相比之下，除了具有 BRCA 突变的肿瘤，PD–L1 罕见在浆液性癌中表达。

- Hetland 等发现 HMGA2 在临床高分期 HGSC 中的表达率为 90%，提示 HMGA2 可能是一个治疗靶点。

- 可能具有预后意义的免疫组化和分子生物学内容将在独立的标题下讨论（参见 HGSC 中的生物学行为和预后因素）。

鉴别诊断

- 浆液性交界性肿瘤。这些肿瘤缺乏大多数 HGSC 典型的破坏性间质浸润，几乎总是存在比较有序的分支乳头结构，只有少数情况下出现实性上皮巢，肿瘤细胞表现为轻至中度核非典型性。

- 低级别浆液性癌。HGSC 与 LGSC 的区别在于通常存在明显的细胞核异型性（核大小的变化 > 3 倍）、显著的核仁和显著核分裂象（> 12 个 /10HPF，但通常更多）。LGSC 组织结构相对有序，常可见微乳头和小结节状排列，实性分布少见。如前所述，LGSC 通常缺乏 p53 突变，因此缺乏 HGSC 特征性的染色模式。

- 子宫内膜样腺癌（endometrioid adenocarcinoma，EC），尤其是高级别 EC。

  - 支持 EC 的临床特征包括子宫内膜异位症、单侧性和 I 期肿瘤。

  - 组织学改变有助于诊断 EC 包括鳞状分化，子宫内膜异位症，腺纤维瘤成分，子宫内膜样或混合性苗勒氏交界性肿瘤成分。Lim 等发现 80% 的 ECs 至少存在上述一个特征，59% 至少有两个。

  - 其他有利于诊断 EC 的形态改变包括规则的腺管

状或绒毛腺管状结构，1 级或 2 级细胞核，以及其他各种更典型的 EC 组织特征（第 14 章），如性索样结构，后者在浆液性癌中很少见。

- WT1+/IMP3+/p16+/p53 突变型免疫表达支持HGSC（注意：EC，特别是高级别 EC，可以是 p53+ 和 p16+，但很少 WT1+）。

- Lim 等发现 50% 最初被误诊为 EC 的 HGSC 具有移行细胞癌样的形态特点（腺状、筛状、实性、移行细胞样结构）。

- 伴透明细胞的浆液性癌与透明细胞癌（CCC）的鉴别诊断

  - 支持 CCC 的形态特征包括：单侧性或低临床分期；管囊状结构；伴透明样变轴心或中空的乳头，缺乏分支乳头或显著的细胞出芽 /复层；大量透明、靴钉状或嗜酸性细胞；缺乏弥漫性高级别细胞核；核分裂不活跃；Napsin A+ / HNF1β+/ER − / WT1−，野生型 p53 染色，伴子宫内膜异位症。

  - DeLair 等（2013）发现透明细胞和浆液性成分混合存在的肿瘤组织中，透明细胞 HNF−1β 染色阴性，更支持浆液性癌伴透明细胞改变的诊断。

- 伴实性结构的浆液性癌与未分化癌的鉴别诊断。裂隙样腺体或乳头、砂砾体的存在提示 HGSC。与 HGSC 相比，未分化癌具有更一致的核特征。

- 网 状 Sertoli–Leydig 细 胞 瘤（sertoli–Leydig cell tumor，SLCT）（第 16 章）。支持这一诊断的特征包括年龄 < 30 岁，雄性激素表现，以及多数病例出现较为熟悉的 SLCT 结构。网状小管内衬细胞的核级别通常低于浆液性癌。

- 恶性上皮性间皮瘤累及卵巢（第 20 章）。支持这一诊断的特征包括：腺管乳头状结构，比较单一的立方形细胞，明显的嗜酸性胞质，缺乏高级别核特征，几乎没有砂砾体，PASD 染色阴性，上皮性抗原表达阴性，缺乏 BAP1 表达（第 20 章）。

- 子宫内膜浆液性癌扩散。存在子宫内膜肿块，深部肌层和肌层淋巴管血管侵犯，卵巢及卵巢门明显淋巴管受累，以及 ER+/ WT1− 免疫表型时，更有利于此诊断。

- 转移性乳腺癌。乳腺癌病史以及对比其与卵巢肿瘤的显微镜下特征有助于诊断。WT1、CA125 和 PAX8 染色阴性，而 GATA−3 和（或）GCDFP 染色阳性，高度支持转移性乳腺癌。

生物学行为和预后因素

(1) 临床所见及分期

- Seidman 等（2010）报道少见的 ⅠA 期和 ⅠC 期 HGSC 的复发率分别为 0% 和 38%。Karamurzin 报道临床 Ⅰ 期和 Ⅱ 期的 10 年 DSS 和 PFS 分别为 53% 和 50%。

- Ⅲ 期肿瘤经最佳减瘤术和铂类化疗后的 5 年生存率目前为 40%，无进展生存期约为 20 个月。

- Bakkar 等（2014）发现ⅢC 期 HGSC 伴淋巴结转移而无腹膜播散患者较仅伴腹膜播散的有更长的无复发生存期，而后者较伴腹膜播散及淋巴结转移的患者有更好的生存期。

- Ataseven 等提出淋巴结比率（LNR）> 0.25（淋巴结阳性数 / 切除淋巴结数），是多变量分析中独立的不良预后因素。

- 其他提示预后不良的因素包括：未达到最佳效果的减瘤术，对化疗无初始反应或 6 个月之内复发，以及化疗前高 CA125 水平。

(2) 组织学发现

- 在一项基于 SEER 数据研究中，Nasioudis 等发现 HGSC 中的 TCC 样型与年轻和早期临床阶段相关，与对照组相比，高分期患者的 DFS 更长（50 个月 vs. 40 个月）。

- Hussein 等发现，与转移病灶中表现为推挤式侵袭方式的 HGSC 相比，转移灶为微乳头方式浸润的 BCRA 相关 HGSC 更容易复发，生存期更短。

- Sassen 等认为，无肿瘤残余或残留病灶 ≤ 5mm，是高分期 HGSC 新辅助化疗后唯一有利的预后因素，这类肿瘤的中位总生存期通常较长（45.6 个月 vs. 27.3 个月）。

- 最近 McCluggage 等（2015）和 Said 等制定了一套具重复性，并且和预后相关的 HGSC 化疗反应评分（CRS）：

  - CRS1。无 / 微小反应：以肿瘤实质为主，缺乏或微小的纤维炎性改变仅局限于少数病灶。

  - CRS2。部分反应：明确的肿瘤反应规律地分布于肿瘤实质中。

  - CRS3。全部 / 近乎全部反应：无残余肿瘤或不规则散在分布微小肿瘤灶（单个细胞、细胞团或≤ 2mm 的结节）。需注明"无肿瘤残留"或"显微镜下可见"。

- Locatelli 等报道 CRS1 和 CRS2 肿瘤的总生存期为 28 个月，而 CRS3 肿瘤的总生存期为 130 个月。Coghlan 等观察到，在研究期间，CRS1 和 CRS2 肿瘤进展的可能性是 CRS3 的两倍，但 CRS 评分不能作为总生存期的预后指标。

- Böhm 等发现，应用于网膜肿瘤的 CRS 评分具有可重复性和预后意义，但不适用于附件肿瘤。

(3) 免疫组化结果

- Hjortkjær 等发现在 HGSCs 中 BRCA1 表达缺失与预后良好相关。

- Köbel 等（2010）发现 p53-null 表型与预后不良有关。

- Lin 等发现，NFκB 核表达的缺失与高级别核和肿瘤高分期相关，ER – / PR – 肿瘤更容易发生网膜转移，Arias-Pulido 等也有类似的发现。

- Liebscher 等提出，乙醛脱氢酶 1/ EGFR 共表达是 HGSC 具有高侵袭性、预后差亚群的特征。

- Taube 等（2016）发现 WT1 阳性，尤其是与 ER-α 共表达时，对评价 HGSC 的 OS 和 PFS 有显著预后意义。

- Choi 等发现过表达 annexin A4 与化疗耐药和生存期缩短有关。

- Taube 等（2015）在约 7% 的 HGSC 中发现突触素阳性（＞ 20% 阳性细胞），这一发现与多变量分析中生存时间缩短有关。

- Bakkar 等（2015）在 60% 卵巢 / 腹膜 HGSC 中发现 PTEN 染色阳性，这一发现与 PTEN 表达阴性或下调的 HGSC 相比，与 PFS 下降有关，而与 OS 无关。

- Darb-Esfahani 等发现，表达 ISG15（干扰素刺激基因 15kDA）的 HGSC 在多变量分析中 OS 明显更长。

- Londero 等提出 NPM1 免疫组化高表达的患者生存期较短。

- Martin de la Fuente 等发现 claudin-4 高表达与 10 年 OS 不良相关，但缺乏与铂类敏感性的相关性。

- Taube 等（2017）发现，HGSCs 中细胞角蛋白 5/6 和 ER-α 共表达，是一个不良的预后因素。

- 肿瘤内低水平 CD3$^+$ 的淋巴细胞浸润（尤其是在原发和转移性病灶中）与较差的预后相关。

(4) 分子学发现

- 携带 BRCA1/2 突变的患者比散发性 HGSC 存活的时间更长，这可能是由于对化疗有更好的反应，以及局限的转移灶更有利于减瘤的效果。携带 BRCA2 突变的女性可能比携带 BRCA1 突变的生存期更长。

- Wong 等（2013）发现 5% 的 HGSCs 存在野生型 TP53，相比较于突变型 TP53 的 HGSC，野生型 TP53 与化疗耐药和不良生存相关。

- Ritterhouse 等发现，具有同源重组突变的 HGSC 有 6 倍可能与 SET 形态学或不明确的形态学特征相关，而且对铂敏感并改善 PFS。

- Karlan 等发现，表达 PSTN/TGFBI 相关基因的 HGSC 对比表达 ESR1/WT1 相关基因的 HGSC，前者 OS 明显更短（中位生存期为 30 vs. 49m）。

- Schlumbrecht 等发现，过度表达 ERα 和雌激素诱导基因 EIG121，提示患者 OS 较短。Ciucci 等发现雌激素受体 β（ERβ）的细胞质表达模式与耐药性和显著预后不良相关。

- Gu 等发现，只有 18% 卵巢浆液性癌表达 EphB6（Eph 受体是最大的一类酪氨酸受体），在良性浆液性肿瘤表达率为 100%，SBT 为 78%，其阴性或弱表达与高分期和低生存率相关。

- Tang 等在卵巢 HGSC 中发现约 25% 的间变性淋巴瘤激酶（ALK）异常表达，但缺乏 ALK 基因易位。ALK+ 肿瘤多见于晚期老年女性患者，提示其与病情进展和预后有关。

- Jones 和 Lin 发现，NSD3-CDH8-BRD4 轴在 HGSC 中经常扩增，并与更差的 OS 和 PFS 显著相关。这类肿瘤可以使用 BRD4、BET 小分子抑制剂进行治疗。

三、黏液性肿瘤

一般特征和组织学发生

- 黏液性肿瘤占西方国家卵巢肿瘤的 15%，囊腺瘤占良性肿瘤的 10%。排除转移性黏液癌后，黏液性癌发生率＜ 5%。

- 大约 80% 黏液性肿瘤是良性，其余大部分为交界性肿瘤（包括上皮内癌），≤ 5% 为癌（大多数为Ⅰ期）。

- 虽然这类肿瘤传统上属于表面上皮类，但有些可能有不同的组织发生。

  - 5% 肿瘤与皮样囊肿相关，常出现胃肠型细胞（杯状细胞、肠嗜铬细胞和嗜银细胞），特别是交界性肿瘤和黏液性癌，还常表达胃肠道和胰腺胆道标记物，提示来源于生殖细胞。畸胎瘤相关的黏液性肿瘤在独立标题下讨论。

  - 约 10% 的黏液性肿瘤可能起源于表面上皮，缺乏胃肠型细胞，经常混合有其他类型的表面上皮细胞肿瘤，并与子宫内膜异位症密切相关。这类 Müllerian 型（或宫颈内膜样）肿瘤在独立标题下讨论。

  - Brenner 瘤内常常出现黏液上皮，而少数 Brenner 瘤又发生在黏液性囊性肿瘤的囊壁内，提示部分黏液性肿瘤来源于 Brenner 瘤（见混合上皮性肿瘤，第 14 章）。

  - 具有异源性黏液上皮的 Sertoli-Leydig 细胞瘤可能具有非常明显的黏液囊性成分，理论上可导致纯的黏液性囊性肿瘤。

临床特征

- 黏液性囊腺瘤最常见于 30—40 岁女性。文献报道交界性肿瘤和黏液性癌患者的平均年龄相似（35—50 岁）。尽管在 20 岁以下这个年龄段不常见，但是在这个时期，所有类型的黏液性肿瘤均比浆液性或其他表面上皮性肿瘤更常见。

- 临床表现为盆腔肿块。黏液性癌患者血清 CA125、CEA 和糖抗原（CA19-9）水平升高。

- 黏液性肿瘤比其他表面上皮性肿瘤更常含有黄素化的间质细胞，并引起雌激素或雄激素表现（见伴有功能性间质的肿瘤，第 18 章）。罕见的激素表现包括 Zollinger-Ellison 综合征（肿瘤中的神经内分泌细胞产生胃泌素引起的）和类癌综合征。

- Peutz-Jeghers 综合征患者中发生黏液性卵巢肿瘤的概率可能增加。在某些情况下，可能很难确定卵巢肿瘤是原发性肿瘤，还是宫颈黏液性腺癌转移（第 18 章）。

（一）肠型黏液性肿瘤

大体特征　（图 13-77 至图 13-79）

- 黏液性肿瘤是所有卵巢肿瘤中体积最大的，某些肿瘤直径可达 30 厘米或更大，重量可达数公斤。某些黏液性肿瘤伴发皮样囊肿、Brenner 瘤或 SLCT 时，在大体检查中可以发现。

- 大体检查不能准确地将黏液性囊腺瘤与交界性肿瘤（Intestinal-type mucinous borderline tumor，IMBT）甚至某些囊性癌区别开来，尽管囊腺瘤很少存在明显的实性可疑区域。肿瘤可能呈单房，但常为多房，囊壁薄，内含黏液。

- 罕见腺纤维瘤或囊腺纤维瘤完全实性或以实性为主。

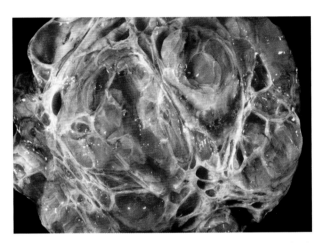

▲ 图 13-77　黏液性囊腺瘤。典型的多房切面，大部分囊腔内含有丰富的黏液

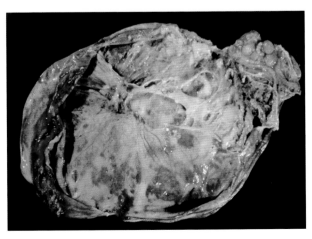

▲ 图 13-78　黏液性交界性肿瘤。这个寡囊肿瘤大部分囊壁光滑，局灶见灰白色实性病灶和黄色扁平的颗粒状区域，显微镜下表现为交界性肿瘤成分

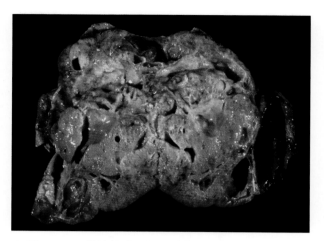

▲ 图 13-79　黏液性癌。切面大部分实性与肿瘤癌性本质相关

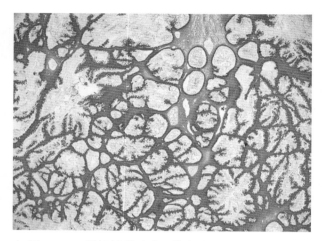

▲ 图 13-80　黏液性囊腺瘤。许多囊性扩张的腺腔内含有丰富的丝状乳头和黏液上皮

- IMBT 和癌通常是多房的，大体检查很难区分二者。实性区可表现为紧密排列的黏液性囊肿、实性纤维瘤性区、浸润性癌或附壁结节（见相应标题）。黏液癌中常见坏死灶，交界性肿瘤也可出现坏死，甚至在良性肿瘤中也可见到梗死。

- 2%～5% 的囊腺瘤为双侧性，5%～10% 的 I 期病例是 IMBT 和癌。双侧卵巢黏液腺癌应考虑到转移癌可能，尤其是体积 < 10cm（第 18 章）。

- 肠型黏液性肿瘤常具有异质性，良性、交界性和癌性区域混合存在，较之于其他上皮性肿瘤，需要更加仔细的检查和准确广泛的取材。

  - 虽然一般的指导原则是根据肿瘤直径，至少取材 1 块 / 厘米，但实际取材的多少取决于大体特征。具有实性或坏死灶的复杂多房性肿瘤比单房衬覆光滑内壁的囊性肿瘤需要更严格的取材。若在最初的组织学切片中发现如下所示的令人担忧的表现时，可能需要补充取材。

  - 浆膜面应仔细检查是否存在任何破裂的部位，如果有破裂应予以记录。破裂的囊腔应被取材并单独标记以供显微镜检查，因为癌性上皮的存在可能影响肿瘤的分期、预后和治疗。肿瘤的表面病灶或黏附的黏液可能提示转移，也应仔细寻找。

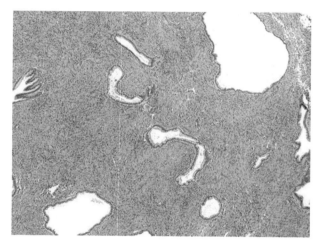

▲ 图 13-81　黏液性腺纤维瘤。良性黏液性腺体被丰富的纤维间质分隔

1. 良性黏液性肿瘤的显微镜下特征（图 13-80 至图 13-84）

- 腺体和囊肿可能含有伴纤维血管轴心的丝状乳

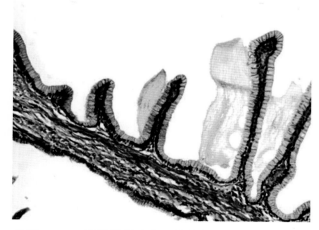

▲ 图 13-82　黏液性囊腺瘤。丝状乳头和囊肿衬覆单层的良性黏液上皮

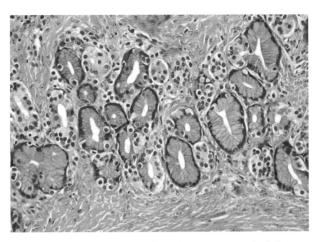

▲ 图 13-83　黏液性囊腺瘤伴神经内分泌细胞增生。罕见情况下，良性黏液性腺体周围可见神经内分泌细胞形成的小管和巢状结构

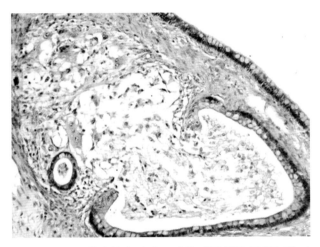

▲ 图 13-84　黏液性囊腺瘤。腺体破裂导致组织细胞对渗出黏液的反应

囊腺纤维瘤由分化良好的腺体和囊肿构成，被纤维性间质所分隔。

2. 黏液性交界性肿瘤的显微镜下特征（图 13-85 至图 13-91，图 13-103）

- IMBT 与囊腺瘤不同，10% 以上的肿瘤组织存在明确细胞非典型性。组织结构更加拥挤和复杂，通常由囊肿、腺体和乳头组成，并被数量不等的纤维间质分隔。
  - 乳突一般呈丝状并可有分支，但缺乏 SBT 的分级乳头状结构。
  - 组织斜切可能产生假筛状结构，与真正的筛状结构不同，其腺样结构周围有一圈带状间质。

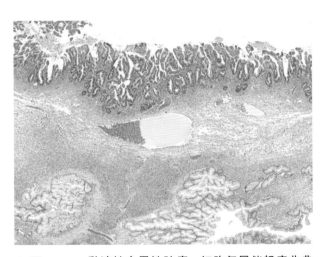

▲ 图 13-85　黏液性交界性肿瘤。细胞复层伴轻度非典型性（上）与底部的良性腺体形成对比

头，通常衬覆均一的、富含黏液的单层柱状上皮细胞，核位于基底部，杯状细胞和其他肠型细胞穿插分布其中。

- 可出现小灶细胞复层和轻至中度非典型性的病变。通常将"小"定义为 < 10%，并将这类肿瘤称为"黏液性囊腺瘤，伴局灶非典型性或局灶性增生"。
- 非特异性的纤维间质内可见渗出的黏液池，常伴组织细胞浸润或异物性炎症反应（黏液性肉芽肿）、黄素化细胞（尤其在妊娠期间）、炎性细胞、片状钙化和罕见带状平滑肌，局部区域细胞丰富并可见核分裂象。
- 偶尔囊腺瘤内有小灶腺纤维瘤成分，表现为游离的实性结节。这些病灶以及少见的纯腺纤维瘤或

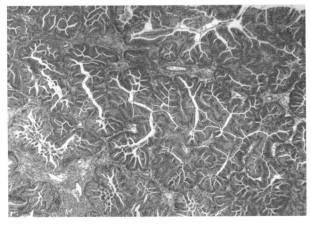

▲ 图 13-86　黏液性交界性肿瘤。典型的复杂腺样结构，细胞复层，局灶见细胞簇，以及由于轻至中度非典型性引起的深染是这类肿瘤的特征

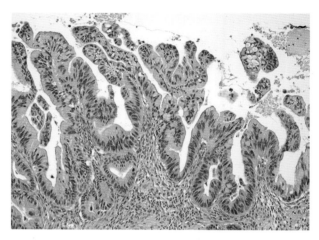

▲ 图 13-87　黏液性交界性肿瘤。可见乳头结构，伴轻度细胞非典型性和散在核分裂象

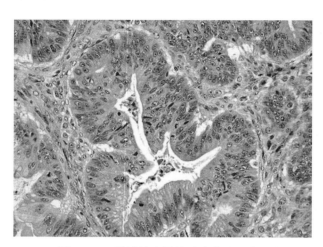

▲ 图 13-90　黏液性交界性肿瘤内的上皮内癌

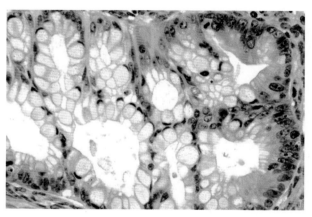

▲ 图 13-88　黏液性肠型交界性肿瘤，伴多量杯状细胞。肿瘤细胞、特别是非杯状细胞的核具有中度非典型性（最右侧），注意核分裂象（中间的右上方）

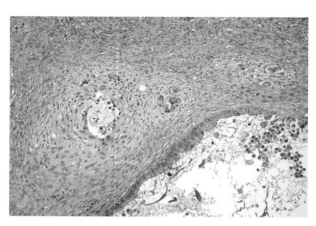

▲ 图 13-91　黏液性交界性肿瘤内，局灶可见癌组织破坏性的间质浸润。这个令人担忧的病灶的发现，强调了在交界性肿瘤中取材的至关重要性

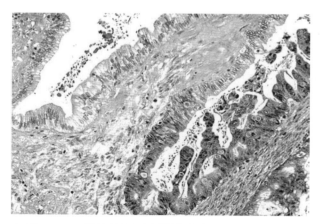

▲ 图 13-89　黏液性肠型交界性肿瘤伴上皮内癌。上皮内癌（右）具有明显的复层细胞，长而富于细胞的乳头，以及高级别核的特征

局部可见类似宫颈微腺体增生的病灶，特别是在妊娠女性。

- 普通类型的 IMBT，细胞非典型性为轻到中度，可见核分裂象。非典型细胞通常表现为复层结构和簇状排列，一般少于 4 层，但不尽然。

- 如前所述，肠型细胞（杯状细胞、肠嗜铬细胞和嗜银细胞）在 IMBT 中比在黏液性囊腺瘤中更常见。

- 黏液性肉芽肿可发生在 IMBT 内（见图 13-103）。

- 黏液性肉芽肿内的肿瘤上皮碎片不应被误诊为微浸润性肿瘤（见下文）。若在术前肿瘤破裂，通常在其表面存在黏液。

– 黏液性肉芽肿应与卵巢假黏液瘤和腹膜假黏液瘤鉴别，后者有显著的游离黏液，周围常伴有致密的玻璃样变纤维组织，这些表现可能提示转移性低级别黏液性肿瘤（通常为阑尾）（第18章）。

- 伴有细胞学重度非典型性的 IMBT 被称为伴上皮内癌 IMBT（IMBT with intraepithelial carcinoma, IMBT–IEC）。

  – 这类肿瘤占 IMBT 的 10%～40%，上皮内癌通常具有多灶性，可能是小范围，也可能是广泛的。

  – 除了细胞核的重度非典型性（一些有巨大核仁）以外，上皮内癌的细胞通常表现出明显的复层结构，常伴有微乳头状、腺腔内搭桥和囊内筛状结构，核分裂通常非常活跃。

  – 根据定义，IMBT 和 IMBT–IEC 均缺乏广泛的间质浸润，但据报道有 10% 的病例存在微浸润，而我们的经验发生率还要更低些。文献中允许的最大浸润灶各不相同（3mm、5mm、10mm^2），不规则的腺体、细胞巢和单个细胞杂乱分布于间质内，并可能出现间质反应。

  – 微浸润性 IMBT 是指含有由轻至中度非典型性细胞（类似普通类型 IMBT）构成的微浸润灶的 IMBT。这在我们的经验中是非常罕见的，与含有上皮细胞的黏液性肉芽肿可能很难区分。边界不清、上皮细胞位于透明间隙内，以及上皮细胞远离黏液或炎性细胞更支持微浸润。

  – 由高级别非典型细胞（通常与 IEC 相连续）组成的微浸润灶被称为"微浸润性黏液癌"。

- IEC IMBT 应该充分取材以除外膨胀型浸润或侵袭型浸润的病灶（见下文）。

3. 肠型黏液性癌的显微镜下特征（intestinal-type mucinous carcinomas，ITMC）（图 13-92 至图 13-103）

- 黏液性癌的浸润方式有两种类型：膨胀性浸润和侵袭性浸润，两者可以共同存在。在这两种情况下，通常会同时存在 IEC。

  – 膨胀性（或融合性）浸润显示有复杂的腺体、囊肿或乳头状结构，组成细胞具有中度至明显

的核非典型性，其间几乎没有间质，而且可见筛状、匐行性或迷路结构。与侵袭性浸润不同，膨胀性浸润更加局限，可出现在囊内息肉样成分中。

  – 某些作者提出，诊断膨胀性浸润的病灶大小至少应达到 3mm、5mm 或 10mm，而其他研究者（包括我们自己）没有最小范围标准。

- 侵袭性浸润是指癌性腺体、细胞巢或单个细胞杂乱地穿插在间质中，常伴促结缔组织增生性间质。

- ITMC 可能表现出明显的肠分化（例如杯状细胞），但常常由非特异性黏液细胞组成，既非宫颈内膜样细胞也不是肠型细胞，而且从富含黏液的细胞到含少量黏液的细胞各不相同。

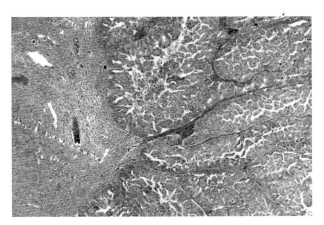

▲ 图 13-92　黏液性癌，膨胀性浸润。融合且复杂的肿瘤组织（高倍镜下可见高级别核特征）与间质形成推挤性边界

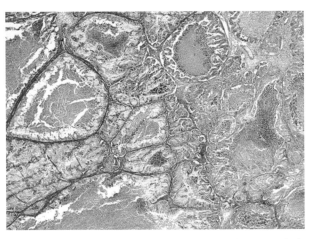

▲ 图 13-93　黏液性癌伴膨胀性浸润。肿瘤腺体过度生长取代间质成分

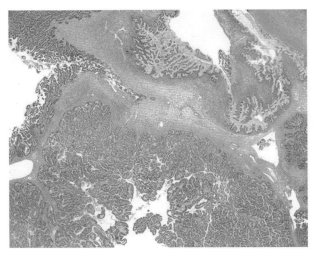

▲ 图 13-94　黏液性癌伴膨胀性浸润。本例显示囊内生长方式（左下和左上）

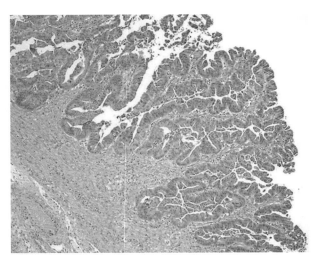

▲ 图 13-95　黏液性癌，囊内生长。具有明显恶性特征的肿瘤细胞衬覆在囊壁上，局灶形成乳头簇

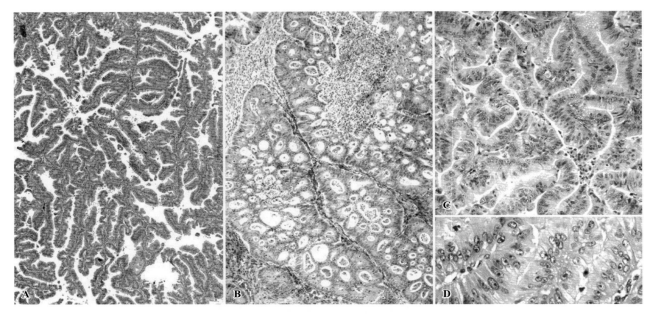

▲ 图 13-96　黏液性癌，伴膨胀性浸润。A. 肿瘤呈相互融合的复杂绒毛状腺样结构。B. 肿瘤呈融合的筛状。右图：复杂且融合的绒毛状腺样结构（C），具有高级别核特征（D）。所有这些浸润灶均缺乏侵袭性的浸润边界和间质反应的特征

- 细胞具有中至重度非典型性，伴不同程度复层细胞。
- 分级标准尚不完善，相对而言，浸润的类型、程度和有无囊壁破裂更加重要。
- 在某些卵巢 ITMC 可能出现腺腔内坏死碎屑，但这种表现在转移性结肠癌中更为常见（第 18 章）。
- 其他不常见的表现包括印戒细胞或胶样癌，虽然这两种结构常提示转移性胃肠道腺癌。少见的混合成分诸如粒层细胞瘤或绒毛膜癌也有报道。

免疫组化和分子特征

- 大多数病例具有 CK7+/CK20+ 免疫表型（少数为 CK7+/CK20-），虽然畸胎瘤相关肿瘤（见相应标题）常常表现为 CK7- /CK20+。
- 约 35% 原发性卵巢黏液性癌 CDX2+（表 18-2），这限制了该标记物在结肠腺癌鉴别诊断中的特异

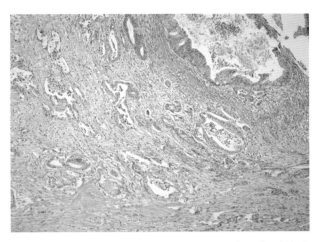

▲ 图 13-97　黏液性癌伴侵袭性浸润。形状不规则的腺体、细胞簇和单个细胞引起明显的间质反应

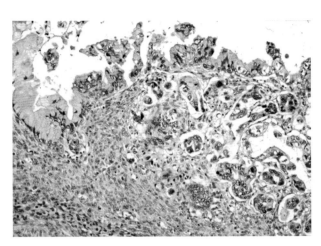

▲ 图 13-100　黏液性癌，浸润性结构。浸润性肿瘤发生于上皮内癌，上皮内癌与良性表现的黏液性上皮混合存在（左）

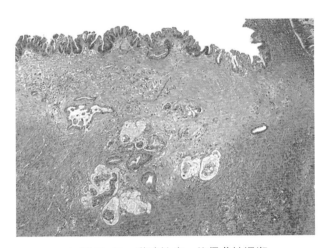

▲ 图 13-98　黏液性癌，伴侵袭性浸润

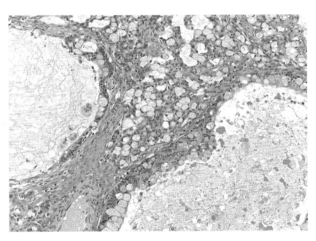

▲ 图 13-101　黏液性癌伴印戒细胞。黏液性囊性肿瘤的间质内可见两个腺体以及浸润的印戒细胞

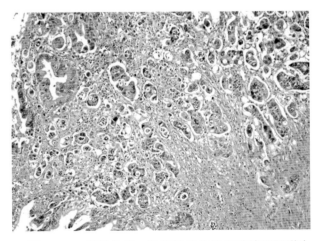

▲ 图 13-99　黏液性癌，浸润性结构伴促结缔组织增生性间质

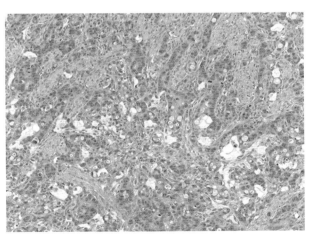

▲ 图 13-102　黏液性癌，本例中可见大量含有嗜酸性颗粒状胞质的嗜银细胞

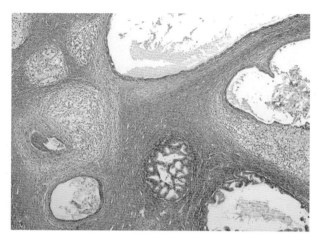

▲ 图 13-103　黏液性交界性肿瘤内的黏液性肉芽肿。组织细胞聚集形成的病灶边界清楚，认识这一本质性的特征，有助于避免误诊为浸润性癌

性。除了起源于卵巢畸胎瘤的黏液性癌，其余黏液癌几乎都不表达 SATB2（见相应标题）。

- 除 SATB2 外，通常为阴性的标记有 ER、PR、PAX8、WT1、CA125；然而，侵袭性浸润成分和复发或转移性肿瘤，可表现为 CA125 局灶阳性。
- 部分肿瘤 p16+（尽管缺乏 HPV DNA），因此这一阳性结果并不一定代表转移性宫颈腺癌（第 18 章）。
- Halimi 等在 98% 的 IMBTs 中发现 claudin-18 表达（胃分化的标志），在混合细胞型的 Müllerian 交界性肿瘤中仅有 4% 阳性率（见第 14 章）。
- 卵巢黏液性癌通常表现为 KRAS 突变，并且在同一肿瘤的良性、交界性和癌性区域均存在。
- 多达 35% 的 ITMCs 中发现 HER2 过表达和扩增，这为转移性和复发性肿瘤的靶向治疗提供了可能。

鉴别诊断

- 各种不同类型的卵巢肿瘤均可能含有黏液性上皮（见附录），但仅在少数情况下黏液性上皮明显到足以导致与黏液性卵巢肿瘤混淆的程度。
- 子宫内膜样癌（EC）
  - EC 可含丰富的腔内黏液和（或）局灶性胞质内黏液，可能类似于低分化黏液性癌。
  - 相反地，某些黏液性癌，特别是那些高级别癌，至少在很多区域缺乏明显的黏液性上皮，局灶的组织结构可能类似于子宫内膜样癌。

- 与黏液性癌不同，EC 很少是多房性囊性肿瘤，常有腺纤维瘤或子宫内膜异位成分，并表现出局灶鳞状分化；而大多数黏液性癌具有典型高分化黏液癌区域或 IMBT 病灶。
  - vimentin+/ER+/PR+/PAX8+/CEA- 的免疫表达支持 EC 的诊断，反之则提示黏液性癌。
- 伴有异源性黏液性上皮的 Sertoli–Leydig 细胞瘤（SLCT）。这些肿瘤的鉴别要点包括含有典型的 SLCT 病灶（通常为中间型 SLCT），年轻患者和雄激素相关的临床表现。
- 黏液性类癌（见第 15 章）。
- 来自胃肠道、胆管、胰腺和子宫颈的转移性腺癌。在鉴别诊断中应该考虑到这些肿瘤，特别是在高分期、双侧性、大小＜ 10cm、侵袭性浸润、间质浸润性黏液、广泛高级别细胞学特征和同时输卵管受累的情况下（见第 18 章）。
- 转移性阑尾低级别黏液性肿瘤（第 18 章）

生物学行为和预后

- 普通类型 IMBT
  - 大多数是 ⅠA 期和临床表现为良性经过，但有例外情况如下。以前认为伴有腹膜假黏液瘤的高分期 IMBT 肿瘤几乎都是转移性的，通常来自阑尾低级别黏液性肿瘤（第 18 章）。然而，个别情况下畸胎瘤相关的 IMBT（参见相应标题）与腹膜假黏液瘤相关。
  - 罕见的 IMBT 复发为 IMBT，特别是未完全切除或囊肿剥除术（可能有肿瘤溢出）或需要松解粘连（Irving 和 Clement）。ⅠC 期也可能增加复发的风险。复发性肿瘤可包含残留的卵巢间质或累及同侧或对侧卵巢或腹膜，并侵犯肠或阴道等底部组织。
  - 某些 IMBT 复发为黏液性癌，可能是由于上皮内癌或浸润性癌的成分未被取材。Miller 等（2011）发现 6 例典型的 IMBT（2 例 ⅠA 期，4 例 ⅠC 期）复发为黏液性癌（复发率为 4%），4 例患者复发后 1～35 个月死于疾病。Koskas 等发现 13% 的 IMBT 复发为黏液性癌。
  - 尽管有相反的建议，我们还是倾向于保留"IMBT"这个诊断术语，因为：①如上所述，罕见复发病例；②对于区分伴不同程度非典型性 IMBT 与 IEC，具有主观性；③局部的上皮内癌或微浸润性癌病灶，存在潜在的取材漏诊误差。

- 伴有上皮内癌（IEC）的 IMBT，伴微浸润的 IMBT，和伴微浸润性癌的 IMBT。
    - 伴有 IEC 的 IMBT 约 95% 为Ⅰ期，其余为Ⅱ期或Ⅲ期。ⅠA 期肿瘤多数随访平稳，尽管有个别复发病例。Khunamornpong 等（2011）发现ⅠC 期肿瘤约有 15% 的复发率。
    - Ⅰ期伴微浸润的 IMBTs（如上定义）临床良性，尽管报道的病例数量有限。与此相反，罕见的Ⅰ期伴微浸润性癌的 IMBTs（定义如上）临床表现为恶性，ⅠC 期的风险可能更高。
- 黏液性癌
    - 伴有膨胀性浸润的黏液性癌几乎总是Ⅰ期，通常有平稳的随访经过。然而，个别Ⅰ期肿瘤在临床上表现为恶性经过，罕见的Ⅱ期肿瘤也有报道。
    - 临床多数恶性黏液性肿瘤是伴有侵袭性浸润的黏液癌，大约 80% 为Ⅰ期，其中 15%～20% 复发。
    - Khunamornpong 等（2014）发现与ⅠA 期黏液性癌复发和存活率降低相关的唯一一变量是侵袭性浸润灶＞ 50mm² 或最大径＞ 20mm。ⅠC 期肿瘤可能有较高的复发风险。晚期肿瘤通常是致命的。

（二）畸胎瘤相关黏液性肿瘤（图 13-104）

- 5% 的卵巢黏液性肿瘤伴有皮样囊肿（成熟型囊性畸胎瘤），畸胎瘤相关黏液性肿瘤（Teratoma-Associated Mucinous Tumors，TAMT）的形态特征更类似于阑尾的黏液性肿瘤而非卵巢，在某些情况下难以与阑尾低级别黏液性肿瘤（Low-grade Appendiceal Mucinous Neoplasm，LAMN）累及卵巢鉴别，特别是当后者伴发黏液性腹水或腹膜假黏液瘤。
- TAMT 在组织学上可以表现为良性，低度恶性潜能（Low Malignant Potential，LMP）或癌。癌可以是上皮内癌或浸润性癌，少数病例含有印戒细胞或胶样成分，以及由间变性癌构成的附壁结节（见相应标题）。

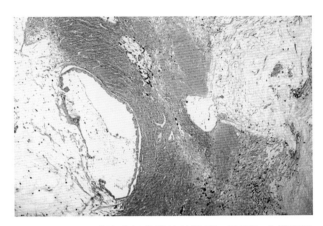

▲ 图 13-104　畸胎瘤相关黏液性肿瘤。肿瘤与皮样囊肿相邻（图未显示），由分化良好的黏液腺体、囊肿、分割性黏液池（卵巢假性黏液瘤）和纤维化间质反应组成

- 与普通类型的卵巢黏液性肿瘤相比，TAMT（尤其是 LMP 肿瘤和癌）通常 CK7- /CK20+/CDX2+，以及 SATB2+/PAX8-。
- TAMT 伴卵巢假黏液瘤、典型的腹膜假黏液瘤（Pseudomyxoma Peritonei，PP）（第 18 章）和局限性 PP 的发生率分别是 50%、25% 和 5%。腹膜可表现为无细胞黏液、低级别黏液上皮到高级别黏液性癌，后两类的上皮细胞通常与原发肿瘤相似。
- Stewart 等（2014）发现 LAMNs 累及卵巢通常是双侧性的，表现出独特的扇形腺体，与间质分离的游离上皮，富于细胞的间质和组织细胞的聚集（见第 18 章），以上表现在 TAMT 中少见。
- 细胞遗传学研究表明，畸胎瘤和 TAMT 之间存在克隆关系。
    - 利用微卫星多态性分析，Kerr 等发现 TAMT 通常与相关畸胎瘤呈克隆性匹配，且往往表现出完全的同源性，这表明至少有一部分来源于雌性配子，支持生殖细胞起源。
    - Snir 等在畸胎瘤与 TAMT（6 例中的 5 例）基因型一致的所有病例中发现畸胎瘤成分为纯合子或部分纯合子。与畸胎瘤无关的黏液性肿瘤则表现为杂合性。

（三）黏液性肿瘤的附壁结节（图 13-105 至图 13-106）

- 某些黏液性肿瘤（主要为良性或交界性）有一

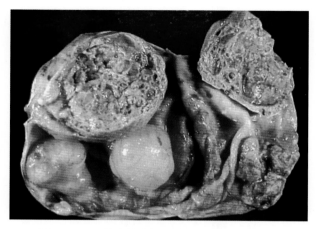

▲ 图 13-105　黏液性囊性肿瘤，伴肉瘤样附壁结节

个独立的癌性病灶形成的附壁结节，这里提及的附壁结节是指在少数黏液性囊性肿瘤（通常为 IMBT 或浸润性癌）中含有不同组织类型的附壁结节：①肉瘤样（sarcoma-like，SLMN）；②间变性癌；③混合性（SLMN 和间变性癌在同一个结节内）；④肉瘤。

- 肉瘤样附壁结节（SLMN）
  - 这些反应性结节通常为多发性，< 6cm，质软到质硬，红褐色，边界清楚，并突向囊腔内。
  - 显微镜检查通常可见多边形和梭形细胞，常具

有明显的核多形性和大量的核分裂象（可以是非典型核分裂象），并混合大量的破骨细胞型或牙龈瘤型巨细胞。

- 少数 SLMN 主要由单核组织细胞样细胞组成，胞质丰富，核均匀一致，空泡状，核分裂象罕见。
- 其他典型的表现包括出血、坏死和多量急性慢性炎症细胞浸润。偶尔结节内可见内陷的黏液性上皮，缺乏血管浸润。
- 多形性细胞一般显示 vimentin 免疫染色强阳性，而 cytokeratin 阴性或仅局灶弱阳性表达。破骨细胞 CD68 强阳性。
- SLMNs 并不影响相关黏液性肿瘤的预后。

- 间变性癌附壁结节
  - 这些结节通常边界不清，体积大，由大的多边形上皮细胞组成，具有高级别细胞核，富含嗜酸性胞质（有时呈横纹肌样表现）；或者由梭形肉瘤样上皮细胞构成，或两者兼有。少数病例瘤细胞胞质稀少，至少局部如此。偶尔出现局灶腺体分化和血管浸润。
  - 近 40% 的随访患者死于本病，多数为 Ｉ C 期和 Ｉ C 期以上的患者。

- 混合性结节通常由间变性癌和炎症性／反应性成

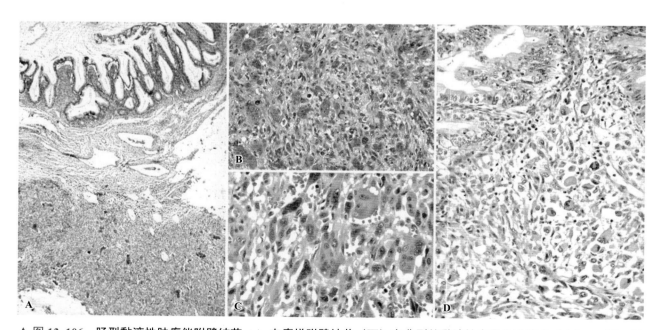

▲ 图 13-106　肠型黏液性肿瘤伴附壁结节。A. 肉瘤样附壁结节（下）在典型的黏液性交界性肿瘤内（上）。B. 同一结节显示非典型梭形细胞，破骨细胞样巨细胞和外渗的红细胞的中倍（B）高倍（C）表现。D. 另一例间变性癌附壁结节，由多边形和梭形细胞组成

分以不同比例混合组成。cytokeratin 染色有助于评估癌性成分的比例，这类病例最重要的预后参数可能是癌性成分的比例（以及分期）。

- 少数附壁结节表现为纯粹的肉瘤，类似纤维肉瘤、未分化肉瘤或罕见的骨肉瘤，有浸润性边界，可能侵犯血管。这些肿瘤通常具有侵袭性。

- Ardakani 等发现黏液性肿瘤和附壁癌结节之间存在克隆关系，在 6 例黏液性肿瘤和附壁结节中存在相同的 *KRAS* 突变。其中一例在每种成分中也有相同的 *CFH1* 突变；第 7 例肿瘤在黏液性肿瘤中发现 *KRAS* 突变，但附壁结节中缺乏，但这两种成分都有相同的 p53 突变。

（四）Müllerian 型（宫颈内膜样）黏液性肿瘤（图 13-107 至图 13-115）

1. 良性

- 这类肿瘤可以表现为囊腺瘤或腺纤维瘤，两者都较罕见。囊腺瘤是典型的单房性囊肿，比更常见的肠型黏液性囊腺瘤体积小。它们通常含有黏稠的黏液物质。

- 构成衬覆上皮的黏液细胞呈立方形、柱状，但体积小于肠型黏液性肿瘤的上皮细胞。杯状细胞通常罕见或缺乏。有些可有少量浆液性上皮细胞，如果后者明显存在，诊断浆黏液性囊腺瘤更合适。

- Bell 报道了一组黏液性腺纤维瘤，年龄 24—76 岁（平均 51 岁），肿瘤大小为 1～25cm。7 例良性，

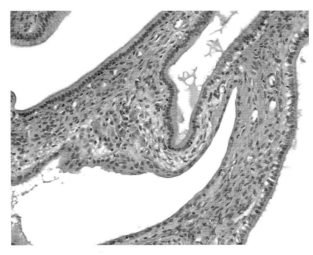

▲ 图 13-108　**Müllerian** 型黏液性囊腺瘤。高倍镜显示大多数细胞具有子宫颈内膜样黏液细胞的特征，但也存在扁平细胞，并可见纤毛

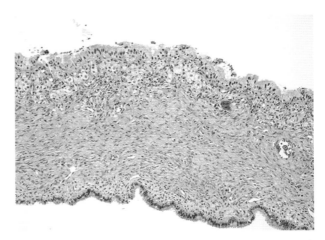

▲ 图 13-109　**Müllerian** 型黏液性囊腺瘤，伴间质细胞黄素化。这种现象在黏液性上皮肿瘤中最常见

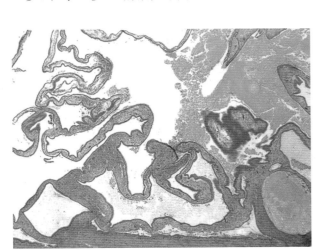

▲ 图 13-107　**Müllerian** 型黏液性囊腺瘤。注意宫颈内膜样的黏液性细胞呈立方形，与肠型黏液性肿瘤不同

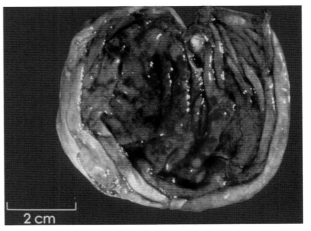

▲ 图 13-110　**Müllerian**（宫颈内膜样）黏液性交界性肿瘤。标本由剖开的单房性囊肿组成，囊内壁可见数个赘生物

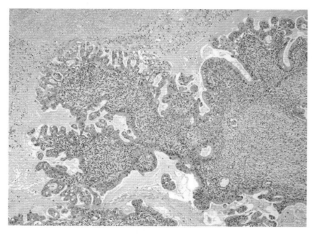

▲ 图 13-111　**Müllerian**（宫颈内膜样）黏液性交界性肿瘤。乳头状结构和中性粒细胞浸润是其特征

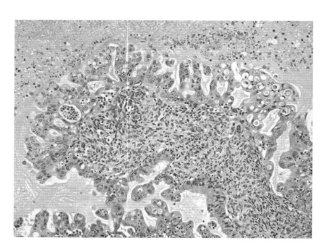

▲ 图 13-112　**Müllerian**（宫颈内膜样）黏液性交界性肿瘤。图 13-111 的高倍，显示明显的复层细胞

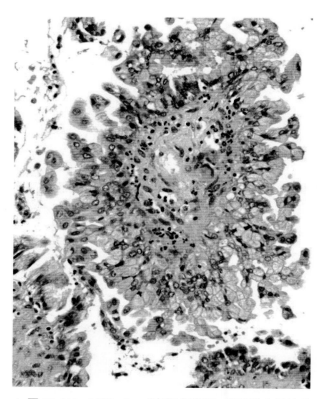

▲ 图 13-113　**Müllerian**（宫颈内膜样）黏液性交界性肿瘤。复层非典型性黏液细胞被覆于具有纤维轴心的乳头

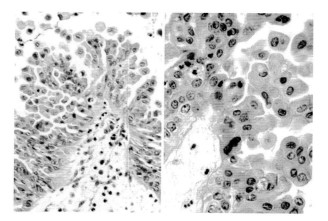

▲ 图 13-114　**Müllerian**（宫颈内膜样）黏液性交界性肿瘤。中倍和高倍显示伴有嗜酸性胞质的高度复层的非典型性上皮细胞

3 例上皮具有非典型性（细胞核轻至中度非典型性），细胞核复层排列不超过 3 层细胞，局灶可见细胞簇。

2. 交界性

• Müllerian 型黏液性交界性肿瘤（Müllerian

mucinous borderline tumor，MMBT），约占 MBT 的 10%，最初被描述为交界恶性 Müllerian 黏液性乳头状肿瘤，但目前 WHO 倾向于将其命名为宫颈内膜样 MBT。我们更喜欢用 Müllerian 来命名，因为黏液上皮细胞呈立方形，而子宫颈上皮呈高柱状，组织发生更支持 Müllerian。

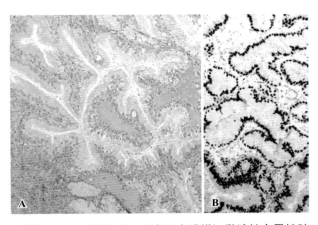

▲ 图 13-115　Müllerian（宫颈内膜样）黏液性交界性肿瘤，腺体结构。A. 此例肿瘤主要由腺体构成，局灶可见乳头结构。存在子宫内膜异位囊肿、间质炎症以及缺乏杯状细胞提示为 Müllerian 黏液性交界性肿瘤。B. 肿瘤细胞对 ER 呈弥漫性强阳性，CDX2 呈阴性（未显示），支持宫颈内膜样黏液交界性肿瘤的诊断

- 这些肿瘤与混合细胞类型的 Müllerian 黏液性交界性肿瘤密切相关（第 14 章），实际上 Kurman 和 Shih 更倾向于使用 "Müllerian 黏液性交界性肿瘤"。将所有这些肿瘤称为 "浆黏液性" 交界性肿瘤是一种误导，因为混合性肿瘤中可能包含子宫内膜样、鳞状、甚至罕见的透明细胞。

- 我们认识到宫颈内膜样黏液性肿瘤与混合细胞型肿瘤关系密切，但由于表面上皮肿瘤的类别中存在许多重叠，建议按照优势细胞类型进行分类。

- 患者的平均年龄（35—39 岁），较 IMBT 年轻。80% 到 95% 的肿瘤为 I 期。

- 30%～50% 的病例伴有盆腔子宫内膜异位症。某些肿瘤发生于子宫内膜异位囊肿，在这种情况下，显微镜下可以看到肿瘤和子宫内膜异位之间的移行过渡。"混合性子宫内膜异位囊肿 –MMBT" 是对于包含有子宫内膜异位囊肿和 MMBT（或混合细胞型交界性肿瘤）两种成分的囊性肿块的适当名称。

- MMBT 往往比 IMBT 更小（平均 8cm），常常为单房性或比 IMBT 囊性分隔少，同时双侧或异时双侧的发生率也更高（约占 40%）。

- MMBT 在结构上类似于 SBTs，具有球形间质乳头，较小的富于细胞的乳头和细胞芽，这些结构位于囊肿壁和（或）累及肿瘤的表面。

- 有些肿瘤细胞类似于宫颈管柱状细胞，胞质内有丰富的黏液；而其他肿瘤细胞，特别是覆盖乳头的细胞，常呈多边形，伴有中等量至丰富的嗜酸性胞质。有些细胞可能有纤毛。部分细胞胞质透明（参见混合细胞类型 MMBT，第 14 章）。

- 上皮细胞，特别是嗜酸性细胞，常常表现出明显的复层结构（有时伴有微乳头，如同微乳头型 SBT 中所见）和细胞核的非典型性，通常为轻至中度，但偶尔为重度（上皮内癌）。可见核分裂象，但很少出现大量核分裂象。

- Hamada 等发现 MMBT（以及混合细胞类型的 MMBTs）中 p63+/CK17+ 的柱状上皮下细胞与宫颈正常的柱状上皮下储备细胞相似。

- 乳头间质可水肿，而且几乎总是伴嗜中性粒细胞，偶尔也会有其他炎症细胞（嗜酸性粒细胞、浆细胞）浸润。嗜中性粒细胞通常还出现在肿瘤性上皮细胞和腔内黏液中。

- 微浸润灶的特征一般类似于微浸润性 SBT，出现于 10%～20% 病例，但在我们的经验中并不常见。
  - 浸润性细胞仅有轻至中度的非典型性，这类肿瘤被认为是伴微浸润的 MMBT。
  - 相反，少数肿瘤的微浸润灶由重度非典型性细胞组成，应该诊断为 MMBT 伴微浸润性癌。在这种情况下，需要补充取材以排除较大的浸润灶。

- 显著浸润性黏液腺癌在 MMBT 中很少被发现（见下一标题）。发生于 MMBT 的鳞状细胞癌和高级别肉瘤也有个案报道。

- 与 IMBT 不同，MMBT 具有 ER+/PR+/ CA125+/mesothelin+/CK20– /CDX2– 免疫表达。CK7 和 PTEN 常常阳性。CEA 的表达仅限于嗜酸性细胞。与 SBT 不同，WT1 的表达率低。通常存在 KRAS 突变。

- Wu 等在 1/3 的 MMBT 中发现了 ARID1a 的缺失，有些还伴有 *ARID1a* 的缺失和体细胞失活突变（肿瘤抑制基因 *ARID1a* 经常在子宫内膜样癌和透明细胞癌中发生突变和失表达）。

- Ⅱ期或Ⅲ期患者伴有腹膜种植（通常是非浸润性）或淋巴结转移。这两种表现均不具有预后意义。

- 肿瘤相关性死亡罕见，并且与上皮内癌（1 例）、微浸润性成分（1 例）或显著浸润性成分（2 例）有关。其中一例Ⅳ期肿瘤出现心包旁淋巴结受累。
- 鉴别诊断
  - 混合细胞类型的 MMBT（第 14 章），除黏液性上皮外，还包含单独或混合存在的输卵管、子宫内膜样或鳞状成分。
  - 典型的 SBT 在低倍镜下类似 MMBT，含有嗜酸性细胞和纤毛细胞，但缺乏宫颈内膜样黏液性上皮。
  - 交界恶性乳头状子宫内膜样肿瘤。这类肿瘤具有单一的或以内膜样形态为主的改变，局灶伴鳞状分化。

3. 癌

- 文献报道过的此类肿瘤仅 12 例（在一项研究中被称为"浆液 – 黏液癌"），但可能比这个数字更多见。大部分伴有 MMBT 病灶，提示起源于后者。与同时性的卵巢子宫内膜异位症和输卵管内膜异位症也有关联。
- 间质浸润 > 5mm 是主要的诊断标准，通常为膨胀性（融合性）浸润，囊肿、腺体和乳头密集排列，衬覆黏液细胞。伴促结缔组织增生的侵袭性浸润，也可能存在，但很少单独出现。
- 浸润的腺体可分化良好，有时仅表现为轻微的侵袭性。有时，可以见到成角的腺体，胞质嗜酸性，使人联想到子宫内膜样癌的 MELF 浸润模式（第 8 章）。
- 多数病例中可见浆液性和（或）子宫内膜样分化，其中某些可能是混合性癌（第 14 章）。
- 半数患者为Ⅱ期或Ⅱ期伴浸润性种植。其中两例死于本病。

缩略语

CCC	clear cell carcinoma	透明细胞癌
EC	endometrioid carcinoma	子宫内膜样癌
DFS	disease–free survival	无病生存期
DSS	disease–specific survival	疾病特异性生存期
FIGO	Fédération Internationale Gynécologie Obstétrique（International Federation of Gynecology and Obstetrics）	国际妇产科联盟
GOG	Gynecology Oncology Group	妇科肿瘤协作组
HGSC	high–grade serous carcinoma	高级别浆液性癌
HNPCC	hereditary nonpolyposis colonic cancer syndrome（Lynch syndrome）	遗传性非息肉病性结肠癌综合征（Lynch 综合征）
IMBT	intestinal–type mucinous borderline tumor	肠型黏液性交界性肿瘤
LAMN	low–grade appendiceal mucinous neoplasm	阑尾低级别黏液性肿瘤
LGSC	low–grade serous carcinoma	低级别浆液性癌
LNI	lymph node involvement	淋巴结受累
MELF	microcystic, elongated, fragmented	微囊的，伸长的，碎片状的

MMBT	müllerian mucinous borderline tumor	müllerian 型黏液性交界性肿瘤
MSBT	micropapillary serous borderline tumor	微乳头型浆液性交界性肿瘤
OS	overall survival	总体生存期
PFS	progression–free survival	无进展生存期
PP	pseudomyxoma peritonei	腹膜假黏液瘤
RRSO	risk–reducing salpingo–oophorectomy	预防性输卵管卵巢切除术
SBT	serous borderline tumor	浆液性交界性肿瘤
SEE–FIM	sectioning and extensive examination of the fimbria	伞端切片和全面检查
SEER	Surveillance Epidemiology and End Results data base	监测流行病学与最终结果数据库
SET	Solid, pseudo Endometrioid Transitional carcinoma–like patterns	实性，假子宫内膜样移行细胞癌样的模式
SLCT	Sertoli–Leydig cell tumor	Sertoli–Leydig 细胞肿瘤
SLMN	sarcoma–like mural nodule	肉瘤样附壁结节
STIC	serous tubal intraepithelial carcinoma	浆液性输卵管上皮内癌
TAMT	teratoma–associated mucinous tumor	畸胎瘤相关黏液性肿瘤
TCC	transitional cell carcinoma	移行细胞癌
UC	undifferentiated carcinoma	未分化癌
WHO	World Health Organization	世界卫生组织

（左 敏 江庆萍 译 王 强 校）

第 14 章

表面上皮 – 间质肿瘤（子宫内膜样透明细胞、移行细胞、鳞状细胞、罕见亚型、未分化和混合细胞亚型）

Surface Epithelial–Stromal Tumors: Endometrioid, Clear Cell, Transitional, Squamous, Rare Variants, Undifferentiated, and Mixed Cell Types

一、子宫内膜样上皮肿瘤

一般特征

- 大多数子宫内膜样肿瘤为上皮性肿瘤，约占所有卵巢肿瘤的 3%。子宫内膜样癌占卵巢癌的 10%～15%，至少占 I 期卵巢癌的 50%。子宫内膜样间质肉瘤、中胚层腺肉瘤和恶性中胚层混合瘤分别见书中相关介绍。

- 良性子宫内膜样肿瘤多为腺纤维瘤或囊腺纤维瘤；囊腺瘤不常见，但可能存在诊断不足。交界性子宫内膜样肿瘤可为囊性或腺纤维瘤样，后者更为常见。

- 卵巢的恶性子宫内膜样肿瘤与更为常见的子宫内膜相应肿瘤非常相似。相反，除少数肿瘤类似子宫内膜息肉外，良性子宫内膜样肿瘤缺乏与之相应的子宫病变。

- 某些作者认为子宫内膜异位症是一种肿瘤，在某些子宫内膜异位囊肿中存在单克隆 X 染色体失活，也支持这种观点，但我们不这么认为。有关子宫内膜异位症以及起源于子宫内膜异位症的肿瘤将在第 19 章讨论。

- 因为浆液型细胞和子宫内膜样型细胞非常相似，特别是在良性肿瘤中，所以卵巢良性子宫内膜样肿瘤的比例难以确定。

  - 虽然文献指出良性子宫内膜样肿瘤比浆液性肿瘤少见得多，但起源于腺纤维瘤的腺癌通常是子宫内膜样腺癌，提示腺纤维瘤也属于子宫内膜样肿瘤。

  - 另外，提示腺瘤或囊腺瘤为子宫内膜样肿瘤的证据是伴随出现子宫内膜异位病灶，通常是微小的、局灶性病变。

- 良性、交界性和恶性子宫内膜样上皮性肿瘤最常见于年长的育龄期女性和绝经后女性（平均年龄为 50—60 岁）。

- 30%～40% 子宫内膜样肿瘤伴有同侧卵巢或骨盆其他部位的子宫内膜异位症。在这些病例中，可见肿瘤性上皮与典型或非典型子宫内膜异位症并存。

（一）子宫内膜样囊腺瘤（图 14-1）

- 除了常见的陈旧或新鲜出血或者伴有明确的子宫内膜异位症之外，通常子宫内膜样囊腺瘤与浆液性囊腺瘤难以区分。

第 14 章　表面上皮 - 间质肿瘤（子宫内膜样透明细胞、移行细胞、鳞状细胞、罕见亚型、未分化和混合细胞亚型）

Surface Epithelial-Stromal Tumors: Endometrioid, Clear Cell, Transitional, Squamous, Rare Variants, Undifferentiated, and Mixed Cell Types

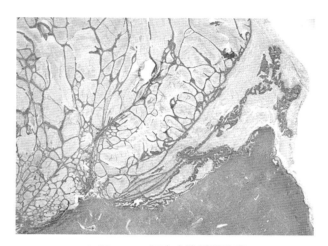

▲ 图 14-1　子宫内膜样囊腺瘤

大部分肿瘤呈巨囊状，可见典型的子宫内膜样腺体（底部中心）和子宫内膜异位症（右侧）

- 囊内衬覆子宫内膜样上皮，通常缺乏纤毛。上皮下常为致密富细胞间质或细胞稀少的纤维性间质，缺乏子宫内膜间质的小动脉。
- 囊腺瘤内衬立方到柱状细胞，形态温和。间质从细胞稀少到高度富于细胞不等。子宫内膜样囊腺瘤和子宫内膜异位囊肿的区分具有主观性，有些病变是两者的混合。

（二）子宫内膜样腺纤维瘤和囊腺纤维瘤（图 14-2 至图 14-6 ）

- 腺纤维瘤呈实性或实性为主，囊腺纤维瘤常有明显囊性成分。在少数情况下，它们在子宫内膜异

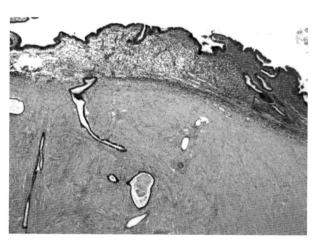

▲ 图 14-3　子宫内膜样腺纤维瘤和其上方的异位子宫内膜

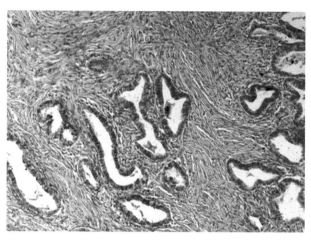

▲ 图 14-4　子宫内膜样腺纤维瘤

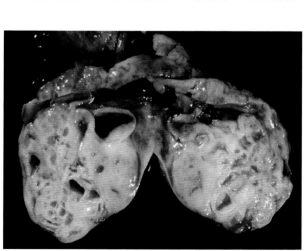

▲ 图 14-2　子宫内膜样腺纤维瘤

肿瘤切面以白色实性为主，可见散在的囊肿

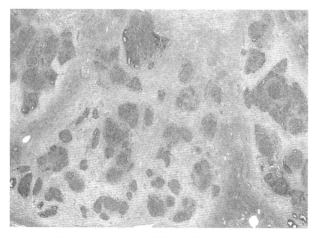

▲ 图 14-5　子宫内膜样腺纤维瘤伴鳞状分化

鳞化灶周围间质疏松水肿，有时被误认为恶性肿瘤的促纤维组织增生

451

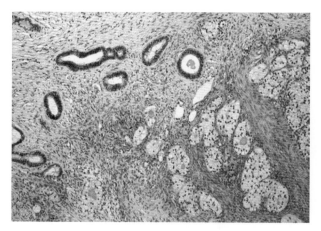

▲ 图 14-6　伴有透明细胞的子宫内膜样腺纤维瘤

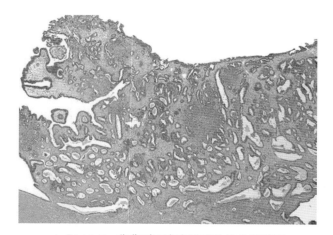

▲ 图 14-7　非典型子宫内膜样乳头状囊腺瘤
病变表现出一定程度的结构复杂性，但不能作为交界性肿瘤或癌的诊断依据

位囊肿的壁内形成肿块。体积大小不等，囊腺纤维瘤一般较大，实性成分通常质硬，白色至黄褐色。

- 镜下见良性的子宫内膜样腺体（偶有轻度异型性）和囊肿散在分布于纤维间质中。间质通常细胞稀少，偶有间质富于细胞并伴核分裂。鳞状上皮化生特别是桑葚样鳞化常见，若伴有水肿性间质，可能被误认为是癌性促结缔组织增生性间质。

- 偶尔腺纤维瘤和囊腺纤维瘤出现腔内息肉样突起，特别是表现为富细胞性间质时，可能会考虑为腺肉瘤（见后述）。

- 最近报道 1 例卵巢子宫内膜样囊腺纤维瘤，在局部盆腔淋巴结内出现形态相同的肿瘤；倾向两者是独立的肿瘤（Ceballos 和 Daya）。

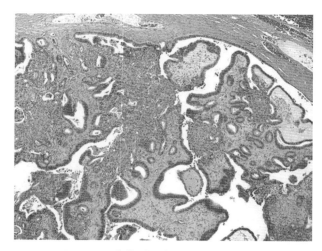

▲ 图 14-8　非典型子宫内膜样乳头状囊腺瘤
前图的高倍镜观察，可见明显的鳞状化生

（三）交界性子宫内膜样肿瘤（图 14-7 至图 14-14 ）

- 交界性子宫内膜样囊腺瘤具有典型的息肉样或乳头状结构，其低倍镜下表现常与囊性浆液性交界性肿瘤相似。通过息肉表面衬覆非典型性子宫内膜样腺体和常见的鳞状化生可以区分两者。找到伴发的子宫内膜异位症有助于诊断。

- 交界性子宫内膜样腺纤维瘤一般与良性腺纤维瘤类似，但相比之下通常具有更高的腺体 / 间质比例、更复杂的结构及明确的细胞非典型性。

- 肿瘤上皮通常仅有轻至中度非典型性。出现融合

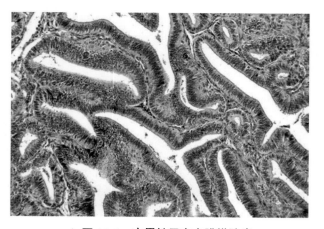

▲ 图 14-9　交界性子宫内膜样肿瘤
出现复杂的结构并伴局灶性细胞异型性，但细胞异型性在这个放大倍数下看不清楚

第 14 章　表面上皮－间质肿瘤（子宫内膜样透明细胞、移行细胞、鳞状细胞、罕见亚型、未分化和混合细胞亚型）

Surface Epithelial-Stromal Tumors: Endometrioid, Clear Cell, Transitional, Squamous, Rare Variants, Undifferentiated, and Mixed Cell Types

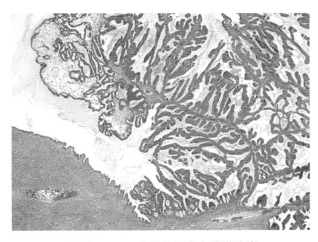

▲ 图 14-10　交界性子宫内膜样肿瘤

囊内肿瘤呈中到重度结构复杂性，并伴有子宫内膜异位囊肿（左）

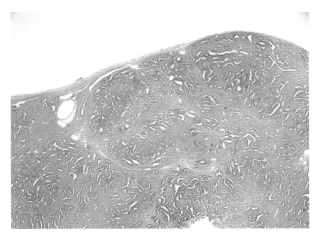

▲ 图 14-13　交界性子宫内膜样腺纤维瘤

显著的腺体复杂性，但几乎所有的腺体间都有间质分隔

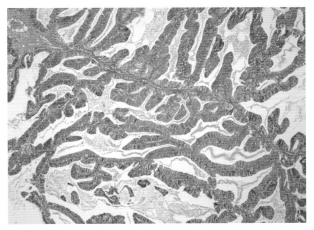

▲ 图 14-11　交界性子宫内膜样肿瘤（图 14-10 的高倍视图）

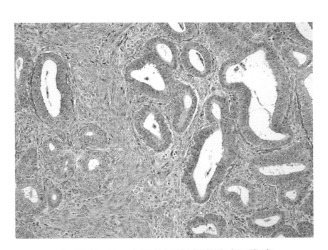

▲ 图 14-14　交界性子宫内膜样腺纤维瘤

交界性子宫内膜样肿瘤中，小灶具有 1 级癌的细胞学的特征是可以接受的；注意背景间质黄素化

生长方式提示伴有子宫内膜样腺癌成分，通常为低级别腺癌。

- 子宫内膜样交界性肿瘤中允许偶尔出现一个甚至是一小簇具有 1 级子宫内膜样癌特征的腺体，但应及时进行准确细致的取材。
- 除极少数病例外，交界性子宫内膜样肿瘤均为 I 期，临床经过良性。

（四）子宫内膜样癌

临床特征

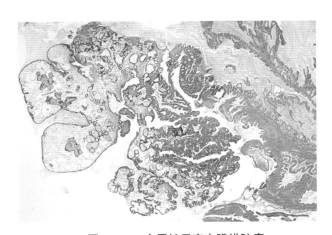

▲ 图 14-12　交界性子宫内膜样肿瘤

可见明显的息肉样生长伴局部间质显著水肿，腺体复杂程度不一，局灶（中央处）与显微镜下的 1 级子宫内膜样癌相邻

- 卵巢子宫内膜样癌的临床表现与其他卵巢癌大致相同，包括血清 CA125 升高，少数情况下由于

间质黄素化而表现出内分泌症状。与浆液性癌相比，大多数为Ⅰ期，或偶尔为Ⅱ期；罕见的Ⅲ期肿瘤通常为高级别的。

- 卵巢子宫内膜样癌与子宫内膜异位症密切相关，常发生于子宫内膜异位囊肿或子宫内膜异位相关的腺纤维瘤基础上。

- 卵巢子宫内膜样癌与子宫内膜异位症和（或）内膜的子宫内膜样癌的关系，以及已知的子宫内膜异位症组织对类固醇激素的反应，提示卵巢和内膜的子宫内膜样癌可能有相似的危险因素。

- 约 15% 的卵巢子宫内膜样癌同时（很少异时）伴有类似的子宫内膜肿瘤；在 50 岁以下的女性和患有 HNPCC/Lynch 综合征的女性中比例更高。同样，Mingels 等发现约 50% 的卵巢子宫内膜样癌与非典型子宫内膜增生相关。

  - 卵巢子宫内膜样癌蔓延至子宫，子宫内膜的子宫内膜样癌蔓延至卵巢，或独立双原发肿瘤的常规诊断标准见表 14–1 至表 14–3（也见"鉴别诊断"）。克隆性研究也有助于鉴别诊断（见"分子特征"），但很少使用。

  - 卵巢子宫内膜样癌同时伴有输卵管（见第 11 章）

或骨盆其他部位（见第 19 章）的子宫内膜样肿瘤少见。

大体和典型的镜下特征 （图 14–15 至图 14–29）

- 子宫内膜样癌从质软、脆或质硬，实性到囊实性、囊性肿瘤不等，囊内有细、软、不规则乳头状或蕈样肿物。约 15% 的Ⅰ期肿瘤为双侧卵巢

表 14–2　卵巢和子宫内膜的子宫内膜样肿瘤（卵巢原发性和子宫内膜继发性肿瘤）

肿瘤组织学相似
卵巢肿瘤体积大，子宫内膜肿瘤体积小
卵巢存在子宫内膜异位症
位于卵巢实质内
从卵巢实质直接蔓延至子宫外壁
典型的卵巢癌播散方式
卵巢的肿瘤为单侧（80%～90% 病例），形成单个肿块
无子宫内膜非典型增生
非整倍体伴有类似的 DNA 指数，或两种肿瘤均为二倍体
两种肿瘤具有相似的分子遗传学和核型异常

表 14–1　卵巢和子宫内膜的子宫内膜样肿瘤（子宫内膜原发性和卵巢继发性肿瘤）

肿瘤组织学相似
子宫内膜肿瘤体积大，卵巢肿瘤体积小
伴有子宫内膜非典型增生
子宫肌层深部浸润
● 直接蔓延至附件
● 侵及子宫肌层血管间隙
子宫内膜癌典型的播散方式
卵巢肿瘤，双侧和多发结节
位于卵巢门，血管间隙浸润，卵巢表面种植或所有上述表现
缺乏卵巢的子宫内膜异位症
非整倍体伴有类似的 DNA 指数，或两种肿瘤均为二倍体
两种肿瘤具有相似的分子遗传学和核型异常

表 14–3　卵巢和子宫内膜的子宫内膜样肿瘤（卵巢和子宫内膜独立的原发性肿瘤）

肿瘤组织表现不一致
子宫内膜肿瘤缺乏或仅有表浅子宫肌层浸润
子宫内膜肿瘤缺乏血管间隙浸润
可见子宫内膜非典型增生
缺乏子宫内膜肿瘤播散的其他证据
卵巢肿瘤单侧（80%～90% 病例）
卵巢肿瘤位于实质
缺乏卵巢血管间隙浸润、表面种植或肿瘤主要位于卵巢门的特点
缺乏卵巢肿瘤播散的其他证据
可见卵巢子宫内膜异位症
如肿瘤为非整倍体，肿瘤的倍体和 DNA 指数不同
肿瘤的分子遗传学和核型异常不同

第 14 章　表面上皮－间质肿瘤（子宫内膜样透明细胞、移行细胞、鳞状细胞、罕见亚型、未分化和混合细胞亚型）

Surface Epithelial-Stromal Tumors: Endometrioid, Clear Cell, Transitional, Squamous, Rare Variants, Undifferentiated, and Mixed Cell Types

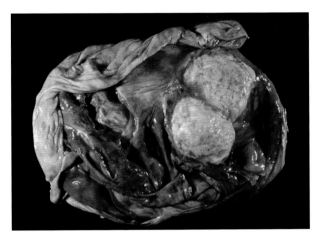

▲ 图 14-15　卵巢子宫内膜样腺癌

黄褐色的息肉样肿物突入到陈旧性子宫内膜异位囊肿的囊腔内

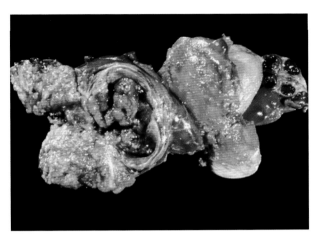

▲ 图 14-16　卵巢子宫内膜样腺癌

息肉状肿物突入子宫内膜异位囊肿的囊腔内

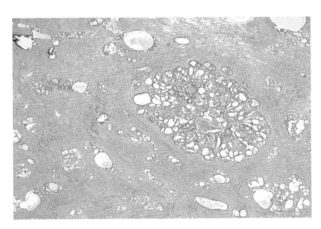

▲ 图 14-17　交界性子宫内膜样腺纤维瘤内见小灶 1 级的子宫内膜样腺癌

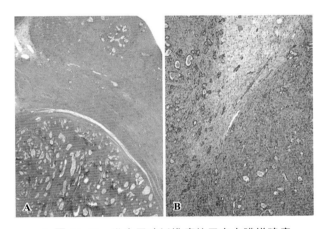

▲ 图 14-18　发生于腺纤维瘤的子宫内膜样腺癌

A. 可见腺纤维瘤背景，局灶具有非典型性；B. 癌组织呈小管状腺体和小簇状细胞在间质内浸润

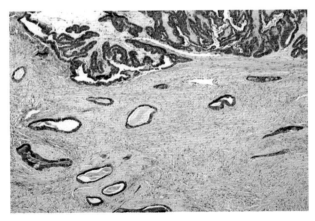

▲ 图 14-19　子宫内膜样腺癌（顶部）伴子宫内膜样腺纤维瘤

这两种成分伴随出现有助于卵巢原发癌的诊断

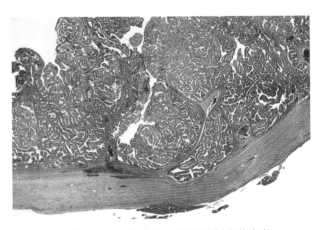

▲ 图 14-20　囊内的 1 级子宫内膜样腺癌

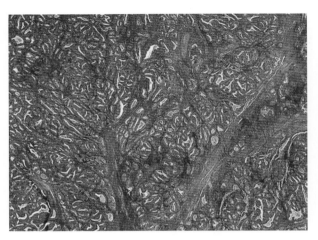

▲ 图 14-21　子宫内膜样腺癌，1 级
显著的特征性的管状子宫内膜样腺体

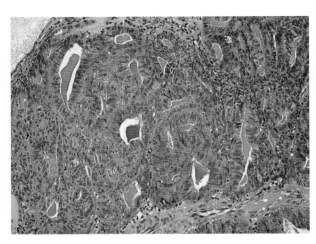

▲ 图 14-22　子宫内膜样腺癌，1 级
肿瘤腺腔内含嗜酸性分泌物，内衬细胞轻至中度非典型性

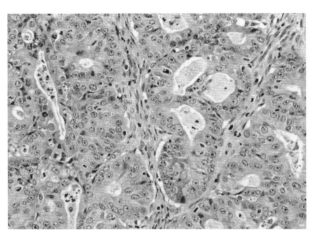

▲ 图 14-23　子宫内膜样腺癌，2 级
高倍镜显示中度至重度的非典型性，为诊断 2 级提供了依据。
注意突出的核仁

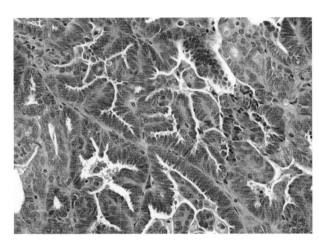

▲ 图 14-24　子宫内膜样腺癌，乳头状
细胞非典型性不如浆液性乳头状癌显著

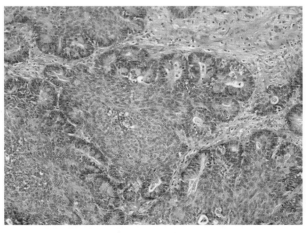

▲ 图 14-25　子宫内膜样腺癌，1 级，伴鳞状分化
鳞状分化的部分细胞呈梭形，且呈实性分布

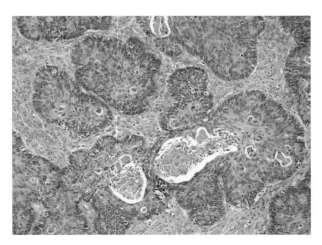

▲ 图 14-26　子宫内膜样腺癌，1 级，伴鳞状分化
本例角化明显

第 14 章　表面上皮 – 间质肿瘤（子宫内膜样透明细胞、移行细胞、鳞状细胞、罕见亚型、未分化和混合细胞亚型）

Surface Epithelial-Stromal Tumors: Endometrioid, Clear Cell, Transitional, Squamous, Rare Variants, Undifferentiated, and Mixed Cell Types

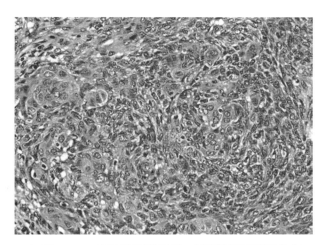

▲ 图 14-27　子宫内膜样腺癌，伴有流产型鳞状分化

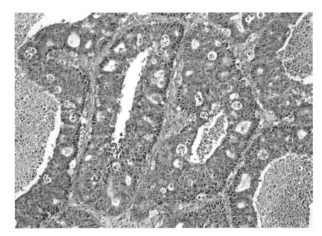

▲ 图 14-28　子宫内膜样癌，2 级
此例肿瘤伴有污秽的坏死，可能误以为是转移性结肠腺癌

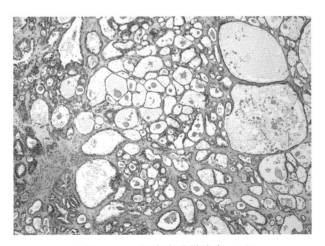

▲ 图 14-29　子宫内膜样腺癌，1 级
偶尔囊状结构很明显，可能与囊性透明细胞癌混淆

受累。

- 某些实性肿瘤可能有明显的大体恶性特征，而另一些可能与腺纤维瘤难以区分，仅在显微镜下才能确定为癌。
- 囊性成分可能被辨认为子宫内膜异位囊肿或有非特异性的外观，但仍含有巧克力样液体。

- 大多数肿瘤与子宫内膜的子宫内膜样癌常见亚型相似。1 级肿瘤和高级别肿瘤中分化好的区域可见由圆形、卵圆形或管状腺体组成的浸润性腺体，呈筛状和少见的绒毛状管状结构，内衬不含黏液的复层上皮。浸润通常表现为膨胀性或融合性，而损毁性浸润少见。高级别肿瘤常有灶性实性结构。

- 腺体大小不一，从中等大（最常见）到微小，从"微滤泡"到大的扩张的囊腔。囊内可含嗜酸性黏液（类似于胶冻）或少见的嗜碱性分泌物。囊内被覆的细胞可为扁平上皮细胞。可见少量柱状黏液细胞，不影响分型。

- 多达 50% 的肿瘤存在桑葚样或非桑葚样鳞状分化，前者小而不成熟，形态温和且常为梭形细胞构成的圆形细胞巢，后者可为具非典型性到恶性鳞状上皮病灶，局部甚至可能掩盖相关的腺体成分。鳞状细胞偶有透明胞质。角蛋白可能引起肿瘤内或腹膜的（见第 20 章）异物巨细胞反应。

- 伴有子宫内膜样腺纤维瘤或子宫内膜异位症是诊断卵巢原发性肿瘤的有用线索。

- 在卵巢内或卵巢表面的子宫内膜异位症中，显微镜下可偶然发现小的子宫内膜样癌。卵巢表面的肿瘤，若存在子宫内膜异位症，则有助于其与子宫内膜原发的子宫内膜样癌的卵巢种植相鉴别。
- 发生于子宫内膜异位囊肿的癌，向癌的过渡可以是突然的，也可以是从子宫内膜异位症到非典型增生，最后到癌的一个谱系。

- 我们采用 WHO 子宫内膜的子宫内膜样癌的分级方法（见第 8 章）对卵巢子宫内膜样癌进行分级，尽管卵巢肿瘤这种分级方法的预后意义尚未确立。大多数肿瘤为 1 级或 2 级，少数是 3 级。

- 子宫内膜样癌的间质从丰富到稀少不等；有时可突入腺体内。发生于腺纤维瘤的癌可能存在丰富的间质。偶尔伴透明变性，罕见出现骨化生。某些病例中，间质细胞密集且局部可见核分裂。

少见镜下特征 （图 14-30 至图 14-39）

- 分泌结构：腺体内衬细胞含有核下（有时核上）糖原空泡，类似于分泌早期子宫内膜腺体细胞；高级别肿瘤中核下和核上透明改变可能不太明显，但仍可在局部观察到；实性透明细胞灶也可出现。

- 性索样结构：这些成分可能导致与性索间质肿瘤混淆，尤其是分布广泛时。

  - 小的中空管状腺体（有时呈小叶状排列）、实性小管或相互吻合条索可导致 Sertoli 样结构。如果胞质淡染，则类似于富于脂质的 Sertoli 细胞瘤（lipid-rich Sertoli cell tumor）（见第 16 章）

  - 管状、圆形或微小花环状腺体有时穿插于实性区，可酷似成年型粒层细胞瘤的微滤泡样结构。实性区可出现细胞核淡染、甚至有核沟的细胞，类似粒层细胞瘤。

  - 弥漫、岛状或小梁状结构也与性索间质肿瘤的结构相似。

  - 黄素化间质细胞可类似于 Leydig 细胞或粒层细胞瘤的黄素化细胞，导致误诊的可能性增加。

- 小的非绒毛状乳头：有些肿瘤形成腺腔内细胞出芽，与子宫内膜的子宫内膜样癌小的非绒毛状乳头类似（见第 8 章）；与浆液性癌的乳头中细胞不同，这些细胞通常与其他的肿瘤细胞一样具有低级别核特征。

- 移行细胞癌（transitional cell carcinoma，TCC）

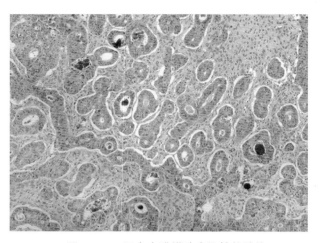

▲ 图 14-31　子宫内膜样腺癌伴管状结构

小腺体让人联想到 Sertoli 小管，局灶小梁状结构更容易与性索肿瘤混淆

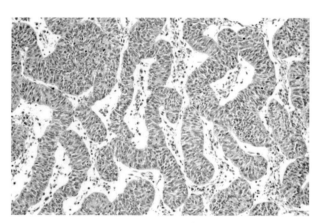

▲ 图 14-32　子宫内膜样癌伴小梁状结构，类似性索-间质肿瘤

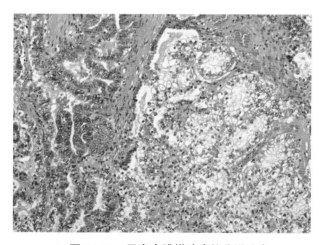

▲ 图 14-30　子宫内膜样腺癌伴分泌改变

明显的透明细胞（右侧）可能提示透明细胞癌，但核上和核下空泡提示为子宫内膜样的特征

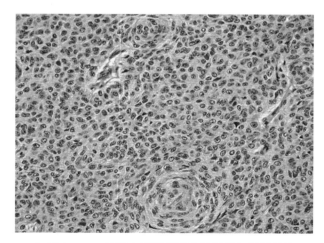

▲ 图 14-33　子宫内膜样癌伴实性粒层细胞样结构

底部中心的一个旋涡结构提示流产型鳞状分化，在诸多此类肿瘤中，这一发现具有诊断价值

第 14 章　表面上皮－间质肿瘤（子宫内膜样透明细胞、移行细胞、鳞状细胞、罕见亚型、未分化和混合细胞亚型）

Surface Epithelial-Stromal Tumors: Endometrioid, Clear Cell, Transitional, Squamous, Rare Variants, Undifferentiated, and Mixed Cell Types

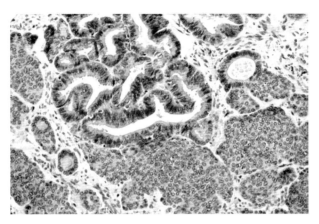

▲ 图 14-34　子宫内膜样癌伴巢状结构（底部），后者类似粒层细胞瘤

明显的子宫内膜样腺体分化（顶部）可排除粒层细胞瘤的诊断

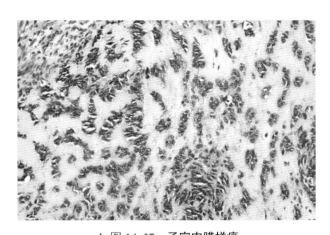

▲ 图 14-37　子宫内膜样癌

主要生长方式为透明变性间质分隔的条索和小梁结构；这种表现多见于子宫内膜的子宫内膜样癌（见第 8 章）

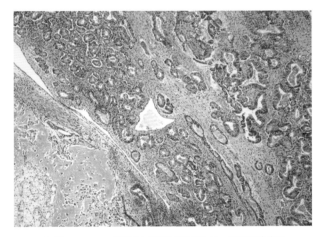

▲ 图 14-35　子宫内膜样癌伴骨化（左侧底部）

这一改变不应误诊为癌肉瘤

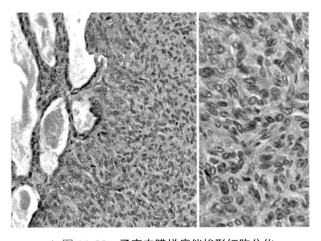

▲ 图 14-38　子宫内膜样癌伴梭形细胞分化

与恶性中胚层混合瘤不同，腺上皮和梭形细胞成分均具有低级别核特征

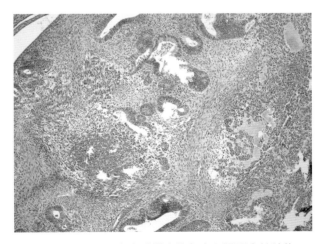

▲ 图 14-36　子宫内膜样癌伴条索和透明变性结构

条索和透明变性在右侧底部最典型；此型常见梭形细胞，见左侧

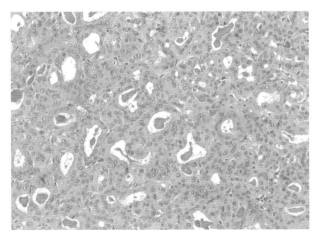

▲ 图 14-39　子宫内膜样癌伴嗜酸性细胞

样形态：Karnezis 等在 14% 的子宫内膜样癌中发现了这种结构，呈波浪状的条带或紧密的巢状；其与鳞状分化和典型的子宫内膜样分化混合，缺乏 WT1、p53 和 p16 的弥漫表达，均显示为子宫内膜样特征，而不是浆液性癌的 TCC 样模式（见第 13 章）。

- 条索状和透明样变结构（corded and hyalinized，CHEC）以及 MELF 结构：子宫内膜的子宫内膜样癌这些结构可偶尔出现在卵巢子宫内膜样癌中，但较子宫内的少见得多。

- 其他类型的透明细胞和胞质淡染的细胞：偶见透明细胞，其形态与分泌改变不同，当这种成分占优势时提示透明细胞癌（clear cell carcinoma，CCC）。
  - 透明细胞胞质从泡沫状到透明不等，反映可能存在糖原、脂质、黏液或水样变性。核位于基底、中央或顶端。透明细胞偶尔为糖化鳞状上皮，如前所述。
  - 由于透明细胞可以出现在子宫内膜样癌中，并且缺乏透明细胞癌的管囊状、实性和乳头状结构及其免疫组化的差异（见后述），有助于诊断。

- 梭形上皮细胞：梭形细胞有时与明显的鳞状细胞相混合，提示梭形细胞是发育不全的鳞状分化；当梭形细胞成分明显，表现出双向分化时，可能提示恶性中胚层混合瘤（malignant mesodermal mixed tumor，MMMT）（见"鉴别诊断"）。

- 嗜酸性肿瘤细胞：少数典型的子宫内膜样腺癌出现含丰富的嗜酸性胞质的肿瘤细胞。

- 纤毛细胞：这些罕见的子宫内膜样腺癌通常具有筛状结构，多数腺体内衬具有纤毛的细胞。

- 未分化癌成分（去分化癌）（见"混合性癌"）。

- 卵黄囊瘤（yolk sac tumor，YST）：罕见典型的子宫内膜样癌混合有 YST 成分（见第 15 章）。

- 其他的表现包括砂砾体、上皮内淋巴细胞 [可能与错配修复（mismatch repair，MMR）缺陷有关，见后述]，1 病例中还可见 Liesegang 环。

免疫组化和分子特征

- 诊断很少需要免疫组化，但免疫组化有助于区分子宫内膜样癌伴性索样结构与性索肿瘤（见后述）。

- 尽管 Desouki 等发现卵巢子宫内膜样癌一般 vimentin 阴性，与子宫内膜的子宫内膜样癌的免疫表型相反，但经典的免疫组化表型 CK7 阳性 / EMA 阳性 /PAX8 阳性 /ER 阳性 / PR 阳性，与子宫内膜的子宫内膜样癌相似。

- 与浆液性癌不同，WT1、p53 和 p16 通常呈阴性或局灶阳性。注意，部分高级别子宫内膜样癌为弥漫 p53 阳性；Cathro 等发现 29% 的子宫内膜样癌表达 WT1。

- 如上所述，某些卵巢子宫内膜样癌与 HNPCC/Lynch 综合征相关。Rambau 等（2016 年）和 Bennett 等（2017 年）发现约 14% 的肿瘤存在 MMR 异常，其中一半可能为 Lynch 相关性。
  - 大多数 dMMR 肿瘤表现为 MLH1/PMS2 异常或 MSH2/MSH6 异常，少数肿瘤仅表现为 MSH6 或 PMS2 异常。
  - dMMR 与以下因素相关，包括年轻（通常 ＜ 50 岁）及多达 80% 同时发生子宫内膜的子宫内膜样癌（具有相似的 MMR 特征）、瘤周淋巴细胞浸润、瘤内间质炎症、肿瘤内淋巴细胞、上皮内淋巴细胞（CD8$^+$）≥ 20 个 / HPF、ARID1A 缺失（Rambau 等，2016 年）。

- 低级别子宫内膜样癌与 *CTNNB1*、*PTEN*、*KRAS* 和 *PIK3CA* 突变密切相关，并具有高度微卫星不稳定性。McConechy 等发现，PTEN 突变在低级别卵巢子宫内膜样癌中的发生率低于子宫内膜的子宫内膜样癌（17% 和 67%），而 *CTNNB1* 突变在卵巢肿瘤中更为常见（53% 和 28%）。

- Stewart 等（2012 年）发现 29% 伴子宫内膜异位症的低级别子宫内膜样癌中存在 KRAS 突变，但不伴有子宫内膜异位症者仅 3% 存在 *KRAS* 突变。另一项研究中，Stewart 等（2013 年）发现异常 β-catenin 表达与 cyclin D1 过表达相关，但与 *KRAS* 突变呈负相关。

- Matsumot 等在 60% 伴子宫内膜异位症、52% 伴无非典型性的子宫内膜异位症、72% 伴非典型性子宫内膜异位症的子宫内膜样癌中发现 β-catenin 基因外显子 3 突变。在伴典型 / 非典型性子宫内膜异位症的肿瘤中同时都存在 PIK3CA 突变。

- 包括杂合性丢失（LOH）、微卫星不稳定、上文提到的突变、ß-catenin 表达和基因表达谱等研究

第 14 章　表面上皮 – 间质肿瘤（子宫内膜样透明细胞、移行细胞、鳞状细胞、罕见亚型、未分化和混合细胞亚型）

Surface Epithelial-Stromal Tumors: Endometrioid, Clear Cell, Transitional, Squamous, Rare Variants, Undifferentiated, and Mixed Cell Types

可有助于鉴别卵巢和子宫内膜同时性双原发的子宫内膜样癌与单原发伴转移的癌。然而也可能反映了肿瘤的异质性，而非同时性的原发肿瘤。

- Guerra 等用线粒体 DNA 基因分型、Chao 等使用大规模平行测序和分子倒置探针基因芯片等最近的研究发现，在卵巢和子宫内膜同时发生的子宫内膜样癌之间存在共同的克隆性。Amador–Ortiz、Finkelstein 等用 *KRAS* 点突变分析和 LOH 癌症相关标记的基因分型分析发现，在 15 例卵巢和子宫内膜同时性肿瘤中，9 例为独立原发，6 例为转移。

- Hoang 等发现 *POLE* 突变率较低（4.5%），主要发生于低级别肿瘤，与子宫内膜原发的子宫内膜样癌相反。

- Parra–Herran 等发现 *POLE* 突变肿瘤（占其子宫内膜样癌的 10%）和 MMR 异常肿瘤（占其 8%）有较好存活率，而 p53 异常肿瘤的复发率和病死率明显更高，并与肿瘤的分级和分期无关。

鉴别诊断

- 除子宫内膜样癌外，许多卵巢肿瘤也可以有子宫内膜样腺体结构（见附录）。这些肿瘤最重要的鉴别特征将在本节或其他章节讨论。

- 浆液性癌和黏液性癌（见第 13 章）。

- 浆液性交界性肿瘤（serous borderline tumor，SBT）：子宫内膜样癌偶尔有明显的囊性和乳头状形态及温和的核特征，可与 SBT 混淆；这些病例中有利鉴别的表现包括至少小灶典型子宫内膜样癌、鳞状分化成分、伴子宫内膜异位症以及 WT1 阴性或仅有局灶染色。

- 透明细胞癌（CCC）。
  - 伴透明细胞的子宫内膜样癌需要与 CCC 鉴别，包括分泌性子宫内膜样癌和偶尔伴有囊性扩张腺体的子宫内膜样癌。子宫内膜样癌含有与 CCC 不同的柱状细胞和肿瘤相关的基本特征，通常有助于诊断。
  - 与 CCC 不同的是，在子宫内膜样癌中很少见有透明变性轴心的乳头及靴钉样细胞。
  - 分泌型癌的柱状细胞有核上和核下空泡，不同于 CCC 的多角形细胞和弥漫透明的胞质。
  - 鳞状成分和 ER 阳性 /PR 阳性 /Napsin A 阴性 / HNF 阴性支持子宫内膜样癌（注意，罕见的肿瘤可能是 Napsin A 阳性或 HNF 阳性，但通常只有局灶染色）。
  - 罕见的真正的混合性子宫内膜样 – 透明细胞癌（见"混合型癌"）使鉴别诊断更加复杂。这种混合型癌含有不同类型肿瘤的独立病灶。

- 子宫体来源的转移性子宫内膜样癌。
  - 附录列出了支持各器官同时发生原发肿瘤而非肿瘤从一个器官转移到另一器官的特征。Vimentin 阳性支持子宫内膜起源（Desouki 等）。如上所述，分子研究也可能有助于评估，但通常并无必要。
  - 当肿瘤局限于卵巢和子宫时，通常诊断为各自独立的原发肿瘤，且具有非常好的预后。这些病例的预后取决于子宫内膜肿瘤的分级和浸润肌层的深度。

- 转移性宫颈腺癌（见第 18 章）：肿瘤通常有与子宫内膜样癌相似结构的腺体，但衬覆的细胞大多数为典型的宫颈腺癌细胞，胞质嗜双色性；当然，宫颈的已知状况在诊断中起着至关重要的作用；HPV 和 p16 阳性有助于确诊。

- 生殖系统外转移性癌，特别是肠癌发生的转移（见第 18 章）。

- 恶性中胚层混合瘤（MMMT）（与伴有梭形细胞的子宫内膜样癌鉴别）（见后述）。

- Brenner 瘤（与伴有桑葚样结构的子宫内膜样腺纤维瘤鉴别）：Brenner 瘤缺乏子宫内膜样腺纤维瘤典型的子宫内膜样腺体，而且后者的桑葚样结构常表现为局灶明确的鳞状分化；明显的核沟更支持 Brenner 瘤。

- 性索 – 间质肿瘤（与伴有性索样结构的子宫内膜样癌鉴别）。
  - 双侧发生、伴有子宫内膜异位症、典型子宫内膜样癌病灶、腔内黏液、鳞状分化及腺纤维瘤成分等特征，都有助于子宫内膜样癌的诊断。
  - 一组 EMA 阳性 /CK7 阳性 / inhibin 阴性 / calretinin 阴性 /SF1 阴性 /WT1 阴性的免疫组化表达支持子宫内膜样癌的诊断。然而，子宫内膜样癌的上皮成分罕见情况下可以 inhibin 阳性，任何非肿瘤黄素化间质细胞也可 inhibin + 和（或）calretinin 阳性。

- 子宫内膜样卵黄囊瘤（yolk sac tumor，YST）（见第 15 章）。
  - 支持或确定该诊断的特征包括年龄＜ 30 岁、可见 YST 的常见结构以及 AFP 阳性 /glycipan3 阳性 / EMA 阴性 /CK7 阴性免疫组化表达。
  - 少数 YST 发生于子宫内膜癌中，使鉴别诊断复杂化。这种病例患者年龄通常较大，存在支持子宫内膜样癌诊断的特征。此外，在大多数这样的病例中，两种肿瘤成分通常是独立的而非混杂不清的。
- 可能来源于午非管的卵巢肿瘤（见第 17 章）。
  - 这类肿瘤与子宫内膜样癌相比，缺乏腔内黏液和鳞状分化。通常可出现其他有助于诊断子宫内膜样癌或午非管肿瘤的特征结构。
  - EMA 阳性强烈支持子宫内膜样癌的诊断。
- 卵巢室管膜瘤（见第 15 章）。确定这一诊断的特征包括血管周围的假菊形团、偶有真菊形团和胞质基底丝状 GFAP 阳性。

生物学行为

- 大多数肿瘤为Ⅰ期。在一项研究中显示，5 年生存率分别为 78%（Ⅰ期）、63%（Ⅱ期）、24%（Ⅲ期）和 6%（Ⅳ期）。最近 Karamurzin 等发现，10 年的 DFS 和 PFS 在低分期（Ⅰ期和Ⅱ期）肿瘤中分别占 94% 和 96%。即使是Ⅲ期和低分化的子宫内膜样癌预后也比浆液性癌好。
- Mangili 等发现，子宫内膜异位症相关的卵巢子宫内膜样癌（与子宫内膜异位症不相关的卵巢子宫内膜样癌相比）患者更年轻，肿瘤有较低的分期和分级，但无生存率差异。
- 罕见的子宫内膜样癌伴有恶性程度更高的成分（未分化癌，YST），其预后与更具侵袭性的成分相似。

二、混合性中胚层肿瘤

（一）恶性中胚层混合瘤

一般情况和大体特征 （图 14-40）

- 恶性中胚层混合瘤（malignant mesodermal mixed tumor，MMMT），又名癌肉瘤，占所有卵巢癌不

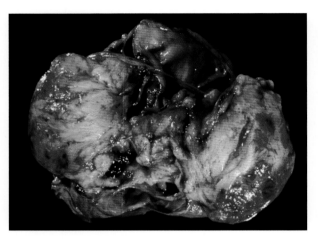

▲ 图 14-40 恶性中胚层混合瘤（MMMT）
典型的肿瘤体积大，切面实性，鱼肉样，局部囊性变

到 1%。75% 发生在 60—80 岁，罕见发生在 40 岁以下。通常表现为附件肿块；极少数病例伴血清 AFP 升高。肿瘤偶尔伴 BRCA 突变或 HNPCC/Lynch 综合征。

- 偶尔卵巢浆液性癌和未分化癌以 MMMT 的形式复发。某些情况下，浆液性癌和 MMMT 都存在 p53 突变，提示原发肿瘤有未被取到的肉瘤或转移性肿瘤出现转化。
- MMMT 典型特征为体积较大，以实性或囊性为主，常见坏死和出血。少数情况下，肿瘤发生在子宫内膜异位囊肿内。如果把各个分期的肿瘤包括在内，约 1/3 是双侧性的。

镜下特征 （图 14-41 至图 14-45）

- 肿瘤与对应的子宫内膜恶性中胚层混合瘤相似（见第 9 章）。上皮和肉瘤成分各异，因其相对比例不同使肿瘤出现不同特征。
  - 尽管两种成分至少在局部是混合存在的，但在肿瘤表现为以癌为主或是以肉瘤为主时，仍需充分取材来识别两种成分。免疫组化可能有助于鉴别肉瘤样癌与真正的肉瘤，但通常并无必要。
  - 肿瘤偶尔绝大部分为癌，仅有小灶肉瘤，应诊断为"低分化癌（特指类型），局灶转化为 MMMT"。
- 癌成分最常见为浆液性癌、子宫内膜样癌或未分化癌；难以依据细胞类型归类的腺性肿瘤也不少见。鳞状细胞癌或透明细胞癌较少见，黏液性癌

第 14 章　表面上皮 - 间质肿瘤（子宫内膜样透明细胞、移行细胞、鳞状细胞、罕见亚型、未分化和混合细胞亚型）

Surface Epithelial-Stromal Tumors: Endometrioid, Clear Cell, Transitional, Squamous, Rare Variants, Undifferentiated, and Mixed Cell Types

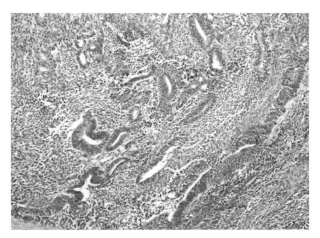

▲ 图 14-41　恶性中胚层混合瘤（MMMT），同源型

非特异性恶性梭形细胞间质分隔子宫内膜样腺体

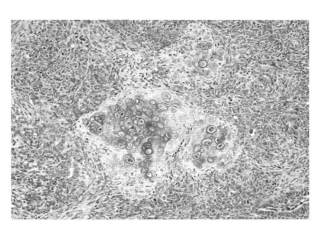

▲ 图 14-44　恶性中胚层混合瘤（MMMT），异源型

明显的恶性软骨病灶与非特异性恶性上皮及肉瘤样成分密切混合，后者局灶伴有腺样结构

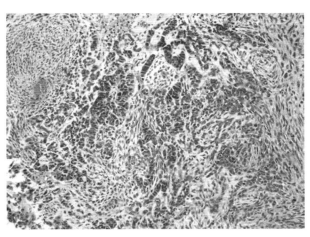

▲ 图 14-42　恶性中胚层混合瘤（MMMT），同源型

条索状和簇状恶性上皮细胞被无特殊分化的恶性间叶组织分隔

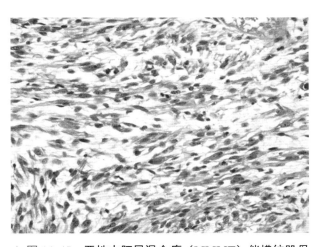

▲ 图 14-45　恶性中胚层混合瘤（MMMT）伴横纹肌母细胞分化

可见典型的带状细胞

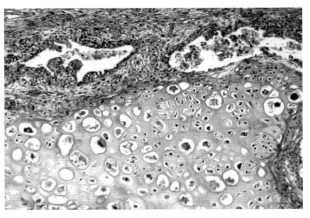

▲ 图 14-43　恶性中胚层混合瘤（MMMT），伴明显的软骨肉瘤成分

罕见。

- 同源性肿瘤约占 50%，通常为高级别、以梭形细胞为主的非特异性肉瘤成分。异源性肿瘤通常除了同源肉瘤外，还包含一种或多种以下成分，如横纹肌母细胞、软骨肉瘤、骨肉瘤、骨或脂肪。

- PASD 阳性透明小体常见但缺乏特异性，特别是在肉瘤成分中。

- 少数肿瘤出现非中胚层组织，提示生殖细胞肿瘤（见"畸胎瘤样癌肉瘤"），包括神经胶质和神经组织以及类似 PNET 病灶、YST、肝样细胞、滋养细胞分化灶和恶性黑色素瘤。

鉴别诊断

- 未分化癌：在未分化癌中识别微小的肉瘤成分（提示 MMMT 的诊断）是非常困难的。
- 伴有梭形细胞及其他肉瘤样癌的子宫内膜样癌。
  - 与 MMMT 相比，这些肿瘤通常具有梭形细胞，并与明确的癌成分相混合。与之相反，在 MMMT 中，癌和肉瘤成分通常有明显的界线（至少局部）。此外，在 MMMT 中存在更多的癌和肉瘤的异源性成分随机混合。
  - 与 MMMT 相比，伴有梭形细胞的子宫内膜样癌的上皮成分通常为低级别的。
- 伴假肉瘤样间质反应的浆液性癌：这一发现在小活检标本可引起 MMMT 的担忧，但在充分取材后，反应性间质的本质将更明显。
- 伴肉瘤结节的表面上皮性癌：这种肿瘤常为典型的黏液性、浆液性或透明细胞癌，同时包含肉瘤结节（横纹肌肉瘤、纤维肉瘤或平滑肌肉瘤）；但它们缺乏 MMMT 中常见的癌性和肉瘤性成分广泛混合的特征。
- 未成熟性畸胎瘤（见第 15 章）：支持或提示未成熟畸胎瘤的特征包括年龄 < 30 岁、源于三个胚层的成分、显著的未成熟神经外胚层组织、胚胎性上皮成分（与癌性成分相对比）及未成熟或成熟的软骨（与恶性软骨成分相对比）。
- 伴或不伴异源性成分的中 – 低分化 Sertoli–Leydig 细胞瘤（Sertoli–Leydig cell tumor，SLCT）（见第 16 章）。
  - 这些肿瘤通常发生在年轻女性，可能伴男性化特征，通常含有明确的 SLCT 病灶。
  - 如果存在表面上皮性成分，一般是黏液性（通常为良性或交界性）。不要将网状 Sertoli 成分误认为浆液性成分。
  - 间质成分可表现为梭形细胞并伴核分裂象，但多形性不如 MMMT 的肉瘤成分明显。
  - Inhibin 阳性 / calretinin 阳性 /EMA 阴性免疫组化表达强烈支持 SLCT，反之则支持 MMMT。
- 含有性索样成分的子宫内膜样间质肉瘤：这些肿瘤一般表现为低级别，其性索样成分类似于性索间质肿瘤的性索成分，而非 MMMT 的癌性成分；肿瘤常见的典型的舌状生长方式也常在卵巢外病

灶中出现。

扩散与预后

- 90% 的病例在诊断时有卵巢外扩散。转移性肿瘤大多含有癌和肉瘤两种成分，但也可仅含有其中一种成分。
- 预后不良。Kunkel 等发现，中位随访 29 个月的患者中 70% 死于本病；转移瘤中出现肉瘤成分是不良预后因素。George 等用 SEER 数据发现 I 期和 ⅢC 期肿瘤的生存率分别为 65% 和 18%。

（二）中胚层腺肉瘤（图 14–46 至图 14–48 ）

临床和病理学特征

- 肿瘤大多发生于 50—60 岁。肿瘤均为单侧性，实性为主或囊实性；也可有表面外生成分，罕见肿瘤完全为外生性。肿瘤偶可发生于子宫内膜异位囊肿内。
- 低倍镜下显示子宫腺肉瘤呈独特的双相性特征（见第 9 章）。腺体多为囊性，常被肉瘤性间质包绕，间质常形成腺腔内息肉样或乳头状突起。可见显著的狭窄裂隙样腔隙。
- 腺上皮通常为子宫内膜样或浆液性，但偶可见局灶黏液性上皮或透明细胞型。上皮通常为良性，局灶可表现为不同程度的核非典型性，包括灶状的上皮内癌。
- 少数情况下，非典型上皮呈膨胀性过度生长，提

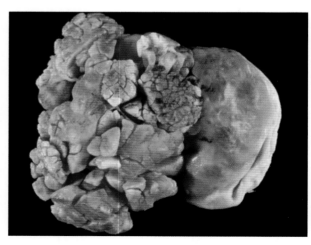

▲ 图 14-46 中胚层腺肉瘤
卵巢表面突起的息肉样肿块

第 14 章 表面上皮 – 间质肿瘤（子宫内膜样透明细胞、移行细胞、鳞状细胞、罕见亚型、未分化和混合细胞亚型）

Surface Epithelial-Stromal Tumors: Endometrioid, Clear Cell, Transitional, Squamous, Rare Variants, Undifferentiated, and Mixed Cell Types

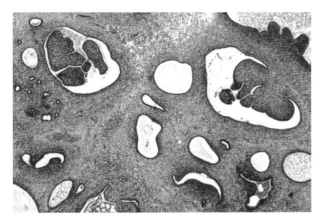

▲ 图 14-47 中胚层腺肉瘤

肉瘤性间质成分形成腺体周围细胞套袖和腺体内乳头状突起

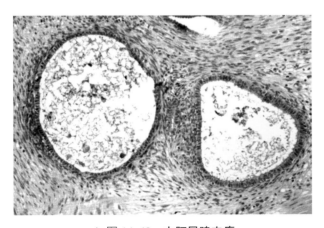

▲ 图 14-48 中胚层腺肉瘤

低级别间质肉瘤成分在良性子宫内膜腺体周围形成薄层套袖

示腺肉瘤内发生了腺癌。我们应将这种肿瘤与 MMMT 区别对待，因为它们的生物学行为更接近典型的腺肉瘤而非 MMMT。

- 肉瘤成分通常类似于子宫内膜样间质肉瘤（ESS）或 1 级 /2 级纤维肉瘤。细胞稀少、纤维化或水肿的区域可能具有假良性特点；偶尔肉瘤细胞呈蜕膜样。间质细胞核分裂象从 2～40 个 /10HPF。

- Eichhorn 等（2002 年）发现，肉瘤样过度生长（sarcomatous overgrowth，SO）、性索样（或性索）成分和异源性间质成分分别见于 30%、15% 和 12.5% 的病例中。

 – SO 有时会诊断过度。在典型的腺肉瘤中，肉瘤性间质可能为主要成分，但仍见两种成分密切混合。与此相反，SO 的诊断要求至少 25%

的肿瘤为单纯性肉瘤，有时较与之伴随的腺肉瘤级别更高。

 – 少见的表现包括类似幼年型粒层细胞瘤的过度生长模式、可能源自肿瘤内的性索成分（Carleton 等）以及局灶神经外胚层分化（Shintaku 和 Mise）。

鉴别诊断

- 子宫内膜样腺纤维瘤和囊腺纤维瘤：支持腺肉瘤的特征包括腺体周围间质套袖、腺体内明显间质突起、间质细胞核异型性、明显的核分裂和出现异源性成分；某些病例鉴别诊断困难（特别是在某些子宫内膜样腺纤维瘤中存在间质核分裂和伴有息肉样突起的时候），应避免仅依靠一种形态特征作为鉴别诊断的依据。

- 息肉样子宫内膜异位症（见第 19 章）：这种病变缺乏由富细胞间质组成的腺腔内的息肉样突起和腺肉瘤特征性的低级别肉瘤性间质。

- MMMT：与腺肉瘤不同，MMMT 具有纯粹的癌性上皮成分和高级别肉瘤成分。

扩散和预后

- 卵巢腺肉瘤比子宫腺肉瘤更具侵袭性。约 1/3 的肿瘤发现时已播散到卵巢外。在 Eichhorn 等（2002 年）的 16 例患者随访中，3 例死于肿瘤，8 例经过 1～2 次复发后仍然存活。

（三）低级别子宫内膜样间质肉瘤

一般特征

- 除非常罕见的病例外，所有报道发生于卵巢的子宫内膜样间质肉瘤都是低级别的（low-grade endometrioid stromal sarcoma，LGESS）。除了在鉴别诊断中简要介绍高级别子宫内膜样间质肉瘤（high-grade endometrioid stromal sarcoma，HGESS）外，本节仅限于低级别子宫内膜样间质肉瘤。一项关于子宫外卵巢和非卵巢 LGESS（Masand 等）的大宗病例的报道详见第 19 章（子宫内膜异位相关肿瘤）。

- 卵巢 LGESS 发病年龄很广（11—76 岁，平均 56 岁），一般表现为卵巢肿块，常伴子宫内膜异位症。

病理学特征　（图 14-49 至图 14-50）

- 80% 的 LGESS 为单侧，平均直径 9.5cm，实性、囊实性或囊性。实性切面呈黄褐色到金黄色，常伴局部坏死或出血及囊内积血。

- 镜下表现为典型的弥漫性增生的小细胞，其间散在分布有小动脉。细胞胞质稀少，核温和、圆形到卵圆形，与子宫内膜间质细胞相似。系列研究报道（Oliva 等）核分裂象 1～17 个 /10HPF；大部分肿瘤核分裂象＜ 5 个 /10HPF。

- 卵巢 LGESS 常缺乏子宫 LGESS 的浸润性边界，尽管卵巢外的肿瘤有更明显的侵袭性。

- 半数肿瘤含有纤维瘤样区域，并可以纤维瘤样区

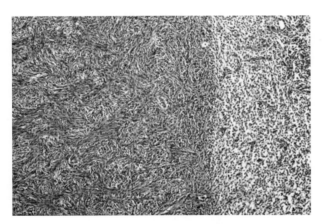

▲ 图 14-49　**卵巢子宫内膜样间质肉瘤**
左侧可见梭形细胞排列成席纹状，类似于富细胞性纤维瘤；右侧可见子宫内膜间质肉瘤典型表现，卵圆形细胞和许多小动脉弥漫分布

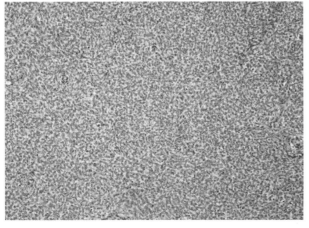

▲ 图 14-50　**卵巢子宫内膜间质肉瘤**
弥漫生长的方式类似成年型粒层细胞瘤

域为主，表现为席纹状结构。少见的表现包括性索样成分（如子宫 LGESS，见第 9 章）、灶性平滑肌和少数良性子宫内膜样腺体。后者可能是陷入的子宫内膜腺体或子宫内膜样腺体分化（如子宫 LGESS）。

- 其他表现包括灶状出血、梗死、泡沫细胞、玻璃样变性和广泛的胶原沉积。Oliva 等发现 60% 的病例与子宫内膜异位症密切相关。

- 网状纤维染色显示细胞周围有致密的网状纤维，脂肪染色可显示肿瘤细胞和泡沫细胞内含大量细小脂滴。

- 肿瘤细胞 CD10 阳性 /ER 阳性 /PR 阳性。子宫 LGESS 特征性的 *JAZF1* 基因重排（第 9 章）也见于卵巢 LGESS。

鉴别诊断

- 卵巢高级别子宫内膜样间质肉瘤（HGESS）：2014 版 WHO 卵巢肿瘤分类中已有 HGESS 的分类，尽管在制定分类时还没有相关的病例报道，但提示确有存在卵巢 HGESS 的病例。
  - 2015 年 Karanian-Philippe 等在一项卵巢高钙血症小细胞癌研究中纳入了 1 例卵巢 HGESS 作为对照。
  - 2017 年，Kikuchi 等简要报道了 1 例卵巢 HGESS，其特性类似于子宫 HGESS，包括 *YWHAE* 和 *NUTM2B* 基因重排和侵袭性的临床过程。

- 转移性子宫内膜间质性肉瘤（ESS）。
  - 多达 30% 的卵巢 ESS 伴有同时或异时发生的子宫 ESS，有些病例子宫 ESS 在早几年前就已诊断。尽管其中少数病例是独立的原发肿瘤，但多数卵巢肿瘤可能是由子宫肿瘤转移而来。
  - 了解子宫的状况对鉴别诊断至关重要。有助于鉴别卵巢原发性肿瘤和继发性肿瘤的一般特性（见第 18 章），例如子宫肿瘤和卵巢肿瘤的相对大小、范围、卵巢肿瘤为单侧性或双侧性、有无血管侵犯等，也很有诊断价值。
  - 应复习既往子宫切除标本的病理切片，特别是标本中存在任何类型的间质肿瘤，甚至是"纤维瘤"。在没有对子宫进行评估的情况下，就无法排除子宫 ESS 扩散的可能。

第 14 章　表面上皮－间质肿瘤（子宫内膜样透明细胞、移行细胞、鳞状细胞、罕见亚型、未分化和混合细胞亚型）

Surface Epithelial-Stromal Tumors: Endometrioid, Clear Cell, Transitional, Squamous, Rare Variants, Undifferentiated, and Mixed Cell Types

- Chang 等（1993 年）认为只有当 ESS 局限于卵巢，且子宫无肿瘤时，才考虑卵巢原发。而伴有卵巢子宫内膜异位症也是卵巢起源的有力证据。

- 成年型粒层细胞瘤和其他性索肿瘤。
  - 支持 ESS 的特征包括缺乏内分泌的临床表现、双侧受累、多量小动脉、网状纤维围绕单个肿瘤细胞、舌状浸润模式（尤其是卵巢外肿瘤）、缺乏核沟、inhibin 阴性 / calretinin 阴性以及伴有子宫内膜异位症。
  - 如果 ESS 中出现性索样成分，常为次要成分，且缺乏粒层细胞的浅染、有核沟的细胞核和性索间质细胞肿瘤中 Sertoli 细胞独特的形态结构。

- MMMT 与伴性索样分化的卵巢 ESS 鉴别（见"MMMT 鉴别诊断"）。

- 间质增生：这种病变很少伴有卵巢明显增大，缺乏卵巢 ESS 的小动脉成分和类似子宫内膜间质的成分。

- 富细胞性纤维瘤和卵泡膜细胞瘤：卵巢 ESS 中缺乏卵泡膜细胞瘤可能引起的雌激素升高相关临床表现和典型的含有脂质的胞质（见第 16 章）；普通型和富细胞性纤维瘤缺乏子宫内膜间质分化和 ESS 丰富的小动脉成分；与 ESS 不同，纤维瘤通常是 CD10 阴性。

- 其他可能累及卵巢的小细胞恶性肿瘤（见附录）。除了小细胞成分外，这些肿瘤（其他章节讨论）有显著的镜下差异，包括比卵巢 ESS 更明显的核的非典型性。

扩散和预后

- 卵巢 ESS 往往为惰性病程，即使多达 2/3 病例是 Ⅱ 期或 Ⅲ 期；罕见病例为 Ⅳ 期。

- Olivia 等（2014 年）发现 21 例随访患者中，10 例 4～21 年无病生存，6 例 2～17 年带瘤生存，5 例 2～17 年死于疾病。

三、透明细胞癌

一般特征

- 良性透明细胞肿瘤罕见，囊腺瘤几乎闻所未闻，

腺纤维瘤仅略多见一点。若囊性肿瘤的细胞被认为属于透明细胞类，几乎总是诊断为囊性透明细胞癌。如果非典型增生范围局限，提示预后较好。

- 交界性透明细胞肿瘤几乎全部为腺纤维瘤，约占卵巢交界性肿瘤的 1%。

- 透明细胞癌（clear cell carcinoma，CCC）在美国占表面上皮性癌的 5%～10%，而在日本占 20%。近 90% 的 CCC 发生在 50—70 岁，10% 发生在 40 岁；平均年龄 55 岁（浆液性癌为 63 岁）。大多数肿瘤为 Ⅰ 期。

- 至少 50% 的 CCC 伴卵巢和盆腔子宫内膜异位症，在所有上皮性癌中两者的相关性最高。大多数 CCC 起源于子宫内膜异位囊肿，少数病例发生于交界性透明细胞腺纤维瘤。其他少见相关病变包括 HNPCC/Lynch 综合征、副肿瘤高钙血症和血栓栓塞并发症。

大体特征　（图 14-51 和图 14-52）

- 透明细胞腺纤维瘤（良性或交界性）大体改变无特异性，大部分为实性，某些肿瘤有小或大的囊腔，其切面呈蜂巢状。

- CCC 通常为单房，少数肿瘤呈多房囊肿，伴有突入囊内息肉样肿物；也可表现为实性或囊实性肿物。有些囊性肿瘤大体表现为子宫内膜异位囊肿，而含有腺纤维瘤成分的 CCC 表现为腺纤维瘤的大体特征。

- 囊腔内可含浆液或黏液性液体。伴有子宫内膜异位囊肿的肿瘤含有巧克力色液体，囊内壁有散在斑片状棕色区域。

- 良性和交界性透明细胞肿瘤几乎都是单侧，约 3% 的 Ⅰ 期 CCC 表现为双侧性。

1. 良性和交界性透明细胞肿瘤显微镜下特征 （图 14-53 至图 14-56）

- 良性和交界性透明细胞肿瘤几乎都是腺纤维瘤，必须充分取材以排除小灶的 CCC 病灶。

- 透明细胞腺纤维瘤常含有囊性扩张的腺体，内衬良性透明细胞或典型的扁平细胞（见后述）。这类肿瘤罕见，因为大多数透明细胞腺纤维瘤的细胞都具备足够诊断为交界性肿瘤的异型性。

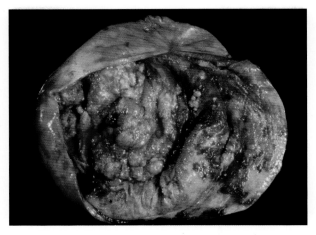

▲ 图 14-51　发生于子宫内膜异位囊肿的透明细胞癌

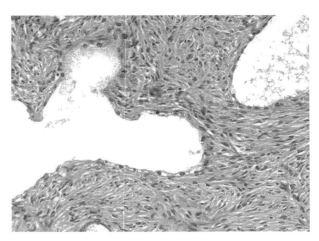

▲ 图 14-54　透明细胞腺纤维瘤
腺体衬覆细胞出现一定的透明胞质有助于诊断

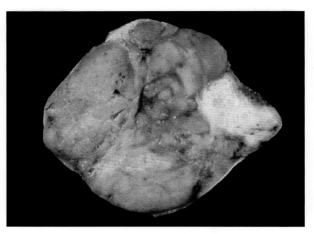

▲ 图 14-52　透明细胞癌，发生于腺纤维瘤
棕褐色成分是浸润性透明细胞癌。背景腺纤维瘤呈白色（右）

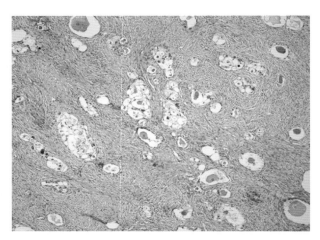

▲ 图 14-55　透明细胞癌发生于透明细胞腺纤维瘤
不规则分布的透明细胞巢和小管提示有间质浸润

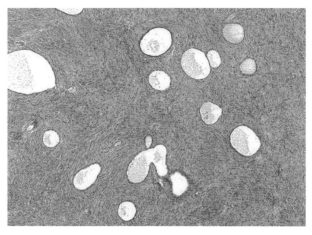

▲ 图 14-53　透明细胞腺纤维瘤
内衬扁平细胞的囊肿是这种少见肿瘤的典型特征

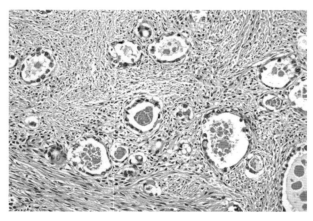

▲ 图 14-56　交界性透明细胞腺纤维瘤，伴灶性微浸润，
表现为间质中小而不规则的细胞巢（底部，中间）

第 14 章　表面上皮 - 间质肿瘤（子宫内膜样透明细胞、移行细胞、鳞状细胞、罕见亚型、未分化和混合细胞亚型）

Surface Epithelial-Stromal Tumors: Endometrioid, Clear Cell, Transitional, Squamous, Rare Variants, Undifferentiated, and Mixed Cell Types

- 交界性腺纤维瘤上皮具有非典型性，通常为透明或靴钉样细胞。若存在癌性上皮，但无浸润时，应归类为交界性腺纤维瘤，但应充分取材以排除浸润的可能，特别在上皮显著增生情况下。腺体排列紧密，缺乏间质或其间仅有少量间质时，应考虑到 CCC 的可能。

2. 透明细胞癌显微镜下特征（图 14-57 至图 14-69）

- CCC 表现为多种形态，常混合存在；最常见的

是管状腺体，部分管状腺体呈囊性，形成所谓的"管囊状"结构。其他主要结构包括乳头状、实性、小巢状和少见的小梁状。这些结构与 YST 结构的混淆导致 CCC 和 YST 在 1939 年被 Schiller 一起归类为"卵巢中肾瘤"。

- 小管、腺体和囊腔内常含有腔内黏液，偶尔也含胶样物质，除了如下所述情况，一般没有细胞内黏液。密集分布的囊腔衬覆扁平细胞，可能会给人一种良性的外观假象。

- 乳头往往缺乏浆液性癌的多级分支和细胞复

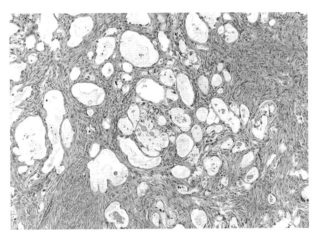

▲ 图 14-57　透明细胞癌，发生于透明细胞腺纤维瘤

典型的透明细胞癌的囊状腺体结构在许多此类肿瘤中很明显

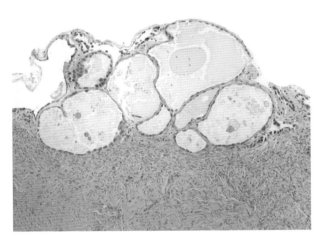

▲ 图 1-58　透明细胞癌，发生于子宫内膜异位囊肿

子宫内膜异位囊肿中偶然发现镜下小灶的囊性透明细胞癌

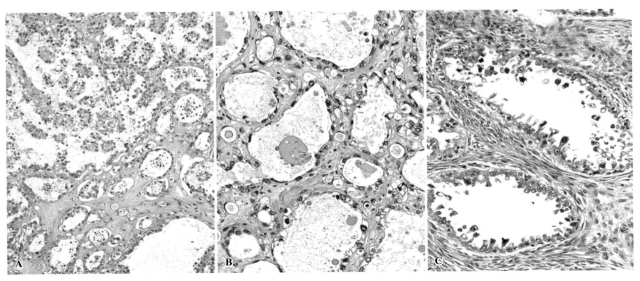

▲ 图 14-59　透明细胞癌

A. 乳头状结构与伴有透明变性、丰富基底膜间质的管囊状结构相邻；B. 管囊状结构伴间质内孤立的印戒样肿瘤细胞；C. 腺管内衬明显的靴钉样细胞

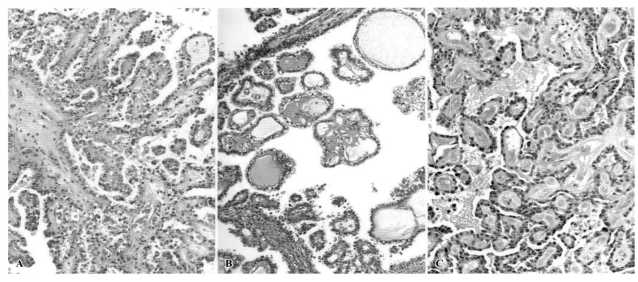

▲ 图 14-60　透明细胞癌，乳头状结构

A. 以乳头状结构为主要或唯一成分的肿瘤可被误认为浆液性交界性肿瘤（见鉴别诊断）；B. 乳头具中空的轴心，轴心内含有嗜酸性胶体；C. 伴透明变性轴心的乳头

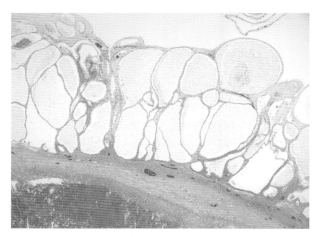

▲ 图 14-61　透明细胞癌，囊状结构为主

囊性腺体间缺乏明显的间质是透明细胞癌的诊断特点，注意许多囊腔内衬扁平上皮

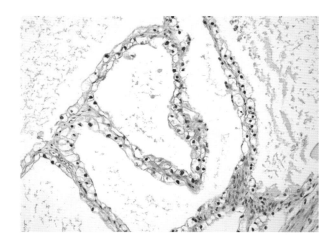

▲ 图 14-62　透明细胞癌

高倍镜下见囊肿衬覆上皮主要为细胞核具有非典型性的透明细胞

层，而且常有独特的轴心（见后述）。

— 实性病变除了肿瘤细胞胞质透明或嗜酸性外，通常缺乏独特的特征。偶尔实性病灶被纤维间质分隔，在低倍镜下类似无性细胞瘤，而且可见散在炎症细胞，但与无性细胞瘤相比，炎症细胞主要为浆细胞。

• CCC 可有透明变性、丰富的基底膜样的间质，局灶呈广泛分布。

— 间质也可表现为成纤维性、黏液样物或疏松水

肿，类似 YST 的网状结构。

— 乳头轴心可以透明变性、含有胶样物质或者出现无细胞间质。Kato 等（2011 年）发现有助于诊断的无细胞间质（球样的无细胞间质）是由大量的透明质酸构成。

• 透明细胞和靴钉样细胞是最常见的细胞类型。透明细胞排列成实性巢状，或衬覆囊肿、小管和乳头；靴钉样细胞衬覆在腔面和乳头。透明细胞（富于糖原）圆形或多角形，核偏位。靴钉样细

第 14 章　表面上皮 – 间质肿瘤（子宫内膜样透明细胞、移行细胞、鳞状细胞、罕见亚型、未分化和混合细胞亚型）

Surface Epithelial-Stromal Tumors: Endometrioid, Clear Cell, Transitional, Squamous, Rare Variants, Undifferentiated, and Mixed Cell Types

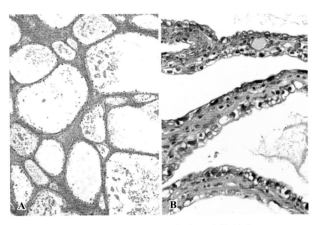

▲ 图 14-63　透明细胞癌，囊状结构

A. 低倍镜下这种结构具有良性假象；B. 高倍镜显示囊内衬覆单层非典型透明细胞

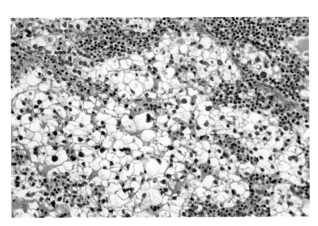

▲ 图 14-64　透明细胞腺癌，实性生长方式和明显的浆细胞浸润

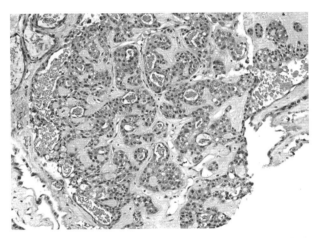

▲ 图 14-65　可见嗜酸性细胞和黏液样间质的透明细胞癌

亦可见透明细胞癌典型的小管状结构

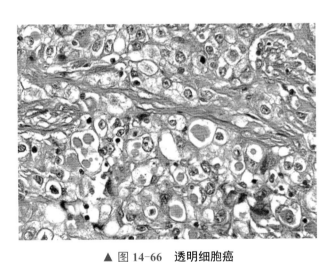

▲ 图 14-66　透明细胞癌

高倍镜显示透明细胞具有高级别核特征和嗜酸性胶质样胞质内小体

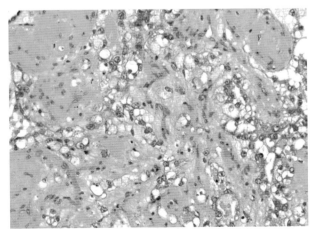

▲ 图 14-67　透明细胞癌伴广泛透明变性

部分肿瘤细胞有印戒细胞样形态

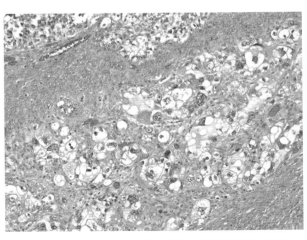

▲ 图 14-68　细胞核具有显著多形性的透明细胞癌

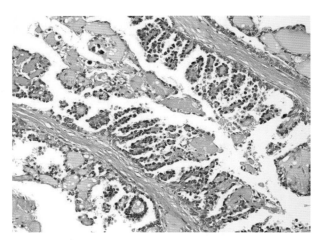

▲ 图 14-69　透明细胞癌，具有明显的微乳头状结构

透明细胞癌典型的小管结构（左下，右上）是有价值的诊断线索

胞有一个球状、常深染的细胞核，突向管腔面。

- 可存在少见的细胞类型，偶尔可表现为主要成分：
  - 扁平或立方细胞。扁平细胞（有时细胞核轻微隆起）内衬于小的囊腔，常表现为良性假象，但经过仔细取材，常可发现有恶性细胞的区域。
  - 嗜酸性细胞含有丰富的嗜酸性胞质。这些细胞可以内衬于腔面，更多表现为巢状和片状生长。
  - 印戒样细胞。通常这些细胞数量不多，偶尔占主要成分。细胞内可含有浓缩的嗜酸性黏蛋白空泡（靶样改变）。
  - 未分化上皮细胞。
  - 多核细胞。这些细胞有些类似合胞体滋养层细胞。

- 尽管有些肿瘤特别是囊性为主的肿瘤表现为低级别核特征，大多数学者认为 CCC 是高级别肿瘤。除囊性肿瘤外，其余肿瘤存在多形性核。
  - 如前所述，具有高级别核或核仁突出的细胞常与低级别核细胞混合存在。
  - 与浆液性癌或其他高级别卵巢癌相比，核分裂象通常较少（平均 3～4 个 /10HPF）。
  - Yamamoto 等在 2012 年提出了 CCC 特异性分级系统，以评价预后（见"行为和预后特征"）。

- 其他形态特征包括坏死、透明小体、砂砾体和炎

性细胞（通常为浆细胞，少见淋巴细胞和中性粒细胞）。CCC 是最常见会有明显浆细胞或中性粒细胞浸润的卵巢癌。Bennet 等发现弥漫的间质炎症和瘤周淋巴细胞与 MMR 缺失相关（见后述）。

免疫组化和分子特征

- CCC 通 常 Napsin A、HNF–1β、AMACR、PAX8、IGFBP 阳性，而 WT1、ER、PR、p53 染色阴性，有助鉴别诊断（见后述）。
  - Fadare 等 2015 年发现，使用 Napsin、HNF 和 AMACR 任两种染色（无论第三种染色结果如何）都有明确诊断意义。
  - 注意，15% 的 CCC 中 HNF 阴性；10% 的子宫内膜样癌表达 NapsinA；HNF 在 60% 的黏液性癌、3% 的 HGSC 和 54% 的 Krukenberg 瘤中表达（Li 等）。

- Willis 等发现 43% 的 CCC 和 67% 伴 MMR 缺失的 CCC 表达 PD–L1，提示可能存在 PD–1/PD–L1 免疫治疗的靶点。

- Tanaka 等报道 2 例分泌雌激素的 CCC 肿瘤细胞 SF1、芳香化酶和 3-β- 羟基类固醇脱氢酶染色阳性。

- Ayhan 等发现 CCC 中 cyclin E1 过表达和 CCNE1 拷贝数增加的比例分别占 23.3% 和 14.8%。这两项发现均与 I 期肿瘤的不良预后相关，而与其他子宫内膜异位相关肿瘤无关。伴有 CCNE1 拷贝数增加的肿瘤对 cyclin E1 有强免疫反应；后者与 hTERT 启动子突变相关，与 ARID1A 表达缺失无关。

- 多达 17% 的 CCC 中发现 MMR 缺失 [Jensen 等，Rambau 等（2016 年），Bennett 等（2016 年）]，这与 CCC 偶伴 HNPCC/Lynch 综合征相一致，因此有必要进行针对性检测。Bennett 等发现 CCC 中的 dMMR 与肿瘤间质炎症和瘤周淋巴细胞相关。Stewart 等（2017 年）发现 MMR 缺失的高分期 CCC 的女性较之 MMR 完整者生存期延长。

- ARID1A 和 PIK3CA 在 CCC 的突变率分别是 60% 和 35%。
  - ARID1A 突变导致 BAF250a 在 CCC 及其相邻子宫内膜异位症或腺纤维瘤中的表达缺失。Nishikimi 等发现 BAF250a 表达缺失在伴腺纤

第 14 章　表面上皮 - 间质肿瘤（子宫内膜样透明细胞、移行细胞、鳞状细胞、罕见亚型、未分化和混合细胞亚型）

Surface Epithelial-Stromal Tumors: Endometrioid, Clear Cell, Transitional, Squamous, Rare Variants, Undifferentiated, and Mixed Cell Types

维瘤的 CCC 中为 28%，比伴子宫内膜异位症的 CCC（67%）少。

- Yamamoto 等（2012 年）发现 *PIK3CA* 基因突变常伴 ARID1A 表达缺失，并与囊性外观的大体、邻近子宫内膜异位症、乳头状结构、透明变性和黏液样间质、缺乏腺纤维瘤成分相关。Matsumoto 等在与肿瘤共存的典型 / 非典型子宫内膜异位症病灶中发现了相同的 *PIK3CA* 突变。

- Abe 等发现 73% 的 CCC 中 *PIK3CA* 过表达，且其与存活率高相关。Rahman 等发现 CCC 中 *PIK3CA* 突变与良好的 OS 相关。

- Katagiri 等发现 ARID1A 表达缺失与接受铂类化疗患者的总体生存期缩短相关。

- Zannoni 等（2014 年，2016 年）得出结论，高 *PIK3CA* 基因突变率、低 *KRAS* 突变率以及缺乏 *BRAF* 突变显示 CCC 与其他卵巢癌不同的分子特征。

- Yamashita 等发现约 50% 的 CCC 存在 *Met* 和 *AKT2* 基因扩增，提示 Met/PIC3CA/AKT 通路的激活可能是 CCC 的重要分子事件。

- Maeda 等发现 Rsf-1（HBXAP）在 82% 的 CCC 中表达；并与进展期及淋巴结转移相关。

- Yamamoto、Tsuda 等（2011 年）发现 MET 原癌基因扩增和 MET 蛋白过表达常见于 CCC，可能提示预后不良。

- Min 等发现细胞周期调节因子 Emi1 在 CCC 中的表达与较高的组织学分级和较差的 OS 相关，这为靶向治疗提供了可能性。

- Huang 等在 16% 的卵巢 CCC 中发现端粒酶逆转录酶（TERT），其与更短的 DFS 和 OS 相关。

- Aman 等发现 20% 低分期 CCC 中存在蛋白酶激活受体 -2（PAR-2），而在高分期 CCC 中为 58%；PAR-2 高表达与 FIGO 分期高、OS 短相关。

鉴别诊断

- 各种卵巢肿瘤和肿瘤样病变都可出现透明细胞（见附录），导致过度诊断 CCC 的潜在风险。本章上文已讨论子宫内膜样癌与透明细胞癌的鉴别诊断。转移性肾 CCC 的鉴别将在第 18 章讨论。

- 浆液性癌：与 CCC 不同，浆液性癌通常临床分期高，有显著的透明细胞及靴钉样细胞，无细胞间质的乳头和丰富的基底膜样的间质少见；具有弥漫的高级别核、核分裂数高、p53 异常表达（过表达或缺失）/ WT1 阳性 /Napsin 阴性 /HNF 阴性的特征。

- 浆液性交界性肿瘤（serous borderline tumor SBT）。

  - 囊内 CCC 偶尔存在显著的息肉样或乳头状结构，低倍镜下类似浆液性交界性肿瘤。相反，SBT 和混合细胞性交界性肿瘤（见书中相关介绍）偶尔含有透明和（或）靴钉样细胞。

  - 支持 CCC 的特征包括存在透明变性或无细胞间质轴心的乳头，缺乏多级分支乳头和显著复层细胞；以透明细胞和靴钉样细胞为主，缺乏纤毛细胞；局灶高级别核；以及 HNF+/ Napsin+/ WT1-/ER- 免疫表型。肿瘤若起源于子宫内膜异位囊肿强烈支持 CCC。

- 无性细胞瘤（与实性 CCC 鉴别）。支持 CCC 的特征包括年龄 > 40 岁，核偏位、深染和不明显的核仁（而无性细胞瘤细胞核位于细胞中心，有一个或多个突出核仁），浆细胞浸润（无性细胞瘤则为淋巴细胞浸润），以及 CK+/EMA+/ OCT- 免疫组化表达。然而，少数 CCC 局灶可有 OCT+。

- 卵黄囊瘤。

  - 支持 CCC 的特征包括患者年龄 > 40 岁、血清 AFP 正常、伴有透明变性或中空轴心的乳头、缺乏典型的网状结构。Schiller-Duva 小体是有助于诊断 YST 的显著特征，但许多 YST 缺乏这种结构。

  - CCC 通常 CK7 + / EMA + / Leu-M1 + /AFP-/ SALL4-/ glypican3-；而 YST 则相反 [注意：少数 CCC 表达 SALL4、AFP 和（或）glypican3；YST 中 AFP 染色可能是非常局灶的，YST 的肠型腺体可 CK7+]。

- 幼年型粒层细胞瘤。与 CCC 鉴别的显著特征包括年轻、分泌雌激素的临床表现、缺乏真性乳头和腺体、inhibin 和（或）calretinin+。

- 类固醇细胞肿瘤。这些肿瘤缺乏 CCC 的管囊状和乳头状结构，通常具有形态一致温和的细胞核，常含有脂质，并且 inhibin、calretinin 和

SF-1 染色阳性。

- Krukenberg 瘤：由于 CCC 可能含有印戒细胞，而某些 Krukenberg 瘤具有管囊状结构和透明细胞，所以两者需要鉴别；支持 Krukenberg 瘤诊断的特征包括已知卵巢外原发肿瘤、双侧卵巢受累、缺乏 CCC 典型的混合性结构和细胞类型。

- 伴有嗜酸细胞的原发性和转移性卵巢肿瘤（见附录）（与嗜酸性 CCC 鉴别）：存在 CCC 典型的结构和细胞类型及免疫组化特征有助于诊断。

- 转移性肾细胞癌（见第 18 章）。

- Fadare 等（2012 年）发现 3 个有利于鉴别诊断 CCC 与 CCC 相似肿瘤的特征，即 CCC 缺乏或仅有少量弥漫分布的具有 3 级核的细胞、腺体和乳头中无或仅有少量的复层核、腺体和乳头内衬立方细胞和扁平（非柱状）细胞。

生物学行为和预后因素 （也见"免疫组化和分子特征"）

- 透明细胞交界性肿瘤和伴局灶浸润的交界性肿瘤通常表现为良性临床过程。

- 分期：低分期 CCC 比低分期 HGSC 预后好，而少见的高分期 CCC 的预后比高分期 HGSC 差，这是由于 CCC 对铂类化疗反应差所致。

  - Hoskins 等发现 CCC 的 5 年和 10 年 DFS 分别为 84% 和 70%（ⅠA/ⅠB 期）、67% 和 57%（ⅠC 期）、49% 和 44%（Ⅱ期）。

  - Higashi 等报道 CCC 的 5 年 PFS 和 OS 分别为 84% 和 88%（Ⅰ期）、57% 和 70%（Ⅱ期）、25% 和 33%（Ⅲ期）、0% 和 0%（Ⅳ期）。

  - 这些研究同时发现ⅠA 期和ⅠC1 期肿瘤预后相同，而ⅠC2/ⅠC3 期肿瘤预后与Ⅱ期肿瘤相似。同样，Suh 等（2018 年）发现ⅠC2/3 期肿瘤的 PFS 和 OS 分别为 68.5% 和 81%，ⅠC1 期肿瘤的 PFS 和 OS 分别为 91.7% 和 95.4%，存活率与ⅠA/ⅠB 期肿瘤相似。Shu 等报道了类似的发现。

  - Bennett 等（2015 年）发现Ⅰ期肿瘤的 5 年存活率为 92%，而高分期肿瘤的 5 年存活率为 31%。淋巴结阴性和淋巴结阳性的 5 年生存率分别为 80% 和 22%。

  - Mueller 等发现伴卵巢表面受累和腹水细胞学阳性的 CCC 中 37.5% 存在淋巴结转移（而缺乏这些特征的 CCC 中 2.4% 有淋巴结转移）。

- 分级：如前所述，CCC 通常被认为是高度恶性肿瘤。虽然传统的分级方案对预后评估没有帮助（Bennett 等），但我们通常对高分化肿瘤或低分化肿瘤进行评价。

  - Yamamoto 等（2012 年）推荐一个主要基于结构的分级方案。A 组：≥ 90% 肿瘤由分化良好的管囊状和（或）乳头状结构组成；C 组：≥ 10% 的肿瘤为低分化（实性肿物或单个浸润细胞、缺乏乳头状或管囊状分化）；B 组：所有其余肿瘤。三组肿瘤Ⅰ期和Ⅱ期的 5 年生存率分别为 100%（A 组）、82%（B 组）和 56%（C 组）。Ⅲ期和Ⅳ期 CCC 的 5 年生存率分别为 48% 和 51%（A 组和 B 组）和 16%（C 组）。

- 伴有子宫内膜异位症：这方面与预后相关的研究数据相互矛盾。

  - Cuff 和 Longacre 发现伴有子宫内膜异位症的 CCC 较单纯 CCC 预后差，而 Orezzoli 等和 Park 等（2018）发现伴子宫内膜异位症 CCC 有更好的预后，Schnack 等发现与子宫内膜异位症相关的 CCC 更多是单纯的 CCC，其预后较无子宫内膜异位症的 CCC 差。

  - Veras 等（2009）比较囊性 CCC 和腺纤维瘤性 CCC，发现前者更多为Ⅰ期（75% 和 44%）、更常伴有子宫内膜异位症（91% 和 44%）和非典型子宫内膜异位症（62%、11%）、2 年和 5 年存活率更高（82%、77% 和 62%、37%），两者之间的差异在于囊性 CCCⅠ期肿瘤的比例更高。

- 其他潜在因素。

  - Yamamoto 等（2007 年）发现起源于腺纤维瘤的 CCC 的预后比发生于子宫内膜异位症的 CCC 更好。

  - Kato 等（2016 年）发现，间质富含浆细胞的 CCC 多为Ⅲ期。

  - Sekiya 等发现 CCC 中 CXCR4 高表达是 OS 和 PFS 较差的独立预后因素。

  - Matsuo 等发现Ⅰ期 CCC 的淋巴血管侵犯是一个独立的不良预后参数，此类患者可受益于化疗。

第 14 章　表面上皮 - 间质肿瘤（子宫内膜样透明细胞、移行细胞、鳞状细胞、罕见亚型、未分化和混合细胞亚型）

Surface Epithelial-Stromal Tumors: Endometrioid, Clear Cell, Transitional, Squamous, Rare Variants, Undifferentiated, and Mixed Cell Types

- Min 等发现 23% 的 CCC 中存在的 Emi1 表达（>5%），与存活率较差相关，提示存在靶向治疗可能。在 60% 的肿瘤中他们还发现 Galectin-3 高表达（≥ 80%），并与高分期病变相关。

- Köbel 及 Xu 发现 CCC 中 IGF2BP3（IMP3）的表达与预后不良有关。

- 其他具有预后意义的分子和免疫组化表达在相应章节中讨论。

四、移行细胞肿瘤

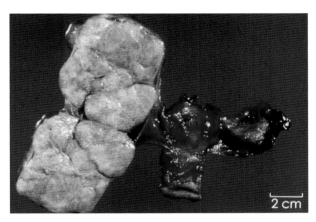

▲ 图 14-70　良性 Brenner 瘤，剖面

一般特征

- 移行细胞肿瘤以尿路上皮分化为特征；多数为良性 Brenner 瘤（Brenner tumor，BT），约占卵巢良性表面上皮 - 间质肿瘤的 5%。高级别浆液性癌（high-grade serous carcinoma，HGSC）中的移行细胞癌（transitional cell carcinoma TCC）样结构现在被认为是 HGSC 的一种变异型，而不是 TCC（见第 13 章）。

- 在某些研究中交界性 Brenner 瘤占 3%～5%，恶性 Brenner 瘤占 5%；然而，Hendrickson 和 Longacre 估计每一种类型的移行细胞肿瘤只占不到 1%，这一数字与我们的经验更一致。

- 大多数 BT 发生年龄在 30—70 岁，> 50% 交界性 Brenner 瘤和 > 65% 恶性 Brenner 瘤发生在 50—70 岁的女性。Nasioudis 等利用 SEER 数据库分析发现 45% 的恶性 Brenner 瘤 > II 期。

- 虽然大多数 Brenner 瘤可能起源于表面上皮 - 间质，但 Brenner 瘤偶尔伴有皮样囊肿、卵巢甲状腺肿或类癌，提示少数病例起源于生殖细胞。少数卵巢门 Brenner 瘤与卵巢网相邻，支持其罕见的卵巢网起源。

- 很少的 Brenner 瘤引起雌激素相关内分泌症状，雄激素相关的内分泌表现更少，这是由于其功能性间质成分分泌类固醇激素的结果。

1. 良性 Brenner 瘤的大体特征（图 14-70）

- 典型的 Brenner 瘤体积较小，通常为偶然发现；50% 肿瘤直径 < 2cm，包括偶然镜下发现的肿瘤。约 10% 为双侧性。

- 肿瘤境界清楚、质硬，切面白色到淡黄色。由于局灶性钙化，肿瘤偶有砂砾样质地。肿瘤可能出现小囊腔或偶见较大的囊腔，少数肿瘤大且呈多囊性。

- 25% 的病例中有不同类型的肿瘤，通常与 Brenner 瘤关系密切，并有相应的大体表现。这些肿瘤的 2/3 是黏液性囊性肿瘤，几乎全是良性肿瘤；其余的肿瘤多为浆液性囊腺瘤、皮样囊肿或卵巢甲状腺肿。

2. 良性 Brenner 瘤的显微镜下特征（图 14-71 至图 14-73）

- 在显著的纤维性间质中，移行细胞形成圆形或卵圆形细胞巢，偶见小梁状结构。细胞巢可为实性或有中央空腔，腔内有时内衬黏液细胞或少数情况下充满致密的嗜酸性分泌物；空腔可囊状扩张，

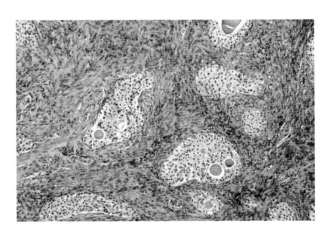

▲ 图 14-71　良性 Brenner 瘤

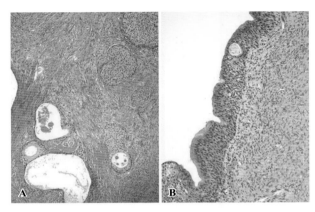

▲ 图 14-72　Brenner 肿瘤

A. 良性 Brenner 瘤伴囊性改变；B. 这些肿瘤的囊腔内衬黏液细胞，其下为复层移行细胞

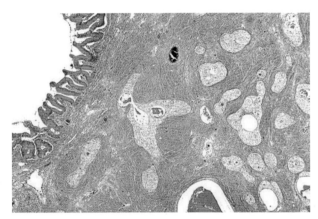

▲ 图 14-73　黏液性囊腺瘤（左）和 Brenner 肿瘤（右）组成的混合性肿瘤

并内衬扁平细胞。这可导致周围的移行细胞不明显。少见肿瘤有明显的微囊结构。

* 移行细胞胞质淡染，核呈椭圆形，常有核沟。少数情况下，细胞巢中央的细胞表现鳞状特征。空腔内衬细胞通常是黏液性细胞（有时被覆移行细胞），但偶尔为纤毛 – 浆液性上皮或未分化上皮。大的囊肿可以内衬扁平细胞，也可见单纯的黏液性腺体和囊肿。混合性 Brenner– 黏液性肿瘤见后述（见"混合上皮性肿瘤"）。

* 间质成分通常类似于卵巢纤维瘤，偶见黄素化细胞。1/3 病例发生间质针状钙化。另有 1 例典型的 Brenner 瘤间质成分转化为纤维肉瘤。

* 诊断不需要免疫染色。常见阳性标记有 CK7、p63、尿路上皮标志物 uroplakin Ⅲ（管腔染色）、

血栓调节蛋白（膜染色）和 GATA-3；PAX8、PAX2 和 CK20 几乎总是缺失。1/3 的肿瘤中存在嗜银颗粒，5– 羟色胺免疫反应通常阳性，偶尔肽类激素阳性。

* Khani 等发现肿瘤存在尿路上皮癌中常见的 *TERT* 启动子突变缺失。

3. 交界性和恶性 Brenner 瘤的大体特征（图 14–74）

* 交界性 Brenner 瘤几乎都是单侧的，通常具有实性和囊性成分，实性者类似良性 Brenner 瘤，囊性者常见乳头或息肉形成。

* 恶性 Brenner 瘤通常有实性和囊性两种区域，囊性区含有乳头或息肉样肿块，或有附壁结节。约 10% 肿瘤为双侧性。

4. 交界性 Brenner 瘤的显微镜下特征（图 14–75 至图 14–77）

* 这些肿瘤通常类似于乳头状尿路上皮性移行细胞癌（TCC），虽然有时也有广基的水肿息肉样突出（这种结构在膀胱 TCC 中不常见）。可见明确的良性 Brenner 瘤成分，缺乏浸润。核分裂象可能多见。

* TCC 成分分级与尿路上皮分级类似，即 1 级非典型性代表"交界性 Brenner 瘤伴有非典型性"，2 级或 3 级 TCC 符合"交界性 Brenner 瘤伴上皮内癌"。这类肿瘤应严格取材以排除浸润。

* 除了尿路上皮标记（S100P，GATA-3）染色外，

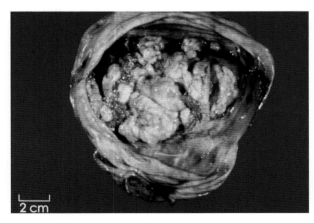

▲ 图 14-74　交界性 Brenner 瘤

息肉样肿物突入囊腔

第 14 章　表面上皮 – 间质肿瘤（子宫内膜样透明细胞、移行细胞、鳞状细胞、罕见亚型、未分化和混合细胞亚型）

Surface Epithelial-Stromal Tumors: Endometrioid, Clear Cell, Transitional, Squamous, Rare Variants, Undifferentiated, and Mixed Cell Types

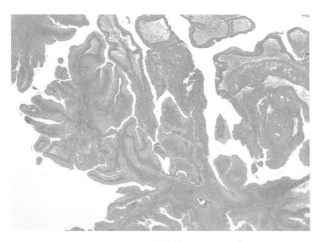

▲ 图 14-75　交界性 **Brenner** 瘤

肿瘤具有典型突出的乳头状结构，类似于膀胱上皮低级别乳头状癌，注意缺乏间质浸润

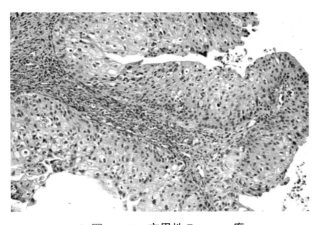

▲ 图 14-76　交界性 **Brenner** 瘤

表现类似膀胱低级别乳头状移行细胞癌，肿瘤其他部位有良性 Brenner 瘤成分

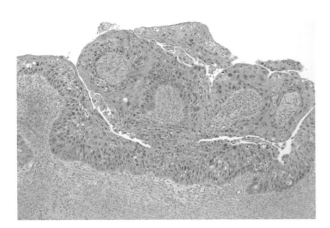

▲ 图 14-77　交界性 **Brenner** 肿瘤伴上皮内癌（图 14-75 肿瘤的局部）

交界性 Brenner 瘤也表现为 p63 弥漫性核染色。

5. 恶性 Brenner 瘤的显微镜下特征（图 14-78）

- 恶性 Brenner 瘤的诊断要求在交界性或良性 Brenner 瘤的背景上存在间质浸润。浸润性肿瘤通常完全或主要为 TCC（按尿路上皮分级）或鳞状细胞癌。浸润性肿瘤多为 2 级或更高，但少数为 1 级。
- 很罕见情况下恶性成分中含有黏液细胞，个别 Brenner 瘤伴有的黏液囊性成分本身可能是腺癌。
- 1 例恶性 Brenner 瘤伴有小梁状类癌。
- Khani 等发现其缺乏在尿路上皮癌中常见的 TERT 启动子突变。

> **鉴别诊断**

- 良性 Brenner 瘤。
  - 偶然在显微镜下发现卵巢间质中存在类似于输卵管浆膜 Walthard 巢的移行细胞巢。与 Brenner 瘤不同的是，不伴有纤维瘤样间质，也不会形成独立的肿块。
  - 子宫内膜样腺纤维瘤伴鳞状分化（见书中相关介绍）。
  - 岛状粒层细胞瘤和岛状类癌。这些肿瘤与 Brenner 瘤的鉴别主要通过肿瘤细胞的不同特征。如有需要，性索标记和神经内分泌标记可提示正确诊断。
  - 黏液囊性肿瘤（与囊性 Brenner 瘤鉴别）。这类

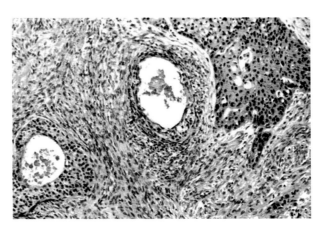

▲ 图 14-78　恶性 **Brenner** 瘤

鳞状细胞癌巢（右上）伴良性 Brenner 瘤灶

肿瘤在黏液细胞的周围缺乏移行细胞，尽管黏液细胞可能被挤压而难以辨认。

- 交界性和恶性 Brenner 瘤。
  - 尿路上皮来源的转移性 TCC（见第 18 章）：出现良性 Brenner 瘤成分确定了肿瘤的原发性本质；有尿路上皮 TCC 和（或）双侧卵巢受累的病史支持转移，尽管偶尔有同时存在尿路上皮 TCC 和 Brenner 肿瘤的病例。
  - 未分化癌（undifferentiatedcarcinoma，UC）：UC 可含继发于坏死的假乳头，但缺乏交界性和恶性 Brenner 瘤特征性的边缘平滑的粗大乳头；UC 一般具有更高级别、失黏附性的组织细胞样细胞。
  - 幼年型和成年型粒层细胞瘤（granulosa cell tumor，GCT）；GCT 很少有类似于交界性或恶性 Brenner 瘤的乳头状囊性结构；年轻（JGCT 中）、内分泌表现、出现其他更典型的 GCT 结构（如滤泡）和性索标记阳性有助于鉴别诊断。

扩散和预后

- 虽然只有少数长时间随访的病例报道，除其中 1 例不完全切除的肿瘤在子宫下段复发，其余交界性 Brenner 瘤（见前述定义）无卵巢外播散。
- Austin 和 Norris 发现ⅠA 期恶性 Brenner 瘤存活率为 88%，而 Nasioudis 等发现伴有卵巢外扩散的病例 5 年 DSS 为 51%。

五、鳞状细胞癌

　　本节包含表皮样囊肿和鳞状细胞癌，尽管并非所有病例都起源于表面上皮。两者均少见。

（一）表皮样囊肿（图 14-79）

- 表皮样囊肿通常是偶然发现的，年龄大于皮样囊肿（平均年龄分别为 57 岁和 41 岁）。
- 表皮样囊肿几乎都是单侧，位于卵巢髓质内。囊肿直径一般小于皮样囊肿（1.75cm 和 6cm），也可达 10cm，通常充满黄白色奶油样物。
- 镜下显示内衬有颗粒层的角化鳞状上皮。某些病例的囊壁可见 Walthard 巢或类似良性 Brenner 瘤的细胞巢，或者伴有子宫内膜异位症。

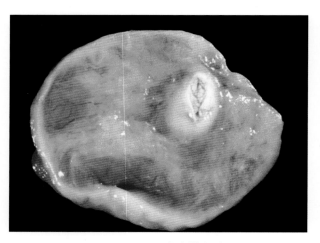

▲ 图 14-79　表皮样囊肿
可见含有层状角化物的小囊肿

- 大多数可能发生于表面上皮（起源于上皮包涵腺体、Walthard 巢、Brenner 肿瘤）或子宫内膜异位症。Khedmati 等的一项研究支持某些囊肿为畸胎瘤的鳞状成分过度生长，他们发现最初被认为是表皮样囊肿的病变，经过补充取材后被重新归类为皮样囊肿。

（二）鳞状细胞癌

- 卵巢鳞状细胞癌（squamous cell carcinomas，SqCC）通常起源于皮样囊肿内衬上皮（见第 15 章），少数情况下可为 Brenner 瘤的成分（见恶性 Brenner 瘤）、也可起源于子宫内膜异位症（SqCCE）或为纯粹的鳞状细胞癌（SqCCP）。
- 在表面上皮 - 间质肿瘤中只有 SqCCE 和 SCCP 被归为 SqCC。以下资料来自 Pins 等的研究数据。

临床表现

- 7 例 SqCCE 患者年龄 29—70 岁（平均 49 岁），除 1 例外，其余均有卵巢外播散。其中 1 例伴有宫颈高级别鳞状上皮内病变（HISL）。
- 11 例 SqCCP 患者年龄 27—73 岁（平均 56 岁），除 1 例外，其余均有卵巢外播散。3 例患者伴宫颈 HISL。

病理学特征

- Pins 的研究中，大多数肿瘤以实性为主，伴多个继发于坏死的小囊肿，某些肿瘤则以囊性为主。

第 14 章　表面上皮 – 间质肿瘤（子宫内膜样透明细胞、移行细胞、鳞状细胞、罕见亚型、未分化和混合细胞亚型）

Surface Epithelial-Stromal Tumors: Endometrioid, Clear Cell, Transitional, Squamous, Rare Variants, Undifferentiated, and Mixed Cell Types

- 镜下肿瘤有多种形态结构，包括乳头状或息肉状、囊状、岛状、弥漫浸润、疣状和肉瘤样，通常以一种形态为主。所有 SqCCE 均为 3 级；1 例 SqCCP 为 2 级，10 例 SqCCP 为 3 级。
- SqCC 偶尔表现为明显嗜酸性未分化大细胞。

生物学行为

- SqCCE 和 SqCCP 的生存率低于来源于表皮样囊肿的 SqCC。在 SqCCE 和 SqCCP 中，肿瘤的分期和分级与总生存率相关。几乎所有 SqCCE 和约 60%SqCCP 患者死于本病。

鉴别诊断

- 子宫内膜样腺癌伴广泛鳞状化生。诊断取决于充分取材以确认存在小灶的子宫内膜样腺体成分。
- 显著嗜酸性变的 SqCC 需要与嗜酸细胞肿瘤（见附录）鉴别诊断。
- 宫颈或宫颈外的转移性 SqCC。发现并存的良性鳞状上皮、子宫内膜异位症或 Brenner 瘤提示可能起源于卵巢。

六、罕见的明确或可能来源于表面上皮的癌

（一）小细胞癌，肺型

临床特征

- 小细胞癌，肺型（small cell carcinoma, pulmonary type，SCCPT）发生于 22—85 岁（平均 59 岁）的女性，其临床表现类似于普通卵巢癌。副肿瘤激素表现（IADH 分泌、库欣、类癌综合征）偶见。
- 在开腹手术中常见肿瘤为双侧，约 50% 有卵巢外播散。

病理学特征　（图 14-80 至图 14-82）

- 肿瘤通常较大，呈实性改变；部分伴小囊成分。
- 显微镜下肿瘤细胞呈片状、紧密排列的岛状和小梁状结构，由小到中等大、圆形到梭形细胞构成，细胞质稀少，细胞核深染，染色质点彩状，

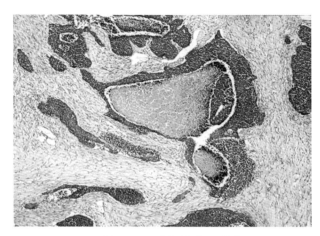

▲ 图 14-80　小细胞癌，肺型
不规则小细胞巢，细胞胞质稀少，局部坏死明显

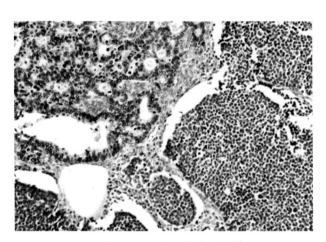

▲ 图 14-81　小细胞癌，肺型
小细胞癌与子宫内膜样癌混合存在

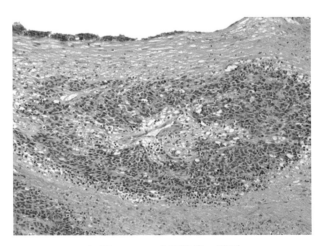

▲ 图 14-82　小细胞癌，肺型
肿瘤位于局部内衬良性子宫内膜样细胞（左上）的囊壁上

核仁不明显。菊形团或菊形团样结构偶见。

- 相关上皮分化的肿瘤成分：黏液性或子宫内膜样癌、Brenner 瘤或鳞状上皮。1 例肿瘤发生于成熟性囊性畸胎瘤。
- 大多数肿瘤 CK 阳性和 NSE 阳性；少见 EMA 阳性和 Leu–7 阳性；可表达突触素（syn）和（或）嗜铬素（CgA）；偶见 CK20（核周点状染色）、p16 或 TTF1 染色。1 例肿瘤含有神经内分泌颗粒。
- Eichhorn 等（1992 年）发现 8 例肿瘤中 5 例为非整倍体，3 例为二倍体。

鉴别诊断

- 高钙血症型小细胞癌（见第 17 章）：发病年龄较大、并且伴有表面上皮型肿瘤以及 WT1（N 末端）阴性支持小细胞癌，肺型（SCCPT）；高钙血症肿瘤独特的显微镜下改变也有助于鉴别。
- 肺或其他少见部位的转移性鳞状细胞癌（见第 18 章）：肿瘤通常伴有原发表面上皮肿瘤的形态，以及临床证明卵巢外存在原发肿瘤，均利于鉴别诊断。
- 以胞质稀少的小细胞为特征的其他原发性和转移性卵巢肿瘤（见附录）。
- 大细胞神经内分泌癌（见后述）。

生物学行为

- 随访显示，在最近的一次随访中，约 2/3 的患者已经死亡，或带瘤生存。

（二）大细胞（非小细胞）神经内分泌癌（图 14-83 至图 14-86）

- 大细胞神经内分泌癌（large cell neuroendocrine carcinoma，LCNC）发生于 22—77 岁的女性；1 例有继发于甲状旁腺激素分泌的副肿瘤高钙血症。大多数肿瘤为单侧性；50% 患者就诊时已有卵巢外播散。
- 神经内分泌成分一般与表面上皮癌（或偶为交界性肿瘤）混合存在，通常为黏液性或少数为子宫内膜样，罕见浆液性。少数肿瘤发生于皮样囊肿（某些发生于黏液性癌成分内），或完全是单纯性的神经内分泌肿瘤。
- 神经内分泌成分主要由片块状、紧密排列的岛状、条索状和小梁状上皮细胞组成，几乎没有间

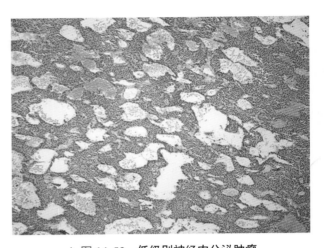

▲ 图 14-83　低级别神经内分泌肿瘤

肿瘤细胞相对均匀，有明显的嗜酸性细胞质，围绕在大小不一的腺样腔隙周围（亦见图 14-84）

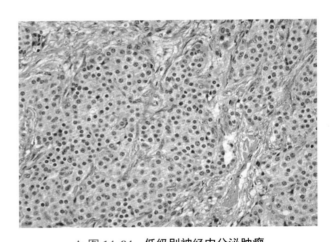

▲ 图 14-84　低级别神经内分泌肿瘤

图 14-83 肿瘤的高倍镜显示，具有典型神经内分泌特征的均匀一致的圆形细胞

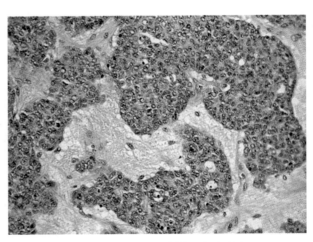

▲ 图 14-85　大细胞神经内分泌癌

高级别肿瘤，巢状和小梁状结构，局灶小管隙形成

第 14 章 表面上皮 – 间质肿瘤（子宫内膜样透明细胞、移行细胞、鳞状细胞、罕见亚型、未分化和混合细胞亚型）

Surface Epithelial-Stromal Tumors: Endometrioid, Clear Cell, Transitional, Squamous, Rare Variants, Undifferentiated, and Mixed Cell Types

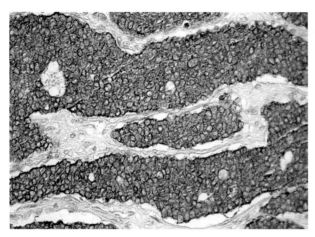

▲ 图 14-86 大细胞神经内分泌癌，嗜铬素免疫组化染色
注意突出的小梁结构

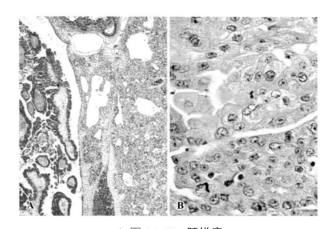

▲ 图 14-87 肝样癌
A. 肝样癌与浆液性乳头状癌相邻；B. 肝样癌的高倍镜形态

质。肿瘤细胞由中到大的细胞构成，含少到中等量嗜酸性、颗粒状胞质；核大、有时伴有巨核。也可出现梭形肿瘤细胞。

- 肿瘤的非典型性从低级别到高级别不等。
- 通常 CK、突触素和嗜铬素阳性表达，偶有 CD56、c-kit 和神经肽激素着色；高钙血症肿瘤表达甲状旁腺激素。
- 大多数患者死于本病；偶有例外者系 I 期患者。

鉴别诊断

- 类癌：这类肿瘤结构更一致，极少非典型性，核分裂象少见。
- 肺型小细胞癌：这些肿瘤含有胞质稀少的小细胞，通常对嗜铬素无反应。
- 转移性 LCNC：在大多数病例中，伴有表面上皮性肿瘤是确定肿瘤原发本质的重要线索，但在缺乏这种成分时，必须使用其他标准（见第 18 章）来排除转移。
- 未分化的大细胞癌，不论是单纯性肿瘤或作为混合性上皮肿瘤的组成成分：这些肿瘤缺乏 LCNC 特有的生长结构和免疫表型。

（三）肝样癌（图 14-87）

- 这些罕见的肿瘤通常发生在绝经后女性，具有非特异临床表现；部分患者血清 AFP 升高。大多数肿瘤为 II 期或 III 期。
- 肿瘤缺乏独特的大体特征，镜下与肝细胞癌相似。

肿瘤呈片块状、小梁状和条索状排列，细胞具有丰富的嗜酸性胞质，核圆形至椭圆形，位于中心，常呈多形性。可见多量核分裂象和玻璃样小体。

- 肿瘤细胞 AFP 阳性、多克隆 CEA 阳性（微管型），半数病例 hepPAR1 阳性。
- 某些肿瘤混合有浆液性癌（或较少见的黏液性癌或子宫内膜样癌），支持其为表面上皮性肿瘤谱系。

鉴别诊断

- 转移性肝细胞癌（见第 18 章）：伴有表面上皮性肿瘤强烈支持其为原发肿瘤；肝脏的影像学可有帮助。
- 其他含有嗜酸性细胞的卵巢肿瘤（见附录），特别是肝样卵黄囊瘤（YST）。支持或确诊肝样 YST 的特征包括年龄＜ 40 岁、更常见 YST 结构、缺乏明显的核多形性以及上述免疫表达。

（四）腺样囊性样癌和基底样癌

- 这些罕见的肿瘤有类似于腺样囊性癌（adenoid cystic carcinoma，ACC）或基底细胞癌独特或明显的成分。我们观察到的病例提示其与子宫内膜样癌的相关性比其他细胞类型的肿瘤更密切。

1. 腺样囊性样癌（图 14-88）

- 报道的 8 例肿瘤中有 6 例发生于 60—70 岁或 70—80 岁。5 例为 III 期肿瘤。
- 5 例肿瘤含有表面上皮成分（浆液性、子宫内膜样、

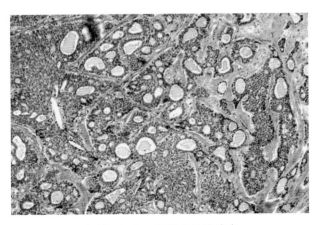

▲ 图 14-88　腺样囊性样腺癌

透明细胞），通常是癌，偶为交界性病变。

- "腺样囊性样"（adenoid cystic-like）这一术语用于多数这类肿瘤是恰当的，因为通常缺乏肌上皮细胞（表现为缺乏 S100 和肌动蛋白染色）。然而，8 例肿瘤中至少有 1 例含有肌上皮细胞，认为是真正的 ACC。
- 所有随访的晚期肿瘤患者均死于本病或在报道时带瘤生存。

2. 基底样癌（图 14-89）

- 报道的 6 例患者的年龄范围广泛（19—65 岁）。2 例就诊时存在卵巢外播散。
- 除基底样癌外，3 例肿瘤伴有成釉细胞瘤样结构。罕见的表现包括子宫内膜样癌、鳞状分化或非特异性腺体。
- 预后良好，尽管一些病例随访资料有限。

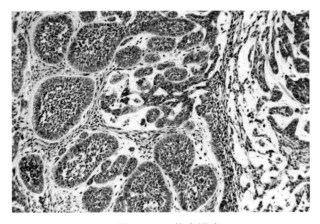

▲ 图 14-89　基底样癌

（五）嗜酸细胞瘤和嗜酸细胞癌

- 这些罕见的肿瘤由具有嗜酸性胞质的细胞构成，呈片状排列。部分肿瘤有局灶腺管和（或）乳头状分化，支持其为上皮性来源。1 例肿瘤电镜检查发现大量线粒体。
- 与含有嗜酸性细胞的其他卵巢肿瘤鉴别（见附录）。报告为"嗜酸细胞腺癌"的某些肿瘤实际上是嗜酸性子宫内膜样癌或透明细胞腺癌。在诊断卵巢嗜酸细胞瘤或嗜酸细胞癌之前，应该充分取材和免疫组化染色，以排除特殊类型的肿瘤。

七、未分化癌

一般特征

- 采用 WHO 标准（见后述），≤ 5% 上皮型卵巢癌为未分化癌（undifferentiated carcinomas，UC）。而 FIGO 报告中的相应数字是 14%。
- Ⅰ 期、Ⅱ 期、Ⅲ 期和Ⅳ 期 UC 的比例分别约为 10%、10%、50% 和 25%。5 年生存率分别为 68%、40%、17% 和 6%；在一些研究中其生存率低于高级别浆液性癌。
- 某些 UC 与子宫内膜 UC（见第 8 章）相似，包括 MMR 蛋白丢失和伴 HNPCC/Lynch 综合征。
- UC 作为混合性癌的组成成分，在下一节中讨论。

病理学特征　（图 14-90）

- UC 缺乏能与其他低分化卵巢癌相区别的大体特征。通常实性为主，偶有囊肿。
- UC 无或仅有极少分化。表现为均匀一致黏附性差的卵圆形细胞，体积中等至大，核大、空泡状、核仁突出。可出现梭形和（或）横纹肌样细胞。常伴广泛坏死。
- 极少数的小灶分化可能表现为腺体、充满黏液的细胞、突兀的角化灶和（或）砂砾体。这些分化是非特异性的，可以不同频率发生在上皮 – 间质细胞肿瘤的许多亚型中。
- 罕见的 UC。
  - 伴局灶性合体滋养层细胞分化，包括绒毛膜癌。

第 14 章　表面上皮 – 间质肿瘤（子宫内膜样透明细胞、移行细胞、鳞状细胞、罕见亚型、未分化和混合细胞亚型）

Surface Epithelial-Stromal Tumors: Endometrioid, Clear Cell, Transitional, Squamous, Rare Variants, Undifferentiated, and Mixed Cell Types

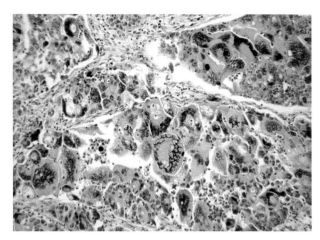

▲ 图 14-90　未分化癌伴巨细胞

－ 类似于肺巨细胞癌。
－ 类似淋巴上皮瘤，1 例有淋巴结扩散。

鉴别诊断

- 弥漫性成年型粒层细胞瘤：支持或确诊为 UC 的特征包括：分期高、核深染和多形性（不是"奇异性"退变型，见第 16 章）、免疫表型 EMA 阳性 /inhibin 阴性 /calretinin 阴性，以及缺乏相关的内分泌表现。
- 肺型小细胞癌（见书中相关介绍）和高钙血症型小细胞癌（见第 17 章）：这两种肿瘤均为小细胞性，并且具有其他未分化癌所没有的特征。
- 低分化肉瘤（见第 17 章）、MMMT（见书中相关介绍）和淋巴瘤（见第 18 章）。
- 转移性乳腺癌：乳腺癌的临床病史显然有助于鉴别；与许多原发性卵巢癌不同，多数乳腺癌是 GATA-3 阳性 /WT1 阴性 /CA125 阴性，部分 GCDFP 阳性。
- 转移性未分化癌：令人费解的是卵巢转移性 UC 不常见，这些肿瘤的鉴别诊断依据卵巢原发肿瘤与转移性肿瘤鉴别的一般标准（见第 18 章）。

八、混合性上皮性肿瘤

- 混合性上皮型肿瘤是表面上皮 – 间质肿瘤，表现为大体检查中可识别出不同类型的肿瘤或镜下检查肿瘤除了主要成分外还有一个或多个其他成分（占肿瘤 10%）。几乎所有混合性上皮性肿瘤的组

合都出现，在此仅列出最值得注意的肿瘤。

（一）混合性良性肿瘤

- 这类肿瘤大体检查发现两种成分，或者次要成分占肿瘤的 ≥ 10%。
- 根据上述标准，最常见的类型是 Brenner 瘤伴黏液性囊性肿瘤。Brenner 上皮巢内出现黏液上皮不能诊断为混合性肿瘤。

（二）混合性交界性肿瘤（图 14-91 至图 14-93）

- 这类肿瘤临床病理改变类似宫颈内膜样黏液性交

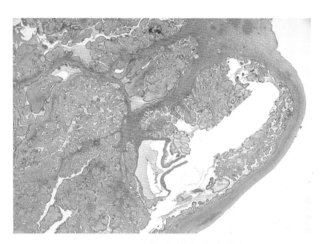

▲ 图 14-91　混合性交界性肿瘤

肿瘤常具有明显的乳头状结构，本例同时内衬黏液性和浆液性细胞（即浆液 – 黏液交界性肿瘤）

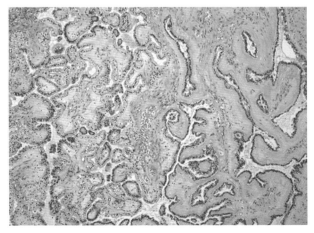

▲ 图 14-92　混合性交界性肿瘤

可见黏液细胞和非黏液的浆液性细胞，此图局部孤立区有良性特征，但其他区域肿瘤增殖更活跃

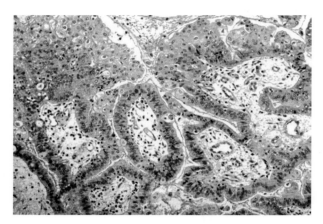

▲ 图 14-93　混合性交界性肿瘤

鳞状细胞分化（上）和子宫内膜样细胞分化

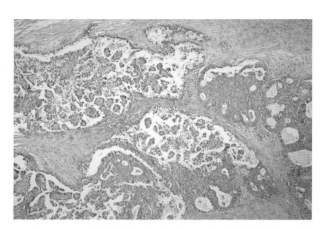

▲ 图 14-94　混合性透明细胞癌和子宫内膜样腺癌（右）

界性肿瘤，包括伴有子宫内膜异位症（见第 13 章），除了存在一种或多种 ≥ 10% 肿瘤的其他 müllerian 分化成分，特别是浆液性、子宫内膜样、鳞状上皮（混合细胞型 müllerian 交界性肿瘤）。罕见情况，癌起源于这些成分（见后述）。

- Ohishi 等在这类肿瘤中发现 56% 的透明细胞，但缺乏透明细胞癌的结构特征和非典型性，且与后者不同，这些细胞 ER 阳性 /HNF 阴性。然而，我们有 1 例起源于典型混合性 müllerian 交界性肿瘤的透明细胞癌。
- 肿瘤的行为类似宫颈内膜样黏液交界性肿瘤（见第 13 章），尽管有报道罕见的Ⅳ期肿瘤（Newton 等）。

（三）混合性癌（图 14-94 和图 14-95）

- 先前研究发现多达 10% 的上皮性卵巢癌为混合性，但 Mackenzie 等基于组织形态学的研究，混合上皮性卵巢癌的发生率为 1.7%，而基于免疫组化和分子生物学发现，发生率 < 1%。
- 罕见的混合性癌由不同比例的宫颈内膜样和浆液样上皮细胞组成，偶有其他类型的细胞。
  - 这些罕见的肿瘤通常为低级别，常伴子宫内膜异位症和（或）混合细胞型 müllerian 交界性肿瘤，肿瘤可能起源于此。
  - Lee 和 Nucci 报道的 4 例肿瘤发生在年龄 ≤ 50 岁的女性；2 例为Ⅱ期或Ⅲ期。肿瘤完全或几乎完全由子宫颈内膜上皮构成；偶见多角形嗜酸性细胞和（或）子宫内膜样和鳞状分化灶。

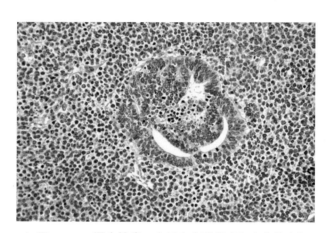

▲ 图 14-95　混合性癌，由子宫内膜样癌和未分化小细胞癌（"去分化癌"）组成

浸润多为膨胀性，但 1 例为毁损性浸润。

- Taylor 和 McCluggage 报道了 19 例发生在 16—79 岁女性的"浆黏液性"癌；15 例Ⅰ期，1 例Ⅱ期，3 例Ⅲ期。1 例ⅡB 期死亡。
  - 多数肿瘤以宫颈内膜样黏液细胞成分为主；4 例以子宫内膜样成分为主。靴钉样细胞、嗜酸性细胞、鳞状细胞、透明细胞和印戒细胞也以不同比例存在。几乎都是 1 级或 2 级。
  - 其他常见的表现包括中性粒细胞浸润、类似宫颈微腺体增生病灶、子宫内膜异位症和混合细胞型 müllerian 交界性肿瘤成分。
  - 免 疫 组 化 CA125、PAX8、CA19.9 阳 性，CEA 阳性少见，罕见 WT1 阳性。
- Rambau 等（2017 年）对 32 例最初诊断为"浆 –

第 14 章　表面上皮 – 间质肿瘤（子宫内膜样透明细胞、移行细胞、鳞状细胞、罕见亚型、未分化和混合细胞亚型）

Surface Epithelial-Stromal Tumors: Endometrioid, Clear Cell, Transitional, Squamous, Rare Variants, Undifferentiated, and Mixed Cell Types

黏液性"癌的肿瘤进行复查，发现观察者间诊断重复性差，且无特有的免疫表型或基因型。他们的发现并不支持浆 – 黏液性癌的分类，但允许将其重新分类为子宫内膜样癌并伴有黏液分化（23 例）、低级别浆液性癌（3 例）或黏液性癌（1 例）。

- 子宫内膜样癌伴有透明细胞癌、浆液性癌和未分化癌。子宫内膜样癌混合这些成分中的任何一种均对预后有不利影响。
  - 某些类似于混合性浆液性 – 子宫内膜样癌的肿瘤似乎是具有子宫内膜样区域的单纯浆液性癌。弥漫性 WT1 阳性和 p53 突变染色模式支持后一种诊断。
  - 如上所述，单纯浆液性癌和单纯子宫内膜样癌可含有透明细胞，不应被误认为混合性癌伴透明细胞癌成分。
  - 卵巢混合性子宫内膜样 – 未分化癌（见"去分化癌"）与子宫内膜的混合性子宫内膜样 – 未分化癌相似（见第 8 章），包括侵袭性行为、明显差于 3 级子宫内膜样癌的预后。有些肿瘤存在 BRG-1 缺陷（Tan 等）。
  - Tornos 等（1994 年）发现，浆液性或 UC 成分将Ⅲ期或Ⅳ期子宫内膜样癌的 5 年和 10 年生存率分别从 63% 和 45% 降低到 8% 和 0%。
- 表面上皮肿瘤（浆液性、黏液性、子宫内膜样、透明细胞）很少与罕见的高级别成分混合，如肝样癌、肺型小细胞癌、神经内分泌癌或绒毛膜癌。本章前面已讨论了这些肿瘤的形态特点。

缩略语

ACC	adenoid cystic carcinoma	腺样囊性癌
BT	Brenner tumor	Brenner 瘤
CCC	clear cell carcinoma	透明细胞癌
CHEC	corded and hyalinized endometrioid carcinoma	条索状和透明样变子宫内膜样癌
DFS	disease-free survival	无病生存期
ESS	endometrioid stromal sarcoma	子宫内膜样间质肉瘤
GCT	granulosa cell tumor	粒层细胞瘤
HGSC	high-grade serous carcinoma	高级别浆液性癌
IADH	Inappropriate antidiuretic hormone secretion	抗利尿激素分泌失衡
HGESS	high-grade endometrioid stromal sarcoma	高级别子宫样内膜间质肉瘤
HNPCC	hereditary nonpolyposis colonic carcinoma syndrome（Lynch syndrome）	遗传性非息肉性结肠癌综合征（Lynch 综合征）
IMBT	intestinal mucinous borderline tumor	肠型黏液性交界性肿瘤
JGCT	juvenile granulosa cell tumor	幼年型粒层细胞瘤
LCNC	large cell neuroendocrine carcinoma	大细胞神经内分泌癌
LGESS	low-grade endometrial stromal sarcoma	低级别子宫内膜间质肉瘤
LOH	loss of heterozygosity	杂合性缺失
MMBT	mixed müllerian borderline tumor	混合性交界性苗勒肿瘤

MMMT	malignant mesodermal mixed tumor	恶性中胚层混合瘤
MMR	mismatch repair	错配修复
OS	overall survival	总生存期
PFS	progression–free survival	无进展生存期
PNET	peripheral neuroectodermal tumor	原始神经外胚层肿瘤
SBT	serous borderline tumor	浆液性交界性肿瘤
SCCPT	small cell carcinoma of pulmonic type	小细胞癌，肺型
SLCT	Sertoli–Leydig cell tumor	Sertoli–Leydig 细胞瘤
SO	sarcomatous overgrowth	肉瘤样生长过度
SqCC	squamous cell carcinoma	鳞状细胞癌
SqCCE	squamous cell carcinoma associated with endometriosis	伴子宫内膜异位症的鳞状细胞癌
SqCCP	pure squamous cell carcinoma	单纯鳞状细胞癌
TCC	transitional cell carcinoma	移行细胞癌
UC	undifferentiated carcinoma	未分化癌
WHO	World Health Organization	世界卫生组织
YST	yolk sac tumor	卵黄囊瘤

（唐录英　翁子晋　**译**　王　昀　**校**）

第 15 章

卵巢生殖细胞及混合性生殖细胞 – 性索肿瘤

Germ Cell Tumors and Mixed Germ Cell–Sex Cord Tumors of the Ovary

一般特征

- 生殖细胞肿瘤（表 15-1）占卵巢原发性肿瘤的 30%，其中 95% 是皮样囊肿（成熟性囊性畸胎瘤）。

- 卵巢恶性生殖细胞肿瘤占卵巢恶性肿瘤的比例约为 2%。大多数卵巢生殖细胞肿瘤发生于接近 20 岁的年轻女性（占这一年龄段卵巢肿瘤的 60%）。其中 1/3 为恶性，大部分发生于 10 岁以内，10—20 岁以及 20—30 岁略少，老年女性所占比例很小。

- 约 95% 的卵巢生殖细胞肿瘤为单纯性，10% 为混合性（在同一个肿瘤内有两种或两种以上亚型）。大体标本仔细检查并充分取材对于识别第二种细胞类型的微小病灶很有必要。

- 大多数卵巢恶性生殖细胞肿瘤为"原始"型肿瘤。罕见起源于畸胎瘤体细胞的恶性肿瘤（例如鳞状细胞癌）是"成年"型生殖细胞肿瘤，通常发生于 40 岁以上较年长的女性。

一、原始生殖细胞肿瘤（非畸胎瘤性）

（一）无性细胞瘤

临床特征

- 无性细胞瘤约占卵巢原始生殖细胞肿瘤的 50%，占全部卵巢恶性肿瘤的 1%，占 30 岁以下年龄组中卵巢恶性肿瘤的 5%～10%。

- 通常发生于 5—30 岁（平均 19 岁）女性，5 岁以下及 50 岁以上罕见。

- 患者常表现为腹部膨隆并可触及肿块。血清乳酸脱氢酶（通常为 1 和 2 型同工酶）升高。

- 性腺发育不全的女性无性细胞瘤发生率显著升高。受累性腺通常表现为条索状或更少见的隐睾，这些异常性腺通常含有无性细胞瘤起源的性腺母细胞瘤（详见书中相关介绍）。

- 少见或罕见的表现包括：
  - ＜ 5% 的病例出现血清 hCG 水平升高（通常因为含有合体滋养细胞型巨细胞所致）。这些患者可能有激素异常表现，通常是雌激素表现（同性性早熟、月经不规律），但偶尔为雄激素表现。
  - 肿瘤产生活化维生素 D（1,25–二羟维生素 D_3）引起副肿瘤综合征性高钙血症。

表 15-1　卵巢生殖细胞肿瘤分类

原始生殖细胞肿瘤（非畸胎瘤性）
- 无性细胞瘤
- 卵黄囊瘤
- 胚胎性癌
- 非妊娠性绒毛膜癌
- 混合型（列举类型）

畸胎瘤
- 成熟性
  - 囊性（皮样囊肿）
  - 实性
  - 胎儿型（雏形人）
- 未成熟性 [a]
- 多胚瘤 [a]
- 单胚层畸胎瘤
  - 甲状腺肿
  - 类癌
    - 岛状
    - 梁状
    - 甲状腺肿性
    - 黏液性
  - 神经外胚层肿瘤
  - 皮脂腺肿瘤
  - 其他
- 伴体细胞型肿瘤 [b]

混合性生殖细胞肿瘤（列举类型）[c]

生殖细胞 - 性索 - 间质肿瘤
- 性腺母细胞瘤
- 生殖细胞 - 性索 - 间质肿瘤，未分类

a. 未成熟性畸胎瘤和多胚瘤严格说来属于原始生殖细胞肿瘤，但被归入畸胎瘤分类；
b. 大多数是起源于成熟性囊性畸胎瘤的鳞状细胞癌（或不常见的腺癌、肉瘤、恶性黑色素瘤或其他类型的癌），少见情况下起源于未成熟性畸胎瘤，罕见情况下继发性肿瘤为良性；
c. 大多数是成熟性或未成熟性畸胎瘤混合有一种或多种亚型的原始生殖细胞肿瘤

– 与常染色体显性遗传有关的 Cowden 综合征。
– 抗 –Ma2 副肿瘤综合征性脑炎，一例与性腺发育不全有关的微小无性细胞瘤（Abdulkader 等）。
- 1/3 的病例首诊出现卵巢外（盆腔软组织、输卵管、腹膜、腹膜后淋巴结）播散。

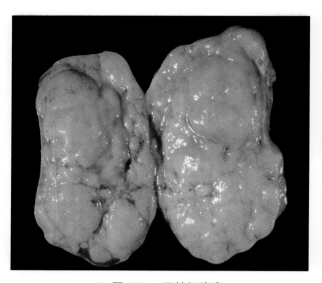

▲ 图 15-1　无性细胞瘤
切面呈典型的分叶状和黄白色外观

以出现在无钙化的病例中。
- 20% 的无性细胞瘤为双侧发生，其中半数病例的对侧卵巢肿瘤为镜下所见。某些病例的分子分析倾向于（对侧肿瘤）为独立的原发肿瘤。

镜下特征　（图 15-2 至图 15-14）

- 特征性的低倍镜下所见，胞质透亮的肿瘤细胞，被含数量不等淋巴细胞、部分病例尚见上皮样组织细胞的纤维间隔分割形成特征性的大巢或较小的片块状（"肺泡"模式）。淋巴细胞和组织细胞也可能散在分布于纤维间隔之外，从而导致不同的低倍镜下表现。
- 其他结构特征有片状、条索状或单细胞性散在分布。极少数情况下，细胞形成实性或中空小管，或围绕成大小不等的空腔及滤泡样结构。可见不同程度的坏死、出血。
- 肿瘤细胞类似原始生殖细胞，细胞体积大、圆形，细胞分界清晰（固定良好的标本），胞质透亮，细胞核位于中央，大而圆，边缘一般成角，染色质粗糙，有一个明显的核仁，核分裂象很多。
- 肿瘤细胞之所以容易出现形态学变异，可能是由于固定不佳导致。比如细胞间黏附力丧失，缺乏保存完好的细胞膜，胞质嗜酸性改变，罕见情况下会出现具有少量胞质、呈印戒样的深染、皱缩的细胞。

大体特征　（图 15-1）

- 肿瘤中位直径 15cm，全部或大部分呈实性，切面质软，鱼肉样，分叶状，呈奶油色外观。可伴有局部或广泛囊性变、坏死，出血。局灶钙化提示可能合并性腺母细胞瘤，但性腺母细胞瘤也可

▲ 图 15-2 无性细胞瘤，经典肺泡状结构

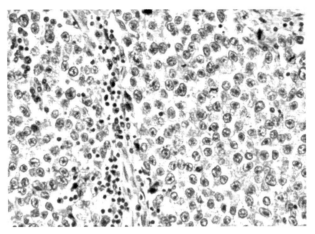

▲ 图 15-5 无性细胞瘤，典型高倍镜下表现

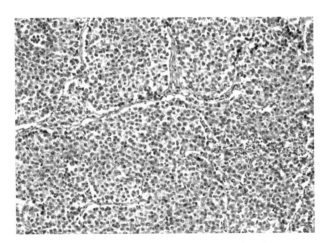

▲ 图 15-3 无性细胞瘤，典型低倍镜下表现

注意纤细的纤维间隔及小灶淋巴细胞

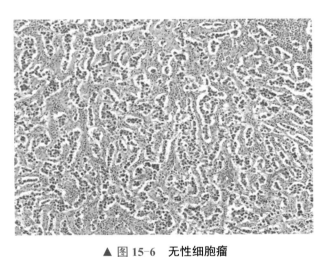

▲ 图 15-6 无性细胞瘤

瘤细胞偶尔呈细条索状排列，伴有收缩裂隙；注意含有淋巴细胞的纤细间隔

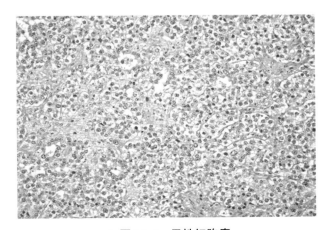

▲ 图 15-4 无性细胞瘤

肿瘤细胞不规则片状分布，具有特征性的透亮胞质、细胞核伴显著核仁；局部呈腺样结构

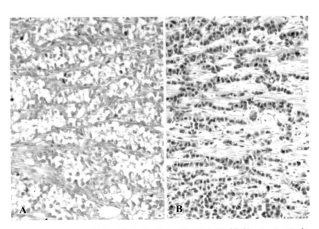

▲ 图 15-7 无性细胞瘤的瘤细胞呈实性管状（A）和条索状（B）排列

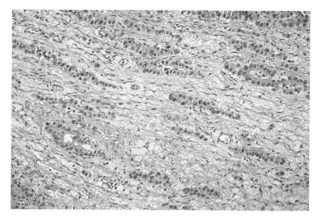

▲ 图 15-8　无性细胞瘤

瘤细胞在细胞稀少的纤维间质中呈长条索状排列；注意偶见腺样结构并缺乏淋巴细胞，这种形态在无性细胞瘤不多见

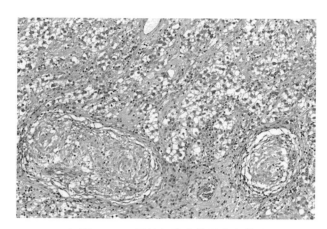

▲ 图 15-11　无性细胞瘤伴显著肉芽肿

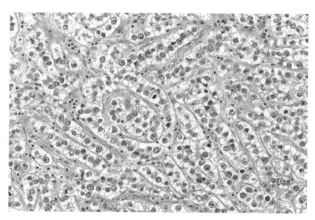

▲ 图 15-9　无性细胞瘤

高倍视野显示了典型的细胞学特征，即胞质透亮、细胞核成角、核仁明显

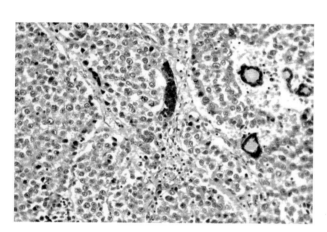

▲ 图 15-12　无性细胞瘤伴合体滋养细胞型巨细胞

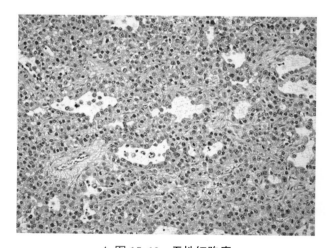

▲ 图 15-10　无性细胞瘤

该肿瘤中有明显的腺样裂隙，瘤细胞多形性不如胚胎性癌明显

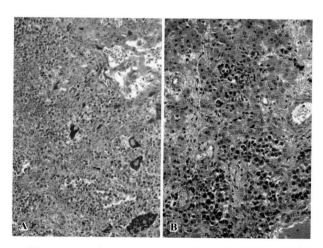

▲ 图 15-13　无性细胞瘤伴合体滋养细胞（A），导致明显间质黄素化（B）

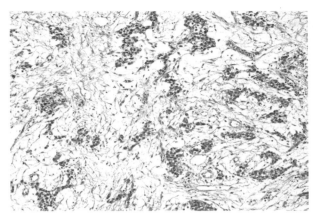

▲ 图 15-14　无性细胞瘤伴明显间质水肿，这种不常见的组织学形态可能会给诊断带来困惑

- 间质从几乎察觉不到的胶原纤维到薄到厚的胶原纤维带形成，偶尔有水肿或罕见的黏液样变，几乎无一例外包含成熟的淋巴细胞（包括淋巴滤泡），有时为浆细胞和（或）嗜酸性粒细胞。
- 20% 的肿瘤出现肉芽肿性反应，通常界限不清，但很少呈结节样表现；也可能有朗格汉斯型巨细胞。
  - 原发性和转移性肿瘤中的肉芽肿病变可能会掩盖潜在的肿瘤细胞。
  - 相反，在没有肿瘤细胞的情况下，淋巴管和区域淋巴结内的组织细胞不应被误认为是肿瘤细胞，这样的错误我们曾经犯过。
- 不常见的结构特征如下。
  - ＜ 5% 的无性细胞瘤含有 hCG 阳性的合体滋养细胞型巨细胞（syncytiotrophoblastic giant cells，SGC）（与绒毛膜癌不同，SGC 与细胞滋养细胞无关）。可能极偶尔情况下，肿瘤细胞本身表达 hCG。
  - 黄素化间质细胞，混杂在肿瘤细胞内或分布于肿瘤周边区域，特别是在产生 hCG 的肿瘤中，这些黄素化细胞可能是前述大量激素的来源。
  - 1 例无性细胞瘤因含有纤维肉瘤成分而具独特性。
- 大多数无性细胞瘤表达 OCT4（细胞核染色）、D2-40（podoplanin）、SALL4、CD117（c-kit）（细胞膜染色）、LIN28，与胚胎性癌不同，无性细胞瘤 CD30 阴性。偶尔 CK 阳性表达。
- Cheng 等（2011 年）发现 1/3 的无性细胞瘤存在

c-kit 基因突变，与肿瘤高分期有关，并可能是潜在的治疗靶点。

鉴别诊断

- 实体型卵黄囊瘤。
  - 支持卵黄囊瘤的结构特征包括小灶典型结构，基底膜沉积物，透明小球，细胞核无棱角及间质缺乏淋巴细胞浸润。
  - 实体型卵黄囊瘤可能 AFP 阴性，但与无性细胞瘤不同的是 AE1/AE3、glypican 3 阳性，OCT4、D2-40 阴性。
- 实体型胚胎性癌：支持胚胎性癌（在卵巢罕见）的特征包括肿瘤细胞排列呈腺样或乳头状结构，细胞核较无性细胞瘤细胞更大、更具多形性以及更为深染，间质通常缺乏淋巴细胞浸润或肉芽肿，免疫表型 CD30 阳性 /CD117 阴性。
- 伴实性结构的透明细胞癌（clear cell carcinoma，CCC）（有时会有纤维血管间隔）及罕见的 OCT4 阳性 CCC：提示 CCC 的特征包括为绝经后患者、管囊状和乳头状结构，腔内及细胞内黏液，鞋钉样细胞，富含基底膜的间质，富于浆细胞的炎性浸润，以及 PAX8 阳性 /HNF 阳性 /SALL 阴性 / LIN28 阴性的免疫表型。
- 未分化癌：无性细胞瘤标本固定不佳的区域可能会考虑诊断未分化癌，但在其他部位几乎总是能够发现具有特征性细胞学表现的病灶和典型的伴有淋巴细胞浸润的间隔；如有必要进行 OCT4 免疫组化染色对鉴别诊断有帮助。
- 小细胞癌，高钙血症型（small cell carcinoma，hypercalcemic type，HSCC）：这两种肿瘤具有相似的年龄分布和大体表现，加之无性细胞瘤偶尔会伴有高钙血症，以及某些无性细胞瘤中存在小而皱缩的细胞，可能导致这两种肿瘤之间出现难以区分的重叠现象。
  - 无性细胞瘤的诊断取决于是否具有特征性细胞和组织结构的病灶以及免疫组化表型。
  - HSCC 中更多见滤泡样结构，嗜酸性的胞质内容物（经常具有横纹肌样表现），罕见情况下与无性细胞瘤的嗜酸性细胞形态相似。柱状黏液细胞偶见于 HSCC 但未见于无性细胞瘤。如果出现柱状黏液细胞，可能是畸胎瘤中的腺体成分，应归为混合性生殖细胞肿瘤。

- 淋巴瘤：这两种肿瘤不同的细胞核特征和多种不同的免疫组织化学反应有助于鉴别诊断。
- 性索 – 间质肿瘤：很少出现大的巢团状或肺泡样结构。无性细胞瘤的条索样结构可能提示性索肿瘤，尤其是支持 – 间质细胞瘤，但充分取材会发现两者有诸多不同之处。

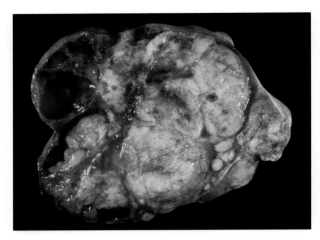

▲ 图 15-15　卵黄囊瘤，右侧伴皮样囊肿
切面显著分叶状、灰白色，可能提示为无性细胞瘤，但后者很少伴皮样囊肿

预后

- 由于有效治疗的出现，即使是较高分期或复发肿瘤，目前 5 年生存率接近 100%，大多数复发病例出现在肿瘤切除之后 2 年内，但极少数病例在几年甚至几十年后复发。

（二）卵黄囊瘤

临床特征

- 卵黄囊瘤（Teilum 最初的研究中称之为内胚窦瘤）约占恶性原始生殖细胞肿瘤的 20%。最常见于 10—30 岁的女性（平均年龄 16—19 岁），40 岁以上罕见。高龄女性的卵黄囊瘤部分可能起源于表面上皮性肿瘤，详见后述。极少数卵黄囊瘤发生于性腺发育不全患者，通常来源于性腺母细胞瘤。
- 常见表现为腹痛伴巨大腹腔或盆腔肿块，约半数病例有卵巢外播散（腹膜、腹膜后淋巴结）。几乎血清 AFP 都升高，极高血清 AFP 提示本病。另外一种发生于年轻女性的支持 – 间质细胞肿瘤偶尔也会出现血清 AFP 升高，但通常低于卵黄囊瘤。

大体特征　（图 15-15 和图 15-16）

- 卵黄囊瘤中位直径为 15cm，切面一般为囊实性。实性区域质软、易碎，黄色到灰色，常见出血和坏死。I 期肿瘤罕见双侧卵巢发生。
- 蜂窝样外观（许多小囊腔）通常与卵黄囊成分有关（见后述）。
- 15% 的病例大体可见其他生殖细胞肿瘤成分，无性细胞瘤或皮样囊肿最常见，应诊断为混合性生殖细胞肿瘤（见后述）。如出现条索状性腺，需注意单侧或双侧性腺母细胞瘤的可能。

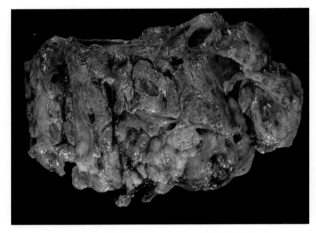

▲ 图 15-16　卵黄囊瘤，切面囊实性伴出血、坏死

典型镜下特征　（图 15-17 至图 15-30）

- 卵黄囊瘤典型的组织学特征大部分显示胚外（主要为卵黄囊）分化，包括网状 – 微囊、内胚窦（有 Schiller–Duval 小体）、附壁、卵黄囊、管状结构，大的扩张的囊腔也可见到。
- 大多数卵黄囊瘤至少局部具有网状或微囊状结构，并常以这种结构为主。其特征性是由大小不一相互吻合的腔隙组成的疏松网状结构及内衬原始细胞的囊腔。
- 肿瘤细胞通常具有中等量淡染到透亮的胞质，核深染而不规则，核仁明显，核分裂象多少不等。微囊内衬扁平细胞，无明显恶性特征。

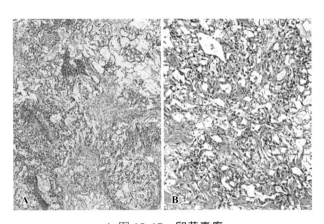

▲ 图 15-17　卵黄囊瘤

两幅图内均可见典型网状结构，特点为无特殊结构的不规则管腔，但偶尔局部形成结节状结构（A 图右下方）

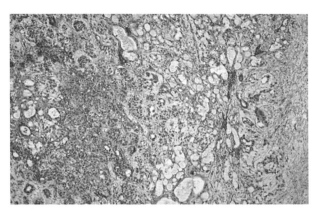

▲ 图 15-20　卵黄囊瘤

本例表现为微囊、实性及罕见的腺体组成的混杂结构

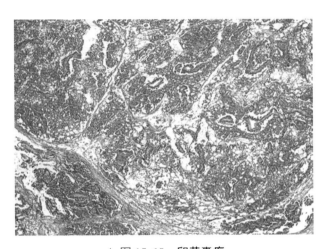

▲ 图 15-18　卵黄囊瘤

典型的所谓"内胚窦"结构，特点为大量 S-D 小体；注意具有中央血管的明显乳头状结构

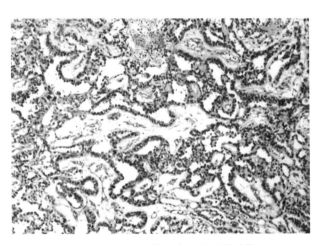

▲ 图 15-21　卵黄囊瘤伴迷路样结构

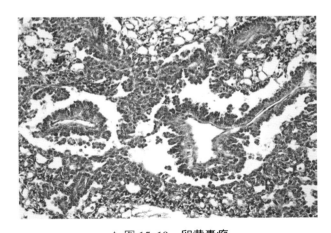

▲ 图 15-19　卵黄囊瘤

图 15-18 的高倍视图显示了 2 个 S-D 小体的典型特征，即被覆原始生殖细胞的中心血管

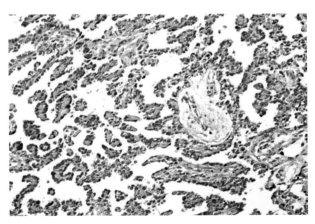

▲ 图 15-22　卵黄囊瘤伴乳头状结构

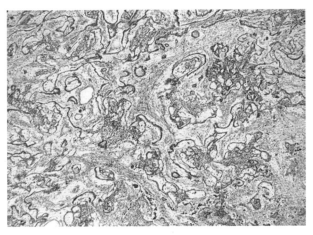

▲ 图 15-23　卵黄囊瘤
本例上皮细胞呈"帷幕样"排列，又称为彩灯样结构

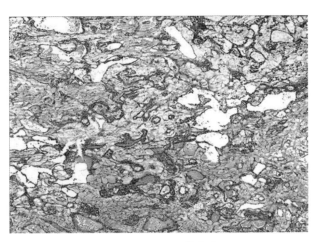

▲ 图 15-26　卵黄囊瘤
管状和囊腔样结构不规则分布在水肿的间质内

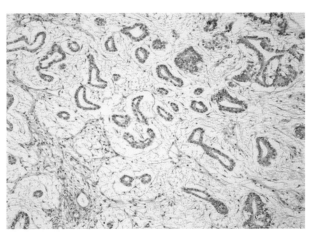

▲ 图 15-24　卵黄囊瘤
小管状腺体分布于黏液样至水肿的间质内

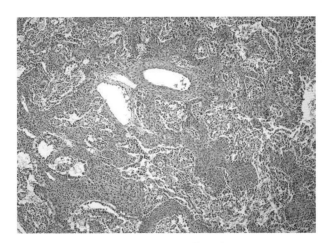

▲ 图 15-27　卵黄囊瘤
此例来自妊娠患者，间质内见大量簇状的黄素化细胞

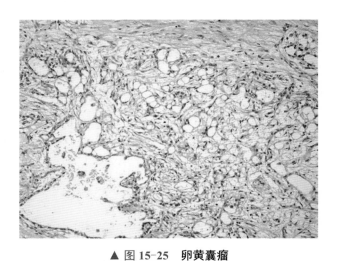

▲ 图 15-25　卵黄囊瘤
小空泡状结构粗看类似脂肪母细胞，且可因此而考虑到脂肪肉瘤

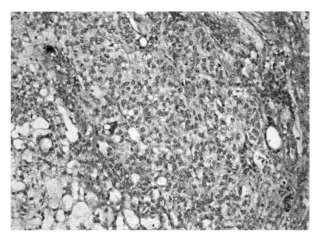

▲ 图 15-28　卵黄囊瘤
大部分区域呈显著实性成分，左下方为更具特征性的网状 - 微囊性结构

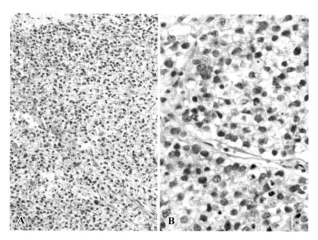

▲ 图 15-29　伴实性结构的卵黄囊瘤，中倍（A）及高倍（B）观

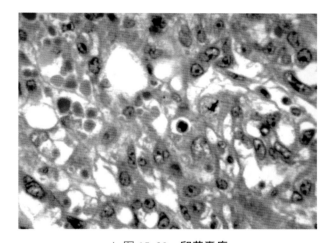

▲ 图 15-30　卵黄囊瘤
网状结构高倍观，可见恶性特征的细胞核、核分裂以及嗜酸性透明小体

- 仅 20% 的肿瘤中可见 Schiller–Duval 小体（Schiller–Duval bodies，SDB），表现为具有纤维血管轴心的圆形或细长乳头状结构，表面被覆原始柱状细胞。这种乳头位于内衬立方、扁平或靴钉样细胞的腔隙之中，大量 S–D 小体会形成独特的"内胚窦"样结构。
- 其他结构包括微乳头（没有明显 S–D 小体特征）、实性、迷路样、花环状以及腺纤维瘤样结构，但很少以这些结构为主，通常至少伴有显著的小灶网状 – 微囊状结构。
- 大部分卵黄囊瘤内可见嗜酸性，PASD 染色阳性的细胞内和细胞外透明小体，但并无特异性，在多种卵巢肿瘤中均可见到。

- 罕见反映体细胞分化的腺样结构（大部分情况可能反映肠型分化）和肝样分化。

变异及罕见亚型镜下特征（图 15–31 至图 15–36）

- 不了解这些罕见亚型可能会导致诊断上的问题，特别是当它们单独存在时。然而，几乎所有病例至少具有小灶典型的卵黄囊瘤结构（充分取材显然非常重要）以及类似于典型卵黄囊瘤的免疫表型，这些均有助于诊断。

1. 多囊卵黄囊瘤

- 这种结构的特征是含有数量众多、类似于正常卵

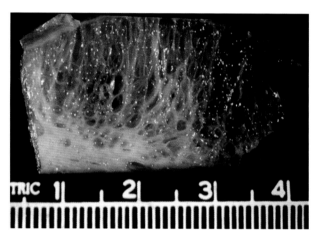

▲ 图 15-31　卵黄囊瘤多囊亚型
大量囊腔使其呈蜂窝状外观

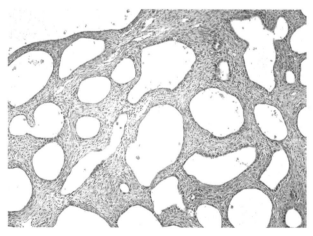

▲ 图 15-32　卵黄囊瘤，多囊亚型
富于细胞的间质内散在大量囊腔结构，呈囊腺纤维瘤样外观

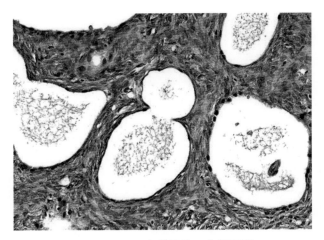

▲ 图 15-33　卵黄囊瘤，多囊亚型

高倍视野下可见囊腔和富于细胞的间质，图片中央的囊肿显示出偏心收缩，是这种肿瘤的特征性表现

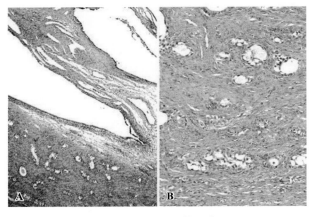

▲ 图 15-34　卵黄囊瘤

A. 该肿瘤混合多囊性（顶部）及腺纤维瘤样（底部）结构；B. 腺纤维瘤样结构高倍观；如果这种结构广泛存在，可能被误诊为表面上皮性囊腺瘤或囊腺纤维瘤

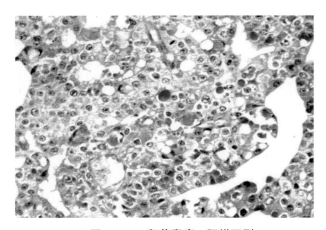

▲ 图 15-35　卵黄囊瘤，肝样亚型

可见大量透明小体

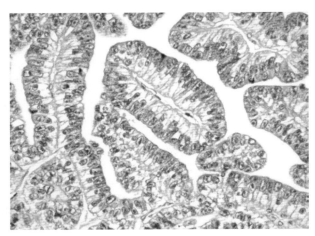

▲ 图 15-36　卵黄囊瘤，腺样（子宫内膜样）亚型

注意绒毛状结构及伴有核下空泡的肿瘤细胞，类似分泌亚型子宫内膜样癌

黄囊的大小不等囊腔，因此大体外观呈蜂窝状。这些囊腔可能呈偏心压缩表现，内衬柱状、立方或扁平细胞，被疏松至纤维瘤样至致密富细胞的梭形细胞间质分隔。偶见小的腺管状结构被相对缺乏细胞的间质分隔，呈腺纤维瘤样外观。

2. 肝样卵黄囊瘤

- 这种罕见结构的特点是肿瘤细胞界限清晰，呈多角形大细胞，胞质丰富嗜酸性，细胞核圆形居中，具有单个显著的核仁，肿瘤细胞致密团块状生长，有时被纤细的纤维带分隔。透明小体通常很多。可见窦样间隙、胆汁和造血成分。

3. 腺样卵黄囊瘤

- 约 5% 的卵黄囊瘤内可见小至中等大的非特异性腺管结构，目前描述的有两种特殊形态。
- 所谓的"肠型"亚型中，原始上皮细胞排列成大小不等的细胞巢，类似游离腺体或筛状结构。偶见杯状细胞、Paneth 细胞和神经内分泌细胞。肿瘤细胞显示肠型分化的超微结构特征。
- 子宫内膜样亚型具有类似于普通子宫内膜样癌的腺管或绒毛状结构，如果肿瘤细胞包含核上或核下空泡则类似于分泌亚型的子宫内膜样癌，与胚胎肠腺相似。
  - 间质富含纤维或细胞丰富时，呈腺纤维瘤或癌肉瘤样表现。

- 腺腔内肝细胞样巢状结构在罕见情况下可类似桑椹样化生。

4. 壁样或间充质样卵黄囊瘤

- 壁样分化的特点是基底膜样物质沉积（在我们的经验中极为罕见），间充质样结构为疏松至胶原性或黏液瘤样间质，其内可见星形或梭形细胞以及薄壁血管。这些结构更常见于化疗后改变。

5. 伴其他肿瘤的卵黄囊瘤

- 40 岁以上女性的卵巢卵黄囊瘤常与（或可能是起源于）典型或非典型子宫内膜异位，或体细胞来源的上皮性肿瘤有关，后者多为子宫内膜样癌。这些病例中，卵黄囊瘤（常有腺样或肝样结构）可能被误诊为上皮性肿瘤。

- 继发于卵黄囊瘤的罕见继发性肿瘤有黏液性类癌和纤维肉瘤。

免疫组化

- 卵黄囊瘤或卵黄囊瘤亚型的经典标记物是 AFP（胞质阳性）。但经常呈局灶、弱阳性（特别是在腺样亚型），在实性亚型中常常呈阴性（Kao 等，2012 年），在壁样或间充质样亚型中通常也不表达。

- 新近发现优于 AFP 的标记物有 ZBTB16（一种对所有卵黄囊瘤亚型、包括转移性卵黄囊瘤都比较敏感和特异的标记）（Xiao 等，2016 年，2017 年）和癌胚蛋白 glypican-3，后者染色一般比 AFP 更弥漫、程度更强，即使是实性卵黄囊瘤中也是如此。卵黄囊瘤还表达 LIN28（一种 RNA 结合蛋白）、SALL4 和 villin。

- 肝样卵黄囊瘤的免疫表型与肝细胞癌相似，CEA（呈小管状着色）、AFP 和 glypican-3 阳性。

- Shojaei 等发现 40% 左右的卵黄囊瘤高表达（> 25% 区域）内胚层标记物（TTF-1，CDX2，Hep Par 1，napsin A）。TTF-1 和 CDX2 主要在网状 - 囊性或腺样区域阳性表达，Hep Par 1 更常在黏液 / 实性或腺样区域阳性表达。

- 卵黄囊瘤通常 CD117 和 OCT4 染色阴性（与无性细胞瘤不同），CD30 阴性（与胚胎性癌不同）。例外的是 Kao 等研究发现 CD117 在 60% 的实性

卵黄囊瘤中阳性表达。

- 透明细胞癌有时需要与卵黄囊瘤相鉴别，后者 CK7 和 EMA 阴性，或者仅含有少量阳性细胞。Leu-M1 局灶阳性可见于这两种肿瘤，但弥漫阳性支持透明细胞癌的诊断。

鉴别诊断

- 透明细胞癌：提示或倾向于透明细胞癌的特征包括年龄 > 40 岁，血清 AFP 正常，轴心透明变性或中空的乳头；AFP、glypican-3、SALL4 和 LIN28 阴性，Leu-M1、CK7、EMA 和 HNF 阳性。

- 其他原始生殖细胞肿瘤（见"无性细胞瘤和胚胎性癌"）。

- 性索 - 间质肿瘤，特别是幼年性粒层细胞瘤和支持 - 间质细胞瘤：这些肿瘤中大小不等的囊腔和滤泡结构与包括多囊性卵黄囊瘤在内的卵黄囊瘤相似；然而，每种肿瘤都有提示诊断的其他特征。

- 卵巢外盆腔卵黄囊瘤：这些罕见的肿瘤可以播散到卵巢，但卵巢受累明显是继发性或转移性的。

- 子宫内膜样腺癌（与子宫内膜样型卵黄囊瘤鉴别）。
  - 倾向于或诊断为子宫内膜样型卵黄囊瘤的特征包括年轻患者、血清 AFP 升高、细胞核呈原始生殖细胞表现，以及含有卵黄囊瘤其他结构或其他类型的生殖细胞肿瘤。AFP 阳性 /SALL4 阳性 /villin 阳性 /PAX8 阴性 /CK7 阴性的免疫表型提示子宫内膜样卵黄囊瘤，而子宫内膜样癌则相反。
  - 子宫内膜样癌（其他类型的表面上皮性肿瘤罕见）和典型卵黄囊瘤组成的罕见混合性肿瘤（详见"伴其他肿瘤的卵黄囊瘤"）是使鉴别诊断更为复杂的原因。

- 其他具有大量嗜酸性胞质的肿瘤（与肝样卵黄囊瘤鉴别）（见附录）。

预后

- 早期研究发现预后不良的因素包括肿瘤分期（Ⅱ期或更高），肿瘤细胞减灭术后大体仍可见肿瘤残留，及肝脏受累。

- 新近的大宗研究发现，卵黄囊瘤 5 年总生存率为

86%（Wang 等）。该研究中，血清 AFP 下降对于总生存率是最重要的预后指标，血清 AFP 水平有助于监测肿瘤是否复发。

- 虽然因为病例较少而经验有限，但多囊性卵黄囊瘤可能较经典卵黄囊瘤预后更好。

- 约 2/3 发生于老年女性的卵黄囊瘤（起源于表面上皮的肿瘤或没有可检测到的上皮成分）患者因该疾病死亡，但积极使用针对上皮性成分和生殖细胞成分的铂类为主的化疗，有可能提高患者生存率。

（三）胚胎性癌

临床特征

- 卵巢发生的胚胎性癌较睾丸更罕见，占卵巢原始生殖细胞肿瘤的比例 < 1%。通常为混合性原始生殖细胞肿瘤（见书中相关介绍）的一小部分。

- 单纯性或接近单纯性胚胎性癌，患者年龄 4—28 岁（中位年龄 12 岁），通常表现为附件包块。半数病例有内分泌表现，例如女性假性性早熟、月经不规则、闭经和多毛症。血清 hCG 和 AFP 水平通常升高。

- 约半数病例有腹膜播散，有时伴盆腔或腹腔内脏器受累。

病理学特征　（图 15–37 和图 15–38）

- 大体检查通常是以实性为主的单侧卵巢肿块，质软、白色、棕褐色至灰色到黄色组织；也见含黏液样物质的囊腔及局灶出血和坏死。

- 实性片状和巢状（通常伴有中央坏死），腺管状或乳头状结构，被覆大而多形的肿瘤细胞，胞质丰富深染、几乎呈紫色。可见类似于卵黄囊瘤中所见的透明小体。细胞核圆形、空泡状，核膜粗糙而不规则，一个或多个明显的核仁，大量核分裂象。

- 合体滋养细胞型巨细胞（syncytiotrophoblastic giant cells，SGC）几乎总会出现，通常单个散在分布于肿瘤细胞巢内或周围以及间质内，不伴有细胞滋养细胞。

- 肿瘤细胞通常阳性表达 CD30、OCT4、LIN28 和 SALL4，AFP 偶尔阳性，glypican 和 CD117 阴性。合体滋养细胞型巨细胞 hCG 阳性。化疗后的肿瘤细胞 CD30 染色可缺失或减弱。

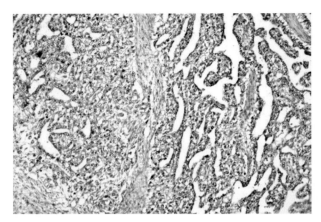

▲ 图 15-37　胚胎性癌
注意裂隙、乳头状和实性结构

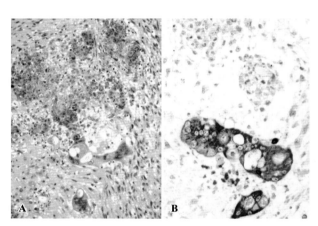

▲ 图 15-38　胚胎性癌伴有合体滋养细胞型巨细胞
在视野底部有 2 个合体滋养细胞型巨细胞（A）；合体滋养细胞型细胞 hCG 免疫组化阳性（B）

鉴别诊断

- 无性细胞瘤（见书中相关介绍）。

- 卵黄囊瘤：倾向于或诊断为卵黄囊瘤的特征包括网状结构、S-D 小体、卵黄囊结构、子宫内膜样或肝样结构，肿瘤细胞核多形性不明显，OCT4 阴性 /CD30 阴性 /glypican 3 阳性的免疫表型。

- 低分化腺癌或未分化癌：这些肿瘤通常发生在育龄期后期和绝经后女性，至少有少量表面上皮型腺体结构，除个别病例外，一般并不产生 AFP 和 hCG。

- 幼年型粒层细胞瘤：倾向于或提示为幼年型粒层细胞瘤的特征包括滤泡样腔隙、黄素化细胞、缺乏合体滋养细胞型巨细胞，以及 inhibin 阳性 /calretinin 阳性 /AFP 阴性的免疫表型。

- 低分化支持－间质细胞瘤（见第 16 章）：两者的鉴别诊断几乎不是问题，因为支持－间质细胞瘤几乎总是包含至少中等分化的支持－间质细胞瘤病灶，且 inhibin 和（或）calretinin 阳性。

预后

- 在一项报道中，Ⅰ 期患者的 5 年生存率仅为 50%，但其中大多数患者没有接受过化疗。
- 该研究以及另一项报道中的某些病例经过术后化疗可以治愈，包括个别伴有卵巢外播散的病例。

（四）非妊娠性绒毛膜癌（图 15-39 和图 15-40）

- 单纯性非妊娠性绒毛膜癌占卵巢原始生殖细胞肿瘤的比例 < 1%。它更常见的是作为混合性生殖

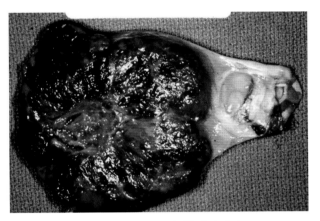

▲ 图 15-39　非妊娠性绒毛膜癌
注意典型的出血表现

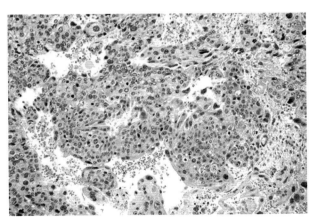

▲ 图 15-40　绒毛膜癌由典型的合体滋养细胞和细胞滋养细胞混合构成，伴局部出血

细胞瘤的一种成分，这种情况约见于 15% 的混合性生殖细胞肿瘤。

- 肿瘤通常发生于儿童或年轻人，表现为附件包块、疼痛，偶尔出现腹腔积血。血清 hCG 几乎总是会升高，常常引起儿童同性假性性早熟以及成人月经异常、乳腺增大、雄激素所致改变，或联合出现上述表现。
- 肿瘤特征为实性、出血、质脆和单侧发生。
- 这种肿瘤可见明显的单核细胞滋养细胞（具有淡染胞质的大圆形细胞）和多核合体滋养细胞混合，但局部可以其中一种为主。多核合体滋养细胞含有胞质空泡，多个深染的细胞核，并可形成合体细胞结节，hCG 通常阳性。也可能出现非特异性的中间型滋养细胞，或局灶非特异性表现。
- 肿瘤内见扩张的血管窦，是常见的大出血来源，且常被肿瘤细胞覆盖。某些病例可见明显的血管浸润。

鉴别诊断

- 妊娠性绒毛膜癌：青春期前的患者，以及缺乏其他生殖细胞肿瘤成分，并经 DNA 多态性分析可以区分两者。
- 伴散在合体滋养细胞的恶性生殖细胞肿瘤，特别是胚胎性癌和无性细胞瘤：这些肿瘤缺乏绒毛膜癌中的混合性细胞滋养细胞和合体滋养细胞。
- 少数表面上皮起源的低分化腺癌：通常发生在老年女性，肿瘤包含合体滋养细胞样瘤巨细胞或经 hCG 免疫组化证实的明确伴滋养细胞分化的细胞（见第 14 章）。

预后

- Jiao 等对 21 例接受化疗的患者研究发现，16 例获得完全缓解、4 例部分缓解、1 例死亡。中位随访时间 71 个月，5 年生存率 79.4%。

（五）混合性生殖细胞肿瘤（图 15-41 和图 15-42）

- 具有一种以上不同类型成分的生殖细胞肿瘤，有如下几种类型。
  - 畸胎瘤，通常为皮样囊肿，伴有单胚层畸胎瘤或其他形式的癌或肉瘤样转化（这些成分习惯

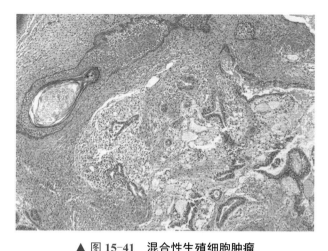

▲ 图 15-41　混合性生殖细胞肿瘤

包括鳞状上皮在内的畸胎瘤成分（左上）与卵黄囊瘤混合，后者呈实性、管状及囊状结构

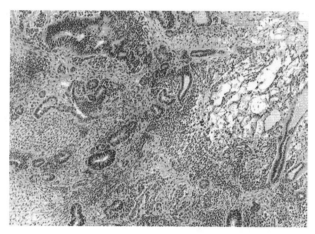

▲ 图 15-42　混合性生殖细胞肿瘤

未成熟性畸胎瘤（左）与网状型卵黄囊瘤（右）

才能发现，每种成分和其比例应该在病理报告中注明，因为可能会影响到治疗和预后。

- 最常见的是无性细胞瘤和卵黄囊瘤混合，也可混有其他成分；肿瘤成分达三种甚至更多类型时常常会发现少量畸胎瘤成分。

- 另一种比较常见的混合形式是未成熟性畸胎瘤与卵黄囊瘤，有时也有胚胎小体，理论上后者代表最原始形式的未成熟性畸胎瘤样肿瘤。一项（Heifetz 等）对 86 例未成熟畸胎瘤肿瘤成分的研究发现，43% 为单纯性未成熟性畸胎瘤，其余病例伴有卵黄囊瘤，极少数病例伴有其他原始成分。另外一项研究发现只有两种成分，65% 是未成熟性畸胎瘤和卵黄囊瘤（Harms 和 Jänig）。

- 最少见的成分是绒毛膜癌，Harms 和 Jänig 的研究中可见于 16% 的病例。合体滋养细胞型巨细胞在相当多的病例中出现，是因为它们经常存在于含有胚胎性癌的肿瘤中。

- 每种成分的显微镜下特征与单纯性肿瘤一致，但部分混合性肿瘤的形态常因胚胎小体的出现而变得更加复杂，因为有时数量繁多且通常紧密混杂于小灶卵黄囊瘤或胚胎性癌。

- 一种被称为"弥散性胚胎瘤（diffuse embryoma）"的罕见模式，最初描述于睾丸，是由胚胎性癌和卵黄囊瘤混合组成的一种独特的"项链样"结构。

- Poulos 等在一项细胞遗传学研究中发现混合性生殖细胞肿瘤中畸胎瘤成分的发病机制与单纯性卵巢畸胎瘤不同，可能起源于原始成分。

二、畸胎瘤

（一）皮样囊肿（成熟性囊性畸胎瘤）

临床特征

- 最常见的卵巢肿瘤，几乎占卵巢肿瘤的 50%，占良性卵巢肿瘤的近 60%。

- 80% 以上的病例发生于育龄期女性（20—30 岁最常见），占 20 岁以前卵巢肿瘤的比例高达半数，因为其他类型的肿瘤在该年龄段罕见。是唯一的绝经后仍经常发生的生殖细胞肿瘤，某些病例在发病数年后才被发现。

- 患者可有良性卵巢肿瘤的典型症状和体征，但是

上认为是各自独立存在的）。

- 卵黄囊瘤或其他罕见类型的原始生殖细胞肿瘤，合并皮样囊肿。

- 具有两种或两种以上恶性原始生殖细胞肿瘤成分时称为混合性恶性生殖细胞肿瘤，以下只考虑这一类别，其他类别将另外介绍。

- 这类肿瘤发生于卵巢少于发生在睾丸，占女性恶性生殖细胞肿瘤的 5%～8%。发病年龄与单纯的原始生殖细胞肿瘤相似，但我们碰到过 1 例 55 岁的典型恶性混合性生殖细胞肿瘤。

- 不同肿瘤成分从肉眼可见（如灰白质嫩的无性细胞瘤或提示畸胎瘤的囊腔结构）到仅在显微镜下

多达 60% 的病例无症状。影像学检查发现牙齿和钙化对该病诊断有提示作用。

- 并发症。
  - 扭转伴下列一种或几种改变，包括梗死、穿孔、腹腔积血及自行脱落。
  - 穿孔进入腹腔或空腔脏器：突然破裂可以导致急腹症，而慢性渗漏可以导致肉芽肿性腹膜炎，此种情况手术中所见类似于转移癌。
  - 细菌感染。
  - 腹膜 "黑变病"：特征为腹膜呈褐色或黑色，或形成肿瘤样结节，手术中所见类似于转移性黑色素瘤（见第 20 章）。
  - 副肿瘤性疾病：包括溶血性贫血和抗 –N– 甲基 –D– 天门冬氨酸受体脑炎（Dalmau 等）。

大体特征　（图 15–43 和图 15–44）

- 15% 为双侧性。罕见多发肿瘤累及一个卵巢。肿瘤（不同于未成熟性畸胎瘤）主要以囊性为主，通常含有一个囊腔，偶尔有 2 个或 2 个以上。囊腔直径大小不等，但很少 > 8cm，平均直径约是未成熟性畸胎瘤直径的一半。
- 囊内通常含有黄色到褐色皮脂样物和毛发，内衬类似鳞状上皮的黏膜，并有 1 个或多个圆形、主要由脂肪组织构成的息肉样实性肿块（乳头或 Rokitansky 突起），偶尔可见大量的脑样组织。
- 1/3 的病例可见牙齿，可以在囊壁或囊腔内，偶尔出现于上下颌骨的始基中。某些病例大体可见骨、软骨、黏液囊肿、脂肪组织、甲状腺以及质软的脑组织。
- 一个少见而又独特的影像学及大体所见是囊内出现无数漂浮的 "脂肪球"，主要由大量皮脂样物呈球形聚集而成。

镜下特征　（图 15–45 至图 15–54）

- 可见成年型组织，一般包含三个胚层，有时排列成器官样结构。在包含许多其他典型形态的病例中可见小灶胎儿型组织，无预后意义，不要因此而诊断为未成熟性畸胎瘤。
- 几乎所有的病例都会出现显著的外胚层衍生物，包括角化的表皮、皮脂腺、汗腺、毛囊和神经外胚层成分（胶质和周围神经组织、室管膜小管、

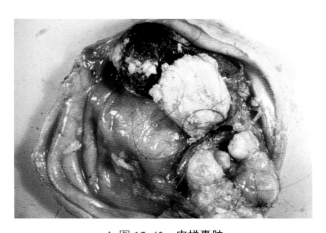

▲ 图 15–43　皮样囊肿

注意毛发、牙齿和皮脂样物，囊腔内壁（左）类似于鳞状上皮黏膜

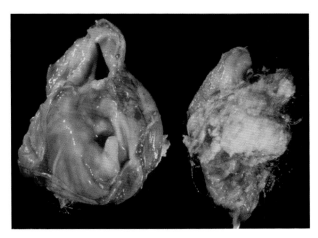

▲ 图 15–44　成熟性囊性畸胎瘤（皮样囊肿）

包括毛发在内的凝结物已从囊肿内取出，图示 Rokitansky 突起（左）

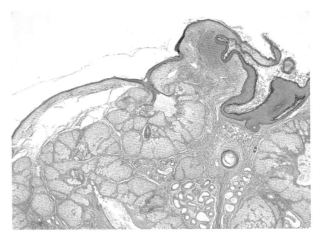

▲ 图 15–45　成熟性囊性畸胎瘤（皮样囊肿）

鳞状上皮、显著皮脂腺和汗腺均可见

501

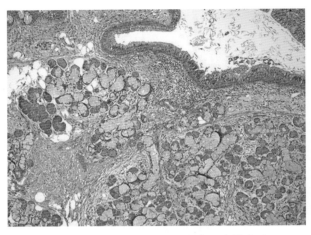

▲ 图 15-46　成熟性囊性畸胎瘤（皮样囊肿）

该肿瘤中常见的呼吸道上皮和涎腺组织非常明显

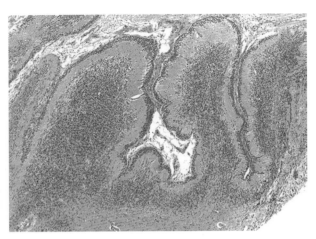

▲ 图 15-49　成熟性囊性畸胎瘤（皮样囊肿）

图示典型的小脑组织，可能被误判为未成熟成分

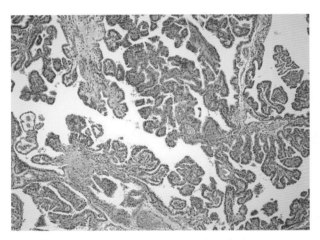

▲ 图 15-47　成熟性囊性畸胎瘤（皮样囊肿）

图示明显的脉络丛结构

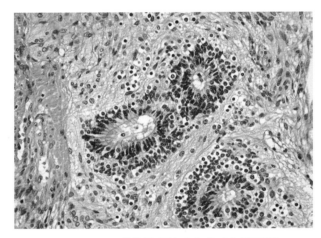

▲ 图 15-50　成熟性囊性畸胎瘤（皮样囊肿）

图示三个室管膜小管，该成分在这一肿瘤中相对常见，不要诊断为未成熟性畸胎瘤

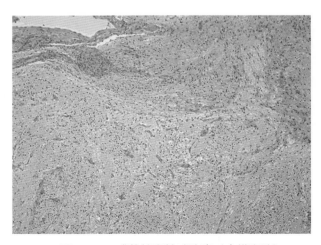

▲ 图 15-48　成熟性囊性畸胎瘤（皮样囊肿）

大片融合的成熟胶质组织

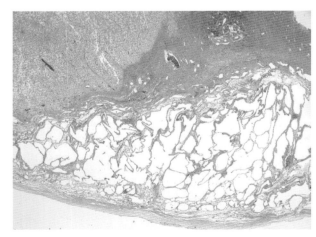

▲ 图 15-51　成熟性囊性畸胎瘤（皮样囊肿）

显著的脂质肉芽肿性筛状结构在该类肿瘤中常见

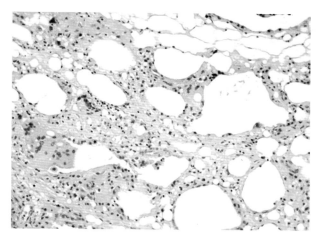

▲ 图 15-52　反应性脂质肉芽肿性筛状结构高倍观

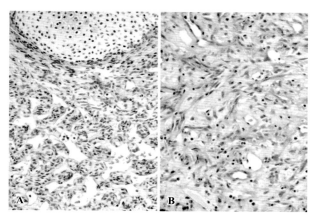

▲ 图 15-53　皮样囊肿伴血管增生

A. 透明软骨下方是一个伴开放管腔的吻合增生血管结节；
B. 其他区域小血管被挤压成几乎看不见的网眼状

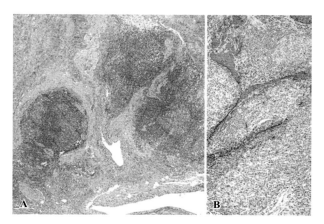

▲ 图 15-54　皮样囊肿相关 NMDAR 脑炎

A 图中显著的淋巴细胞片状聚集（伴有生发中心），周围
环绕神经胶质组织，GFAP 免疫反应阳性（B）（由 C.J.R.
Stewart，MD 惠赠）

大脑、小脑和脉络丛）。某些其他方面典型的皮
样囊肿中偶见小灶不成熟神经外胚层组织也是可
以接受的（Yanai-Inbar 和 Scully）。

- 中胚层衍生物包括平滑肌、骨、牙齿、软骨和脂
肪。内胚层衍生物包括呼吸道和消化道上皮以及
甲状腺、涎腺组织。偶见或罕见组织包括视网
膜、胰腺、胸腺、肾上腺、垂体、肾、肺、乳
腺、前列腺和精囊。

- 脱落的囊内容物引起囊壁或周围卵巢组织特征性
的脂质肉芽肿反应，形成伴有多少不等异物巨细
胞的、几乎可以视为有诊断意义的筛状结构。少
数情况下，这种表现可能是皮样囊肿唯一的显微
镜下证据。

- 如同在未成熟性畸胎瘤及其种植物中所描述的一
样，神经外胚层成分可以促进血管显著增生。其
中 1 例血管增生伴有 Wagner-Meissner 样小体出现。

- Chen 等发现 40% 的皮样囊肿包含类似于异位脑
膜皮细胞错构瘤的小灶成分，后者毗邻颅骨起源
的组织，尤其是头皮样皮肤和神经胶质组织。被
覆扁平或立方形 EMA 阳性细胞的吻合裂隙样腔
道，位于致密胶原束内；一般也可见色素性树突
状细胞及砂砾体。

- 在一项畸胎瘤相关的抗 -N- 甲基 -D- 天门冬
氨酸受体脑炎（N-methyl-D-aspartate receptor
encephalitis，NMDAR 脑炎）的研究中，Dabner
等发现成熟神经胶质周围伴有淋巴细胞浸润（有
时伴有反应性生发中心形成）、神经基质内淋
巴浆细胞浸润及神经元退行性改变。Clark 等
发现所有检测的畸胎瘤中，鳞状上皮内存在
NMDA 受体，包括没有 NMDAR 脑炎的女性也是
如此。

鉴别诊断

- 未成熟性畸胎瘤。

  - 正常小脑、室管膜、垂体、视网膜组织或胚胎
样间充质组织可提示未成熟的畸胎瘤，但后者
的诊断需要看到明确的胚胎成分。

  - 两种肿瘤大体特征的不同也有助于和未成熟性
畸胎瘤鉴别。大体特征为皮样囊肿时诊断未成
熟性畸胎瘤应慎重。

- 筛状结构不能作为诊断依据，考虑为非特异性脂

肪坏死。

（二）成熟性实性畸胎瘤

- 这组罕见的肿瘤与未成熟性畸胎瘤的年龄分布相同，但与皮样囊肿不同，绝经后女性中没有发生这类肿瘤的报道。作为罕见的证明，Thurlbeck 和 Scully 报道的 9 例"实性畸胎瘤"中只有 3 例是完全成熟性的。
- 某些病例会出现成熟性种植（通常是腹膜神经胶质种植，详见未成熟性畸胎瘤中所述）。
- 除了质软、坏死和出血病灶少见以外，大体表现类似于未成熟性畸胎瘤。
- 肿瘤完全由三个胚层的成熟组织组成，成熟神经胶质组织可能是最主要的成分。核分裂象缺乏或极罕见。
- 所有报道的（充分取材的）病例、包括伴有成熟性种植的病例，均表现为良性病程经过。
- 与未成熟性畸胎瘤的鉴别诊断在后面的章节中讨论。至少有一部分"成熟性"实性畸胎瘤是由于对未成熟性畸胎瘤未进行充分取材导致的错误诊断，只有经过严格取材（每 1cm 至少取两块组织）后才能得出成熟性实性畸胎瘤的结论。

（三）胎儿型畸胎瘤（雏形人）

- 这是一种极其罕见的畸胎瘤，是指卵巢囊肿内含有类似于畸形人类胎儿（雏形人）的结构。大部分发生于 20—30 岁或 30—40 岁。
- 雏形人应该与寄生胎相鉴别，后者是一种寄生性单卵双胞胎，其配偶体在腹膜后上部间隙发育。大多数寄生胎发生于 1 岁以内的婴儿，但尚无发生在卵巢的病例报道。

（四）未成熟性畸胎瘤

临床特征

- 该肿瘤约占卵巢畸胎瘤的 2%，但可以占到 30 岁之前卵巢恶性肿瘤的 10%～20%。绝经后罕见。
- 临床表现通常为可触及的腹部或盆腔包块。血清 AFP 水平可能轻度升高，高水平的血清 AFP 提示有卵黄囊瘤成分，因此应考虑混合性生殖细胞肿瘤。

- 不常见的表现有抗 NMDAR 脑炎（更多见于皮样囊肿，Dalmau 等），血清 hCG 水平升高（罕见与同性假性性早熟有关）。
- 未成熟性畸胎瘤偶尔会有数月或数年前同侧皮样囊肿切除病史。如果皮样囊肿为双侧性、多发性或发生破裂，这类患者发生未成熟性畸胎瘤的风险可能会增加（Yanai–Inbar 和 Scully）。
- 有 1/3 的患者出现卵巢外播散，通常是以腹膜种植的形式（见后述），淋巴结转移不常见。早期或晚期血行转移罕见。

病理学特征 （图 15–55 至图 15–64）

- 中位直径 16cm，切面以实性为主，鱼肉样，灰色到粉色，常伴有局灶出血和坏死。部分病例可以看到或触及骨和软骨。
  - 可能出现伴有黏液、浆液、血性液体或毛发的囊腔，罕见情况下标本大部分被一个或多个大的囊腔占据。
  - 无卵巢外播散的病例中，双侧性肿瘤罕见，但 10% 的病例对侧卵巢有皮样囊肿，少见的情况下为另一种良性肿瘤。
- 必须具有某种胚胎性表现（不仅仅是不成熟性）的组织，通常主要是神经外胚层成分，特别是神经上皮菊形团和小管、核分裂象活跃的富于细胞的神经胶质，少数病例可能出胚胎小体。罕见情况下，中枢神经系统肿瘤可能起源于未成熟性畸胎瘤（详见后述）。
- 通常存在其他胚胎性或不成熟性组织，具有不同类型的上皮（外胚层和内胚层以及肝组织）及间叶组织，后者如软骨和骨骼肌。
- 诸如成熟畸胎瘤中的成熟组织也很常见。另一种典型的未成熟性畸胎瘤主要由脉络丛构成。
- 一种不常见的形态是大量的薄壁小血管明显增生，密集排列形成小梁状或小巢状结构，可能因此被误认为不成熟成分或血管性肿瘤。
- 诊断不需要免疫组化标记，但可能会有帮助。
  - Charville 等发现 Ki-67 和 cyclin D1 免疫组化染色有助于识别不成熟神经组织。
  - 神经上皮组织神经胶质细胞衍生性神经因子受体 α1 （glial cell line–derived neurotropic factor receptor α–1，GFRα–1）在细胞膜强阳性染

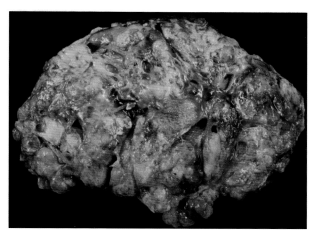

▲ 图 15-55　未成熟性畸胎瘤

巨大肿块切面斑驳实性，伴散在小囊腔

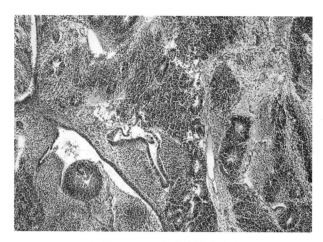

▲ 图 15-58　未成熟性畸胎瘤

高倍镜下示原始神经上皮和富于细胞的间质

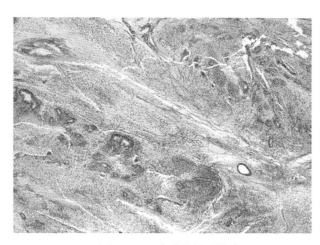

▲ 图 15-56　未成熟性畸胎瘤

富于细胞的神经胶质组织内见大量不成熟神经外胚层小管

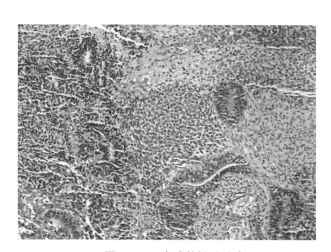

▲ 图 15-59　未成熟性畸胎瘤

原始神经外胚层小管及与其有关的原始间充质（中央）

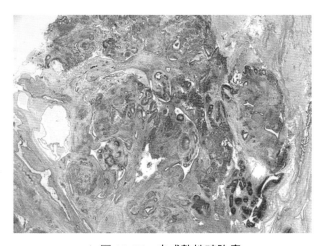

▲ 图 15-57　未成熟性畸胎瘤

高级别（3 级）病例可见大量神经外胚层小管，局灶融合

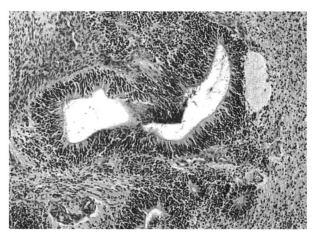

▲ 图 15-60　未成熟性畸胎瘤

高倍镜下示数个原始神经外胚层小管，可见典型层状排列、深染的神经上皮

505

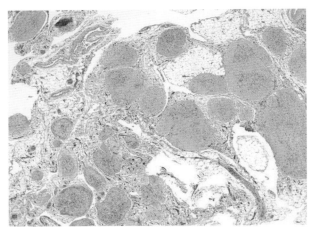

▲ 图 15-61　成熟神经胶质种植累及大网膜

图示特征性圆形、卵圆形的边界清楚的结节

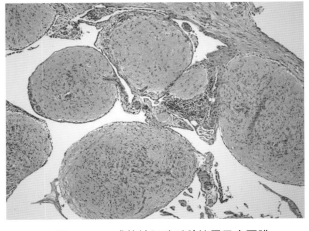

▲ 图 15-63　成熟神经胶质种植累及大网膜

结节的典型高倍镜观，如本图所示偶尔轻度富于细胞

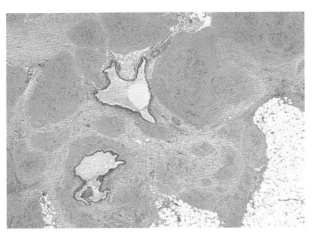

▲ 图 15-62　成熟神经胶质种植累及大网膜

本图中的神经胶质灶在大小和形状上比平常不规则，可见于子宫内膜异位症的周围

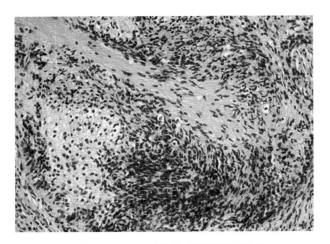

▲ 图 15-64　未成熟性畸胎瘤腹膜种植

原发的卵巢肿瘤为 3 级未成熟性畸胎瘤

色，OCT4（尤其是 2 级和 3 级肿瘤）、LIN28、PAX6 和 CD56 也常阳性（PAX6 和 CD56 在 OCT4 阳性细胞为阴性）。

- 原发性或转移性未成熟性畸胎瘤根据瘤内不成熟神经组织量的多少进行分级。1 级肿瘤：任意一张切片中不成熟神经组织＜ 1 个低倍视野；2 级肿瘤：任意一张切片中不成熟神经组织达到 2 ～ 3 个低倍视野；3 级肿瘤：任意一张切片中不成熟神经组织≥ 4 个低倍视野。低倍视野的定义为 4 倍物镜和 10 倍目镜（即放大 40 倍）。
  - 一种简单的、更容易重复的分级方法是将 1 级定义为低级别，2 级和 3 级定义为高级别。
  - 实践中通常更加直接地将不成熟组织判定为少

量（低级别）或大量（高级别）。

- 种植（或淋巴结转移）成分通常为不成熟组织，但少数情况下可以完全或主要由成熟（"0 级"）神经胶质组织形成"腹膜胶质瘤病"（Liang 等，2015 年），其中一例出现胸腔神经胶质种植。对于种植物进行充分取材十分重要，因为不成熟性种植可与成熟性种植同时存在。
  - 子宫内膜异位或输卵管子宫内膜异位病灶偶尔可与神经胶质种植组织混合存在。
  - 罕见情况下成熟神经胶质组织种植伴有显著的血管增生，可形成出血性外观（见前述"皮样囊肿"）。
  - 神经胶质组织免疫表型 SOX2 阳性 /OCT4 阴性

/NANOG 阴性（Liang 等，2015 年）。

- 难以理解的是，应用聚合酶链反应进行的微卫星灶分析显示种植的神经胶质组织与伴随的畸胎瘤在基因方面不相关。

- 皮样囊肿。
  - 皮样囊肿的典型大体表现（直径稍小且囊性更多见）与常见的未成熟性畸胎瘤具有显著差别。同样的，当皮样囊肿与未成熟性畸胎瘤同时存在时，两种成分通常在大体检查中都很明显。
  - 如前所述，其他方面表现典型的皮样囊肿，罕见情况下显微镜下可见不成熟成分，不应该因此而诊断为未成熟性畸胎瘤。
  - 不成熟软骨或其他不成熟间叶组织、室管膜小管、小脑或垂体组织有时会错误地导致诊断为未成熟性畸胎瘤。如前所述（见前述皮样囊肿章节），诊断未成熟性畸胎瘤需要胚胎组织的存在。
- 成熟性实性畸胎瘤：这种罕见肿瘤不存在胚胎组织。
- 卵巢神经外胚层肿瘤（见单胚层畸胎瘤）。
- 恶性中胚层混合瘤：通常发生于老年女性，仅罕见情况下才含有神经外胚层组织，局灶多伴有明显的癌组织；如果出现软骨成分，通常是软骨肉瘤。

- 肿瘤完全切除的患者预后良好。Chan 等通过 SEER 数据库进行的一项大宗研究发现，Ⅰ 期患者的生存率为 99.7%。Jorge 等参照上述研究对成年女性未成熟性畸胎瘤的研究发现年龄偏大、分期高和 3 级肿瘤与生存率更差有关。
- 化疗可能与沉积在盆腔或腹部的成熟性畸胎瘤持续生长（偶尔伴有局部侵袭）有关（生长性畸胎瘤综合征）。
  - Nguyen 等发现术后行化疗的患者，在术后中位时间 20 个月（8～42 个月）左右，约 40% 出现生长性畸胎瘤综合征。一次或多次切除复发肿瘤可以治愈。
  - 罕见情况下，治疗期间或治疗后可能发生起源

于未成熟性畸胎瘤某种成分的新的肿瘤（类癌或腺癌）（Kato 等）。

- Heifetz 等发现，儿童未成熟性畸胎瘤的分级几乎没有预后价值，唯一的复发病例与含有卵黄囊瘤病灶（如混合性生殖细胞肿瘤）有关。
- 即使术后没有进行治疗，几乎所有伴腹膜神经胶质瘤病的患者都有良性的临床经过。然而，罕见的转变为致命性胶质母细胞瘤的病例也有报道。

（五）多胚瘤（图 15-65 至图 15-68）

- 这种罕见肿瘤的明确显微镜下特征主要表现为大量卵圆形或圆形、类似于早期胚胎（13～18 天）结构的"胚胎小体"散在分布于水肿至黏液样间质中。
- 虽然可见其他生殖细胞成分（通常是小灶畸胎瘤），但多胚瘤的独特结构与其名称本身相匹配。
  - 我们认为它是一种高级别的未成熟性畸胎瘤，也有人认为它是一种特殊形式的混合性生殖细胞肿瘤。
  - 保留多胚瘤的命名是有必要的，它可能是混合性生殖细胞肿瘤和（或）不常见类型卵黄囊瘤 AFP 水平升高的原因。了解它独特的特征有助于识别性腺外发生的此类肿瘤。
- 目前报道的 9 例患者年龄 9～43 岁（平均 28 岁），表现为卵巢肿块，其中一些患者血清 AFP、hCG 升高或两者均升高。一名年轻女性伴同性性早熟。
- 肿瘤通常体积较大，质软、红棕色，但也可有其他大体表现。
- 低倍镜检查显示伴有散在胚胎小体的分叶状结

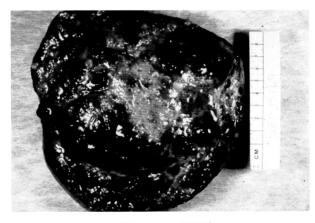

▲ 图 15-65　多胚瘤
切面常见出血

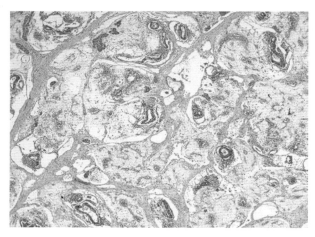

▲ 图 15-66　多胚瘤

低倍视野显示特征性小叶状生长，深染的胚胎小体散在分布于疏松水肿的间质内

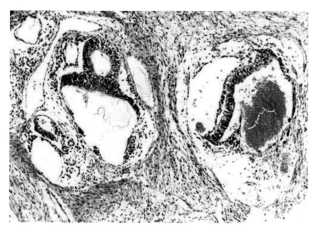

▲ 图 15-67　多胚瘤内的几个胚胎小体

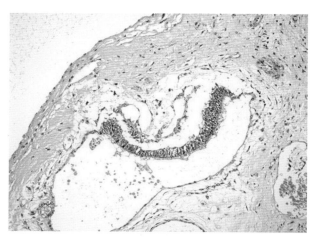

▲ 图 15-68　多胚瘤

胚胎小体及胚盘（中心）原始神经上皮，胚盘上方为薄卵黄囊上皮，下方的大囊腔即羊膜腔

构，通常是均匀的，分布在水肿或黏液样变的结缔组织内。

- 典型的胚胎小体由被胚盘（由类似于胚胎性癌的上皮组成）分隔形成的两个腔（1 个羊膜腔和 1 个卵黄囊）构成，下方为薄层扁平 AFP 阳性的卵黄囊型上皮。完整发育的胚小体罕见，发育欠完善或片段性胚胎小体常见，可以根据与胚盘和卵黄囊上皮的紧密联系识别。
- 常伴有不同程度的出血，表现为牛肉样外观。
- 胚盘上皮可以增生形成局灶的胚胎性癌，卵黄囊上皮增生形成卵黄囊瘤。诊断胚胎性癌或卵黄囊瘤是比较武断的，但也有 ≥ 3mm 的提议。
- 合体滋养细胞型巨细胞常和某些胚胎小体相关，或孤立存在于间质中。
- 如上所述，多胚瘤最常见的是作为畸胎瘤（出现于 9 例中的 8 例）的一部分，或少见的卵黄囊瘤、胚胎性癌和绒毛膜癌等单独或合并存在的混合性生殖细胞瘤中的一种成分。

（六）单胚层畸胎瘤

- 这类畸胎瘤是主要由一种组织肿瘤性增生形成肉眼可见的肿物。按照惯例，成年型癌、肉瘤和恶性黑色素瘤除外。

1. 卵巢甲状腺肿

临床特征

- 这一术语是指卵巢畸胎瘤中甲状腺组织增生形成一个肉眼可见的肿瘤，是最常见的单胚层畸胎瘤。
- 发病高峰年龄为 40—50 岁，但少数病例发病较早或较晚。当临床表现明显时（部分是切除的皮样囊肿中偶然发现），通常卵巢形成肿块。然而，极少数病例具有甲状腺功能亢进的临床表现。
- 有 1/3 以上的病例出现腹水，偶尔伴有 Meigs 综合征。可与卵巢癌类似，表现为盆腔包块、腹水和血清 CA125 水平升高。

病理学特征　（图 15–69 至图 15–84）

- 甲状腺肿大体通常表现为以实性为主的红色、棕色或棕绿色质软组织。甲状腺肿可以是单纯性，但更常见的是伴有其他肿瘤，通常为皮样囊肿，

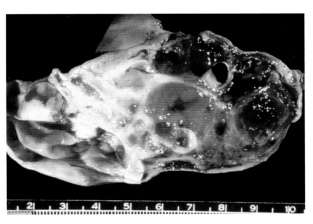

▲ 图 15-69　卵巢甲状腺肿

切面有多种颜色，部分区域类似于正常甲状腺组织（右），其他区域呈纤维性或囊性；右侧几乎看不到的黄色边缘是由于周围间质明显黄素化

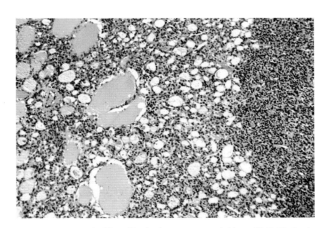

▲ 图 15-72　卵巢甲状腺肿，显示巨滤泡、微滤泡和实性结构（从左到右）

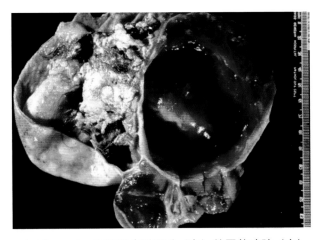

▲ 图 15-70　起源于皮样囊肿（左）的甲状腺肿（右）

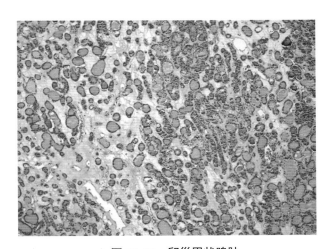

▲ 图 15-73　卵巢甲状腺肿

这个视野显示微滤泡结构伴少量几乎呈实性的小滤泡

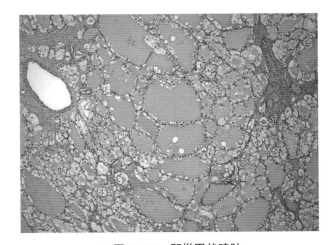

▲ 图 15-71　卵巢甲状腺肿

大小不等的滤泡内充满胶质，注意大量上皮细胞胞质透亮

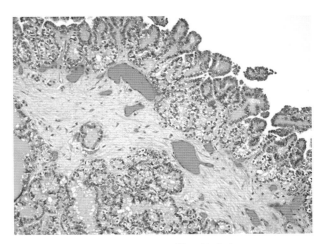

▲ 图 15-74　卵巢甲状腺肿

乳头状增生是一种常见表现，在缺乏特征性细胞学表现的情况下不应误诊为乳头状癌

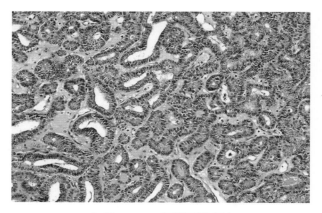

▲ 图 15-75　卵巢甲状腺肿

显著的腺性表现和缺乏胶质可能提示非甲状腺来源的腺上皮肿瘤，底部有 2 个含胶质的滤泡

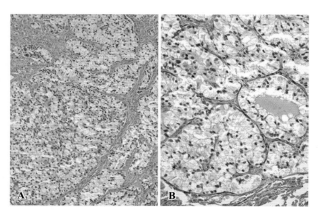

▲ 图 15-78　卵巢甲状腺肿

A. 几乎所有肿瘤细胞都含有明显细颗粒状透亮胞质，只有极少量胶质，尽管胞质透亮，但与透明细胞癌不同；B. 卵巢透明细胞变异型甲状腺肿中的一个腺泡内含有胶质；注意典型的伴有细颗粒胞质的温和细胞特征，在卵巢透明细胞变异型甲状腺肿中常见

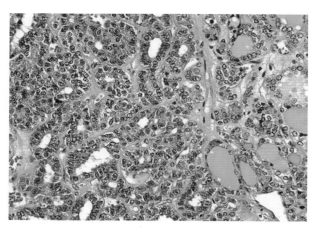

▲ 图 15-76　卵巢甲状腺肿

非特异性腺体结构（左）伴明显胶质（右）

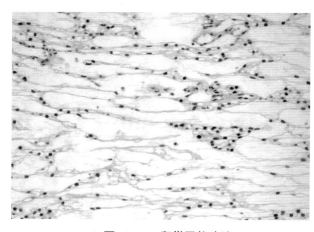

▲ 图 15-79　卵巢甲状腺肿

上皮细胞构成的纤细条索中可见特殊的微囊结构

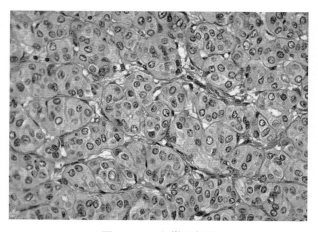

▲ 图 15-77　卵巢甲状腺肿

明显的嗜酸性胞质和实性小管 - 小梁状结构，需要考虑诸多鉴别诊断

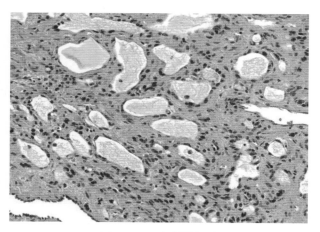

▲ 图 15-80　卵巢甲状腺肿

这种少见的微囊为主的结构需要进行广泛鉴别诊断，但该肿瘤甲状腺球蛋白强阳性

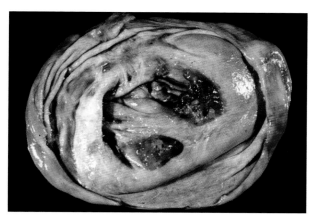

▲ 图 15-81　囊性卵巢甲状腺肿

囊壁内有一些棕绿色组织

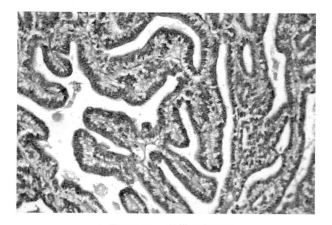

▲ 图 15-84　卵巢甲状腺肿

罕见情况下这些肿瘤具有腺样结构，与分泌型子宫内膜样癌相似

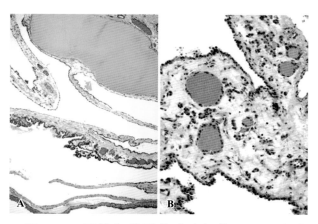

▲ 图 15-82　囊性卵巢甲状腺肿低倍（A）和中倍（B）镜观

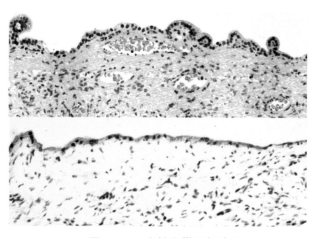

▲ 图 15-83　囊性卵巢甲状腺肿

囊壁内衬非特异性上皮（上），但甲状腺球蛋白免疫反应阳性（下）

或是较少见的类癌（甲状腺肿类癌）、Brenner 瘤、黏液性肿瘤或罕见的浆液性肿瘤。

- 偶尔，甲状腺肿形成伴有胶样内容物的单房或多房性囊肿，可能类似于囊腺瘤。在这样的病例中，绿色的囊肿内容物或内衬可以提示诊断。

- 显微镜检查显示正常的甲状腺组织、腺瘤样增生（包括乳头）或类似滤泡性腺瘤的组织，其结构可能包括微滤泡、假腺管、小梁状或实性细胞巢、片块状结构，这些结构可以单一存在或合并存在。不同的结构可密集排列或由间质分隔，间质偶尔呈水肿表现。

- 罕见情况下会出现小灶类似于多种类型甲状腺癌的组织学形态（见"甲状腺肿起源的癌"）。

- 也可出现嗜酸性细胞和透明细胞，且偶尔占优势，两种类型的细胞可弥漫性生长，也可围绕成腺泡状或形成实性小管状。

- 可能会碰到各种不常见的组织学形态，某些病例若不进行适当的免疫组化标记几乎肯定会漏诊。例如，我们曾经碰到 1 例少见的微囊型病例和 1 例类似于分泌型子宫内膜肿瘤的病例。

- 细胞核特征几乎总是温和的，或至多具轻度非典型性，罕见灶性细胞伴有奇异形核。可见具有染色质边集的透亮细胞核的小灶细胞，但其本身不能作为乳头状癌的诊断依据。核分裂象通常罕见，但也可在其他形态学特点都温和情况下，非常明显。

- 囊性甲状腺肿通常内衬中间型扁平至立方形上皮

细胞。囊肿之间孤立的微小甲状腺滤泡可能是正确诊断的线索。个别完全囊性的甲状腺肿无法辨认，除非进行免疫组化标记。

- 胶质和细胞质的甲状腺球蛋白免疫染色阳性以及细胞核 TTF1 阳性有助于诊断，特别是在那些伴有不常见结构或不常见细胞类型，或囊性为主的病例中。甲状腺球蛋白是更特异的标记物，因为某些表面上皮性肿瘤 TTF1 也为阳性。

鉴别诊断

- 囊腺瘤（与囊性甲状腺肿鉴别）：提示囊性甲状腺肿的特征包括大体呈绿色到棕色、镜下间隔内偶见甲状腺滤泡以及甲状腺球蛋白或 TTF1 免疫标记阳性。

- 类固醇细胞瘤、支持细胞瘤、粒层细胞瘤、副神经节瘤、原发性或转移性透明细胞癌、肝样癌、转移性肝细胞癌以及转移性恶性黑色素瘤（与伴有岛状、实性或假腺管状结构的嗜酸性和透明细胞性甲状腺肿鉴别）。
  - 支持或诊断甲状腺肿的特征包括伴有皮样囊肿（在一个病例报道中被误诊为粒层细胞瘤），出现典型的甲状腺滤泡，以及甲状腺球蛋白或 TTF1 的免疫染色阳性。

- 类癌，肝样卵黄囊瘤和原发性恶性黑色素瘤（与嗜酸性甲状腺肿鉴别）。
  - 提示类癌的线索包括其独特的细胞核特征和嗜铬素免疫反应阳性。
  - 提示卵黄囊瘤的特征包括恶性细胞核特征、透明小体以及 AFP 免疫反应阳性。
  - 倾向或诊断恶性黑色素瘤的特征包括恶性细胞核特征，黑色素以及对一个或多个黑色素瘤标记物免疫反应阳性（SOX10、S100 蛋白、HMB45 等）。

- 透明细胞癌、子宫内膜样癌、支持 – 间质细胞瘤、粒层细胞瘤、妊娠黄体瘤以及其他罕见的可能含有巨滤泡或小滤泡结构的甲状腺肿样病变（见附录）：此类肿瘤的其他特征以及甲状腺球蛋白免疫反应阴性有助于诊断。

- 甲状腺肿起源的高分化滤泡癌（见后述）。

- 卵巢转移性甲状腺癌：此类肿瘤非常罕见；有甲状腺癌病史或甲状腺影像学检查发现原发性隐

匿病灶、缺乏甲状腺肿或畸胎瘤成分等有助于诊断。

甲状腺肿起源的癌 （图 15-85 至图 15-87）

- 甲状腺肿起源的甲状腺癌不常见，其诊断依靠出现甲状腺癌的组织学特征和（或）恶性生物学行为，后者较前者更少见。

- 大部分病例可见残余甲状腺肿 [或罕见的甲状腺肿类癌（见后述）]，但极少数甲状腺肿起源的甲状腺癌似乎仅伴非甲状腺肿的畸胎瘤成分或缺乏畸胎瘤成分，可能是因为甲状腺肿起源的甲状腺癌过度生长所致。

- 几乎所有甲状腺肿起源的甲状腺癌组织学类型是乳头状癌或滤泡癌，两者发生率相同，但部分具有不常见的特征，因此一例甲状腺肿起源的甲状

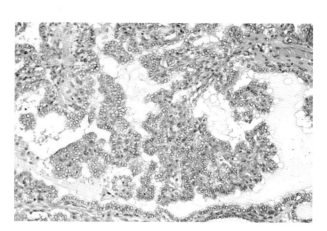

▲ 图 15-85　起源于卵巢甲状腺肿的甲状腺乳头状癌

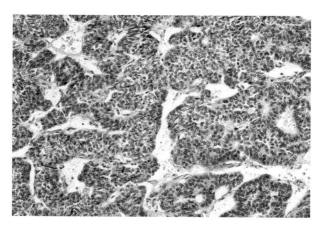

▲ 图 15-86　具有欺骗性组织学表现的恶性甲状腺肿

该肿瘤最初被诊断为粒层细胞瘤；肿瘤细胞甲状腺球蛋白免疫反应阳性（未示），且有长期的恶性临床经过

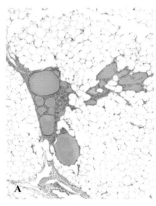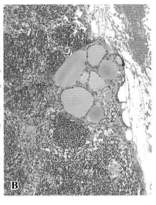

▲ 图 15-87　良性甲状腺肿伴卵巢外受累（甲状腺肿病）
腹膜（A）和淋巴结（B）的小灶良性表现甲状腺组织

腺癌最初被误诊为粒层细胞瘤。罕见的起源于甲状腺肿的间变性癌也有报道。

- 甲状腺肿起源的典型乳头状癌或滤泡亚型乳头状癌具有与甲状腺肿瘤相同的 *BRAF* 基因突变。广泛的染色质边集、细胞核透明有助于滤泡亚型乳头状癌的诊断，但小灶具有这种核特征的细胞也可以出现在甲状腺肿起源的腺瘤中。

- 与甲状腺的滤泡癌相同，甲状腺肿起源的滤泡癌诊断需要有正常（卵巢）组织侵犯、血管侵犯（虽然血管侵犯非常罕见）或发生转移的证据。

- Tan 等描述了甲状腺肿起源的乳头状癌具有新的 *BRAF* 和 *KRAS* 基因突变。Ma 等报道了 1 例甲状腺肿起源的滤泡亚型和高细胞亚型乳头状癌表现为新的胚系 *KIT* 基因突变。

- 一些恶性甲状腺肿是高分化滤泡癌，组织学形态与正常甲状腺组织或滤泡性腺瘤相似。

- 高分化滤泡癌的诊断需要出现卵巢外播散，通常在卵巢切除手术中发现，通常在腹膜可见与甲状腺组织相似的种植物。

- "腹膜甲状腺肿病"的名称用来描述在腹膜表面出现小灶组织学形态良性的甲状腺组织。目前倾向于大多数是转移的高分化滤泡癌。虽然这解释了其中的大部分病例，但我们认为如图（图 15-87）所示，极少数例外情况下与完全良性的卵巢甲状腺肿有关的真正良性甲状腺组织有可能迁移或种植到腹膜。

- 全身性转移罕见且通常发生在晚期，有时在卵巢切除术后几年发生。

- 偶尔高分化滤泡癌可能与典型的滤泡癌或乳头状癌混合存在，因此应对原发卵巢甲状腺肿瘤充分取材。同样地，转移性肿瘤也可能缺乏原发肿瘤的高度分化。

- Robboy 等研究了 88 例具有甲状腺肿瘤组织学特征（61 例）或发生卵巢外播散（27 例）的卵巢甲状腺肿。

- 与复发有关的因素包括粘连、腹水（＞ 1L）和卵巢浆膜破裂（缺损），其中 74% 的临床恶性肿瘤中具有上述特征中的一项或多项，但只有 10% 的临床良性肿瘤中出现上述特征中的一项或多项。

- 除了乳头状癌或分化差的癌以外，没有可靠的组织学特征能够预测预后，29% 的乳头状癌复发，但 7% 的滤泡性腺瘤性甲状腺肿也是如此。

- 10 年生存率为 89%、25 年生存率为 84%，乳头状癌复发（平均 4 年）早于滤泡癌（平均 11 年）。

- 随后，Shaco-Levy 等（2010 年）对 Robboy 等报道的一组临床表现为恶性的病例进行了分析，发现至少有 2/3 的病例发生了卵巢外播散。

- 除了卵巢外播散，预测恶性程度的术中特征与之前的研究一致。

- 令人吃惊的是，63% 的原发性肿瘤类似于滤泡性腺瘤，其余为乳头状癌（26%）、无特殊表现的甲状腺肿（7%）和滤泡癌（4%）。

- 与预后较差的相关病理特征包括直径 ≥ 10cm，甲状腺肿成分 ＞ 80%，大片乳头状癌（尤其是伴有实性区域），坏死，核分裂象 ＞ 5 个 /10HPF 以及明显的细胞异型性。

- 经过平均 13.5 年的随访发现，37% 的患者死于相应疾病，33% 的患者带病生存。死亡发生在术后 2 个月到 29 年（平均 14 年），表明需要对患者进行长期随访。

- Shaco-Levy 等（2012 年）在另一项研究中，在并不知道临床预后的情况下分析了 19 例与 Robboy 等报道本质相同病例的组织学特征，其结论是没有任何组织学特征可用于预测甲状腺肿的临床转归。

- Roth 等在一篇文献综述中提到，卵巢切除术后有 6% 的乳头状癌、19% 的经典滤泡癌和 33% 的高分化滤泡癌发生了播散。

2. 岛状类癌

临床特征

- 是最常见的卵巢原发性类癌，发生于 30—80 岁的患者，表现为缓慢生长的卵巢肿瘤，偶尔出现腹水。肿瘤几乎都是 I 期、单侧性。
- 年龄 > 50 岁、肿瘤最大径 > 7cm 的患者中，大约 1/3 术前有类癌综合征的临床表现。
  - 类癌综合征一般发生于无卵巢外播散的情况下（因为卵巢静脉回流绕过肝脏），通过卵巢切除术通常可以缓解。
  - 然而，少数患者在无肿瘤持续存在的情况下会发生进行性三尖瓣关闭不全。

病理学特征 （图 15-88 至图 15-92）

- 肿瘤通常表现为突向囊腔的实性结节、皮样囊肿囊壁增厚，或形成与畸胎瘤无关的均质肿块（但在显微镜下仔细寻找有可能发现畸胎瘤成分）。罕见情况下，肿瘤起源于成熟性实性畸胎瘤、囊性黏液性肿瘤或 Brenner 瘤。
- 肿瘤大小可从微小结节到相当大的肿块，但直径很少 > 10cm。切面通常以实性为主，质硬，棕黄色到黄色，伴有多少不等的纤维。可以出现小囊腔，但很少以囊性为主。
- 显微镜下，以离散的细胞巢为主，有时被小圆形腺泡穿过（特别是在其周边），稀疏到丰富的纤维间质分隔细胞巢。腺泡内经常可见嗜酸性分泌物，可发生砂砾体性钙化。扩张的腺泡可能被误认为腺体。
- 肿瘤细胞通常具有中等量嗜酸性胞质，腺泡内衬细胞和细胞巢周围肿瘤细胞最为明显，常见红棕色亲银颗粒。少数情况下胞质特别丰富，呈嗜酸性表现。
- 细胞核圆，均一，染色质点彩状，缺乏或罕见核分裂象。个别肿瘤具有小灶的细胞核多形性和核分裂象。
- 肿瘤细胞嗜铬素、5- 羟色胺（也可能是突触素）和 CDX2 免疫染色通常阳性。< 10% 的病例神经激素肽也可能阳性（见梁状类癌）。混合性岛状梁状类癌免疫染色显示两者均含有 YY 肽成分（见梁状类癌）。

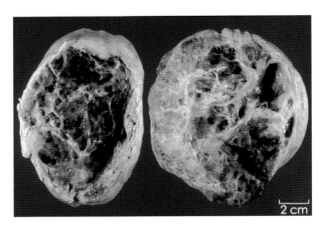

▲ 图 15-88　类癌，切面囊实性

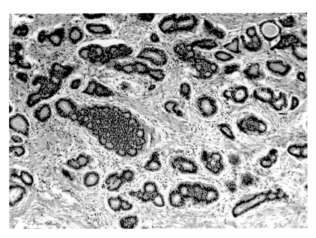

▲ 图 15-89　岛状类癌

小的细胞巢和腺泡被纤维间质分隔

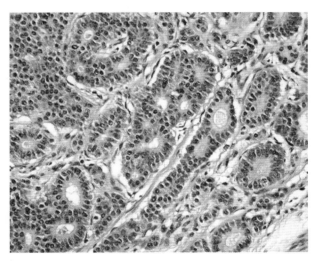

▲ 图 15-90　类癌

可见岛状和腺泡状结构，大量细胞具有亲银颗粒

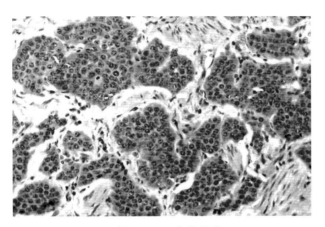

▲ 图 15-91　岛状类癌

由于存在亲银颗粒，局灶肿瘤细胞的胞质呈嗜酸性颗粒状，亲银颗粒大多位于细胞核和细胞基底部之间

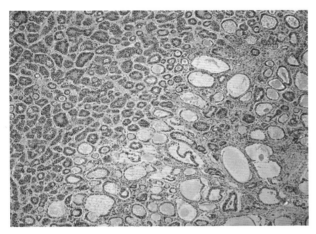

▲ 图 15-92　甲状腺肿类癌

岛状类癌（左）和卵巢甲状腺肿（右）彼此密切相关

鉴别诊断

- 转移性岛状类癌（缺乏畸胎瘤成分时）：转移性类癌的特征包括其他部位（通常是肠道）明确存在或可能存在类癌，双侧卵巢受累，卵巢内多结节性生长，卵巢外转移（肠系膜淋巴结、肝），以及术后仍有类癌综合征的临床表现或实验室证据。
- 微滤泡性粒层细胞瘤：这个肿瘤的鉴别特征包括 Call- Exner 小体、肿瘤细胞胞质稀少、细胞核有棱角、杂乱无章地排列、淡染、具有核沟，免疫表型 inhibin 阳性 /CgA 阴性。
- Brenner 瘤：有助于诊断 Brenner 瘤的特征包括移

行细胞、缺乏明显的亲银颗粒、有核沟。
- 卵巢甲状腺肿类癌：这种肿瘤明确含有甲状腺肿和类癌成分，一般具有明显的小梁状结构。
- 低级别子宫内膜样癌：扩张的腺泡明显时可能提示该肿瘤，虽然子宫内膜样癌和腺纤维瘤中的小腺泡可与岛状类癌中的小腺泡相似，但鳞状分化提示子宫内膜来源肿瘤，缺乏 CDX2 表达和神经内分泌标记的弥漫强阳性有助于诊断。

生物学行为

- 岛状类癌通常是良性的，但也有罕见腹腔内复发而死亡的病例。

3. 梁状类癌

临床特征和生物学行为

- 该肿瘤仅占岛状类癌的 1/3，比甲状腺肿类癌更少见（见后述），发生于 20—60 岁的女性，通常表现为缓慢生长卵巢肿瘤的临床特征。
- 无患者出现类癌综合征，但少数患者由于肿瘤分泌 YY 肽而引起严重的慢性便秘（卵巢切除术后缓解）。
- 无肿瘤相关的死亡病例。1 例患者于卵巢切除 2 年后发现腹膜种植。

病理学特征

- 大体表现类似于岛状类癌，几乎所有病例均伴有畸胎瘤成分。所有肿瘤均为单侧发生。
- 显微镜下，具有椭圆形细胞核的柱状细胞平行排列成缎带状结构，细胞核垂直于缎带长轴。缎带状结构被稀疏到丰富的纤维间质分隔。20% 的病例可见小灶岛状结构。
- 肿瘤细胞具有中等量丰富的、通常为嗜银性、偶尔为亲银性的嗜酸性胞质，细胞核染色质细腻分散，核分裂象偶见。
- 约半数肿瘤可见一种或多种神经激素多肽：生长抑素、胰高血糖素、胰多肽、血管活性肠肽、神经降压肽、脑啡肽、降钙素、ACTH 以及 YY 肽。

鉴别诊断

- 甲状腺肿类癌：这种肿瘤有明确的甲状腺组织，

尽管后者可能含量很少；因为甲状腺肿类癌比梁状类癌更常见，所以只有在充分取材除外甲状腺肿类癌之后，才能诊断梁状类癌。

- 支持 – 间质细胞瘤：支持 – 间质细胞瘤的性索结构通常比梁状类癌中的小梁短而狭窄且更不规则，肿瘤细胞 inhibin 阳性，缺乏嗜银性胞质和对神经激素肽的免疫反应。

- 转移性梁状类癌：鉴别要点与鉴别转移性和原发性岛状类癌相同（见前述）。

- 罕见情况下，其他肿瘤如子宫内膜样癌具有小梁状结构，但在充分取材的肿瘤中，众多其他不同特征有助于诊断。

4. 甲状腺肿类癌

临床特征和生物学行为

- 具有与岛状类癌相似的发生率，可见于所有成人年龄段。临床表现通常与附件包块有关。1 例患者在卵巢切除时有甲状腺肿腹膜种植。

- 类癌综合征罕见，10% 的病例具有与甲状腺成分相关的功能表现。少数患者由于肿瘤分泌 YY 肽而出现慢性便秘。

- 肿瘤几乎都是良性的。2 个临床恶性病例报道中 1 例含有高度不典型类癌成分。

病理学特征 （图 15–93 至图 15–95）

- 单纯性肿瘤通常形成实性肿块。与皮样囊肿有关时，表现为实性结节突向囊腔、囊壁增厚或为显微镜下偶然发现。甲状腺肿类癌在成熟性实性畸

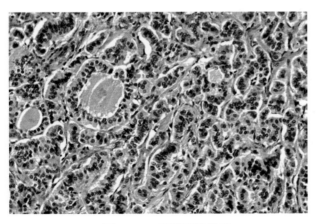

▲ 图 15-93　甲状腺肿类癌

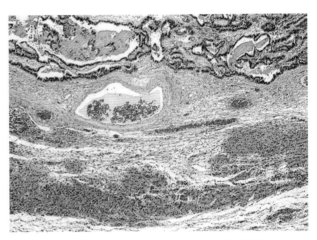

▲ 图 15-94　甲状腺肿类癌（上）伴周边黄素化（下）

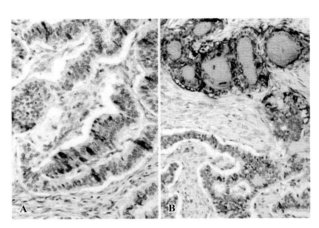

▲ 图 15-95　甲状腺肿类癌，类癌成分嗜铬素阳性（A），甲状腺肿成分甲状腺球蛋白阳性（B）

胎瘤中罕见。

- 切面通常均质，黄色或棕黄色，实性，可有大小不等的囊腔。少数病例肉眼观可以辨别甲状腺肿和类癌成分。

- 显微镜下肿瘤由两种成分组成，通常混合在一起，但偶尔相互毗邻。一种成分是梁状或混合性梁状 – 岛状类癌，另一种成分是典型的卵巢甲状腺肿。

- 40% 的肿瘤可见内衬黏液上皮的腺体或囊腔，并且可能比较明显。罕见情况下黏液上皮可伴有小灶上皮内癌。一例伴有黏液成分的甲状腺肿类癌同时伴有腹膜假黏液瘤（Quiñonez 等）。

- 罕见成分包括黏液性类癌、非典型类癌（见前述）和甲状腺型乳头状癌。

- 类癌成分嗜铬素、突触素、5– 羟色胺、前列腺酸

性磷酸酶免疫染色阳性，40% 的肿瘤神经激素肽阳性，如伴有便秘症状的患者 YY 肽阳性。甲状腺肿成分甲状腺球蛋白和 TTF-1 阳性。

- 肿瘤大部分为梁状类癌，只有少量甲状腺滤泡成分。

鉴别诊断

- 梁状类癌（见前述）。
- 与卵巢恶性甲状腺肿的鉴别诊断不是问题，但需要注意的是许多以前文献报道的"恶性甲状腺肿"病例现在证实为甲状腺肿类癌。

5. 黏液性类癌

临床特征和生物学行为

- 是最少见的卵巢类癌亚型。根据目前仅有的病例报道，年龄 14—74 岁，临床表现无特异性。
- 除了几例伴有癌成分的肿瘤（见后述）具有卵巢外播散的表现和致死的经过以外，大多数报道的肿瘤临床为良性。

病理学特征　（图 15-96）

- 肿瘤最大直径可达 30cm，可能为完全实性，但较常见的是在成熟性囊性畸胎瘤或其他类型的卵巢囊性肿瘤（交界性黏液肿瘤或癌、交界性 Brenner 肿瘤、皮样囊肿）的囊壁形成附壁肿块。偶尔与岛状、梁状或甲状腺肿类癌混合存在，罕见情况下伴有卵黄囊瘤。

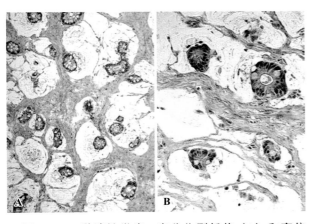

▲ 图 15-96　黏液性类癌，高分化型低倍（A）和高倍（B）镜观

- 根据显微镜下表现将黏液性类癌分为三类。
  - "高分化"肿瘤由小腺体组成，这些小腺体有时位于黏液湖内，内衬部分伴神经内分泌分化的杯状细胞和柱状细胞，细胞具有轻度非典型性。
  - "非典型"肿瘤可见拥挤至融合性腺体，呈具有筛状结构的小岛状以及散在的微囊性腺体，肿瘤细胞类似于高分化肿瘤，但具有轻微到中等的非典型性。
  - "起源于黏液性类癌的癌"由缺乏黏液并具有显著非典型性和核分裂的实性细胞巢或密集排列的腺体组成，通常可见明显印戒细胞。局灶可伴有高分化或非典型类癌。该类肿瘤可能与远处转移有关（Van Rompuy 等）。
  - 肿瘤细胞对突触素、嗜铬素和 CDX2 不同程度阳性。某些肿瘤含有一种或多种肠型多肽激素。

鉴别诊断

- 伴有亲银细胞的黏液性癌：这些肿瘤或者是典型的伴有神经内分泌细胞的黏液性肿瘤（但没有明确的黏液性类癌细胞巢），或者是 Krukenberg 瘤。
- 某些 Krukenberg 肿瘤（特别是阑尾起源的肿瘤）：有黏液细胞和神经内分泌细胞聚集，类似黏液性类癌的细胞聚集，但应根据它们的其他形态学特征将其归类为癌。
- 其他类型：完整的甲状腺肿成分有助于鉴别罕见的伴有黏液性腺体的甲状腺肿类癌与黏液性类癌，前者缺乏黏液性类癌的典型小腺体；起源于囊性黏液性肿瘤囊壁的岛状类癌缺乏黏液性类癌的独特表现。

6. 神经外胚层肿瘤

临床和病理学特征　（图 15-97 至图 15-99）

- 这些罕见的肿瘤与中枢神经系统的神经外胚层肿瘤非常相似，发病年龄宽泛但最常见于年轻人（中位年龄 20 岁），通常表现为快速生长的肿块，卵巢外播散见于半数以上的病例。双侧发生罕见。部分病例伴有同侧或对侧皮样囊肿。
- 肿瘤囊性至实性，最大直径可达 20cm，有些病例可见囊内或表面赘生物。肿瘤组织一般质软，灰白色、棕黄色、淡红色或黄色，常伴有灶性出

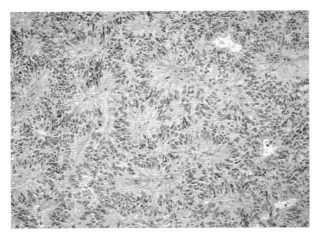

▲ 图 15-97　室管膜瘤，典型的玫瑰花瓣样结构很明显

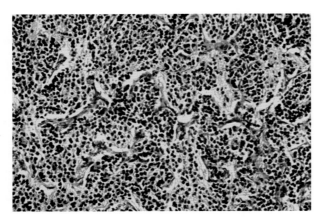

▲ 图 15-98　神经母细胞瘤，注意纤维性背景

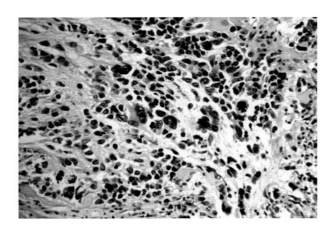

▲ 图 15-99　神经外胚层肿瘤伴间变性核（胶质母细胞瘤）

血和坏死。

- 肿瘤分为分化性（室管膜瘤），原始性（类似于神经母细胞瘤、尤因肉瘤 /PNET、髓上皮瘤、髓母细胞瘤、室管膜母细胞瘤），以及间变性（类似于高级别星形细胞瘤 / 胶质母细胞瘤）。

- 罕见或独特的肿瘤包含与成熟性畸胎瘤有关的神经细胞瘤（Liang 等，2016 年）和一种由"促结缔组织增生性 / 结节状髓母细胞瘤样和非典型畸胎瘤 / 横纹肌样肿瘤成分"（Hirose 等）组成的原始神经外胚层肿瘤。

- 室管膜瘤通常是单纯性的，原始性和间变性肿瘤常伴畸胎瘤成分和其他生殖细胞肿瘤（比如卵黄囊瘤）。罕见胶质母细胞瘤和少突胶质细胞瘤以及一例黏液乳头状色素性室管膜瘤起源于皮样囊肿。某些原始性肿瘤伴体细胞成分（癌，癌肉瘤）。

- 免疫组织化学和分子生物学。

  - 典型的 GFAP 阳性有助于室管膜瘤的诊断（与非神经外胚层肿瘤鉴别），某些病例 ER 和 PR 阳性。星形细胞肿瘤也呈现典型的 GFAP 阳性。

  - Euscher 等发现 PNET 对以下标记物的阳性率依次降低：神经纤维、CD56、S100、GFAP、CD99 和突触素。Chiang 等也报道了类似的发现以及常见的细胞核 FLI-1 阳性染色。

  - Kawauchi 等发现原始肿瘤存在 PNET/ 尤因肉瘤特异性的染色体易位和 EWS/FLI-1 嵌合体 RNA。FISH 检测有助于确认尤因肉瘤 /PNET 中的 *EWSR1* 基因重排（Chiang 等）。

  - Liang 等发现在卵巢星形细胞瘤和室管膜瘤中缺乏 *IDH1* 和 *IDH2* 突变（该突变存在于大多数中枢神经系统星形细胞瘤中）。

鉴别诊断

- 未成熟性畸胎瘤：与神经外胚层肿瘤相反，未成熟性畸胎瘤通常呈有序排列而并无神经上皮成分过度生长，常表现为谱系更广、更多样性的神经上皮分化，并有多种不同的典型畸胎瘤成分混合存在。

- 卵巢其他小细胞恶性肿瘤：通过充分取材，辨认神经纤维和特定结构（Homer-Wright 菊形团和室管膜小管），以及 GFAP 免疫染色有助于鉴别诊断。

- 浆液性和子宫内膜样交界性肿瘤和癌、性索 - 间质肿瘤、卵巢 Wolff 管肿瘤：室管膜瘤特征性的细长胶原纤维胞质突起、血管周围菊形团以及

GFAP 免疫反应阳性可与上述肿瘤鉴别。

生物学行为

- 即使发生了卵巢外扩散，室管膜瘤也表现出惰性。在报道的 15 例肿瘤中，只有 2 例是致命的，其中 1 例处于Ⅲ期。
- 原始和间变性肿瘤如果发生卵巢外播散，普遍预后较差，但有许多Ⅰ期肿瘤具有良性临床经过。

7. 皮脂腺肿瘤

- 卵巢皮脂腺肿瘤罕见，发病年龄广泛（31—79 岁），通常起源于皮样囊肿，缺乏特异临床症状。
- 大体检查以囊性为主，伴有黄色到棕黄色、凸向囊腔的结节状或乳头状实性肿块。所有肿瘤均为单侧性，对侧卵巢可能存在皮样囊肿。
- 显微镜下肿瘤类似于皮肤的皮脂腺肿瘤，包括皮脂腺腺瘤、伴有皮脂腺分化的基底细胞癌以及皮脂腺癌。其中常见含有隐约成熟皮脂腺细胞轮廓的大量嗜酸性坏死物。
- 仅有 1 例肿瘤（伴有皮脂腺分化的基底细胞癌）复发。

8. 其他单胚层畸胎瘤

- 这个分类包括主要或完全衬覆下列某种上皮之一的罕见卵巢囊性肿瘤，如成熟神经胶质组织、室管膜上皮、呼吸道上皮或黑色素上皮。
- 完全衬覆成熟鳞状上皮的表皮样囊肿可能是单胚层畸胎瘤，但更像是表面上皮来源（见第 14 章）。

（七）畸胎瘤伴体细胞型肿瘤

1. 成熟性囊性畸胎瘤伴体细胞型肿瘤（图 15-100 至图 15-102）

- 本节讨论除畸胎瘤相关黏液上皮性肿瘤（见第 13 章）以外的，起源于成熟性畸胎瘤的体细胞型肿瘤。
- 据文献报道，成熟性畸胎瘤中体细胞成分发生癌变的风险为 0.17%～2%，且随着年龄增加而增加。大部分患者为 40—60 岁。
- 临床表现从典型的皮样囊肿到高级别卵巢癌，取

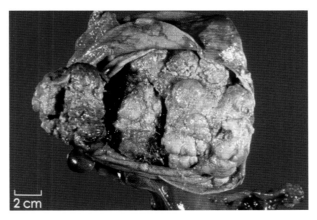

▲ 图 15-100　皮样囊肿伴鳞状细胞癌（后者形成巨大的菜花样肿块突入囊腔）

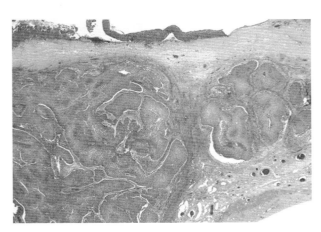

▲ 图 15-101　鳞状细胞癌起源于成熟性囊性畸胎瘤（皮样囊肿）

囊腔衬覆异型鳞状上皮（上），浸润性鳞状细胞癌巢在下面间质内延伸

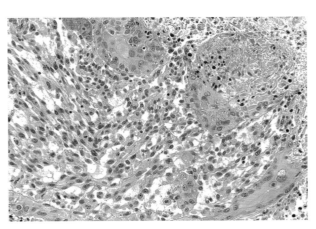

▲ 图 15-102　鳞状细胞癌起源于成熟性囊性畸胎瘤（皮样囊肿）

这种分化差的癌具有大量未分化的嗜酸性细胞形态，但小灶区域伴明显鳞状分化

决于体细胞肿瘤的范围。

- 剖腹探查可能发现肿瘤与周围脏器粘连或存在腹腔内转移。

病理学特征和鉴别诊断

- 肿瘤体积通常大于典型的皮样囊肿，至少 90% 的肿瘤在 10～20cm。大体检查可以发现菜花样肿块突向囊腔，附壁结节、斑块或实性肿块充满皮样囊肿。肿瘤出血和坏死常见。
- 鳞状细胞癌占这类肿瘤的 80%，几乎都是浸润性，极少数为原位鳞癌。
  - 大部分是典型的鳞状细胞癌，但某些肿瘤具有明显的乳头状（或疣状）、肉瘤样（梭形细胞）结构或未分化成分，后者有时由嗜酸性细胞组成。罕见情况下肿瘤富于黑色素细胞和朗格汉斯细胞。1 例伴有甲状旁腺素相关副肿瘤性高钙血症。
  - Araujo 等发现巴西东北部年轻女性（平均年龄 38 岁）皮样囊肿恶变为鳞状细胞癌发生率较高，其中某些病例 p16 阳性，可能与 HPV 感染有关。
  - 皮样囊肿有可能完全被肿瘤取代，只有充分取材才能发现残留皮样囊肿或特征性脂质肉芽肿反应。
- 罕见癌包括腺癌（胃肠型腺癌、乳腺 / 附属器分化的癌、大汗腺癌、透明细胞癌和 Paget 病）、腺鳞癌、未分化癌（包括小细胞癌）和前列腺型腺癌。有 2 例恶性中胚层混合瘤起源于皮样囊肿。
- 肉瘤大约占这类肿瘤的 10%，包括横纹肌肉瘤、平滑肌肉瘤、骨肉瘤、软骨肉瘤（典型和去分化亚型）、血管肉瘤和脂肪肉瘤。
- 恶性黑色素瘤。
  - 与畸胎瘤有关的成分对于确定原发性肿瘤十分关键，但缺少畸胎瘤成分并不一定意味着是转移性肿瘤。
  - 某些病例镜下所见可能不典型，尤其是当黑色素稀少或缺乏、出现少见的结构（滤泡样间隙、假乳头状结构）或特殊细胞类型（梭形细胞、印戒样细胞、透明细胞、横纹肌样细胞）时。免疫组化染色有助于确诊。
  - 鉴别诊断包括罕见起源于皮样囊肿的黑色素细胞痣。

- 皮样囊肿内发生恶性淋巴瘤罕见，可能起源于皮样囊肿，虽然很少能证明它们的原发性。
- 罕见的良性肿瘤包括平滑肌瘤，分泌 ACTH（伴有 Cushing 病）和催乳素的垂体腺瘤、副神经节瘤（包括神经节细胞副神经节瘤）、节细胞神经瘤，脉络膜丛状乳头状瘤，伴 Muir–Torre 综合征的皮脂腺腺瘤、粒层细胞瘤。
- 其他肿瘤包括类癌、甲状腺型肿瘤、神经外胚层肿瘤和皮脂腺肿瘤，在单胚层畸胎瘤章节讨论。

预后

- 鳞状细胞癌患者的 5 年生存率为 77%（Ⅰ 期）和 11%（Ⅱ 期或更高分期）。高分化并且缺乏血管浸润的 Ⅰ 期鳞状细胞癌比低分化和（或）伴有血管浸润的肿瘤预后好。
- 腺癌的生物学行为类似于鳞状细胞癌，几乎所有的肉瘤都是致死性的。恶性黑色素瘤患者的生存率是 50%。

2. 未成熟性畸胎瘤伴体细胞型肿瘤

- 少数伴有继发性恶性肿瘤的未成熟性畸胎瘤的病例已有报道，其中横纹肌肉瘤最常见。部分病例中，很难区分骨骼肌分化是畸胎瘤中原本的成分还是起源于畸胎瘤的横纹肌肉瘤。单纯的骨骼肌成分完全取代肿瘤区域可能提示后者。
- 未成熟性畸胎瘤的复发病例临床表现与生长性畸胎瘤综合征类似，但包含大量原发肿瘤中缺乏的未分化肉瘤成分。
- 伴有恶性色素沉着性神经外胚层肿瘤的未成熟性畸胎瘤也有报道（King 等）。该肿瘤大体可见明显的色素沉着区域，显微镜下含黑色素的非典型细胞呈巢状、小管状和乳头状结构排列。

三、混合性生殖细胞 – 性索 – 间质肿瘤

（一）性腺母细胞瘤

临床特征

- 这种罕见肿瘤几乎全部发生于伴有潜在性腺发育不良的患者，此类患者占性腺肿瘤的 2/3。

- 一般累及儿童和年轻人，1/3 肿瘤见于 15 岁以下儿童。患者通常为女性表型伴男性化特征。少数是男性表型伴不同程度女性化。

- 临床表现不同，取决于是否出现肿块（可能是原始生殖细胞肿瘤过度生长所致）、偶尔分泌的类固醇激素、受累性腺的性质以及第二性器官的表现。

- 当 1 个或 2 个性腺被肿瘤取代时，几乎不可能明确诊断性腺发育异常。如果能够确定性腺发育异常，几乎总是单纯性或混合性性腺发育不全。

- 虽然患者罕见具有正常的 46，XX 核型，但是 90% 以上的病例出现至少是 Y 染色体短臂的一部分，该部分包括含有 *TSPY1* 基因的 *GBY* 位点。这个基因编码睾丸特异性蛋白，可能在性腺母细胞瘤的发病机制中发挥作用。FISH 检测 *TSPY1* 基因有助于伴性腺母细胞瘤的 Y– 相关两性畸形患者的确诊。

- 在外周血、性腺和肿瘤组织中采用细胞遗传学和分子检测方法排查 Y 染色体物质，可以采取保留生育功能的保守手术治疗方式（McCuaig 等）。

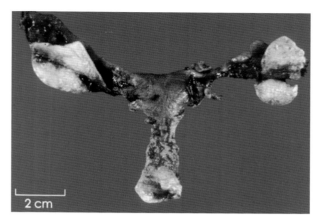

▲ 图 15-103　双侧性腺母细胞瘤

每个性腺剖面显示的小肿块可见代表灶性钙化的白色斑点

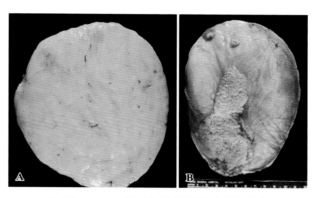

▲ 图 15-104　生殖细胞瘤并性腺母细胞瘤

大肿块切面显示生殖细胞瘤的米白色外观（A）；肿瘤伴有大片钙化和小灶性腺母细胞瘤（B）

大体特征 （图 15–103 和图 15–104）

- 肿瘤呈棕色到黄色、灰色不等，可能质软鱼肉样、质硬韧而呈软骨性、有斑点状钙化或完全钙化。

- 单纯性肿瘤常 < 8cm，25% 的肿瘤仅在显微镜下可见，伴有生殖细胞肿瘤过度生长的肿瘤体积可以很大。

- 1/3 的病例对侧性腺存在性腺母细胞瘤，较少见情况下可见恶性生殖细胞肿瘤（通常是生殖细胞瘤），但没有残留性腺母细胞瘤的证据。

- 60% 的病例不能确定起源性腺的性质，20% 的病例睾丸位于腹部或腹股沟，20% 的病例为条索状性腺。少数肿瘤发生于明显正常的卵巢。

镜下特征 （图 15–105 至图 15–111）

- 密切混杂的生殖细胞和体积较小的性索型细胞形成散在的、圆形的细胞巢，性索型细胞在细胞巢周边较明显。生殖细胞与无性细胞瘤细胞相似，通常核分裂活跃，OCT4、D2–40、SALL4 和 c–kit 免疫染色阳性。

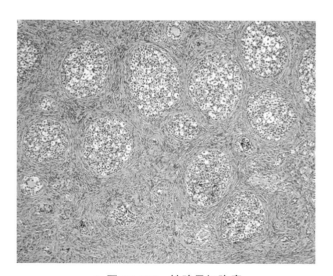

▲ 图 15-105　性腺母细胞瘤

该例示生殖细胞和性索细胞构成的境界清楚的细胞巢，被适量间质分隔

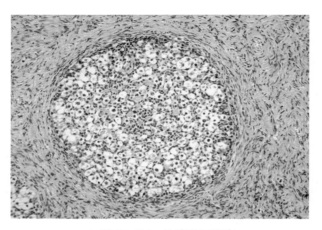

▲ 图 15-106　性腺母细胞瘤

高倍视野显示由大的胞质透亮的生殖细胞和主要分布在周边、小而不易察觉的性索细胞构成的特征性细胞巢

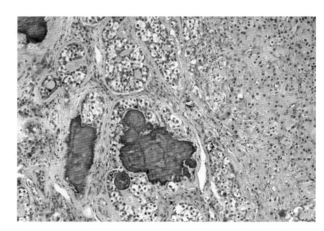

▲ 图 15-109　性腺母细胞瘤

桑椹样钙化灶（中央，左侧）和黄素化细胞（右侧）很明显

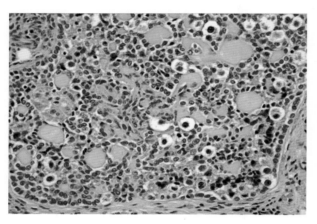

▲ 图 15-107　性腺母细胞瘤

性腺母细胞瘤细胞巢显示三种不同特征，即具有透亮胞质的生殖细胞，分布在周边或中央、较小的性索细胞，被性索细胞环绕的球状嗜酸性基底膜样物质

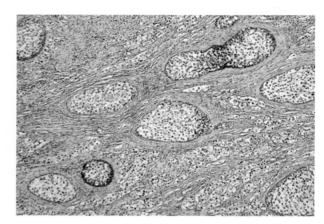

▲ 图 15-110　性腺母细胞瘤伴浸润性生殖细胞肿瘤

被肿瘤性生殖细胞填满的巢状性腺母细胞瘤，伴局部小簇状间质浸润，罕见情况下为单个细胞间质浸润

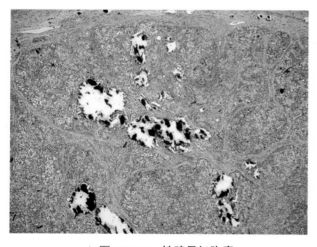

▲ 图 15-108　性腺母细胞瘤

低倍视野显示特征性细胞成分及常见的钙化灶

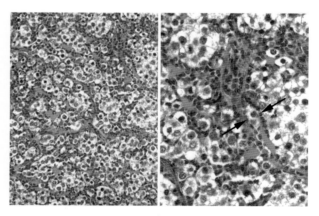

▲ 图 15-111　分割型性腺母细胞瘤

弥漫性生长的生殖细胞可能会提示浸润性生殖细胞肿瘤，但仔细观察会发现少量性索细胞（右图高倍箭头所示），表明病变是非浸润性的

- 性索型细胞围绕在生殖细胞巢、单个生殖细胞或充满嗜酸性基底膜样物质的圆形腔隙周围。类似于不成熟性支持细胞或颗粒细胞，呈圆形到卵圆形，细胞核淡染，核分裂象不活跃。通常 AE1/AE3、inhibin、calretinin 和 SF-1 免疫染色阳性。
- 2/3 的病例中肿瘤细胞巢被稀疏的、少数为富纤维性的间质所分隔，间质中可见 Leydig 细胞或黄素化细胞。
- Kao 等（2016 年）发现在 75% 的典型性腺母细胞瘤中存在"分割型"模式。
  - 实性 / 膨胀性结构最为常见，由纤维血管成分围绕生殖细胞构成的大巢团状结构，仅见少量性索细胞。
  - 其次，小的融合巢状或条索状生殖细胞不规则分布在含有不明显性索细胞的显著间质中。
  - 大部分肿瘤可见微小球状基底膜样物质沉积。
  - 生殖细胞从精原细胞样到精母细胞瘤样，后者 OCT3/4 阳性。性索细胞具有小而密集的、卵圆形或成角的细胞核，inhibin、FOXL2 和 SF1 强阳性。
- 可以影响性腺母细胞瘤典型组织学特征的其他表现。
  - 广泛沉积的透明变性基底膜样物质。
  - 80% 的肿瘤存在钙化，典型者形成层状斑块和桑葚状团块。
  - 60% 的病例合并恶性生殖细胞肿瘤，其中 80% 为无性细胞瘤，仅在显微镜下可见或形成肿块取代性腺组织（见"鉴别诊断"）。罕见情况下，性腺母细胞瘤中的卵黄囊瘤、胚胎性癌、绒毛膜癌、精原细胞瘤样成分、未成熟性畸胎瘤出现过度生长。
  - 性索成分过度生长，仅有 2 例报道，其中 1 例伴支持细胞瘤腹膜种植。
  - 化疗可清除生殖细胞成分。
- 少数情况下，典型性腺母细胞瘤局部伴有未分类混合性生殖细胞 – 性索 – 间质肿瘤的组织学结构（见后述）。

鉴别诊断

- 生殖细胞瘤。
  - 伴有大细胞巢、局部假性浸润，以及不明显性索细胞的分割型性腺母细胞瘤与生殖细胞瘤形

态类似。性索标记物阳性，生殖细胞的多样性和基底膜样物质提示性腺母细胞瘤。
  - 异常性腺内的生殖细胞瘤可能提示来源于性腺母细胞瘤。存在后者的线索包括局灶钙化或出现小灶典型性腺母细胞瘤，更多样本的评估有助于诊断。
- 伴有环状小管的性索肿瘤。这种肿瘤因为相似的生长方式以及包含基底膜物质和钙化而类似于性腺母细胞瘤，但缺乏生殖细胞。然而，少数情况下，性腺母细胞瘤中的生殖细胞可能被化疗破坏。
- 未分类生殖细胞 – 性索 – 间质肿瘤（见后述）。
- 15% 的正常胎儿和新生儿显微镜下可见性腺母细胞瘤样病灶。

预后

- 尽管单纯的性腺母细胞瘤临床上是良性的，但是因为生殖细胞成分发生恶变的概率很高，所以应将其视为原位恶性生殖细胞肿瘤。

（二）混合性生殖细胞 – 性索 – 间质肿瘤，未分类（图 15–112）

- 这些罕见的肿瘤包含生殖细胞、性索成分，偶尔有黄素化细胞或 Leydig 细胞，但缺乏性腺母细胞瘤的独特结构。
- 通常发生于具有正常性腺和核型的 10 岁以下女孩，个别病例出现同性性早熟。1 例肿瘤为双侧性。
- 生殖细胞和性索细胞可以弥漫性分布、呈宽条索

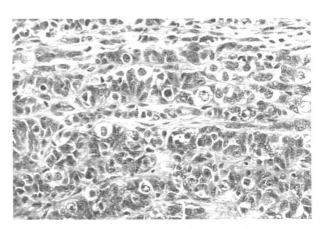

▲ 图 15–112　混合性生殖细胞 – 性索 – 间质肿瘤

肿瘤细胞巢由具有大圆形细胞核（有的伴有明显核仁）的生殖细胞和卵圆形到梭形性索型细胞混合组成

状或小的实性小管。罕见情况下，性索细胞形成网状结构或环状小管，类似于伴有环状小管的性索肿瘤。

- 性索细胞可能不如性腺母细胞瘤中的性索细胞成熟。大多数病例中生殖细胞具有大的圆形的无显著核仁的细胞核，但偶尔会类似于无性细胞瘤。
- 性腺母细胞瘤的标记物有助于识别这两种成分。

- 2 例肿瘤包含表面上皮成分，但另一位观察者认为其中 1 例是网状性索成分。另外 1 例腺体和囊腔内衬肠型黏液上皮。

- 与性腺母细胞瘤不同，缺乏基底膜样物质和钙化。某些病例合并无性细胞瘤，或其他更罕见的恶性生殖细胞肿瘤。

- 肿瘤通常为良性临床经过，极少数发生转移，其中 1 例是致死性的。转移瘤与原发肿瘤具有相似的显微镜下表现。

缩略语

AFP	alpha-fetoprotein	甲胎蛋白
CCC	clear cell carcinoma	透明细胞癌
CNS	central nervous system	中枢神经系统
GCT	granulosa cell tumor	粒层细胞瘤
hCG	human chorionic gonadotropin	人绒毛膜促性腺激素
HDFC	highly differentiated follicular carcinoma	高分化滤泡癌
HSCC	hypercalcemic small cell carcinoma	高钙血症性小细胞癌
MMMT	malignant mesodermal mixed tumor（ovary）; malignant müllerian mixed tumor（uterus）	恶性中胚叶混合瘤（卵巢）；恶性 müllerian 源性混合瘤（子宫）
NMDAR	N-methyl D-aspartate receptor	N– 甲基 D– 天冬氨酸受体
OS	overall survival	总体存活率
PNET	primitive neuroectodermal tumor	原始神经外胚层肿瘤
PVV	polyvesicular vitelline	多泡卵黄
SDB	Schiller-Duval body	席勒 – 杜瓦尔体
SDTC	struma-derived thyroid-type carcinoma	甲状腺肿源性甲状腺癌
SGC	syncytiotrophoblastic giant cell	合体滋养层巨细胞
SLCT	Sertoli-Leydig cell tumor	Sertoli–Leydig 细胞瘤
SqCC	squamous cell carcinoma	鳞状细胞癌
YST	yolk sac tumor	卵黄囊瘤

（平 静 译　左 敏 校）

第16章

卵巢性索 – 间质肿瘤及类固醇细胞瘤
Sex Cord Stromal and Steroid Cell Tumors of the Ovary

一、性索间质肿瘤

- 性索间质肿瘤（sex cord-stromal tumors，SCST）约占所有卵巢原发肿瘤的 5%，根据构成肿瘤的主要细胞类型 – 粒层细胞和卵泡膜细胞、Sertoli 细胞、Leydig 细胞、成纤维细胞来进行肿瘤分类（表 16–1）。

- 某些特殊的特征（如硬化性、微囊性改变、印戒细胞、环状小管）也包含在三种间质肿瘤及一种性索肿瘤的命名中。

（一）粒层细胞瘤

- 临床恶性的 SCST 中大部分为粒层细胞瘤（granulosa cell tumors，GCT），可分为成年型粒层细胞瘤（adult GCTs，AGCT）、幼年型粒层细胞瘤（juvenile GCT，JGCT）。

- 成年型、幼年型的名称，是用于形容一般常见于成年或幼年的相关表现，但 AGCT 偶可发生于年轻人，而 JGCT 偶可发生于老年人（但更少见）。

- 一般每种肿瘤类型都形态单一，但偶有其他成分的显著混杂。

1. 成年型粒层细胞瘤（图 16–1 至图 16–20）

一般特征

- AGCT 约占卵巢恶性肿瘤的 2%，占所有 GCT 的

95%，患者年龄峰值在 50—55 岁，但所有年龄均可发生；10 岁以前罕见。

- 常见临床表现与附件肿物、内分泌相关异常有关（详见后述），或两种情况均有。约 10% 的病例会有肿瘤破裂所致急腹症及腹腔积血。

- AGCT 是最常见伴雌激素过多表现的卵巢肿瘤，相关症状有同性假性性早熟、月经过多、绝经后阴道出血、闭经、子宫内膜增生，< 5% 的患者（一般为绝经后女性）会出现子宫内膜腺癌（一般为低级别子宫内膜样癌）。

- 孕激素或雄激素过多的表现罕见；雄激素过多的 GCT 囊性表现异乎寻常的多。孕激素过多的 GCT 容易表现为黄素化。

- 该组肿瘤 95% 为 I 期。其余大部分为 II 期，仅罕见情况下为 III 期。

大体特征

- AGCT 直径平均 12cm，95% 以上为单侧。切面一般为实性及囊性，囊内充满液体或血液，由实性的、黄色到白色、柔软到坚硬的组织分隔。

- 少见表现有切面呈白色至黄色的完全实性；多分叶状或充满液体、血液的薄壁、单房囊性；有时呈牛肉样表现的厚壁囊性；弥漫性出血；部分囊性，囊壁内衬粗糙的肿瘤组织，有时类似于表面上皮癌。

525

表 16-1　卵巢性索 – 间质肿瘤组织学分类

性索 – 间质肿瘤
● 粒层细胞瘤
■ 成年型
■ 幼年型
● 卵泡膜 – 纤维瘤组肿瘤
■ 纤维瘤
■ 富于细胞型纤维瘤
■ 纤维肉瘤
■ 卵泡膜细胞瘤
➤ 经典型
➤ 黄素化型（包括伴硬化性腹膜炎型）
● 硬化性间质瘤
● 印戒细胞型间质瘤
● 微囊型间质瘤
● 黏液瘤
Sertoli– 间质细胞瘤
● Sertoli 细胞瘤
● Sertoli–Leydig 细胞瘤
■ 高分化
■ 中分化 [a]
■ 低分化（肉瘤样）[a]
伴环状小管的性索肿瘤
混合型性索 – 间质肿瘤
类固醇细胞瘤
● 间质黄体瘤
● Leydig 细胞瘤
■ 门细胞瘤
■ Leydig 细胞瘤，非门细胞型
● 类固醇细胞瘤，非特殊类型

a. 中分化及低分化肿瘤中可见网状成分、异源性成分，或两者均有

典型镜下特征

- 粒层细胞呈多种排列结构，一般为混合型，具体有弥漫性、结节状、小梁状及条索样、岛屿状、滤泡状、波浪状、脑回样、肉瘤样。文献中强调滤泡状结构，但与其他结构加在一起相比，滤泡状结构并不常见。以下依据各类型的出现频率分别叙述。上皮相关结构表现之外，数量不等的间质成分也常影响其总体表现。
  - 弥漫性：胞质稀少的细胞呈致密片状排列，形成"小蓝圆细胞肿瘤"表现。仔细观察一般可见小灶上皮样表现区域，有时在周边最为显著。
  - 结节状：显著结节状表现，结节内细胞呈弥漫性分布。
  - 岛屿状：呈离散巢状，周边一般有显著间质成分。
  - 梁状及条索样：粗大带状或纤细条索状，排列规则或不规则。
  - 微滤泡状：小囊腔（Call–Exner 小体）内可见嗜酸性液体、退行性变的细胞核、玻璃样变的基底膜样物，罕见情况下有嗜碱性液体。这些特点比文献中常提及的要少见，仅偶有非常显著的情况。
  - 波浪状及脑回样：分别形容粒层细胞呈波浪状平行排列、锯齿状条索样表现。
  - 肉瘤样：可能提示为富于细胞型纤维瘤的梭形细胞。
- 粒层细胞一般胞质稀少（例外情况详见后述）、淡染，细胞核均一，成角至卵圆形，常有核沟，细胞一般杂乱排列。核沟的显著性变化不一。核仁可以很明显，尤其黄素化肿瘤中（详见后述）。
- 核分裂象数量不一，但 75% 的病例中 < 3 个 /10HPF。如有大量核分裂和（或）病理性核分裂，则诊断 AGCT 应慎重；但可偶见这种现象。
- 间质成分数量不一，可自弥漫性肿瘤中的散在分布至其他肿瘤中占据肿瘤的大部分不等。大部分肿瘤中数量不等，常较显著，但一般比性索成分要少。
  - 间质可以富于血管，自纤维性至富于细胞不等。而且常有外层卵泡膜细胞样细胞（theca

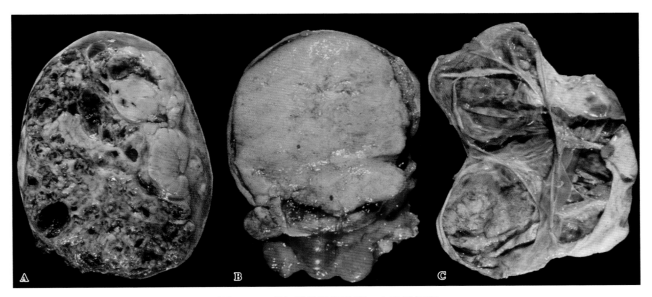

▲ 图 16-1　成年型粒层细胞瘤，大体特征不一

A. 切面最常见为实性及囊性，囊腔内常有血液；B. 偶见质地均一的黄色、实性表现；C. 少见情况下，可以纯粹为囊性或者以囊性为主，囊壁内侧可光滑或有实性生长的肿瘤病灶

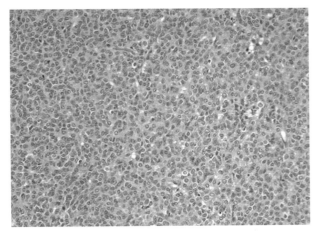

▲ 图 16-2　成年型粒层细胞瘤

典型弥漫性生长，肿瘤细胞胞质相对稀少，呈单一表现

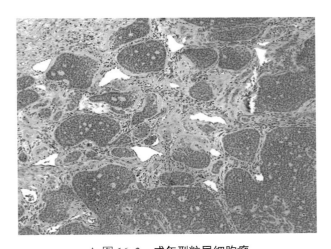

▲ 图 16-3　成年型粒层细胞瘤

呈显著岛屿状结构，伴大量 Call-Exner 小体，注意间质内有大量血管

externa-like cells），或偶见黄素化内层卵泡膜细胞样细胞，后者胞质中等至丰富，嗜酸性，或淡染、富含脂质。具有嗜酸性胞质的细胞如果有 Reinke 结晶，偶尔会将其判读为 Leydig 细胞。

- 网状纤维染色显示网状纤维主要围绕在粒层细胞构成的巢状周围及血管周围，而卵泡膜细胞在网状纤维染色中呈单细胞或较小簇状。

- 常见非肿瘤性间质纤维化、慢性炎症、陈旧性

或新鲜出血、含铁血黄素沉积、非肿瘤性囊肿，可能会使其表现更加复杂化。

少见及罕见特征

- 大囊型：内衬粒层细胞的圆形大囊腔，外层偶见卵泡膜细胞。

- 管状型：中空或实性管状结构，内衬细胞一般仍有典型的粒层细胞特征；罕见情况下，小管结构可有腺样表现。

527

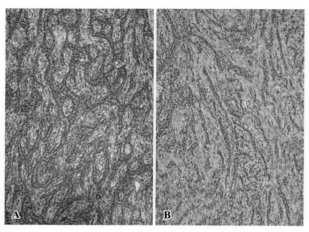

▲ 图 16-4　成年型粒层细胞瘤

A. 图中可见肿瘤性粒层细胞呈显著的小梁状结构；B. 细胞稍丰富的纤维瘤样间质背景中，可见呈纤细条索状的肿瘤组织

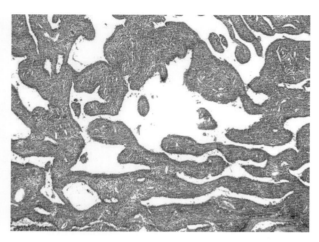

▲ 图 16-7　成年型粒层细胞瘤

该例呈显著假乳头状结构

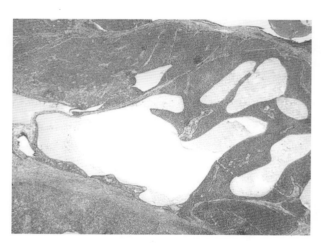

▲ 图 16-5　成年型粒层细胞瘤

可见大囊，这一特点在该肿瘤中并不常见

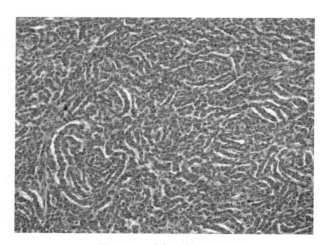

▲ 图 16-8　成年型粒层细胞瘤

该例呈显著脑回状结构（左侧最为显著）

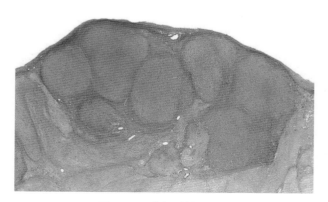

▲ 图 16-6　成年型粒层细胞瘤

图中可见显著大结节状生长方式，部分结节（左侧、右侧）有显著硬化表现

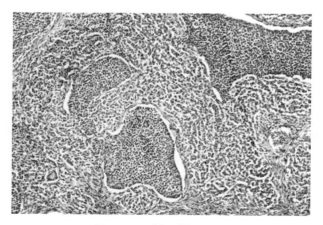

▲ 图 16-9　成年型粒层细胞瘤

岛屿状结构被显著呈条索状生长的肿瘤细胞分割

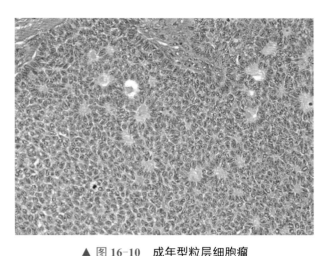

▲ 图 16-10　成年型粒层细胞瘤

图示两个显著特征，即 Call-Exner 小体及细胞核呈透明表现（部分可见核沟）

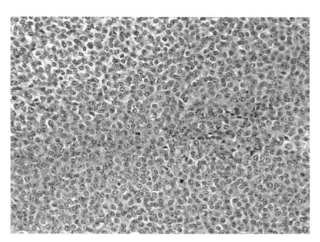

▲ 图 16-13　成年型粒层细胞瘤

肿瘤细胞呈弥漫性生长，细胞核圆形、均一；该视野中核沟不明显，这一现象很常见

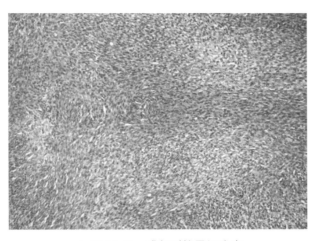

▲ 图 16-11　成年型粒层细胞瘤

图中可见显著梭形细胞（肉瘤样）特征，这样的区域进行网状纤维染色对于证实其上皮性质来说非常关键

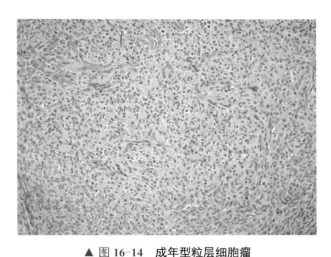

▲ 图 16-14　成年型粒层细胞瘤

肿瘤性粒层细胞胞质显著淡染，类似卵泡膜细胞瘤，但网状纤维染色显示巢状特点

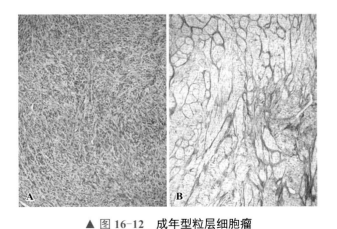

▲ 图 16-12　成年型粒层细胞瘤

该例呈显著纤维瘤样表现，但 H&E 染色切片中上皮分化证据并不明显（A），网状纤维染色可以证实有上皮分化（B）

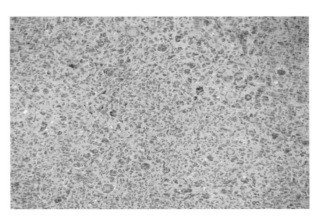

▲ 图 16-15　成年型粒层细胞瘤

该例中见到非典型性的奇异核细胞；注意并无核分裂，且背景为更典型表现的肿瘤性粒层细胞

529

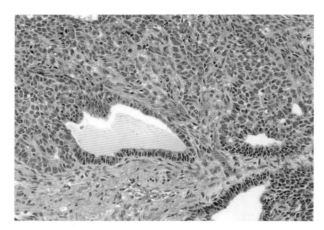

▲ 图 16-16　成年型粒层细胞瘤

图中可见呈腺管状分化，这一特征并不常见

- 假乳头状结构：这一特点更多见于 JGCT，但 AGCT 也应考虑到。

- 妊娠相关表现：这些表现可见于妊娠后 3 个月，具体如显著水肿、和（或）广泛黄素化，可能会掩盖肿瘤的常见特征。

- 2% 的病例会出现奇异核、核增大、深染表现，也可出现多核：这类细胞一般为局灶性，但也可数量众多而影响对有诊断特征区域的观察。

- 肿瘤细胞胞质显著淡染，着色表现类似卵泡膜细胞瘤的瘤细胞：这些细胞可以呈大结节状生长，

如以这样的细胞为主则仅少部分为典型 AGCT，但这样的表现常见于肿瘤周边，这一点可能是有助于确诊的关键之处；网状纤维染色可进一步明确（Stall 和 Young）。

- 胞质丰富、嗜酸性，细胞核圆形、无核沟，具有显著核仁的黄素化粒层细胞：2% 的肿瘤中以这样的细胞为主，可能会类似类固醇细胞瘤；文献中有过 1 例黄素化 AGCT 伴硬化性腹膜炎的报道。

- 黏液样间质：这一点在 AGCT 中罕见，最多见于黄素化亚型。

- 极罕见的表现：肝细胞分化（胞质颗粒状表现更为显著，肝细胞相关标记阳性而 inhibin 阴性，可与黄素化 /Leydig 细胞鉴别）、肉瘤样转化。

- 有 1 例 GCT 伴 Li–Fraumeni 综合征，且具有不常见的 p53 种系突变，该例肿瘤呈多灶性滤泡间（"原位"）生长，其中瘤细胞呈独特的 p53 细胞核阳性，有大量核分裂，有透明样变的小球结构。

- 有 1 例 AGCT 伴黏液性异源性成分。

免疫组化及分子特征

- AGCT 一般表达性索分化标记。最佳标记物为 inhibin、calretinin、CD99、类固醇生成因子（steroidogenic factor，SF–1）、WT1。偶尔会

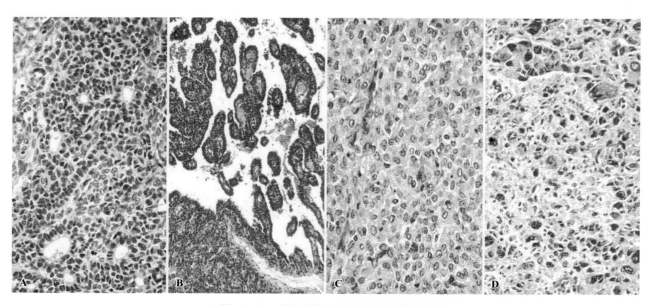

▲ 图 16-17　成年型粒层细胞瘤的不常见表现

A. 散在小管结构；B. 假乳头状结构；C. 黄素化细胞，导致表面看上去更像类固醇细胞瘤，虽然细胞质不很明显，细胞核更为成角，核仁不突出。核沟不明显，但细胞核具有粒层细胞瘤典型的淡染表现；D. 伴奇异核的肿瘤细胞

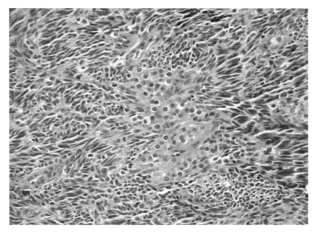

▲ 图 16-18　成年型粒层细胞瘤

图中可见大量黄素化间质细胞聚集（中）

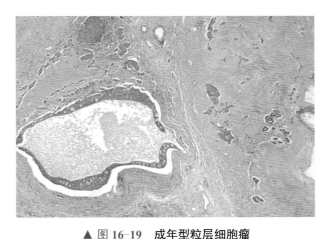

▲ 图 16-19　成年型粒层细胞瘤

本例肿瘤存在并不常见的显著玻璃样变间质，局灶管状分化更是不常见（右）

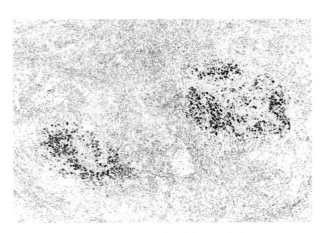

▲ 图 16-20　成年型粒层细胞瘤

免疫组化 inhibin 显示具有显著纤维卵泡膜细胞瘤样间质的肿瘤内有两处粒层细胞；背景的间质细胞呈程度稍弱的局灶阳性

inhibin 呈阴性。AGCT 中表达 FOXL2（详见后述）及 14-3-3Σ 的比例分别为 97% 和 100%。

- 其他常见阳性标记物有 CD56、vimentin，CK（点状阳性）、S100、SMA、CD10（一般为弱阳性）。间质成分可表达 desmin。

- 与 JGCT 相反，AGCT 一般为 EMA 阴性。

- Higgins 等发现尽管 74% 的 AGCT 免疫组化表达 EGFR，但 *EGFR* 基因中有治疗意义的热点区未见突变。

- Pilsworth 等发现部分 AGCT 病例中有 TERT 启动子 C228T 的突变，并提示这一现象可能与复发有关。

- Shah 等发现 97% 的 AGCT 病例（86/89）中 *FOXL2* 基因有重现性体细胞性错义突变（402C → G），而该基因编码的转录因子是粒层细胞发育所需。

  - Nolan 等发现 50% 的粒层－卵泡膜细胞肿瘤（指肿瘤中有 10%~50% 的粒层细胞成分）中有相同的突变。

  - 其他 SCST 以及其他卵巢肿瘤中并无 *FOXL2*（*C402G*）突变或罕见此突变（即使那些免疫组化 FOXL2 阳性者也是如此）。

鉴别诊断

- AGCT 的不同结构可能会导致许多诊断中的问题（见附录）。

- 其他 SCST、混合型生殖细胞 –SCTS 及非肿瘤性病变。

  - 卵泡膜瘤及富于细胞型纤维瘤：卵泡膜瘤的细胞相比 AGCT 来说胞质更为丰富（偶有前述例外），富于细胞型纤维瘤中的细胞类似成纤维细胞；这两种肿瘤均缺乏 AGCT 的上皮样结构，且与 AGCT 不同的是，一般网状纤维染色都是呈单个细胞周围阳性。

  - 伴少量性索成分的间质肿瘤：这类肿瘤其他方面均为典型纤维瘤或卵泡膜瘤，但伴少量镜下可见的性索分化灶。

  - 类固醇细胞瘤与黄素化 AGCT 的鉴别：后者局灶的结构特征及细胞学特征为典型（非黄素化）AGCT。

  - 性腺母细胞瘤及伴环状小管的性索肿瘤（sex cord tumors with annular tubules，SCTAT）。

    ➤ 这类肿瘤中沉积的嗜酸性物质一般比 Call-

Exner 小体大，常有钙化，并与厚厚的基底膜混杂在一起。此外，性腺母细胞瘤中有生殖细胞，且一般发生于兼具两性特征者（intersex）。

> SCTAT 一般有显著的单纯性、复杂性环状结构，如果为双侧和（或）大小为镜下可见，则一般与 Peutz–Jeghers 综合征有关。

- 未分类的生殖细胞 -SCST 肿瘤（详见第 15 章）：这一罕见肿瘤中的性索成分可以呈粒层细胞样，但从定义上来说，也有生殖细胞。
- 滤泡囊肿，包括妊娠期及产褥期的巨大孤立性黄素化滤泡囊肿：滤泡囊肿内衬细胞相比囊性 AGCT 的内衬细胞来说，几乎总是胞质更为丰富、嗜酸性；巨大的妊娠相关滤泡囊肿的细胞一般细胞核大、怪异；AGCT 中也可出现核大、怪异的细胞，但囊壁内衬细胞几乎不会出现这种细胞。

- 癌。
  - 子宫内膜样癌伴性索样结构（详见第 14 章）。
  - 未分化癌（详见第 14 章）。
  - 高钙血症型小细胞癌：倾向于该肿瘤的特点包括高钙血症、无高雌激素相关表现和深染、无核沟的细胞核，以及核分裂指数高、无卵泡膜瘤成分、免疫组化 p53 阳性 /inhibin 阴性 /calretinin 阴性。
- 其他原发肿瘤。
  - 子宫内膜间质肉瘤（详见第 14 章）。
  - 移行细胞癌和伴假乳头状结构 AGCT 的鉴别（详见"JGCT"部分）。
  - 类癌：倾向于诊断为类癌的特征包括肿瘤细胞胞质丰富、围绕成管腔结构、管腔内有致密嗜酸性分泌物（有时伴钙化）、细胞核无核沟、染色质粗糙及免疫组化 CgA 和（或）Syn 阳性。
- 转移性肿瘤
  - 恶性黑色素瘤：倾向于或确诊为恶性黑色素瘤的特征包括卵巢外恶性黑色素瘤的病史、双侧卵巢受累、细胞核特征为恶性、有黑色素颗粒及免疫组化黑色素相关标记阳性。
  - 转移性乳腺癌（尤其小叶型）：该肿瘤（罕见情况下可表现为卵巢转移）与 AGCT 的鉴别点在于并无粒层细胞的典型细胞学特征，部分肿瘤内有含黏液的胞质内空泡，免疫组化 EMA、

GCDFP、GATA3 之一或多项阳性。

- 转移性子宫内膜间质肉瘤：与发生于卵巢外的病灶中常见舌状生长方式一样，相关病史、常为双侧受累和特殊的血管结构，均指向该诊断；免疫组化方面的区别也很有帮助。

生物学行为及预后因素

- AGCT 是一种低度恶性潜能的肿瘤，一般表现为远期盆腹腔复发。
- 主要预后指标为分期：Ⅰ 期肿瘤 10 年生存率 86%～96%，而更高分期的肿瘤则为 26%～49%，Ⅰ C 期 2 5 年生存率则降低至 8 6%～6 0%（Bjorkholm 等）。
- Seagle 等通过美国国家癌症数据库（National Cancer Database）研究发现，Ⅰ 期肿瘤的大小每增加 1cm，则死亡率增加 4%。他们还发现与不完全分期相关的死亡危险比为 1.77（两项结果，$P \leqslant 0.001$）。
- 组织学结构、分级、怪异的细胞核、核分裂活性、增殖指数、多倍体在 Ⅰ 期肿瘤中均未表现出一致的预后意义。
- 其他预后指标。
  - D'Angelo 等发现伴 FOXL2 突变且 mRNA 表达水平高（＞ 72RU）的 AGCT 预后差。不过，免疫组化表达水平与生存之间未见相关性。
  - Stewart 等发现，原发 AGCT 中 β–catenin 表达降低可能与复发风险升高、较早复发有关。
  - Hutton 等发现，原发肿瘤中免疫组化 ERβ 表达降低与复发风险较高有关。
  - Sakr 等发现，Ⅰ 期 AGCT 中 SMAD3（TGFβ 信号通路中的一种转录因子）高表达、未化疗是复发的独立预测因子。他们还发现 CD56 高表达可预测较高的复发风险。
  - 如前所述，Pilsworth 等提出 TERT C228T 启动子突变可能参与了 AGCT 的复发。

2. 幼年型粒层细胞瘤（图 16–21 至图 16–33）

一般特征

- 该肿瘤仅占 GCT 的 5%，90% 以上发生于 60 岁以前。青春期前患者 80% 有同性假性性早熟。青

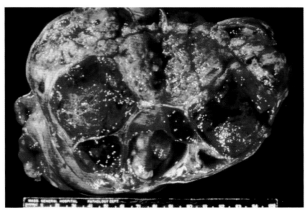

▲ 图 16-21　幼年型粒层细胞瘤，切面所见

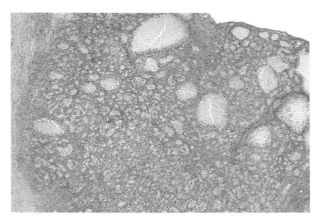

▲ 图 16-24　幼年型粒层细胞瘤
大量大小不一、囊性扩张的滤泡，其中可见嗜酸性分泌物

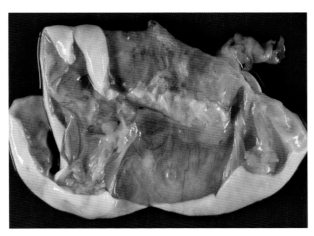

▲ 图 16-22　幼年型粒层细胞瘤
多囊性肿瘤切面，内壁相对光滑

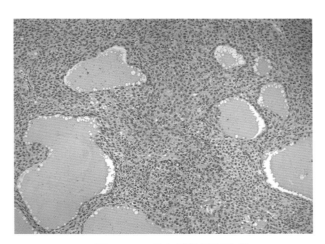

▲ 图 16-25　幼年型粒层细胞瘤
大小不一的滤泡，其中的分泌物略嗜碱性；滤泡结构之间为
细胞密度较大的肿瘤性粒层细胞

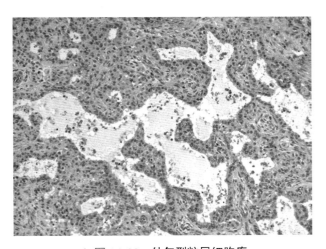

▲ 图 16-23　幼年型粒层细胞瘤
图中可见该肿瘤的两个特征性表现，即大小、形状不一的滤
泡和肿瘤细胞胞质丰富、嗜酸性

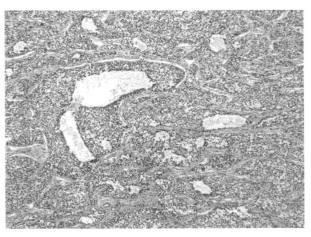

▲ 图 16-26　幼年型粒层细胞瘤
图中可见显著不规则的滤泡结构及实性细胞巢

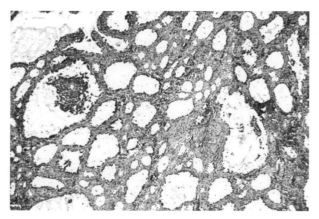

▲ 图 16-27　幼年型粒层细胞瘤

很多滤泡扩张，导致肿瘤呈显著囊性表现

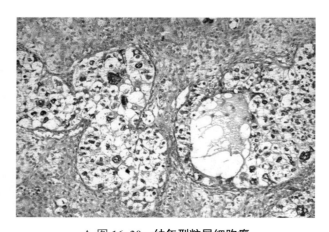

▲ 图 16-30　幼年型粒层细胞瘤

图中可见显著细胞核异型性，可见一个有助于诊断的滤泡结构

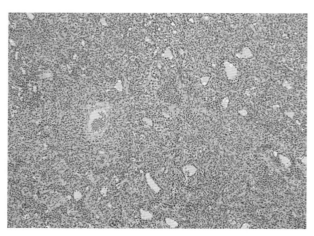

▲ 图 16-28　幼年型粒层细胞瘤

图中可见实性及滤泡结构相互交替

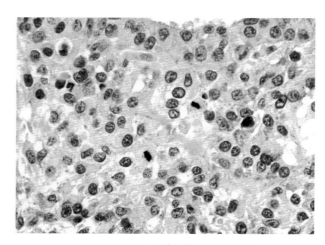

▲ 图 16-31　幼年型粒层细胞瘤

图中可见显著的嗜酸性胞质、大量核分裂

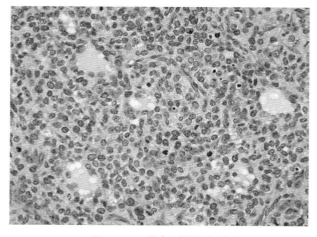

▲ 图 16-29　幼年型粒层细胞瘤

注意该图中细胞核有一定程度的深染、有几个核分裂，也可见几个小滤泡；该肿瘤中的瘤细胞胞质比平时所见要少

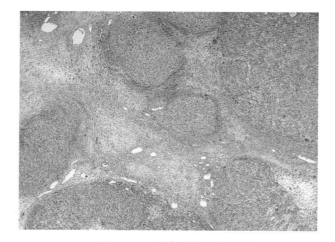

▲ 图 16-32　幼年型粒层细胞瘤

图中可见大结节状生长方式，伴个别几乎不那么明显的流产型滤泡

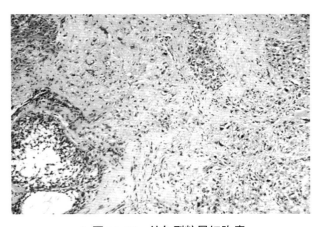

▲ 图 16-33　幼年型粒层细胞瘤

图中具有广泛坏死，这一特点在该肿瘤偶会导致诊断困难

春期后患者的表现有腹痛或腹胀、月经不规则、闭经，或多种症状合并存在。

- 不常见表现有急腹症（肿瘤破裂及腹腔积血所致）、雄激素过多表现，偶有与 Ollier 病（内生性软骨瘤病）、Maffucci 综合征（内生性软骨瘤病及血管瘤病）有关者。有 1 例 JGCT 与结节性硬化症有关。

- 其他不常见术中发现还有腹水、卵巢外播散，一般局限于盆腔。

- 大体特征类似 AGCT，肿瘤直径 3～32cm 不等（平均 12.5cm）；2% 的肿瘤为双侧性。

- 最常见组织结构为瘤细胞呈片状，其间穿插数量不等的滤泡。滤泡一般大小不等、形状不一，腔内有嗜酸性至嗜碱性液体，也可为黏液性。可出现常为结节状的均一实性结构即非滤泡（afollicular）结构。罕见情况下可见 Call-Exner 小体。

- 滤泡内衬粒层细胞，有时外层套区有卵泡膜细胞，但更多见为内衬里层细胞穿插入实性区域。一般粒层细胞为主，但也可出现粒层细胞与卵泡膜细胞混杂或卵泡膜细胞为主的情况。

- 粒层细胞一般具有大量的嗜酸性或空泡状胞质，且一般细胞核为圆形、无核沟、正常着色或深染，细胞核可轻至重度异型性；15% 的病例中可见显著异型性。滤泡偶见内衬靴钉样细胞。核分

裂指数一般较高。

- 一种不常见表现有假乳头状结构，假乳头状结构可见于 AGCT，但更常见于 JGCT。
  - 该肿瘤大体一般呈囊性，并见多个凸向囊腔内乳头状结构。
  - 假乳头状结构是围绕坏死碎屑的肿瘤细胞形成的凸起，和（或）无显著坏死时肿瘤细胞形成的褶皱状表现。
  - 诊断取决于在肿瘤其他区域查见 JGCT（或 AGCT）的典型结构，以及整个肿瘤内粒层细胞的典型细胞学表现。

- 其他不常见表现包括有小灶 AGCT，有显著的纤维卵泡膜瘤样间质成分，局灶硬化，具有显著细胞核异型性的间变性细胞呈片状聚集。对于具有这些不常见特征的肿瘤来说，正确诊断取决于广泛取材以找到伴卵泡结构的典型 JGCT 灶。

- JGCT 瘤细胞一般表达 inhibin、calretinin、FOXL2、14-3-3 Σ、CD56、WT1。McCluggage 也发现 50% 的 JGCT 中有 EMA 的局灶阳性，该结果可能提示为癌、包括人高钙血症型小细胞癌（详见后述）。

- Jarboe 等发现 Fli-1 及 CD99 均为阳性，该结果类似 Ewing 肉瘤，但 FISH 检测未发现 EWSR1 的染色体重排。

- AGCT：倾向于 JGCT 的特点包括滤泡大小和性状不规则，有大量黄素化细胞，细胞核圆形、深染、无核沟，核分裂显著，无 Call-Exner 小体。

- 卵黄囊瘤（Yolk sac tumor，YST，包括多囊性亚型）及胚胎性癌：倾向于或可诊断为这类肿瘤的特征包括伴其他生殖细胞成分（如皮样囊肿）、典型网状结构（YST 时）、原始胚胎性癌样的腺体及细胞核、Schiller-Duval 小体（YST 时）、合体滋养细胞成分，以及 AFP、glycipan 3、hCG 阳性和 inhibin、calretinin 阴性。

- 高钙血症型小细胞癌（尤其大细胞亚型，详见第 17 章）：倾向于或可诊断为该肿瘤的特点有高钙血症、无高雌激素相关临床表现、结构更为无

序、至少部分细胞胞质稀少、无卵泡膜细胞、免疫组化表型 p53 阳性 /inhibin 阴性 /calretinin 阴性。这两种肿瘤均可表现为 EMA 和 WT1 阳性。

- 卵泡膜细胞瘤（鉴别滤泡成分极少或无的情况下 JGCT）：取材充分的情况下可见滤泡结构或粒层细胞构成的细胞簇；尽管极偶尔情况下 JGCT 中可见卵泡膜细胞瘤样区域，但不会出现广泛的典型卵泡膜细胞瘤区域；年龄 < 30 岁、核分裂增加程度超过轻度，倾向于 JGCT。
- 伴显著移行细胞癌样结构的透明细胞癌、未分化癌、浆液性癌（后者与伴假乳头状结构的 JGCT 相鉴别）：这些癌均罕见于年轻人，尽管可以局灶出现某些特征的重叠，但并无真正的滤泡，并且广泛取材可见其固有的特点，免疫组化不表达 inhibin、claretinin。
- 类固醇细胞瘤及妊娠黄体瘤：与 JGCT 不同的是，这类病变的结构及细胞学特征更为均一。类固醇细胞瘤并无滤泡结构，极少数情况下例外；妊娠黄体瘤可以有滤泡样腔隙，但该肿瘤一般为多发或双侧，或双侧多发。
- 转移性恶性黑色素瘤：由于部分恶性黑色素瘤会有嗜酸性细胞及滤泡样腔隙，因此有时候诊断会有难度；除有助于鉴别恶性黑色素瘤和 AGCT 的那些特征外（详见前述），患者年龄及免疫组化之间的差异有助于鉴别。

生物学行为

- Ⅰ 期肿瘤的生存率为 97%。分期较高者常可致死；该肿瘤的复发几乎总是发生于术后前 3 年内。
- 有无破裂、核分裂指数、细胞核异型性的程度、DNA 多倍体情况、S 期细胞的比例，在 Ⅰ 期肿瘤中均未发现这些指标具有预后意义。不过，细胞核异型性的肿瘤细胞广泛分布、正常滤泡结构消失的情况下，我们推测这些发现可能提示预后不良。
- 如 AGCT 一样，D'Angelo 等发现 FOXL2mRNA 表达水平较高者（> 2RU）相比 FOXL2mRNA 表达水平低者来说，总体预后更差。需要注意的是，JGCT 中的这一 mRNA 表达要远低于 AGCT。此外，有免疫组化研究表明 19 例 JGCT 中，14 例表达 FOXL2，但无一具有 FOXL2 的突

变。文献中具有突变的 JGCT 仅有罕见几例报道。

（二）单纯性间质肿瘤

1. 纤维瘤及富于细胞型纤维瘤

临床特征

- 纤维瘤约占所有卵巢肿瘤的 4%，可发生于所有年龄，但最常见于中年人（平均年龄 48 岁）；30 岁以下患者仅占不足 10%，偶见于儿童。
- 典型纤维瘤为无功能性，但偶有伴黄素化细胞或有少量卵泡膜样病灶的纤维瘤可能会伴有内分泌症状。
- 高达 1% 的肿瘤可出现 Meigs 综合征，具体是指腹水及盆腔积液伴卵巢纤维性肿瘤，一般是纤维瘤。肿瘤切除后积液会消退。直径 > 10cm 的卵巢纤维瘤约 10% 会出现腹水。
- 伴痣样基底细胞癌综合征（nevoid basal cell carcinoma syndrome，NBCCS）（Gorlin 综合征）的纤维瘤常与典型纤维瘤不同（详见后述）。

大体特征 （图 16-34 至图 16-36）

- 纤维瘤最大径平均为 6cm，8% 的病例为双侧，大部分为 NBCCS 患者，且每一侧卵巢均有多个肿瘤。
- 大体检查，典型情况下质硬，切面白色至浅褐色、浅黄色；部分肿瘤由于水肿或细胞密度高而质软。常见局灶水肿（有时伴囊性变），部分肿瘤显著囊性变。可出现出血和较少见的坏死，尤其在富于细胞性肿瘤中。
- 局灶或弥漫性钙化可见于 10% 以下的病变，但 NBCCS 相关纤维瘤中几乎总是存在钙化。

镜下特征 （图 16-37 至图 16-43）

- 梭形细胞散在至致密增生，细胞胞质稀少，呈相互交织的束状，或偶见席纹状结构。富于细胞性肿瘤束状结构的横切面可能会表现为圆形细胞呈巢状生长，且可能因此而误诊为 AGCT。
- 肿瘤细胞可有少量脂质，一般细胞核均一，仅极偶尔见核分裂。偶见嗜酸性胞质或细胞外 PAS 阳性嗜酸性小球，部分病例中可能大量出现。有些

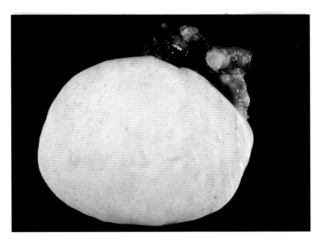

▲ 图 16-34　纤维瘤

图中可见纤维瘤切面的典型实性、灰白表现

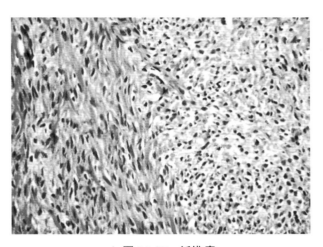

▲ 图 16-37　纤维瘤

典型镜下表现，部分细胞（右侧）为横切面，因此表现为圆形而不是梭形

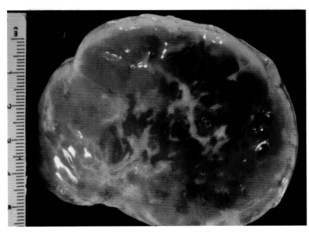

▲ 图 16-35　纤维瘤

本例肿瘤质软，切面由于显著水肿而有些水样表现（watery-appearing）

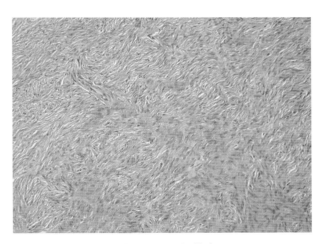

▲ 图 16-38　纤维瘤

图中可见纤维瘤的典型胶原样表现

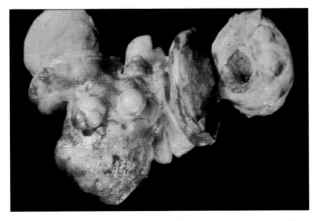

▲ 图 16-36　1 例伴痣样基底细胞癌综合征（Gorlin 综合征）的双侧纤维瘤

图中可见典型的多结节状表现

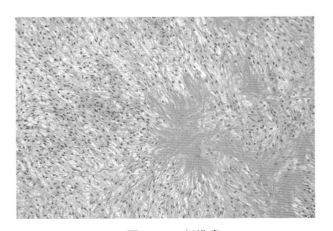

▲ 图 16-39　纤维瘤

该肿瘤中既有玻璃样变的区域、又有水肿区域，因此这种表现偶尔可被误诊为卵泡膜瘤

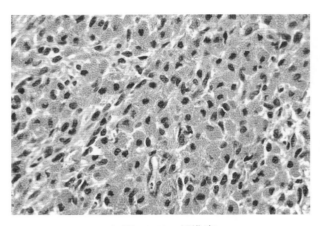

▲ 图 16-40　纤维瘤

该肿瘤与其他肿瘤一样，罕见情况下可表现为细腻、颗粒状、嗜酸性胞质

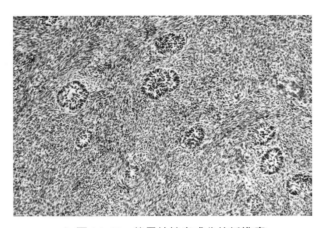

▲ 图 16-43　伴局灶性索成分的纤维瘤

其他方面均为典型富于细胞型纤维瘤，但其中有少量粒层细胞巢

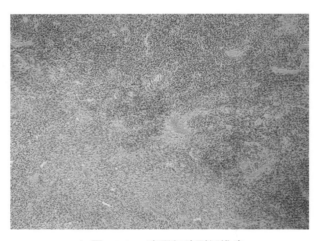

▲ 图 16-41　富于细胞型纤维瘤

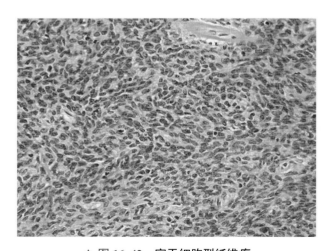

▲ 图 16-42　富于细胞型纤维瘤

图 16-41 病例的高倍镜下表现，可见梭形至纺锤形细胞

细胞可能会呈印戒细胞样表现。

- 大部分肿瘤中的梭形细胞均由数量不等的胶原分隔，这些胶原常有局灶透明样变。常见局灶至广泛的细胞间水肿，且可能因此造成苍白的细胞胞质误认为有卵泡膜瘤细胞。

- 约 10% 的纤维瘤细胞致密排列（富于细胞型纤维瘤），但除了偶尔出现梗死灶周围的中度非典型性外（见后述），其表现不超过轻度非典型。富于细胞型纤维瘤核分裂一般≤ 3 个 /10HPF，但偶可更高（核分裂活跃的富于细胞型纤维瘤）。

- 可见黄素化细胞、小灶性（< 10%）性索成分（粒层细胞、中间分化的性索样细胞、支持细胞样小管）、局灶类似卵泡膜瘤的成分。

- 伴囊性变肿瘤中的假囊性结构可以非常显著，并产生令人疑惑的表现。出血及梗死尤其常见于富于细胞型纤维瘤；梗死型坏死不要误判为肿瘤细胞的坏死。

- 偶有肿瘤会有一定血管成分，如果肿瘤背景中有显著的富于细胞区和细胞稀疏区，可能会误诊为硬化性间质性肿瘤。

- 该肿瘤的诊断很少需要免疫组化，一般阳性表达 WT1、CD56、SF-1、FOXL2（但并无 FOXL2 突变），少见情况下会表达 inhibin、calretinin。其他常阳性表达的标记物还有 SMA、ER、PR。

- 文献中有 1 例 Ollier 病患者的富于细胞型纤维瘤具有 IDH1 突变。

鉴别诊断

- 卵泡膜细胞瘤（见书中相关介绍）。

- 硬化性间质瘤（sclerosing stromal tumor, SST）：纤维瘤中并无杂乱的成纤维细胞，且在 SST 的富于细胞性假小叶中可见微弱黄素化细胞。

- 显著水肿，纤维瘤病，间质增生：倾向于上述病变之一而不是纤维瘤的特征包括病变为双侧，有滤泡的陷入及相应改变（显著水肿及纤维瘤病时），伴少量胶原形成、致密排列的小的间质细胞簇（间质增生）。

- 原发的子宫内膜肉瘤或转移性子宫内膜间质肉瘤（详见第 14 章）。

- 纤维肉瘤（见后述）。

- Krukenberg 瘤（见第 18 章）。

- 囊腺纤维瘤：该肿瘤与囊性纤维瘤相反，肿瘤内有腺体及衬覆上皮成分的囊腔。

- Wolffian 肿瘤（详见第 17 章）：这类罕见肿瘤可有显著的纺锤形梭形细胞成分，形成富于细胞型纤维瘤样表现，但广泛取材会发现 Wolffian 肿瘤的典型特征。

- 多种肿瘤可有看上去提示为纤维瘤或卵泡膜细胞瘤的局灶成分（见附录）。这种情况下广泛取材是关键。

- 皮质纤维瘤病：皮质纤维瘤病的局部病灶可能很难与纤维瘤鉴别，但前者一般不太分散。

- 白体：罕见情况下，透明样变的老化白体可类似纤维瘤，但前者一般有一定脑回状轮廓的表现。

生物学行为

- 高达 12% 的富于细胞型纤维瘤及核分裂活跃的富于细胞型纤维瘤会在卵巢切除手术时有种植，但这一数据几乎全部来自会诊病例。伴局灶坏死的带蒂肿瘤更多见伴卵巢外受累，可能是由于游离碎片的种植所致。

- 富于细胞型纤维瘤罕见情况下可局部复发，有时在术后数年内。肿瘤破裂和（或）粘连是复发的危险因素，肿瘤所致的死亡极为罕见。

- McCluggage 等（1998）报道了 1 例伴腹膜播散的"细胞性卵泡膜瘤"（核分裂 1～2 个 /10HPF，细胞具有轻度异型性），但根据他们的描述以及

图片，我们的意见认为是 1 例富于细胞型纤维瘤。

- 这些结果表明富于细胞型纤维瘤体积较大、破裂或有粘连的情况下，应视为低度恶性潜能肿瘤。

2. 纤维肉瘤（图 16-44 至图 16-46）

- 该肿瘤为最常见的卵巢肉瘤，一般见于老年女性。该肿瘤罕见情况下会伴有 Maffucci 综合征及 NBCCS。

- 大体一般可见单侧较大肿瘤，切面实性，常伴局灶出血及坏死。

- 梭形细胞数量丰富、致密增生，一般相比富于细胞型纤维瘤来说，呈更为无序的束状结构；可见

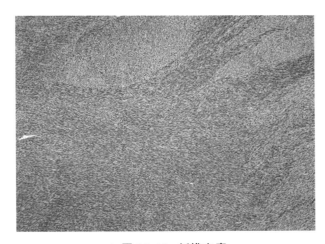

▲ 图 16-44　纤维肉瘤

图中可见显著的鱼骨样结构，高倍镜下容易查见核分裂

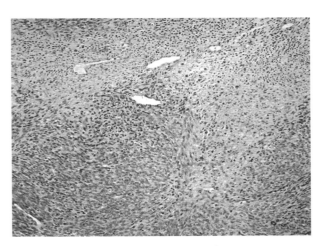

▲ 图 16-45　纤维肉瘤

局灶可见显著肿瘤坏死

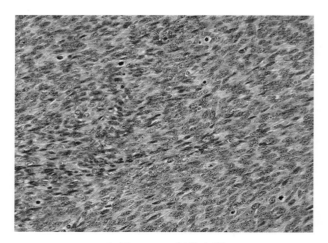

▲ 图 16-46　纤维肉瘤

高倍镜下可见轻至中度的细胞学异型性及个别核分裂

肿瘤细胞坏死。

- 该肿瘤一般具有中等程度细胞核异型性，少见情况下为重度异型性，核分裂平均 ≥ 4 个 /10HPF，常见异常核分裂。

鉴别诊断

- 富于细胞型纤维瘤：与纤维肉瘤相反，富于细胞型纤维瘤定义即明确不能有超过轻度的异型性（围绕坏死灶周边的中度异型性除外），核分裂一般 ≤ 4 个 /10HPF；不过，偶有肿瘤会有显著核分裂，无其他令人担忧的特征时一般为良性（核分裂活跃的富于细胞型纤维瘤）；纤维瘤中富于细胞的区域一般由细胞较稀疏的区域分隔，常为胶原成分，这些区域与大部分纤维肉瘤中细胞密度更为丰富的表现不同。
- 卵巢原发的子宫内膜间质肉瘤（endometrial stromal sarcoma，ESS）或转移性子宫内膜间质肉瘤：ESS 的细胞较小、异型性稍轻，细胞核圆形，胞质稀少，且有特征性的网状小动脉；这类肿瘤中，卵巢外转移而来的病例一般具有 ESS 的典型舌状生长。
- 其他肉瘤（详见第 17 章）；这类肿瘤参照软组织相关标准进行诊断。
- 低分化 Sertoli-Leydig 细胞瘤（详见书中相关介绍）。

3. 卵泡膜细胞瘤

- 卵泡膜细胞瘤在常见 GCT 中位居第三，一般发生于围绝经期或绝经后女性（平均年龄 60 岁左右）；10% 的病例见于 30 岁以下，但青春期前卵泡膜细胞瘤极为罕见。
- 卵泡膜细胞瘤一般伴有雌激素过多改变，绝经后卵泡膜细胞瘤患者 60% 伴子宫出血。偶有患者（大多为绝经后女性）伴子宫内膜腺癌（一般为子宫内膜样癌），罕见情况下可伴恶性中胚叶混合瘤（malignant mixed mesodermal tumor，MMMT）或 ESS。

病理学特征 （图 16-47 至图 16-50）

- 大部分卵泡膜细胞瘤较小（平均 5cm）；仅 3% 为双侧。切面一般为实性黄色，偶有大部分区域白色，局灶黄色。可见囊性变、出血、坏死，局灶钙化，罕见的广泛钙化性肿瘤多见于年轻患者。
- 典型镜下特点。
  - 肿瘤细胞圆形至卵圆形，核膜分界不清（形成合体样表现），胞质中等至丰富、浅灰色，呈片状或结节状分布。约 1/3 的肿瘤中，部分细胞呈富于脂质的表现（可能有脂质空泡），相比更为典型的细胞来说胞质空泡样表现更为显著。
  - 可有伴透明至嗜酸性胞质的黄素化（类固醇型）细胞，即所谓的"黄素化卵泡膜细胞瘤"，这一名词已不再使用，除非后述特殊病变。不过，可备注说明有黄素化细胞，尤其在非常显著的情况下，因为会伴有潜在的雄激素过多表现，这种情况很少在非黄素化卵泡膜细胞瘤中出现。
  - 罕见情况下，黄素化细胞含有 Reinke 结晶，即所谓"间质 Leydig 细胞瘤"，该名称建议不再使用（Sternberg 和 Roth）。
  - 细胞核圆形至纺锤形，异型性轻微或无，核分裂罕见或无。偶有肿瘤可见核沟，但罕见显著核沟。
  - 常见纤维瘤样成分，且可以将卵泡膜细胞分隔成片状及巢状。可见显著玻璃样变斑块或灶性钙化（详见前述）。单个肿瘤细胞（或偶见小团细胞）周围一般有网状纤维包绕。
- 不常见至罕见特点。
  - 相互融合的玻璃样变区域呈带状、显著钙化、黏液样改变，偶见局灶或广泛分布的脂肪细胞

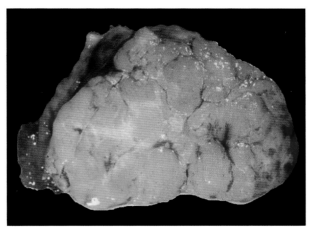

▲ 图 16-47　卵泡膜细胞瘤

卵泡膜细胞瘤切面典型表现，分叶状、黄色

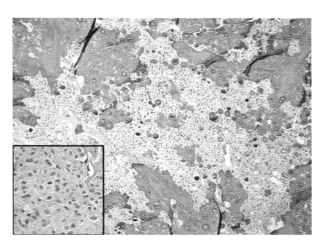

▲ 图 16-50　钙化的卵泡膜细胞瘤

图中可见典型的卵泡膜细胞瘤细胞

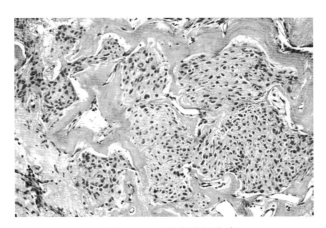

▲ 图 16-48　卵泡膜细胞瘤

细胞胞质丰富、淡染，可见显著的玻璃样斑块

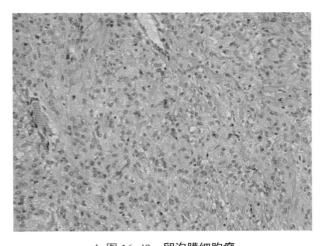

▲ 图 16-49　卵泡膜细胞瘤

高倍镜下可见典型的显著浅灰色胞质，细胞膜分界不清及散在胶原束

可掩盖该肿瘤典型形态学表现。

- 核大而怪异呈退行性改变的细胞，核分裂罕见或无。

- 少量性索成分，包括粒层细胞、未分化的性索型细胞和支持细胞样小管。

- 细胞密度显著增加，异型性明显，核分裂活性增加（≥ 4 个 /10HPF），这些特点，尤其是合并存在时，要考虑到恶性可能。

• 大部分所谓"恶性卵泡膜细胞瘤"证据尚显不足，或解读为纤维肉瘤、子宫内膜间质肉瘤或粒层细胞瘤更好些。

- 临床表现确定无疑为恶性的罕见恶性卵泡膜细胞瘤一般会有中至重度的异型性，且核分裂指数高。

- 目前尚无确实可靠的恶性卵泡膜细胞瘤诊断标准，暂时所用标准与富于细胞型纤维性肿瘤标准近似，我们认为核分裂≥ 4 个 /10HPF、但无其他令人担忧特征的卵泡膜细胞瘤可能为良性，核分裂≥ 4 个 /10HPF 且伴一个及以上令人担忧的其他特征（异型性、坏死、破裂、粘连）的卵泡膜细胞瘤具有恶性潜能。

• 几乎所有病例均表达 WT1、CD56、SF-1；大部分病例表达 inhibin、calretinin、ER、PR；60% 的病例表达 FOXL2（但 FOXL2 突变并不常见）。

鉴别诊断

• 纤维瘤。

- 由于卵泡膜细胞瘤与纤维瘤的鉴别并不确切、

且有主观性，因此曾用过"纤维卵泡膜细胞瘤"的名称。我们会避免用这一名称，在无大量典型卵泡膜细胞瘤细胞的情况下诊断为纤维瘤，且卵泡膜细胞瘤中可以有少量纤维瘤区域。

– 如前所述，纤维瘤中的水肿有时可误判为伴透明胞质或富于脂质的肿瘤细胞，从而误诊为卵泡膜细胞瘤。

• 粒层细胞瘤及硬化性间质瘤（详见书中相关介绍）。

• Sertoli 细胞瘤：如果伴 10% 以下的纤维瘤样成分或卵泡膜细胞瘤样成分，诊断为 Sertoli 细胞瘤是合适的；典型 Sertoli 细胞瘤、典型卵泡膜细胞瘤的瘤细胞是有明显区别的。

• 妊娠黄体瘤：除与妊娠有关外，该病变与卵泡膜细胞瘤不同的是，约 50% 的病例为多发，并无纤维瘤或典型卵泡膜细胞瘤的背景，且可以有滤泡样腔隙；黄体瘤相比卵泡膜细胞瘤而言，有更为丰富的显著嗜酸性胞质，即使局灶黄素化的时候也是如此。

4. 伴硬化性腹膜炎的黄素化卵泡膜细胞瘤（图 16-51 至图 16-54）

• 卵巢的这一罕见病变几乎所有病例均如谜一般的伴有硬化性腹膜炎（详见第 20 章）。

• 这一病变也曾用于指代卵巢水肿、间质增生、纤维瘤病或肉瘤样结节，以及用于指代腹膜肉瘤样增生、纤维瘤病、缩窄性肠系膜炎（retractile

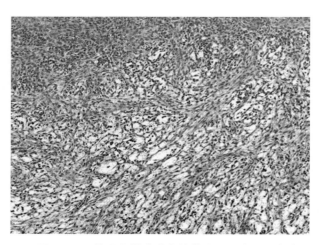

▲ 图 16-52　伴硬化性腹膜炎的黄素化卵泡膜细胞瘤
富于细胞的肿瘤局灶呈微囊状

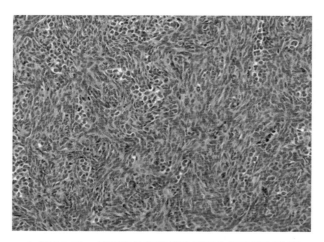

▲ 图 16-53　伴硬化性腹膜炎的黄素化卵泡膜细胞瘤
图中可见富于细胞的纤维瘤背景中有陷入的黄素化细胞簇

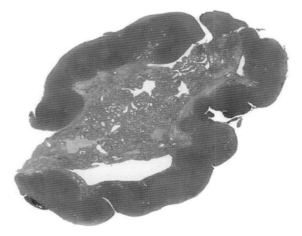

▲ 图 16-51　伴硬化性腹膜炎的黄素化卵泡膜细胞瘤
低倍镜下可见皮质增厚，有一定脑回状表现，该病变中常见这一特征

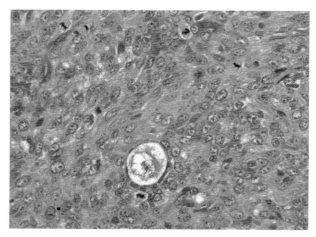

▲ 图 16-54　伴硬化性腹膜炎的黄素化卵泡膜细胞瘤
肥胖的间质细胞围绕一个原始卵泡，注意有几个核分裂，可能会将其误判为纤维肉瘤

mesentritis）等病变。

- 顺便说一下，有 1 例黄素化 AGCT 伴硬化性腹膜炎的报道。

- 患者年龄 10 个月至 85 岁不等（中位年龄 27 岁），一般表现为腹胀（腹水及附件肿物所致），或偶见肠梗阻。

- 大部分病例中卵巢病变为双侧，可自较大肿物至伴脑回状表现的正常大小或稍大卵巢而不等。切面红褐色，常有水肿，偶伴囊性表现。病变多累及皮质，常与髓质无关。

- 梭形细胞致密增生，一般混有灶性的小圆形、胞质淡染黄素化细胞。梭形细胞可以有显著核分裂。常见伴微囊形成的水肿。间质增生一般陷于正常卵巢结构中，如滤泡。

- 黄素化细胞一般弥漫阳性表达 inhibin、calretinin、CD56、SF-1。梭形细胞一般表达肌源性标记（SMA、desmin）、PR、SF-1，偶见表达 AE1/3、calretinin、CD56、ER。

- 硬化性腹膜炎可导致节段性小肠梗阻，罕见情况下可致死。部分病例中，抗雌激素药物、GnRH 拮抗剂、他莫昔芬和糖皮质激素之一或几种可缓解腹膜炎。个别病例中，卵巢病变对 GnRH 拮抗剂也有效果。卵巢病变并无复发或转移。

- 黄素化卵泡膜细胞瘤的鉴别诊断涉及下列情况，但无一伴有硬化性腹膜炎。

  - 伴黄素化细胞的典型卵泡膜细胞瘤：该肿瘤几乎总是单侧，常有雌激素过多症状，且有较大的黄素化细胞形成更为明确的巢状结构；微囊性改变罕见。

  - 巨大水肿及纤维瘤病：这类病变为弥漫性、细胞稀疏的病变，伴显著水肿或胶原沉积。

  - 水肿的富于细胞型纤维瘤及硬化性间质瘤（sclerosing stromal tumor，SST）：这类肿瘤一般为单侧，核分裂多不活跃，SST 中有其他特征性表现（详见后述）。这两种肿瘤均无腹膜炎相关病变的显著特征。

5. 硬化性间质瘤

一般特征

- 该肿瘤 80% 发生于 30 岁之前（平均年龄 27 岁）。

少数患者可见雌激素和（或）雄激素分泌的证据，这种情况最多见于妊娠期。所有病例临床行为均为良性。有 1 例伴 Gorlin 综合征患者为双侧肿瘤。

病理学特征　（图 16-55 至图 16-61）

- SST 一般为单侧，大多为 5～10cm，且境界非常清楚。切面实性为主，白色或黄白色。常见局灶水肿及囊性区，罕见病例可为单房囊性。

- 低倍镜下可见假分叶状结构，富于细胞的结节之间为细胞稀疏的胶原、水肿，罕见情况下为黏液样结缔组织。

- 一般具有显著的薄壁血管，可呈扩张表现且类似血管外皮瘤样；有时血管可有鹿角状表现。

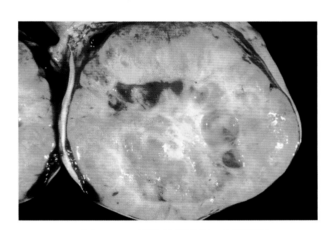

▲ 图 16-55　硬化性间质瘤，切面所见
实性黄色组织，围绕一个较大囊腔

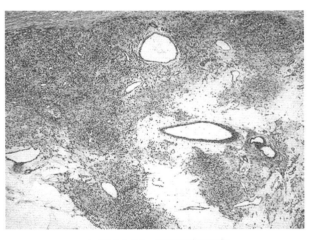

▲ 图 16-56　硬化性间质瘤
低倍镜下为典型假小叶状结构，可见富于细胞区和细胞稀疏的水肿区交替；可见扩张的血管腔

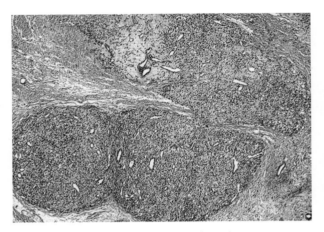

▲ 图 16-57　硬化性间质瘤

3 个假小叶结构，有 2 个融合在一起，均位于胶原性间质中，穿插有显著血管

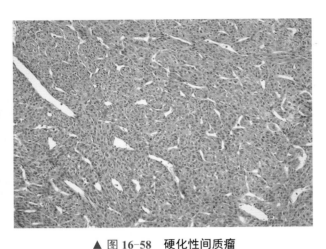

▲ 图 16-58　硬化性间质瘤

可见大量扩张的血管，部分血管扩张。注意背景中有弱黄素化的细胞

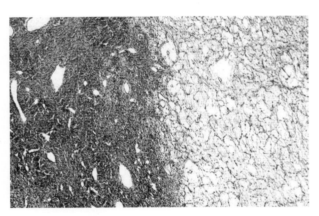

▲ 图 16-59　硬化性间质瘤

致密的富于细胞区域和细胞稀疏的水肿区域形成对比

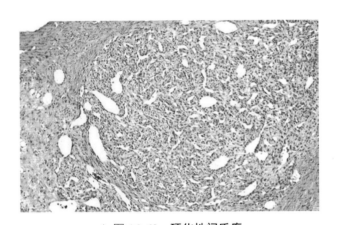

▲ 图 16-60　硬化性间质瘤

伴大量血管的圆形结节，部分血管扩张，部分呈裂隙状，形成类似血管外皮瘤样表现

- 结节为无序排列的成纤维细胞、圆形空泡状细胞，部分病例中为典型黄素化细胞（详见后述）。空泡状细胞常有皱缩、偶为偏心的细胞核，有时类似印戒细胞。
- 功能性 SST 中典型黄素化细胞为主。伴白体的广泛黄素化细胞最常见于妊娠期，局灶可掩盖典型假分叶状结构。非功能性肿瘤中的显著空泡状细胞可能是退行性改变的黄素化细胞。
- 罕见情况下核分裂活跃（7~12 个 /10HPF），1 例这样的肿瘤出现了复发（Goebel 等）。
- SST 一般表达 SMA、inhibin、calretinin、SF-1。

鉴别诊断

- 多种肿瘤均可有硬化性间质瘤的一种或多特

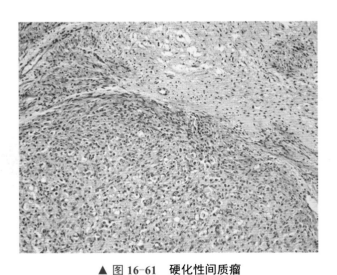

▲ 图 16-61　硬化性间质瘤

一个结节内含大量空泡状黄素化细胞，周围有显著黏液样间质（右上）

征，如假小叶状、血管成分显著、硬化性表现。细胞丰富的小叶中存在上述所有特征，且有黄素化细胞，则是硬化性间质瘤的特征。

- 纤维瘤、卵泡膜细胞瘤：相比硬化性间质瘤来说，这类肿瘤一般形态学表现更为均一，且并无前述硬化性间质瘤中的三个特点，但偶有例外，如可能会有显著血管成分。

- 伴硬化性改变的其他性索 – 间质肿瘤，如幼年型粒层细胞瘤：硬化性间质瘤缺乏滤泡结构，而幼年型粒层细胞瘤中总是存在数量不等的滤泡结构。

- Krukenberg 瘤：硬化性间质瘤中的印戒样细胞可能让人考虑到该肿瘤可能，但细胞中为脂质、而不是黏液；两者之间还有很多其他不同之处。

- 血管周细胞瘤：硬化性间质瘤中扩张的血管可能让人考虑到该肿瘤可能，但却无硬化性间质瘤的其他特征性表现。

- 黏液瘤：该肿瘤完全为黏液成分，而不是部分硬化性间质瘤中的局灶黏液。

- 妊娠期黄体瘤：妊娠期患者的硬化性间质瘤中，可能会局灶存在大量黄素化的细胞，使人考虑到妊娠期黄体瘤，但并无硬化性间质瘤的其他特征性表现则排除这一可能。

6. 印戒细胞型间质瘤（图 16-62）

- 这一良性肿瘤已有 11 例报道，均发生于成年。无激素相关表现。该肿瘤大体为均一实性或囊实性，1 例发生于双侧，1 例伴有碰撞的类固醇细胞瘤。

- 该肿瘤一般富于细胞，且有显著的或仅为良性印戒样表现的细胞。约半数病例中的印戒细胞混有成纤维细胞，部分病例中这两种细胞类型之间有移行。

- 印戒细胞的细胞核为良性、偏位，胞质内一般有单个较大的空泡，并无糖原、黏液或脂质。部分肿瘤中的胞质空泡有弱嗜酸性至紫色物质或嗜酸性小球。

- 该肿瘤免疫组化 vimentin 阳性、EMA 阴性；SMA、CK、inhibin 程度不等的阳性，部分肿瘤中有 β–catenin 的细胞核阳性。

- 鉴别诊断。
  - 印戒细胞型间质细胞（或提示该类型的细胞）偶见于其他均为典型表现的性索间质肿瘤中，如粒层细胞瘤、纤维瘤、卵泡膜细胞瘤、硬化性间质瘤，但它们之间的大量差异有助于鉴别。
  - 印戒细胞型间质细胞也可见于表面上皮性肿瘤中的纤维间质成分，尤其是 Brenner 瘤、浆液性囊腺纤维瘤。
  - Krukenberg 瘤中有显著恶性的上皮性成分，如含黏液的印戒细胞。

7. 黏液瘤（图 16-63）

- 这一罕见肿瘤一般发生于育龄期，表现为无症状的单侧附件肿物。鉴于其他间质性肿瘤中偶见黏液区域，已有人提出该肿瘤为间质起源，但大部分肿瘤可能为新发（de novo）。

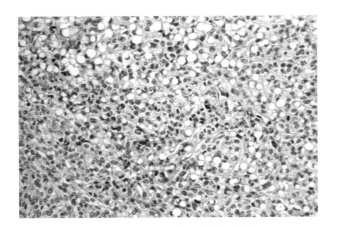

▲ 图 16-62　印戒细胞型间质瘤

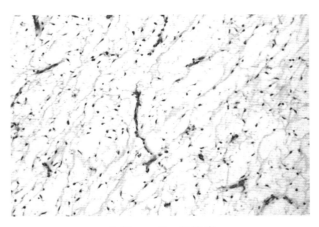

▲ 图 16-63　黏液瘤
注意纤细的血管结构

- 该肿瘤平均直径 11cm，切面质软、胶冻样，常有灶性囊性变。

- 肿瘤细胞梭形至星形，有些具有长而尖的细胞质突起，细胞核特征温和，免疫组化（如 MSA 阳性）及超微结构表现为肌纤维母细胞特征。

- 细胞之间由大量淡蓝色至粉色的基质（基质的嗜酸性程度反映了其中胶原成分的数量）及显著的丛状小血管分隔。细胞间的基质胶体铁染色、阿辛兰染色阳性，且对透明质酸酶预处理敏感。

鉴别诊断

- 伴黏液特征的低级别肉瘤：倾向于黏液瘤的特征有细胞特征温和、核分裂罕见或无；在诊断黏液瘤时，即使有轻微的细胞学异型性和有丝分裂活性，也应谨慎；这种情况下必须广泛取材以排除小区域的肉瘤诊断。

- 巨大水肿：黏液瘤的典型特征包括蓝色基质、肿瘤内缺乏滤泡及滤泡衍生结构均有助于鉴别。

- 硬化性间质瘤（详见书中相关介绍）。

8. 微囊型间质瘤（图 16-64 至图 16-67）

- 这一罕见肿瘤发生于成年（年龄 26—69 岁，平均 45—50 岁），表现为无功能性盆腔肿物。报道

中的这一肿瘤为 Ⅰ 期，后续随访无特殊。

- 罕见情况下，微囊型间质瘤与家族性腺瘤性息肉病（familial adenomatous polyposis，FAP）有关且有 APC 基因的突变（Liu 等，McCluggage 等，2018 年），表明微囊型间质瘤可能是 FAP 的罕见表现。

- 微囊型间质瘤平均大小 10cm（2～27cm），一般为囊实性，但也可以实性或囊性为主。实性区域一般褐色至白色，罕见情况下呈黄色。

- 镜下表现不一，主要为下述三种成分，即微囊型（60% 的病例中以此为主）、实性富于细胞区和透明样变的纤维性间质。一般至少局灶有微囊型病灶，但罕见病例中可完全为实性，可根据其独特形态确定及免疫组化 CD10、β-catenin 阳性证实（详见下述）。

  - 独特的微囊型结构，其特点为小圆形至卵圆形囊腔，局灶汇合成较大的不规则腔隙；常见胞质内空泡。

  - 实性富于细胞区一般由纤维束及玻璃样变区域分隔。

  - 细胞的胞质细腻、颗粒状，弱嗜酸性，细胞核形态温和，圆形至卵圆形，染色质细腻，核仁小而不明显，核分裂 0～2 个 /10HPF。

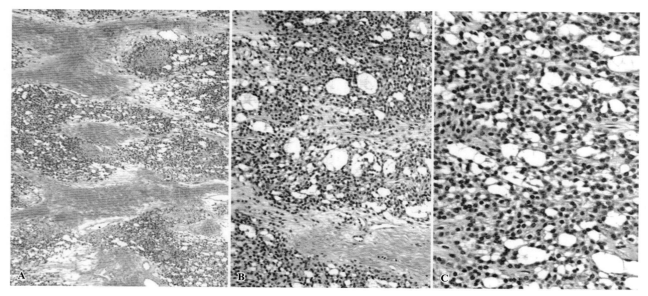

▲ 图 16-64　微囊型间质瘤

A. 纤维束将肿瘤进一步分隔为富于细胞的岛状区域；B. 中倍镜下可见特征性的微囊结构；C. 高倍镜下可见典型的微囊结构及细胞核特征温和的肿瘤细胞

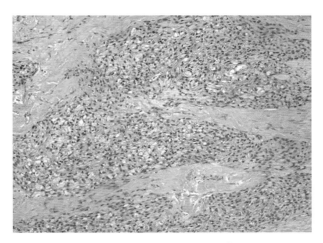

▲ 图 16-65　微囊型间质瘤

可见特征性的小囊及玻璃样变的斑块

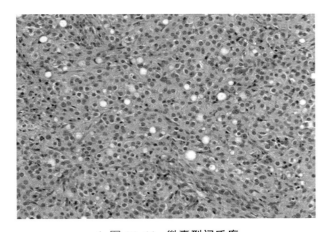

▲ 图 16-66　微囊型间质瘤

背景中的细胞胞质嗜酸性，可能会提示为类固醇细胞瘤，但可见散在小囊泡

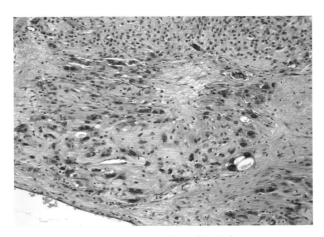

▲ 图 16-67　微囊型间质瘤

可见怪异的有异型性的细胞核，该特点在这一肿瘤中相对常见

- 60% 的肿瘤中局灶可见奇异核细胞。
- 免疫组化及分子特征。
  - 微囊型间质瘤免疫组化总是表达 CD10 对诊断很有帮助，因为鉴别诊断中的其他肿瘤 CD10 阴性。
  - 典型情况下 FOXL2、WT1、cyclin D1、SF-1 细胞核阳性。Stavrinous 等发现所有性索间质肿瘤均为 E-cadherin 细胞核阳性，而仅有微囊型间质瘤的细胞核表达 catenin 的 α、β、γ 亚基。
  - 一般不表达 inhibin、calretinin、ER、PR、EMA。
  - 50% 以上的微囊型间质瘤中有 CTNNB1 基因 3 号外显子杂合性错义点突变，但并无 FOXL2 或 DICER1 的突变（Bi 等，Irving 等，2015 年）。
- 与其他可能有部分微囊型间质瘤特征的肿瘤鉴别，如微囊性表现，但这一特征即使存在一般也比大部分微囊型间质瘤中范围小。广泛取材常可明确诊断。
  - 典型卵泡膜细胞瘤：这些肿瘤的不同特征包括患者年龄一般较大，常有雌激素过多表现，大体呈实性、黄色，一般无怪异细胞，免疫组化 inhibin、calretinin 阳性但并无 CD10 弥漫强阳性表达。
  - 伴嗜酸性细胞的类固醇细胞瘤：鉴别点包括有雄激素过多表现，呈显著红色、棕色、黄色或橘黄色，缺乏玻璃样变斑块，免疫组化 inhibin、calretinin 阳性（部分可能 CD10 阳性）。
  - 硬化性间质瘤：该肿瘤并无微囊性表现，有裂隙样至鹿角状薄壁血管，细胞为圆形至多边形、有透亮的胞质内空泡，细胞核偏位，免疫组化 inhibin 和 calretinin 阳性。
  - Sertoli-Leydig 细胞瘤：该肿瘤即使广泛取材，广泛微囊性结构也仅为罕见，会查见微囊型间质瘤中没有的、具有诊断意义的 Sertoli 细胞及 Leydig 细胞，且免疫组化 inhibin 阳性、calretinin 阳性而 CD10 并非强阳性。
  - 卵黄囊瘤：不同的特征包括年轻、AFP 升高、通常令人担忧的大体外观、细胞形态显示 MST 中未见的原始和多种多样表现、免疫组化 AFP 和 Glypican-3 阳性。

（三）Sertoli- 间质细胞瘤

1.Sertoli 细胞瘤

一般特征

- 该肿瘤约占 Sertoli- 间质细胞瘤的 4%，可发生于任何年龄，但多见于年轻人（平均 30 岁）。
- 该肿瘤一般无功能，但也可有雌激素相关表现，有时导致同性假性性早熟，尤其是罕见的富于脂质性肿瘤。约 25% 的功能性肿瘤为雄激素相关，罕见情况下为孕激素相关。罕见病例中可出现副肿瘤性肾素生成导致的高血压。
- 偶有肿瘤会与 P–J 综合征相关（一般为富于脂质的亚型或嗜酸性亚型）。
- 该肿瘤一般为 I 期，且临床病程一般为良性。罕见的 I 期肿瘤在临床上是恶性的，与大多数高分期肿瘤一样，通常具有非典型镜下特征。

病理学特征（图 16–68 至图 16–70）

- 该肿瘤为单侧性，平均直径 9cm，切面一般呈分叶状、实性，黄色或棕色。
- 大部分肿瘤中，至少局灶有管状分化。管状结构通常非常显著，可呈圆形或拉长、中空或实性，一般呈小叶状分布，其间一般为纤维性至硬化性间质分隔，有时间质数量丰富。
- 这些管状结构衬覆立方状细胞，胞质中等至丰富，轻至显著嗜酸性，或淡染、空泡状。实性小管中可有伴大量泡沫状胞质的细胞（富于脂质的 Sertoli 细胞瘤）。纯粹为该亚型的肿瘤罕见，且可能伴 PJS（Solh 等）。
- 可出现多种其他结构，罕见情况下可以这些结构为主。一项包括了 54 例肿瘤的研究中，Oliva 等发现可呈条索状或梁状（28 例）、弥漫性（21 例）、假乳头状（4 例）、网状（3 例）、巢状或腺泡状（3 例）结构或梭形细胞成分（3 例）。1 例 PJS 患者的肿瘤中混有 SCTAT 成分（Ravishankar 等）。
- 大部分肿瘤并无细胞核异型性，核分裂指数低。不过，约 10% 的 I 期肿瘤会具有与恶性生物学行为相关、令人担心的组织学特征（中至重度的细胞核异型性、核分裂活跃、坏死）。
- 该肿瘤的免疫组化特点与 SLCT 类似（详见下述）。

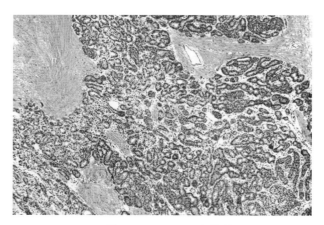

▲ 图 16-68　**Sertoli 细胞瘤**

实性及中空小管构成较大分叶状表现，并被无细胞的纤维性间质分隔

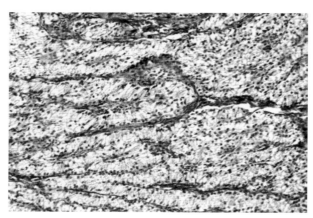

▲ 图 16-69　**Sertoli 细胞瘤，富于脂质亚型**

来自 1 例同性性早熟的 Peutz-Jeghers 综合征患者

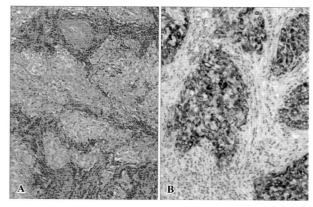

▲ 图 16-70　**Sertoli 细胞瘤**

A. 不常见的腺泡型至巢状型，间质伴淋巴细胞浸润；B. 尽管这一形态学不常见，但肿瘤细胞明确表达 inhibin，证实了 Sertoli 细胞瘤的诊断

Zhao 等（2007 年）发现 96% 的单纯性 Sertoli 细胞瘤 WT1 细胞核阳性（calretinin 仅 54% 为阳性）。

- Conlon 等发现，8 例肿瘤中 5 例具有 *DICER1* 突变，所有具有该突变的肿瘤均为 p.E1705K 突变。

鉴别诊断

- 高分化 SLCT：此时鉴别主要根据 Leydig 细胞缺失或极少，其他方面基本与 SLCT 相同（详见后述）。
- 呈弥漫性特征的肿瘤与 AGCT 鉴别：前者一般胞质更为丰富，细胞核圆形，核沟不明显。
- 有纤细分隔、呈弥漫性特征的肿瘤以及呈腺泡状或巢状特征的肿瘤，与无性细胞瘤鉴别：这种少见情况下，区分其细胞学特征非常关键，必要时免疫组化有助于鉴别。
- 伴条索样和（或）管状结构的肿瘤与子宫内膜样癌及类癌鉴别。
    - 如肿瘤广泛取材，排他性镜下特征的存在（如鳞状化生、嗜银颗粒）一般有助于确诊。
    - 有助于鉴别的免疫组化包括 Sertoli 细胞瘤（inhibin 阳性 /EMA 阴性 /CgA 阴性）；子宫内膜样癌（inhiibin 阴性 /EMA 阳性 /CgA 阴性）；类癌（inhibin 阴性 /EMA 阳性 /CgA 阳性）。
    - Sertoli 细胞瘤一般 WT1 呈细胞核弥漫阳性，而子宫内膜样癌及类癌为阴性或仅局灶阳性。

2. Sertoli–Leydig 细胞瘤

一般特征和临床特征

- Sertoli–Leydig 细胞瘤约占所有卵巢肿瘤的 0.5% 以下，一般发生于年轻女性（75% 的患者为 30 岁以下，平均年龄 25 岁），仅 10% 发生于 50 岁以上。高分化 Sertoli–Leydig 细胞瘤患者平均年龄为 35 岁，网状型 Sertoli–Leydig 细胞瘤的平均年龄为 15 岁。
- 患者表现为腹部不适或疼痛，50% 的患者会有内分泌相关表现，一般为产生睾酮所致的男性化。网状型肿瘤及伴异源性成分的肿瘤患者男性化少见。罕见病例会有雌激素相关表现或血清 AFP 水平升高。
- Schultz 及 Harris 等发现，约 98% 的 Sertoli–Leydig 细胞瘤在 RNA 酶Ⅲb 结构域的热点区具有

DICER1 突变；约 50% 的病例容易出现种系性 *DICER1* 突变（详见"免疫组化及分子特征"）

- 家族性 Sertoli–Leydig 细胞瘤与甲状腺疾病、胸膜肺母细胞瘤、胚胎性横纹肌肉瘤有关；合并上述病变者提示 DICER1 综合征（Durieux 等，Schultz 和 Pacheco 等）。
- Oost 等发现，这一肿瘤伴 *DICER1* 胚系突变时可具有独特的组织学表现，如混有幼年型粒层细胞瘤样区域和不能分类区域。
- Kato 等发现，具有 *DICER1* 热点区突变的 Sertoli–Leydig 细胞瘤更容易出现雄激素相关症状，且多发生于育龄期。
- Terzic 等发现，*DICER1* 阴性 Sertoli–Leydig 细胞瘤倾向于级别较低，并多发生于年龄较大女性。不过，与散发性 *DICER1* 相关病例相比，并未发现形态学与遗传学之间的相关性，这表明所有 Sertoli–Leydig 细胞瘤患者均应进行 *DICER1* 种系突变检测。检出种系突变则可指导对该患者及其家族成员进行针对其他 DICER1 相关肿瘤的随访及风险评估（Schultz 和 Williams 等）。

- 该肿瘤大部分为ⅠA 期；其余为ⅠB 期（< 2%）、ⅠC 期（12%）、Ⅱ期或Ⅲ期（2%～3%）。
- Sertoli–Leydig 细胞瘤分为高分化（10%）、中分化（50%）、低分化（35%），后两者中可有异源性成分（20%）或网状成分（15%）。

大体特征 （图 16–71 至图 16–73）

- 一项最大规模研究中，Sertoli–Leydig 细胞瘤最大径

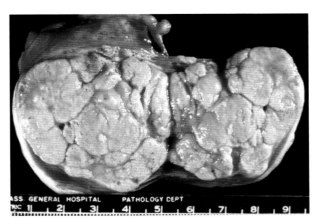

▲ 图 16–71　**Sertoli–Leydig 细胞瘤切面**

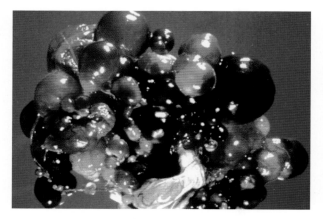

▲ 图 16-72　网状型 Sertoli-Leydig 细胞瘤

该肿瘤为 1 例 7 岁女孩，呈较大的葡萄状息肉样典型表现（由 Y.F.Chan，MD 提供。经许可，转载自 Moyles K, Chan YF, Hamill J, et al. Sertoli–Leydig cell tumor with retiform pattern. Pathology 1995; 27: 371–373.）

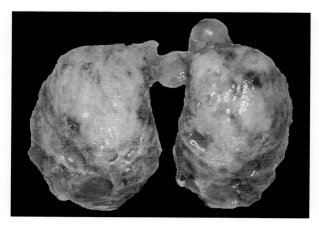

▲ 图 16-73　网状型 Sertoli-Leydig 细胞瘤

该肿瘤切面以白色、实性为主，但有少许小囊。触诊该肿瘤质软，呈“海绵”样

平均为 13.5cm，切面一般呈实性、分叶状、黄色。

- 部分肿瘤为囊性，尤其具有异源性成分或网状成分者。具有较多异源性黏液成分的肿瘤可类似黏液性囊性肿瘤。网状型肿瘤中的囊腔可有乳头状或息肉状赘生物，可能会类似浆液性肿瘤。部分网状型肿瘤切面呈海绵状。

- 低分化肿瘤包括具有异源性间质成分者，一般体积更大，且可具有广泛出血、坏死。

高分化 SLCT 的镜下特征 （图 16-74 至图 16-76）

- 该肿瘤的特点为 Sertoli 细胞及间质中的 Leydig

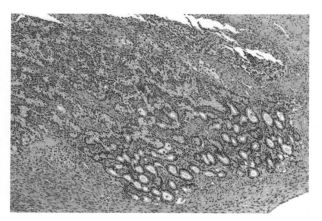

▲ 图 16-74　Sertoli-Leydig 细胞瘤，高分化

中空及实性小管，由富于 Leydig 细胞的间质分割（上方及左下更为显著）

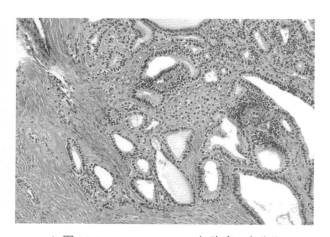

▲ 图 16-75　Sertoli-Leydig 细胞瘤，高分化

该视野中仅见中空小管，部分有扩张，伴局灶富于 Leydig 细胞的纤维性间质

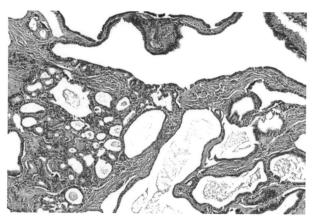

▲ 图 16-76　Sertoli-Leydig 细胞瘤，高分化，伴假子宫内膜样小管及囊腔

细胞，前者主要呈管状结构，中空，或少见情况下为实性的小管形成小叶状。

- 中空的小管一般为圆形至卵圆形，较小，但也可呈囊性。也可有假子宫内膜样小管，偶有非常显著的情况。一般管腔内无分泌物，但偶见嗜酸性至黏液样液体。实性小管一般呈拉长表现，但也可圆形或卵圆形。

- 中空小管内衬覆的 Sertoli 细胞一般为立方状或柱状，通常有中等量弱嗜酸性胞质；偶尔可非常丰富并富含脂质。

- Sertoli 细胞的细胞核为圆形或椭圆形，无明显核仁。细胞核一般无异型性，或轻度异型性，核分裂罕见。

- 间质为束状的成熟纤维组织，伴数量不等、但一般为比较显著的 Leydig 细胞。后者有数量不等的脂质，偶见大量脂褐素颗粒，20% 的肿瘤中会出现罕见的 Reinke 结晶。

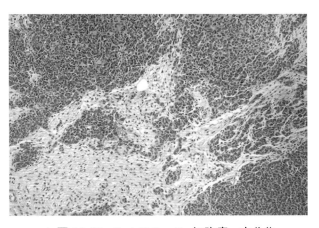

▲ 图 16-78　Sertoli-Leydig 细胞瘤，中分化

该肿瘤表现为特征性的分叶状结构，Sertoli 细胞呈条索状、簇状排列，不规则的分布于穿插的间质内

中分化 SLCT 的镜下特征　（图 16-77 至图 16-90）

- 低倍镜下典型表现为富于细胞的肿物，常呈显著分叶状结构。

- 富于细胞的肿瘤由未成熟的深染 Sertoli 细胞并混有 Leydig 细胞构成，前者常呈腺泡状排列，细胞核小圆形、卵圆形或成角。也常见巢状、实性及中空管状结构，一般呈纤细短束状，也可偶见较宽柱状。分化最为明显的 Sertoli 细胞聚集和

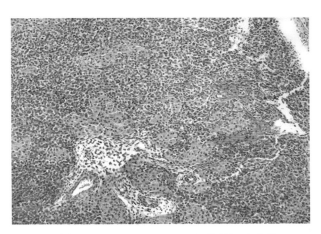

▲ 图 16-79　Sertoli-Leydig 细胞瘤，中分化

该肿瘤主要为深染的 Sertoli 细胞，其间穿插胞质丰富、嗜酸性的 Leydig 细胞

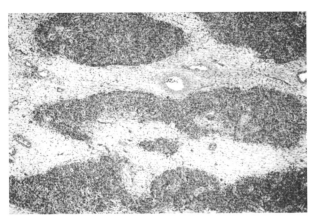

▲ 图 16-77　Sertoli-Leydig 细胞瘤，中分化

低倍镜下常见分叶状结构

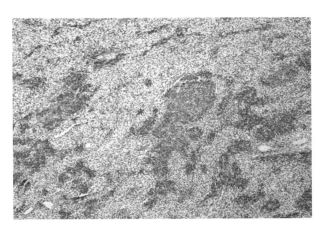

▲ 图 16-80　Sertoli-Leydig 细胞瘤，中分化

Sertoli 细胞呈深染簇状，位于水肿至局灶富于细胞的间质性背景中

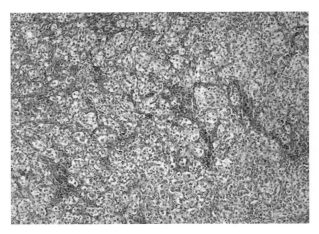

▲ 图 16-81　Sertoli-Leydig 细胞瘤，中分化

图中可见胞质淡染的 Sertoli 细胞呈腺泡状结构

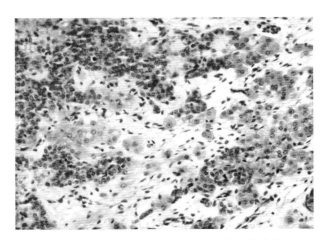

▲ 图 16-84　Sertoli-Leydig 细胞瘤，中分化

胞质稀少的 Sertoli 细胞呈条索状及簇状，混有 Leydig 细胞形成的小巢

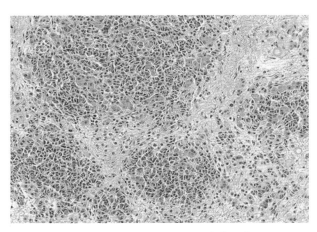

▲ 图 16-82　Sertoli-Leydig 细胞瘤，中分化

图中见数个小叶，主要由深染的 Sertoli 细胞构成，但也有许多 Leydig 细胞

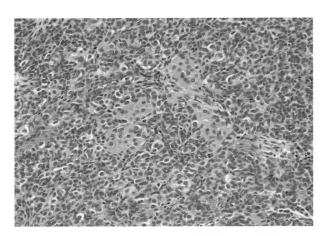

▲ 图 16-85　Sertoli-Leydig 细胞瘤，中分化

Leydig 细胞小簇状位于弥漫性生长的 Sertoli 细胞背景中

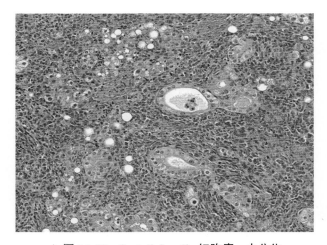

▲ 图 16-83　Sertoli-Leydig 细胞瘤，中分化

胞质嗜酸性的 Sertoli 细胞形成小管状，由富于细胞的间质分隔，局灶有大量空泡状的 Leydig 细胞

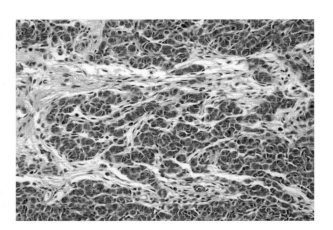

▲ 图 16-86　Sertoli-Leydig 细胞瘤，中分化

图中可见明显的 Sertoli 细胞呈典型短条索状结构

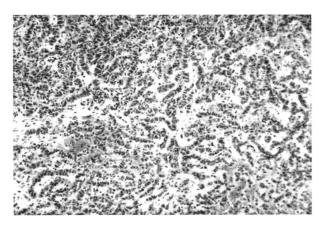

▲ 图 16-87　Sertoli-Leydig 细胞瘤，中分化
Sertoli 细胞呈现显著的纤细条索状结构

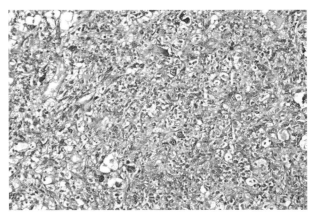

▲ 图 16-90　中分化 Sertoli-Leydig 细胞瘤
图中见奇异的退行性非典型变细胞，可能会因此而误诊为低分化肿瘤

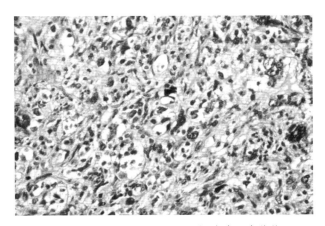

▲ 图 16-88　Sertoli-Leydig 细胞瘤，中分化
如此图很多区域并无诊断意义，但可见与 Sertoli 细胞典型的条索状结构及 Leydig 细胞混杂在其中；另外，本例中存在奇异的细胞核，也导致诊断上的混乱

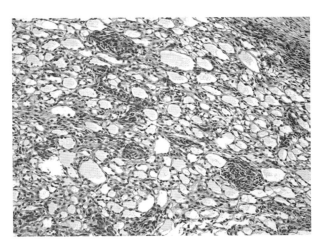

▲ 图 16-89　Sertoli-Leydig 细胞瘤，中分化
显著微囊型结构，有时会与卵黄囊瘤混淆

Leydig 细胞簇常见于小叶周边。

- 部分肿瘤中易见小囊或大囊，囊内偶见嗜酸性分泌物，可能会形成甲状腺肿样表现。偶可见滤泡（类似成年型粒层细胞瘤所见）。
- 间质成分从纤维性到富于细胞，至最常见的水肿，其内一般有 Leydig 细胞。间质成分可为不成熟的细胞性间质组织，类似非特殊类型的肉瘤，这种表现更多见于低分化肿瘤。
- Sertoli 细胞和（或）Leydig 细胞的其他特点包括数量不等的脂质、罕见病例中还可见奇异核细胞。一般有核分裂，尤其在 Sertoli 细胞中。

低分化 SLCT 的镜下特征 （图 16-91 至图 16-93）

- 该肿瘤一般为低分化细胞呈实性片状分布，细胞可自上皮样至原始间质性不等。部分区域可类似胚胎性癌、纤维肉瘤、未分化癌或原始生殖细胞肿瘤。核分裂指数几乎总是很高（一般＞10 个 /10HPF）。
- 也可出现小灶的管状、性索样或其他 Sertoli-Leydig 细胞瘤中更典型的结构。

网状 SLCT 的镜下特征 （图 16-94 至图 16-98）

- 该肿瘤占 Sertoli-Leydig 细胞瘤的 15%，局灶或广泛出现类似睾丸网的结构，一般发生于其他方面均为典型中分化或低分化的 Sertoli-Leydig 细胞瘤；也可有异源性成分。

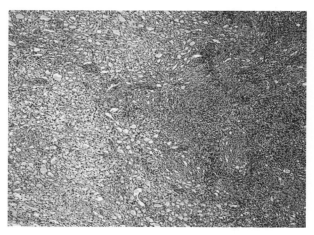

▲ 图 16-91　低分化 Sertoli-Leydig 细胞瘤
未见显著性索分化，且该肿瘤核分裂高度活跃

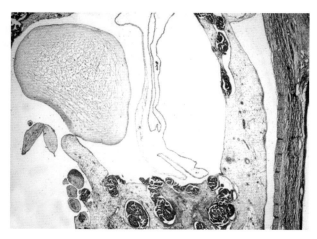

▲ 图 16-94　网状 Sertoli-Leydig 细胞瘤
水肿息肉及富于细胞的乳头均可见

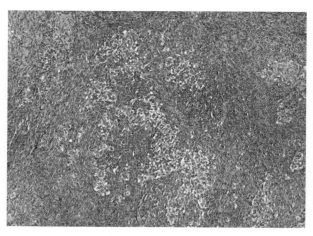

▲ 图 16-92　低分化 Sertoli-Leydig 细胞瘤
这一细胞致密的肿瘤中散在可能为 Sertoli 型的淡染细胞

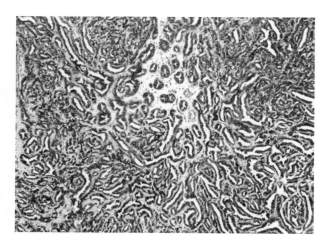

▲ 图 16-95　网状 Sertoli-Leydig 细胞瘤
分支裂隙样间隙

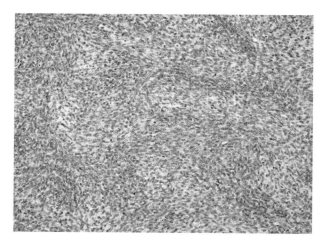

▲ 图 16-93　低分化 Sertoli-Leydig 细胞瘤
图示核分裂显著活跃的肉瘤样结构

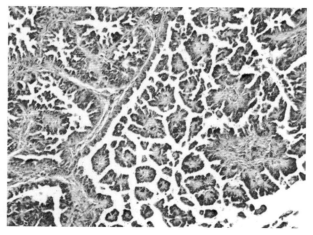

▲ 图 16-96　网状 Sertoli-Leydig 细胞瘤
突出的出芽乳头与浆液性乳头状肿瘤极为相似

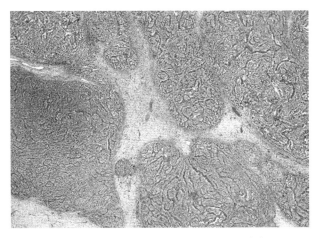

▲ 图 16-97　网状 Sertoli-Leydig 细胞瘤

Sertoli 细胞构成的宽柱状结构形成较大分叶状，该表现在其他方面呈网状特征的 Sertoli-Leydig 细胞瘤中常见

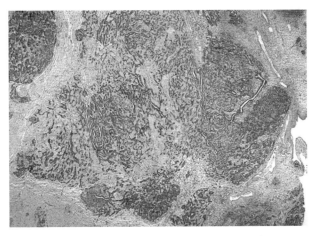

▲ 图 16-98　网状 Sertoli-Leydig 细胞瘤

注意该肿瘤所特有的裂隙样管状结构，以及该肿瘤中偶见的间质透明样变

- 低倍镜下呈不规则分支状、拉长的、狭窄、常呈裂隙样的管状及囊性结构，伴管腔内乳头或息肉状突起。
- 管状及囊性结构内衬上皮细胞具有程度不等的复层表现及核异型性。常见未成熟的 Sertoli 细胞形成柱状或缎带状结构。
- 乳头及息肉有三种，即小而圆的或钝的，常伴透明样变；大的球状，常伴水肿的轴心；纤细、分支状，衬覆复层细胞及细胞出芽，类似浆液性肿瘤的乳头。
- 间质可多种多样，玻璃样变或水肿（最常见）、中等程度细胞、细胞密集且不成熟。

伴异源性成分 SLCT 的镜下特征 （图 16–99 至图 16–103）

- 该肿瘤约占 Sertoli-Leydig 细胞瘤的 20%。80% 的病例中异源性成分为黏液上皮，25% 的病例中为间质性异源性成分（5% 的病例两者均有）。
- 黏液腺体及囊腔之间一般有很明显的性索成分，但偶有缺失的区域，可能会被误判为单纯黏液性肿瘤。
- 黏液上皮类似胃型或肠型黏液上皮伴杯状细胞、嗜银细胞，罕见情况下有潘氏细胞，且自良性至交界性、低级别腺癌均可。
- AI-Hussaini 等发现，大部分伴肠型腺体的 Sertoli-Leydig 细胞瘤 AFP 水平升高，且这些腺体免疫组化表达 AFP、SALL4、CDX2、villin，免疫表型类似卵黄囊瘤，可能误诊为伴卵黄囊瘤成分。
- 岛状或黏液杯状细胞类癌，通常显微镜下大小，偶见于有嗜银细胞肿瘤的黏液上皮。虽然岛状结构可能呈大巢状，但它更常见的形式是小簇细胞，胞浆嗜酸性，可被误判为间质细胞聚集。
- 间质性异源性成分一般发生于低分化肿瘤，为肉瘤样背景中的软骨岛、横纹肌肉瘤样区域，或两者均有。
- 罕见情况下肿瘤可有灶性 SCTAT（伴环状小管的性索间质肿瘤）（Hales 等）、神经母细胞瘤或肝细胞，有一个病例中见肝细胞癌（Yamamoto 和 Sakai）。血清 AFP 升高的 Sertoli-Leydig 细胞瘤

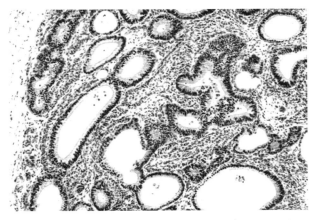

▲ 图 16-99　伴异源性成分的 Sertoli-Leydig 细胞瘤

深蓝色 Sertoli 细胞形成的条索，分隔衬覆黏液上皮的腺体

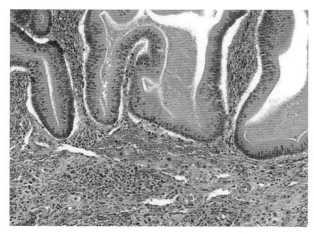

▲ 图 16-100　伴异源性成分的 Sertoli–Leydig 细胞瘤
可见衬覆肠型上皮、并有嗜酸性分泌物的腺体；Sertoli 细胞呈模糊簇状，也可见少量 Leydig 细胞（底部）

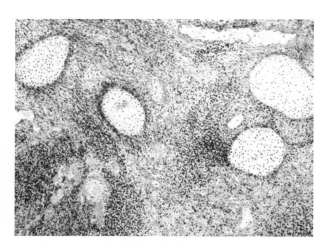

▲ 图 16-103　伴异源性成分的 Sertoli–Leydig 细胞瘤
胎儿型软骨，位于不成熟、富于细胞性间质成分背景中

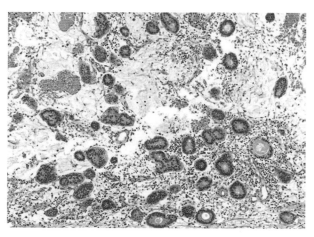

▲ 图 16-101　伴异源性成分的 Sertoli–Leydig 细胞瘤
类癌型的腺泡位于水肿至黏液性间质中

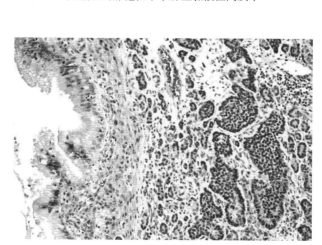

▲ 图 16-102　伴异源性成分的 Sertoli–Leydig 细胞瘤
伴黏液上皮的岛状类癌

中，部分是因为肝细胞所致。与可能有相似表现的 Leydig 细胞不同，肝细胞免疫组化表达 AFP。

免疫组化及分子特征

- Sertoli–Leydig 细胞瘤表达 inhibin、SF-1、MART-1、CD56；约半数肿瘤表达 calretinin、FOXL2（但并无突变）。Sertoli 细胞成分也表达 WT1。新型 Leydig 细胞标记物（详见 "Leydig 细胞瘤"）也有助于 Sertoli–Leydig 细胞瘤中检出这一细胞成分。

- 上述结果以及 EMA、CK7 阴性，有助于鉴别 Sertoli–Leydig 细胞瘤和子宫内膜样癌以及鉴别诊断中需考虑到的部分其他上皮性肿瘤。

- 可通过 myogenin 和（或）myoD1 标记来显示横纹肌肉瘤细胞。

- 肠型腺体的免疫表型详见前述。

- DICER1 突变。

  - de Kock 等发现 30 例中至低分化的 Sertoli–Leydig 细胞瘤中均有 DICER1 突变，但 4 例高分化 Sertoli–Leydig 细胞瘤中均无此突变。他们推断这两组肿瘤可能各自具有不同的发病机制，且发生 Sertoli–Leydig 细胞瘤的女性应进行 DICER1 胚系突变检测。

  - 如前所述，Schultz、Harris 等发现约 98% 的 Sertoli–Leydig 细胞瘤在 RNA 酶 Ⅲ b 结构域热点区可见 DICER1 突变。

  - Conlon 等发现 63% 的 Sertoli–Leydig 细胞瘤中可

发生 *DICER1* 突变，其中 80% 为 p.E1975K 突变。

- Goulvent 等发现 19 例 Sertoli–Leydig 细胞瘤中 6 例具有 *DICER1* 突变，4 例具有 *DICER1* 突变肿瘤中 2 例复发，而 8 例无此突变的肿瘤均无复发。

- Kato 等提出，有异源性成分过度生长的肿瘤中，有 *DICER1* 热点区突变可能支持 Sertoli–Leydig 细胞瘤的诊断。

鉴别诊断

- 子宫内膜样癌，尤其伴性索样表现者（详见第 14 章）和（或）伴 Leydig 样黄素化细胞者（鉴别伴假子宫内膜样小管的 Sertoli–Leydig 细胞瘤）：与 Sertoli–Leydig 细胞瘤不同，子宫内膜样癌常伴腺纤维瘤样成分或背景，有鳞状成分，且免疫组化 EMA 阳性 /CK7 阳性 /inhibin 阴性 /calretinin 阴性。

- 成年型粒层细胞瘤：与成年型粒层细胞瘤不同，Sertoli–Leydig 细胞瘤中至少会有少许中空的小管，无 Call-Exner 小体及显著核沟，Sertoli 细胞成分中有相对原始的细胞核；而且成年型粒层细胞瘤中罕见 Sertoli–Leydig 细胞瘤中显著的小叶状生长；此外，成年型粒层细胞瘤的间质一般为纤维卵泡膜细胞瘤样，而 Sertoli–Leydig 细胞瘤中的间质成分更多见为水肿表现，且有 Leydig 细胞。

- 管状 Krukenberg 瘤：倾向于或可诊断该肿瘤的特点包括双侧、小管衬覆细胞有显著异型性、印戒细胞、EMA 阳性而性索标记物阴性。不过，Krukenberg 瘤中的黄素化间质细胞一般表达性索标记。

- 梁状类癌（详见第 15 章）。

- 伴管状结构的卵巢甲状腺肿：查见更典型的卵巢甲状腺肿区域，免疫组化甲状腺球蛋白阳性，有助于鉴别诊断。

- 卵巢 Wolffian 肿瘤：该肿瘤一般并无 Leydig 细胞，仅罕见情况下伴内分泌症状，且除小管结构外，几乎总是有其他独特表现（详见第 17 章）。

- 肉瘤或未分化肿瘤：应排除低分化 Sertoli–Leydig 细胞瘤，可通过广泛取材、确定有无分化较好的 Sertoli–Leydig 细胞瘤区域，尤其是伴雄激素症状的年轻女性。

- 畸胎瘤（鉴别异源性 Sertoli–Leydig 细胞瘤）：该肿瘤并无 Sertoli 细胞或 Leydig 细胞，且与 Sertoli–Leydig 细胞瘤不同的是，一般有显著的外胚层成分。

- 黏液性肿瘤（鉴别伴显著黏液上皮的异源性 Sertoli–Leydig 细胞瘤）：鉴别点主要在于充分取材，证实有异源性 Sertoli–Leydig 细胞瘤的中分化，或较少见的低分化筛状成分。

- 浆液性癌（鉴别网状 Sertoli–Leydig 细胞瘤）（详见第 13 章）。

- 恶性中胚叶混合瘤（鉴别伴肉瘤样区或骨骼肌，或软骨的 Sertoli–Leydig 细胞瘤）（详见第 14 章）。

- 卵黄囊瘤（鉴别伴微囊型结构的 Sertoli–Leydig 细胞瘤）：两种肿瘤分别伴有不同的结构，如有必要加做免疫组化，可做出鉴别。

- 胚胎性癌：罕见的低分化 Sertoli–Leydig 细胞瘤具有生殖细胞形成的实性病灶，一定程度上类似胚胎性癌；应谨记后者作为卵巢原发肿瘤极为罕见，这种罕见的情况下应广泛取材并加做免疫组化，有助于鉴别。

预后因素

- 亚型。

  - 一项大规模研究发现，所有高分化的 Sertoli–Leydig 细胞瘤均为良性，而 11% 的中分化肿瘤、59% 的低分化肿瘤、19% 的伴异源性成分者为恶性。伴异源性成分的 Sertoli–Leydig 细胞瘤中，恶性成分一般为低分化，且有骨骼肌或软骨成分，或两者均有。

  - 网状 Sertoli–Leydig 细胞瘤相比非网状者恶性行为的概率较高（Ⅰ 期肿瘤为 25% vs. 10%）。

- 破裂：破裂与恶性行为概率更高有关，伴破裂的 Ⅰ 期中分化肿瘤有 30% 为恶性，而无破裂者这一比例为 7%；低分化肿瘤情况下这两个数据分别为 86%、45%。

- 分期：罕见的 Ⅱ 期或更高分期 Sertoli–Leydig 细胞瘤一般会有致命后果。

生物学行为

- 与粒层细胞瘤相反，Sertoli–Leydig 细胞瘤一般早期复发：一项研究中，临床为恶性表现的肿瘤有 66% 在 1 年内复发，5 年后复发者仅 6.6%。

- 复发的肿瘤一般局限于盆腔及腹腔。复发的肿瘤一般比原发肿瘤分化更差，且可类似软组织肉瘤。

（四）伴环状小管的性索肿瘤

一般特征

- 根据有无 Peutz–Jeghers 综合征（Peutz–Jeghers syndrome，PJS），伴环状小管的性索肿瘤（sex cord tumor with annular tubules，SCTAT）临床表现不一（1/3 的患者有此综合征）。伴或不伴 PJS 的患者中，该肿瘤确诊平均年龄分别为 27 岁和 34 岁。

- 伴 PJS 女性的 SCTAT 几乎总是偶然发现。部分患者同时有宫颈的黏液腺癌。不伴 PJS 女性的 SCTAT 一般表现为附件可触及的肿物。

- 不伴 PJS 的患者，40% 出现雌激素相关表现；伴该综合征的患者则仅为偶见。偶尔不伴 PJS 的病例肿瘤可分泌孕激素，导致子宫内膜蜕膜样变。

- 部分病例中可见血清 müllerian 抑制性物质、inhibin 升高，或两者均升高。

病理学特征 （图 16–104 至图 16–108）

- 不伴 PJS 的 SCTAT 几乎总是单侧性，一般为中等大小，实性为主，常为黄色；罕见情况下可有显著囊性成分。

- 伴 PJS 的 SCTAT 至少 2/3 为双侧，大体一般并无异常。不过，偶有直径 < 3cm 黄色结节，有报道罕见情况下肿瘤高达 8.5cm。

- SCTAT 的镜下特点为完全或主要由单纯或复杂的环状小管构成。
  - 构成环状单纯小管的细胞核位于外周，围绕中央有基底膜样物质的透明小体。中间的无核胞质区形成环状结构的大部分。
  - 数量更多的复杂小管形成圆形结构，是由相互沟通的环围绕多个透明小体构成。

- PJS 相关的 SCTAT 一般表现为单个小管至簇状小管散在于卵巢间质内形成微小瘤。

- PJS 相关肿瘤的其他特点有呈岛状的空泡状、富于脂质的性索细胞，> 50% 的病例中可见实性钙化灶，偶可非常广泛。

- 其他偶见、多与 PJS 无关的表现有小管和间质广泛透明样变，微滤泡状粒层细胞瘤病灶，高分化

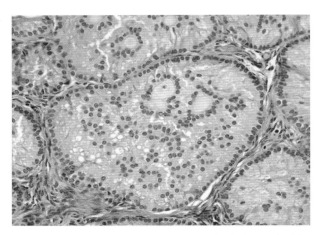

▲ 图 16–104　1 例 Peutz–Jeghers 综合征患者伴环状小管性索间质肿瘤

可见伴大量淡染胞质的肿瘤细胞呈典型的反向（antipodal）排列，形成特征性的管状结构

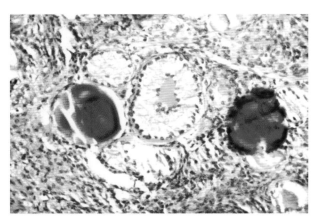

▲ 图 16–105　一例伴环状小管性索间质肿瘤

本例为伴 Peutz–Jeghers 综合征的患者，钙化明显

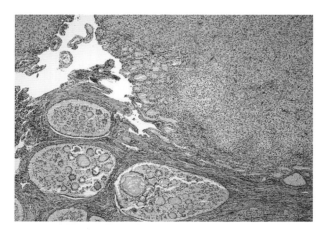

▲ 图 16–106　1 例 Peutz–Jeghers 综合征患者伴环状小管性索间质肿瘤

左下方可见特征性形态学表现，但右上方可见实性生长的肿瘤细胞，后者在该肿瘤中为偶见表现

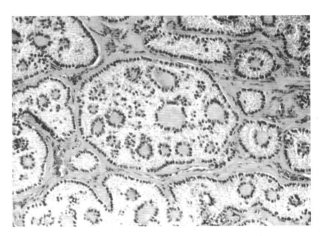

▲ 图 16-107　伴环状小管性索间质肿瘤

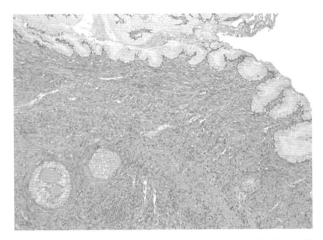

▲ 图 16-108　1 例 Peutz-Jeghers 综合征患者黏液性囊腺瘤囊壁中的伴环状小管性索间质肿瘤

Sertoli 细胞瘤，或后两者均有。

- SCTAT 免疫组化一般表达 inhibin、calretinin。

鉴别诊断

- 性腺母细胞瘤：该肿瘤结构类似 SCTAT，但还有生殖细胞，且几乎总是发生于有潜在性腺疾病及有 Y 染色体者。
- 粒层细胞瘤及 Sertoli 细胞瘤：其滤泡结构、管状结构不同于 SCTAT 中典型的环状小管结构。
- 伴 SCTAT 样结构的混合型生殖细胞 –SCST：存在生殖细胞可排除 SCTAT。

预后

- 不伴 PJS 的 SCTAT 至少 20% 的病例临床为恶性，

常通过淋巴管播散。复发时间常较晚，可在多年后多次复发。

- PJS 相关的 SCTAT 临床几乎总是良性，但也有罕见的恶性病例报道。
- Lele 等报道了 1 例播散至输卵管旁淋巴管及盆腔淋巴结，但其他方面均为典型 SCTAT 表现的病例（不过也是迄今为止体积最大的 1 例）；该患者随访 28 个月无病生存。
- PJS 患者中偶有其他恶性盆腔肿瘤，并不能确信为卵巢来源。

（五）混合性性索－间质肿瘤（图 16-109 和图 16-110）

- 目前认为该名称适用于含显著粒层－间质和 Sertoli–间质成分分化，此前称为"性腺母细胞瘤"的肿瘤。
- 该肿瘤应简单的归为以一种表现为主、可有小部分其他表现的多种性索间质肿瘤类型中。
- 如少数成分所占比例 > 10%，应在报告中记录并定量，且将其归为混合型生殖细胞肿瘤。
- 较常见的混合方式之一，是 SLCT 为主并伴有少量 JGCT 成分，有时呈结节状。有 1 例 Peutz-Jeghers 综合征儿童发生伴 SCTAT 的 Sertoli 细胞瘤的报道。
- 该肿瘤一般发生于年轻成年，但任何年龄均可出

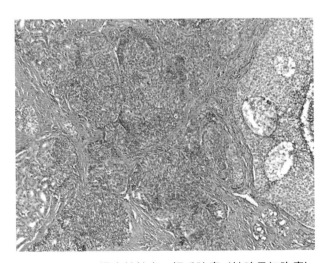

▲ 图 16-109　混合性性索－间质肿瘤（性腺母细胞瘤）

该例肿瘤具有三种成分，即 Sertoli 细胞瘤（左）、成年型粒层细胞瘤（中）、幼年型粒层细胞瘤（右）

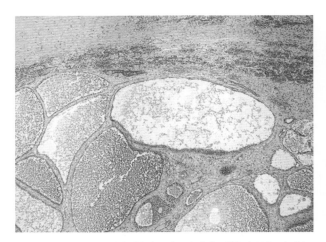

▲ 图 16-110　混合性性索 – 间质肿瘤（性腺母细胞瘤）

本例中较大结节很有特征性，周边为中分化 Sertoli-Leydig 细胞瘤（上）、中央为幼年型粒层细胞瘤（中央及下方）

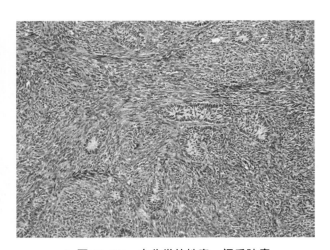

▲ 图 16-111　未分类的性索 – 间质肿瘤

富于细胞的纤维瘤样背景中有上皮细胞，后者兼有粒层细胞和 Sertoli 细胞特征

现，且可伴雄激素或雌激素相关症状。几乎总是为 I 期肿瘤，且临床为良性，但罕见情况下有复发。

- Conlon 等发现 5 例该肿瘤中 2 例具有 DICER1 突变，所有突变的肿瘤均有 p.E1705K 突变。Schultz、Hanlon 等发现 4 例该肿瘤中均有 *DICER1* 突变。

（六）未分类的性索 – 间质肿瘤（图 16-111）

- 该肿瘤在性索 – 间质肿瘤中的比例 ≤ 5%，其结构和细胞类型介于粒层 – 间质细胞瘤与 Sertoli- 间质细胞瘤之间或与两者具有共同之处。部分伴 *DICER1* 胚系突变的肿瘤可归为该组（详见"Sertoli–Leydig 细胞瘤中的一般特征"）。
- 该肿瘤发生年龄宽泛（两项最大研究中平均年龄分别为 37 岁、47 岁）。该组肿瘤占妊娠期 SCST 的大部分。罕见情况下，分泌肾素或醛固酮的肿瘤会伴有高血压。
- 鉴别诊断包括妊娠期切除的粒层细胞瘤或 Sertoli- 间质瘤，这种情况下粒层细胞瘤可有显著的细胞间水肿、黄素化增加，而此时的 Sertoli- 间质瘤中 Leydig 细胞成熟的程度更为显著。
- 由于"弥漫性非分叶状睾丸母细胞瘤"合并有粒层细胞 -Sertoli 特征，因此我们将其归为未分类。
- 有 2 例发生于 PJS 患者的少见肿瘤，最好也归为

该类（Young 等，1983 年）。这 2 例肿瘤中混有数量不等的实性、管状、乳头状、囊性组织学表现，且有显著的两种类型上皮细胞。

- 免疫组化表达 inhibin、calretinin、FOXL2，有助于疑难病例的诊断。
- 约 10% 的病例具有恶性行为。

二、类固醇细胞瘤

- 类固醇细胞肿瘤此前被称为"脂质"或"类脂"细胞瘤，是完全由类似典型分泌类固醇激素的细胞组成的，如黄体细胞、Leydig 细胞或肾上腺皮质细胞，部分伴非特异性纤维性间质。
- 该肿瘤在卵巢肿瘤中的比例仅占 0.1%，可进一步分为已知来源的肿瘤如间质黄体瘤、Leydig 细胞瘤和谱系未定的肿瘤如类固醇细胞瘤，非特殊类型。

（一）间质黄体瘤

- 该名称曾用于发生于卵巢间质的小肿瘤。不过目前倾向于很多较大的类固醇细胞瘤也属于间质来源，且间质黄体瘤最好归为小的类固醇细胞瘤，而不要单独分类。
- 我们更希望保留这一分类，因为这可以用于绝经后女性有时偶见的类固醇细胞瘤分类，这种情况下常伴雌激素相关表现，如子宫内膜癌。

一般特征

- 该肿瘤占类固醇细胞瘤的 20%，一般比较小，位于卵巢间质，且推测其来源于卵巢间质。90% 的病例会同时具有同侧或对侧的卵泡膜细胞增生症（hyperthecosis），这也支持其卵巢间质起源（详见第 12 章）。偶见黄素化细胞巢形成镜下可见的结节（结节性卵泡膜细胞增生症）。

- 该肿瘤 80% 发生于绝经后女性，60% 的病例表现为异常阴道流血，可能与雌激素过多有关。雄激素相关症状可见于 12% 的病例。同时伴有的卵泡膜细胞增生症可能也导致了部分病例中的临床表现。

- 报道中的所有病例均为良性。

病理学特征 （图 16-112 和图 16-113）

- 除极罕见的情况外，该肿瘤为单侧，几乎总是 < 3cm，切面界清、实性，一般呈灰白或黄色；1/3 的病例可见红色或棕色区。罕见情况下为多发肿瘤。

- 镜下检查可见弥漫性、小巢状或条索状排列的黄素化细胞形成圆形结节。这些结节完全或几乎完全被卵巢间质包绕。

- 肿瘤细胞胞质嗜酸性、脂质稀少，常有显著的胞质内脂褐素，细胞核小、圆形，有单个的明显核仁，核分裂罕见。

- 该肿瘤部分病例中会有独特的退行性改变，其特征为出现一些不规则的腔隙，类似腺体或血管。这些腔隙类似血管的时候，可能会与网状血管

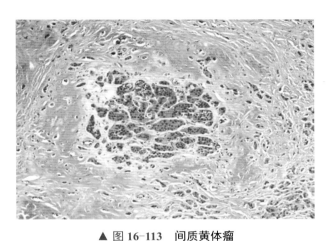

▲ 图 16-113　间质黄体瘤

广泛透明样变，这一特征可见于任何类似的类固醇细胞瘤

瘤混淆（详见第 17 章）。腔隙可包含脂质细胞、慢性炎症细胞及纤维化组织，并被这些成分所分隔。

- 该肿瘤的免疫组化表现及鉴别诊断实际和非特殊类型类固醇细胞瘤相同（详见书中相关介绍）。间质黄体瘤与门部 Leydig 细胞瘤（详见书中相关介绍）的鉴别在于前者无 Reinke 结晶。与结节性卵泡膜增生症的鉴别有点武断：结节 < 1cm，尤其为多发的时候，诊断为后者是合适的。

（二）Leydig 细胞瘤

一般特征

- 该肿瘤占类固醇细胞瘤的 20%，确诊这一类型肿瘤在于瘤细胞胞质内查见 Reinke 结晶，但这一点仅见于少部分肿瘤。

- 大部分肿瘤位于卵巢门部（门细胞瘤），但罕见情况下可发生于卵巢间质（Leydig 细胞瘤，非门细胞型）。

- 该肿瘤检出时的平均年龄为 58 岁。75% 的病例中可见由于睾酮产生而导致的多毛或男性化，典型者发病缓慢，且比 Sertoli–leydig 细胞瘤伴随的症状轻微。极少病例中有雌激素表现。

- 所有具有明确记录的病例中，该肿瘤临床行为均为良性。

病理学特征 （图 16-114 至图 16-120）

- 该肿瘤一般较小（平均直径 2.4cm），单侧，棕红

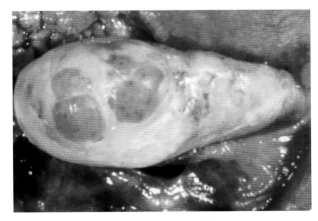

▲ 图 16-112　间质黄体瘤

可见数个小的黄色结节

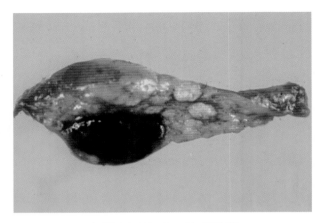

▲ 图 16-114　Leydig 细胞瘤

该例位于门部的肿瘤呈深褐色

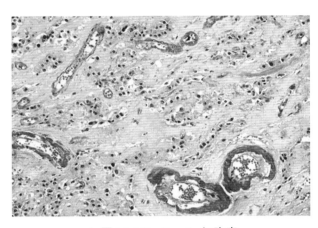

▲ 图 16-117　Leydig 细胞瘤

注意血管壁的纤维素性坏死是部分 Leydig 细胞瘤的特征，这一点不同于其他类固醇细胞瘤

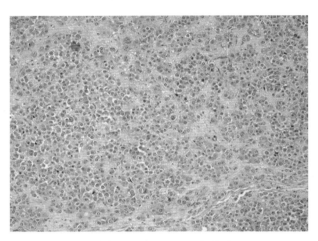

▲ 图 16-115　Leydig 细胞瘤

肿瘤细胞胞质显著嗜酸性，局灶形成小灶状，且由无细胞的间质分隔

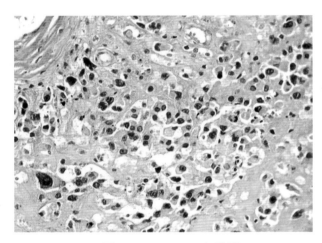

▲ 图 16-118　Leydig 细胞瘤

细胞核具有奇异表现的非典型

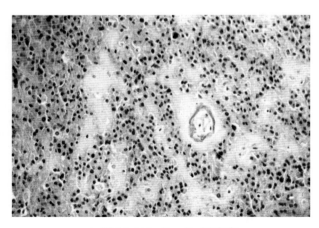

▲ 图 16-116　Leydig 细胞瘤

注意细胞核呈簇状，并被无细胞区分隔

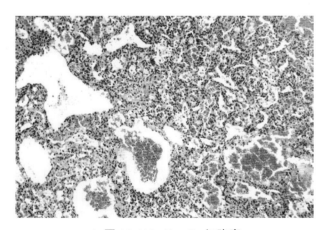

▲ 图 16-119　Leydig 细胞瘤

大量含血液的假血管性腔隙

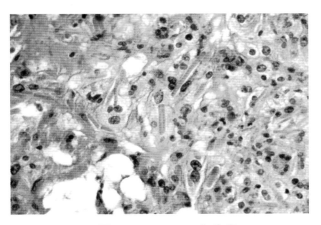

▲ 图 16–120　**Leydig 细胞瘤**

显著的 Reinke 结晶

色至黄色，但偶有深褐色至黑色。

- 镜下检查可见肿物界清，主要由实性增生的类固醇细胞构成，肿瘤细胞核可呈簇状，被无核的嗜酸性条带分隔。

- 胞质丰富，嗜酸性（最常见）至海绵状和充满脂质不等；胞质内常见少量到丰富的脂褐素颗粒。具有诊断意义的 Reinke 结晶为嗜酸性、杆状、长短不一的包涵体，常在长时间查找后才能发现。

- 细胞核一般圆形，深染，有单个小核仁。偶见细胞核有轻至中度的多形性，或怪异的细胞核、多核细胞。核分裂无或稀少。

- 其他偶见的表现还有：可呈结节状表现的纤细纤维束，2/3 的肿瘤血管壁伴纤维素样坏死，退行性改变所致的假血管腔隙（详见间质黄体瘤部分），部分病例中有门细胞增生（详见第 12 章）。

- 如无 Reinke 结晶的类固醇细胞瘤发生于门部，背景有门细胞增生，伴有无髓神经纤维，血管壁有纤维素样改变或有成簇的细胞核，则诊断为 Leydig 细胞瘤是合适的。

- 该肿瘤免疫组化及鉴别诊断实际与非特殊类型类固醇细胞瘤相同。Steinmetz 等发现新型标记物 CYP11A1、STAR、SULT1E1 可标记 Leydig 细胞，且比 inhibin、calretinin 更具特异。

（三）类固醇细胞瘤，非特殊类型

一般特征

- 该肿瘤约占类固醇细胞瘤的 60%，可发生于任何

年龄，但一般较其他类型类固醇细胞瘤患者年龄轻（平均 43 岁）。偶有病例发生于青春期前。

- 50% 的肿瘤伴有雄激素改变，偶尔是长期性的，有时在年轻女性会快速出现显著男性化（Massachusetts General 医院病例记录）。雌激素改变发生于 10% 的患者，包括少见的同性假性性早熟。罕见情况下也已有孕激素改变的报道。

- 少数肿瘤伴有下述一种或多种情况，包括皮质醇水平升高（部分伴 Cushing 综合征）、醛固酮分泌、高钙血症、红细胞增多症、腹水。一例伴遗传性平滑肌瘤病及肾细胞癌综合征的患者同时具有 Carney 综合征及双侧类固醇细胞瘤。

病理学特征　（图 16–121 至图 16–128）

- 典型大体表现为界清的肿瘤，直径平均 8cm，5% 的肿瘤为双侧性。切面一般为实性，黄色或橘黄色（富于脂质时），红色至棕色（脂质稀少时），或深褐色至黑色（富于脂褐素时）。偶见坏死、出血及囊性变。

- 镜下检查主要为显著弥漫性结构，但偶见大团块状、小巢状、不规则簇状及纤细条索或柱状结构。罕见情况下可见内含嗜酸性物质的腔隙。

- 肿瘤细胞多边形至圆形，边界清楚，胞质中等至丰富，从嗜酸性、颗粒状（无脂质或脂质稀少时）至海绵状（富于脂质时）不等。该肿瘤相比 Leydig 细胞瘤和间质黄体瘤来说，更常见为细胞类型混杂，一般以嗜酸性细胞为主。50% 的病例中可见胞质内脂褐素颗粒。伴较大脂质空泡的细

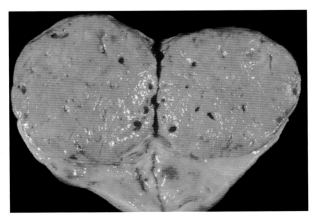

▲ 图 16–121　**类固醇细胞瘤，非特殊类型**

切面所见

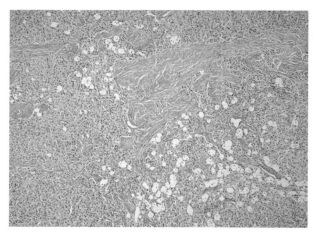

▲ 图 16-122　类固醇细胞瘤，非特殊类型
肿瘤细胞大部分有嗜酸性胞质，但部分胞质富于脂质。也可
见显著的纤维束

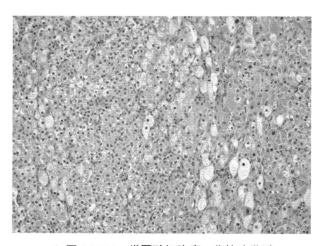

▲ 图 16-125　类固醇细胞瘤，非特殊类型
可见特征性的嗜酸性细胞及富于脂质的细胞

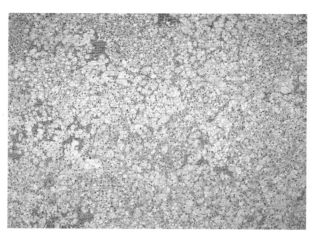

▲ 图 16-123　类固醇细胞瘤，非特殊类型
胞质嗜酸性的细胞与胞质丰富、淡染、富于脂质的细胞混
杂存在

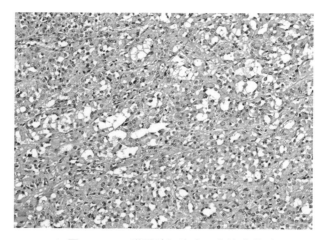

▲ 图 16-126　类固醇细胞瘤，非特殊类型
不规则腔隙，推测是退行性改变所致，可能会因此而提示诊
断为血管性肿瘤或其他肿瘤

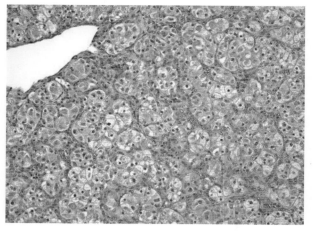

▲ 图 16-124　类固醇细胞瘤，非特殊类型
肿瘤细胞呈巢状生长，这一点在该肿瘤中并不常见

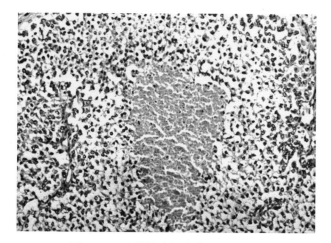

▲ 图 16-127　类固醇细胞瘤，非特殊类型
本例有坏死，临床上为恶性

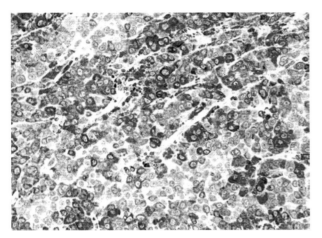

▲ 图 16-128　类固醇细胞瘤，非特殊类型
本例中免疫组化 inhibin 强阳性有助于证实诊断

胞可能呈印戒样表现。

- 细胞核居中，常有显著核仁。一项研究表明，60% 的肿瘤细胞核异型性轻微或无，核分裂指数低（＜ 2 个 /10HPF）。其余病例具有 1～3 级的细胞核异型性，常伴核分裂增加（高达 15 个 /10HPF）。

- 间质一般不明显，但 15% 的病例间质显著，且可局灶呈纤维性、水肿、黏液样或钙化。该肿瘤偶尔富于血管，包括显著扩张的血管。

- 可见类似其他类固醇细胞瘤中所见的退行性变间隙（详见"间质黄体瘤"）。少数肿瘤中可见显著坏死及出血，尤其在伴细胞学异型性的肿瘤中。

- 在 1 例混有髓脂肪瘤、1 例伴 Carney 综合征的病例中，均有灶性髓样化生及显著的异常厚壁血管。

- 该肿瘤免疫组化一般表达 inhibin、calretinin、14-3-3 sigma、CD99、SF-1、MART-1。50% 以上的肿瘤会表达 vimentin、Melan A、ER。不常见的标记物则有 CAM5.2、AE1/AE3/CK1、EMA、

S100。该肿瘤一般不表达 CEA、CgA、AFP、HMB-45、WT1。Suzuki 等报道了 1 例伴奇异细胞核且有 *CTNNB1* 突变的肿瘤。

鉴别诊断

- 其他含嗜酸性细胞的肿瘤（见附录）：这些肿瘤如果广泛取材，会出现类固醇细胞瘤中并不存在的特征。

- 透明细胞肿瘤（见附录）（与伴脂质丰富细胞的类固醇细胞瘤鉴别）：类固醇细胞瘤并无多种结构（除弥漫性表现之外），也无原发透明细胞癌的黏液，无转移性肾细胞癌中典型富于血管的表现；inhibin 或 calretinin 的表达（类固醇细胞瘤），多种相应标记在其他肿瘤中的表达有助于鉴别诊断。

- 血管源性肿瘤或腺癌（鉴别伴退行性变腔隙的类固醇细胞瘤）：了解这一退行性改变，且这一改变会伴细胞碎屑、炎性细胞、纤维化，并在肿瘤内其他部分找到典型改变的区域，有助于诊断。

- 妊娠黄体瘤（详见第 12 章）。

预后

- 约 1/3 的肿瘤临床为恶性。一项研究中，这些患者平均年龄比可能为良性肿瘤者 ＞ 16 岁。伴 Cushing 病的患者大部分在就诊时就有广泛的腹腔内播散。

- 与恶性行为有关的特点包括肿瘤≥ 7cm（78% 为恶性）、核分裂≥ 2 个 /10HPF（92% 为恶性）、坏死（86% 为恶性）、出血（77% 为恶性）、2 或 3 级的细胞核异型性（64% 为恶性）。偶有肿瘤并无上述特征，但临床可能为恶性。

缩略语		
AGCT	adult granulosa cell tumor	成年型粒层细胞瘤
ESS	endometrioid stromal sarcoma（ovary）； endometrial stromal sarcoma（uterus）	子宫内膜间质肉瘤（卵巢）；子宫内膜间质肉瘤（子宫）
FAP	familial adenomatous polyposis	家族性腺瘤性息肉病

GCT	granulosa cell tumor	粒层细胞瘤
JGCT	juvenile granulosa cell tumor	幼年型粒层细胞瘤
LSLFC	large solitary luteinized follicle cyst	巨大孤立性黄素化卵泡囊肿
MF	mitotic figure	核分裂指数
MMMT	malignant mesodermal mixed tumor（ovary）; malignant müllerian mixed tumor（uterus）	恶性中胚叶混合瘤（卵巢）；恶性 müllerian 源性混合瘤（子宫）
NBCCS	nevoid basal cell carcinoma syndrome	痣样基底细胞癌综合征
NOS	not otherwise specified	非特殊类型
PJS	Peutz–Jeghers syndrome	Peutz–Jeghers 综合征
SCST	sex cord–stromal tumor	性索 – 间质肿瘤
SCTAT	sex cord tumor with annular tubule	伴环状小管的性索肿瘤
SLCT	Sertoli–Leydig cell tumor	Sertoli–Leydig 细胞瘤
SST	sclerosing stroma tumor	硬化性间质瘤
TCC	transitional cell carcinoma	移行细胞癌
YST	yolk sac tumor	卵黄囊瘤

（王　强　译　王　娜　校）

第 17 章 卵巢原发性杂类肿瘤
Miscellaneous Primary Ovarian Tumors

一、高钙血症型小细胞癌

临床特征

- 高钙血症型小细胞癌（small cell carcinoma of hypercalcemic type，SCCH）是 40 岁以下女性最常见的未分化卵巢癌。发病年龄从 7 个月到 44 岁，但多发生在 18—30 岁（平均年龄 24 岁）；10 岁以下或 50 岁以上患者少见。

- 少数情况下 SCCH 为家族性，可能遗传；该肿瘤曾发生于 3 个姐妹、一对母女以及两个堂姊妹。家族性肿瘤比散发病例更多见于双侧，而散发性病例只有 < 1% 发生于双侧。Tandon 等报道 1 例患者合并有 Li-Fraumeni 综合征和宫颈脂肪肉瘤。

- 约 60% 的患者伴有高钙血症，SCCH 是伴随高钙血症最常见的卵巢肿瘤，约占这种肿瘤的 60%。血钙可用于监测 SCCH 及其对于治疗的反应。

- 临床症状通常与快速生长的附件肿块有关。偶尔，可能会出现与高钙血症相关的症状，如便秘。约 2/3 的肿瘤为 II 期或者更高分期。

- SCCH 组织发生尚未完全清楚。有人认为这些肿瘤可能起源于生殖细胞或横纹肌样肿瘤的变异亚型。然而，我们对此并不信服，我们认为目前最好还是将其视为未分类肿瘤。

大体和镜下特征 （图 17-1 和图 17-12）

- SCCH 通常体积较大（平均直径 15cm），以实性为主，奶油色。至少 20% 的肿瘤发生破裂，常见坏死、出血及囊性变；少数情况下肿瘤以囊性为主。

- 镜下观察常显示密集的小细胞主要呈片状排列，间以杂乱排列成巢状、条索状、小梁状及单个散在的肿瘤细胞。
  - 约 80% 的肿瘤局灶可见大小不等的滤泡，滤泡中空或含有嗜酸性或更少见的嗜碱性液体。
  - 典型的小圆形肿瘤细胞形态相当单一，通常胞质稀少，核小深染，有单一的小核仁；核分裂象常见。
  - 偶可见小灶梭形细胞或透明细胞。

- 50% 的 SCCH 含中等到丰富嗜酸性胞质的大细胞。这些大细胞通常是次要成分，少数情况下以大细胞为主或甚至是唯一成分（"大细胞亚型"）。
  - 嗜酸性胞质可致密呈球形，具有横纹肌样外观。
  - 与小细胞相比，大细胞通常具有一个大而淡染的空泡状细胞核及更显著的核仁。当细胞质致密呈球形时，细胞核常偏心。

- 10% 的肿瘤出现少量不明显的灶状黏液性上皮，在这种肿瘤中，腺体和囊壁内衬良性到非典型性黏液上皮；甚至可出现印戒细胞。黏液细胞和典型的小细胞可混合存在。

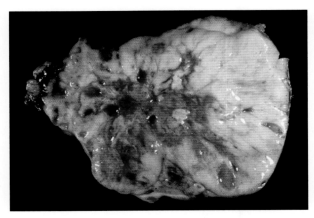

▲ 图 17-1　高钙血症型小细胞癌，大体切面

肿物实性，切面白色，鱼肉状，伴灶性出血及坏死

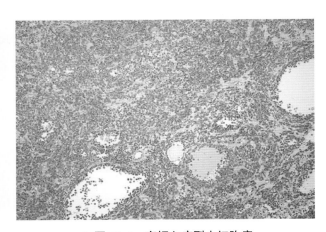

▲ 图 17-4　高钙血症型小细胞癌

特征性的小细胞位于图的上半部，典型的滤泡位于图的下半部

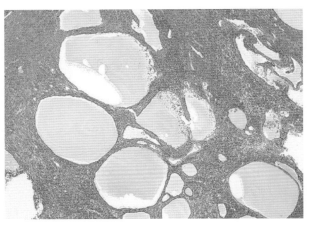

▲ 图 17-2　高钙血症型小细胞癌

肿瘤性小细胞被滤泡样腔隙分隔成片块状，多是较大的滤泡

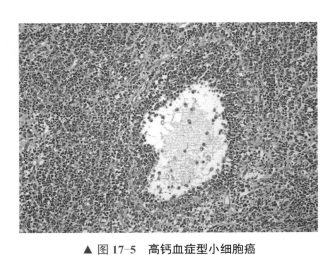

▲ 图 17-5　高钙血症型小细胞癌

滤泡周围绕以形态一致的小细胞，胞质稀少；一些肿瘤细胞脱落于滤泡腔内

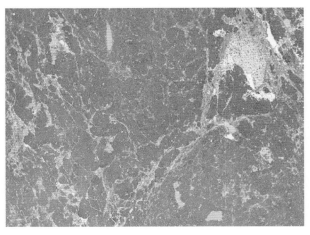

▲ 图 17-3　高钙血症型小细胞癌

可见少量纤维间质将肿瘤细胞分隔成巢状和小梁状

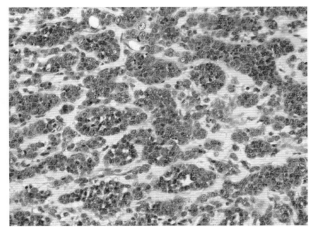

▲ 图 17-6　高钙血症型小细胞癌

肿瘤细胞被非特异性纤维间质分隔成小巢状

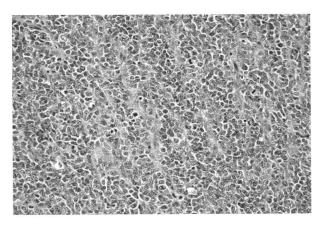

▲ 图 17-7 高钙血症型小细胞癌

特征性的细胞学特征，包括相对一致的细胞核、胞质稀少及核分裂象易见

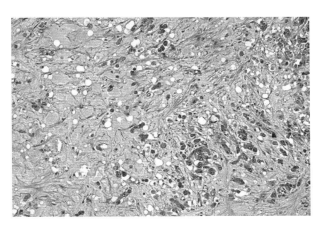

▲ 图 17-10 高钙血症型小细胞癌，大细胞变异型

这种亚型偶见明显的黏液样间质

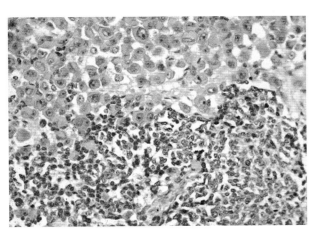

▲ 图 17-8 高钙血症型小细胞癌

伴有胞质丰富嗜酸性的大细胞成分（顶部）

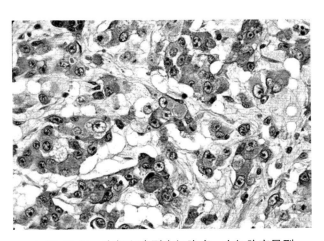

▲ 图 17-11 高钙血症型小细胞癌，大细胞变异型

肿瘤细胞被黏液样间质分隔，并有中等至丰富的嗜酸性胞质和偏心核

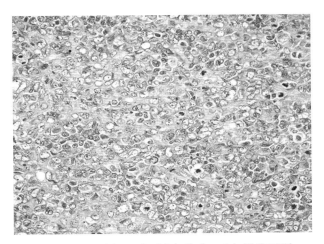

▲ 图 17-9 高钙血症型小细胞癌，大细胞变异型

特征性泡状核，部分核仁显著，可见中等量嗜酸性胞质

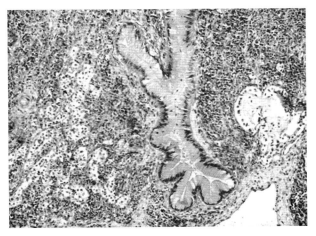

▲ 图 17-12 高钙血症型小细胞癌

两种少见可引起诊断困难的组织学特征，即黏液性上皮和伴有透明胞质的肿瘤细胞

- 肿瘤间质通常不明显，表现为非特异性纤维性间质，但偶尔间质明显（通常仅为局灶性），并可以是水肿性或黏液样（特别是在伴有大细胞的区域），或在少数情况下出现玻璃样变性。
- 肿瘤周围常见血管浸润。

免疫组化、超微结构、流式细胞术和分子表现

- SMARCA4。
  - 高钙血症型小细胞癌（SCCH）显示 SMARCA4 基因有失活性突变，导致 SMARCA4（BRG1）蛋白表达缺失，这是 SCCH 的一个敏感标记物（Clarke 等，Conlon 等，Karanian–Philippe 等，Kupryjańczyk 等，Witkowski 等；2014 年）。此外，Jelinic 等（2016 年）和 Karnezis 等发现 SMARCA2 和 SMARCA4 同时缺失是 SCCH 的特有改变。
  - 应该注意的是，SMARCA4（BRG1）蛋白表达缺失已经在一系列其他肿瘤中被描述，包括但不限于肺的非小细胞癌、胸部肉瘤和未分化子宫内膜癌。
  - Witkowski 等发现 43% 的高钙血症型小细胞癌患者携带胚系 SMARCA4 突变（包括所有 < 15 岁的患者），并且携带者比非携带者更年轻。
  - Kupryjanczyk 等在 2 例合并有灶性未成熟畸胎瘤的高钙血症型小细胞癌（SCCH）患者中发现 SMARCA4 基因的突变，提示 SCCH 是胚胎性肿瘤，可能与恶性横纹肌样肿瘤有关。然而，如上所述，我们认为临床和病理证据并不支持这种组织学发生起源。
- 免疫组化在鉴别诊断中通常最有助于排除其他肿瘤，但有几个标记物可以不同程度地表达阳性。常见 WT1（N-terminal）细胞核弥漫阳性和 EMA 不同程度阳性，在鉴别诊断中很少有肿瘤两者会同时阳性。其他可以表达的标记物包括细胞角蛋白（AE1/3、CAM5.2、CK7）、钙视网蛋白（Calretinin）、CD10、p53（野生型）和 SALL4；肿瘤不常表达 Ber-EP4、Vimentin、NSE、CD56、突触素（Syn）和嗜铬蛋白 A（CgA）。
  - 一些高钙血症型小细胞癌对甲状旁腺相关多肽（罕见情况为甲状旁腺激素）有免疫反应，并且发现并不总是与血清钙水平相关。

- Wang 等发现 80% 的高钙血症型小细胞癌标本免疫组化表达组蛋白甲基转移酶 EZH2，提示 EZH2 的抑制剂可能有助于治疗这些肿瘤。
- 超微结构所见包括上皮特征（细胞连接和部分有基底膜包绕）、大量扩张的粗面内质网和微丝，后者在大的嗜酸性肿瘤细胞中形成核旁螺旋结构。
- 石蜡包埋组织流式细胞术显示肿瘤细胞为二倍体。

鉴别诊断

- 粒层细胞瘤（GCT），成年型（AGCT）或幼年型（JGCT）。
  - 成年型粒层细胞瘤（AGCT）的细胞排列更规则，可见核沟，缺乏高钙血症型小细胞癌的高度恶性核特征及活跃的核分裂象，但也有例外，偶尔 AGCT 可见活跃的核分裂象。奇怪的是，奇异形核在 AGCT 中更常见。
  - 幼年型粒层细胞瘤（JGCT）通常也有一个有序的结构，肿瘤细胞胞质均匀嗜酸性、淡染或透亮，这一特点在高钙血症型小细胞癌仅为局灶性。JGCT 通常有卵泡膜细胞成分。多形核及奇异形核在 JGCT 中比高钙血症型小细胞癌更常见。
  - AGCT 和 JGCT 通常表达 Inhibin 和 FOXL2。Calretinin 是没有帮助的，SCCH 和 GCT 两者均阳性。
- 恶性淋巴瘤：高钙血症型小细胞癌中常见的上皮生长模式（包括滤泡样结构）和两种肿瘤的不同细胞学特征有助于鉴别诊断，如有需要，免疫组化和超微结构的发现也能辅助诊断。
- 肺型小细胞癌：原发性（见第 14 章）或转移性（见第 18 章）及无性细胞瘤（见第 15 章）。
- 其他小细胞恶性肿瘤（见附录）：如原始神经外胚层肿瘤、原发性或转移性恶性黑色素瘤、转移性腺状泡横纹肌肉瘤和促结缔组织增生性小圆细胞肿瘤（见第 20 章）；常规染色切片显示的各种独特病理学特征有助于这些肿瘤的鉴别诊断；在某些病例，临床表现及免疫组化特征也有助于鉴别。
- 未分化癌，非特指性（与大细胞亚型高钙血症型小细胞癌鉴别）：在诊断年轻患者的卵巢未分化癌时，需考虑大细胞亚型小细胞癌的诊断，并努力寻找典型的小细胞癌。
- 低分化嗜酸性癌（如发生在皮样囊肿中的鳞状细胞癌和发生于黏液性囊性肿瘤的间变性癌）以及

其他潜在肿瘤（见附录）：充分的取材对发现诊断性或排除性形态学证据至关重要；免疫组化也有帮助。

- 表面上皮性癌中非特指性小细胞性癌灶：通过充分取材，这些肿瘤局灶可见奇形异形瘤巨细胞（非高钙血症型小细胞癌的特征）以及其他独特的形态学特征。

- SMARCA4 是高钙血症型小细胞癌的一个敏感而特异标志物，免疫组化表达缺失有助于与其他肿瘤区别。

预后

- 高钙血症型小细胞癌（SCCH）侵袭性较强，至少一半病例在剖腹手术时有卵巢外播散，主要播散于盆腔和腹腔，但也可能是血源性播散。

- 只有 1/3 的 FIGO ⅠA 期患者（分期见表 13-4）在随访期无瘤生存，几乎所有高于 ⅠA 期的患者都在 2 年内死于该肿瘤。

- 少数晚期肿瘤患者在大剂量化疗、放疗或两者共同治疗后存活 4 年以上。最近，Witkowski 等发现Ⅱ～Ⅳ期患者在自体干细胞移植后 5 年生存率达 71%，而接受传统化疗的患者 5 年生存率仅为 25%。

- 最近，Jelinic 等（2018 年）报道了 4 名高钙血症型小细胞癌患者对抗 PD1 免疫疗法的反应。11 例肿瘤中有 10 例观察到 PD-L1 的表达和 T 细胞浸润。考虑到这种肿瘤的低突变负荷，这些发现是出乎意料的。他们认为 PD-L1 可能充当了一种适应性免疫抵抗的通路。

- 除临床Ⅰ期肿瘤外，潜在有利的预后指标还包括年龄＞ 30 岁、术前血钙水平正常、肿瘤大小＜ 10cm、肿瘤缺乏大细胞成分、双侧卵巢切除术、术后多药化疗和放疗。

二、可能为 WOLFFIAN 管来源的肿瘤

临床特征

- 这类肿瘤被认为是午非管起源，因为它们最常发生于阔韧带，这也是常见中肾管残件的部位。发生于卵巢的这类肿瘤与阔韧带发生的中肾管肿瘤

具有相同的组织学特征（见第 11 章）。

- 这类肿瘤常发生于成年人，没有独特的临床症状。几乎总是Ⅰ期。

病理学特征（图 17-13 至图 17-15）

- 肿瘤几乎都是单侧，包膜完整，平均直径 12cm，实性或囊实性。实性组织常呈分叶状，灰白色至褐色或黄色，橡胶样至质硬韧。

- 显微镜下特征与阔韧带相应肿瘤相同（见第 11 章），包括也常阳性表达 Inhibin。

- 少数肿瘤具有高度非典型特征，包括肉瘤样转化。分期高的肿瘤核分裂象平均 14 个 /10HPF。

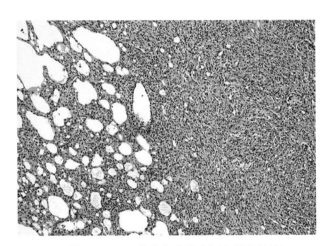

▲ 图 17-13　可能为午非管来源的附件肿瘤
典型的筛状区域（左侧）和实性区域（右侧）

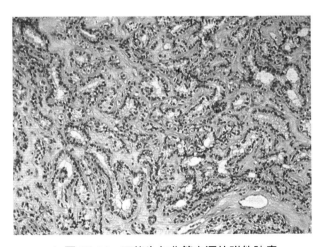

▲ 图 17-14　可能为午非管来源的附件肿瘤
由明显胞质淡染的细胞形成中空小管结构，类似于支持细胞瘤

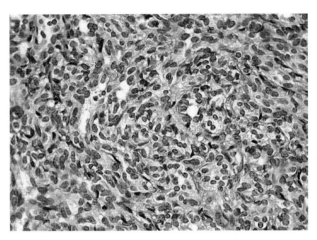

▲ 图 17-15　可能为午非管来源的附件肿瘤

肿瘤实性区的典型形态表现为微细的管状结构，细胞核呈卵圆形或梭形

鉴别诊断

- 性索肿瘤，特别是支持细胞瘤（见第 16 章）。
- 富于细胞的纤维瘤：少数午非管肿瘤以梭形细胞为主，但其他独特的结构，诸如筛状结构有助于诊断。
- 卵巢室管膜瘤：鉴别要点包括血管周围假菊形团和胶质原纤维酸性蛋白（GFAP）免疫染色阳性。
- 子宫内膜样癌（见第 14 章）。

预后

- 大多数 I 期肿瘤为良性经过，少数分期高的患者死于肿瘤或在随访后期带瘤生存。

三、卵巢网肿瘤

临床特征

- 卵巢网囊肿和囊腺瘤（直径 > 1cm）发生于年龄为 23—80 岁（平均年龄 59 岁）的女性。囊腺瘤通常很大，可能形成明显的肿块。周围门细胞增生导致睾酮水平升高，可引起雄激素升高的临床表现。
- 由于卵巢网囊腺瘤常被误诊为浆液性囊腺瘤，因此其发病率可能远高于少数报道的病例。
- 卵巢网腺瘤多发生于中年或老年妇女；大多数是显微镜下偶然发现。1 例有据可查的卵巢网腺癌

发生于 52 岁的妇女，伴有腹水。

病理学特征 （图 17-16 和图 17-17）

- 卵巢网囊肿和囊腺瘤位于卵巢门，可累及卵巢髓质，很少位于皮质。囊腺瘤直径可达 24cm（平均 8.7cm），通常是单房的，但也可是多房的，囊壁薄且光滑。已报道的一例卵巢网腺癌为双侧性，无特异性大体特征。
- 卵巢网囊腺瘤的囊壁是由纤维血管组织组成，囊壁常包含平滑肌束，很少或没有卵巢间质，大多数囊壁内表面不平整，伴不规则浅裂隙。
- 卵巢网囊肿和囊腺瘤内衬立方、柱状细胞，更多的时候衬覆温和的扁平细胞。在半数报道的病例

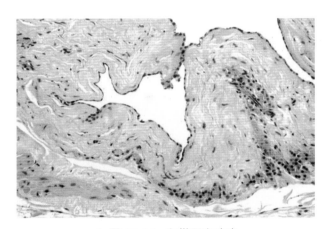

▲ 图 17-16　卵巢网囊腺瘤

注意囊壁内表面波浪起伏的轮廓，囊壁包括平滑肌束（左下）和带状排列的间质细胞（中下和右下）

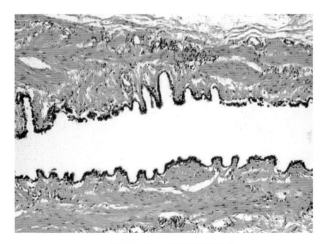

▲ 图 17-17　卵巢网囊腺瘤

囊壁内表面有许多不规则的小裂隙【鉴别诊断】

中，囊壁可见门细胞增生。

- 卵巢网腺瘤周边界限清楚，由密集排列的小管组成，有时管腔可扩张并含单纯的乳头结构。小管和乳头被覆类似于正常卵巢网的单层立方到柱状细胞。
- 卵巢网腺癌由分支状中空或实性小管以及含有乳头的囊肿组成，乳头具有纤维血管或玻璃样变性轴心。小管和乳头衬覆非典型性立方形无纤毛细胞，局灶可见移行细胞样上皮；核分裂象活跃。
- 卵巢网囊肿和囊腺瘤与其他良性卵巢囊肿和卵巢旁囊肿的区别：发生于卵巢门（但当肿瘤较大时很难明确肿瘤具体的位置）、囊壁中含平滑肌和（或）门细胞、特征性裂隙以及无纤毛细胞或少数纤毛细胞。
- 卵巢网腺瘤可能类似起源于午非管的附件肿瘤（FATWO），但与后者不同的是，卵巢网腺瘤具有典型的均匀一致的小管状结构。
- 与卵巢网腺瘤不同，少数卵巢网增生（见第 12 章）几乎不易察觉地和正常卵巢网融合在一起，并且它们的界限不清。
- 卵巢网腺癌与网状型 Sertoli-Leydig 细胞肿瘤（SLCT）的区别在于其核的异型性更大，且无其他典型的 Sertoli-Leydig 细胞肿瘤结构。小管构成的网状结构有助于与移行细胞癌鉴别。

四、软组织肿瘤

（一）平滑肌瘤（图 17-18 和图 17-19）

- 卵巢平滑肌瘤比卵巢旁发生的平滑肌瘤少见，仔细检查某些送检的"卵巢"肿瘤会发现它们并非起源于卵巢。
- 卵巢平滑肌瘤发病年龄 20—80 岁；80% 患者为绝经前妇女，肿瘤多为偶然发现，当肿瘤较大时，也可表现为附件肿块。
- 少见的伴随病变包括 Meigs 综合征、瘤旁门细胞增生伴血浆睾酮水平升高及男性化、腹膜平滑肌瘤病和静脉平滑肌瘤病，其中卵巢平滑肌瘤可能是来源于静脉内平滑肌瘤病。
- 卵巢平滑肌瘤在大体特征和显微镜下形态与子宫平滑肌瘤相似。

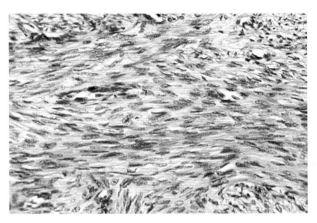

▲ 图 17-18　卵巢富细胞性平滑肌瘤

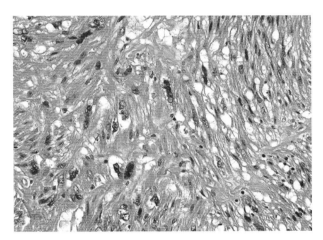

▲ 图 17-19　伴有奇异核的平滑肌瘤
肿瘤内可见典型的不规则浓染核

- 在最大宗病例报道中，经典型平滑肌瘤和富于细胞性平滑肌瘤的平均大小分别为 5.2cm 和 10cm。
- 类似子宫发生的各种亚型平滑肌瘤偶可发生于卵巢（见第 9 章），这些类型包括富于细胞性平滑肌瘤、核分裂活跃的平滑肌瘤、伴有奇异核平滑肌瘤、黏液样平滑肌瘤、上皮样平滑肌瘤及脂肪平滑肌瘤。
- 可见梗死、玻璃样变、水肿及囊性变。
- 与生殖器外平滑肌瘤相比，卵巢平滑肌瘤（类似子宫的）阳性表达 WT1 以及 CD56、ER 和 PR。

鉴别诊断

- 纤维瘤（与经典型平滑肌瘤鉴别）和富于细胞性纤维瘤（与富于细胞性平滑肌瘤鉴别）：纤维瘤

比平滑肌瘤更常见，肿瘤由成纤维细胞组成，呈席纹状排列。对于诊断困难病例，平滑肌标记物的免疫组化染色可能有助于鉴别，尽管纤维瘤也可表达 SMA。

- 胃肠道间质瘤（GIST）：少数胃肠道间质瘤可转移到卵巢（见第 18 章），低级别 GIST 组织学形态类似于平滑肌瘤；在鉴别时应考虑到本病，尤其有 GIST 病史的患者，免疫组化染色有助于诊断。

- 伴有少见特征的卵巢平滑肌瘤需要与卵巢其他各种肿瘤鉴别。
  - 某些伴有水样变性或玻璃样变性的平滑肌瘤中出现条索状排列的细胞，提示可能为性索 – 间质肿瘤。
  - 上皮样平滑肌瘤需要与其他由嗜酸性细胞或透明细胞组成的卵巢肿瘤鉴别（见附录）。
  - 做出正确的诊断需要在诊断时存疑，要注意某些肿瘤中可能局灶存在比较典型的平滑肌分化，并应用 Desmin 和其他肌源性标记进行免疫组化染色。

（二）卵巢血管瘤（图 17–20）

- 卵巢血管瘤少见，可以是孤立性肿瘤，或伴有卵巢外孤立性或全身性血管瘤。好发年龄 48—72 岁（中位年龄为 63 岁）。

- 少见伴随疾病包括血小板减少症（肿瘤切除后可恢复）、黄素化间质细胞伴有明显的激素功能，以及毗邻 Turner 综合征患者中的混合性生殖细胞肿瘤。

- 肿瘤发生于卵巢皮质、髓质或门部，大小从 0.2cm 到 4cm（中位 1cm），通常为海绵状血管瘤或海绵状 – 毛细血管混合型血管瘤。

- 卵巢吻合状血管瘤已有 3 例报道，这些肿瘤倾向于累及泌尿生殖系统，包括肾脏和睾丸。
  - 卵巢吻合状血管瘤界限清楚，棕色，海绵状，肿瘤直径可达 1.1cm。吻合状窦隙样毛细血管的内皮细胞营养供应来自周围纤曲的动脉及静脉。
  - 少见的组织学特征表现包括小叶状结构、髓外造血、中央水肿或透明样变性、血管内生长、靴钉样内皮细胞、胞质嗜酸性小体、间质黄素化、血栓形成、出血和含铁血黄素沉着。
  - 极其轻微的非典型性以及缺乏复层及簇状内皮、缺乏梭形细胞及核分裂象有助于与高分化的血管肉瘤和卡波西肉瘤鉴别。

- 所有类型血管瘤的鉴别诊断包括正常情况下常发生于老年女性卵巢髓质的密集排列的血管、具有明显假血管腔隙的类固醇细胞瘤（见第 16 章）及血管肉瘤（使用类似软组织中的标准来鉴别）。

（三）其他良性软组织类型肿瘤

- 除血管瘤外，其他少见的卵巢脉管肿瘤也有报道，包括淋巴管瘤、淋巴管平滑肌瘤、上皮样血管平滑肌脂肪瘤和血管球瘤。

- 神经系统肿瘤包括节细胞神经瘤和丛状神经纤维瘤病，可能与女性生殖道的其他部位同时受累有关。

- 其他少见的肿瘤包括肌上皮瘤、脂肪瘤、软骨瘤和骨瘤。

（四）平滑肌肉瘤

- Lerwill 等报道了卵巢平滑肌肉瘤，其中包括黏液样变异型，通常可以用类似于子宫平滑肌肉瘤的标准来确诊。部分肿瘤起源于卵巢静脉（López–Ruiz 等报道）。
  - 多数肿瘤至少具备以下两项诊断标准，即中度或重度细胞异型性、核分裂象 ≥ 10 个 /10HPF 以及肿瘤细胞坏死。

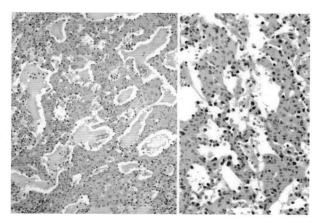

▲ 图 17–20　卵巢吻合状血管瘤，中倍及高倍镜下表现

- 某些具有细胞学不典型的肿瘤核分裂象只有 5~9 个 /10HPF，无肿瘤细胞坏死，这组病例 60% 临床上是恶性的，支持平滑肌肉瘤的诊断。
- 随访 21 例患者发现，71% 患者平均 19 个月复发；62% 患者平均 24 个月死于该肿瘤。另外 4 例被诊断为恶性潜能未定的平滑肌肿瘤；2 例 Ⅱ 期患者发生盆腔复发。
- 鉴别诊断包括纤维肉瘤（见第 16 章）、梭形细胞癌和转移性胃肠道间质瘤（见第 18 章）。平滑肌标记物、上皮标记物、c-kit 和 DOG-1 免疫组化染色有助于诊断。

（五）纤维肉瘤

- 详见第 16 章。

（六）少见肉瘤（包括纤维瘤病）

- 少见的卵巢肉瘤包括低度恶性纤维黏液样肉瘤、炎症性肌成纤维细胞肉瘤（伴 RANB2-ALK 融合）、血管肉瘤、软骨肉瘤、肾外横纹肌样瘤、淋巴管肉瘤、恶性外周神经鞘膜瘤、恶性纤维组织细胞瘤、骨肉瘤、横纹肌肉瘤（多为胚胎性，包括 1 例 DICER1 突变；偶见腺泡型，很少见其他亚型）、滑膜肉瘤、黏液样脂肪肉瘤、尤因肉瘤和以破骨细胞样巨细胞为主的恶性肿瘤。
- 卵巢也可发生良性和恶性 PEComa，部分病例累及多器官，并伴有结节性硬化症。Rampisela 等描述了 1 例伴横纹肌样细胞的卵巢 PEComa，并进行了术后随访。
- 某些肿瘤可能是恶性中胚叶混合瘤（MMMT）、腺肉瘤、未成熟畸胎瘤、皮样囊肿或异源性 SLCT 成分的过度生长。在这种情况下，充分取材至关重要。
- 少数不同类型的肉瘤伴有表面上皮 - 间质肿瘤，特别是浆液性癌、黏液性癌和透明细胞癌，有时表现为附壁结节。
- 类似子宫内膜来源的未分化肉瘤可在卵巢发生，在某些病例，可发生类似子宫内膜来源的低级别内膜间质肉瘤。
- 纤维瘤病。已报道 1 例发生于卵巢的纤维瘤病。

五、其他少见肿瘤

（一）胰腺型实性假乳头状肿瘤（图 17-21 至图 17-24）

- 已报道 10 例发生在 17—57 岁（平均年龄 34.4 岁）妇女的卵巢胰腺型实性假乳头状肿瘤。肿瘤大小为 3~25cm，实性和囊性。8 例为 ⅠA 期，1 例为 ⅢC 期，1 例为 Ⅳ 期，Ⅳ 期肿瘤患者在随访 8 个月后死亡。
- 弥漫性和假乳头状结构为主，偶尔呈巢状和充满胶样物质的小囊。
  - 肿瘤细胞大小一致，胞质嗜酸性或呈透明空泡状，细胞核圆形或椭圆形，染色质淡染，偶见核沟。特征性改变包括嗜酸性球状小体、黏液样间质、空泡细胞和泡沫细胞。
  - 除了恶性肿瘤有轻度非典型性和大量核分裂象，以及淋巴管侵犯和广泛坏死外，该肿瘤罕见核分裂象和非典型性。
  - β-catenin 阳性表达（细胞核及胞质阳性）是确定 CTNNB1 激活突变的关键证据，肿瘤细胞也通常表达 Cyclin D1、WT1、vimentin、CD10 及 CD56。CgA 及 E-cadherin 通常阴性。2 例肿瘤已证实具有 *CTNNB1* 基因突变。
- 鉴别诊断包括性索 - 间质肿瘤、类固醇细胞瘤及卵巢甲状腺肿。
  - 特别需要鉴别的性索 - 间质肿瘤包括粒层细胞

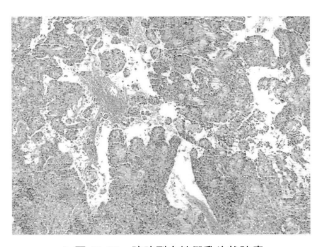

▲ 图 17-21　胰腺型实性假乳头状肿瘤
可见明显的假乳头状结构

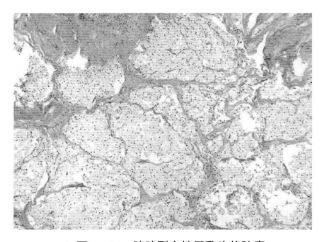

▲ 图 17-22　胰腺型实性假乳头状肿瘤

大量胞质丰富淡染的肿瘤细胞聚集，类似富含脂质的类固醇细胞瘤

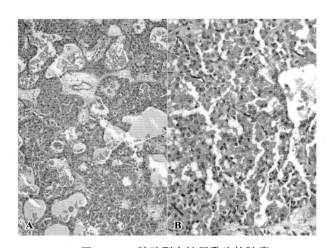

▲ 图 17-23　胰腺型实性假乳头状肿瘤

A. 腺样腔隙被含有大量透明小体的间质分隔；B. 透明小体的高倍视野

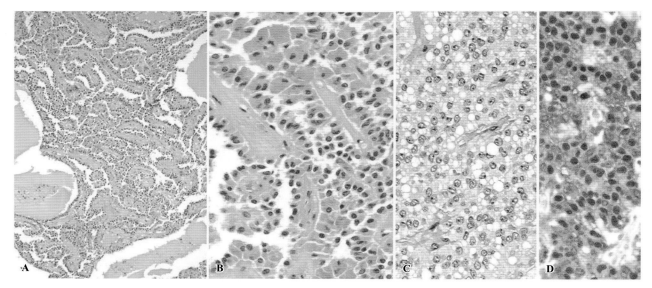

▲ 图 17-24　胰腺型实性假乳头状肿瘤

A. 假乳头状结构及囊状结构；B. 假乳头状结构的高倍镜观察，注意细胞核温和及胞质内含透明小体的嗜酸性细胞；C. 空泡样细胞；D. β-catenin 细胞质和细胞核染色阳性（图片由 V.Deshpande，MD 提供）

瘤、少量具有假乳头状结构的 Sertoli 细胞瘤、卵泡膜细胞瘤，甚至印戒细胞间质瘤。因为肿瘤细胞胞质嗜酸性，类固醇细胞肿瘤和嗜酸性甲状腺肿也要进行鉴别。不管怎样，这些不同肿瘤标本充分取材后，镜下形态可见许多常规的差异。

- 了解该肿瘤偶尔发生在卵巢，以及 inhibin、calretinin 和 thyroglobulin 染色阴性有助于诊断。微囊性间质瘤（见第 16 章）与其具有相似的

免疫表型，但组织学形态不同。鉴别诊断还包括胰腺来源的转移性实性假乳头状肿瘤，已经报道 1 例（见第 18 章）。

（二）副神经节瘤（图 17-25）

- 卵巢副神经节瘤罕见，发生在 15—68 岁的患者。3 例患者合并继发性高血压。1 例患者存在卵巢外盆腔扩散。

- 肿物直径可达 22cm，具有典型的副神经节瘤或

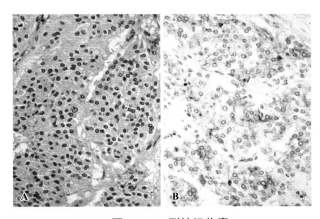

▲ 图 17-25　副神经节瘤
A. 肿瘤细胞呈巢状分布，胞质嗜酸性；B. CgA 阳性表达

嗜铬细胞瘤的镜下形态学表现。1 例节细胞性副神经节瘤发生在卵巢的皮样囊肿内。

- 肿瘤细胞通常 CgA 阳性，支持细胞通常 S-100 阳性。2 例肿瘤也表达抑制素（inhibin），其中 1 例还同时表达钙视网膜蛋白（Calretinin）。
- 鉴别诊断主要是其他含有嗜酸细胞的肿瘤（见附录），特别是性索 - 间质肿瘤和类固醇细胞肿瘤，因为两者均表达抑制素（inhibin）和钙视网膜蛋白（Calretinin）。如果仅通过局灶或细微的巢状（zellballen）结构而怀疑副神经节瘤的诊断，可以通过 CgA 及 S-100 的免疫组化染色来确认。

（三）Wilms 瘤

- 报道了 1 例发生在 56 岁妇女的卵巢 Wilms 瘤，术后辅助放疗和化疗，9 年后痊愈。
- 鉴别诊断包括更常见的网状型 Sertoli-Leydig 细胞瘤，后者通常发生于年轻女性，有时伴有男性化，通常含有比较典型的 SLCT，并且缺乏典型的肾胚基结构。

（四）肾型黑色素性 X p11 肿瘤

- LeGallo 等报道了唯一一例此类发生于卵巢的肿瘤，患者为青少年女性。肿物直径 10cm，白色至黄色，切面纤维性至黏液样。
- 显微镜下可见肿瘤细胞呈巢状和腺泡状增生，并有多灶性间质钙化。肿瘤细胞胞质丰富透明，并可见细颗粒黑色素，核圆形，大小一致，核仁小，缺乏分裂活性。

- 肿瘤细胞表达 gp100 蛋白和酪氨酸（tyrosine）。进一步的研究显示位点完整的 EWSR1 具有三体性，并且发现和 TFE3 位点重排相一致的信号。

六、妊娠滋养细胞疾病

- 卵巢发生的妊娠滋养细胞疾病大多数为绒毛膜癌，其余为水泡状胎块，或少见的胎盘部位滋养细胞肿瘤或上皮样滋养细胞肿瘤。绒毛膜癌一般具有可引起症状的肿块，有时肿物破裂而出现腹腔内出血。
- 大体检查显示，卵巢绒毛膜癌形成实性出血性肿块。水泡状胎块通常形成出血性肿块，其内可能含有肉眼可见的囊泡。显微镜下所见与子宫发生的对应肿瘤相同（见第 10 章）。
- 虽然绒毛膜癌的预后通常很差，但 40% 的回顾性随访，患者在术后 1～5.5 年内无病生存，部分患者在化疗前就得到治疗。

鉴别诊断

- 原发性卵巢妊娠滋养细胞疾病（GTD）只有在排除子宫妊娠滋养细胞疾病的播散后才能诊断。
- 生殖细胞起源的绒毛膜癌（见第 15 章）或体细胞起源的绒毛膜癌（见第 14 章）也要鉴别：出现其他生殖细胞成分则证实为生殖细胞起源；而出现灶状的表面上皮癌支持体细胞起源，患者的年龄也有一定提示性；在卵巢绒毛膜癌的回顾性研究中，18 例与妊娠相关、6 例为非妊娠相关、11 例无法确定来源，必要时可借助分子遗传学来区别。

七、间皮肿瘤

（一）腺瘤样瘤（图 17-26）

- 仅有少数有据可查的卵巢腺瘤样瘤的报道，均发生于成年人。他们通常没有症状。
- 多数肿瘤位于卵巢门部，直径不超过 3cm，最大者为 8cm。通常为实性，偶为多囊性。
- 镜下形态与发生在子宫的腺瘤样瘤相似（见第 10 章），除了缺乏子宫腺瘤样瘤中常见的平滑肌成分。

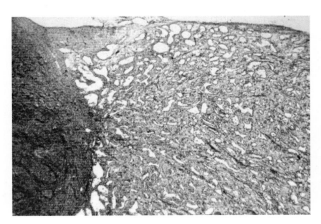

▲ 图 17-26　卵巢腺瘤样瘤（最左侧为正常卵巢间质）

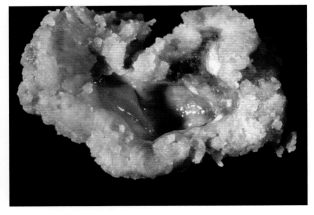

▲ 图 17-27　弥漫性恶性间皮瘤伴明显卵巢受累
肿瘤包裹含有良性囊肿的卵巢

鉴别诊断

- 与多房性腹膜包涵囊肿及淋巴管瘤的鉴别诊断在第 20 章讨论。

- 卵巢出现管状、腺样或实性结构以及嗜酸性细胞，可导致比在子宫更多的诊断问题，因为许多卵巢肿瘤都有这些特征。

  - 管状结构可能与支持细胞瘤相混淆，但腺瘤样瘤独特的线样桥接条带、空泡及抑制素阴性表达有助于诊断。

  - 出现嗜酸细胞构成的实性结构会将许多肿瘤纳入鉴别诊断（见附录）。充分取材，如有必要时借助免疫组化染色通常可以明确诊断。

  - 腺瘤样瘤的空泡细胞可能与印戒细胞癌相混淆，但是腺瘤样瘤缺乏印戒细胞癌的异型性及中性黏蛋白，并且腺瘤样瘤具有间皮的免疫表型。

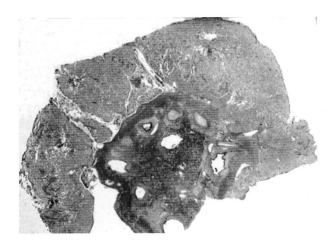

▲ 图 17-28　弥漫性恶性间皮瘤伴明显卵巢受累
肿瘤包裹正常卵巢

（二）恶性间皮瘤（图 17–27 至图 17–30）

- 尽管腹膜高分化乳头状间皮瘤（WDPM）和腹膜恶性间皮瘤（PMM）常继发累及卵巢（见第 20 章），但只有很少的病例表明是卵巢原发。

- 然而，少数情况下肿瘤局限于卵巢或明显累及卵巢，可能酷似卵巢原发性癌；明显的卵巢表面肿瘤可能提示为表面浆液性癌。

鉴别诊断

- 浆液性癌：腹膜恶性间皮瘤（PMM）常具有乳头状结构及偶尔出现裂隙样管状结构，可能会提示

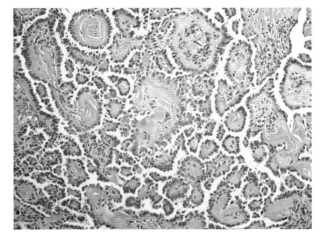

▲ 图 17-29　弥漫性恶性间皮瘤伴明显卵巢受累
肿瘤具有乳头状结构及细胞簇，形态学类似于浆液性乳头状肿瘤，其他区域可诊断间皮瘤

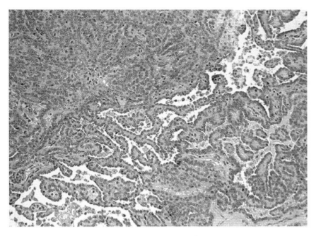

▲ 图 17-30 **弥漫性恶性间皮瘤伴明显卵巢受累**
具有明显的管状乳头状结构

浆液性癌的诊断（见第 20 章"鉴别特征"）。

- 透明细胞癌（CCC）：某些间皮瘤出现乳头状及管囊状结构，以及少数情况下出现明显的透明细胞，可能提示透明细胞癌的诊断；然而，透明细胞癌通常具有更高级别核特征，且胞质内含有中性黏蛋白；伴随子宫内膜异位症强烈支持透明细胞癌的诊断。免疫组化染色也有助于两者的鉴别（见第 20 章）。

- 恶性中胚叶混合瘤（MMMT）：这种肿瘤需与少见的双相分化的间皮瘤鉴别；然而，MMMT 的癌性成分通常是高级别的，通常含有中性黏蛋白，并且具有不同于间皮瘤的免疫表型（见第 20 章）。

- 性索 – 间质肿瘤：某些间皮瘤的管状结构和偶尔出现的网状结构可能提示 Sertoli–Leydig 细胞瘤（SLCT）。

  - 多数 SLCT 包含多种其他结构，包括胞质稀少的未成熟细胞灶。网状型 SLCT 的乳头中缺乏泡沫样组织细胞，而间皮瘤的乳头中常见泡沫样组织细胞。

  - 与间皮瘤不同的是，SLCT 通常对抑制素（inhibin）阳性表达，Calretinin 染色没有帮助，因为这两种肿瘤均呈阳性表达。

缩略语		
AGCT	adult granulosa cell tumor	成人型粒层细胞瘤
CCC	clear cell carcinoma	透明细胞癌
ESS	endometrioid stromal sarcoma	子宫内膜间质肉瘤
FATWO	female adnexal tumor of probable wolffian origin	可能为 wolff 管来源的女性附件肿瘤
FIGO	Fédération Internationale Gynécologie Obsatétrique（International Federation of Gynecology and Obstetrics）	国际妇产科协会
GCT	granulosa cell tumor	粒层细胞瘤
GIST	gastrointestinal stromal tumor	胃肠间质瘤
GTD	gestational trophoblastic disease	妊娠滋养细胞疾病
JGCT	juvenile granulosa cell tumor	幼年型粒层细胞瘤
MMMT	malignant mesodermal mixed tumor	恶性中胚叶混合瘤
PEComa	perivascular epithelioid cell tumor	血管周上皮样细胞肿瘤
PMM	peritoneal malignant mesothelioma	腹膜恶性间皮瘤
SCCH	small cell carcinoma of hypercalcemic type	高钙血症型小细胞癌
SLCT	Sertoli–Leydig cell tumor	Sertoli–Leydig 细胞瘤
WDPM	well–differentiated papillary mesothelioma	高分化乳头状间皮瘤

（欧阳小明 **译** 王 昀 **校**）

第 18 章

卵巢转移性肿瘤（包括淋巴造血系统肿瘤及伴有功能性间质的肿瘤）

Metastatic Tumors to the Ovary (including Hematolymphoid Neoplasms and Tumors with Functioning Stroma)

一、一般特征（图 18-1 至图 18-8）

- 播散到卵巢的肿瘤或被称为继发性肿瘤（直接从邻近部位蔓延而来），或转移性肿瘤（从远隔部位播散而来）。但在此将所有从卵巢外播散而来的肿瘤都统称为转移性肿瘤。

- 在剖腹手术中，卵巢的转移性肿瘤约占卵巢癌的 5%。伴有最常见的（来自肠、阑尾、胃、乳腺）卵巢转移癌的患者的年龄小于那些没有卵巢播散的患者，这一发现可能是由于年轻女性卵巢血管丰富有利于血源性播散引起。

- 肿瘤可以通过血管和淋巴管、体腔（尤其是胃和胰、胆管肿瘤），通过直接扩散（输卵管和子宫肿瘤，间皮瘤，少数结肠和阑尾癌）以及经输卵管管腔（生殖道癌）蔓延至卵巢。

- 提示为卵巢转移性肿瘤的大体和（或）显微镜下特征。

  - 双侧对称。因为 40%～70% 的转移性肿瘤为双侧性，所以双侧卵巢癌为转移性癌的可能性增加，尤其是在肿瘤直径＜ 10cm 时。然而，如果卵巢转移是卵巢外原发灶的首发表现时，肿瘤直径通常＞ 10cm（Hu 等，2017 年）。

  - 卵巢表面种植，常伴有纤维组织增生性间质。

  - 多发性散在分布的卵巢结节。不同结节之间生长方式不同（例如一个结节为良性表现的腺体和囊肿，而邻近的结节出现伴有间质反应的明显恶性腺体）。

  - 出现原发性卵巢癌少见的形态学表现（例如胶样癌），或黏液性癌及子宫内膜样癌。然而，与部分研究结果相比，我们并没有发现转移性黏液癌比原发性黏液癌更常见。

  - 淋巴管或血管浸润和（或）侵犯正常滤泡结构。

- 在鉴别原发性与转移性卵巢肿瘤时具有欺骗性的特征。

  - 激素功能的证据：卵巢转移性肿瘤常常引起间质黄素化，由此而产生的激素表现可能造成临床上混淆；有关这些所谓伴有功能性间质的肿瘤将在本章的最后部分予以讨论。

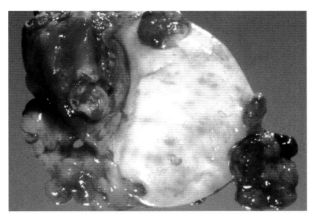

▲ 图 18-1 转移性结肠癌累及卵巢表面，这是胃肠道肿瘤典型的经体腔播散的特征

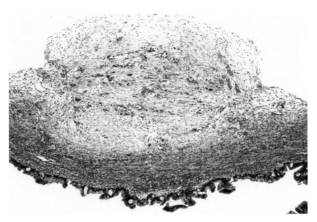

▲ 图 18-4 转移性胰腺癌典型的表面种植

癌位于纤维组织增生性间质中，在邻近的浅表卵巢皮质上方形成结节状突起；当肿瘤扩散到其下卵巢实质时变得成熟，伴有囊肿形成（下方）

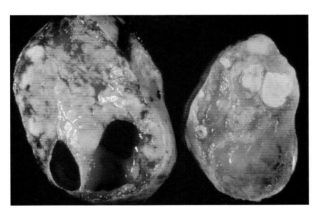

▲ 图 18-2 阑尾腺癌转移到卵巢，切面可见明显的多发性结节，许多转移癌可见多结节性生长

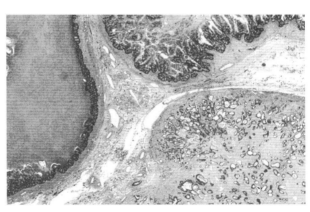

▲ 图 18-5 异质性结节状生长

本例转移性结肠癌可见有三种独立的各不相同的生长方式，左侧为扩张的腺体，上方为普通的腺癌，右下方为伴有明显纤维组织增生性间质的小腺体腺癌（图片由 K.R. Lee，MD 馈赠，再出版时得到 Lee KR, Young RH. 允许。The distinction between primary and metastatic mucinous carcinomas in the ovary. Gross and histologic findings in 50 cases. Am J Surg Pathol 2003; 27: 281–292）

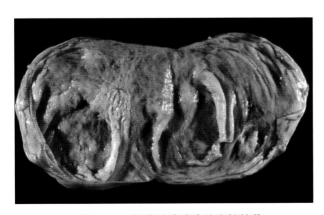

▲ 图 18-3 转移性胰腺癌的囊性转移

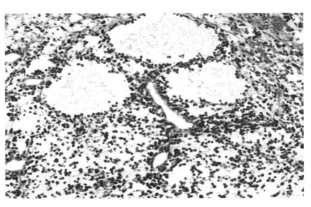

▲ 图 18-6 转移性恶性黑色素瘤病例的滤泡样腔隙

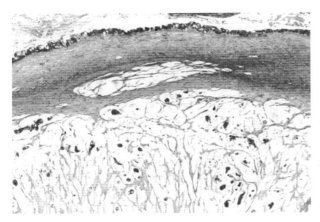

▲ 图 18-7　转移至卵巢的胶样腺癌

黏液性癌的这种生长方式在卵巢原发性肿瘤中少见，因此这种图像强烈提示为转移性肿瘤

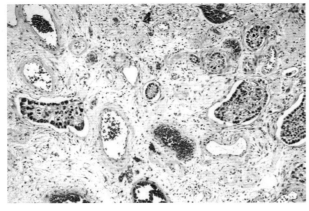

▲ 图 18-8　卵巢转移癌中明显的淋巴管受累，这是转移癌的常见特征

- 卵巢肿瘤体积大，没有明确卵巢外原发肿瘤的证据：大的卵巢转移性肿瘤可能与小的原发肿瘤形成对比，如患有双侧大的 Krukenberg 瘤的女性，胃原发性肿瘤可能很小；有些原发肿瘤只有通过卵巢转移性肿瘤切除或尸检才能发现。
- 肿物呈囊性外观：尽管原发肿瘤为实性，卵巢转移性肿瘤也可能主要表现为囊性（或少见情况下均为囊性），因此这些转移性肿瘤在大体上可能无法与原发性囊性肿瘤区别。
- 出现灶性组织学良性的区域：卵巢的转移性癌，特别是黏液性转移性癌，可能含有大片交界性，甚至是良性的区域（即所谓的成熟现象）。
- 出现腺管状和滤泡样腔隙：这些结构在许多类型的转移性肿瘤都会出现，类似各种卵巢原发

性肿瘤，特别是性索 – 间质肿瘤。

- 诊断卵巢转移性肿瘤在不同程度上取决于足够的临床病史，敏锐的术中病理评估（见后述），术中或术后寻找卵巢外原发性病灶、仔细的评估卵巢肿瘤的大体和镜下特征，包括与其之前切除的任何卵巢外肿瘤的比较。在某些病例中，免疫组化染色可能会有助于诊断。
- 在少数情况下，切除卵巢转移性肿瘤的患者可以长期生存，提示偶尔发生孤立性的卵巢播散。

二、术中病理学评估

- 考虑在常规石蜡切片中有利于诊断的特征可适用于术中病理学评估，但由于术中取材有限不可避免会有错误发生。
- 与双侧性＜ 10cm 的肿瘤相比，单侧性、体积大的肿瘤（在一项研究中定义为≥ 13cm）更可能为卵巢原发性肿瘤。在一项研究中，应用该规律可以将 87% 的黏液性癌正确地分为原发癌或转移癌。然而仍有许多例外，我们总是需要将这些所见与确定原发还是转移的其他相关表现联系起来。
- 应该仔细检查卵巢表面，寻找有无散在的种植病灶。应用墨汁染色有助于显微镜下识别浆膜表面任何可疑的病灶（与囊内病变相区别）。任何破裂的小囊腔都应加以识别，以便在固定后能分别取材。
- 假定肿瘤为原发（如类癌），则不会表现出卵巢外扩散，因此应评估相邻的附件组织是否有单独的结节，这会增加卵巢肿瘤为转移的可能性。

三、含有印戒细胞的胃和非胃来源的癌（Krukenberg 瘤）

一般特征

- 来源于胃的绝大多数卵巢转移性肿瘤为 Krukenberg 瘤，因为含有印戒细胞的胃癌倾向于转移至卵巢。含有印戒细胞成分的其他器官肿瘤具有同样的倾向。
- Krukenberg 瘤的定义为含有印戒细胞成分的转移

癌，其印戒细胞至少占肿瘤的 10% 以上。常出现内衬细胞受压的小微囊性腺体和较大的典型肠型腺体，黏液性腺体少见。常见数量不等的纤维性间质，通常为水肿性，但有时为黏液样或高度富于细胞的间质。

- 70% 以上的 Krukenberg 瘤来源于胃，通常为幽门。其他病例多数来源于阑尾、结肠、胆囊、胆道和乳腺，少见的来源包括胰、膀胱、宫颈和肾盂。

- 患者的平均年龄约 45 岁，这是年轻女性中最常见的卵巢转移性肿瘤。接近 90% 的患者出现与卵巢受累相关的症状（腹痛和腹胀），其他少见症状包括异常子宫出血，由于间质黄素化（尤其是在妊娠期间）而引起的雄激素表现，以及一些与卵巢外播散有关的症状。

- 胃癌通常在术前、卵巢切除术时或术后几个月内发现，但是小的原发性肿瘤可能隐匿到卵巢切除术后 5 年或更长时间。非常小的原发性肿瘤需要充分取材，甚至在尸检时才能发现，特别是胃和乳腺肿瘤。

- 有时腹部肿物过大，特别是那些可能来源于阑尾的肿瘤，常无法确定其原发部位。

- 几乎所有的患者都在诊断后 1 年内死亡，但也有极少数病例在切除双侧卵巢和原发性肿瘤后长期无瘤生存。

大体特征 （图 18-9 和图 18-10）

- 大体检查发现至少 80% 的病例为双侧卵巢受累。肿瘤实性，通常为圆凸形，有时呈脑回状。

- 切面白色至褐色到淡黄色，常伴有灶性的紫色、红色或褐色区域，质地硬韧，呈鱼肉样、胶冻状或海绵状。有时肿瘤中心质地较软，而其周围有一圈质地及颜色不同的菲薄组织。

- 某些肿瘤均匀一致、实性、硬韧，大体上类似于纤维瘤，或如果出现水肿而类似于水肿性纤维瘤。偶尔形成含有黏液或水样液体的大的薄壁囊肿。一些肿瘤伴有广泛的出血和坏死。

镜下特征 （图 18-11 至图 18-21）

- 常见的低倍镜下表现为富于细胞的小叶状结构被通常水肿性到局灶黏液样、细胞稀少的间质分

隔。另一种常见的低倍镜下表现为肿瘤周围细胞密集，伴有中心水肿，密集的细胞突起有时呈分支状突入水肿区。

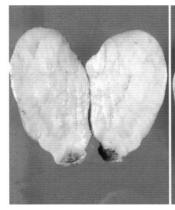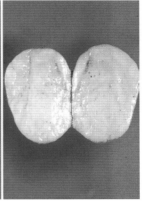

▲ 图 18-9　双侧卵巢肿瘤，切面呈均质实性

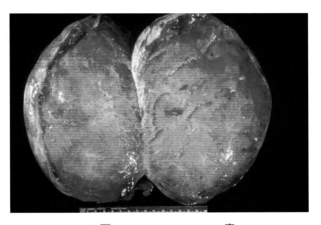

▲ 图 18-10　Krukenberg 瘤

这个肿瘤质软，水肿，边缘伴有一圈牛肉样红色组织

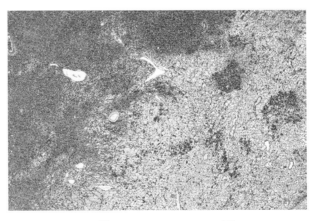

▲ 图 18-11　Krukenberg 瘤

常可见富细胞小叶与水肿区域交错分布

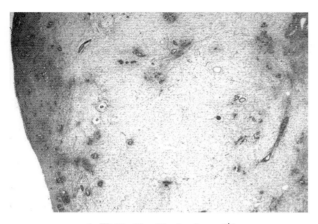

▲ 图 18-12　Krukenberg 瘤

多数这类肿瘤的特征是显著的水肿，周围见少量富细胞区域

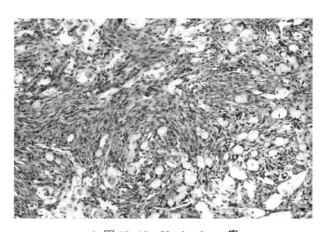

▲ 图 18-15　Krukenberg 瘤

图示印戒细胞分布于富细胞间质中的典型图像

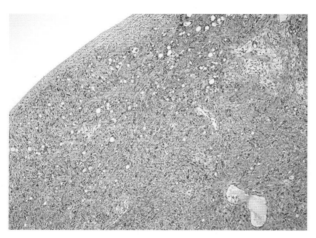

▲ 图 18-13　Krukenberg 瘤

大量印戒细胞呈逗点样分布于富于纤维母细胞的背景中

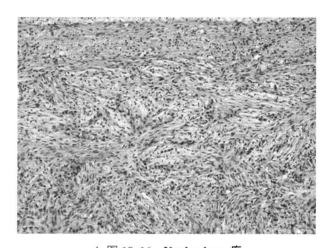

▲ 图 18-16　Krukenberg 瘤

极少量的印戒细胞分布在相对温和的纤维瘤样背景中，这种病灶可能被误认为纤维瘤，尤其是在冰冻切片中

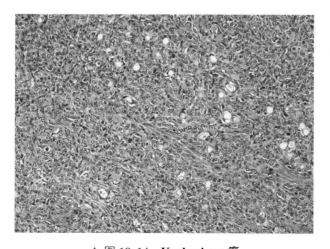

▲ 图 18-14　Krukenberg 瘤

印戒细胞散在分布于相对均匀一致的小细胞非特异性背景中

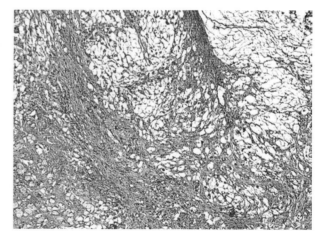

▲ 图 18-17　Krukenberg 瘤

羽毛状变性，这一术语是指黏液聚集并被少量无细胞的胶原间质分隔而形成特殊的羽毛状表现

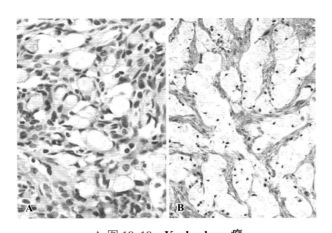

▲ 图 18-18　**Krukenberg** 瘤

A. 典型的印戒细胞图像；B. 含有丰富胞质的印戒细胞形成实性管状结构

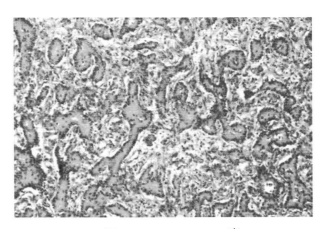

▲ 图 18-20　**Krukenberg** 瘤

具有明显的实性管状结构，类似于 Sertoli 细胞瘤

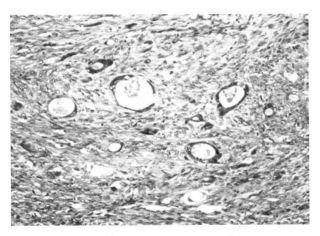

▲ 图 18-19　**Krukenberg** 瘤

内衬扁平细胞的小腺体呈微囊结构

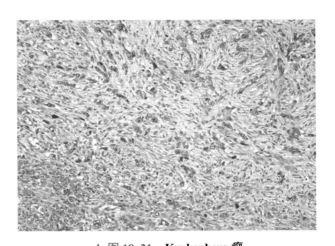

▲ 图 18-21　**Krukenberg** 瘤

图中显示大部分为非特异性的形态，少量空泡内含有靶环样嗜酸性物质（最明显的位于中上部），这是一条诊断的线索

- 富于黏液的印戒细胞可呈单个和小簇状分布，或表现为大而光滑的圆形、卵圆形到细长的细胞巢，可能出现假腺管状结构。
- 印戒细胞的胞质通常淡染呈空泡状，但也可为嗜碱性或嗜酸性，或含有透明空泡伴有中心嗜酸性小体。通过 PAS 或其他黏液染色通常容易证实印戒细胞的黏液。
- 某些肿瘤细胞黏液染色阴性，且细胞体积小而具有欺骗性的良性形态。少数病例出现丰富的透明胞质（黏液阴性），或可见鳞状或移行细胞。
- 间质常水肿，但可以类似于典型的纤维瘤，或在少数情况下类似于富于细胞性纤维瘤，可有明显的黏液湖。常出现黄素化间质细胞，尤其是在妊娠的患者。

- 娠的患者。
- 其他常见的表现包括内衬扁平细胞的小腺体，形似微囊性结构；明显的中空或实性管状结构；内衬复层上皮的典型肠型腺体；酷似子宫内膜样腺纤维瘤的大的分化性腺体；内衬可能具有轻度非典型性的黏液性或扁平非特异性上皮囊肿；丰富的胶原与黏液交错排列（"羽毛状变性"）；明显的间质水肿；黏液湖；以及血管和淋巴管浸润。
- 阑尾来源的 Krukenberg 瘤可表现出独特的特征，包括类似于杯状细胞类癌（"阑尾型隐窝细胞腺癌"）的生长方式（Hristov 等，Reid 等）。在这些病例中，杯状细胞可能形成腺泡、微腺管、巢状、梁索状结构或单个细胞分布。

- 结肠和胆道来源的 Krukenberg 瘤在显微镜下与胃及阑尾来源的难以区分，但缺乏上述的明显特征。而来自其他部位（如乳腺）的 Krukenberg 瘤，则缺乏胃肠道和胆道来源肿瘤常见的肠型腺体。

- 免疫组化组合染色可能有助于确定原发肿瘤的部位：CDX2 阳性 / CK7 阳性 / MUC1 阳性 / HepPar1 阳性 / ER 阴性 /SATB2 阴性支持胃来源；SATB2 阳性 / CDX2 阳性 / MUC2 阳性 /MUC1 阴性 /HepPar 1 阴性 /ER 阴性支持结肠（包括阑尾）来源；MUC1 阳性 / CK7 阳性 / ER 阳性 / GATA3 阳性 /mammaglobin 阳性 / GCDFP–15 阳性支持乳腺来源。

鉴别诊断 （表 18–1）

- 与 Krukenberg 瘤不同，下面提到的这些肿瘤几乎都是单侧性的，并且非肿瘤性病变通常没有明显大体证据。此外，在 Krukenberg 瘤和所提到的不同肿瘤之间存在许多显微镜下的差异；只有重要的特征才会被强调。

- Sertoli–Leydig 细胞瘤（SLCT）：出现富于细胞的

表 18–1　含有印戒细胞的卵巢病变

| 转移性肿瘤 |
| 纯粹或主要由印戒细胞构成的转移癌（Krukenberg 瘤） |
| ■ 来源于胃 |
| ■ 来源于肠 |
| ■ 来源于阑尾 |
| ■ 来源于胆道系统 |
| ■ 来源于乳腺 |
| ■ 来源于其他部位 |
| **原发性肿瘤** |
| ● 表面上皮癌（少数为良性表面上皮性肿瘤）[a] |
| ● 黏液性类癌 |
| ● 硬化性间质瘤 |
| ● 印戒细胞间质瘤 |
| ● 腺瘤样瘤 |
| ● 恶性间皮瘤 |
| ● 上皮样平滑肌肿瘤 |
| ● 高钙血症型小细胞癌 |
| ● 其他罕见的肿瘤 |
| **瘤样病变** |
| ● 嗜黏液卡红性组织细胞增生症 |
| ● 伴有水肿改变的表面上皮腺体和囊肿 |
| ● 异位蜕膜 |

a. 良性印戒细胞样间质细胞极少出现在浆液性囊腺纤维瘤的纤维间质中（见第 13 章 "良性浆液性肿瘤"）

小叶（类似于中分化 SLCT）、小管和黄素化的间质细胞（类似于 Leydig 细胞），可能提示 SLCT 的诊断；然而，SLCT 缺乏印戒细胞（除了含有黏液性类癌的异源性肿瘤外），并且表现为典型的 SLCT 结构。

- 透明细胞癌：透明细胞癌可以有印戒样细胞，Krukenberg 瘤也可有类似于透明细胞癌的微囊状结构；然而，透明细胞癌具有明确的其他特征性形态，例如几乎总是存在乳头状结构，各种模式的整体组合以及特殊的细胞类型；透明细胞癌常伴有子宫内膜异位症。

- 伴有印戒细胞的黏液性类癌：与 Krukenberg 瘤相比，这些肿瘤在结构上和细胞学上分化较好，双侧发生少见，可能伴有皮样囊肿，或在少数情况下伴有表皮样囊肿；应该注意，Krukenberg 瘤也可能含有神经内分泌细胞；低分化黏液性类癌至少可能是一些被称为所谓的原发性 Krukenberg 瘤的原因。

- 纤维瘤：仔细寻找典型的印戒细胞以便确立诊断（注意纤维瘤极偶尔可含有黏液染色阴性的印戒样细胞）。

- 硬化性间质瘤：这种肿瘤的印戒细胞含有脂质而非黏液。

- 印戒细胞间质瘤：这种肿瘤的空泡细胞黏液染色阴性。

- 嗜黏液卡红性组织细胞增生症（见第 12 章）：病变细胞 PAS 染色阴性。

- 腺瘤样瘤（见第 17 章）：卵巢腺瘤样瘤非常罕见，并且具有独特的特征，可以表达间皮的标志物而非上皮性标志物。

- 卵巢皮质包涵囊肿：伴有空泡状、黏液染色阴性的胞质，推测是胞质的水肿性改变（见第 12 章）。

- 可能含有印戒细胞的卵巢病变被列在表 18–1 中。

四、肠型胃癌

一般特征和大体特征

- 肠型胃癌很少转移到卵巢。与 Krukenberg 瘤相比，这种肿瘤多发生于年龄稍大的女性。卵巢肿瘤通常在胃原发性肿瘤手术切除之后发现。

- 肿瘤常为单侧。切面通常类似于转移性肠腺癌，而不是 Krukenberg 瘤。

镜下特征（图 18–22 和图 18–23）

- 大部分肿瘤由大小不一的腺体组成，常具有假子宫内膜样表现。
- 偶尔腺体可能内衬柱状细胞，胞质淡染或无不同表现。通常缺乏印戒细胞，即使出现，根据定义也仅占肿瘤的 10% 以下。
- 常见"污秽性"坏死。间质通常缺乏水肿和黏液样改变（不同于多数 Krukenberg 瘤）。

鉴别诊断

- 这些肿瘤与其他来源的假子宫内膜样转移性肿

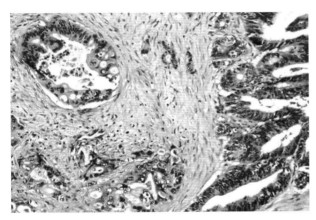

▲ 图 18–22　肠型胃腺癌转移至卵巢
大小不同的腺体结构，明显不同于 Krukenberg 瘤

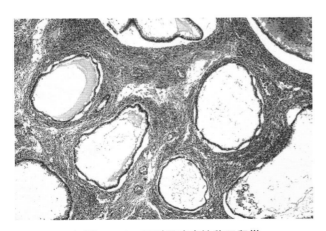

▲ 图 18–23　肠型胃腺癌转移至卵巢
如同其他的腺癌转移一样，可见明显的成熟现象并伴有囊性结构

瘤的鉴别是根据临床表现，而与伴有腺体成分的 Krukenberg 瘤的鉴别是根据印戒细胞缺乏或稀少。

五、肠癌

一般特征

- 约 5% 患有结直肠癌的女性会发生卵巢转移。几乎所有的患者在发现卵巢转移后 3 年内死亡。这些卵巢肿瘤可能在临床上或显微镜下检查时被误诊为原发性卵巢肿瘤，即使已经知道患有结肠癌。
- Judson 等发现，因卵巢转移癌行卵巢切除术而发现结直肠癌的女性比已有结直肠癌病史发生卵巢转移的女性更年轻（平均年龄分别为 48 岁与 61 岁），更易出现 CA125 水平升高及卵巢肿瘤相关的临床症状，但却缺乏肠道症状。
- 肠癌和卵巢肿瘤时间上的相互关系是，75% 的病例已知患有肠癌，90% 的病例在诊断肠癌后 3 年内发生卵巢肿瘤；20% 的病例在切除结肠癌的手术中意外发现有卵巢受累；5% 的病例表现为卵巢肿瘤，通常是在术后随访中发现肠的原发性肿瘤。
- 一项研究显示，原发性肿瘤的部位 77% 在直肠乙状结肠、9% 在升结肠、9% 在盲肠及 5% 在降结肠。罕见的原发部位为横结肠或小肠。Mitsushita 等在最近的一篇文献综述中发现 72 例卵巢转移性癌来源于小肠。
- 除了性索 – 间质范畴的肿瘤以外，转移性结肠癌是最常见的伴有雌激素或雄激素表现的卵巢肿瘤，这是由于它含有功能性间质。

大体特征（图 18–24）

- 60% 的卵巢肿瘤为双侧性，可以形成非特异性实性团块，但较常见呈现囊实性结构，有时主要为囊性。肿瘤常常较大，术前或术中可能破裂。
- 典型的切面质脆易碎，为黄色、红色或灰色组织，伴有囊肿形成，囊内含坏死性、黏液样、透明或血性内容物。伴有黏液性成分的多发性薄壁囊肿可能类似于黏液性囊性肿瘤。

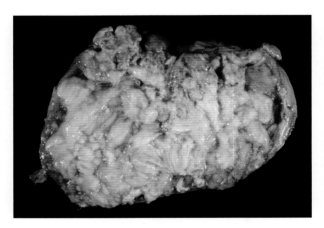

▲ 图 18-24　肠腺癌转移至卵巢

切开的囊性肿物内含有大量黄白色的坏死物

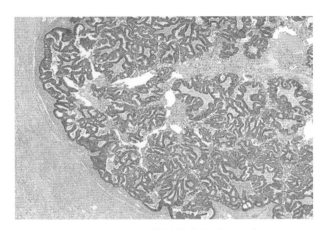

▲ 图 18-26　卵巢的转移性结直肠癌

腺管状结构类似子宫内膜样癌，注意污秽性坏死

镜下特征　（图 18-25 至图 18-32）

- 低倍镜下卵巢实质通常消失，但小的肿瘤中可见彼此分离的肿瘤结节，常伴有明显的纤维组织增生性间质。

- 肿瘤通常酷似典型的结肠腺癌。

  - 特征性的表现包括常排列成筛状结构的大小不等的腺体，广泛的"污秽性"坏死（囊肿或腺腔内含有嗜酸性物质，伴有核碎片），花环状外观（坏死物质周围的腺体呈环状），以及腺上皮呈局灶性节段性坏死。

  - 腺体一般内衬复层细胞，伴有中到重度细胞非典型性，常见核分裂象。可见含有黏液的杯状细胞散在分布于没有黏液的肿瘤细胞之间，但

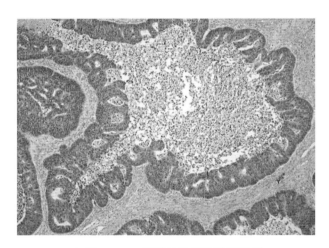

▲ 图 18-27　卵巢的转移性结直肠癌

筛状腺体在大腺体周围呈典型的花环状排列，其腔内充满坏死碎屑

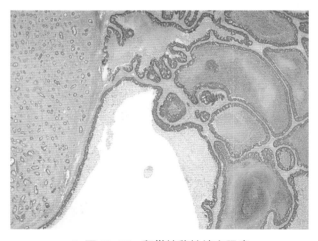

▲ 图 18-25　卵巢转移性结直肠癌

典型的异质性结构，纤维组织增生性间质中可见小腺体浸润（左侧），交界处突然转变为腺管状、花环样的筛状结构和显著的污秽性坏死

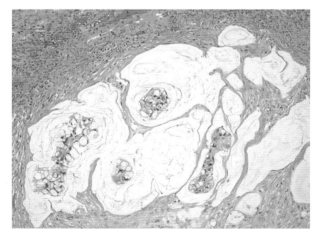

▲ 图 18-28　卵巢的转移性结直肠癌

呈典型的胶样形态，很少出现在卵巢原发性黏液性癌

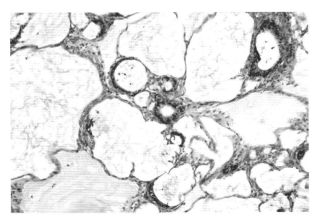

▲ 图 18-29　卵巢的转移性结肠腺癌，呈胶样形态

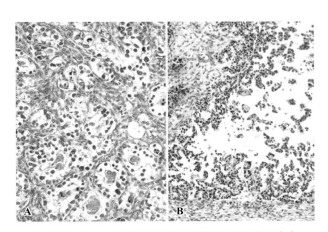

▲ 图 18-30　具有罕见表型的卵巢转移性结肠腺癌
A. 转移性结肠透明细胞腺癌形态类似于卵巢原发性透明细胞腺癌；B. 具有明显微乳头状结构的转移性结肠腺癌形态类似于浆液性腺癌

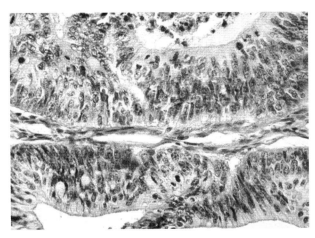

▲ 图 18-31　卵巢的转移性结肠腺癌，典型的高倍镜下表现，注意高级别核特征，伴有核分裂象

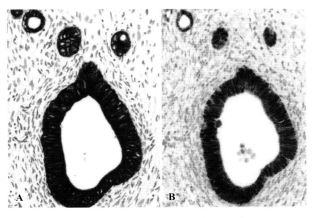

▲ 图 18-32　卵巢的转移性结肠腺癌，免疫组化 CK20（A）和 CDX2（B）均为阳性
需与其鉴别的子宫内膜样腺癌，这两个标记通常为阴性

通常缺乏杯状细胞。在少数病例中，囊肿内衬高分化富于黏液的或扁平非特异表现的上皮。

- 偶尔表现为胶样癌，或当原发性肠肿瘤（有时是小肠）为罕见的透明细胞癌时，酷似透明细胞癌或分泌型子宫内膜样癌。偶尔可见乳头状结构，局灶性类似于浆液性癌。
- 间质可能为纤维组织增生性、水肿性或黏液样，30% 的病例含有黄素化细胞。常见淋巴管血管侵犯。
- 这些肿瘤典型的免疫表型为 CDX2 阳性 /SATB2 阳性 /CK20 阳性 /PAX8 阴性 /CK7 阴性 / ER 阴性，与需要鉴别的多数原发性上皮性肿瘤（特别是子

宫内膜样癌和黏液性癌）不同，虽然原发肿瘤某些也会出现污秽性坏死。但也有例外情况，包括偶尔出现的 CK7 阳性结肠癌转移（最常见的是直肠或阑尾来源）、SATB2 阳性畸胎瘤相关性黏液性肿瘤（见第 13 章）和 CDX2 阳性子宫内膜样癌（桑椹样化生通常为 CDX2 阳性）（表 18-2）。

鉴别诊断

- 原发性子宫内膜样腺癌：支持或确定转移性结肠癌诊断的特征如下。
  - 已知原发性肠癌，双侧性，多结节，明显的污秽性坏死（特别是当广泛并伴有列举的某些特

表 18-2　原发性和转移性卵巢黏液性肿瘤 Cytokeratin，CDX2 和 SATB2 免疫染色表达

	Cytokeratins[1]	CDX2[2-4]	SATB2[5,6]
女性生殖道			
卵巢原发性黏液性癌	CK7+/CK20+（56%），CK7+/CK20-（44%）	CDX2+（36%）	0%
转移性宫颈癌	CK7+/CK20+（88%），CK7+/CK20-（13%）	预期某些 +[a]	
胃/胰胆管			
转移性胰腺癌	CK7+/CK20+（79%），CK7+/CK20-（21%）	CDX2+（64%[b]）	0%[c]
转移性胃癌	CK7+/CK20+（80%），CK7-/CK20+（20%）	CDX2+（100%）	0%[c]
转移性胆囊/胆管癌	CK7+/CK20+（75%），CK7-/CK20+（25%）	CDX2+（64%[b]）	0%[c]
下消化道			
转移性结直肠癌	CK7-/CK20+（82%）；CK7+/CK20+（11%）	CDX2+（88%～100%）	75%
转移性阑尾癌	CK7-/CK20+（65%）；CK7+/CK20+（35%）	CDX2+（100%）	100%
转移性阑尾低级别肿瘤	CK7-/CK20+（87%）；CK7+/CK20+（13%）	CDX2+（100%）	80%～94%

a. Saad 等（Am J Clin Pathol 2009；132：531-538）发现，在原发性宫颈腺癌中 CDX2 染色约 40% 阳性，因此，至少在部分卵巢转移癌中 CDX2 染色阳性

b. 包括胰腺癌和胆管癌

c. 这些染色结果（Moh 等，Am J Surg Pathol 2016；40：419-432）是基于其在原发性胃及胰胆管肿瘤中的表达。

CDX2 为核染色，cytokeratin 为胞质染色。CK7 染色在原发性卵巢肿瘤、上消化道肿瘤和宫颈肿瘤通常为弥漫阳性（> 50% 的细胞），而在结直肠癌和阑尾癌通常为局灶阳性（< 50% 的细胞）。CK20 染色在原发性卵巢肿瘤和上消化道肿瘤常为局灶阳性，而在下消化道肿瘤几乎总是弥漫阳性。这些结果表明，CK7/CK20 联合染色有助于区分原发性卵巢黏液性癌与转移性下消化道黏液性肿瘤，但无法区分来自胃和胰胆管的转移性癌。在原发性卵巢黏液性癌与转移性结直肠癌的鉴别中，SATB2 和 CDX2 阳性强烈提示转移性结肠肿瘤

1. Vang R，Gown AM，Barry TS，et al. Cytokeratins 7 and 20 in primary and secondary mucinous tumors of the ovary：Analysis of coordinate immunohistochemical expression profiles and staining distribution in 179 cases. Am J Surg Pathol 2006；30：1130-1139.

2. Vang R，Gown AM，Wu L，et al. Immunohistochemical expression of CDX2 in primary ovarian mucinous tumors and metastatic mucinous carcinomas involving the ovary：comparison with CK20 and correlation with coordinate expression of CK7. Mod Pathol 2006；19：1421-1428.

3. Nonaka D，Kusamura S，Baratti D，et al. CDX-2 expression in pseudomyxoma peritonei：a clinicopathologic analysis of 42 cases. Histopathology 2006；49：381-387.

4. Groisman GM，Meir A，Sabo E. The value of Cdx2 immunostaining in differentiating primary ovarian carcinomas from colonic carcinomas metastatic to the ovaries. Int J Gynecol Pathol 2004；23：52-57.

5. Moh M，Krings G，Ates D，et al. SATB2 expression distinguishes ovarian metastases of colorectal and appendiceal origin from primary ovarian tumors of mucinous or endometrioid type. Am J Surg Pathol 2016；40：419-432.

6. Strickland S，Parra-Herran C. Immunohistochemical characterization of appendiceal mucinous neoplasms and the value of SATB2 in their distinction from primary ovarian mucinous tumors. Histopathology 2016；68：977-987.

征时），节段性坏死，以及核的级别与核分裂活性明显高于具有类似分化程度的子宫内膜样癌。

- 缺乏鳞状化生，腺纤维瘤性区域以及伴随的子宫内膜异位症。

- 免疫表型如上所述（见表 18-2）。典型的子宫内膜样癌表达 CK7 阳性 /PAX8 阳性 / CK20 阴性 /CDX2 阴性 /SATB2 阴性，但也有上述的例外情况。

• 原发性黏液性腺癌。

- 与转移性肠癌相比，这些肿瘤很少出现双侧

性、多结节性、污秽性坏死、血管浸润以及卵巢表面受累。另外，起源于皮样囊肿的肿瘤提示为原发性肿瘤。

- 在广泛良性或交界性黏液性肿瘤的背景下出现的小灶性癌，更支持为原发性肿瘤。然而，转移性肠癌局部可有类似于良性或交界性黏液性肿瘤的表现，这种表现具有欺骗性。

- 免疫染色有助于诊断（表 18-2）。绝大多数卵巢转移性结直肠癌和阑尾的癌均为 SATB2 阳性，而卵巢原发性黏液性癌或子宫内膜样癌均

为 SATB2 阴 性（Moh 等，Strickland，Para-Herran）。65% 的卵巢原发性黏液癌 PAX8 表达阳性，但仅有不到 2% 的肠癌 PAX8 表达阳性。

- 透明细胞癌和分泌性子宫内膜样癌与转移性透明细胞性结肠癌鉴别。出现双侧卵巢受累，明显的污秽性坏死以及上述免疫表型，均支持或确立转移性肠透明细胞癌的诊断。

六、阑尾低级别黏液性肿瘤

一般特征

- 阑尾低级别黏液性肿瘤（LAMN）是最常见的转移至卵巢的阑尾肿瘤（Misdraji 等）。这种肿瘤播散至卵巢常伴有腹膜假黏液瘤（见 20 章）。

大体特征 （图 18-33 和图 18-34）

- 卵巢肿瘤常较大，为多囊性和双侧性。囊肿常含有胶冻样黏液，少数卵巢肿瘤表现为"大量的胶冻"。阑尾可出现黏液囊肿或大体上无明显异常；有时仅在阑尾浆膜出现黏液提示阑尾的病变。

镜下特征 （图 18-35 至图 18-38）

- 转移性 LAMN 在卵巢表面和卵巢内通常含有黏液，常具有镶嵌式的生长方式（卵巢假黏液瘤）。在卵巢和卵巢外的黏液中通常出现不定量的黏液性上皮成分，但不总是出现上皮成分。卵巢转移性 LAMN 的特征性组织学表现如下。
  - 腺体和囊肿内衬高分化高柱状富含黏液（"富于黏液"）的细胞，黏液常从充满黏液的柱状细胞顶端溢出，通常伴有多灶表浅突起，形成扇形轮廓。
  - Stewart 等（2014 年）发现，几乎所有转移性 LAMN 病例中都可见间质内黏液上皮的收缩，形成裂隙样间隙；相对之下，卵巢原发性非畸胎瘤相关的肠型黏液性交界性肿瘤（IMBT）极少出现这种现象。相反，在 IMBT 中常见的反应性间质和组织细胞聚集却很少出现在转移性 LAMN 中。
  - 值得注意的是，卵巢转移性 LAMN 的特征也

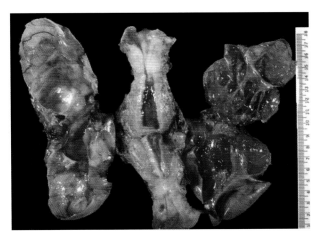

▲ 图 18-33　转移至卵巢的阑尾低级别黏液性肿瘤
双侧卵巢可见黏液性囊性肿瘤伴有右侧胶冻样物质

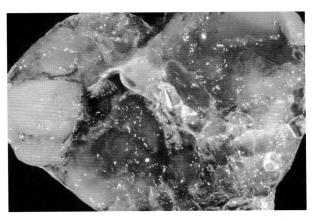

▲ 图 18-34　转移至卵巢的阑尾低级别黏液性肿瘤
肿瘤切面显示囊性，内容物呈典型的胶冻样外观，伴有灶状实性的黄色肿瘤组织

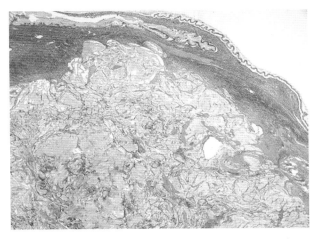

▲ 图 18-35　转移至卵巢的阑尾低级别黏液性肿瘤
卵巢实质大部分被黏液湖取代，上皮细胞稀少，但卵巢表面可见典型的柱状黏液上皮

591

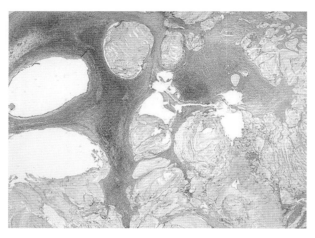

▲ 图 18-36　转移至卵巢的阑尾低级别黏液性肿瘤

黏液湖分割卵巢间质但不改变卵巢间质，即所谓的卵巢假黏液瘤

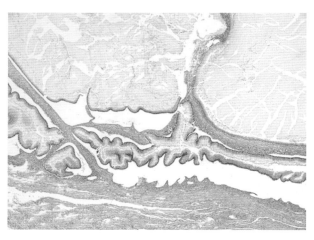

▲ 图 18-37　转移至卵巢的阑尾低级别黏液性肿瘤

可见典型的高柱状细胞，并普遍出现收缩而与邻近的间质分离；这是典型的转移性阑尾低级别黏液性肿瘤的特征，但也可出现在畸胎瘤相关的卵巢原发性肿瘤中

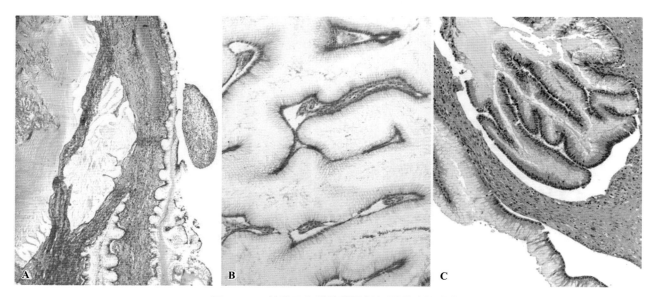

▲ 图 18-38　转移至卵巢的阑尾低级别黏液性肿瘤

A. 分化性黏液上皮累及卵巢实质和表面；B. 具有典型的高分化高柱状黏液上皮细胞；C. 可见肿瘤性上皮从间质剥离的倾向，形成裂隙样间隙，这一特征性表现提示阑尾转移性低级别黏液性肿瘤

可出现在畸胎瘤相关的黏液性肿瘤中（见第 13 章）。

- 其他的阑尾肿瘤还包括低级别黏液性腺癌。这些肿瘤表现为不规则的破坏性生长，其腺管成分可从大的囊肿到排列密集的小腺体不等，伴有明显的非典型性，但有时仅在局部出现。

- 免疫组化特征见表 18-2。SATB2 在 LAMN 的阳性率为 94%，但在 IMBT（Strickl 和 Parra-Herran）中仅为 2.5%。Li 等发现，免疫表型 SATB2 阳性 /CK20 阳性在鉴别 LAMN 与卵巢原发性黏液性肿瘤中的敏感性为 80%、特异性为 100%。

鉴别诊断

- LAMN 累及卵巢的病例，应与原发性黏液性囊腺瘤或肠型交界性肿瘤鉴别。

- – 伴有皮样囊肿支持卵巢原发性肿瘤：双侧性、腹膜和卵巢假黏液瘤、扇形腺体、上皮下裂隙及 SATB2 阳性提示或表明为转移性 LAMN；反应性间质、组织细胞聚集及 PAX8 阳性支持原发性黏液性交界性肿瘤。
- – Gui 等研究了 11 例卵巢和阑尾同时发生的黏液性肿瘤但不伴有腹膜假黏液瘤（PMP，见第 20 章）的病例，他们发现，即使在显微镜下无细胞成分，卵巢及腹膜表面出现黏液也预示后续会发展为腹膜假黏液瘤。这些发生在卵巢和阑尾的肿瘤免疫表型也高度一致。
- 低级别癌的病例需要与其他转移性黏液性腺癌和卵巢原发性黏液性癌鉴别。腹膜假黏液瘤强烈支持肿瘤来源于阑尾，双侧性和高分期支持为转移性癌。PAX8 和 CK7 阳性支持原发性黏液性癌，但这些标记物阴性并不能排除卵巢原发性黏液性癌的诊断。

七、腹膜假黏液瘤（详见第 20 章）

八、其他阑尾肿瘤

一般特征

- 转移至卵巢的阑尾腺癌包括典型的肠型腺癌，中至高级别黏液性癌、胶样癌、印戒细胞癌（NOS），以及所谓的阑尾型隐窝细胞腺癌（Reid 等）（译者注：此文献发表于 2016 年，原文表述为"起源于杯状类癌的腺癌"，WHO 发布的新版消化系统肿瘤分类中，将其表述为"杯状细胞腺癌"，其解释是双重分泌肿瘤，由杯状黏液细胞和数量不等的内分泌细胞和潘氏细胞构成，形成管状，类似于肠的隐窝）。
- Kiyokawa 等发现，阑尾是 Krukenberg 瘤的第二个最常见来源。其中某些肿瘤局部可能类似于黏液性类癌，但其他部位没有类癌。约 1/3 的病例中，卵巢受累是出现临床症状的原因。
- Sirintrapun 等发现，黏液湖中漂浮的印戒细胞并不影响伴有腹膜累及的阑尾高级别黏液性癌的预后，但印戒细胞浸润组织则预后较差。

- 典型的类癌和黏液性类癌很少扩散至卵巢，虽然文献上可能并不这样认为（见"神经内分泌肿瘤"）。
- 多数阑尾伴杯状细胞类癌样结构的肿瘤转移至卵巢，具有明显的印戒细胞成分，最好归入伴有神经内分泌分化的腺癌（Hristov 等）或阑尾型隐窝细胞腺癌（Reid 等）。当原发肿瘤不明显时，卵巢肿瘤内出现这些"杯状细胞类癌样"结构提示为阑尾来源。

大体特征

- 转移至卵巢的阑尾肠型腺癌和印戒细胞癌大体上分别具有类似于转移性肠腺癌和 Krukenberg 瘤的表现。
- 中至高级别黏液性腺癌可能具有非特异性的大体特征，或某些病例具有胶样的质地。

镜下特征　（图 18-39 至图 18-45）

- 肠型腺癌具有结直肠癌转移典型的假子宫内膜样形态学改变。
- 印戒细胞癌具有 Krukenberg 瘤的一系列表现，包括其管状亚型。
  - – 除了印戒细胞外，杯状细胞类癌样特征也会出现。通过免疫组化染色，在少数病例中可以发现神经内分泌细胞。
  - – 免疫表型为 CK20 阳性 /CEA 阳性 / CDX2 阳性 /CK7 阴性的印戒细胞癌更可能是阑尾来源，而非胃来源。
  - – Sirintrapun 等研究发现，在累及腹膜并伴印戒细胞的高级别阑尾黏液癌的病例，印戒细胞漂浮在细胞外黏液的肿瘤与无印戒细胞的肿瘤预后相似，而印戒细胞浸润组织的肿瘤则预后较差。
- 非印戒细胞型黏液癌类似于来源于肠道其他部位，甚至类似于胰腺的非印戒细胞型黏液癌。

鉴别诊断

- 与形态上相似的来源于其他部位的肿瘤鉴别，主要或完全取决于临床表现。
- 与原发性子宫内膜样和黏液性癌的鉴别在"肠癌"中讨论。

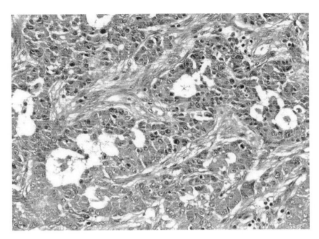

▲ 图 18-39　卵巢转移性阑尾腺癌
肿瘤中的许多腺体类似于子宫内膜样腺癌

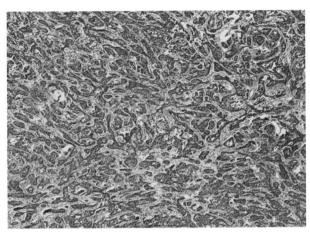

▲ 图 18-40　卵巢转移性阑尾腺癌
肿瘤具有显著的管状结构，可能模仿 Sertoli–Leydig 细胞瘤；虽然在这幅图像中不明显，但印戒细胞出现在其他位置（所谓的管状 Krukenberg 瘤）

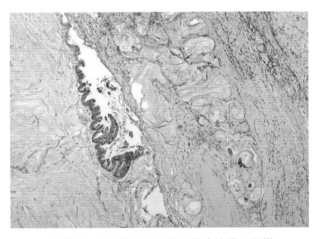

▲ 图 18-41　阑尾的中分化腺癌转移至卵巢
可见明显的黏液湖，黏液上皮具有非典型性

▲ 图 18-42　阑尾来源的卵巢转移性印戒细胞癌
有明显的印戒细胞浸润；阑尾原发肿瘤于 6 年前手术切除

九、神经内分泌肿瘤（包括类癌）

一般特征

- 神经内分泌肿瘤转移至卵巢年龄范围广泛（21—82 岁，平均 57 岁），大多分化良好。多数原发肿瘤见于小肠（常常为回肠），少数来自于结肠、阑尾、胃、胰腺和支气管。
- 在手术中发现神经内分泌肿瘤转移至卵巢的女性中，40% 具有类癌综合征；某些病例还有肠和卵巢受累相关的症状和体征。至少 90% 的病例还存在卵巢外转移。

- 1/3 的患者在 1 年内死亡，75% 的患者在 5 年内死亡。然而，多达 25% 的患者术后可能无症状生存多年，并伴有类癌综合征的缓解。
- 典型的高分化阑尾神经内分泌肿瘤（类癌）转移至卵巢非常罕见。据报道，"黏液性杯状细胞类癌"播散至卵巢已有报道，但是如上所述，大多数（即便不是全部）这种肿瘤最好归入伴有神经内分泌分化的腺癌（Hristov 等，Reid 等）。

大体特征

- 卵巢肿瘤多数为双侧性，一般以实性为主，表面

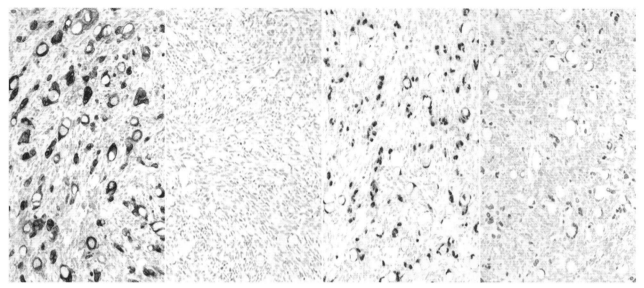

▲ 图 18-43　卵巢转移性阑尾印戒细胞癌

典型的免疫组化表达模式（从左到右：CK20+，CK7-，CDX2+，SATB2+）

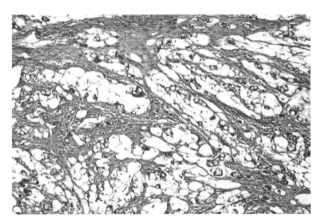

▲ 图 18-44　转移至卵巢的阑尾黏液性腺癌

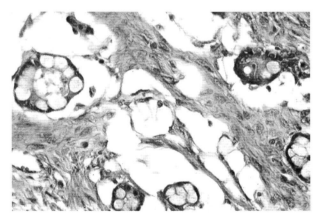

▲ 图 18-45　转移至卵巢的阑尾黏液性腺癌

小巢状黏液细胞，类似于黏液性类癌的结构

光滑，呈圆凸形。切面显示单个或融合性、质硬的黄色或白色实性结节。

- 散在的囊肿类似于囊腺纤维瘤的表现，其内一般充满水样液体；少数肿瘤以囊性为主。可见局灶性坏死和出血。

镜下特征（图 18-46 至图 18-50）

- 组织学结构类似于原发性卵巢类癌（见第 15 章），最常见的是岛状结构，但还可见小梁状，混合性结构，或在少数情况下可见实性管状结构。

- 常见小圆形腺泡，一般含有均质性嗜酸性分泌

物，后者可能钙化，有时可形成砂砾体。

- 有时可见内衬肿瘤细胞的囊腔和滤泡样结构。偶尔，肿瘤细胞巢崩解，肿瘤细胞彼此分开。

- 类癌是最常出现广泛纤维瘤样间质增生的转移性肿瘤；偶尔，间质出现广泛的玻璃样变性。

- 除了具有丰富的嗜酸性胞质的细胞以外，肿瘤的细胞学特征和发生在其他部位的类癌相似。

鉴别诊断

- 原发性卵巢类癌（见第 15 章）：根据定义，伴有皮样囊肿、黏液性肿瘤或卵巢甲状腺肿几乎可

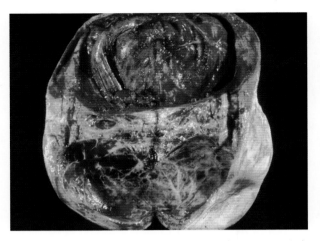

▲ 图 18-46　转移至卵巢的回肠高分化神经内分泌肿瘤（类癌），呈现明显的囊性改变

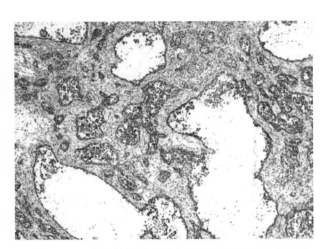

▲ 图 18-47　卵巢转移性高分化神经内分泌肿瘤（类癌）

突出的滤泡样结构为少见的表现

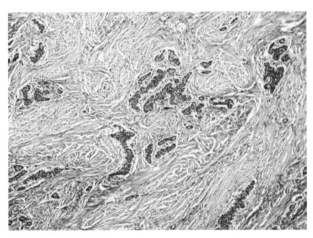

▲ 图 18-48　卵巢转移性高分化神经内分泌肿瘤（类癌）

小巢状类癌位于显著的纤维瘤性间质中

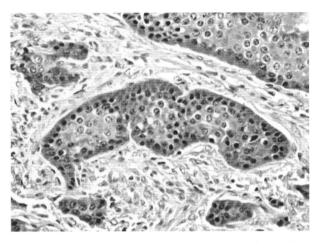

▲ 图 18-49　卵巢转移性高分化神经内分泌肿瘤（类癌），伴有岛屿状结构和明显的胞质颗粒

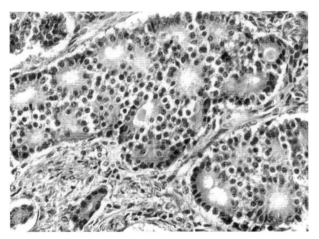

▲ 图 18-50　卵巢转移性高分化神经内分泌肿瘤（类癌），伴有典型的腺泡状结构

以除外转移性类癌，但不排除罕见情况下为碰撞瘤。少数原发性卵巢类癌 CDX2 为弱阳性，而强阳性则支持转移性类癌。

- 成年型粒层细胞瘤（见第 16 章）。
- Sertoli 细胞瘤和 Sertoli–Leydig 细胞瘤（SLCT）：与 SLCT 的性索样结构相比，类癌的小梁往往较长，较粗，而且排列有序；然而，少数情况下类癌（通常为显微镜下所见，而大体很少见到）可以发生在伴有黏液性异源成分的 SLCT；发现 SLCT 其他特征性结构，即使是很少一部分，也有助于诊断。
- Brenner 瘤：Brenner 瘤的上皮细胞巢含有移行细

胞，细胞核卵圆形，淡染，具有核沟，而类癌的细胞核为圆形，伴有点彩状的染色质。

- 良性和交界性腺纤维瘤以及伴有小腺体的子宫内膜样腺癌：这些肿瘤不同于类癌，它们具有特征性的结构和细胞学特征；不完全或明显的鳞化有助于除外类癌。

- 伴有明显岛屿状结构的转移性乳腺癌：其他结构和不同的细胞学特征有助于鉴别。

- 在疑难的病例中，多取材以及嗜铬素、突触素、肽激素和 5- 羟色胺免疫组化染色通常有助于鉴别诊断。各种卵巢非类癌肿瘤也可能含有神经内分泌细胞，但是不像类癌那么弥漫，并且缺乏类癌的特征性结构和细胞学特征。

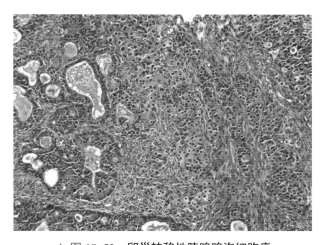

▲ 图 18-52　卵巢转移性胰腺腺泡细胞癌
主要表现为腺泡结构（部分腺泡扩张）以及具有显著嗜酸性胞质的圆形细胞

十、胰腺、胆道和肝脏肿瘤（图 18-51 至图 18-54）

（一）胰腺

- 转移性胰腺癌占卵巢转移性肿瘤的 10%，临床上表现为卵巢肿物，无论是大体特征或显微镜下观察，它都是最酷似卵巢原发性黏液癌的肿瘤之一。

- 约 40% 的胰腺肿瘤和卵巢转移瘤是同时发现的，其余异时性发生的病例中，胰腺肿瘤通常在卵巢转移前发现。

- 大多数原发胰腺肿瘤是普通型导管腺癌。但少数情况下为黏液性囊腺癌、腺泡细胞癌、神经内分泌肿瘤，甚至有一例是实性假乳头状肿瘤。

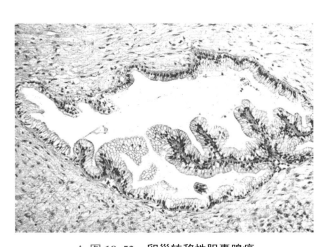

▲ 图 18-53　卵巢转移性胆囊腺癌
一个大的腺体内衬良性至轻度非典型性的黏液性细胞

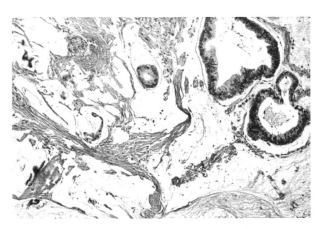

▲ 图 18-51　卵巢转移性胰腺腺癌
可见黏液湖，其中某些黏液湖中含有分化性黏液性腺体

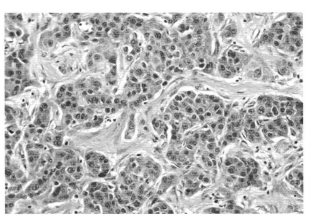

▲ 图 18-54　卵巢转移性肝细胞癌
卵巢肿瘤细胞具有显著的嗜酸性胞质

- 卵巢肿瘤一般为双侧性。导管型胰腺癌可为从伴有多结节的实性肿物到酷似卵巢原发性黏液性肿瘤的大的多房性肿块。其他类型的癌通常为实性。

- 转移性胰腺导管癌常常含有囊肿，囊肿内衬的上皮可以表现为良性、交界性或癌，类似于卵巢原发性黏液性肿瘤的囊肿。

  - 正确诊断这类肿瘤的线索是看到高级别癌细胞排列成小腺体和单个细胞浸润灶，当有数量足够的印戒细胞时支持 Krukenberg 瘤的诊断。

  - 在这些病例中，上皮性成分之间和表面种植灶内常出现明显纤维组织增生性间质。

- 转移性腺泡型胰腺腺癌通常具有丰富的细胞，仅有少量的纤维间质，常表现为小腺泡或伴有粉刺状坏死的实性筛状结构。瘤细胞胞质嗜酸性，呈颗粒状，细胞核形态较一致，核仁明显。

- 神经内分泌肿瘤通常也是富细胞性的，由嗜酸细胞构成，细胞核在某些情况下相对一致，但在另一些情况下可表现为明显恶性。

- 据文献报道，转移性实性假乳头状肿瘤具有该肿瘤的典型特征（见第 17 章），但值得注意的是，其在卵巢的病变为双侧性，这与原发于卵巢的该类型肿瘤不同。

- 鉴别诊断。

  - 转移性导管型胰腺癌通常与原发性卵巢黏液性癌难以鉴别：如果表现为高分期、双侧性、正常卵巢间质间独立的多个肿瘤结节、表面种植、卵巢内淋巴血管侵犯，提示其可能为转移性。

  - 腺泡细胞癌最难以与神经内分泌肿瘤鉴别：免疫组化胰凝乳蛋白酶和（或）胰蛋白酶阳性和神经内分泌标记阴性有助于诊断；少数情况下，抑制素在腺泡型癌的表达可能导致难以与性索间质肿瘤鉴别；上述酶的标记物阳性提示腺泡细胞癌的诊断正确。

  - 转移性神经内分泌癌与卵巢原发性神经内分泌肿瘤（见第 14 章）的鉴别：后者通常伴有明显的表面上皮性肿瘤，缺乏转移性肿瘤的典型特征（双侧性、多结节性、表面种植）。

（二）胆道和肝

- 胆囊癌、肝外胆管癌和肝内胆管癌均可转移至卵巢。后者在世界某些地区特别常见（比如泰国），但在其他地区也可出现。

  - 其病理特征与转移性胰腺导管癌相同，包括类似于卵巢原发性黏液性肿瘤。

  - Corr 等发现在 5 例卵巢转移性胆管癌中有 4 例首次发现时为单侧性。

- 累及卵巢的肝细胞癌（HCC）很少见，常在尸检中发现，但据报道少数病例具有临床表现。在卵巢肿瘤中找到胆汁支持转移性肝细胞癌（与其他肿瘤的鉴别，见后述）。

- 偶有极少的肝母细胞瘤转移至卵巢。

- 鉴别诊断。

  - 胆道来源的转移性腺癌需与卵巢原发性黏液性肿瘤鉴别：可以采用上述转移性胰腺腺癌的标准。

  - 转移性肝细胞癌必须与肝样卵黄囊瘤（常常具有局灶典型的卵黄囊瘤结构）、原发性肝样癌（可能含有浆液性或其他表面上皮癌的成分，从而排除肝细胞癌）以及卵巢外转移来的肝样癌鉴别：与肝细胞癌相比，肝样癌通常具有明显的多形性，且发生于老年患者。

十一、乳腺癌

一般特征及临床特征

- 卵巢转移见于约 15% 的乳腺癌女性的尸检病例、30% 的治疗性卵巢切除标本以及 1% 的 BRCA 患者的预防性卵巢切除标本。

- 75% 的卵巢转移性乳腺癌无症状，但其临床表现偶尔可类似于卵巢原发性肿瘤。Bigorie 等发现，卵巢转移常发生在乳腺癌诊断后，中位时间为 5 年。少数情况下，在原发性肿瘤被发现以前就有明显卵巢转移，特别是乳腺小叶癌的病例。

- 虽然卵巢转移性乳腺癌常常伴有其他腹腔内转移，但有 15% 局限于卵巢。

- 乳腺小叶癌（包括印戒细胞型小叶癌）比导管癌更容易转移至卵巢，但迄今为止卵巢转移性乳腺癌 75% 为导管癌，因为乳腺导管癌的发病率高于乳腺小叶癌。

病理学特征　（图 18–55 至图 18–65）

- 转移性肿瘤的最大径通常＜ 5cm，有 2/3 的病例为双侧性。肿瘤的切面一般实性，白色，散在到融合性的结节。约 20% 的病例以囊肿为主，少数肿瘤完全为囊性；偶见乳头状结构。治疗性卵巢切除标本（通常为已知转移的女性），卵巢通常外观正常，转移瘤可能是显微镜下意外发现。

- 转移性乳腺导管癌可能形成筛状、实性和乳头状结构，以及腺管状、巢状、小簇状或单个细胞散在分布；常见混合性结构。

- 转移性乳腺小叶癌常排列成条索状，或可能具有

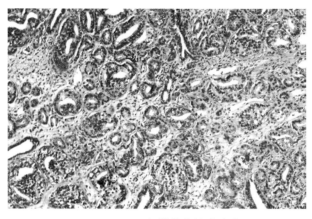

▲ 图 18-57　卵巢转移性乳腺癌
本例导管癌的表现类似于原发性卵巢癌

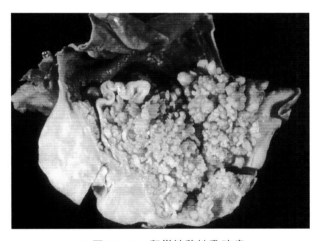

▲ 图 18-55　卵巢转移性乳腺癌
肿瘤实性，以乳头状结构为主，局部囊性退变，类似于某些原发性表面上皮癌的表现

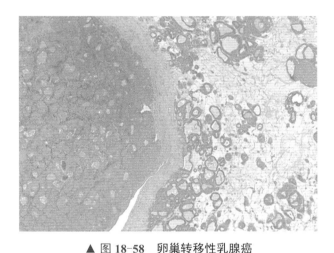

▲ 图 18-58　卵巢转移性乳腺癌
本例呈现了不同的形态，岛屿状结构（左侧）和大量滤泡样结构（主要在右侧）

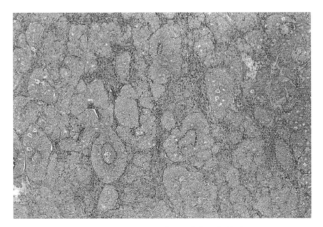

▲ 图 18-56　卵巢转移性乳腺癌
转移性乳腺导管癌呈现粉刺状坏死及腺样分化

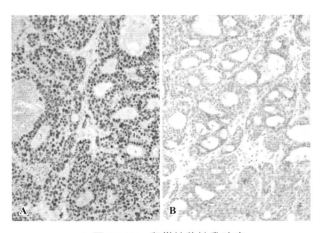

▲ 图 18-59　卵巢转移性乳腺癌
本例有腺样分化，提示可能为子宫内膜样癌；免疫组化 GATA3 强阳性（A）和 PAX8 阴性（B），支持转移性乳腺癌

599

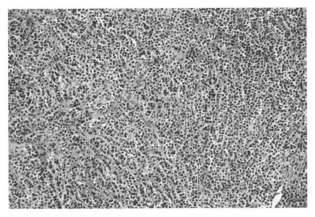

▲ 图 18-60　卵巢转移性乳腺癌

本例小叶癌在低倍镜下呈弥漫性生长，存在广泛的鉴别诊断问题，包括但不仅限于恶性淋巴瘤和弥漫性粒层细胞瘤

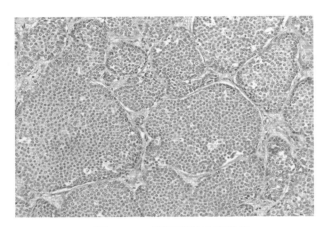

▲ 图 18-63　卵巢转移性乳腺癌

在转移性乳腺癌小叶癌的病例，肿瘤具有边界清晰的大巢状结构，需与粒层细胞瘤鉴别，但两者的肿瘤细胞有不同的细胞学特征；请注意本例细胞形态极其圆而一致，明显不同于粒层细胞瘤中多角形的细胞核

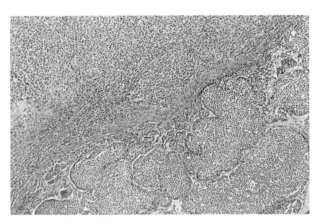

▲ 图 18-61　卵巢转移性乳腺癌

本例乳腺小叶癌显示了其两个常见特征，岛屿状（右下）和伴有细索状的弥漫性生长（左上）

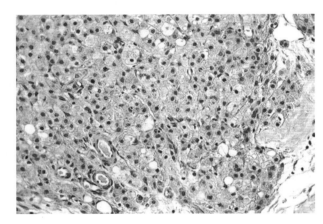

▲ 图 18-64　卵巢转移性乳腺癌

肿瘤细胞具有丰富的淡嗜酸性胞质，要与卵巢其他嗜酸性肿瘤鉴别

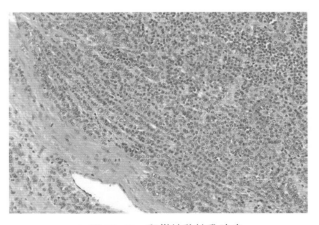

▲ 图 18-62　卵巢转移性乳腺癌

本例乳腺小叶癌表现为典型的条索状结构，这种结构在小叶癌中最常见

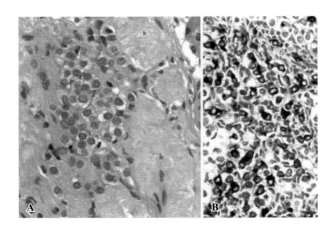

▲ 图 18-65　卵巢转移性乳腺癌

A. 转移性乳腺癌小叶癌累及卵巢白体；B. GCDFP-15 阳性有助于确定诊断

结节状、岛屿状或弥漫性生长。偶尔，在没有细胞角蛋白染色的情况下，散在分布于卵巢间质内的单个肿瘤细胞可能会被漏诊。

- 少数肿瘤由嗜酸细胞或印戒细胞组成，后者导致 Krukenberg 瘤。
  - Bennett 等发现，在转移性乳腺癌所致的 Krukenberg 瘤中，乳腺原发肿瘤可以是导管癌、小叶癌或非特殊类型癌（NOS）。
  - 印戒细胞常常呈弥漫片状和条索状分布。
  - 缺乏胃肠道来源肿瘤的特征（黏液外渗、肠型腺体、污秽性坏死）。
- 肿瘤可累及囊状滤泡的卵泡膜内层、颗粒层或黄体的卵泡膜层，或未被肿瘤破坏的白体。
- 新辅助化疗可诱导肿瘤细胞发生改变，包括丰富的泡沫样细胞质、极小的核异型性和核分裂活性低下，可能会被误认为良性黄素化细胞。
- 肿瘤的间质可以稀疏也可以很丰富，很少黄素化。可见卵巢淋巴管浸润，而且偶尔很显著。

鉴别诊断

- 鉴别诊断包括表面上皮性腺癌（尤其是浆液癌、子宫内膜样癌和未分化癌）、粒层细胞瘤、类癌、促结缔组织增生性小圆细胞肿瘤（DSRCT，见第 20 章）和造血系统肿瘤。
- 了解同时性或异时性发生的原发乳腺癌十分重要，但需要强调的是实际上患有乳腺癌的女性发生的卵巢肿瘤多半是独立的卵巢原发性表面上皮性肿瘤，后者通常是高级别浆液性癌，容易与乳腺癌鉴别。
- 免疫组化 WT1 和 PAX8 阳性支持原发性卵巢癌，而 WT1 和 PAX8 阴性或弱的灶性阳性，以及 GCDFP15 和 GATA3 阳性则支持转移性乳腺癌（Espinosa 等，Lin 等）。但值得注意的是，黏液性和（或）微乳头状亚型乳腺癌可表达 WT1。
- 当小叶癌成巢生长在纤维组织增生性间质中时，尤其是在年轻女性，需与促结缔组织增生性小圆细胞肿瘤（DSRCT）鉴别，GCDFP-15 阳性及 desmin 阴性可以排除 DSRCT。
- 在少数情况下，恶性淋巴瘤和白血病浸润卵巢呈弥漫性生长和偶尔为条索样结构，造成鉴别诊断困难。上皮性抗原和 GCDFP-15 的阳性以及淋巴

和髓系标志物阴性有助于诊断。

- 通过上述免疫组化，可有助于那些罕见的来源于乳腺的 Krukenberg 瘤诊断。但正如上文 Krukenberg 瘤部分所述，来源于乳腺的 Krukenberg 瘤缺乏来源于胃肠道 Krukenberg 瘤中的肠型上皮成分。

十二、肾和泌尿道肿瘤（图 18-66 和图 18-67）

（一）肾肿瘤

- 在临床上发现的肾细胞癌（RCC）转移至卵巢的病例中，以卵巢肿瘤为首发发现者，最初常被误

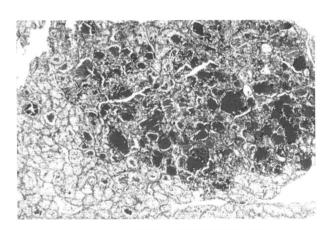

▲ 图 18-66　卵巢转移性肾透明细胞癌
充满血液的小管可能是个诊断线索

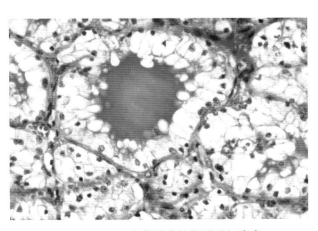

▲ 图 18-67　卵巢转移性肾透明细胞癌
与多数卵巢透明细胞癌不同，细胞核的表现非常温和，可见多数肾透明细胞癌具有含有胶样物质的小管

诊为卵巢透明细胞癌（CCC）。于随后不久发现肾肿瘤，但极罕见情况下在事隔 8 年后才发现肾肿瘤。

- 大多数转移至卵巢的肾细胞癌为透明细胞亚型。极少数嫌色性肾细胞癌和乳头状肾细胞癌也可转移至卵巢（后者未发表）。

- 卵巢转移性透明细胞性肾细胞癌通常是由透明细胞组成的弥漫性片状、巢状或小管状结构组成；小管含有嗜酸性物质或血液。几乎总是可见明显的窦状血管结构。

- 1 例发生于儿童的横纹肌样瘤播散至卵巢，酷似粒层细胞瘤。

鉴别诊断

- 卵巢透明细胞癌（与转移性透明细胞性肾细胞癌鉴别）。

  – 卵巢透明细胞癌常表现为混合性结构（管囊状、乳头状、实性），基底膜沉积，靴钉样细胞和管腔内黏液；常常伴有子宫内膜异位症；而且缺乏肾细胞癌特征性的窦状血管网。显然，除外之前或同时患有肾细胞癌也至关重要。

  – 卵巢透明细胞癌通常是 CK7 阳性 /CD10 阴性 /mesothelin 阳性，而肾细胞癌通常表达完全相反。值得注意的是：卵巢透明细胞癌和肾细胞癌都表达 PAX8 和 PAX2。

- 富含脂质的类固醇细胞瘤：出现转移性肾细胞癌的小管状结构（腔内常有明显血液）可以排除富含脂质的类固醇细胞瘤；免疫组化染色（肾细胞癌：如上所述；类固醇细胞瘤：inhibin、calretinin）也有助于鉴别。

- 卵巢透明细胞甲状腺肿：偶尔出现的窦状血管结构需要与肾透明细胞癌鉴别，而卵巢甲状腺肿的胶质与肾透明细胞癌小管内的嗜酸性分泌物难以鉴别；取材充分的肿瘤通常可以显示两种肿瘤各自的特征，必要时免疫组化染色可明确诊断。

（二）泌尿道癌

- 罕见的肾盂或膀胱移行细胞癌（TCC）普通型转移至卵巢可以在发生泌尿道肿瘤时或多年后发现。

- 1 例伴有腺体分化的肾盂移行细胞癌和 3 例膀胱印戒细胞癌是卵巢 Krukenberg 瘤的来源。

- 一些浆细胞样膀胱癌扩散至卵巢（以及输卵管和阴道），而且可能比普通的移行细胞癌更常见。由于有时肿瘤细胞形态温和，偶尔会散在分布于卵巢间质内，可能会造成漏诊。

鉴别诊断

- 尿路上皮来源的转移性移行细胞癌与交界性或恶性 Brenner 瘤（BT）的鉴别，主要在于交界性或恶性 Brenner 瘤含有灶状良性 Brenner 瘤，而且常出现良性的黏液性上皮。泌尿道移行细胞癌（如果存在的话）的范围以及支持卵巢肿瘤为独立的原发性或转移性肿瘤的一般特征也必须考虑。

- 虽然在卵巢浆液性癌中可以发现移行细胞样的生长方式，但浆液性癌存在的更典型病灶有助于诊断。此外，泌尿道移行细胞癌的免疫表型（CK20 阳性 /uroplakin 阳性 /thrombomodulin 阳性 /p63 阳性）与浆液性癌不同，包括那些具有移行细胞癌样生长方式的浆液性癌（见第 13 章）。

十三、肺和纵隔肿瘤（图 18-68）

- 尸检发现约 5% 肺癌女性患者有卵巢转移。有肺癌病史的患者，卵巢转移出现症状的非常少见，偶尔临床播散出现在临床上发现肺肿瘤之前或同

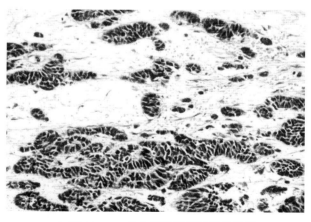

▲ 图 18-68 非小细胞肺癌转移至卵巢
肿瘤细胞排列成小簇状或条索状

时发现。

- 来自肺的转移性肿瘤多数为小细胞癌（SCC），其次是腺癌和大细胞癌。已有报道，少数肺印戒细胞腺癌和肺母细胞瘤可转移至卵巢。鳞状细胞癌扩散至卵巢极其罕见。

- 当肺和卵巢肿瘤同时出现时，确定哪个是原发性肿瘤很困难。转移性腺癌的鉴别最具挑战性，因为可能类似于各种表面上皮性癌。

  - 组织学特征为典型肺癌时，会考虑到肺部来源可能。但判读中的一个可能陷阱是（肺）小细胞癌转移至卵巢时常有原发灶中没有或极少出现的滤泡样腔隙。这给诊断造成了极大的困难。

  - 卵巢原发性肺型小细胞癌通常肺部没有肿物，且常与表面上皮肿瘤有关。然而，偶尔卵巢转移性肿瘤隐匿于原发肿瘤中，给诊断造成特殊挑战。

- 支持转移癌的一般特征通常有助于诊断。TTF-1 的免疫组化染色可能有助于提示来源于肺，尽管少数原发性卵巢癌 TTF-1 呈阳性表达。因为肺癌 ER 和 PAX8 为阴性，这些标记物阳性表达则支持原发性卵巢癌。

- 已有报道 3 例纵隔小细胞癌（明显是来源于胸腺）转移至卵巢。少数胸腺瘤和 1 例后纵隔神经母细胞瘤发生卵巢转移。我们已经看到 1 例原发于胸部的 NUT 中线癌转移至卵巢。

十四、恶性黑色素瘤（图 18-69 至图 18-76）

- 尸检发现约 20% 恶性黑色素瘤患者有卵巢转移，但临床上涉及卵巢的病例很少。虽然大多数患者有已知的原发肿瘤伴卵巢外转移，但也可能发生孤立的卵巢播散，而常找不到原发灶或有久远的原发性黑色素瘤的病史。

- 约半数病例卵巢转移为双侧，除了偶见色素沉着外并没有特殊的大体特征。

- 典型者具有丰富嗜酸性胞质的大细胞弥漫性生长，但在少数情况下以具有少量胞质的小细胞为主或完全由小细胞组成。

- 其他结构包括散在的痣样聚集的肿瘤细胞，半数的病例可见滤泡样腔隙。梭形细胞也可以见到，

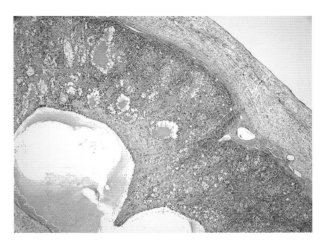

▲ 图 18-69　恶性黑色素瘤转移至卵巢
低倍镜显示常见的巢状结构（右下）和较少见的令人迷惑的结构—滤泡样腔隙，其中一个明显扩张

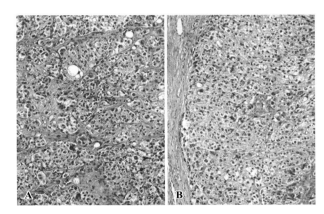

▲ 图 18-70　恶性黑色素瘤转移至卵巢
小巢状结构从明显（A）到模糊（B）

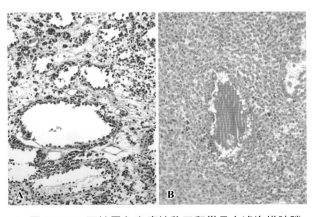

▲ 图 18-71　恶性黑色素瘤转移至卵巢具有滤泡样腔隙
滤泡样腔隙会提示其他多种肿瘤。A. 当肿瘤细胞胞质稀少且体积小时，可能提示高钙血症型小细胞癌；B. 当肿瘤细胞有丰富的嗜酸性胞质时，可能提示幼年型粒层细胞瘤

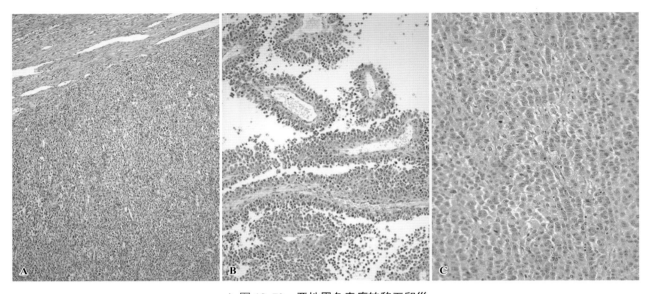

▲ 图 18-72　恶性黑色素瘤转移至卵巢

在这些图中可以看到三种不同的形态特征，即梭形细胞（A）、假乳头状结构（B）和纤细的条索状结构（C）

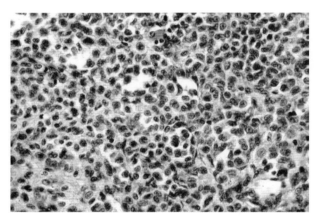

▲ 图 18-73　恶性黑色素瘤转移至卵巢

肿瘤细胞具有少量胞质，这种形态类似于粒层细胞瘤

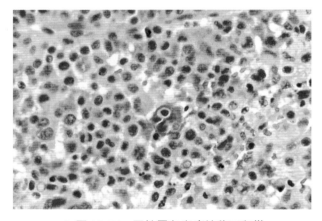

▲ 图 18-74　恶性黑色素瘤转移至卵巢

肿瘤细胞具有中等量的嗜酸性胞质，中央可见黑色素沉着

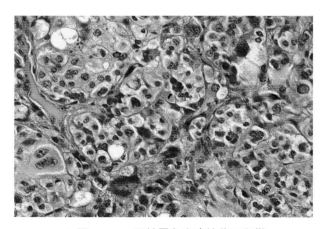

▲ 图 18-75　恶性黑色素瘤转移至卵巢

高倍镜显示重度细胞异型性和少见的核内包涵体

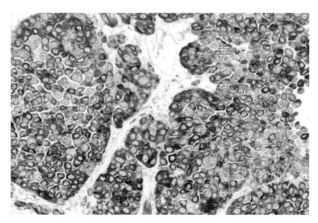

▲ 图 18-76　恶性黑色素瘤转移至卵巢

MART-1 免疫组化染色阳性

但一般并不显著。由于退变而形成的假乳头状结构可能会造成混淆。

- 细胞核具有不同程度的多形性，含有明显的核仁。25% 的肿瘤可见到核内胞质假包涵体。半数的病例色素沉积不显著或缺如。

- 原发性恶性黑色素瘤：这种肿瘤常发生于皮样囊肿的囊壁，发现畸胎瘤成分、皮样囊肿特征性的脂质肉芽肿反应（见第 15 章）或甲状腺肿均可证实为原发性肿瘤；囊壁内衬鳞状上皮下的交界处活动性亦有助于诊断。
  - 对于单纯性卵巢黑色素瘤而没有交界处活动性的病例，仔细寻找隐匿的原发性肿瘤尤为重要，虽然某些病例卵巢肿瘤可能来源于消退的皮肤原发性黑色素瘤。
  - 即使缺乏已知的原发部位，双侧性和（或）多结节性生长仍然高度提示为转移性肿瘤。
- 卵巢未分化癌：当组织学符合癌或黑色素瘤时，仔细寻找黑色素和免疫染色可能有助于诊断。
- 成年型（AGCT）和幼年型粒层细胞瘤（JGCT）：肿瘤细胞胞质稀少且呈弥漫性生长，提示为 AGCT；肿瘤细胞富含嗜酸性胞质，提示 JGCT；AGCT 和 JGCT 中出现滤泡样腔隙会使鉴别诊断复杂化；Inhibin、calretinin、HMB45 以及如果需要应用其他黑色素瘤标记物免疫染色都将有助于鉴别诊断；与 JGCT 的鉴别诊断已在第 16 章讨论过。
- 缺乏脂质的类固醇细胞瘤或妊娠黄体瘤（当肿瘤细胞含有丰富的胞质，或黑色素被误认为是脂褐素时）：恶性黑色素瘤、类固醇细胞瘤和妊娠黄体瘤中都存在滤泡样腔隙，使鉴别诊断更加复杂。
  - 双侧性和多结节性生长高度支持黑色素瘤而不是类固醇细胞瘤，但这两种特征都可以出现在妊娠黄体瘤。

免疫染色 inhibin 阳性，S100 和 HMB-45 阴性有助于黑色素瘤和类固醇类细胞瘤或肿瘤样病变的鉴别诊断。

十五、神经母细胞瘤

- 25%～50% 患有肾上腺神经母细胞瘤的女性，尸检发现肿瘤累及卵巢，但临床上明显的卵巢转移却不常见，而且很少出现临床症状。
- 双侧性、缺乏伴随的畸胎瘤以及存在已知的卵巢外原发性肿瘤有助于确立卵巢转移性肿瘤的诊断。
- 纤维性背景和出现 Homer-Wright 假菊形团有助于将神经母细胞瘤与其他小细胞肿瘤区分开来。免疫组织化学染色和电子显微镜检查可能有助于疑难病例的诊断。

十六、肉瘤

（一）横纹肌肉瘤（图 18-77）

- 在报道的约 10 例转移至卵巢的横纹肌肉瘤中，超过半数是腺泡状横纹肌肉瘤。转移性横纹肌肉瘤很少出现症状。少数肿瘤的临床表现类似于急性白血病。
- 支持卵巢转移性而非原发性横纹肌肉瘤的特征包括已知有卵巢外原发性肿瘤，双侧性和多结节性生长。
- 鉴别诊断还包括其他原发性和转移性卵巢恶性小细胞肿瘤，这些肿瘤大部分发生于年轻人。
- 免疫组化检查可能有助于诊断。

（二）其他软组织肉瘤（图 18-78）

- 在少数情况下播散至卵巢的肉瘤包括血管肉瘤（有些原发于乳腺）、胃肠道间质瘤（GIST）、Ewing 肉瘤、平滑肌肉瘤、纤维肉瘤、骨肉瘤、

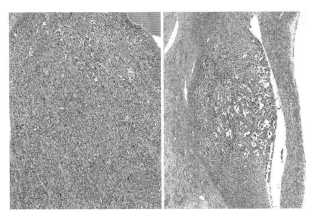

▲ 图 18-77　转移至卵巢的腺泡状横纹肌肉瘤

1 例发生于年轻女性的小细胞恶性肿瘤，卵巢肿瘤在原发肿瘤之前发现，注意局灶性腺泡状结构和巨细胞在此肿瘤很普遍；右：一个单独的肿瘤病灶内显示显著的腺泡状结构

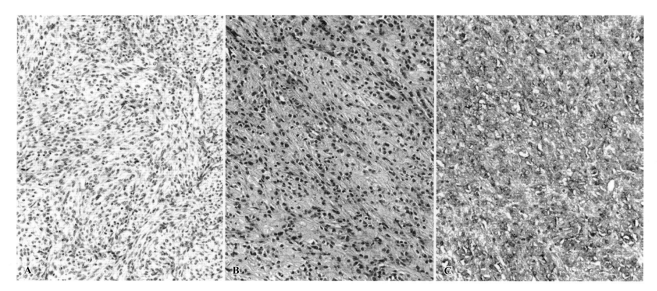

▲ 图 18-78　胃肠道间质瘤转移至卵巢

A. 显示类似于纤维瘤的梭形细胞形态学表现；B. 显示嗜酸性上皮样细胞；C. 显示嗜酸性肿瘤细胞 c-kit 免疫染色阳性

软骨肉瘤、透明细胞肉瘤和脊索瘤。临床表现对于鉴别诊断非常有用，因为原发肿瘤常很明显。

- 因为原发性卵巢血管肉瘤非常少见，所以提示卵巢血管肉瘤往往是转移性的。辨认血管腔隙的内衬细胞非常重要，这有助于与罕见的卵巢血管瘤、绝经后卵巢显著的血管以及出现在类固醇细胞瘤中的假血管腔隙鉴别诊断。

- 转移至卵巢的 GIST 可以在发现原发性肿瘤前 18 个月或者在切除原发性肿瘤后 27 年发现。这样的时间间隔加上 GIST 的不同形态学表现可能导致误诊，除非在遇到不容易分类的梭形或上皮样细胞卵巢肿瘤时高度怀疑 GIST。在这种情况下，c-kit 和 DOG-1 阳性可以证实诊断。

- 只有在排除转移性 GIST 之后才可以诊断平滑肌肉瘤转移至卵巢，平滑肌肉瘤免疫组化显示 desmin 阳性和 c-kit 阴性。

- 其他罕见的单纯性肉瘤可根据软组织肿瘤的诊断标准进行诊断。必须充分取材以除外伴有上皮性成分，后者应该归类为恶性中胚叶混合瘤（MMMT）。

十七、其他类型癌

- 包括少见的甲状腺癌在内的头颈部癌转移至卵巢的个别病例已有报道。

- 2 例腹股沟皮肤 Merkel 细胞瘤转移至卵巢。

- 有些病例，从切除原发肿瘤到发现卵巢肿瘤的间隔可长达 10 年（1 例颌下腺腺样囊性癌）或 12 年（1 例甲状腺癌）。

十八、女性生殖道肿瘤

（一）子宫内膜癌（图 18-79）

- 虽然尸检时经常发现子宫内膜的子宫内膜样癌累及卵巢，而且在活着时偶尔也能发现卵巢受累，但是累及子宫内膜和卵巢的子宫内膜样癌常是相互独立的（表 14-1 至表 14-3）。
  - 卵巢肿瘤伴有子宫内膜异位症或腺纤维瘤高度支持原发性肿瘤的诊断。
  - 输卵管腔内的肿瘤碎片或者卵巢表面受累表明肿瘤从一个器官扩散至另一个器官。然而，卵巢表面受累可以类似于起源于卵巢表面子宫内膜异位的原发性表面肿瘤。
  - 在少数情况下，当卵巢表面病变继发于子宫内膜的子宫内膜样腺癌伴有鳞状分化时，其可以表现为角化物或成熟鳞状细胞鬼影的沉积，并伴有异物巨细胞反应（见第 20 章）。

- 用于确定累及不同器官的子宫内膜样癌起源部位的许多标准（表 14-1 至表 14-3）也可用于其他

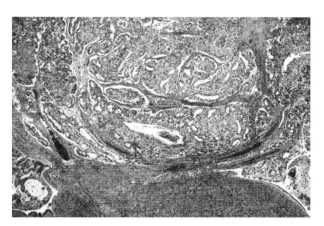

▲ 图 18-79　子宫体子宫内膜样癌转移至卵巢。肿瘤位于卵巢表面，符合表面种植

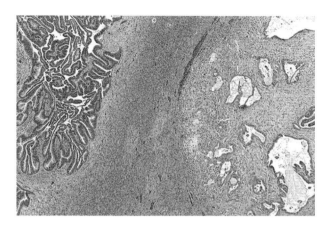

▲ 图 18-80　宫颈腺癌转移至卵巢

两个独立的肿瘤结节表现出明显不同的形态，这是许多转移性肿瘤的特征

类型的癌。浆液性癌累及子宫及卵巢两个部位的并不常见，累及子宫及卵巢两个部位的其他表面上皮性癌罕见。

（二）宫颈癌（图 18-80 至图 18-86）

- 在一项对 Ⅰ B 至 Ⅱ B 期宫颈癌患者根治性子宫切除标本的大型研究中，Shimada 等发现约 5% 的宫颈腺癌和 < 1% 的鳞状细胞癌发生卵巢转移。

- 此前提及的评估原发性和转移性卵巢肿瘤不同特征，常有助于确定卵巢肿瘤是独立的还是由宫颈肿瘤转移而来。

- 鳞状细胞癌。

  - 当宫颈和卵巢两个部位均被鳞状细胞癌累及时，充分取材非常重要，因为原发性卵巢鳞状细胞癌可能起源于皮样囊肿或者子宫内膜异位囊肿。

  - 同样，在诊断卵巢原发性鳞状细胞癌之前，应该要除外来源于宫颈或其他部位隐匿癌转移的可能性。

  - 在非常罕见的情况下，原位或微小浸润性宫颈鳞状细胞癌向上扩散累及子宫内膜和输卵管黏膜，偶尔可累及卵巢表面和间质。

- 腺癌。

  - Ronnett 等（2008 年）发现，在转移至卵巢的宫颈腺癌中，近一半病例在临床上仅表现卵巢肿瘤的特征而未发现宫颈肿瘤，其中某些病例宫颈肿瘤是非浸润性或微小浸润性。在这些病例中，卵巢受累可能与肿瘤经输卵管播散有

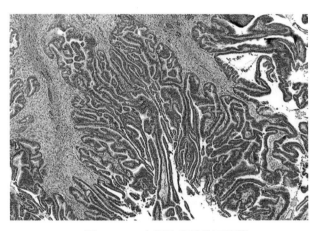

▲ 图 18-81　宫颈腺癌转移至卵巢

形态类似于卵巢子宫内膜样腺癌，因为大多数肿瘤细胞胞质缺乏黏液

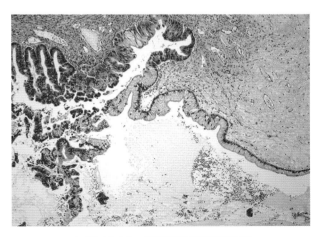

▲ 图 18-82　宫颈腺癌转移至卵巢

伴有欺骗性的分化温和的黏液上皮陡然过渡到明显恶性又缺乏黏液的上皮

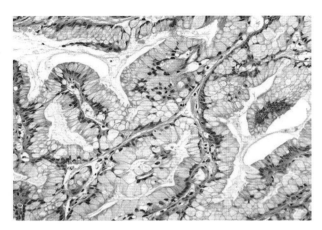

▲ 图 18-83　宫颈腺癌转移至卵巢

此例胃型腺癌有显著的胞质内黏液

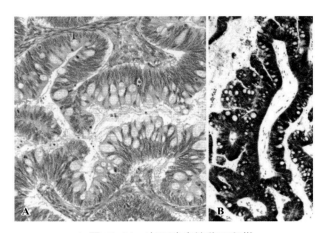

▲ 图 18-84　宫颈腺癌转移至卵巢

A. 常规染色显示肿瘤细胞内黏液；B. 肿瘤细胞 p16 强阳性

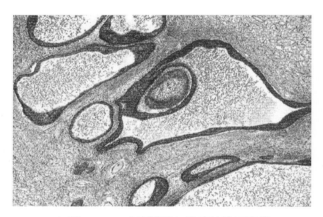

▲ 图 18-85　宫颈鳞状细胞癌转移至卵巢

许多鳞状细胞巢中心呈囊性退变

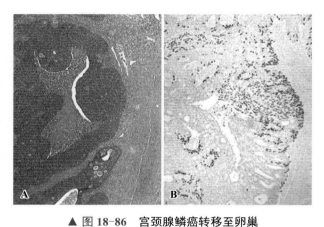

▲ 图 18-86　宫颈腺鳞癌转移至卵巢

A. 肿瘤以鳞状成分为主，仅局灶见腺体；B. 免疫组化染色 p63 显示大量鳞状细胞阳性，但腺体成分阴性

关，其预后要好于其他 Ⅳ 期宫颈腺癌。

- 在上述研究中，卵巢肿瘤呈明显囊性，平均直径 14.5cm；只有 35% 是双侧性的。肿瘤双侧性（当出现时）、累及卵巢表面、子宫内膜或输卵管受累、广泛的淋巴血管浸润和免疫组化结果（见后述）支持诊断。

- 在 Ronnett 的研究中发现，宫颈腺癌转移至卵巢常常具有融合的腺体、绒毛管状或筛状结构。这些肿瘤形态类似于子宫内膜样癌，但仔细观察可以发现普通型宫颈腺癌的特征。在某些病例中，肿瘤细胞胞质内缺乏黏液或仅有极少黏液。

- 此外，宫颈黏液性腺癌（例如胃型腺癌）转移至卵巢，可能酷似卵巢原发性黏液性腺癌，甚至是

黏液性交界性肿瘤的表现。罕见情况下，转移性肿瘤可能类似于浆液性交界性肿瘤（Reyes 等）。

- 90% 的宫颈腺癌及其卵巢转移癌均为 HPV 阳性，p16 弥漫性（75% 以上的细胞）中至强阳性表达（Vang 等，2007 年）。HPV 分子检测比 p16 阳性更具诊断意义，因为 p16 可以在极少数与 HPV 不相关的腺癌中（例如胃型腺癌）表达。

- 宫颈腺癌和卵巢原发性黏液性癌的 CK 表达相似（见表 18-2），所以没有什么鉴别价值。两种肿瘤也可能均为 CDX-2 阳性。在鉴别转移性缺乏黏液的宫颈内膜腺癌和卵巢原发性子宫内膜样癌时，免疫表型 ER 阳性 /CEA 阴性支持子宫内膜样癌。

- 较少见转移至卵巢的宫颈癌包括小细胞癌（有时合并腺癌）、伴有分化差的神经内分泌成分的其他肿瘤、腺鳞癌、移行细胞癌和未分化癌。

（三）子宫肉瘤（图 18-87 至图 18-90）

- 子宫内膜间质肉瘤（ESS）是最常见的转移至卵巢的子宫肉瘤。有时卵巢转移是本病最初的临床表现，直到几个月后才发现子宫肿瘤。同时，卵巢转移可能在切除子宫原发性肿瘤多年后发现，病史久远可能造成重要的信息被漏掉，或者病理医师无法知晓。

- 肿瘤通常为双侧性，质软，切面可为黄色。
- 转移性 ESS 与卵巢的原发性子宫内膜样间质肉瘤和性索 – 间质肿瘤的鉴别诊断已在第 14 章和第 16 章分别做过讨论。

- 子宫平滑肌肉瘤也可扩散至卵巢，但常常已有广泛转移，一般不会造成诊断困难。

（四）滋养细胞肿瘤

- 子宫绒毛膜癌转移至卵巢非常罕见，必须与妊娠期（见第 10 章）或起源于生殖细胞（见第 15 章）的原发性卵巢绒毛膜癌鉴别。临床表现与子宫有

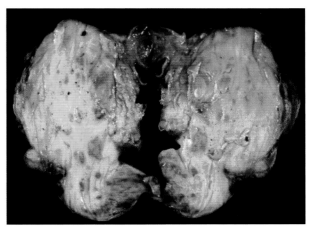

▲ 图 18-87　子宫内膜间质肉瘤转移至卵巢
切面黄色是这类肿瘤的典型特征，但许多原发性卵巢肿瘤也有这一特征

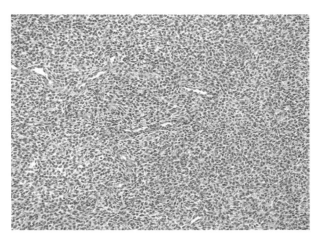

▲ 图 18-88　子宫内膜间质肉瘤转移至卵巢
小细胞弥漫性生长，胞质稀少，与成人型粒层细胞瘤难以鉴别

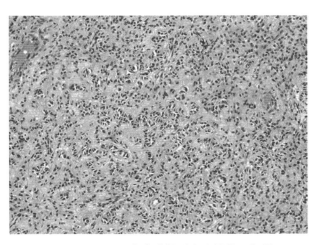

▲ 图 18-89　子宫内膜间质肉瘤转移至卵巢
肿瘤细胞呈小簇状分布，部分具有小管样结构，可能与 Sertoli 或 Sertoli- leydig 细胞瘤难以鉴别

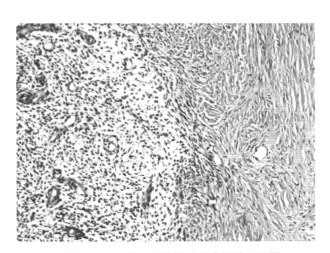

▲ 图 18-90　子宫内膜间质肉瘤转移至卵巢
伴有特征性小动脉的典型形态学（左）与显著的纤维样表现（右）形成对比

609

关，必要时进行 DNA 多态性分析，通常可提示正确的诊断。

- 少数侵袭性葡萄胎和胎盘部位滋养细胞肿瘤转移至卵巢的病例已有报道。

（五）输卵管肿瘤

- 正如第 11 章所述，输卵管癌转移至卵巢与卵巢癌转移至输卵管的鉴别诊断非常困难（见第 11 章），而且在某些具有广泛附件病变的病例中，鉴别几乎是不可能的。
- 卵巢外浆液性癌扩散至输卵管可能取代输卵管上皮，类似于浆液性输卵管上皮内癌，但某些研究人员（Singh 等，2014 年，2016 年；McCluggage 等，2015 年）提出，任何高级别浆液性癌累及输卵管黏膜应被归为原发性输卵管癌。我们不同意这一论点。

十九、腹膜肿瘤

（一）间皮瘤

- 腹膜恶性间皮瘤常常累及卵巢。肿瘤通常局限于卵巢表面，但偶尔也有较广泛的累及。
- 恶性间皮瘤与其他各种可能混淆的肿瘤的鉴别诊断将在第 20 章讨论。

（二）腹腔内促结缔组织增生性小圆细胞肿瘤

- 促结缔组织增生性小圆细胞肿瘤（DSRCT）可能伴有卵巢受累，类似于卵巢原发性肿瘤。广泛的卵巢外肿瘤，一般好发于年轻人以及特征性的组织学和免疫组化所见（见第 20 章）有助于与累及卵巢的其他小细胞恶性肿瘤相鉴别。
- 条索状生长方式可能类似于转移性乳腺小叶癌，但上述表现有助于诊断。

二十、淋巴造血系统肿瘤

（一）淋巴瘤

一般特征

- 任何类型的淋巴瘤都可能累及卵巢，卵巢是女性

生殖道中淋巴瘤最常累及的部位，尸检发现多达 25% 患有淋巴瘤的女性有卵巢受累。

- 但临床上只有不到 1% 的淋巴瘤表现为卵巢肿块。这种病例大多数存在比较广泛的腹腔内或系统性淋巴瘤。伴有卵巢淋巴瘤的患者在卵巢切除术后生存期较短，表明这种肿瘤极少是卵巢原发性肿瘤。
- 例外的一个情况是，在 Burkitt 淋巴瘤高发的国家，卵巢受累占儿童卵巢恶性肿瘤的 50%。在这些病例中，卵巢增大是本病仅次于颌骨受累的临床表现。
- 淋巴瘤累及卵巢一般可发生于任何年龄，其发病高峰为 30—50 岁。在 < 20 岁的患者中，Burkitt 淋巴瘤最常见，其次是弥漫性大 B 细胞淋巴瘤。成年患者可发生任何类型的淋巴瘤，包括滤泡性和弥漫性淋巴瘤，而年轻患者几乎总是侵袭性弥漫性淋巴瘤。
- 最常见的临床症状与多数卵巢肿瘤相似，少数患者有全身性症状或异常阴道出血。少数患者伴有 HIV 阳性。某些病例出现血清 LDH 和（或）CA125 升高。
- 剖腹手术中 50% 的病例双侧卵巢受累（典型双侧性的 Burkitt 淋巴瘤除外），仅 10%～20% 的病变局限于卵巢。卵巢外病变最常累及盆腔和（或）腹主动脉旁淋巴结，偶尔累及腹膜、输卵管、子宫及其他部位。腹水常见。
- Vang，Medeiros 等（2006 年）对淋巴瘤累及卵巢的分期问题作了很好的总结。

大体和镜下特征 （图 18-91 至图 18-94）

- 卵巢淋巴瘤的大小不等，范围可以从显微镜下才能观察至大肿块，平均直径约 12cm。如上所述，大多数是单侧性的，但双侧受累并不少见，尤其是 Burkitt 淋巴瘤。
- 肿瘤典型者有一个完整的光滑或结节状的外部表面，质软、鱼肉状到质地硬韧，切面通常为白色、褐色或灰红色，偶尔伴有灶状囊性变、出血或坏死。在伴有畸胎瘤（或由畸胎瘤来源）的极少数病例中，后者可能非常明显。
- 除了淋巴瘤倾向于伴有硬化（有时形成席纹状结构），而且肿瘤细胞倾向于形成岛屿状，条索状和

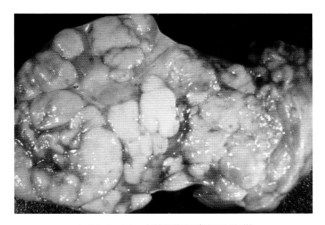

▲ 图 18-91　恶性淋巴瘤累及卵巢

肿瘤切面由许多界限清楚的白色鱼肉样结节组成，年轻女性出现这种大体表现提示为无性细胞瘤

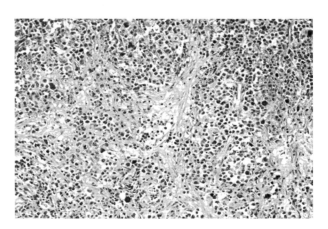

▲ 图 18-92　恶性淋巴瘤累及卵巢

肿瘤弥漫性生长，具有明显的多形性，需与未分化癌鉴别

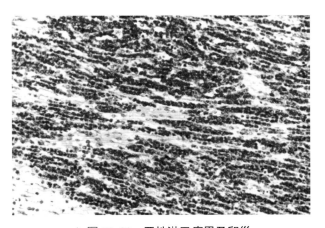

▲ 图 18-93　恶性淋巴瘤累及卵巢

肿瘤细胞呈显著的条索状结构，提示了各种其他诊断的可能性

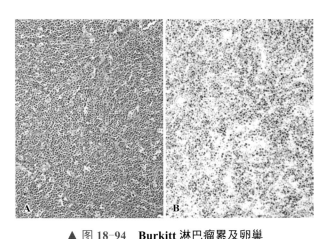

▲ 图 18-94　Burkitt 淋巴瘤累及卵巢

A. 肿瘤细胞弥漫性生长；B. bcl-6 阳性支持 Burkitt 淋巴瘤的诊断

小梁状等类似癌的特征以外，其镜下表现与卵巢外病变相似。肿瘤可围绕滤泡及其衍生物生长，或者破坏所有的结构。肿瘤细胞可以变长或呈梭形，呈肉瘤样特征，特别是在硬化性病变中。

- 累及卵巢最常见的亚型是弥漫性大 B 细胞性淋巴瘤（有时为免疫母细胞；极少数 ALK 阳性）、Burkitt 淋巴瘤和滤泡性淋巴瘤。纵隔大 B 细胞性淋巴瘤可能有累及卵巢的倾向。Akakpo 等发现 Burkitt 淋巴瘤是加纳地区儿童和青少年最常见的卵巢恶性肿瘤。
- Özsan 等发现卵巢存在两种类型的滤泡性淋巴瘤，即低级别 / 高分期 /bcl2 阳性组和高级别 / 低分期 /bcl2 阴性组。滤泡性淋巴瘤可能存在明显弥漫的

区域。

- 少见的病例包括间变性大细胞淋巴瘤（包括 1 例 ALK 阳性病例），B 淋巴母细胞淋巴瘤、T 淋巴母细胞淋巴瘤、浆母细胞性淋巴瘤和结外边缘区淋巴瘤。霍奇金淋巴瘤累及卵巢非常少见。

鉴别诊断

- 无性细胞瘤（见第 15 章）、成年型粒层细胞瘤（见第 16 章）、未分化癌（见第 14 章）、高钙血症型和肺型小细胞癌（见第 17 章）、转移性乳腺癌（本章）和其他癌、梭形细胞肉瘤（第 17 章）、髓外髓系肿瘤（EMT；粒细胞肉瘤，见后述）。留意细胞学细节、熟悉卵巢淋巴瘤的组织学特征以及

不同的免疫表型有助于诊断。

预后

- 累及卵巢的淋巴瘤预后不好。卵巢切除和（或）放疗的患者生存率超过 5 年的分别 < 10% 和 < 25%。随着治疗的改进，卵巢转移性淋巴瘤的预后类似于相同分期和类型的结内淋巴瘤。总的来说，成人的预后往往要比儿童和青少年好。
- 与较好预后相关的特征包括单侧卵巢受累、局灶性卵巢受累、低 FIGO 分期或 Ann Arbor 分期以及滤泡性结构。与较差预后相关的特征包括快速出现与肿块相关的症状、出现系统性症状、双侧卵巢受累以及处于晚期。

（二）白血病（图 18–95）

- 在一项大的系列研究中发现，尸检中 1% 的急性髓性白血病（AML）、9% 的慢性髓性白血病、21% 的急性淋巴细胞白血病和 22% 慢性淋巴细胞白血病累及卵巢。
- 卵巢髓系肉瘤（也称为髓外髓系肿瘤）是极少见的肿块样病变，由原始的肿瘤性髓系细胞组成。伴或不伴急性髓系白血病的外周血和骨髓改变。已报道的大部分患者于化疗后死亡或带病生存，其中部分为婴儿和儿童。急性髓系白血病化疗后

复发可表现为卵巢肿瘤，但卵巢受累往往不是唯一的病变。

- 急性髓系白血病累及卵巢可以是单侧性也可以是双侧性，平均直径 13cm，典型者实性，质软，白色、黄色或红棕色；可见囊性变、出血或坏死。只有少数肿瘤为绿色（称为"绿色瘤"，chloroma）。
- 显微镜下形态与恶性淋巴瘤相似，尤其是弥漫性大 B 细胞淋巴瘤，恶性淋巴瘤也是最重要的鉴别诊断。鉴别的特征如下：
  - 髓样肉瘤的细胞通常核染色质更细腻、胞质更丰富，胞质可能呈淡粉色或深嗜酸性。
  - 肿瘤性髓细胞常常免疫组化表达髓过氧化物酶、CD68、溶菌酶、CD34 和（或）CD117，且氯乙酸酯酶常为阳性；这些标记物在弥漫性大 B 细胞性淋巴瘤中均为阴性。出现嗜酸性粒细胞也可能是诊断的线索。
  - 少数急性淋巴母细胞白血病在骨髓病变消退期间出现卵巢（以及其他部位）复发的病例已有报道。
  - 红系肉瘤也可呈肿块样累及一侧或双侧卵巢，其中 1 例是婴儿的红系白血病（Wang 等）。我们也见过 1 例 30 岁的女性红系肉瘤出现双侧卵巢受累同时伴有骨髓受累。鉴于红系肉瘤极其罕见及其独特的免疫表型，诊断具有很大挑

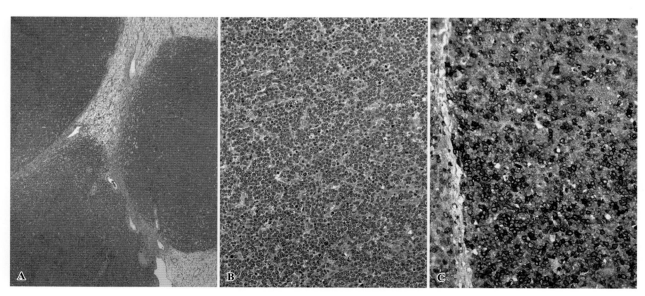

▲ 图 18–95　卵巢红系肉瘤

A. 肿瘤呈明显的结节状生长；B. 结节内肿瘤细胞呈弥漫性分布；C. 肿瘤细胞表达 glycophorin-A

战性。我们的病例 e-cadherin 和 CD71 阳性，但许多其他上皮性和血液标记均为阴性。

（三）浆细胞瘤

- 文献报道的 5 例单侧卵巢浆细胞瘤的女性，年龄12—63 岁，肿瘤直径可达 24cm，白色、淡黄或灰色。1 例于卵巢切除 2 年后发生明显的浆细胞骨髓瘤。

二十一、伴有功能性间质的卵巢肿瘤（图 18-96 至图 18-99）

- "伴有功能性间质的卵巢肿瘤"（ovarian tumor

with functioning stroma）由 Dr Scully 和 Morris 于1957 年提出。1958 年 Scully 和 Morris 在《卵巢内分泌病理学》一书中对这一现象进行了较为详细的阐述。

- 这种病变可能与转移性或原发性卵巢肿瘤有关，并可能导致雄激素或雌激素表现，后者见于绝经后的患者。

- 约 1/3 伴有功能性间质的卵巢肿瘤发生于妊娠女性，这些病例中的大多数肿瘤是黏液性囊性肿瘤或 Krukenberg 瘤。少数情况下，间质黄素化在子宫内膜样癌中也可能发生，但在浆液和透明细胞肿瘤中极其罕见。在这样的病例和某些伴有生殖细胞肿瘤的病例，hCG 水平提高可以解释这种现

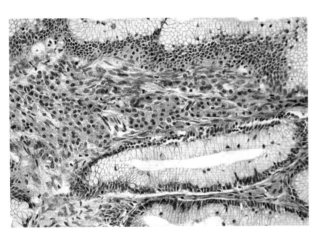

▲ 图 18-96　黏液性囊腺瘤伴间质黄素化
间质内可见具有丰富嗜酸性胞质的类固醇细胞

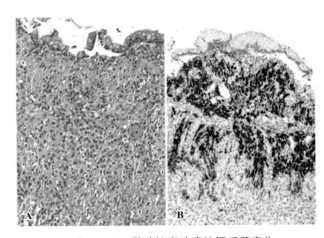

▲ 图 18-97　黏液性囊腺瘤伴间质黄素化
A. 虽然很明显，但黄素化不像上一幅图那么显著；
B. calretinin 强阳性突显出黄素化细胞

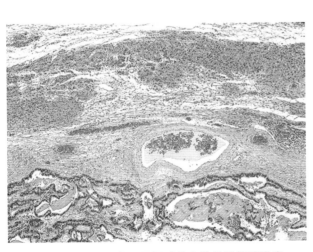

▲ 图 18-98　伴有周围间质黄素化的甲状腺类癌
单胚层畸胎瘤比其他大多数肿瘤更常见这种现象

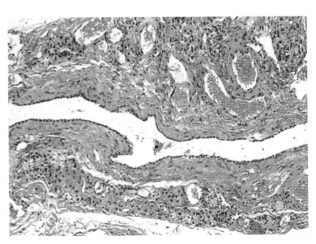

▲ 图 18-99　伴有周围间质黄素化的卵巢网囊腺瘤
可见类固醇细胞的带状增生

象，但在其他情况下，其机制尚不清楚。

- Kato 等发现功能性的卵巢间质细胞通常免疫组化表达 P450 芳香化酶（一种将雄激素转化为雌激素的酶），但没有发现其免疫组化表达与血清雌激素水平之间的相关性，很大程度上表明这个过程发生在卵巢外富于芳香化酶的组织。

- 这些病例的黄素化间质细胞，通常具有分泌类固醇激素细胞的常规光学显微镜下的特征，伴有适

量的嗜酸性或淡染的富于脂质的胞质。少数细胞不具有这些特征，是所谓的具有酶活性的间质细胞（Scully 和 Cohen），这些细胞分泌类固醇激素。

- 虽然在这些肿瘤中通常有散在分布的黄素化间质细胞或少数 Leydig 细胞，偶尔它们也可特征性的分布于周围（Rutgers 和 Scully），形成条带围绕肿瘤。黄素化细胞分布于外周的大部分肿瘤为单胚层畸胎瘤或卵巢网囊肿（或囊腺瘤）。

缩略语

AGCT	adult–type granulosa cell tumor	成年型粒层细胞瘤
aka	also known as	又称为
AML	acute myelogenous leukemia	急性髓系白血病
AWD	alive with disease	带病生存
BT	Brenner tumor	Brenner 瘤
CCC	clear cell carcinoma	透明细胞癌
DOD	dead of disease	死于疾病
DSRCT	desmoplastic small round cell tumor	促结缔组织增生性小圆细胞肿瘤
EMT	extramedullary myeloid tumor	髓外髓系肿瘤
ESS	endometrial/endometrioid stromal sarcoma	子宫内膜 / 子宫内膜样间质肉瘤
FIGO	Fédération Internationale de Gynécologie et d'Obstétrique (International Federation of Gynecology and Obstetrics)	国际妇产科联合会
GCT	granulosa cell tumor	粒层细胞瘤
GIST	gastrointestinal stromal tumor	胃肠道间质瘤
HCC	hepatocellular carcinoma	肝细胞癌
IMBT	intestinal mucinous borderline tumor	肠型黏液性交界性肿瘤
JGCT	juvenile granulosa cell tumor	幼年型粒层细胞瘤
LAMN	low-grade appendiceal mucinous neoplasm	阑尾低级别黏液性肿瘤
PMP	pseudomyxoma peritonei	腹膜假黏液瘤
RCC	renal cell carcinoma	肾细胞癌
RRSO	risk-reducing salpingo-oophorectomy	降低风险的输卵管卵巢切除术
SCC	small cell carcinoma	小细胞癌
SLCT	Sertoli–Leydig cell tumor	Sertoli–Leydig 细胞瘤
SqCC	squamous cell carcinoma	鳞状细胞癌
STIC	serous tubal intraepithelial carcinoma	浆液性输卵管上皮内癌
TCC	transitional cell carcinoma	移行细胞癌
YST	yolk sac tumor	卵黄囊瘤

（罗容珍 **译** 王 娜 **校**）

第 19 章

子宫内膜异位症与第二 Müller 系统病变
Endometriosis and Lesions of the Secondary Müllerian System

- 这里讨论的病变在显微镜下显示 Müller 分化特征，并反映了女性盆腔和下腹部间皮及下方间叶组织（"第二 Müller 系统"）的化生潜能。

- 这些组织的 Müller 潜能和它们在胚胎时期与由体腔上皮内陷而产生的 Müller 管的密切关系相一致。在胚胎发育过程中，体腔上皮和体腔下间质移位可以解释盆腔和腹腔淋巴结存在相同病变。

- 其中某些病变存在其他组织发生机制。实际上，大多数腹膜和卵巢子宫内膜异位症可能是月经倒流和种植的结果。淋巴管和血行播散可能分别导致腹腔内淋巴结和远处子宫内膜异位症（以及其他罕见病变如良性转移性平滑肌瘤）。

一、子宫内膜异位症

- 关于子宫内膜异位症的历史，参见 Ronald Batt 博士所写子宫内膜异位症史。

临床特征

- 子宫内膜异位症（endometriosis）的定义是子宫内膜组织出现在子宫内膜和子宫肌层外的部位，在育龄女性中发生率达 10%～15%。绝大多数患者处于生育年龄，这种疾病在青少年和绝经后女性中少见，在青春期前女孩中异常罕见。

- 典型症状是痛经、下腹、盆腔和背部疼痛、性交不适、不规则出血和不孕。病变累及各种常见及罕见部位（表 19–1），可能伴有与月经有关的局部临床表现。

- 一些病例仅在切除子宫内膜异位症相关肿瘤（不常见）或因其他原因切除的组织（尤其是卵巢）中偶然在镜下发现（常见）。

- 不太常见的发病部位如下。

    - 肠道子宫内膜异位症（90% 以上累及直肠乙状结肠，其余累及回肠，很少累及肠道其他部位），可酷似憩室炎、阑尾炎、克罗恩病、慢性活动性结肠炎、肠道易激综合征、黏膜脱垂或肿瘤。

    - 输尿管子宫内膜异位症通常导致输尿管积水，并伴有肾积水和（或）肾盂肾炎。

    - 腹股沟子宫内膜异位症可能类似于疝气、淋巴结病或肿瘤。

    - 腹壁子宫内膜异位症可类似于软组织肿瘤；几乎所有此类病例都发生在剖宫产瘢痕内，有助于诊断（Wang 等）。

表 19-1　子宫内膜异位症的部位

常　见	少　见	罕　见
卵巢	大肠、小肠和阑尾	肺、胸膜
子宫骶韧带、圆韧带、阔韧带	宫颈黏膜（见第 4 章）、阴道和输卵管（见第 11 章）	软组织，乳腺
直肠阴道隔	皮肤（瘢痕、脐部、外阴、会阴、腹股沟区）	骨
子宫直肠窝	输尿管、膀胱	上腹部腹膜
子宫和输卵管的浆膜	网膜、盆腔淋巴结	胃、胰腺、肝
其他盆腔脏器的浆膜	腹股沟区	肾、尿道、前列腺、睾丸旁区、坐骨神经、蛛网膜下腔、脑

- 盆腔检查可显示子宫直肠窝和子宫骶韧带有触痛的结节、半固定的囊性卵巢、子宫后倾固定及直肠阴道隔硬结。
- 罕见的并发症包括腹水（有时伴有右侧胸腔积液）、腹腔积血和感染（Simmons 等），或子宫内膜异位囊肿破裂。腹壁子宫内膜异位症与脑室腹腔分流术和腰腹腔分流术造成的分流损害有关。
- 血清 CA125 水平可能升高，并与疾病的严重程度和临床经过相关。

大体表现（图 19-1 至图 19-4）

- 子宫内膜异位病灶可能表现为红色、蓝色、棕色或白色斑点、斑块或结节，表面略微隆起或皱褶；病变常伴有致密的纤维性粘连。
- 子宫内膜异位囊肿最常见于卵巢，通常具有纤维性囊壁，内壁光滑或粗糙，棕色至黄色，囊内含有半流体或浓缩的巧克力色内容物。

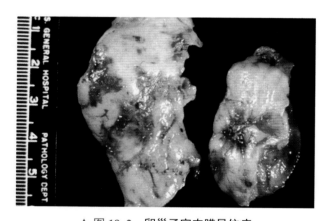

▲ 图 19-2　卵巢子宫内膜异位症
双侧卵巢浆膜表面可见多处出血和棕色至黑色的色素沉着病灶，其中一些被吸收

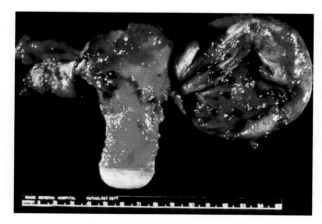

▲ 图 19-1　卵巢子宫内膜异位囊肿
囊肿已切开并显示陈旧性出血性内容物，子宫浆膜面和对侧卵巢也可见子宫内膜异位症病灶

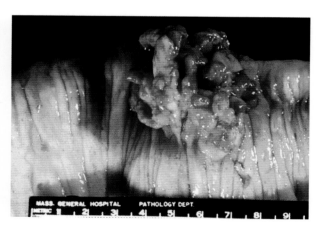

▲ 图 19-3　结肠息肉样子宫内膜异位症
息肉样肿块突入肠腔，其外观可能与结肠腺癌相似

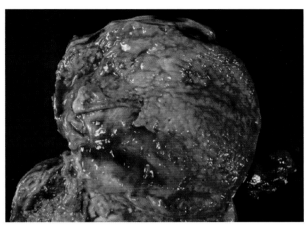

▲ 图 19-4　卵巢子宫内膜异位囊肿合并感染
注意囊壁内侧覆盖大量炎性渗出物

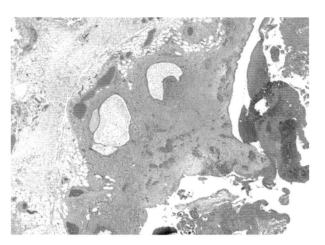

▲ 图 19-5　子宫直肠窝子宫内膜异位症

- 纤维性粘连可将子宫内膜异位囊肿与邻近器官黏附在一起，可能与术中所见浸润性卵巢癌相似。
- 囊壁结节或囊内息肉样突起应该取材进行显微镜下检查，以排除起源于子宫内膜异位囊肿的肿瘤。

- 肠内子宫内膜异位症通常形成一个实性的、肿瘤样的肠壁包块，可能会侵犯腔内或引起受累节段扭转；罕见的肠腔内肿块可类似于肿瘤。

- 息肉样子宫内膜异位症是一种罕见的子宫内膜异位症，以多发性黏膜或浆膜息肉样肿块为特征，临床、术中和大体检查可能与肿瘤相似。典型的（非息肉样）子宫内膜异位症常出现在同一部位或别处。
  - Parker 等发现，息肉样子宫内膜异位症最常见的部位以递减的顺序依次为结肠、卵巢（浆膜或子宫内膜异位囊肿内）、子宫浆膜、宫颈阴道黏膜、输尿管、输卵管、网膜、膀胱、尿道周围及阴道周围软组织、腹膜后。
  - 某些病例可能与雌激素过多和（或）含有增生性异位子宫内膜组织有关。
- 少数非息肉样子宫内膜异位症病例可以形成巨大的实性和（或）囊性盆腔包块，术中和大体检查可能类似于肿瘤。

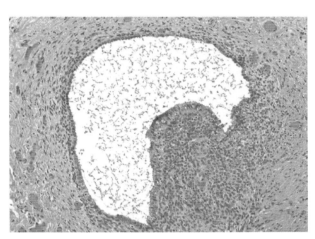

▲ 图 19-6　子宫直肠窝子宫内膜异位症
图中高倍镜显示腺体周围明显子宫内膜间质和典型毛细血管

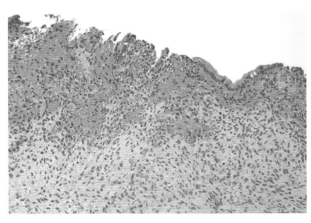

▲ 图 19-7　卵巢子宫内膜异位囊肿
典型的上皮下出血，伴有子宫内膜间质细胞，远离囊壁内侧的子宫内膜间质细胞变得更加梭形和非特异

典型的镜下表现（图 19-5 至图 19-24）

- 通常可见子宫内膜异位上皮和间质，但只有其中

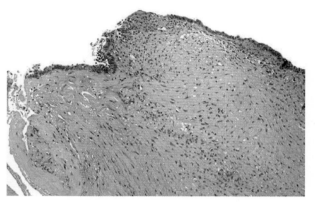

▲ 图 19-8 卵巢子宫内膜异位囊肿

子宫内膜异位囊肿间质中，常见星状间质细胞和黏液样基质

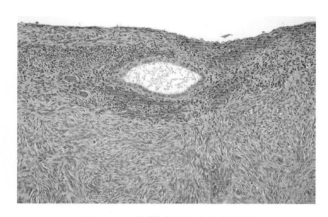

▲ 图 19-11 卵巢表面子宫内膜异位症

位于中央的异位子宫内膜腺体和袖套样并向侧面延伸的间质细胞呈斑块样增生

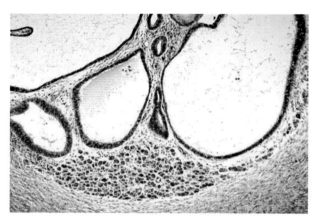

▲ 图 19-9 卵巢子宫内膜异位症

可见子宫内膜异位腺体、间质和含有色素的组织细胞

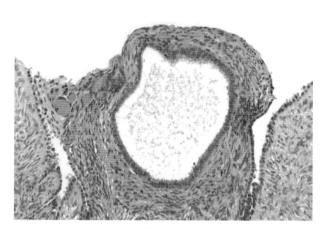

▲ 图 19-12 卵巢表面子宫内膜异位症

子宫内膜间质细胞有一个明确但有点稀疏的袖套样结构，毛细血管出血是进一步诊断的线索

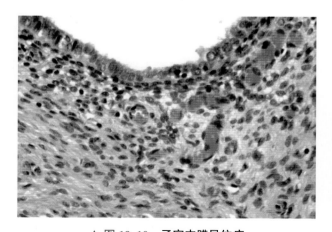

▲ 图 19-10 子宫内膜异位症

异位子宫内膜间质在腺体周围形成一层很薄的袖套样结构，因为小毛细血管而显的比较突出；远离腺体的间质纤维化

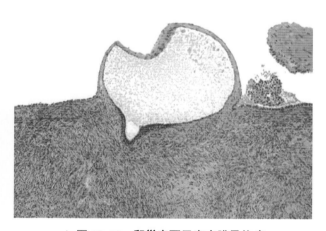

▲ 图 19-13 卵巢表面子宫内膜异位症

一个萎缩的腺体以常见的方式突出卵巢表面；在腺体底部左侧外翻处周围可见少量子宫内膜间质

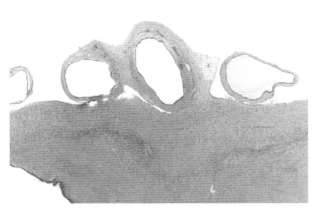

▲ 图 19-14　卵巢表面子宫内膜异位症

伴有萎缩性间质的 3 个囊状扩张腺体突出卵巢表面

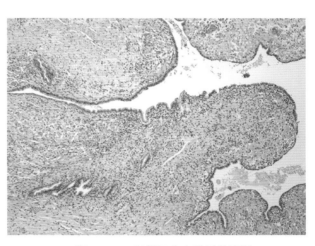

▲ 图 19-17　卵巢子宫内膜异位囊肿

间质内含有大量假黄色瘤细胞

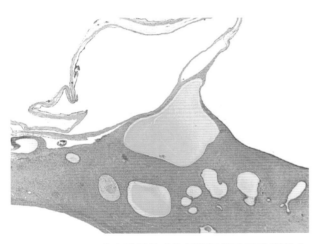

▲ 图 19-15　子宫内膜异位症伴邻近早期腺纤维瘤形成

囊性萎缩性子宫内膜异位症（顶部）与伴有显著纤维瘤样间质的腺体混合

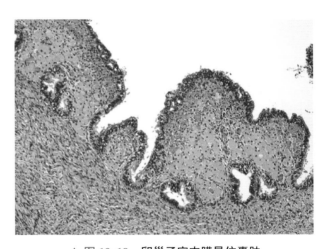

▲ 图 19-18　卵巢子宫内膜异位囊肿

如图 9-17 所示，假黄色瘤细胞再次呈现出典型的丰富的浅棕色细胞质

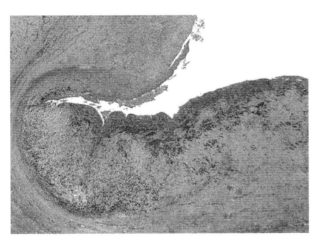

▲ 图 19-16　卵巢子宫内膜异位囊肿

囊肿壁有大量出血和纤维化

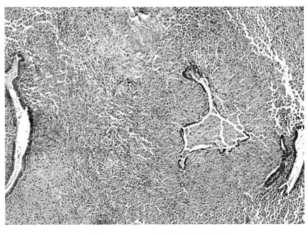

▲ 图 19-19　子宫内膜异位症

异位子宫内膜腺体被片状假黄色瘤细胞分隔

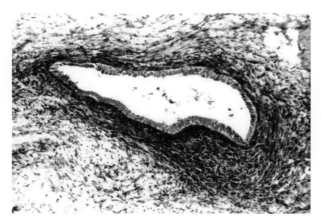

▲ 图 19-20　子宫内膜异位症

腺体周围异位子宫内膜间质免疫组化 CD10 阳性

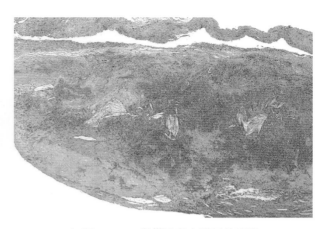

▲ 图 19-23　卵巢子宫内膜异位囊肿

这例子宫内膜异位推测持续时间很长，囊壁可见大量胆固醇结晶

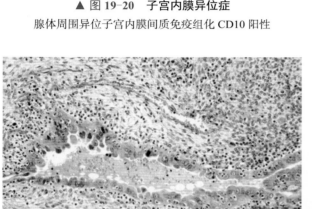

▲ 图 19-21　卵巢子宫内膜异位囊肿伴反应性非典型性
内衬上皮细胞

细胞呈现嗜酸性胞质，非典型细胞核

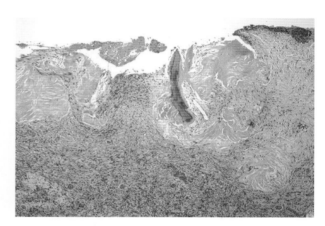

▲ 图 19-24　卵巢子宫内膜异位囊肿

这例子宫内膜异位推测持续时间很长，囊壁可见明显钙化

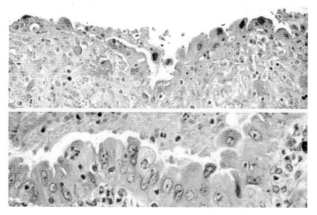

▲ 图 19-22　卵巢子宫内膜异位囊肿伴内衬上皮细胞反
应性非典型

上：类似于图 19-21 所示的高倍镜视野，细胞核的特征变化
很大，许多细胞核深染，染色质模糊；下：另一个子宫内膜
异位囊肿，内衬上皮细胞增生更明显，细胞呈现出一致的异
型性和明显核仁

一种成分时子宫内膜异位症的诊断通常也是可
能的。

- 腺体可能不活跃或类似于位置正常的增生或分泌
期子宫内膜。

- 间质成分通常明显，类似于典型的子宫内膜间
质，包括小动脉网。

  - 偶尔（特别在绝经后或治疗后患者中）子宫内
膜异位间质细胞局限于子宫内膜异位腺体或囊
肿周围形成不明显的袖套状结构和（或）被组
织细胞所遮盖。它们可能比典型的子宫内膜间
质细胞更呈梭形和成纤维细胞样，尤其是在时
间较长的子宫内膜异位囊肿周围。

  - 如下文所述，病变内或周围出现间质小动脉、
外渗红细胞和含有色素的组织细胞可以作为诊
断线索，尤其是当子宫内膜异位间质萎缩时。

- 子宫内膜异位症间质细胞典型的 CD10 阳性有助于诊断，特别是当间质细胞稀疏或性质不确定，或腺上皮稀疏或缺失时。

- 出血很常见，通常会引起组织细胞（假黄瘤细胞）浸润，典型组织细胞含有脂质和两种棕色颗粒色素，即蜡样色素（脂褐素、血褐素）和含铁血黄素。偶尔上皮细胞内可见类似色素。

- 子宫内膜异位囊肿的被覆上皮可能菲薄，为子宫内膜样单层立方上皮细胞。在有非特异腺上皮被覆或腺上皮完全脱落的病例中，如果存在小灶子宫内膜异位间质，子宫内膜异位症诊断仍然成立，如果被组织细胞广泛清除，则需要仔细检查。

  - 囊肿内衬可能完全被肉芽组织、纤维组织和假黄瘤细胞所取代，这种表现强烈支持子宫内膜异位症（"推测为子宫内膜异位症"）的诊断，尽管在少数情况下其他病变可见类似表现。

  - 内衬腺上皮细胞可能呈局灶复层，有丰富嗜酸性细胞质和大而非典型深染细胞核，有时呈鞋钉样外观。这种变化在大多数情况下是反应性的，但偶尔合并肿瘤，提示在某些病例中具有

恶变潜能。Seidman 研究 20 例有此发现且无同步性肿瘤的病例：在平均 9 年的随访中未发现子宫内膜异位症相关肿瘤。

  - HNF1β 是透明细胞癌经典标志物，也可在反应性和非典型子宫内膜异位腺上皮细胞中表达。

- 子宫内膜异位症累及子宫韧带、空腔脏器壁的平滑肌时，通常伴有平滑肌增生，而且平滑肌增生可能会比较明显，引起子宫腺肌病样外观。

引起诊断问题的镜下所见，包括诊断不足 （图 19-25 至图 19-44）

- 子宫内膜异位症经常被病理学家低估，尤其是在绝经后女性，当卵巢表面受累，或腺体、间质成分缺失或不明显时。

- 位于卵巢浅层皮质和卵巢表面子宫内膜异位小病灶（如斑块、小息肉样突起或囊性腺体）通常诊断不足。

  - 这种诊断不足通常是由于子宫内膜异位间质被误认为卵巢间质，子宫内膜异位腺体被误认为上皮包涵腺体或囊肿，偶尔出现腺体缺失（见

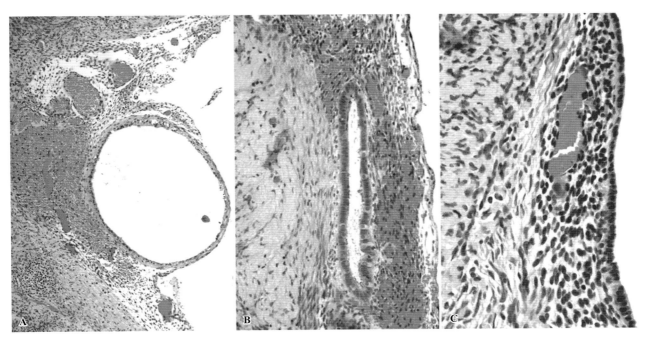

▲ 图 19-25　卵巢表面轻度子宫内膜异位症

在这些病例中，子宫内膜异位上皮可被误认为卵巢上皮包涵体或囊肿，子宫内膜异位间质可被误认为卵巢间质。A. 囊性子宫内膜异位腺体周围有少量子宫内膜异位间质，间质出血及血管扩张提示正确诊断；B. 一个受压子宫内膜异位腺体被稀疏出血性子宫内膜异位间质包围；C. 卵巢表面间质性子宫内膜异位症。诊断的依据是子宫内膜异位间质（C）和卵巢间质（A）不同形态，后者由更多梭形细胞和细胞间胶原组成；子宫内膜异位症间质内扩张薄壁血管也是诊断线索

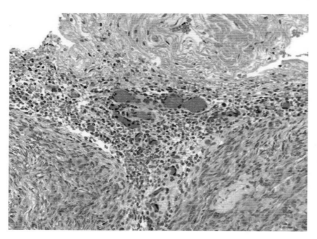

▲ 图 19-26 卵巢表面子宫内膜异位症

只看到紊乱的间质成分；注意典型间质细胞和血管

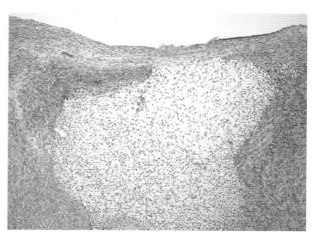

▲ 图 19-27 卵巢子宫内膜异位症

间质细胞比通常分隔的更开，呈疏松水肿的外观

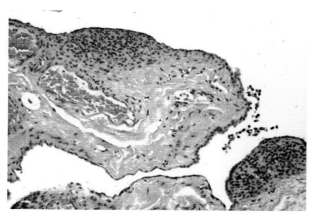

▲ 图 19-28 间质性子宫内膜异位症

腹膜活检标本含有 2 个由子宫内膜异位症间质组成的间皮下结节

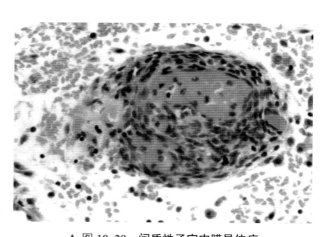

▲ 图 19-29 间质性子宫内膜异位症

子宫内膜异位间质细胞结节含有扩张毛细血管，并可见外渗红细胞和含色素的组织细胞

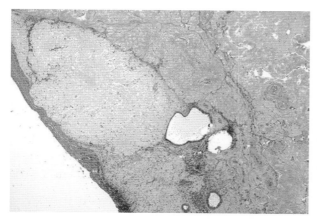

▲ 图 19-30 子宫内膜异位症伴卵巢弹力纤维增生

增生弹力纤维与邻近白体形成对照，附近可见几个子宫内膜样腺体

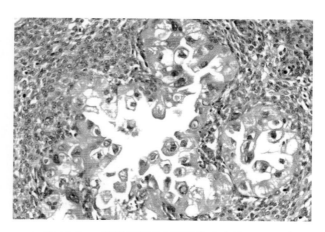

▲ 图 19-31 妊娠期子宫内膜异位症中的 A-S 反应

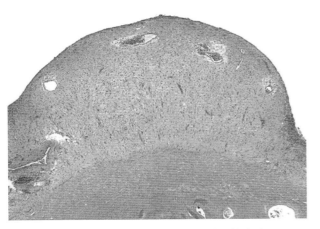

▲ 图 19-32　孕妇卵巢子宫内膜异位囊肿
间质膨胀，明显蜕膜样改变

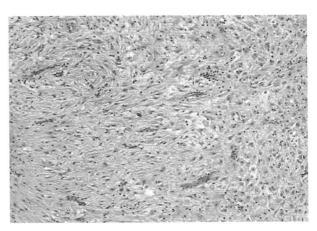

▲ 图 19-33　孕妇卵巢子宫内膜异位囊肿，局灶蜕膜细
胞呈梭形

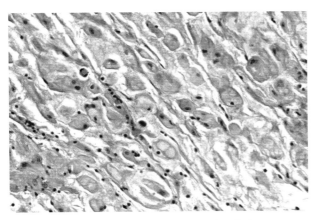

▲ 图 19-34　妊娠期子宫内膜异位症
子宫内膜异位症间质细胞蜕膜样变，其中部分含胞质内空
泡，被嗜碱性黏蛋白分隔

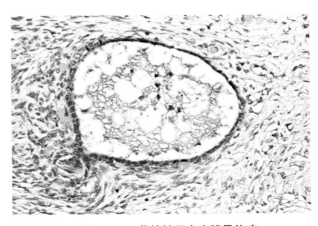

▲ 图 19-35　萎缩性子宫内膜异位症
左侧腺体周围可见子宫内膜异位间质，其余间质由非特异性
疏松纤维间质组成

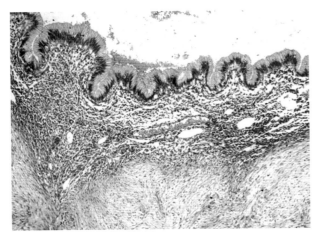

▲ 图 19-36　子宫内膜异位囊肿伴内衬腺上皮黏液性化生

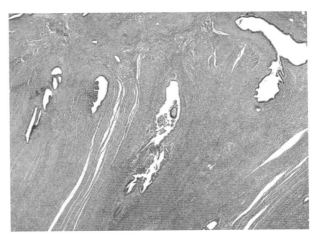

▲ 图 19-37　肠壁子宫内膜异位症

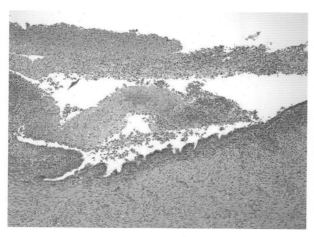

▲ 图 19-38　卵巢子宫内膜异位囊肿合并感染

子宫内膜异位囊肿（下半部）含有炎性渗出物

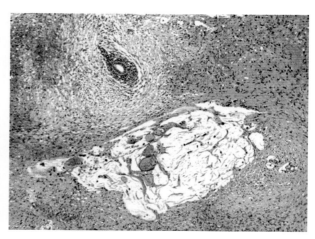

▲ 图 19-39　子宫内膜异位症伴突出的黏液样间质

典型子宫内膜异位腺体和腺体周围间质（左上角），冰冻误诊为腹膜假黏液瘤

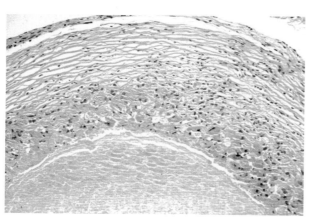

▲ 图 19-40　子宫内膜异位症坏死性假黄色瘤结节

中心坏死区域（底部）被假黄色瘤细胞包围，假黄色瘤细胞又被纤维组织包绕

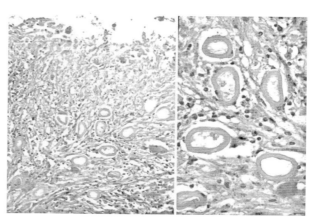

▲ 图 19-41　低倍和高倍镜下子宫内膜异位囊肿内的利泽甘氏环（见正文）

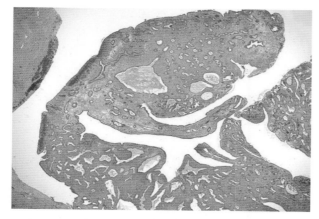

▲ 图 19-42　息肉样子宫内膜异位症形成输尿管周围肿块

间质纤维化，与子宫内膜息肉完全相似

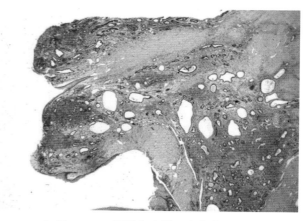

▲ 图 19-43　阴道息肉样子宫内膜异位症

息肉样子宫内膜异位症肿块（左）部分表面被覆鳞状上皮，息肉样成分与其下阴道壁子宫内膜异位症融合（右）

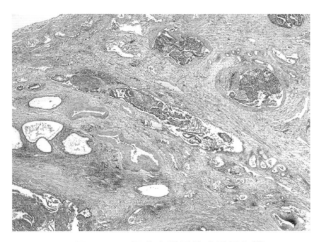

▲ 图 19-44　子宫内膜异位症累及血管

后述），以及经常出现含色素的组织细胞缺失。

- 子宫内膜异位症间质内特征性小动脉（常充满红细胞），典型的卵圆形间质细胞（与梭形卵巢间质细胞相比）和外渗红细胞有助于诊断。如上所述，CD10 染色可能有帮助。

- "间质性子宫内膜异位症"（stromal endometriosis，SE），是仅由子宫内膜异位间质组成的子宫内膜异位灶，经常被低诊断。SE 最常见于腹膜子宫内膜异位症。
  - Boyle 和 McClaugg 在 45% 腹膜子宫内膜异位症女性腹腔镜活检中发现 SE；约 7% 病例中，SE 是子宫内膜异位症的唯一形式。
  - SE 通常以浆膜或浆膜下结节（见"微结节性 SE"）或斑块形式出现；间质细胞常呈螺旋状。孕激素治疗后间质细胞蜕膜化（见后述）可使诊断变得模糊。
  - 小动脉、外渗红细胞、着色组织细胞和 CD10 染色有助于诊断。某些情况下，深切片可显示典型子宫内膜异位症（有腺体和间质）。
  - SE 结节可被误认为淋巴细胞聚集。这种情况下，CD10 染色有助于证实子宫内膜间质细胞的本质。
  - SE 也存在于卵巢间质和子宫颈浅层间质中（见第 4 章）；这两个部位，SE 通常在显微镜下偶然发现，与盆腔子宫内膜异位症无关。
  - SE 可能引起对子宫内膜间质肉瘤或卡波西肉瘤的关注（见"鉴别诊断"）。

- 异常激素变化。

- 非对抗雌激素可引起与在位子宫内膜相似的癌前病变（见后述"非典型子宫内膜异位症"）。

- 妊娠或孕激素治疗通常导致腺体萎缩（或偶尔出现 A-S 反应）和间质完全或部分蜕膜样变，这种变化很微妙，可导致诊断不足。蜕膜细胞胞质空泡可形成印戒状，但空泡内含有酸性黏液而非中性黏液，细胞角蛋白（CK）阴性。间质黏液样变也可发生（见后述）。

- 绝经后子宫内膜异位症通常表现为不活跃或萎缩改变，也可见于口服避孕药或达那唑治疗的绝经前患者。萎缩腺体可保留稀疏的腺体周围袖套样间质细胞，在这种情况下，间质细胞 CD10 阳性有助于诊断。

- 三苯氧胺治疗可导致子宫内膜异位症内子宫内膜息肉样结构。选择性受体调节剂（如醋酸乌利司他）可引起子宫内膜异位症中出现局灶类似于子宫内膜中所见的改变（见第 7 章）（Bateman 等）。

- 在子宫内膜异位症中常见腺体化生，包括输卵管（纤毛）化生、靴钉样化生，很少有鳞状化生和黏液化生。
  - 化生在与卵巢上皮性肿瘤相关的卵巢子宫内膜异位症中比在无此相关性子宫内膜异位症中更常见（见非典型子宫内膜异位症和子宫内膜异位症相关肿瘤）。黏液化生，常伴有乳头状簇状突起，可与子宫内膜异位症相关的宫颈管型交界性黏液性肿瘤相邻（见第 13 章）（见"鉴别诊断"）。
  - 盲肠和阑尾子宫内膜异位症中，由于种植或化生，子宫内膜异位上皮偶尔被肠型上皮替代，类似于阑尾黏液性肿瘤（Fu 等、Kim 等、Misdraji 等、Vyas 等）。

- 异常间质变化：
  - 18% 的卵巢子宫内膜异位症（Fukunaga）患者出现平滑肌化生，通常发生在子宫内膜异位囊肿壁内；典型病例（"子宫内膜异位症"）可形成子宫样肿块。Müller 管异常也可解释与泌尿生殖系统畸形相关的附件子宫样肿块（见第 12 章）。如上文所述，子宫内膜异位症应与更常见的子宫内膜异位症累及平滑肌区别开来。
  - 子宫内膜异位症间质黏液样变更常见于妊娠

期，类似于转移性黏液腺癌或腹膜假黏液瘤。典型子宫内膜腺体和间质有助于诊断。

- 间质弹力纤维明显时会掩盖局部子宫内膜异位症间质，这种现象可能在涉及空腔脏器肌层的子宫内膜异位症中更为常见。
- 奇异形子宫内膜异位症间质细胞。这种细胞与子宫内膜息肉间质中偶然发现的怪异细胞相似，但在正常子宫内膜间质细胞中很少见（见第 7 章）

- 反应性和炎症性变化。
  - 子宫内膜异位囊肿上皮异型性（见非典型子宫内膜异位症）。
  - 间皮增生是子宫内膜异位症的一种常见反应，尤其在子宫内膜异位囊肿壁和表面以及邻近腹膜表面。温和的间皮细胞呈小管状、乳头状、巢状平行排列，有时在人工裂隙或淋巴管内，或嵌入在反应性纤维组织中，这种外观提示上皮或间皮肿瘤。邻近子宫内膜异位症、温和细胞核特征和间皮细胞表型（见第 20 章）有助于诊断。
  - 坏死性假黄色瘤结节，可能是"燃尽的"子宫内膜异位病灶，中央为坏死区，周围有排列成栅栏状的假黄色瘤细胞、玻璃样变的纤维组织；几乎没有典型的子宫内膜异位灶。
  - 反应性骨骼肌再生可能发生在腹壁子宫内膜异位症中，由 desmin、myoD1 和 myogenin 阳性的圆形肌母细胞样细胞瘤样增生组成。
  - 子宫内膜异位囊肿内见大量中性粒细胞，通常是由细菌感染引起的。
  - 子宫内膜异位囊肿中罕见会发现利泽甘氏环（视野环）。这些圆形至椭圆形无细胞层叠环状结构，见于慢性炎症和（或）坏死灶。
  - 钙化和（或）骨化可能发生在子宫内膜异位病灶内，特别是在长期存在的子宫内膜异位囊肿壁内。
- 典型子宫内膜异位症病例会罕见地出现神经周围、淋巴管和血管侵犯。淋巴管侵犯可能是罕见的淋巴结内子宫内膜异位症发生的原因。
- 息肉样子宫内膜异位症（见"大体表现"）。
  - 组织学表现通常为非息肉样子宫内膜异位症，但偶尔也有类似于正位子宫内膜息肉的表现，

包括增强的间质和腺上皮 p16 阳性。
  - 偶尔镜下发现可能提示是肿瘤，最常见是腺肉瘤（见"鉴别诊断"）。

- 非典型子宫内膜异位症：这个术语指：①与在位子宫内膜相似的增生性改变（有时继发于内源性或外源性雌激素刺激或三苯氧胺治疗）；②如前所述上皮异型性常见于子宫内膜异位囊肿。该病变在后面"子宫内膜异位症相关肿瘤"标题下有进一步介绍。
- 相关病变：子宫内膜异位症可与腹膜平滑肌瘤病、卵巢畸胎瘤神经胶质种植或脾脏种植结节密切混合；子宫内膜异位症相关的假黄色瘤性输卵管炎见第 11 章。

鉴别诊断

- 卵巢包涵体和囊肿：与卵巢子宫内膜异位症的许多病灶不同，这些病灶通常位于卵巢皮质内，尽管它们可能毗邻表面；而卵巢子宫内膜异位症常位于卵巢表面，有时从卵巢表面突出；此外，卵巢包涵体和囊肿缺乏异位子宫内膜间质，尽管这一发现有时可能不易察觉；当出现间质小动脉、外渗红细胞、泡沫组织细胞和（或）含色素组织细胞提示腺体周围可能存在异位子宫内膜间质，CD10 阳性支持这点。
- 输卵管内膜异位症（见书中相关介绍）：从定义上来说缺乏异位子宫内膜间质，输卵管内膜异位腺体腺上皮通常有纤毛，常伴有砂砾体，通常缺乏典型的外渗红细胞和组织细胞。
- 子宫外低级别子宫内膜间质肉瘤（ESS）或转移性 ESS 与间质性子宫内膜异位症鉴别：与 ESS 不同的是，间质性子宫内膜异位症很少形成肿块，而且缺乏核分裂活性、性索样成分以及许多 ESS 出现的显著浸润（包括血管浸润）；子宫肿块的出现或子宫 ESS 病史也明显有助于这种鉴别。
- 子宫外 ESS 伴子宫内膜样腺体分化：报道为具有"侵袭性"子宫内膜异位症的病变，因其体积大、浸润明显和血管侵犯而更像具有腺体分化的 ESS；与子宫内膜异位症相比，这些肿瘤含有更典型的无腺体 ESS 病灶，在这些病例中，具有间质细胞核分裂活跃、伴有性索样成分和明显的血管侵犯特点。

- 腺肉瘤：在少数典型子宫内膜异位症或息肉样子宫内膜异位症中，出现局灶性腺体周围间质细胞袖套状和（或）腺体内间质乳头状结构可能提示此诊断；然而，这些在子宫内膜异位症中出现的结构往往比腺肉瘤中类似的形态更为局限，且缺乏腺肉瘤明确的间质非典型性。

- 交界性混合细胞型 Müller 肿瘤（见第 14 章）：子宫内膜异位囊肿内黏液性上皮局灶增生性或非典型性增生与起源于子宫内膜异位囊肿的早期交界性混合细胞型 Müller 肿瘤之间的区别可能是困难且主观的；在这些病例中，乳头的纤维轴心伴间质嗜中性粒细胞和明显的上皮复层化可作为交界性肿瘤的诊断依据。

- Kaposi 肉瘤与间质子宫内膜异位症鉴别：有肉眼可见的结节或肿块、束状排列、异型性和核分裂、玻璃样变小球和 HHV8 阳性支持 Kaposi 肉瘤的诊断。

- 坏死性假黄色瘤结节（NPNs）应与卵巢和腹膜其他坏死结节鉴别：例如感染性肉芽肿、卵巢孤立栅栏状肉芽肿以及与透热疗法有关的肉芽肿，这些肉芽肿具有特征性结构，并且缺乏 NPN 中大量假黄色瘤细胞。

子宫内膜异位症相关肿瘤

一般和临床特征

- 盆腔子宫内膜异位症发生癌的确切概率尚不清楚，因为并不知道普通人群中子宫内膜异位症的发生率，此外，某些起源于子宫内膜异位症的癌可能过度生长掩盖了子宫内膜异位症。

  - 即使当子宫内膜异位症和 Müller 型肿瘤在同一部位共存时，也很难证明是来源于子宫内膜异位，除非组织学检查发现两种病变有移行。因此，对于大多数病例，应用"子宫内膜异位症相关"肿瘤这一术语更加可取。

  - 除了子宫内膜异位症和卵巢癌共存外，诊断卵巢子宫内膜异位症后患卵巢癌的风险增加也表明两者之间存在关联。

  - 在对一家医院连续遇到的子宫内膜异位症病例研究中发现，4% 的卵巢子宫内膜异位症病例（Prefumo 等）和 10% 的盆腔子宫内膜异位症

病例（Stern 等）伴有恶性肿瘤。

- 与单纯性子宫内膜异位症患者相比，子宫内膜异位症相关的癌症患者更年轻（绝经前）、肥胖，并且使用了非对抗性雌激素。而且，与类似的但和子宫内膜异位症无关的肿瘤相比，子宫内膜异位症相关肿瘤往往级别较低、分期较低、预后较好。

- 约 75% 伴有子宫内膜异位症的肿瘤发生在卵巢内。卵巢以外最常见的部位是直肠阴道隔，不常见的部位包括阴道、结肠和直肠、膀胱以及盆腔和腹部其他部位。

病理表现　（图 19-45 至图 19-52）

- 在起源于子宫内膜异位症的癌中，子宫内膜样癌和透明细胞癌分别约占 75% 和 15%，尽管子宫内膜异位症引起的 CCC 比例高于子宫内膜样癌。

- Fukunaga 等（1997 年）发现 442 例卵巢癌中约 22% 与卵巢子宫内膜异位症有关。

  - 在这一组中，40% 的透明细胞癌和 31% 的子宫内膜样癌与子宫内膜异位症相关。

  - 与癌症不相关的卵巢子宫内膜异位症中仅有 2% 为非典型子宫内膜异位症，而与癌症相关的卵巢子宫内膜异位症则有 42% 为非典型子宫内膜异位症（Fukunaga 等，1997 年）。

  - 在所有非典型子宫内膜异位症病例中都观察到上皮化生（嗜酸性、纤毛、黏液），但上皮化

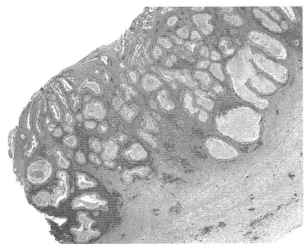

▲ 图 19-45　子宫内膜异位症伴非典型增生
此病灶邻近子宫内膜样腺癌

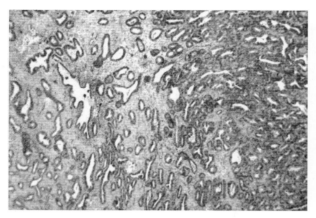

▲ 图 19-46　起源于盆腔子宫内膜异位症的非典型增生（左）和 1 级子宫内膜样腺癌（右）

该患者已经接受了 10 年非对抗雌激素治疗

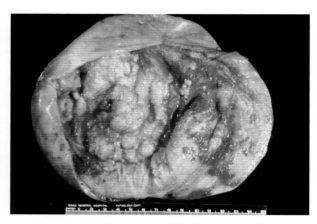

▲ 图 19-48　起源于子宫内膜异位囊肿的透明细胞癌

肿瘤形成不规则息肉样肿块

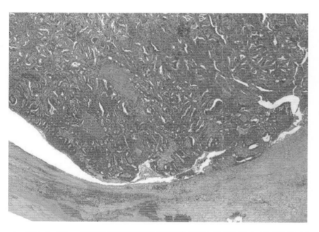

▲ 图 19-47　起源于子宫内膜异位囊肿的子宫内膜样腺癌

肿瘤形成一个巨大囊内肿块

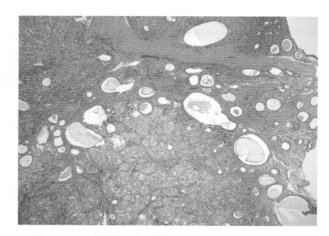

▲ 图 19-49　起源于息肉样子宫内膜异位症的子宫内膜样癌

该肿瘤是腹股沟肿块，注意典型息肉样子宫内膜异位症的囊性腺体和纤维性间质

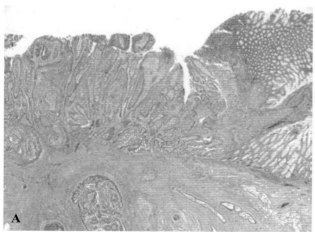

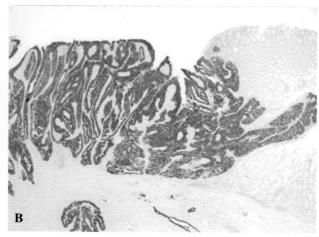

▲ 图 19-50　起源于结肠子宫内膜异位症的子宫内膜样腺癌

A. 右上角可见残留子宫内膜异位症；B. CK7 免疫染色与子宫内膜样癌一致呈强阳性，与邻近结肠黏膜形成鲜明对比

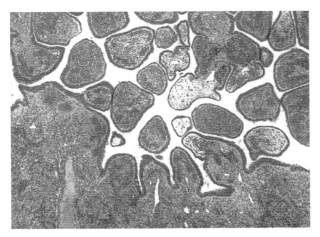

▲ 图 19-51　盆腔软组织子宫内膜样囊腺瘤

致密间质细胞在这种少见良性肿瘤中是常见的，局灶可见典型子宫内膜间质

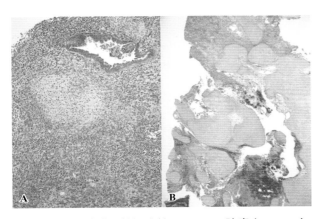

▲ 图 19-52　腹膜恶性混合性 müllerian 肿瘤（MMMT）/癌肉瘤

A. 典型的双相形态，浆液上皮与伴软骨分化的原始间质相邻；B. 丰富的软骨分化灶

生仅出现在 2/3 的典型子宫内膜异位症中。

- 在同一研究中，624 名女性中有 7 名发现非典型卵巢子宫内膜异位症，其中 2 名同时或随后发生卵巢外子宫内膜样癌，这表明需要对非典型子宫内膜异位症患者进行随访。

- Vercellini 等发现癌胚蛋白 IMP3 免疫染色有助于鉴别子宫内膜异位症中的癌前病变。

- 来源于结肠子宫内膜异位症的子宫内膜样癌，在临床和病理学方面类似于原发性结肠腺癌。伴有子宫内膜异位症、非典型性大体表现、没有黏膜受累、低级别细胞核特征、鳞状化生以及免疫组化染色 CK7 阳性 /ER 阳性 /CK20 阴性 /CDX2 阴

性支持或提示为子宫内膜样癌。结肠子宫内膜异位症极少引起透明细胞癌。

- 其他与子宫内膜异位症相关上皮性肿瘤包括卵巢和卵巢外子宫内膜样囊腺瘤、子宫内膜样腺纤维瘤和宫颈内膜样（"浆黏液性"）和混合细胞型交界性肿瘤。

- 子宫内膜异位症也可引起 ESS。在一项关于子宫外 ESS 大样本研究中，Masand 等发现 48% 与子宫内膜异位症相关，63% 有多处受累。

  - 包括子宫内膜异位症相关和无关肿瘤，受累部位为腹部 / 腹膜（59%）、肠壁（44%）、卵巢（40%）、盆腔（32%）和阴道（10%）。

  - 肿瘤位置异常、表现和偶尔出现异常组织学特征或继发性改变（性索成分、平滑肌、黏液样改变、纤维化、去分化）导致 25% 病例被误诊。

  - 在随访患者中，62% 的患者复发；最终随访结果显示，55% 的患者无病生存、28% 的患者带病生存、17% 的患者死于疾病。

- 恶性中胚层混合瘤（MMMT）和腺肉瘤（包括典型的和伴有肉瘤过度生长的）可能偶尔由子宫内膜异位症引起。

  - 一些腹膜 MMMT 可能与子宫内膜异位症无关。后者可能已被肿瘤替代，或肿瘤可能直接起源于第二 Müller 系统。

  - 两项研究结果显示 25% 结肠子宫内膜异位症相关肿瘤是腺肉瘤。子宫内膜异位症相关腺肉瘤比没有这种关联的生殖器外腺肉瘤有更好生存率。

分子表现

- 子宫内膜异位症（特别是非典型子宫内膜异位症）和同步性癌常见的分子改变包括杂合性缺失、p53 和 c-erb-2、PTEN、PIC3CA 和 ARID1A 突变，以及 LINE-1 甲基化减少。

- Ayhan 等发现 66% 子宫内膜异位症相关卵巢透明细胞癌和子宫内膜样癌及邻近（但距离不远）子宫内膜异位囊肿上皮中发现 ARID1A 缺失。

- Matsumoto 等研究子宫内膜异位症相关卵巢癌发现 β-catenin 基因第 3 外显子在 60% 的子宫内膜样癌（但不在任何透明细胞癌中）、52% 的相关典型子宫内膜异位症和 73% 的非典型子宫内膜异位症中突变。PIK3CA 突变分别见于 31% 的子宫

内膜样癌和 35% 的透明细胞癌，在某些病例中还伴有非典型增生和非典型子宫内膜异位症。

- Akahane 等发现 30% 卵巢子宫内膜异位症相关透明细胞癌中有 p53 突变，但在单纯子宫内膜异位症或与子宫内膜异位症相关的子宫内膜样癌中没有发现。

- Senthong 等发现，子宫内膜异位囊肿、卵巢子宫内膜样癌和卵巢透明细胞癌中的 LINE-1 甲基化逐步减少。

- Yamamoto 等发现在非典型子宫内膜异位症（与典型子宫内膜异位症相比）和透明细胞癌（与非典型子宫内膜异位症相比）中 Ki-67 指数升高，Skp2（细胞周期调节因子）过度表达。

- Xiao 等发现在子宫内膜异位症相关透明细胞癌、非典型子宫内膜异位症、甚至良性子宫内膜异位症中发现 BAF250a 表达缺失、HNF-1β 上调、ER 和 PR 丢失。

- Lu 等（2012 年）发现 10% 子宫内膜异位症相关癌中 MMR 蛋白表达缺失。Fuseya 等发现 MMR 蛋白在子宫内膜异位症、子宫内膜异位症相关卵巢癌和子宫内膜异位症无关卵巢癌中的表达呈逐步下降趋势。在子宫内膜异位症相关癌中，MMR 蛋白表达降低和 MSI 在子宫内膜异位症和肿瘤中均可见。

- 子宫内膜异位症相关卵巢癌的分子改变已由 Wei 等、Maeda 和 Shih 进行了详细回顾。

鉴别诊断

- 子宫内膜异位症相关性肿瘤的鉴别诊断包括偶发的腹膜（或腹膜后）子宫内膜样肿瘤，尚未证实这些肿瘤与子宫内膜异位症有关。
  - 这些肿瘤可能来自间皮或间皮下间质，或被肿瘤遮盖的子宫内膜异位症病灶。
  - 这些肿瘤包括子宫内膜样囊腺纤维瘤、囊腺癌、ESS、腺肉瘤和 MMMT。1 例 MMMT 与明显血管增生（肾小球微血管增生）有关。
  - 子宫外 ESS 常缺乏子宫 ESS 的 *JAZF1* 和 *JJAZ1* 基因融合。

二、腹膜浆液性病变

- 腹膜浆液性病变包括输卵管内膜异位症（一种非肿瘤性病变）和见于卵巢的所有浆液性肿瘤。

（一）输卵管内膜异位症

临床特征

- 这个术语是指在腹膜和腹膜下组织出现内衬输卵管型上皮的良性腺体。类似的腺体可累及腹膜后淋巴结（"Müller 包涵腺体"）（见"腹膜后淋巴结病变"）。

- 除了起源于第二 Müller 系统外，输卵管内膜异位症其他可能的来源还包括输卵管上皮细胞种植和（或）淋巴管播散以及浆液性交界性肿瘤（SBT）腹膜种植成熟。

- 输卵管内膜异位症通常见于育龄女性（平均 30 岁），偶尔发生在绝经后以及罕见的可发生于男性。

- 输卵管内膜异位症几乎总是显微镜下检查时偶然发现的。Zinssner 和 Wheeler 在一项回顾性研究中发现在大约 12.5% 的手术切除网膜以及对 25% 的网膜进行更彻底的检查寻找后发现有输卵管内膜异位症。

- Esselen 等（2016 年）发现输卵管内膜异位症与子宫内膜异位症、子宫体癌和卵巢癌（特别是 SBT、CCC 和浸润性黏液性肿瘤）之间存在关联。

- 不常见的表现包括多个小囊肿或以囊性为主的肿块；影像学上盆腔微小钙化；以及在子宫直肠窝积液、腹腔冲洗液、输卵管腔或宫颈涂片中可见砂粒体。

病理表现 （图 19-53 至图 19-56）

- 最常见部位为子宫的浆膜、输卵管、子宫直肠窝和网膜。按照惯例，类似的腺体在卵巢被称为表面上皮包涵腺体（见第 12 章），在淋巴结则被称为 Müller 包涵腺体。不常见部位包括盆腔壁层腹膜，以及膀胱和肠的浆膜、浆膜下组织。

- 通常为显微镜下所见，但偶尔为多发性，直径通常 < 5mm，不透明或半透明的充满液体的囊肿。少数情况下，可见累及腹膜、子宫壁或阑尾的囊性肿块，类似于肿瘤。

- 显微镜下检查可见大小和形状不一、有时呈囊性改变的腺体，内衬单层良性表现的、核分裂不活

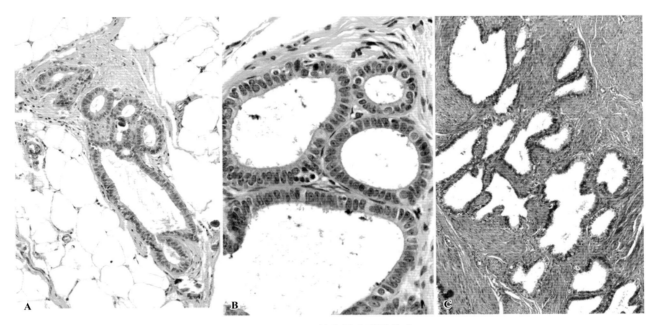

▲ 图 19-53　输卵管内膜异位症

A. 网膜脂肪内的输卵管型腺体；B. 腺体衬覆单层温和柱状细胞，其中一些细胞有纤毛；C. 输卵管内膜异位腺体出现在子宫肌层平滑肌组织内

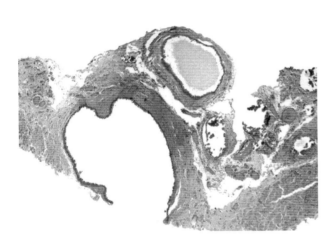

▲ 图 19-54　输卵管内膜异位症伴局灶钙化（右）

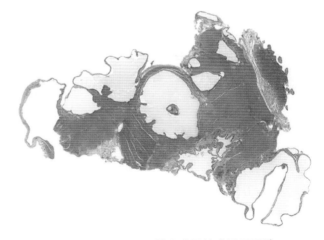

▲ 图 19-55　输卵管内膜异位症累及肠壁

跃的输卵管型上皮，其中包括纤毛细胞、非纤毛分泌细胞和靴钉细胞，在上皮细胞的胞质顶端和腺腔内常常出现黏液。

- 腺体偶尔出现乳头状结构，很少出现 Müller 乳头状瘤样增生（见第 3 章）。
- 腺体周围间质不存在或由不明显疏松至纤维化结缔组织组成，偶尔伴有少量单核细胞炎性浸润。
- 腺体或间质常见砂砾体。在缺乏上皮的情况

下，浆膜下纤维组织出现砂砾体可能提示为萎缩性输卵管内膜异位症。

- 上皮细胞通常阳性表达 ER、PR、PAX8 和 WT-1，这些抗原存在于输卵管上皮和浆液性肿瘤，而不是卵巢表面上皮（Esselen 等，2014年）。Carney 等发现即使是非特异性淋巴结包涵体也具有相似的免疫表型。
- Satgunaseelan 等报道 1 例独特病例，即输卵管内膜异位症伴神经周围浸润。

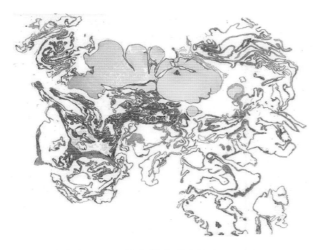

▲ 图 19-56　输卵管内膜异位症累及腹膜
这种少见输卵管内膜异位症表现为一个明显囊性腹膜肿块

- "非典型性输卵管内膜异位症"是指伴有复层细胞和细胞非典型性的输卵管内膜异位症（见"鉴别诊断"）。
- 少数卵巢外浆液性肿瘤（交界性肿瘤、癌）来源于输卵管内膜异位症。

鉴别诊断

- 卵巢外良性浆液性肿瘤：卵巢外浆液性囊腺瘤和囊性输卵管内膜异位症区别是主观的，但当出现一个巨大孤立肿块和（或）有较明显的纤维瘤成分时，则支持浆液性囊腺瘤的诊断。
- 种植性高级别浆液性癌：这些种植物在低倍镜下具有欺骗性的良性外观，可能导致被低诊断为输卵管内膜异位症；高倍镜检查发现局部恶性细胞核特征可排除后者。
- 非典型性输卵管内膜异位症：这种病变需要与腹膜浆液性交界性肿瘤进行鉴别诊断（见后述）。如果"病变由输卵管型上皮组成，表现为乳头状、簇状结构或散在的细胞团，即使病变发生在输卵管内膜异位症的背景中"，Bell 和 Scully 也将它们归为腹膜浆液性交界性肿瘤。
- "Müller 病"（Müllerianosis）：这种病变的特征是 Müller 腺上皮（输卵管、宫颈管、子宫内膜）与宫颈内膜样或通常以浆液性腺体为主的上皮混合存在（见宫颈内膜异位症）。
- 中肾管残余：中肾管残余是通常在显微镜下偶然

发现的位于阔韧带内的一种病变，中肾小管一般比输卵管内膜异位症位置更深，内衬单层无纤毛、矮柱状至立方形细胞单层排列，外层由排列成袖套样的平滑肌包绕。

（二）腹膜浆液性交界性肿瘤

- 腹膜浆液性交界性肿瘤（SBT）常以广泛的卵巢外腹膜受累为特征，卵巢大小正常，无病变或有类似于卵巢外腹膜受累的浆膜累及。

临床特征

- 患者多为育龄女性，或偶见于绝经后女性。临床特征可能包括不孕、盆腔或腹部疼痛、附件肿块或小肠梗阻。然而，许多病例是在因为其他疾病而进行剖腹手术时偶然发现的。
- 在手术时，可见累及盆腔腹膜和网膜的局灶性或弥漫性粟粒大小的颗粒、纤维粘连或两者兼有，较少累及腹腔腹膜。

病理学特征　（图 19-57 和图 19-58）

- 病变浅表，类似于卵巢 SBT 的非浸润性种植（见第 13 章）。可见局限性纤维组织增生，但伴有明显纤维组织增生的非浸润性种植罕见。常见显著的粘连。80% 的病例可见输卵管内膜异位症。
- 只有当卵巢没有受累或仅被类似的肿瘤轻微累及时，诊断为腹膜 SBT 才是恰当的。
- 卵巢常有明显包涵腺体和囊肿或良性浆液性

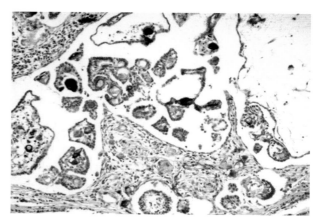

▲ 图 19-57　腹膜浆液性交界性肿瘤

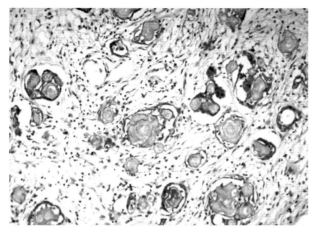

▲ 图 19-58　腹膜浆液性交界性肿瘤。大量砂砾体，部分周围有不明显的上皮细胞环绕

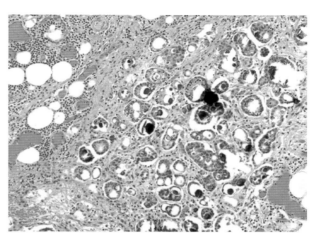

▲ 图 19-59　腹膜低级别浆液性癌

小簇浆液细胞排列不规则，常有管腔，局部钙化

肿瘤。

- 需与腹膜低级别浆液性癌进行鉴别诊断（见后述）。

生物学行为

- 即使患者接受保守治疗，预后也很好（类似于卵巢 SBT 的非浸润性种植）。

- 随访发现 85% 的患者没有疾病持续存在或进展的临床证据，其余大部分患者在手术切除复发肿瘤后情况良好。

- 极少数病例可能转变为浸润性低级别腹膜浆液性癌，虽然在某些病例中，后者可能已经存在，但在初次手术时未取样。

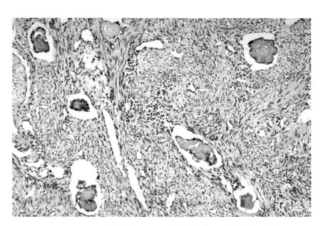

▲ 图 19-60　腹膜低级别浆液性癌 "砂砾体型癌"

与腹膜浆液性交界性肿瘤相比，该肿瘤具有侵袭性。该区域肿瘤侵犯肌层内淋巴管

（三）低级别腹膜浆液性癌，包括砂砾体癌（图 19-59 和图 19-60 ）

- 低级别腹膜浆液性癌（LGPSC）是由伴有低级别核特征（1 或 2 级）的实性细胞巢和微乳头组成，常表现为间质浸润，偶尔累及淋巴结。

- LGPSC 中常可见砂砾体，数量从少数到大量不等。数量较多时被称为砂砾体癌，但我们尽量避免使用砂砾体癌这一诊断，因为描述性诊断更清楚。尽管如此，数量不等的上皮细胞死亡似乎与良好的预后有关，因此，有显著砂砾体时预后较好。

- 在最大规模的普通型 LGPSC 研究中，患者平均年龄为 51.7 岁（年龄范围 27.1—82.4）；在一项腹膜砂砾体癌的研究中，患者平均年龄为 40 岁。这两种肿瘤的临床特征常表现为腹痛、肿块或两者兼有，但几乎半数病例肿瘤是偶然发现。手术所见和大体观从结节到粘连到以肿块为主不等。

- 尽管在完成初步治疗后，LGPSC 持续存在的发生率很高，但大多数患者生存期很长（5 年总生存率约为 70%）（Schmeler 等）。

- 低级别腹膜浆液性癌与腹膜 SBT 相鉴别。腹膜 SBT 缺乏浸润，而且细胞不太丰富，主要由乳头状结构组成，相反，LGPSC 则以实性细胞巢为主。充分取材对于明确浸润是有必要的，在大网膜最容易找到浸润病灶。

（四）高级别腹膜浆液性癌

- 根据最近提出的发病部位排布标准（Singh 等，McClugg 等，2015 年），只有对输卵管和卵巢（及子宫内膜）进行全面显微镜下观察发现仅有正常或良性病变的情况下，罕见的高级别腹膜浆液性癌（HGPSC）的诊断才能成立，否则只能诊断为 HGSC 累及腹膜。

- 某些 HGPSC 发生在 *BRCA* 相关家族性卵巢癌患者预防性输卵管卵巢切除术（RRSO）后，尽管其中一些可能代表未识别的输卵管癌的播散，尤其是在未经输卵管伞端切成薄片和广泛检查（SEE–FIM）的情况下。

- 多数研究表明，其预后类似于高分期卵巢 HGSC。然而，Bakkar 等发现，有淋巴结转移的 HGPSC 比有腹膜和淋巴结转移的卵巢 HGSC 预后更好。

鉴别诊断

- 来源于子宫内膜、输卵管或卵巢隐匿的原发性浆液性癌的转移性浆液性癌。
    - 该鉴别诊断需要对输卵管、卵巢（SEE–FIM 检测）和子宫内膜进行完整的组织学检查。
    - HGPSC 与卵巢癌和输卵管癌相似，但与大多数子宫内膜浆液性癌不同，通常为 WT1 阳性和 ER 阳性。
- 弥漫性恶性间皮瘤（见第 20 章）。

三、腹膜黏液性病变

（一）宫颈内膜异位症（包括 Müller 病）（图 19–61 和图 19–62）

- 宫颈内膜异位症（endocervicosis）是指宫颈内膜型良性腺体累及腹膜，这种病变比子宫内膜异位症或输卵管内膜异位症要少见的多。
- 受累部位包括宫颈外壁、子宫浆膜、子宫直肠窝、淋巴结和膀胱。膀胱宫颈内膜异位症通常在育龄女性膀胱后壁或后穹窿形成瘤样肿块。
- 显微镜下检查可见膀胱病变为良性宫颈管型腺体广泛累及固有肌层，偶尔累及黏膜。腺上皮可表现为反应性非典型性，腺体被反应性间质包围。

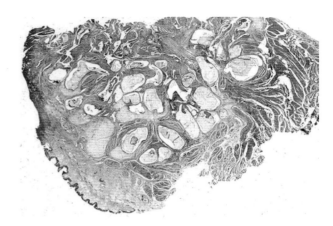

▲ 图 19-61　膀胱宫颈内膜异位症
许多囊性腺体累及固有肌层

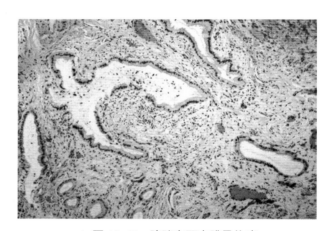

▲ 图 19-62　膀胱宫颈内膜异位症
大小和形状不规则的宫颈内膜型腺体周围被反应性纤维间质所包绕，这种形态可被误诊为浸润性高分化腺癌

- 少数病例因进展为黏液癌而变得复杂。

鉴别诊断

- 原发性或转移性高分化黏液腺癌：出现浸润性生长，上皮轻度非典型性，腺体周围有反应性间质中的一种或一种以上，则支持黏液腺癌的诊断；缺乏原位肿瘤、不超过轻度异型性以及偶尔出现其他 Müller 型腺体（见后述）有助于宫颈内膜异位症诊断。
- Müller 病（Müllerianosis）：Müller 病这一术语是指由混合性 Müller 病腺上皮（输卵管、宫颈、子宫内膜样）组成的病变，有时伴有子宫内膜异位间质病灶；Müller 病在膀胱、输卵管系膜和腹股沟淋巴结已有病例报道。

（二）腹膜后黏液性肿瘤（图 19-63 和图 19-64）

- 这类肿瘤通常形成腹膜后囊性肿块。好发于育龄女性或绝经后女性。
- 大体和镜下检查，腹膜后黏液性肿瘤与卵巢肿瘤相似，包括良性和交界性肿瘤［其中一些伴有上皮内癌和（或）微浸润］和浸润性癌。某些肿瘤含有卵巢型间质和（或）黄素化间质细胞。
- 在某些病例中，可见附壁结节（间变性或肉瘤样癌；肉瘤样），类似于卵巢黏液性肿瘤（见第 13 章）。
- 免疫表型通常为 CK7 阳性 /CK20 阴性；罕见的肿瘤可以是 CK20 阳性和 CK7 阳性。
- 大部分临床表现为恶性的肿瘤包含间变性癌的病灶；缺乏间变性特征的癌临床表现通常为良性，但并非总是如此。
- 尽管该肿瘤起源于多余卵巢的假说已被提出，但肿瘤组织内缺乏卵泡及其衍生物且类似肿瘤可见于肝胆管和胰腺并不支持该假说。目前更倾向是第二 Müller 起源。

四、腹膜移行细胞、鳞状细胞、透明细胞和其他少见病变

- 移行上皮（尿路上皮）巢或斑块（Walthard 细胞巢）通常累及输卵管浆膜（包括伞端 - 腹膜交界处）（图 19-65 至图 19-68）、输卵管系膜和卵巢系膜，可见于所有年龄段的女性。Walthard 细胞巢囊性变常形成肉眼可见的小囊肿。

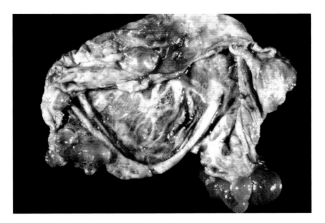

▲ 图 19-63　腹膜后黏液性囊腺瘤

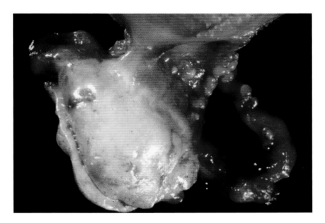

▲ 图 19-65　输卵管浆膜上的囊性 Walthard 细胞巢

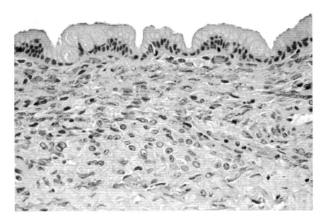

▲ 图 19-64　腹膜后黏液性囊腺瘤
卵巢型间质含有黄素化细胞

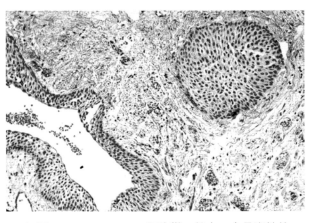

▲ 图 19-66　Walthard 细胞巢，其中一个是囊性的

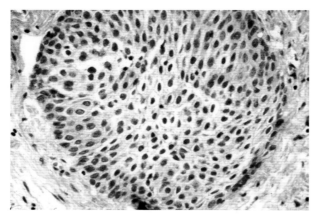

▲ 图 19-67 Walthard 细胞巢，图 19-66 所示的高倍镜图

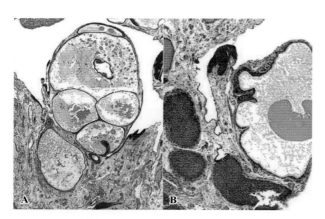

▲ 图 19-68 囊性 Walthard 细胞巢

A. 囊内可见典型的絮状嗜酸性物质；B. 另一个病灶显示与囊性病灶相邻的实性细胞巢

- 尽管它们可能形态扁平和（或）具有非特异性外观，Walthard 细胞巢内或囊壁内衬细胞的移行性特征通常在显微镜下比较明显。囊肿一般含有絮状嗜酸性物质。

- Seidman 和 Khedmati 发现 Walthard 细胞巢在卵巢黏液性肿瘤和 Brenner 肿瘤中更常见，尤其是前者。

- Walthard 细胞巢的细胞几乎总是 p63 阳性 / GATA3 阳性，通常是 WT1 阳性，但 PAX2 阴性 /PAX8 阴性。

- 卵巢外 Brenner 肿瘤很少来源于 Walthard 细胞巢。

- 腹膜鳞状化生罕见。通常为显微镜下检查时偶然发现的，但可形成大体可见的小结节。显微镜下，成熟鳞状细胞小巢嵌入在腹膜间皮下纤维组

织中。这种现象也发生在卵巢表面（见第 12 章）和腹膜透析后的输卵管。

- 已报道 12 例来源于腹膜的 CCCs 中，1/3 病例与子宫内膜异位症有关（Insabato 等）。

- 已报道 1 例原发性腹膜间变性巨细胞癌（Lu 等，2008 年）。

- 罕见的 MMMT 病例可能为腹膜来源。

五、腹膜下间叶病变

（一）腹膜蜕膜反应

临床和手术表现

- 常见的受累部位包括输卵管间皮下间质、子宫和子宫韧带、阑尾、大网膜以及盆腔内的粘连带。

- 该病变通常是妊娠期间偶然发现，但在剖宫产或产后输卵管结扎时可见灰白色的腹膜结节或斑块或出血结节，可能类似于恶性肿瘤。由于出现脂褐素（腹膜脂褐素沉着症），少数病例伴有棕色至黑色色素沉着。

- 腹腔积血是妊娠晚期、分娩期或产褥期的罕见的并发症。

镜下特征 （图 19-69 和图 19-70）

- 间皮下蜕膜细胞单个散在或排列成结节状或斑块状。蜕膜病灶通常富含血管和少量淋巴细胞。平滑肌细胞可能来源于间皮下肌成纤维细胞，可能

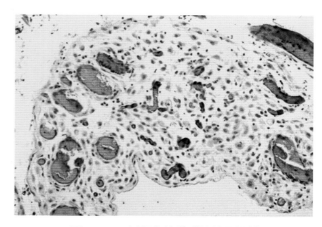

▲ 图 19-69 妊娠女性黏附处的异位蜕膜
可见大量扩张的毛细血管

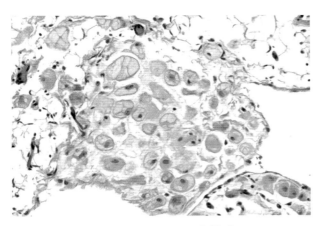

▲ 图 19-70　网膜异位蜕膜

一些蜕膜细胞含有充满黏液的嗜碱性胞质空泡，这种形态类似于转移性印戒细胞癌

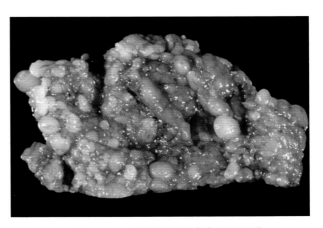

▲ 图 19-71　腹膜平滑肌瘤病累及网膜

术中所见可能提示腹膜癌

与蜕膜细胞混杂在一起。

- 可能提示为肿瘤的异常形态包括出血性坏死、黏液样间质、印戒细胞样蜕膜细胞以及核的多形性和深染的细胞核。
- 与腺癌不同，蜕膜细胞的空泡含有酸性黏蛋白而非中性黏蛋白，且细胞质细胞角蛋白（CK）阴性。
- 需与蜕膜样恶性间皮瘤相鉴别（见第 20 章）。

（二）弥漫性腹膜平滑肌瘤病

临床表现

- 弥漫性腹膜平滑肌瘤病（disseminated peritoneal leiomyomatosis）通常发生于育龄期女性，偶见于绝经后女性。约 70% 的病例有妊娠、分娩或使用过口服避孕药的病史。
- 这种病变通常是在剖宫产或产后输卵管结扎术中意外发现，但偶尔表现为可触及的盆腔结节或由子宫肌瘤引起的症状。
- 可见数个至无数个质硬的结节，多数结节＜ 1cm，散在分布于盆腔腹膜和网膜上，可能类似于转移性肿瘤。少数情况下盆腔淋巴结同时发现结节，而且 1 例同时发现肺部结节（见第 9 章 "良性转移性平滑肌瘤"）。

病理和分子特征 （图 19–71 至图 19–74）

- 这种结节与典型的或富于细胞性平滑肌瘤相似，几乎没有核的多形性或核分裂象，但有报道每 10

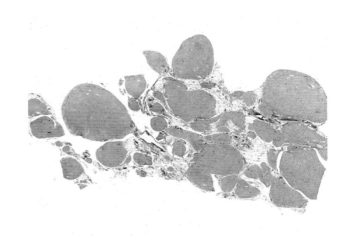

▲ 图 19-72　腹膜平滑肌瘤病累及网膜

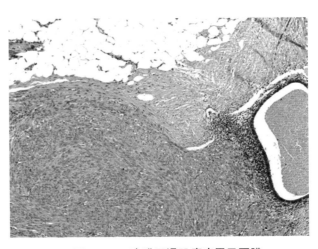

▲ 图 19-73　腹膜平滑肌瘤病累及网膜

一个由富于细胞，但为良性平滑肌细胞组成的界限清楚的结节，毗邻子宫内膜异位症病灶（最右侧）

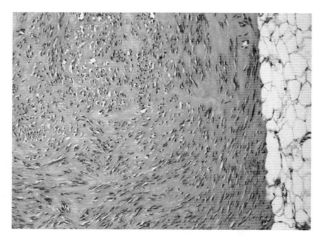

▲ 图 19-74　腹膜平滑肌瘤病累及网膜
伴有温和细胞学特征的平滑肌

个高倍视野可见 3 个核分裂象。在 1 例独特的患者中，复发肿瘤病灶内发现了排列成假腺样结构的上皮样平滑肌细胞。

- 妊娠患者结节中可见蜕膜细胞和平滑肌与蜕膜细胞之间的移行细胞。10% 的病例可见子宫内膜异位症或输卵管内膜异位症病灶与结节毗邻。
- Rieker 等发现，*MED12*（媒介复合物亚基 12，mediator complex subunit 12）突变在 1 例患者的不同腹膜结节之间存在差异，并且与患者子宫肌瘤的突变不一致。另一病例的 5 个腹膜结节中每一个都发现了相同的 *MED12* 突变，但在患者子宫肌瘤中没有发现。

生物学行为

- 即使切除不完全，本病通常也为自限性，但在随后妊娠期间结节偶尔会复发。少数持续性疾病患者，应用促性腺激素释放激素（GnRH）激动剂或芳香酶抑制剂可成功治愈。
- 少数病例伴有平滑肌肉瘤样转化，通常在首次诊断后 1～2 年内出现快速生长的腹腔内 [和（或）转移性] 肿瘤。在这些病例中，肿瘤通常是致命性的。

组织学特征

- 弥漫性腹膜平滑肌瘤病（DPL）可能来源于间皮下间叶细胞和（或）间皮下固有平滑肌细胞的化生性转化。

- 与妊娠或外源性激素有关，在妊娠或手术切除卵巢后病变缩小，病变细胞内常常出现孕激素受体，以及给予豚鼠雌激素和（或）孕激素后在体内产生类似的病灶，所有这些表现均提示发病原因与激素有关。
- 少数继发性腹膜平滑肌瘤病是由腹腔镜切除子宫平滑肌瘤后，腹膜种植引起的（见第 9 章"寄生性平滑肌瘤"）。

六、腹膜后淋巴结病变

（一）Müller 型良性腺体

临床特征

- 几乎所有患者均为成年人，虽然有极少数发生于儿童的报道。
- 通常为镜下偶然发现的病变，但少数病例表现为因为该病导致淋巴管造影呈假阳性、继发于淋巴结增大的输尿管梗阻或术中可见的淋巴结肿大。
- 这些腺体通常位于盆腔和主动脉旁淋巴结内，少数见于腹股沟、股动脉和腋窝淋巴结内。发现病变的概率（2%～40% 的患者行淋巴结清扫术）取决于切除淋巴结的数目和组织学取样的多少。
- 相关表现包括腹膜内输卵管内膜异位症、结节性峡部输卵管炎、输卵管炎以及同时存在的卵巢浆液性肿瘤，这些肿瘤通常为交界性。最后一种相关病变表明某些淋巴结内的包涵腺体可能是良性表现的转移性浆液性交界性肿瘤。

病理学特征 （图 19-75 和图 19-76）

- 这些腺体很少肉眼可见，表现为直径几毫米的囊肿。通常分布于淋巴结的周围，最常见于被膜内或浅层皮质的淋巴滤泡之间。罕见弥漫性分布于整个淋巴结内。
- 这些腺体几乎总是来源于输卵管内膜异位，常伴有腺体内或腺体周围砂砾体。腺体可被薄层纤维组织包绕或直接毗邻淋巴细胞。
- 在少数病例中，可见非典型性输卵管内膜异位腺体与淋巴结内浆液性交界性肿瘤（SBT）融合在一起，提示浆液性交界性肿瘤来源于淋巴结内输卵管内膜异位症（见第 13 章）。在其他病例中，

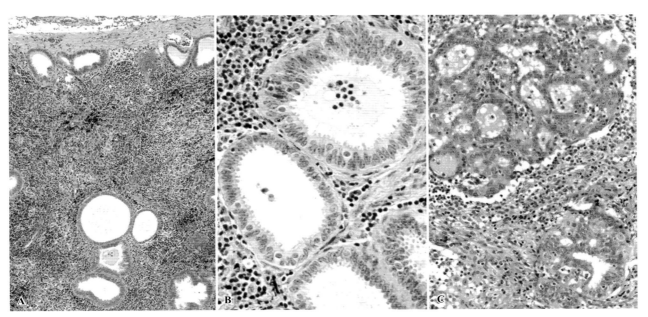

▲ 图 19-75 盆腔淋巴结内的 Müller 包涵腺体（输卵管内膜腺体）

A. 部分腺体位于淋巴结被膜下，部分腺体位于皮质深处；B. 腺体由温和的纤毛上皮细胞组成；C. 非典型输卵管内膜异位症，上皮细胞呈筛状

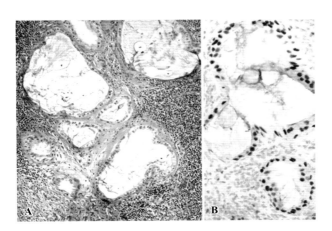

▲ 图 19-76 盆腔淋巴结内宫颈内膜型（宫颈内膜异位症）Müller 包涵腺体

这些腺体最初被认为是转移性低级别黏液腺癌，腺体内衬温和的宫颈内膜上皮（A），PAX8（B）免疫反应阳性，支持 Müller 表型

淋巴结内的良性腺体可与 SBT 共存，这些肿瘤似乎是从卵巢 SBT 转移来的（见后述）。

- 在少数情况下，淋巴结内腺体呈子宫内膜样、黏液性（宫颈内膜或杯状细胞型），或部分被化生的鳞状上皮取代。当病变中有一种类型以上的 Müller 上皮混合存在时，称为 "Müller 病" 会

恰当。

- Matsui 等报道了 2 例患有肺淋巴管平滑肌瘤病的女性患者，其腹膜后淋巴结中含有输卵管内膜异位的腺体和淋巴管平滑肌瘤病（LAM）两种成分。

鉴别诊断

- 淋巴结内子宫内膜异位症：腺体周围出现子宫内膜异位间质有利于两者间的鉴别；子宫内膜异位症和输卵管内膜异位腺体很少同时出现在同一淋巴结内。

- 转移性腺癌：通常不难鉴别，因为癌通常显示恶性核的特征，而且病变至少局部累及被膜下窦。

- 转移性 SBT（见第 13 章）：与输卵管内膜异位症不同，这种病变通常累及被膜下窦，并显示较明显的非典型性和细胞复层结构，且与淋巴结节内输卵管内膜异位腺体不相融合；然而，如上所述，某些输卵管内膜异位症病例可能是良性表现的转移性卵巢 SBT。

（二）原发性淋巴结内浆液性交界性肿瘤与低级别浆液性癌

- 见第 13 章。

（三）蜕膜（图 19-77）

- 淋巴结异位蜕膜罕见，为妊娠女性主动脉旁和盆腔淋巴结显微镜下检查偶然发现的。在少数情况下，蜕膜组织大体表现为细小的灰色被膜下结节。也可出现伴随的腹膜蜕膜反应。

- 蜕膜细胞巢通常位于淋巴结的被膜下窦和浅表皮质，少数位于淋巴结中心。

- 蜕膜细胞通常表现为良性，但是局部核的异型性和（或）细胞质空泡可能提示为转移性癌，尤其是在已知有癌的患者中。了解这一表现与妊娠的关系，缺乏明显的恶性特征，如有必要，细胞角蛋白（CK）染色阴性，有助于异位蜕膜的诊断。然而，转移性癌与蜕膜细胞可能罕见地共存于同一淋巴结内。

（四）平滑肌瘤病（图 19-78）

- 在少数情况下，盆腔或主动脉旁淋巴结内可见良性表现的平滑肌结节。在妊娠患者中，这种病变可与淋巴结内蜕膜合并发生。

- 患有这种疾病的女性通常也有典型的子宫平滑肌瘤，或在少数情况下患有弥漫性腹膜平滑肌瘤病

（见前述）或类似于平滑肌的肺部结节（良性转移性平滑肌瘤，见第 9 章）。

- 病变可能的组织发生包括来自体腔下间充质、结内蜕膜的肌纤维母细胞组织和子宫平滑肌瘤的淋巴扩散。

- 鉴别诊断包括淋巴管平滑肌瘤病累及淋巴结（见后述）。然而，淋巴管平滑肌瘤病的典型表现为淋巴管肌瘤，通常但并非总是伴有结节性硬化症和肺部受累。

（五）淋巴管平滑肌瘤病（图 19-79）

- 淋巴管平滑肌瘤病（lymphangioleiomyomatosis, LAM）。两项研究（共 45 例）在盆腔癌分期中记录了盆腔和主动脉旁淋巴结中偶然发现的 LAM。这些患者通常比伴有肺部 LAM 患者年龄大。在这些病例中均未发现肺部症状，但偶也可发生（Matsui 等）。

  - LAM 结节非常隐匿（平均大小 3.8mm），常累及多个淋巴结。组织学表现为典型的 LAM（见第 9 章），免疫组化包括 HMB45 和 β-catenin 阳性。

  - 罕见病变包括子宫 LAM、子宫 PEComa、结节性硬化综合征和阴道血管平滑肌脂肪瘤。

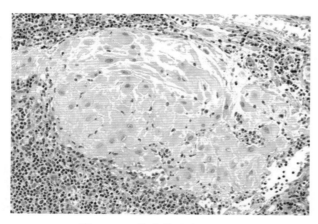

▲ 图 19-77　盆腔淋巴结内异位蜕膜
该妊娠女性因子宫颈浸润性鳞状细胞癌接受子宫切除术和淋巴结清扫术；该淋巴结内出现的异位蜕膜可能被误诊为转移性鳞癌

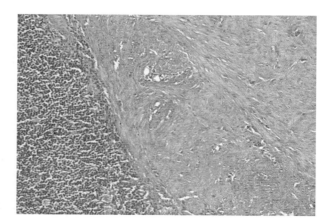

▲ 图 19-78　子宫平滑肌瘤患者盆腔淋巴结内良性平滑肌细胞结节，符合"良性转移性平滑肌瘤"的诊断

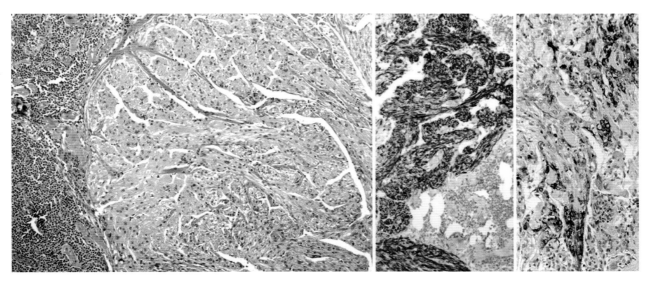

▲ 图 19-79　子宫内膜腺癌患者的淋巴管平滑肌瘤病（LAM）累及盆腔淋巴结，但无明显的子宫 LAM

LAM 的 Desmin 弥漫性阳性（中），HMB45 局灶阳性（右）

缩略语

CCC	clear cell carcinoma	透明细胞癌
ESS	endometrial/endometrioid stromal sarcoma	子宫内膜 / 子宫内膜样间质肉瘤
HGPSC	high-grade peritoneal serous carcinoma	高级别腹膜浆液性癌
HNPCC	hereditary nonpolyposis colonic cancer/Lynch syndrome	遗传性非息肉性结肠癌综合征 /Lynch 综合征
LAM	lymphangioleiomyomatosis	淋巴管平滑肌瘤病
LGPSC	low-grade peritoneal serous carcinoma	低级别腹膜浆液性癌
LGSC	low-grade serous carcinoma	低级别浆液性癌
MMBT	mixed müllerian borderline tumor	混合型 Müller 交界性肿瘤
MMMT	malignant müllerian/mesodermal mixed tumor	恶性 Müller/ 中胚层混合瘤
NPN	necrotic pseudoxanthomatous nodule	坏死性假黄瘤结节
PEComa	perivascular epithelioid cell tumor	血管周上皮样细胞肿瘤
SBT	serous borderline tumor	浆液性交界性肿瘤
SE	stromal endometriosis	间质性子宫内膜异位症
STIC	serous tubal intraepithelial carcinoma	浆液性输卵管上皮内癌

（杨安强　**译**　王　强　**校**）

第20章 腹膜瘤样病变及肿瘤（非Müller管来源）
Tumor-like Lesions and Tumors of the Peritoneum (Non-müllerian)

一、瘤样病变

（一）炎症性和修复性病变

1. 肉芽肿性腹膜炎（图 20-1 和图 20-2）

- 多种感染性和非感染性因素均可引起肉芽肿性腹膜炎，形成腹膜结节，酷似播散性癌。以下大部分病变表现为组织细胞反应及不同程度的肉芽肿。

- 腹膜结核在发展中国家并不少见，临床表现（盆腔肿块、腹水及 CA125 升高）和术中所见均类似于晚期卵巢癌。

- 其他较少见的感染原因包括真菌感染（组织胞浆菌病、球孢子菌病、隐球菌病）和寄生虫感染（血吸

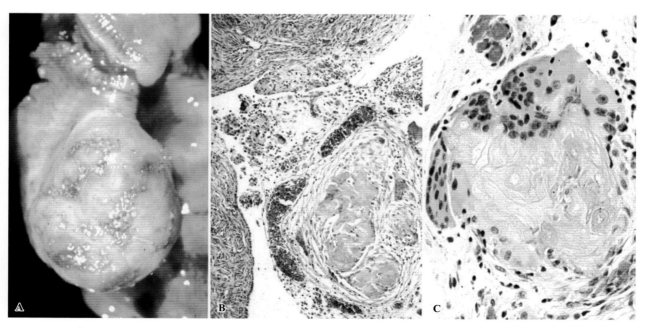

▲ 图 20-1　角蛋白肉芽肿累及卵巢浆膜，此例为伴鳞状分化的子宫内膜样子宫内膜腺癌患者。**A.** 大体观；**B.** 卵巢表面（左侧）形成的肉芽肿（右侧）；**C.** 高倍镜显示坏死的鳞状细胞残影

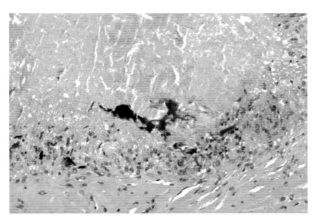

▲ 图 20-2　烧融后形成的腹膜坏死性肉芽肿

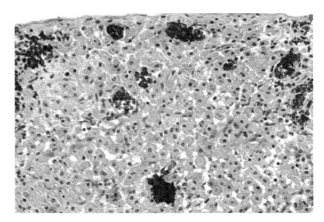

▲ 图 20-3　腹膜组织细胞浸润

虫病、蛲虫病、包虫病、蛔虫病、类圆线虫病）。

- 非感染性原因如下：
  - 外来异物如外科手套、冲洗液和润滑剂中的淀粉颗粒；滑石粉（源自外科手套或吸毒者）；来自手术垫和覆盖物的纤维素和棉纤维；微晶胶原止血剂（阿维烯）；油性材料（子宫输卵管造影剂、矿物油、石蜡）；环氧树脂凝胶（一种黏附抑制剂）；泄漏的肠内容物；胆汁。
  - 来自破裂的皮样囊肿的皮脂物质及角蛋白。

- 腹膜肉芽肿也可因对角蛋白种植产生反应而形成，角蛋白通常来自伴有鳞状分化的子宫内膜或卵巢子宫内膜样癌，少数情况下来自宫颈鳞状细胞癌或子宫非典型性息肉样腺肌瘤（见第 9 章）。
  - 角蛋白层状沉积物被异物巨细胞和纤维组织包绕，有时见鳞状细胞残影。
  - 如果在术中冰冻切片检查中发现，则应切除所有可见病灶并在显微镜下检查，以排除存活的肿瘤。
  - 有限的病例经长期随访后提示这种肉芽肿没有预后意义。

- 腹膜肉芽肿可发生于热消融法治疗子宫内膜异位症后。这种肉芽肿通常表现为中央区坏死，周围见组织细胞围绕，包括异物巨细胞，有时伴有黑色（碳）和类胆红素色素。

- 肉芽肿性腹膜炎也可继发于克罗恩病、结节病、矽肺和 Whipple 病。

2. 非肉芽肿性组织细胞病变（图 20-3 至图 20-8）

- 偶尔表现为结节状、斑块状或广泛的组织细胞聚

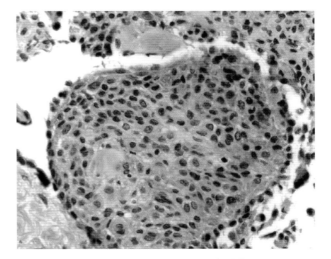

▲ 图 20-4　腹膜组织细胞结节
腹膜表面可见局限的组织细胞聚集灶

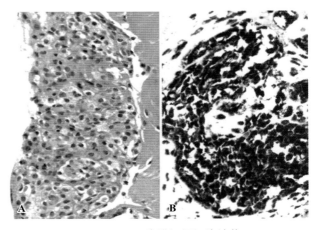

▲ 图 20-5　腹膜组织细胞结节
A. HE；B. CD68 染色

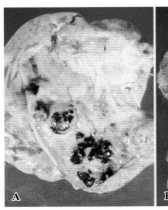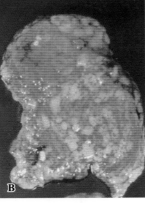

▲ 图 20-6　伴有卵巢皮样囊肿的腹膜黑变病

皮样囊肿内衬（A）和网膜（B 图左下角）可见棕色色素沉着

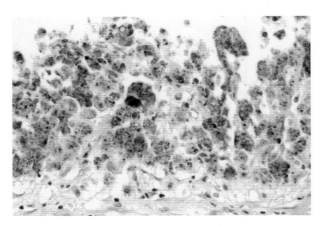

▲ 图 20-7　腹膜黑变病

组织细胞内充满棕色色素

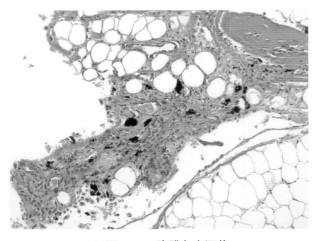

▲ 图 20-8　腹膜色素沉着

这个病例的色素在术中呈棕黑色，这些色素并非黑色素或含铁血黄素，其确切性质尚不清楚；该患者患有 Peutz–Jeghers 综合征

集，被认为是非特异性腹膜炎反应。可能更常见于卵巢肿瘤而非其他腹腔内肿瘤。这种病变在术中可以见到，但更多是在显微镜下发现。

- 显微镜下可见单一的组织细胞聚集，这些组织细胞具有中等量的淡嗜酸性胞质。部分细胞核呈肾形和（或）具有核沟（类似朗格汉斯组织细胞），或具有"葡萄干样"核（Michal 等）。

- 可见混合性间皮细胞（结节性组织细胞 / 间皮细胞增生）和淋巴细胞（主要是 T 细胞）。细胞角蛋白染色可突出间皮细胞，而组织细胞对 CD68、CD163、CD4 和 CD64 呈弥漫性强染色（Michal 等）。

- 认识到这些表现，并在必要时进行免疫染色，有助于诊断。我们遇到过 1 例腹膜组织细胞增生的病例最初被误诊为转移性粒层细胞瘤。

- 泡沫样和（或）富含蜡样质的组织细胞（通常为显微镜下可见）在腹膜内聚集可能是对子宫内膜异位症或腹膜蜕膜的一种反应性改变。

- 腹膜"黑变病"是卵巢皮样囊肿的一种罕见并发症，部分与囊肿术前破裂有关。少数病例伴有浆液性或黏液性囊腺瘤或转移到腹膜的恶性黑色素瘤。

- 在剖腹手术中可见到棕褐色至黑色腹膜染色或累及盆腔腹膜和网膜的色素性瘤样结节，可能类似于转移性肿瘤。皮样囊肿也可能有色素沉着的内容物和内衬，可能与溃疡性胃黏膜病灶有关。

- 腹膜病变由富含色素的组织细胞组成。Jaworski 等发现这种色素缺乏黑色素和含铁血黄素的组织化学特征，但富含铁。根据我们的经验，这种色素经常被证明是带有特殊颗粒的黑色素，但偶尔也有不确定的情况。

- 认识到这种病变和色素细胞的组织细胞本质，有助于区分转移性恶性黑色素瘤。

- 肠镜下用印墨标记也可引起腹膜色素沉着，在随后行腹腔镜检查的 1 例患者中，腹膜可见多灶性黑色斑点，与子宫内膜异位症相似。活检显示多核组织细胞内含有黑色色素。

- 嗜黏液卡红性组织细胞增多症的特征是组织细胞中含有聚乙烯吡咯烷酮（PVP），此物质被用作血液代用品。

- 组织细胞分布于女性生殖道内外，包括盆腔淋巴结和大网膜。

- 空泡状嗜碱性到淡紫色的胞质以及偏位的细胞核可能提示印戒细胞癌的诊断。而组织细胞嗜黏液卡红不同于肿瘤性印戒细胞，PAS 染色阴性。此外，细胞角蛋白染色呈阴性。
- 一种类似于黏液卡红性组织细胞增生症的腹膜反应，被描述为继发于使用氧化再生纤维素，这是一种局部止血剂。这种组织细胞具有丰富的颗粒状、嗜碱性和嗜黏液卡红性胞质。

3. 纤维性病变（包括硬化性腹膜炎和肠系膜炎）（图 20-9 和图 20-10）

- 反应性腹膜纤维化是一种常见的非特异性反应，最常见于腹膜炎、外科手术或子宫内膜异位症。纤维粘连是一种常见的并发症。偶尔纤维化可以形成边界清楚的纤维结节。

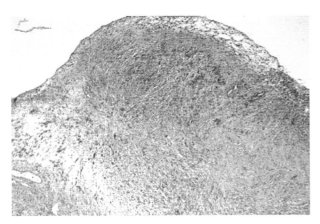

▲ 图 20-9　反应性腹膜下纤维化形成界限清楚的结节

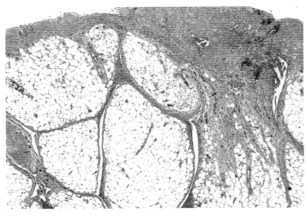

▲ 图 20-10　硬化性腹膜炎累及网膜，患者为卵巢黄素化卵泡膜细胞瘤的妇女

- 脾脏包膜上的局灶性玻璃样斑块是常见的偶然发现，肝硬化和腹水患者可出现腹膜纤维性增厚。
- 硬化性腹膜炎是间皮下间充质细胞对各种刺激的反应性增生，常包裹小肠（"腹茧症"abdominal cocoon），导致肠梗阻。少数病例纤维化可累及肌层（"肌壁纤维化"mural fibrosis）（Hauglustaine 等）。
  - 病因或相关因素包括普萘洛尔治疗、慢性非卧床性腹膜透析、腹腔静脉分流术、细菌性或分枝杆菌感染、结节病、类癌综合征、家族性地中海热、异物、红斑狼疮和黄素化卵泡膜细胞瘤（卵泡膜细胞增生症）（见第 16 章）。某些病例是特发性的。
  - 几例硬化性腹膜炎患者通过应用抗雌激素和（或）促性腺激素释放激素（GnRH）激动剂而得以成功治疗。
- 硬化性肠系膜炎（肠系膜脂膜炎，肠系膜脂肪营养不良）通常表现为局限性肿块，常位于小肠系膜，存在不同程度的纤维化、炎症及脂肪坏死。
  - 某些病例与 IgG4 相关（Abe 等，Minato 等，2012 年）。IgG4 相关性疾病是一种系统性病变，血清 IgG4 水平升高，多器官受累（包括腹膜后和肠系膜），表现为致密的淋巴浆细胞浸润、席纹状纤维化及闭塞性静脉炎。
  - 然而，Avincsal 等认为，具有 IgG4 相关性疾病所有特征（血清 IgG4 水平高、组织 IgG4 升高、多器官受累及糖皮质激素治疗有效）的病例尚未见报道。
  - IgG4 相关病例应与特发性硬化性肠系膜炎和特发性腹膜后纤维化相鉴别。
- 反应性结节性纤维性假瘤。
  - Yantiss 等已将这一术语应用到累及成人胃肠道或肠系膜的病变。这种病变单发或多发，大小可达 6cm。部分病变浸润肠壁，但所有病例均呈良性经过。
  - 显微镜检查显示低增生性的纤维母细胞、胶原和稀疏的单核炎症细胞。病变细胞不同程度表达 Vimentin、CD117、actins（MSA、SMA）和 desmin，但不表达 CD34、ALK-1。
- 反应性纤维性增生的鉴别诊断包括促结缔组织增生性间皮瘤。
  - 支持或诊断后者的形态特征包括细胞核的非典型

性、坏死、胶原纤维的有序排列（束状、席纹状）、明显的肉瘤样区域以及浸润性生长方式。

- 细胞角蛋白、calretinin 和 D2-40 免疫表达阳性以及 BAP1 免疫表达缺失（见后述）支持间皮瘤的诊断。然而，一些反应性纤维组织增生可能包含具有间皮免疫表型的间皮下梭形细胞。

4. 胎脂性腹膜炎（图 20-11）

- 在剖宫产时溢出的羊水含有胎儿皮脂（角蛋白、鳞屑、皮脂、胎毛），这些成分可引起与急腹症不同的腹膜炎。组织学表现为混合性炎性浸润（中性粒细胞、包括巨细胞在内的组织细胞）和无核的胎儿鳞状细胞。

5. 胎粪性腹膜炎（图 20-12）

- 肠穿孔伴胎粪排出（含胆汁、胰腺和肠道分泌物）可引起腹膜炎症反应。胎粪也可在血管内扩散。

- 钙化灶（无定形、颗粒状或砂砾状）周围绕以组织细胞，包括异物巨细胞和疏松的黏液样间质。少数情况下界限清楚的钙化结节为唯一残余物，可伴有纤维性假包膜（Olnick 和 Hatcher）。

6. 食物肉芽肿

- 食物肉芽肿（PG）可形成肿瘤样的腹膜肿块（通常位于肠道浆膜面），是黏膜损伤后食物颗粒到达浆膜而引起的反应性改变（Nowacki 等）。

- 组织学检查显示病变由透明带和透明环（有点类

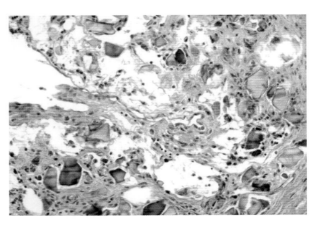

▲ 图 20-12　胎粪性腹膜炎
注意明显的钙化和小灶胆汁色素

似白体）、炎症、异物巨细胞、钙化、星状纤维化和食物颗粒构成。

- 以透明带和透明环为主的 PG 可类似于淀粉样物质，以细胞为主的 PG 类似梭形细胞肿瘤，纤维化的 PG 类似于硬化性肠系膜炎。

（二）间皮病变

1. 间皮增生（图 20-13 至图 20-22）

- 间皮增生是对慢性渗出、炎症（例如盆腔炎症性疾病）、子宫内膜异位症和卵巢肿瘤的常见反应。局限于疝囊内的间皮增生可能反映曾有外伤或嵌顿。

- 这种病变更多是显微镜下偶然发现，但偶尔表现

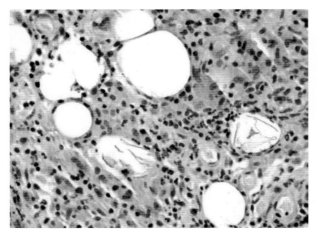

▲ 图 20-11　胎脂性腹膜炎
角蛋白碎片引起的肉芽肿反应（视野底部中央）

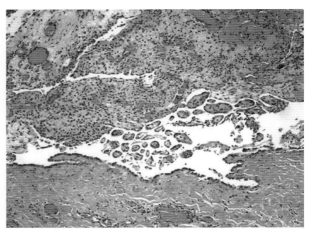

▲ 图 20-13　间皮增生
可见病变的两种主要结构－片状生长（中间靠左）和乳头状

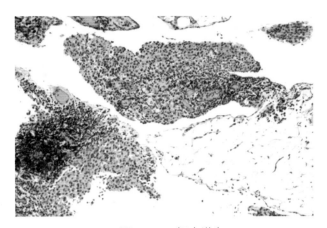

▲ 图 20-14　间皮增生

间皮细胞局限性聚集，累及网膜表面

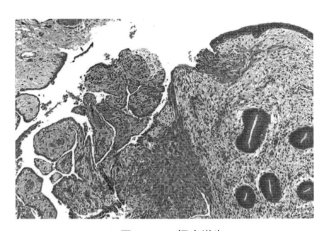

▲ 图 20-15　间皮增生

稍复杂的乳头状增生，其周围为子宫内膜异位症，后者的出现提示乳头状增生为反应性

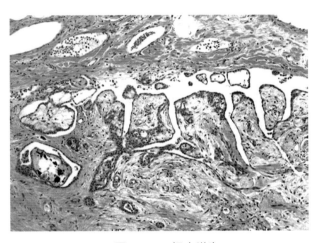

▲ 图 20-16　间皮增生

可见乳头状或息肉状突起，伴有形态温和的、小管状排列间皮细胞

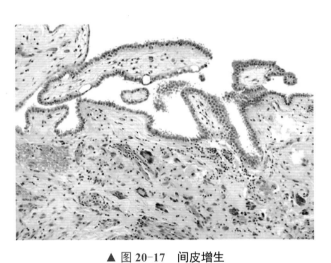

▲ 图 20-17　间皮增生

乳头表面被覆形态温和的间皮细胞，注意间质内偶见巨核细胞

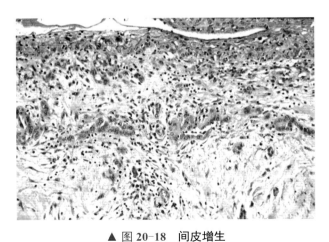

▲ 图 20-18　间皮增生

间皮细胞陷入反应性纤维组织中，注意陷入的间皮细胞呈线状排列，并与表面平行

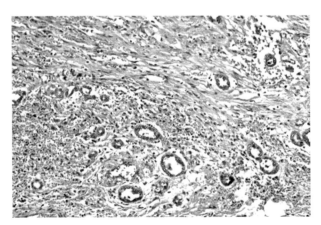

▲ 图 20-19　子宫内膜异位囊肿壁内的间皮增生

间皮细胞呈小管状，不规则分布于反应性纤维组织中

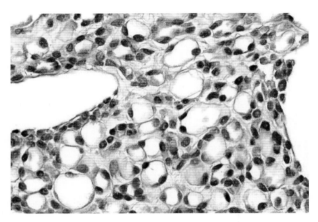

▲ 图 20-20　增生的间皮细胞具有明显的胞质内空泡，形成印戒样形态（J. Irving，MD 提供）

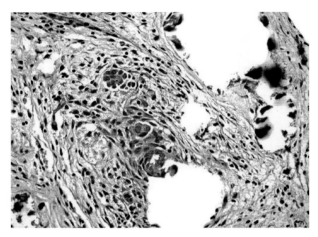

▲ 图 20-21　间皮增生伴小乳头结构及钙化灶

在某些病例，乳头状结构可能会导致考虑为浆液性肿瘤（交界性或低级别浆液性癌）

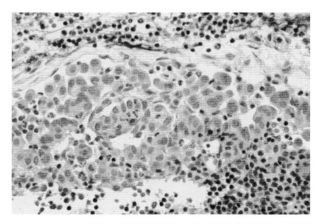

▲ 图 20-22　增生的间皮细胞占据盆腔淋巴结被膜下淋巴窦

为粘连、粟粒状或小结节。

- 显微镜下检查显示间皮细胞呈片状、巢状、条索状、小管状和乳头状排列，通常位于表面；内生性生长表现为反应性间皮细胞呈线性、平行或不规则排列，常形成小管，位于反应性纤维组织内或卵巢肿瘤壁、子宫内膜异位囊肿和腹膜包涵囊肿壁（见后述）。

- 乳头可以从高而宽基状到纤细的丝状，或小的浆液样。这些形态学变化，特别是伴有微钙化灶时，可能会考虑为低级别浆液性肿瘤。

- 由于人为因素，某些病例中间皮细胞可能聚集在人为腔隙内，而其他病例间皮细胞则可能聚集在血管内。

- 间皮细胞通常有明显的嗜酸性胞质，具有轻至中度核非典型性，可见多核，偶见核分裂象。可见胞质空泡形成，内含有酸性黏液（主要是透明质酸），空泡明显时类似印戒细胞。

- 少见的形态包括蜕膜样形态（可能类似于蜕膜样间皮瘤，见"恶性间皮瘤"）、类似横纹肌母细胞的嗜酸性带状细胞及砂砾体。

- 腹部淋巴结内的间皮细胞可被误认为转移性肿瘤，尤其是在已知患有原发性盆腔肿瘤的女性中。盆腔和腹膜可能同时伴有间皮细胞增生。常规染色的细胞形态学常提示正确的诊断，通过组织化学和免疫组化染色进一步得以证实

鉴别诊断

- 腹膜恶性间皮瘤（peritoneal malignant mesothelioma，PMM）（见书中相关介绍）。

  - 支持或提示 PMM 的特征包括肉眼明显可见的结节、明确的浸润、弥漫显著的核非典型性及坏死。然而，其中某些特征可能缺乏或仅在局灶出现。

  - 与 PMM 不同，反应性的间皮细胞对 Desmin 和 BAP1（BRCA1 相关蛋白）通常呈阳性表达，而 EMA、IMP3、p53、GLUT-1、XIAP 和 EZH2 呈阴性。联合应用 EMA 和 IMP3 比单独使用效果更好（Chang 等）。GLUT-1 和 IMP3 阳性表达强烈支持 PMM，但阴性表达并不能排除 PMM；这两种标记物偶尔在良性间皮增生中表达。

  - Pillappa 等发现在非典型间皮增生中 BAP1 失

表达有助于判断恶性间皮瘤。

- FISH 检测发现反应性间皮增生未见 9p21 位点的纯合子缺失（其编码 p16/CDKN2A 的缺失），但存在于 PMM 中（见后述）。

- 起源于腹膜或生殖道的浆液性肿瘤：肉眼可见的卵巢或腹膜肿瘤、有或无纤毛的柱状细胞、中性黏液、多量砂砾体以及上皮分化的免疫组化标记支持或可确定浆液性肿瘤的诊断。

2. 腹膜包涵囊肿（图 20-23 至图 20-29）

(1) 单房性腹膜包涵囊肿

- 这些病变通常为手术中偶然发现。单发或多发性、小的薄壁半透明的单房囊肿可附着于腹膜或腹腔器官上，或游离于腹腔内。
- 囊肿内壁光滑，被覆单层扁平的良性间皮细胞，内含黄色水样到胶冻状的内容物。
- 多数单房性腹膜包涵囊肿可能为反应性的（如同多房性腹膜包涵囊肿，见后述），而某些位于结肠系膜、小肠系膜、腹膜后和脾被膜的单房性腹膜包涵囊肿可能是发育性囊肿。

(2) 多房性腹膜包涵囊肿

- 多房性腹膜包涵囊肿（MPIC）也被称为"良性多囊性间皮瘤"（我们认为不恰当），常有临床症状，最常见下腹痛、可触及的肿块或两者兼有。

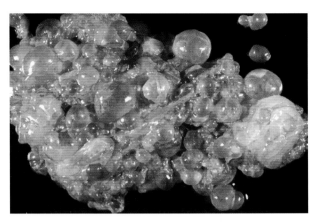

▲ 图 20-24 多房性腹膜包涵囊肿

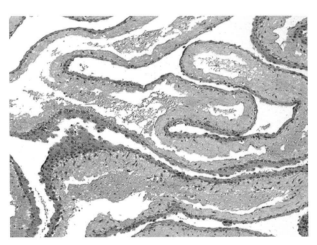

▲ 图 20-25 多房性腹膜包涵囊肿
可见典型的卷曲结构，囊壁内衬单层到多层的间皮细胞，伴局灶鳞状特征

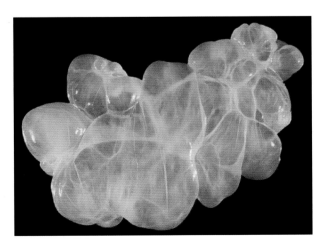

▲ 图 20-23 腹膜包涵囊肿
囊肿为单房，薄壁半透明

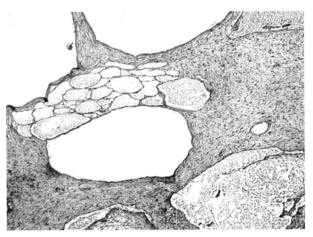

▲ 图 20-26 多房性腹膜包涵囊肿
多个大小不一的囊腔被反应性纤维间质分隔

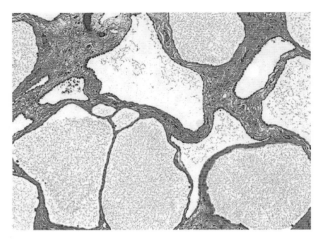

▲ 图 20-27　多房性腹膜包涵囊肿

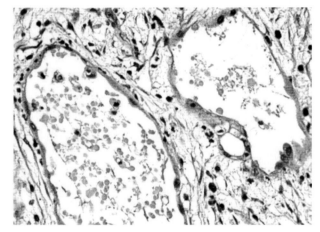

▲ 图 20-28　多房性腹膜包涵囊肿
囊腔内衬扁平到立方形的间皮细胞，伴有轻度的核非典型性

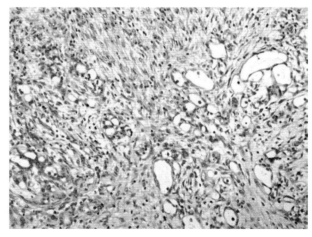

▲ 图 20-29　多房性腹膜包涵囊肿
图示类似于腺瘤样瘤的区域

- 在一些研究中，高达 85% 的患者既往有腹部手术、盆腔炎或子宫内膜异位症等病史，表明大多数 MPIC 是反应性的，是粘连的结果。事实上，在某些病例，这个病变是归类为过度粘连还是归类为 MPIC 可能是比较武断的。

- MPIC 通常附着于盆腔器官，在临床检查、剖腹手术或大体病理检查时甚至可以类似囊性卵巢肿瘤。也可能累及上腹腔、腹膜后或疝囊。淋巴结受累的 MPIC 已见 1 例报道。

- 病变可很大（可达 20cm 或少数情况下更大），囊壁和间隔内常含有大量纤维组织。其内容物与单房性囊肿类似，为血清样或血性液体。

- 囊肿通常内衬单层扁平到立方形的间皮细胞，偶尔为靴钉样的间皮细胞，具有良性到轻度非典型性的细胞核。偶见鳞状上皮化生。

- 不常见的形态包括囊内乳头或筛状结构、单层排列的典型或非典型间皮细胞附壁增生、腺样结构或细胞巢，或类似腺瘤样瘤的结构。间质内偶见空泡状间皮细胞，可能类似印戒细胞。极少数 MPIC 含有子宫内膜异位症病灶。

- 间隔通常由纤维血管结缔组织构成，但偶尔有明显的急、慢性炎症细胞浸润、大量纤维素、肉芽组织及新近和陈旧性出血的表现。

- 间皮细胞通常对 Calretinin 阳性表达，偶尔表达 ER 和（或）PR。

- 随访结果没有发现 MPICs 恶性生物学行为。多达半数的病例在术后数月到数年内复发，虽然这些“复发”可能是新近形成的术后粘连的结果。一些 MPIC 采用促性腺激素释放激素（GnRH）激动剂、口服避孕药或他莫昔芬治疗有效。

- 多房性腹膜包涵囊肿的鉴别诊断包括：
  - 腹膜过度粘连（见前述）：MPIC 应明显表现为单个或多个囊性肿块。
  - 多房性囊性淋巴管瘤：鉴别诊断特征包括多发生于儿童（尤其是男孩）、常位于盆腔外（小肠系膜、网膜、结肠系膜或腹膜后）、内容物为乳糜状液体、囊壁见淋巴细胞和平滑肌以及内衬内皮细胞。
  - 多囊性腺瘤样瘤：与多房性腹膜包涵囊肿不同，这些肿瘤通常累及子宫肌层，具有明显平滑肌成分，含有典型的腺瘤样瘤病灶，缺乏明显的炎症反应；发生于浆膜的多囊性腺瘤样瘤的鉴别诊断可能特别具有挑战性。

- 真正的多囊性间皮瘤（见恶性间皮瘤）。

（三）其他病变

1. 脾组织植入（图 20-30）

- 脾组织植入（splenosis）是由脾组织种植引起的，一般为剖腹手术或尸检时偶然发现，发生于因创伤性脾破裂行脾切除术后数月至数年。在极少数病例，可出现盆腔疼痛和（或）肿物。
- 少数几个至无数红蓝色腹膜结节散在分布于整个腹腔，直径可达 7cm，少数情况下，分布于盆腔。
- 术中表现类似于子宫内膜异位症、良性或恶性血管肿瘤或转移癌。
- 鉴别诊断包括脾 - 性腺融合（见第 12 章）。

2. 滋养细胞种植（图 20-31）

- 输卵管妊娠破裂后可在盆腔或网膜腹膜内植入滋养细胞，远端输卵管种植更常见。
- 滋养细胞种植也可能是输卵管妊娠手术治疗的一个并发症，在输卵管切开术的病例比输卵管切除术更常见。
- 术后最初血清 hCG 水平下降，随后 hCG 水平升高，出现腹痛，在某些病例还出现腹腔内出血。
- 显微镜下检查显示存活的滋养细胞组织（可能包括绒毛膜），少数情况下可见胎儿部分。偶尔这

种病变类似于胎盘部位结节或斑块（见第 10 章）。

- 需与罕见的腹膜滋养细胞妊娠疾病相鉴别（见"罕见的原发性肿瘤"）。

3. 肠脂垂梗死（图 20-32）

- 肠脂垂扭转、梗死和随后的钙化可形成质硬的肿块，偶尔表现为附着于或游离于腹腔的囊性病变。
- 病变后期，玻璃样变性的结缔组织包绕着中央坏死和钙化区域，其中通常可见梗死的脂肪组织。

4. 其他瘤样病变

- 极少数病例在腹膜下组织（阑尾浆膜、盆腔侧壁、卵巢旁结缔组织、卵巢周围粘连组织）出现显微

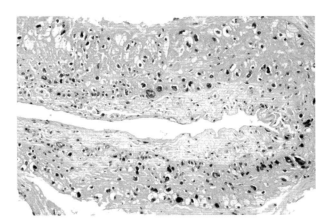

▲ 图 20-31　腹膜胎盘部位斑块

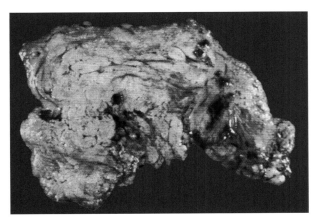

▲ 图 20-30　脾组织植入

网膜切除标本中有几个红紫色结节，组织学检查由脾组织组成

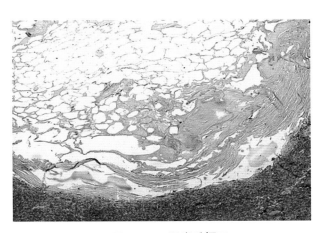

▲ 图 20-32　肠脂垂梗死

镜下可见的卵巢外性索增生，类似于输卵管中出现的这种病变（见第 11 章"罕见的异位组织"）。

- 罕见的腹膜软骨化生已有报道，偶尔见于有既往腹部手术史的患者，通常表现为单个或多个结节，大小通常＜ 2cm，由成熟透明软骨组成。
- 伴有腹腔 / 卵巢种植的胆石溢出是腹腔镜治疗胆石症的并发症，可能导致腹痛和（或）肉芽肿性炎症或感染的病灶。
- Ardakani 等报道了 5 例妇科疾病患者合并腹腔内血肿的髓外造血。造血成分包括红细胞前体细胞（5 例）、粒细胞前体细胞（2 例）和巨核细胞（3 例）。所有患者在就诊或随访时均无血液系统疾病。
- Dill 等报道了 1 例 36 岁女性盆腔痛风，表现为腹痛，但该患者并没有痛风的病史或证据。腹腔镜检查显示多个白色质硬的嗜酸性盆腔结节，部分钙化物含有与尿酸盐结晶一致的可折射针状晶体。

二、肿瘤

（一）间皮肿瘤

1. 腺瘤样瘤

- 腺瘤样瘤是间皮来源的良性肿瘤，很少起源于生殖器官以外的腹膜，例如网膜或肠系膜，但常发生于子宫肌层和输卵管。
- 其病理学特征在第 10 章讨论。

2. 高分化乳头状间皮瘤（图 20-33 和图 20-34）

- 评价报道高分化乳头状间皮瘤（WDPM）的相关文献比较困难，因为形态学相同的病灶也可存在于明确的恶性间皮瘤中。在某些报道为 WDPM 的肿瘤存在浸润，进一步表明两种肿瘤之间存在重叠。我们很少使用 WDPM 这个名称，特别是当间皮瘤是多灶性和（或）体积巨大时，往往发现预后不良。
- 鉴于间皮瘤形态多样，因此充分取材至关重要，当存在多个病灶时，理想情况下是将每个病灶切除并行显微镜下检查。需要注意的是，以下 WDPM 的形态学特征是基于已发表的文献。

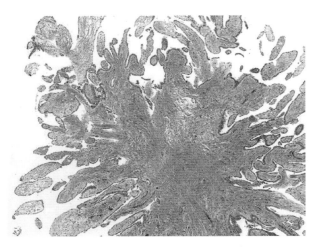

▲ 图 20-33 高分化乳头状间皮瘤
注意间皮细胞缺乏恶性间皮瘤常见的肿瘤间质浸润

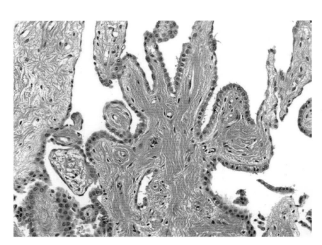

▲ 图 20-34 高分化乳头状间皮瘤
注意乳头被覆的间皮细胞的良性特征

- WDPM 少见，80% 病例发生于育龄期和绝经后女性。常在剖腹手术时偶然发现，但少数肿瘤伴有腹痛或腹水。与石棉接触史没有明显关联。
- 孤立性或多发性，灰白色，质硬，通常为乳头状或结节状，少数情况下为囊性病变，大小可达 2cm，累及腹部和（或）盆腔腹膜。最常见的受累部位为大网膜、陷窝、结肠浆膜、小肠系膜和子宫浆膜。
- 纤维性乳头被覆单层扁平到立方形间皮细胞，偶见细胞基底部呈空泡状。具有良性核特征，核分裂象少见或缺如。具有这些特征的孤立性病变临床呈良性表现。

- 其他组织学结构包括腺管乳头状、腺瘤样瘤样区域、分支条索状、实性片状、巢状或单个细胞。间质可广泛纤维化。少数病例可见多核间质巨细胞和（或）砂砾体。

- Churg 等（2014 年）报道了存在侵袭性的 WDPM，这组病例大多数发生在女性，多发性，且好发于腹膜。浸润性病灶可以为浸润乳头轴心的单纯腺体或为具有高度细胞异型性的实性病灶。FISH 检测 WDPM 不存在 p16 缺失，但有 2/3 肿瘤具有异常核型。然而，侵袭性出现时应当考虑到经典型间皮瘤，特别是多发病灶的。

- WDPM 诊断的一个潜在陷阱是超过 50% 的肿瘤对 PAX8 有异常强的弥漫性核染色（Banet 等，Xing 等）。Banet 等发现使用多克隆抗体染色更强（与单克隆抗体相比），较小的具有纤维轴心的 WDPM（1～3mm）以及良性间皮细胞 PAX8 阴性表达。

- Stevers 等最近发现，WDPM 分子遗传学具有特征性的 TRAF7 和 CDC42 基因突变。

- 随访发现，典型的 WDPM 在临床上为惰性经过，尽管少数肿瘤可复发或持续存在。相比之下，伴有浸润性病灶的 WDPM 病例，40% 出现复发（其中 50% 为多发），但很少引起死亡。WDPM 患者的随访需要谨慎，因为隐匿性多灶性病变可能会复发，或恶性间皮瘤取材不足而导致最初的误诊。

- 主要是与恶性间皮瘤相鉴别（见后述）。

3. 恶性间皮瘤（图 20–35 至图 20–47）

临床特征

- 腹膜恶性间皮瘤（peritoneal malignant mesothelioma，PMM）仅占所有间皮瘤的 10%～20%，在女性患者中远比卵巢外腹膜浆液性癌少见（见第 19 章）。

- 大多数研究发现患者多为男性。但另一项大型研究（Liu 等）男女患者比例相等，平均年龄为 52 岁（15—80 岁）。偶然也可发生于年轻人和儿童。

- 临床表现通常没有特异性，包括腹部不适、腹胀、消化不良和体重减轻。大多病例出现腹水，腹水细胞学检查可能有助于诊断。

- 少数肿瘤可位于疝囊或出现阴囊积液，表现为腹膜后、脐部、小肠、盆腔或脾脏肿瘤，或表现为

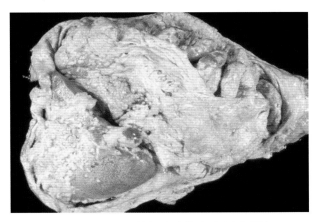

▲ 图 20-35 恶性间皮瘤伴腹膜广泛受累

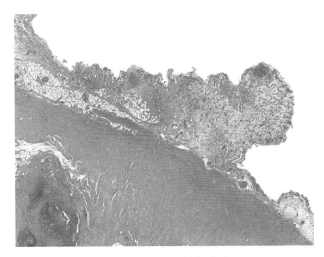

▲ 图 20-36 恶性间皮瘤

低倍镜下显示有诊断价值的特征，即腹膜表面间皮增生和其下间质不规则浸润小管

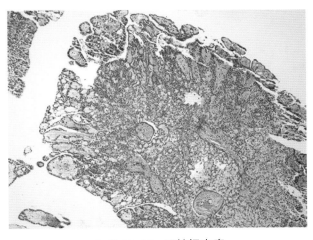

▲ 图 20-37 恶性间皮瘤

复杂的乳头状增生是腹膜间皮瘤常见的、明显的特征

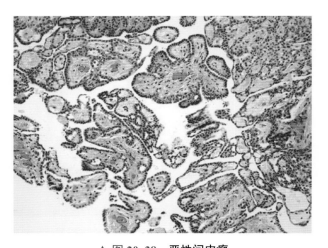

▲ 图 20-38　恶性间皮瘤

图 20-37 的高倍镜显示温和的间皮细胞，但复杂的乳头状结构提示为恶性

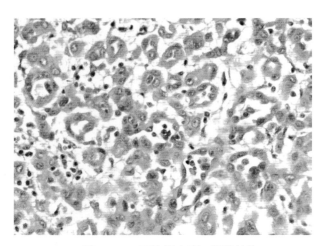

▲ 图 20-41　恶性间皮瘤，管状结构

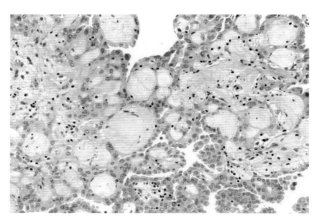

▲ 图 20-39　恶性间皮瘤，乳头状结构

乳头轴心玻璃样变

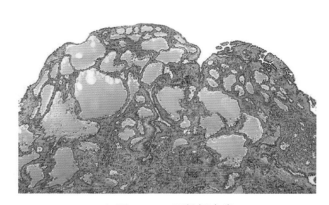

▲ 图 20-42　恶性间皮瘤

一种少见的显著的管囊状结构

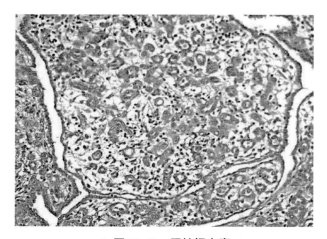

▲ 图 20-40　恶性间皮瘤

小管呈分支状分布于乳头和息肉样赘生物的间质中

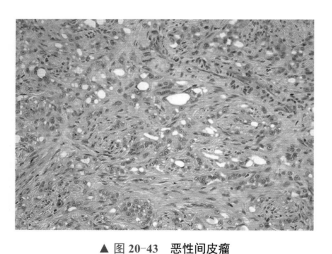

▲ 图 20-43　恶性间皮瘤

明显可见类似于腺瘤样瘤的空泡，这种情况下大体特征非常重要

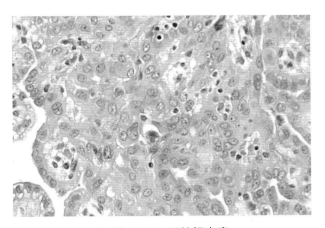

▲ 图 20-44　恶性间皮瘤

肿瘤细胞大多呈立方形，伴有嗜酸性胞质和中度非典型性细胞核

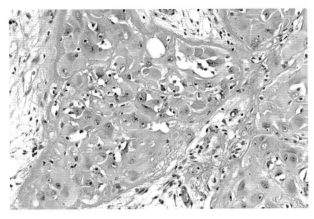

▲ 图 20-47　恶性间皮瘤，蜕膜样结构

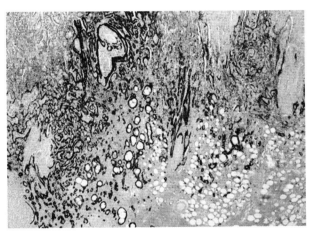

▲ 图 20-45　恶性间皮瘤

本例 calretinin 染色显示明显的管状结构浸润下方的脂肪组织

颈部、锁骨上或腹股沟淋巴结肿大。少数情况下，卵巢明显受累，术中所见酷似原发性卵巢肿瘤（见第 17 章）。

- 两项系列研究发现，患有 PMM 的女性缺乏石棉接触史，尽管应用特殊技术发现在某些病例存在石棉纤维。辐射、慢性炎症、有机化学物质以及非石棉矿物纤维也是潜在病因。

- Butnor 等报道少数 PMM 病例与 Crohn 病有关，但未发现与溃疡性结肠炎的相关性。Lu 等报道了 1 例与 Lynch 综合征（HNPCC）相关的 PMM，该患者有子宫内膜样腺癌病史。

典型病理表现

- 脏层和壁层腹膜通常弥漫性增厚，其上布满无数结节和斑块，伴内脏器官被包裹，但与具有类似程度的腹膜受累的癌相比，内脏受累以及淋巴和血行播散少见。某些促结缔组织增生性肿瘤可伴有明显的粘连。少数肿瘤形成局限性孤立性肿块。

- 多数 PMM 为上皮型。以出现频率为序，典型的结构依次是腺管状、乳头状和实性结构。这些结构常同时存在（尤其是腺管状和乳头状），但偶尔以其中一种结构为主或完全由一种结构组成。也可见小巢状和条索状排列的肿瘤细胞。

  - 与浆液性肿瘤不同，PMMs 的乳头状结构常无分级，而且乳头表面细胞出芽也不明显。此外，乳头轴心常常是玻璃样变和（或）含有泡

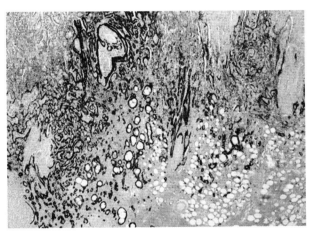

▲ 图 20-46　恶性间皮瘤

本例 D2-40 强表达（B）有助于诊断上皮样恶性间皮瘤（A）

沫样组织细胞（见后述）。

- 腺管通常为小圆形，但偶尔呈囊状或裂隙样。后者可有分支，甚至呈网状。

- 肿瘤细胞一般与间皮细胞非常相似，呈多角形、立方形或矮柱状，常有中等量的嗜酸性胞质。在单纯性上皮性肿瘤中，偶见小灶状梭形肿瘤细胞。

- 有时出现具有大小不等胞质空泡的肿瘤细胞，局灶分布可能提示腺瘤样瘤，或在另外一些病例提示为印戒细胞腺癌。偶尔这种细胞会大量出现（见后述）。

- 核的非典型性通常仅为轻到中度，尽管少数肿瘤可出现重度核的非典型性，通常可见核分裂象，但仅少数会比较显著。

- 常见浸润腹膜下组织；细胞角蛋白（CK）染色可显示微小浸润。肿瘤常常侵入网膜脂肪。如前所述，可能累及腹腔内淋巴结。

- 间质各异，从稀疏到大量，从玻璃样变到富于细胞性和促结缔组织增生性间质不等。少数肿瘤可见明显的黏液样间质，将肿瘤细胞分隔。

- 偶见伴有明显的炎症，最常见淋巴细胞（有时伴有淋巴结样结构）、浆细胞或泡沫样组织细胞。偶尔出现散在的肉芽肿。

- 约 1/3 肿瘤出现砂砾体，但很少有浆液性肿瘤那样明显。Baker 等发现，约 1/3 的肿瘤出现坏死，但其中仅有 1/3 坏死明显。

少见的组织学亚型和表现

- 双相性和肉瘤样结构。
  - 一项研究发现，6.6% 女性 PMMs 具有双相性和肉瘤样结构（Baker 等）。
  - Klebe 等（2010 年）发现 2% 的肉瘤样 MMs 是腹膜原发；Pavlisko 和 Roggli 发现 4% 的 PMM 是肉瘤样 MM。在后一项研究中，肉瘤样 PMMs 患者年龄为 48—85 岁（中位年龄 66 岁），男女比例为 3.25 : 1。
  - 双相性肿瘤的上皮成分类似于单纯上皮性肿瘤。双相性肿瘤的肉瘤成分以及单纯的肉瘤样肿瘤表现为实性、束状和（或）席纹状结构，通常由具有高级别细胞核的梭形细胞组成。然而，在某些梭形细胞病例中局部温和的细胞学

特征可能是假象。

- 蜕膜样结构。
  - 最初认为蜕膜样结构在年轻女性的腹膜中更常见，但 Ordónez（2012 年）发现 21 例患者中只有 6 例是女性，只有 4 例发生在腹膜。
  - 主要组织学特征是具有大的多角形细胞，细胞边界清楚，排列成实性片状，含有丰富的嗜酸性胞质以及单个或多个细胞核。丰富的胞质中间丝可能导致其独特细胞学特征。
  - 在被引用的系列文献中，肿瘤被分为低级别或高级别。后者肿瘤细胞大小和形态具有多样性，常缺乏细胞黏附性，核异型性明显，核分裂象易见（> 5 个 /10HPF），平均生存期为 7 个月，低级别组为 23 个月。
  - 以前报道的蜕膜样结构 MM 的侵袭性似乎与其典型的高级别特征明显相关。

- 多形性：这类少见 PMM 的特征是瘤细胞较大，通常排列松散，细胞具有多形性，大小和形状多变，含有丰富的嗜酸性胞质，可见单个或多个多形性核，且具有大核仁。

- 印戒细胞变型：这类肿瘤特征是可见大量印戒样细胞；Ordónez（2013 年）研究的两组样本中发现印戒细胞变型占肿瘤的 15%～25%，其他则属于上皮样类型，具有腺管乳头状和实性结构；印戒细胞中典型空泡通常是透明的，但偶尔含有淡蓝色颗粒状物质，黏液染色为阴性。

- 多囊性结构：这类肿瘤特征不明显，但至少表现出侵袭性、细胞异型性和（或）其他与多房腹膜包涵囊肿（MPIC）不同的特征（Sethna 等）。

- 少见细胞类型如绝大部分肿瘤细胞具有透明（富含糖原）或泡沫状（富含脂质）胞质，少数肿瘤可能含有靴钉样细胞或类似于肾外横纹肌样瘤的细胞。

- 异源成分：包括横纹肌肉瘤、骨肉瘤、软骨肉瘤，常见于肉瘤样或双相性肿瘤（Klebe 等，2008 年）。

- 原位恶性间皮瘤：Churg 等（2018 年）报道 1 例假定为原位 PMM 男性患者，该患者有腹水，影像学显示网膜轻微增厚，但腹腔镜下没有发现肿瘤；网膜活检显示具有轻微非典型性的单层间皮细胞，极少见浅表浸润病灶；病变细胞的细胞核

BAP1 和 CDKN2A 标记缺失（见后述）。

免疫组化和分子特征

- PMMs 特征性染色包括 calretinin、CK5/6、WT1、podoplanin、血栓调节蛋白、间皮素、CA125、EMA、EGFR、IMP3、D2-40、GLUT1 和 EZH2。Claudin-4、MOC31、B72.3、CK20、CD15、CEA、ER、PR、PAX8 和 p63 一般（但并非总是）呈阴性（Tandon 等）。值得注意的例外是，高达 15% 的 PMM 中 PAX8 阳性（Chapel 等）和偶发 calretinin 阴性的蜕膜样 PMM（Dominiak 等）。

- BAP1
  - Churg、Sheffield 等（2016 年）和 Cigognetti 等发现 BAP1（BRCA 相关蛋白 1）在 MM 中 100% 特异性缺失，而在良性间皮细胞和良性间皮肿瘤中有表达。Sheffield 等发现在 27% 的 MM 中 BAP1 缺失，而在良性间皮增生中没有发现 BAP1 缺失。
  - Andrici 等发现在 67% 的 PMM 中 BAP1 缺失。BAP1 缺失和 p16 FISH 缺失联合诊断 MM 的敏感性和特异性均为 58%，尤其在浸润灶无法确认的情况下。
  - Shinozaki-Ushiku 等发现在 53% 和 66% 的 MMs 中 BAP1 缺失和 EZH2 高表达，而良性间皮病变中没有 BAP1 缺失或 EZH2 高表达。使用这两种标记物可以提高诊断的准确性。
  - Joseph 等发现 9/13 例 PMMs 中 *BAP1* 双等位基因失活，2/13 例 *BAP1* 单等位基因缺失，所有 11 例病例 BAP1 核染色丢失。而所有其他经检测的腹膜病变（PMM 不伴 *BAP1* 改变，MPIC，WDPM，AT，LGSC）有明确的 BAP1 表达。此外，突变基因包括 *NF2*（3/13）、*SETD2*（2/13）和 *DDX3X*（2/13）。

- p16 缺失
  - 使用 p16 FISH 检测，发现 52%～88% 的 MM 中 *p16* 缺失（或携带 *p16* 基因的 9p21 缺失）（Hwang 等，Monaco 等，Sheffield 等，Takeda 等，2010 年），而在良性间皮病变的比例为 0%。Churg，Sheffield 等（2016 年）发现通过 FISH 检测 MM 中 *p16* 的纯合子缺失有 100% 特异性。
  - Ito 等发现 47.4% 和 15.8% 的 PMM 分别出现 *p16/CDKN2a* 纯合子或杂合子缺失，所有间皮增生和上皮性卵巢癌无 *p16* 缺失。
  - Hwang 等发现表面上皮型间皮增生中 *p16* FISH 检测缺失预示潜在侵袭性间皮瘤。
  - Krasinskas 等（2016 年）发现在 35% 的 PMM 中 *p16/CDKN2A* 纯合子缺失（与 MTAP 共同缺失）和 p16 蛋白表达缺失。缺失的患者均为男性，年龄较大（平均 63 岁），OS 和 DFS 较差。无独有偶，Borczuk 等发现 p16 染色阴性（定义为＜5% 的细胞无染色或染色弱）与较低的生存率有关。
  - Hida 等发现在胸膜 MM 中，*p16* FISH 检测结果与 BAP1 IHC 检测结果相结合，比单独分别使用两种检测方法的诊断准确性更高。
  - Wu 等（2017 年）发现使用 *p16/CDKN2A* FISH 检测和 BAP1 IHC 检测有助于确认双相性间皮瘤中梭形细胞成分的肿瘤性质（对比反应性）。

- *EWSR1/FUS-ATF1* 融合
  - Desmeules 等发现在 16% 的腹膜和胸膜 MM 中有复发性 *EWSR1/FUS-ATF1* 融合。肿瘤融合发生在缺乏石棉接触史的年轻人身上，并表现为典型的上皮样形态。BAP1 在 *EWSR1/FUS-ATF1* 融合的肿瘤和 80% 缺乏 *EWSR1/FUS-ATF1* 融合的 MM 中仍有表达。

- 其他发现。
  - Singhi 等发现 *CDKN2A* 纯合子缺失和 *NF2* 半合子缺失是 PMM 中 DFS 和 OS 的不良预后因素。
  - Takeda 等发现 36% 的 PMM 在 FISH 检测中显示 9p21 缺失，而在胸膜 MM 中达 85%。
  - Chirac 等利用比较基因组杂交发现 PMM 染色体不稳定，基因组模式与胸膜 MM 相似，包括染色体区域 3p21、9p21 和 22q12 缺失。
  - Joseph 等利用 PMM 的基因组图谱，发现表观遗传调控基因 *BAP1*、*SETD2* 和 *DDX3X* 反复突变，提示 PMM 有靶向治疗机会。
  - Enomoto 等发现 MM 中表皮生长因子受体常见的膜染色与基因拷贝数增加无关。
  - Hung 等发现少数 PMM 表现出独特的 ALK 重排，可能代表一种新的发病机制，有希望实现靶向治疗。这类肿瘤缺乏石棉纤维，也缺乏通常在 PMM 中发现的细胞遗传学和分子改变。

鉴别诊断

- 旺炽性间皮增生（见书中相关介绍）。
- 高分化乳头状间皮瘤：高分化乳头状间皮瘤常常是小的孤立性病变，仅由温和的间皮细胞组成，且无浸润性。
- 反应性纤维化（与肉瘤样或促结缔组织增生性 PMM 鉴别）（见"腹膜纤维化"）。
- 伴弥漫性腹膜受累的浆液性腺癌。
  - 支持 PMM 诊断的特征包括明显的腺管乳头状结构、缺乏砂砾体、伴有中等量嗜酸性胞质的多角形细胞、核仅轻至中度非典型性、核分裂象少见，以及出现酸性黏液（嗜碱性物质）而非中性黏液(PAS 阳性)和如上所述的免疫表型。
  - 与大多数 PMM 不同，浆液性癌对 B72.3、MOC-31、Ber-EP4、PAX8、ER 和 claudin-4 免疫染色通常是阳性。Kawai 等发现浆液性癌为 Ber-EP4 阳性 /claudin-4 阳性 /PAX8+/calretinin 阴性，而 PMM 则相反。
  - Comin 等发现，h-caldesmon 阳性 /calretinin 阳性 /ER 阴性 /Ber-EP4 阴性强烈支持 PMM 而非浆液性癌的诊断。Yuan 等发现 tenascin-X 是间皮瘤的可靠标记物，但在卵巢（包括浆液性）癌中不表达。
  - Andrici 等发现仅在 0.3% 浆液性癌和 67%PMM 中 BAP1 表达缺失。
  - 对于区分 PMM 与腺癌，没有单一的免疫组化染色具有诊断意义，组合抗体染色结果应与 HE 切片和黏液染色综合起来考虑。
  - 如上所述，在鉴别诊断中，通过 FISH 检测 p16 纯合子缺失提示 PMM。
- 异位蜕膜（与蜕膜样 PMM 鉴别）：核仁明显，核分裂活跃，细胞角蛋白（CK）阳性可以排除异位蜕膜反应，但某些蜕膜样间皮瘤仅显示局灶性 CK5/6 和 calretinin 阳性。
- 上皮样血管内皮瘤 / 血管肉瘤（见"肉瘤"）。
- 腹腔内"PEComa 病"：Salviato 等描述了 1 例弥漫性腹膜受累的肿瘤，由上皮样细胞和梭形细胞组成，细胞质清晰，类似间皮瘤；但免疫组化结果（HMB45 阳性，melan-A 阳性，SMA 阳性）

提示为黑色素瘤或 PEComa（见第 9 章）。

生物学行为和预后因素

- Krasinskas 等（2015 年）发现总体中位生存期为 36 个月。Yan 等采用细胞减灭手术和腹腔内高温化疗后发现中位生存期为 53 个月，3 年和 5 年生存率分别为 60% 和 47%。
- Kerrigan 等发现有很大比例患有 PMM 的女性有较长的生存期，有些病例存活多年。
- 管状乳头状 PMM 预后最好，实性上皮样 / 典型蜕膜样 PMM 预后中等，多形性 / 肉瘤样肿瘤预后最差（Liu 等，Ordóñez，2012 年）。Pavlisko 和 Roggli 发现肉瘤样 PMM 的平均生存期为 5 个月（范围 0~12 个月）。
- 其他预后不良因素包括实性生长方式、细胞核 / 核仁增大、核分裂象指数高（> 5 个 /50HPF）、CDNKN2A/p16 缺失（Krasinskas 等，2010 年）、p16 染色缺失（Borczuk 等）和 WT1 低表达。
- 预后良好因素包括年龄＜ 60 岁、肿瘤局灶化、无深部浸润、低核级、核分裂计数低、淋巴细胞宿主反应明显、肿瘤完整 / 接近完整切除、术中腹腔内温热灌注顺铂化疗（Alexander 等）。
- Valente 等为上皮样 PMM 研发了一个双层分级系统。核异型性评分（1 级、2 级或 3 级）加上核分裂象评分（1: 0~1 个 /10HPF；2: 2~4 个 /10HPF；3: ≥ 5 个 /10HPF）作为总分。低级别肿瘤（总分≤ 3）的 OS(中位数 11.9 个，5 年 57%）高于高级别肿瘤（总分 4~6）（中位数 3.3 年，5 年 21%）。
- 国际癌症报告合作组织（ICCR）推荐了一套报告恶性间皮瘤的数据集（Churg，Attanoos 等，2016 年）。

（二）腹腔内促结缔组织增生性小圆细胞肿瘤

临床特征

- 腹腔内促结缔组织增生性小圆细胞肿瘤（intra-abdominal desmoplastic small round cell tumor，DSRCT）组织发生不明，但可能是来源于间皮的原始肿瘤。尽管绝大多数发生在腹腔，但类似的肿瘤在胸腔也有描述，而且在少数情况下发生在远离间皮被覆的部位（腮腺，中枢神经系统）。

- DSRCT 主要发生于男性（男∶女比率 4∶1），而且最常见于青少年和年轻人（5—76 岁），患者常出现腹胀、腹痛，以及可触及的腹部、盆腔或阴囊肿块，有时伴有腹水。某些患者血清 CA125 或神经元特异性烯醇化酶（NSE）水平升高。

- DSRCT 显示独特的 [t（11；22）（p13；q12）] 交互易位，导致 22 号染色体上的 *EWS1* 基因和 11 号染色体上的 Wilms 肿瘤抑制基因（*WT1*）融合。这种基因融合导致 *EWS/WT1* 嵌合转录物的表达，通过 FISH 可以检测出来。

- 少数 DSRCT 具有 Ewing 肉瘤 / 外周神经外胚层肿瘤（PNET）特征性的 *EWS/ERG* 融合基因，提示这两组肿瘤之间有某些重叠。

- 剖腹手术显示大小不等，但多为体积较大的腹腔内肿块，有时肿瘤局限于盆腔。卵巢明显受累时类似于原发性卵巢肿瘤。某些病例累及腹膜后。

- 最初治疗（减瘤术、术后化疗、放疗或放化疗均采用）可能有效，但 90% 以上的患者死于肿瘤进展。大部分肿瘤倾向局限于腹腔内，尽管某些患者发生了腹腔外转移。

病理学特征 （图 20-48 至图 20-54）

- 大体检查，肿瘤最大径可达 40cm，表面光滑或呈圆形隆起，质硬韧。灰白色，切面局部见黏液样改变和坏死。可能直接累犯腹腔或盆腔脏器。

- 常见的镜下特征。
  - 界限清楚的小的上皮样细胞集聚，被富于细胞的促结缔组织增生性间质分隔，肿瘤细胞集聚

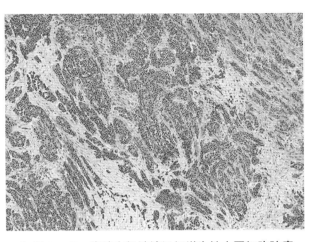

▲ 图 20-49　腹腔内促结缔组织增生性小圆细胞肿瘤
被结缔组织间质分隔的肿瘤细胞呈不规则巢状和索状

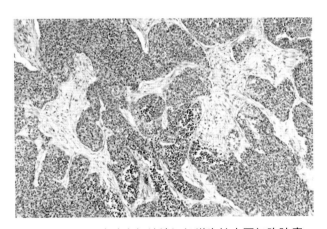

▲ 图 20-50　腹腔内促结缔组织增生性小圆细胞肿瘤
译者按：原文图注错误，为图 20-48 图注

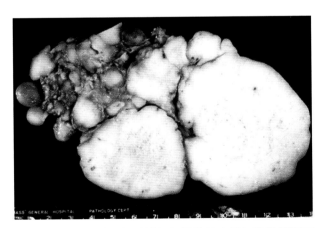

▲ 图 20-48　腹腔内促结缔组织增生性小圆细胞肿瘤切面
显示 2 个主要肿块伴有多发的、较小的卫星结节

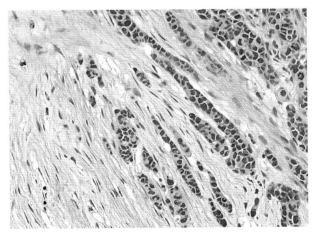

▲ 图 20-51　腹腔内促结缔组织增生性小圆细胞肿瘤
索状排列细胞提示需与转移性乳腺癌鉴别

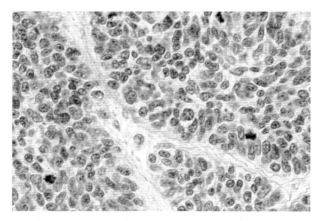

▲ 图 20-52　腹腔内促结缔组织增生性小圆细胞肿瘤
高倍镜下显示具有恶性核特征和核分裂象的小细胞

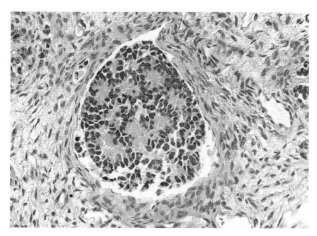

▲ 图 20-53　腹腔内促结缔组织增生性小圆细胞肿瘤
显示明显的菊形团样结构

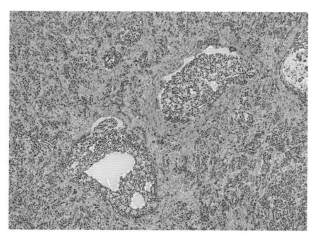

▲ 图 20-54　腹腔内促结缔组织增生性小圆细胞肿瘤
滤泡样腔隙是该肿瘤的一个少见特征，可能会造成诊断上
的困扰

从小簇状（甚或单个细胞）到圆形或不规则形
的岛状结构。
- 其他常见特征包括圆形菊形团样或腺样腔隙，
在某些肿瘤细胞巢的周围有呈栅栏状排列的基
底细胞样细胞，并伴有或无钙化的中心坏死。
- 肿瘤细胞通常形态一致，胞质稀少，细胞边界
不清。此外常可见含有嗜酸性胞质包涵体和偏
位核的肿瘤细胞，呈横纹肌样细胞的外观。
- 细胞核深染，小到中等大小，圆形、卵圆形或
梭形，具有团块状染色质。核分裂象和单个细
胞坏死多见。
- 少见的镜下特征。
- 少数病例具有其他结构特征，包括实性结构、
小管、滤泡样腔隙、腺体（有时伴有腔内黏
液）、囊状、乳头、相互吻合的小梁、类似乳
腺小叶癌的条索、腺样囊性癌样病灶以及仅有
少量促结缔组织增生性间质。偶尔以这些结构
为主，并导致诊断困难。
- 少数病例具有其他细胞学特征，包括梭形细
胞、伴有丰富的嗜酸性或透明胞质的细胞、印
戒样细胞以及伴有明显多形性核的细胞。
- 脉管浸润，尤其是淋巴管浸润常见；偶见淋巴结
转移。

免疫组化及超微结构特征

- 上皮性（CAM 5.2，AE1/3，EMA）、神经 / 神经
内分泌（NSE，CD57/Leu-7）和肌肉（结蛋白）
标记物以及 Vimentin 免疫染色一般阳性，提示
肿瘤具有不同的分化。典型者，结蛋白和波形蛋
白核旁点状阳性（尤其在横纹肌样细胞中呈强阳
性）。少数 DSRCT（经 FISH 证实）对上皮标记
物呈阴性。
- 典型的 DSRCT 表现为 WT1 的 C 端核染色，有
助于区分其他恶性小细胞肿瘤，如 Ewing 肉瘤和
PNET。高血钙症小细胞癌（见第 17 章）也在鉴
别诊断中，显示 WT1 的 N 端核染色，而 C 端只
有细胞质染色。少数 DSRCT 表达全长 WT1 或有
变异体转录，导致非典型染色模式。
- 其他标记物出现在不同比例的病例中，包括
Leu-M1（CD15）、S100、B72.3、CA-125、MIC2
蛋白、肌动蛋白（MSA 和 SMA）、桥粒蛋白、

CD99、MOC-31、NB84、Ber-EP4、嗜铬素和突触素，但不包括 HBA 71（Ewing 肉瘤 /PNET 抗原）。间质细胞对 Vimentin 和肌肉特异性肌动蛋白（MSA）具有典型的免疫反应。

- 超微结构变异提示多种分化。细胞连接不同，从稀少和原始到较为明显，包括中间连接、桥粒连接和紧密连接。大部分病例突出的特征为核旁胞质中间丝和肿瘤细胞巢周围基底膜。

鉴别诊断

- 大部分病例患者具有典型发病年龄，局限于腹腔以及典型的显微镜下特征和免疫表型有助于与其他恶性小细胞肿瘤鉴别。
- Arnold 等发现 DSRCT 和胚芽为主型肾母细胞瘤，因为两者结蛋白和细胞角蛋白的表达相似而难以鉴别。
- 在疑难病例中，检测到 *EWS/WT1* 重排和 WT1 C 端免疫反应可诊断 DSRCT。

（三）间叶性肿瘤

1. 孤立性纤维性肿瘤

- 孤立性纤维性肿瘤（solitary fibrous tumor）一般累及胸膜，位于腹膜的 SFT 罕见。虽然曾被称为"纤维性间皮瘤"，但现在认为是起源于间皮下纤维母细胞的"孤立性纤维性肿瘤"。近来报道了 1 例恶性腹膜孤立性纤维性肿瘤。
- 临床、病理特征和免疫组化（CD34 阳性 / 细胞角蛋白阴性 /STAT6 阳性）均类似于胸膜的同类肿瘤，但不同于促结缔组织增生性间皮瘤。

2. 炎性肌纤维母细胞性肿瘤（图 20-55 和图 20-56）

- 炎性肌纤维母细胞性肿瘤（inflammatory myofibroblastic tumor，IMT）是新近提出的诊断术语，可以累及腹膜，曾被称为"炎性假瘤"和"浆细胞肉芽肿"。
- 通常发生在 20 岁以下患者，表现为肿块、发热、发育障碍或体重减轻、低色素性贫血、血小板增多症以及多克隆性高丙种球蛋白血症。剖腹手术常常显示肠系膜实性肿块。

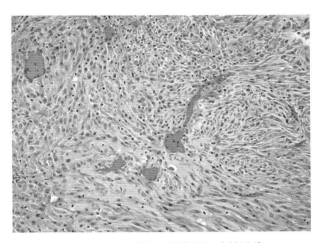

▲ 图 20-55　炎性肌纤维母细胞性肿瘤

肿瘤细胞排列松散，从上皮样到梭形，并伴有炎细胞和黏液样间质

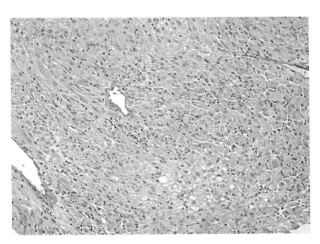

▲ 图 20-56　炎性肌纤维母细胞性肿瘤

肿瘤细胞弥漫性生长，少数细胞呈空泡状；丰富的嗜酸性细胞质（"假蜕膜"）可能与患者妊娠有关

- 显微镜下检查显示肌纤维母细胞性梭形细胞、成熟的浆细胞和小淋巴细胞。梭形细胞 ALK-1 免疫染色通常阳性。
- 所有患者术后过程平稳，临床表现消失。

3. 网膜 - 肠系膜黏液样错构瘤

- 网膜 - 肠系膜黏液样错构瘤（omental-mesenteric myxoid hamartoma，OMH）这一命名是 Gonzalez-Crussi 等用于描述发生于婴儿的一种病变，其特征为多发性网膜和肠系膜结节，这些结节由胖梭形的间叶细胞和富于血管的黏液样间质组成。

- 最初的病理诊断通常为某种类型的肉瘤，但随访发现预后良好，提示这种病变可能是错构瘤。目前多数研究者认为这类肿瘤属于 IMT 的总体范畴（见前述）。

- 与 IMT（通常细胞质 ALK-1 阳性）相比，Ludwig 等发现 OMH 显示核旁点状 ALK 染色，其中 1 例 ALK 基因倒位。所有 OMH 免疫染色 SMA、desmin、WT1、podoplanin 和细胞角蛋白（CAM5.2 和 AE1-3）呈阳性，而 IMT 仅为 SMA 阳性。

4. 钙化性纤维性肿瘤

- 钙化性纤维性肿瘤（calcifying fibroustumor, CFT）罕见，发生年龄范围广泛（平均 33.5 岁），可发生于多个部位；在一项研究中，约 75% 的肿瘤累及腹膜。较大的 CFT 可能有症状，而有些则是偶然发现。

- 平均直径为 4.6cm，但少数病例体积更大，偶尔为多发性病变。

- 典型表现为境界清楚的良性增生，细胞稀少，有致密的胶原分隔，局灶性钙化以及多少不等的淋巴浆细胞浸润。梭形细胞 CD34 阳性，少数细胞 desmin 阳性和 SMA 阳性。

- 虽然起初被认为是假性肿瘤，但 CFT 可能是肿瘤性的，约 10% 病例已有复发。肿瘤通常 ALK 阴性，因而不支持它们是退化的炎性肌纤维母细胞性肿瘤这一假说。

5. 肉瘤

- 多数腹腔内肉瘤（平滑肌肉瘤、脂肪肉瘤、胃肠间质瘤）发生于腹膜后或胃肠道，并非起源于腹膜，在此不作进一步讨论。

- 血管周上皮样细胞肿瘤（PEComa）。
  - Folpe 等描述了一系列的 PEComa，其中部分肿瘤位于网膜、肠系膜、盆腔软组织和腹壁，提示至少部分病例起源于腹膜，其特征与子宫起源的 PEComa 相似（见第 9 章）。
  - 此外，Salviato 等报道了 1 例类似于恶性间皮瘤的弥漫性腹腔内肿瘤，但具有血管周上皮样细胞肿瘤的组织学和免疫组织化学特征，被诊断为 "PEComa 病"（PEComatosis）。

- 少数恶性血管肿瘤可能起源于腹膜，包括上皮样血管内皮瘤和上皮样血管肉瘤。
  - 某些肿瘤具有局灶性的腺管乳头样结构和（或）双相结构（由于混合有反应性或肿瘤性梭形细胞），这可能提示恶性间皮瘤的诊断。
  - 不同程度的血管分化和肿瘤细胞对内皮抗原的免疫反应（以及细胞角蛋白染色阴性或弱阳性）可以除外间皮瘤的诊断。

（四）少见原发性肿瘤

- 少数发生腹膜的妊娠滋养细胞疾病（可能是腹部妊娠所致），包括胎盘部位滋养细胞肿瘤、水泡状胎块和绒毛膜癌。

- 除阔韧带室管膜瘤（见第 11 章）和卵巢室管膜瘤（见第 15 章）外，少数同时伴有卵巢和腹膜受累的室管膜瘤（Liang 等）可能来源于腹膜。

- Shah 等报道了数例来源于腹膜或网膜的恶性卵巢外性索间质肿瘤，类似于低分化恶性肿瘤。性索标志物的免疫表达且对其他肿瘤的排除，有助于该诊断。

（五）转移性肿瘤（图 20-57 和图 20-58）

- 转移性肿瘤累及腹膜通常为腹部或盆腔的原发性肿瘤扩散而来，最常见卵巢肿瘤。卵巢正常或仅有轻度受累的腹膜浆液性肿瘤（见第 19 章），可能是直接来源于腹膜，或由输卵管或子宫内膜的浆液性癌转移而来，这种浆液性癌可能为镜下所见。

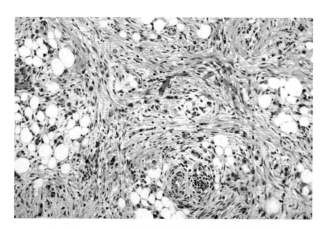

▲ 图 20-57 转移性胃印戒细胞癌累及腹膜

在此放大倍数下肿瘤细胞不易被发现，散在分布于反应性纤维间质中；这种表现可能被误诊为良性病变

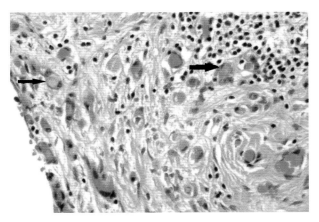

▲ 图 20-58 转移性胃印戒细胞癌累及腹膜

可见几个典型的印戒细胞（箭头）

- 其他肿瘤，特别是伴有腹膜播散的肿瘤包括乳腺癌和胃肠道癌（结肠、胃、胰腺），其中多数完全或主要由印戒细胞成分组成。
  - 在某些病例，肿瘤细胞具有欺骗性的、温和的细胞核特征，且常被纤维间质广泛分隔，这种表现可被误诊为良性病变，特别是在冰冻切片时。
  - 也可能表现为大小和形状不一的非特殊性腺体，并伴有不等量的细胞外黏液。黏液腺癌的腺体局灶也可衬覆具欺骗性的良性形态的上皮。
- 低级别黏液性肿瘤（有时以腹膜假黏液瘤的方式出现，见后述）累及腹膜，多数为非卵巢来源。

腹膜假黏液瘤

一般特征

- "腹膜假黏液瘤"（pseudomyxoma peritonei，PMP）（仅为我们的观点，并非所有人都认同）是指由于低级别黏液性肿瘤（95% 阑尾起源）的腹膜扩散，导致大量胶冻样黏液物质明显累及腹膜的一类病变。不建议这个名称中包含传统中 - 高级别腺癌的腹膜扩散，它可能形成黏液样肿块，但与经典 PMP 的胶冻状物质有明显的不同。
  - 阑尾和一侧或双侧卵巢通常受累，前者常伴有阑尾原发性低级别黏液性肿瘤 [阑尾低级别黏液瘤（LAMN）或低级别腺癌]，卵巢受累一般是转移性的。
  - 在少数病例中，原发性卵巢黏液性肿瘤通常起源于皮样囊肿相关的生殖细胞，扩散到腹膜并导致 PMP（见第 13 章）。与 PMP 相关的少见肿瘤包括小肠重复畸形内的低级别黏液性肿瘤（Simons 等）和膀胱脐尿管黏液腺癌（Shelekhova 等）。
  - 显微镜检查可见大量的细胞外黏液，常伴有明显的纤维化，少量低级别黏液上皮呈带状、小簇状分布或衬覆在腺体和囊肿壁是典型的形态特征，有时伴有玻璃样变间质。黏液上皮成分的多少在不同病例和同一病例不同区域差异很大。
  - 在病理报告中，应避免将 PMP 作为唯一的诊断术语，尽管可以在括号中注明。报道应包括具有预后和治疗意义的大体特征（如病变的范围和位置）和显微镜检查结果（上皮范围、细胞异型程度），如下所述。
  - 为了规范腹膜黏液沉积病例的报道，Carr 等（2016 年、2017 年）提出了四种类型，即无细胞黏液、低级别黏液上皮、高级别黏液上皮和含有印戒细胞的高级别黏液上皮。如上所述，我们不会将最后两类视为 PMP，除非大体所见如前所述。
- 与上述情况不同，大多数阑尾外黏液癌（包括胶样癌）在腹膜内广泛扩散，并伴有非特异性的肿瘤结节形成，或形成比 PMP 更为弥散的实性黏液样肿块。然而，与 PMP 的肉眼区别并不容易，长期存在的 PMP 可广泛累及组织已形成共识，而显微镜下可准确诊断。

临床特征

- PMP 患者多为中年人，与 LAMN 患者年龄相仿。在后者的一项研究中，平均年龄为 55 岁（20—89 岁）。
- 典型的临床表现为腹部渐进性无痛性增大，但在某些卵巢明显播散的病例中，临床表现为卵巢肿瘤缓慢生长。有时 PMP 是术中的偶然发现。

大体特征（图 20-59）

- 腹腔内见橙色至棕色至淡黄色的胶冻样物质，常常密集黏着在腹膜上。质硬肿块通常是由胶原组织增生所致。如上文所述，常有一侧或双侧卵巢受累。

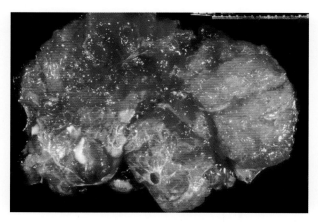

▲ 图 20-59　腹膜假黏液瘤

从腹部取出的一大块伴有明显胶冻状稠度的黏液样组织

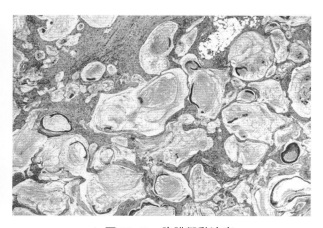

▲ 图 20-61　腹膜假黏液瘤

本例为阑尾来源的低级别黏液腺癌，浸润性黏液轮廓清晰，少数其内含有肿瘤性腺体或条索状的肿瘤上皮

- 很少有胶冻样黏液样物质从腹腔进入到腹膜后腔或胸腔。
- 显微镜下相似的病变很少局限于其来源附近（如阑尾周围病灶），但最终可能演变成广泛的 PMP。当病变局限于局部区域时，可使用描述性术语"局限性腹膜假黏液瘤"。

镜下特征　（图 20-60 和图 20-61）

- 典型可见嗜碱性或偶尔嗜酸性黏液池，黏液池可无细胞或被黏液上皮包绕，有时黏液上皮悬浮于黏液中。腺体常呈囊性的。如前所述，黏液上皮形态学表现从良性到非典型到低级别癌不等。囊肿内衬上皮常剥脱。

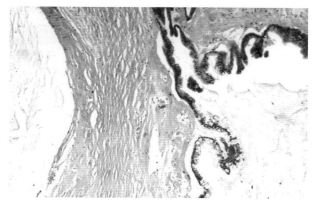

▲ 图 20-60　腹膜假黏液瘤

低级别阑尾黏液性肿瘤累及腹膜的典型表现；部分黏液周围包绕肿瘤性黏液上皮，部分黏液周围上皮缺如，玻璃样变间质分隔黏液（部分黏液伴纤维化）

- 胶原常呈明显玻璃样变，其间常有黏液样物质穿行，可见散在的炎性浸润，但一般不明显。
- 肿瘤上皮通常为 CK7 阴性 /PAX8 阴性 /CK20 阳性 /CDX2 阳性 /SATB2 阳性 /MUC2 阳性（见表 18-2）。

鉴别诊断

- 黏液腺癌，包括具有"胶样"形态的腺癌：这些肿瘤往往形成实性肿块，缺乏 PMP 的胶冻样稠度，黏液中的上皮细胞比典型的 PMP 具有更高级别的细胞核特征。
- 原发性卵巢黏液性肿瘤破裂：可能导致黏液在腹腔沉积，并伴有炎症细胞和（或）组织（"组织黏液"）；缺乏典型的 PMP 大体特征，黏液沉积通常比 PMP 更为局限。它们可能含有肉芽组织，但缺乏 PMP 的显著玻璃样变；上皮细胞一般不存在或少见。

生物学行为与预后

- PMP 一般临床病程可持续数十年。Misdraji 等发现原发肿瘤均为 LAMN，3、5、10 年生存率分别为 100%、86%、45%。低级别黏液腺癌患者 3 年和 5 年生存率分别为 90% 和 44%。
- 相比之下，阑尾或结直肠高级别腺癌的患者预后较差。Carr 等（2012）发现高级别癌患者的 5 年生存率仅为 22%（而低级别肿瘤患者为 63%）。

缩略语

AT	adenomatoid tumor	腺瘤样瘤
CFT	calcifying fibrous tumor	钙化性纤维性肿瘤
DFS	disease-free survival	无病生存期
DSRCT	desmoplastic small round cell tumor	促结缔组织增生性小圆细胞肿瘤
FISH	fluorescence in situ hybridization	荧光原位杂交
HNPCC	hereditary nonpolyposis colonic cancer syndrome（Lynch syndrome）	遗传性非息肉性结肠癌综合征（林奇综合征）
ICCR	International Collaboration on Cancer Reporting	国际癌症报告合作组织
IMT	inflammatory myofibroblastic tumor	炎性肌纤维母细胞性肿瘤
LAMN	low-grade appendiceal mucinous neoplasm	低级别阑尾黏液性肿瘤
LGSC	low-grade serous carcinoma	低级别浆液性癌
MM	malignant mesothelioma	恶性间皮瘤
MPIC	multilocular peritoneal inclusion cyst	多房腹膜包涵囊肿
OMH	omental mesenteric myxoid hamartoma	网膜 – 肠系膜黏液样错构瘤
OS	overall survival	总生存期
PEComa	perivascular epithelioid cell tumor	血管周上皮样细胞肿瘤
PFS	progression-free survival	无进展生存期
PG	pulse granuloma	食物肉芽肿
PIC	peritoneal inclusion cyst	腹膜包涵囊肿
PMM	peritoneal malignant mesothelioma	腹膜恶性间皮瘤
PMP	pseudomyxoma peritonei	腹膜假黏液瘤
PNET	peripheral neuroectodermal tumor	外周神经外胚层肿瘤
WDPM	well-differentiated papillary mesothelioma	高分化乳头状间皮瘤

（杨安强　欧阳小明 **译**　左　敏 **校**）

一、伴黏液性上皮的卵巢肿瘤

（一）原发性肿瘤

- 表面上皮肿瘤。
  - 肠型黏液性囊性肿瘤和宫颈内膜样黏液性囊性肿瘤。
  - 伴黏液成分的混合细胞性表面上皮肿瘤。
  - 混合性 müllerian 肿瘤（腺纤维瘤，腺肉瘤，MMMT[a]）。
  - Brenner 肿瘤。
- 生殖细胞肿瘤。
  - 畸胎瘤（成熟性和未成熟性）。
  - 黏液性类癌和甲状腺肿性类癌。

- 其他
  - 伴异源性成分的 Sertoli–Leydig 细胞瘤。
  - 成年型粒层细胞瘤[b]。
  - 小细胞癌，高钙血症型。

（二）转移性肿瘤

- 发生于女性生殖道其他部位的黏液性癌，特别是宫颈。
- 发生于结肠、阑尾、小肠、胃、胰腺及胆道的黏液性癌。
- 膀胱和尿道口。
- 阑尾低级别黏液性肿瘤。

---

a. 恶性 müllerian 混合瘤；

b. 成年型粒层细胞瘤罕见黏液性上皮

二、具有子宫内膜样腺体结构的卵巢肿瘤

（一）原发性肿瘤

- 子宫内膜样癌。
- 少黏液的黏液腺癌。
- 卵黄囊瘤，子宫内膜样亚型。
- Sertoli-Leydig 细胞瘤。
- 可能 wolffian 超源的肿瘤。
- 室管膜瘤。

（二）转移性肿瘤

- 发生于女性生殖道其他部位或来源于子宫内膜异位症的子宫内膜样癌。
- 经典型和透明细胞型肠腺癌。
- 胃肠道其他部位，胰腺和胆管腺癌。
- 发生于其他部位（如肺）的少黏液的黏液腺癌。
- 乳腺癌。
- 恶性间皮瘤。

三、卵巢和子宫的子宫内膜样肿瘤，提示子宫内膜原发和卵巢继发的肿瘤特点

- 具有相似组织学形态。
- 子宫内膜的肿瘤体积大，卵巢肿瘤体积小。
- 存在子宫内膜非典型增生。
- 深肌层浸润
  - 直接浸润至附件。
  - 子宫肌层血管累犯。

- 播散至其他部位的子宫内膜样癌的典型表现。
- 双侧卵巢肿瘤或多结节状卵巢肿瘤。
- 位于卵巢门，血管累犯，表面种植 [a] 或卵巢内的融合。
- 卵巢缺乏子宫内膜异位症。
- 具有相似 DNA 指数的非整倍体或二倍体 [b]。
- 相似的分子遗传学改变或染色体倍体异常。

a. 罕见原发于卵巢的子宫内膜样癌来源于卵巢表面的子宫内膜异位症

b. 在评估染色体倍体时，需考虑到肿瘤的异质性

四、卵巢和子宫的子宫内膜样肿瘤，提示卵巢原发和子宫内膜继发的肿瘤特点

- 具有相似组织学形态。
- 卵巢肿瘤体积大，子宫内膜的肿瘤体积小。
- 卵巢存在子宫内膜异位症。
- 肿瘤位于卵巢实质。
- 卵巢肿瘤主体直接浸润于子宫外壁。
- 播散至其他部位的卵巢癌的典型表现。

- 单侧卵巢肿瘤（80%～90% 病例）和形成单个肿块。
- 缺乏子宫内膜非典型增生。
- 具有相似 DNA 指数的非整倍体或二倍体 [a]。
- 相似的分子遗传学改变或染色体倍体异常。

a. 在评估染色体倍数时，需考虑到肿瘤的异质性

五、卵巢和子宫的子宫内膜样肿瘤，各自独立的卵巢和子宫内膜原发肿瘤特点

- 具有相似组织学形态。
- 无或仅子宫内膜肿瘤存在浅表肌层浸润。
- 子宫内膜肿瘤缺乏血管累犯。
- 存在子宫内膜非典型增生。
- 缺乏子宫内膜肿瘤播散的其他证据。
- 单侧卵巢肿瘤（80%～90% 的病例）。
- 肿瘤位于卵巢实质内。

- 缺乏血管累犯，表面种植 [a] 或肿瘤主要位于卵巢门部。
- 缺乏卵巢肿瘤播散的其他证据。
- 存在卵巢子宫内膜异位症。
- 非整倍体肿瘤，具有不同的倍体或 DNA 指数 [b]。
- 肿瘤组织存在不同的分子遗传学改变或染色体倍体异常。

a. 罕见原发于卵巢的子宫内膜样癌来源于卵巢表面的子宫内膜异位症

b. 在评估染色体倍体时，需考虑到肿瘤的异质性

六、伴透明细胞的卵巢肿瘤和瘤样病变

（一）原发性肿瘤

- 透明细胞癌。
- 子宫内膜样癌。
- Brenner 瘤。
- 无性细胞瘤。
- 卵黄囊瘤。
- 卵巢甲状腺肿。
- 恶性黑色素瘤。
- Sertoli 细胞瘤。
- 类固醇细胞肿瘤。
- 上皮样平滑肌肿瘤。

- 实性假乳头瘤。

（二）转移性肿瘤

- 发生于女性生殖道其他部位的透明细胞癌。
- 肾细胞癌。
- 肠癌，透明细胞亚型。
- 恶性黑色素瘤。

（三）瘤样病变

- 子宫内膜异位症伴 A–S 反应。
- 包涵腺体和包涵囊肿的上皮成分伴水肿改变。

七、含胶质或胶样物质的卵巢病变（甲状腺肿样）

（一）原发性肿瘤

- 卵巢甲状腺肿。
- 子宫内膜样癌。
- 黏液性癌。
- 透明细胞癌。
- Sertoli–Leydig 细胞瘤。
- 幼年型粒层细胞瘤。
- 卵黄囊瘤。
- 发生于皮样囊肿的垂体腺瘤。

- 小细胞癌，高钙血症型。
- 可能来源 wolffian 的卵巢肿瘤。

（二）转移性肿瘤

- 肾细胞癌。
- 肠透明细胞腺癌（intestinal clear cell adenocarcinoma）。
- 其他。

（三）瘤样病变

- 妊娠黄体瘤。

八、具有岛状结构的卵巢肿瘤

（一）原发性肿瘤

- 粒层细胞瘤。
- 子宫内膜样癌。
- 类癌。
- Brenner 肿瘤和移行细胞癌。
- 鳞状细胞癌。
- 未分化癌。

- 恶性黑色素瘤。

（二）转移性肿瘤

- 类癌。
- 乳腺腺癌。
- 胰腺神经内分泌肿瘤和腺泡细胞癌。
- 发生于肺、宫颈和其他部位的小细胞癌。
- 恶性黑色素瘤。

九、具有小腺泡结构的卵巢肿瘤

（一）原发性肿瘤

- 子宫内膜样癌。
- 浆液性癌，移行细胞亚型。
- Brenner 瘤。
- Sertoli–Leydig 细胞瘤。
- 类癌。

- 卵巢甲状腺肿。

（二）转移性肿瘤

- 乳腺腺癌。
- 胃腺癌。
- 类癌。

十、具有滤泡或滤泡样结构的卵巢肿瘤

（一）原发性肿瘤

- 粒层细胞瘤。
- Sertoli–Leydig 细胞肿瘤。
- 小细胞癌，高钙血症型。
- 类癌。
- 卵巢甲状腺肿。
- 发生于皮样囊肿的垂体腺瘤。
- 恶性黑色素瘤。

（二）转移性肿瘤

- 类癌。
- 恶性黑色素瘤。
- 发生于其他部位的小细胞癌。
- 腹腔促结缔组织增生性小圆细胞肿瘤。
- 恶性淋巴瘤。
- 腺泡状横纹肌肉瘤。

（三）瘤样病变

- 妊娠黄体瘤。

十一、具有梁状和索状结构的卵巢肿瘤

（一）原发性肿瘤

- 子宫内膜样腺癌。
- 子宫内膜样间质肉瘤。
- 粒层细胞瘤。
- Sertoli–Leydig 细胞肿瘤。
- 无性细胞瘤。

- 梁状类癌。
- 卵巢甲状腺肿。

（二）转移性肿瘤

- 转移性乳腺小叶癌。
- 转移性类癌。
- 淋巴瘤和白血病。

十二、具有管状和假腺管状结构的卵巢肿瘤

（一）原发性肿瘤

- 子宫内膜样腺癌。
- Sertoli 细胞瘤和 Sertoli–Leydig 细胞肿瘤。
- 环状小管性索瘤。
- 粒层细胞瘤。
- 性索肿瘤，未分类。
- 无性细胞瘤。
- 类癌。

- 卵巢甲状腺肿。
- 可能来源 wolffian 的肿瘤。

（二）转移性肿瘤

- Krukenberg 瘤。
- 类癌。
- 乳腺腺癌。
- 子宫内膜样腺癌。

十三、具有纤维瘤样或卵泡膜细胞瘤样特征的卵巢肿瘤

（一）原发性肿瘤

- 表面上皮肿瘤。
- 以纤维瘤样成分为主的表面上皮腺纤维瘤。
- Brenner 瘤。
- 子宫内膜样间质肉瘤。
- 中胚层腺肉瘤。
- 性索 – 间质肿瘤。
- 粒层细胞瘤。
- 性索肿瘤，未分类。
- 纤维肉瘤。

- 伴少量性索成分的间质肿瘤。
- 硬化性间质瘤。
- 微囊性间质瘤。
- 其他。
- 类癌。
- 可能 wolffian 起源的女性附件肿瘤。

（二）转移性肿瘤

- 子宫内膜间质肉瘤。
- Krukenberg 瘤。
- 类癌。

十四、卵巢嗜酸性肿瘤和瘤样病变

（一）原发性肿瘤

- 癌。
  - 透明细胞癌。
  - 子宫内膜样癌。
  - 肝样癌。
  - 黏液性囊性肿瘤内的间变性癌。
  - 鳞状细胞癌。
  - 小细胞癌，大细胞亚型。
- 生殖细胞肿瘤（单纯性或伴皮样囊肿）
  - 卵巢甲状腺肿。
  - 发生于皮样囊肿的垂体型肿瘤。
  - 恶性黑色素瘤。
  - 发生于皮样囊肿的大汗腺癌。
  - 鳞状细胞癌。
  - 肝样卵黄囊瘤。
- 性索 – 间质肿瘤
  - 黄素化粒层细胞瘤，成年型和幼年型。
  - 黄素化卵泡膜细胞瘤。
  - 嗜酸性 Sertoli 细胞瘤。

- 类固醇细胞肿瘤。
- 副神经节瘤。
- 间叶性肿瘤。
- 实性假乳头状瘤。

（二）转移性肿瘤

- 恶性黑色素瘤。
- 肝细胞肝癌。
- 乳腺腺癌。
- 肺大细胞癌。
- 类癌。
- 胰腺神经内分泌癌。
- 恶性间皮瘤。

（三）瘤样病变

- 妊娠黄体瘤。
- 结节状增生症。
- 门细胞增生。
- 软斑病。
- 间皮增生。

十五、发生于卵巢的肿瘤，至少局部呈小圆细胞肿瘤改变

（一）原发性肿瘤

- 小细胞癌，高钙血症型。
- 小细胞癌，肺型。
- 位于某些表面上皮癌内，特别是浆液性和子宫内膜样癌。
- 未分化癌，非特指类型。
- 成年型和幼年型粒层细胞瘤。
- Sertoli–Leydig 细胞瘤，低分化。
- 子宫内膜样间质肉瘤。
- 恶性黑色素瘤。
- 原始神经外胚层肿瘤。
- 胚胎性和腺泡状横纹肌肉瘤。

- 其他。

（二）转移性肿瘤

- 淋巴瘤和白血病。
- 发生于其他部位的肺型小细胞癌。
- 恶性黑色素瘤。
- 伴不同分化的促结缔组织增生性小圆细胞肿瘤。
- 子宫内膜间质肉瘤。
- 腺泡状和胚胎性横纹肌肉瘤。
- Ewing 肉瘤。
- 神经母细胞瘤。
- 其他。

（江庆萍 **译** 左 敏 **校**）

中国科学技术出版社·荣誉出品

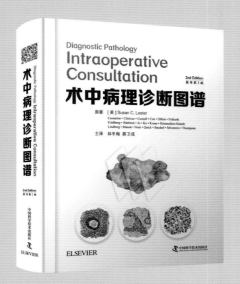

书　名　术中病理诊断图谱

原　著　[美] Susan C. Lester 等

主　译　林冬梅　薛卫成

定　价　298.00元（大16开，精装）

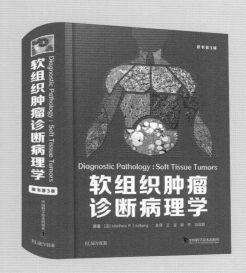

书　名　软组织肿瘤诊断病理学

原　著　[美] Matthew R. Lindberg

主　译　王　坚　喻　林　刘绮颖

定　价　498.00元（大16开，精装）

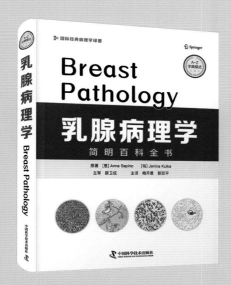

书　名　乳腺病理学

原　著　[意] Anna Sapino　[匈] Janina Kulka

主　译　梅开勇　郭双平

定　价　298.00元（大16开，精装）

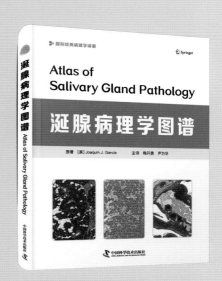

书　名　涎腺病理学图谱

原　著　[美] Joaquín J. García

主　译　梅开勇　尹为华

定　价　128.00元（大16开，精装）